I0047235

Wilhelm Stekel

Onanie und Homosexualität

Die homosexuelle Neurose

Verlag
der
Wissenschaften

Wilhelm Stekel

Onanie und Homosexualität

Die homosexuelle Neurose

ISBN/EAN: 9783957001597

Auflage: 1

Erscheinungsjahr: 2014

Erscheinungsort: Norderstedt, Deutschland

Hergestellt in Europa, USA, Kanada, Australien, Japan
Verlag der Wissenschaften in Hansebooks GmbH, Norderstedt

Cover: Sandro Botticelli "die Geburt der Venus"

ONANIE

UND

HOMOSEXUALITÄT.

(DIE HOMOSEXUELLE NEUROSE.)

VON

DR. WILHELM STEKEL,
NERVENARZT IN WIEN.

ZWEITE, VERBESSERTE UND VERMEHRTE AUFLAGE.

Vorwort zur zweiten Auflage.

Die vorliegende Auflage enthält einige wichtige Ergänzungen und mehrere neue Beobachtungen. Seit der Publikation der ersten Auflage, die eine so freundliche Aufnahme gefunden hat, hatte ich Gelegenheit, viele Homosexuelle beiderlei Geschlechtes zu sehen und zu analysieren. Ich konnte meine Erfahrungen vertiefen, ohne an meinen Schlußfolgerungen rütteln zu müssen. Ich kann nur wiederholen, was ich schon in der ersten Auflage gesagt habe: Die Homosexualität ist eine Seelenkrankheit (Parapathie) und ist heilbar!

Viele Ärzte aus der Schule Hirschfelds haben mir die Ergebnisse der Experimente von Steinach entgegengehalten. Sie finden in dieser Auflage ihre Antwort.

Ich hoffe in der nächsten Auflage diesem Werke noch eine Reihe von neuen, überzeugenden Analysen hinzuzufügen. Leider bin ich durch den Aufbau der neuen Bände zu sehr in Anspruch genommen, als daß ich schon jetzt diese Pflicht hätte erfüllen können.

Ich bin aber fest überzeugt, daß die Zukunft mir recht geben wird. Ich hoffe, daß andere Ärzte meine Ergebnisse an ihrem Material nachprüfen und sich von ihrer Wichtigkeit und Richtigkeit überzeugen werden. Bis heute ist es noch nicht der Fall gewesen

Wien, Oktober 1920.

Der Verfasser.

Inhaltsangabe.

Erster Teil: Die Onanie.

Die Onanie.

Unsere höchsten Weisheiten müssen —
und sollen! — wie Torheiten, unter Umständen wie Verbrechen klingen, wenn sie
unerlaubterweise denen zu Ohren kommen,
welche nicht dafür geartet und bestimmt sind.

Nietzsche.

Die Onanie.

I.

Allgemeines. — Die soziale Funktion der Onanie.

> Es gibt Bücher, welche für Seele und
> Gesundheit einen umgekehrten Wert haben,
> je nachdem die niedere Seele, die niedrigere
> Lebenskraft oder aber die höhere und ge-
> waltigere sich ihrer bedienen. *Nietzsche.*

Das Geschlechtsleben des Menschen beginnt vom Tage der Geburt und endet mit seinem Tode. Andere Forscher, die der orthodoxen *Freud*schule angehören, wollen noch weiter gehen und auch dem Fötus eine gewisse Sexualität zuschreiben. Ich will es nicht bestreiten, aber ich kann es nicht bestätigen. Dagegen weiß ich aus eigener langjähriger Anschauung, daß wir bisher über den Beginn des Geschlechtslebens falsch unterrichtet wurden. Hieß es doch immer, beim normalen Menschen erwache die Sexualität erst in der Pubertät. Wo das früher der Fall sei, da handle es sich um Ausnahmen und um Zeichen psychopathischer Konstitution. Wollte ich die Autoren zitieren, welche noch heute dieser Ansicht sind, ich würde Bände füllen können. Ich habe mich immer gewundert, daß die Ärzte so wenig über das Sexualleben der Kinder wissen, da sie doch Gelegenheit haben, es so gründlich zu beobachten und da sie nur an die eigene Jugend denken müßten. Ich kannte damals noch nicht die Phänomene der „geistigen Skotome" und „des Nicht-sehenwollens". Es hängt zuviel Persönliches an den sexuellen Dingen, als daß alle Ärzte unbefangen urteilen könnten. So kommt es, daß sich lächerliche Vorurteile als wissenschaftliches Edelgut durch Jahrhunderte behaupten konnten, so kommt es, daß unbefangene Laien und erfahrene Prostituierte noch heute einen Jünger Äskulaps in der Sexualogie unterrichten könnten.

Wie ist es möglich, daß alle Menschen, Mütter, Väter, Ärzte, Kinderfrauen die ersten sexuellen Regungen des Kindes übersehen? Hier hört jede Möglichkeit auf, diese Erscheinung rein individuell als eine zufällige zu erklären. Sie ist ein soziales Phänomen und vielleicht

1*

das bedeutendste Zeichen für die Stellung des Kulturmenschen zu seiner
Sexualität. Denn es handelt sich doch da um ein Nichtsehenwollen. E s
ist kein Übersehen, sondern ein Vorübersehen.
Ich möchte jetzt an dieser Stelle auf einen prinzipiellen Unterschied zwischen meiner Darstellung der Störungen der Geschlechtsfunktionen und der bisherigen hinweisen. Die Darstellung dieser Störungen
war eine rein deskriptive oder eine individuelle. Ich bestrebe mich, diese
Störungen als soziale Erscheinungen aufzufassen und immer wieder
auf den Zusammenhang des Einzelnen mit dem Ganzen hinzuweisen.
Das Übersehen der Kindersexualität ist auch eine wichtige soziale Erscheinung, welche uns die Menschheit im Kampfe gegen ihre Sexualität
zeigt. Dies Übersehen mußte sich auch auf die Ärzte erstrecken. Sie
können sich dem sozialen Zuge ebensowenig entziehen wie die anderen
Menschen. Das ist der Grund, weshalb die berühmtesten Sexualforscher
von diesen Tatsachen nichts wußten.[1])

Selbstverständlich mußte *Freud*, als er die Sexualität der Kinder
neu entdeckte, auf heftigsten Widerstand stoßen. Das Nichtsehenwollen
bestand auch dem einzigen Forscher gegenüber, der das Phänomen, das
vor aller Welt, die sehen wollte, offen da lag, wieder beschrieb. Daß
Freud dies sehen konnte, mag auch darin begründet sein, daß wir in
einer Zeit leben, die sich als heftige Reaktion gegen das Verhüllen der
sexuellen Frage bezeichnen läßt. Denn unabhängig von *Freud* begannen
viele Forscher mit der Veröffentlichung sexueller Tatsachen. Die Zeit
war wieder für das Sehen reif geworden. Ich habe wohl als erster —
unbekannt mit den Lehren *Freuds* — schon im Jahre 1895 auf die
Tatsache koitierender Kinder aufmerksam gemacht. (Über Koitus im
Kindesalter. Eine hygienische Studie. Wiener med. Blätter, XVIII. Jahrgang, Nr. 16, 18. April 1895.) Die Ausführungen scheinen mir so wichtig,
daß ich sie hier zum großen Teil wiedergebe.

„Daß der Koitus im frühen Kindesalter ein gar nicht seltener Vorgang
ist, scheint in ärztlichen Kreisen eine wenig bekannte Tatsache zu sein. Einige
der hiesigen Spezialisten, die ich über dieses Thema befragte, gestanden mir,
darüber noch keine Kenntnisse zu haben, und nahmen meine diesbezüglichen
Mitteilungen mit ungläubigem Achselzucken auf. *Krafft-Ebing* berichtet in
seiner siebenten Auflage der „Psychopathia sexualis" bloß von Masturbation
im frühen Kindesalter und glaubt jedes ohne peripheren Anlaß entstehende
Geschlechtsleben in diesem Alter einer neuro-psychopathischen Belastung zuschreiben zu dürfen, eine Behauptung, die nach der Ansicht des Verfassers
keineswegs für alle Fälle zutrifft. *Merk* erzählt von einem achtjährigen
Mädchen, das seit dem vierten Jahre masturbierte und mit Knaben von zehn
bis zwölf Jahren Unzucht trieb. *Lombroso* weiß nur über onanierende Kinder

---

[1]) *Moll* sieht die Erscheinungen des Geschlechtstriebes vor dem siebenten Lebensjahre als pathologisch an. Dann freilich bestünde die Welt aus lauter krankhaft veranlagten Individuen und dann wäre Sexualität überhaupt Krankheit.

von drei bis sieben Jahren zu berichten. In einem unlängst erschienenen inhaltsreichen Aufsatze „Die Anthropologie im Dienste der Pädagogik" („Die Zeit", 1895, Nr. 27) erwähnt er flüchtig des Geschlechtslebens der Kinder. Dort heißt es: „Auch kann man bei Kindern von drei bis vier Jahren, selbstverständlich in einer durch die unvollkommene Entwicklung beschränkten Form (?), die ersten Anzeichen der Tendenz zur Unanständigkeit beobachten".

Zambuco beschreibt ein siebenjähriges Mädchen, das Unzucht mit Knaben trieb und pervers-sexuellen Trieben ergeben war. *Fürbringer* datiert in seinem jüngst erschienenen Buche „Die Störungen der Geschlechtsfunktionen des Mannes" die Erektion durchschnittlich vom 15. Lebensjahre, also der erwachenden Pubertät, hat aber gleich *Curschmann* Masturbation bei Kindern von fünf Jahren und darunter gesehen. Vom Koitus zwischen Kindern wird in keiner Weise gesprochen.

Henoch erwähnt trotz seiner reichen Erfahrung keinen einzigen Fall. Dagegen beschreibt er die von ihm wiederholt beobachteten Wiegebewegungen des Oberkörpers bei kleinen Kindern, die er als Ausdruck onanistischer Reizung auffaßt. Ein einziger Fall (*Henoch*, „Kinderkrankheiten", S. 220) streift unsere Ausführungen. Es handelt sich um einen siebenjährigen Knaben, Karl A., der seit seinem fünften Jahre, angeregt d u r c h d a s l a n g e Zusammenschlafen mit einer Verwandten, welche ihr Spiel mit ihm getrieben hatte, an Erschlaffung, Enuresis, Schlaflosigkeit erkrankte, vom fünften Lebensjahre an heftig masturbierte. Leider ist nichts über das Alter der Verwandten angegeben und auch nicht erklärt, ob der Knabe masturbiert oder zum Koitus gebraucht wurde.

Eigene Erfahrung, klare Erinnerung und Zufall haben mich schon vor einigen Jahren zu Nachforschungen auf diesem für die Hygiene des Kindesalters so wichtigen Gebiete geführt. Fragt man eine größere Anzahl intelligenter Personen über diesen Punkt aus, fordert man sie auf, genau nachzudenken, so wird fast jeder Zweite sich an gewisse Vorgänge in seiner Kindheit erinnern, die ihm früher unverständlich waren, die sich aber bei genauer Betrachtung als die ersten Anfänge des Geschlechtstriebes erweisen. Fälle von wirklichem Koitus sind seltener. Meist kommt es zu einem mit für die Kinder überraschendem Wollustgefühl verbundenen Betasten von Genitalien. Oft genügt der bloße Anblick derselben, wie er sich zufällig beim Spiel ergibt, um bei den Knaben (und nur von solchen ist ja ein gewissenhaftes Geständnis zu erhalten) plötzlich mit elementarer Gewalt bisher unbekannte Geschlechtsgefühle hervorzurufen. Im Kindesalter zeigt sich eben klar, wie viel von dem, was die Menschen mit Willen und Überlegung zu tun glauben, auf Rechnung des Instinktes kommt. Das Kindesalter ist die Brücke, die den Homo sapiens mit dem Tierreiche verbindet. Sieht ja z. B. *Lombroso* bei jedem Kinde gewisse Anzeichen zum Verbrecher, weil es, wie der Fötus in den ersten Monaten eine niedrigere Tierspezies, in den ersten Jahren den niedersten Menschentypus repräsentiert.

So wird auch der Koitus im Kindesalter meistens von den Kindern — instinktiv — auf dem Wege des Geschlechtstriebes gefunden. Fälle, wo Kinder von älteren Personen mißbraucht werden, sind ja allbekannt und gehören nicht in den Rahmen dieser Ausführungen.

Ob bei dem versuchten oder bei dem wiederholt ausgeführten Koitus auch eine vollständige Immissio penis stattfindet, ist zweifelhaft. Meistenteils

spielt sich der Sexualakt in der Vulva ab. Einige meiner Beobachtungen
scheinen jedoch für eine teilweise Immission des Penis in die Vagina zu
sprechen. — Von vornherein ist die Möglichkeit nicht von der Hand zu weisen.
Der erigierte Kinderpenis entbehrt keineswegs der nötigen rigiden Konsistenz.
Das Hymen kann rudimentär entwickelt sein oder es kann ja ein sogenanntes
ringförmiges Hymen vorliegen. Es ist mir niemals gelungen, irgendwelche
Risse im Hymen zu entdecken oder positiv verwendbare Angaben über
Schmerzen, Blutungen usw. zu erhalten. In Huzulendörfern — so teilte mir
ein Student mit — sei der Koitus unter Kindern sehr häufig. Er k o n n t e
w i e d e r h o l t K i n d e r b e o b a c h t e n, welche, sich selbst über-
l a s s e n, a u f d e r W e i d e i n f r ü h e n J a h r e n d e n K o i t u s a u s-
f ü h r t e n, glaubt Vaginitiden auf diese Ursache zurückführen zu dürfen.
Hoffmann (Gerichtliche Medizin, S. 115) hebt hervor, daß in den meisten
Notzuchtsfällen, die Kinder betreffen, d a s H y m e n u n v e r l e t z t gefunden
wird. Ist es vielleicht in der Jugend so reich an elastischen Fasern, daß es
dem Eindringen des zarten Kinderpenis keinen großen Widerstand entgegen-
setzt? Nach *Hyrtl* (Topographische Anatomie) nimmt ja die Stärke des
Hymen mit den Jahren zu und soll dasselbe bei alten Jungfrauen zäh und
ledern werden!

Die Kinder, die den Koitus instinktiv gefunden haben, wissen aber auch
merkwürdigerweise, daß sie diese Erfindung vor den Eltern geheim halten
müssen. Daher kommen so wenige Fälle zur Beobachtung des praktischen
Arztes, der, unbekannt mit diesen Tatsachen, die Eltern nicht rechtzeitig
auf gewisse Vorsichtsmaßregeln aufmerksam macht. Häufig ist der Koitus
oder die erwachte Sinnlichkeit die Ursache einer früh beginnenden Onanie.

Der Koitus selber scheint für die Gesundheit der Kinder keinen besonderen Schaden zu verursachen. Ein Teil meiner diesbezüglichen Beobachtungen betrifft kräftige, nichts weniger als neuropathische Männer."

Ich breche jetzt die Publikation dieser kleinen Studie ab. Ich
erwähne nur, daß ich noch einige Beobachtungen anführe, welche uns
beweisen, daß dies Phänomen bei ganz normalen gesunden Menschen
vorkommt und eine häufige Erscheinung ist, die alle Ärzte bisher einfach
übersehen haben. Der erste Fall, den ich in der erwähnten Studie pu-
blizierte, ein Knabe, der mit vier Jahren mit einer Freundin den Koitus
ausführte, schien den meisten Ärzten eine Ungeheuerlichkeit. Aber ich
kenne seit jener Publikation, seit der ja schon 25 Jahre verstrichen sind,
die Materie viel besser. Ich habe unzählige Normalmenschen über ihre
sexuellen Erinnerungen ausgefragt und alle meine Erfahrungen bestätigt
gefunden. Ich kenne einige Fälle, in denen der erste Versuch mit 2 bis
3 Jahren unternommen wurde. Aus diesen Kindern wurden hochintelligente, hochkulturelle, feinsinnige Menschen.

Und trotzdem haben alle anderen Ärzte die Kindersexualität nicht
sehen wollen. Wo liegen die Gründe?

Zuerst wohl in dem Umstande, daß alle Menschen sich bemühen,
ihre eigene sexuelle Vergangenheit, soweit sie der Kindheit angehört,

zu vergessen. Wir alle haben das latente Bestreben der E n t s c h u l -
d u n g. Wir haben die Tendenz, das individuelle Schuldbewußtsein zu
verringern. Wir betonen gerne die Erziehungsfehler, die Sünden der
Jugend, die an uns begangen wurden, um die Verantwortung von uns
abzuwälzen. Wir wollen nicht an unsere Jugend denken, in der alle
Urtriebe der Menschheit in uns lebendig waren. W i r d ü r f e n d i e s e
E r s c h e i n u n g e n a n d e n K i n d e r n n i c h t s e h e n, w e i l s i e
u n s a n u n s e r e e i g e n e J u g e n d e r i n n e r n w ü r d e n.

Die Verdrängung der eigenen infantilen Sexualität führt auch
zur Nichtbeachtung der Sexualität der eigenen und der fremden Kinder.
Wir benehmen uns wie der Bauer, der im Tiergarten von Schönbrunn
vor einem Rhinozeros staunend steht und schließlich ausruft: „Zu blöd!
Ein solches Tier gibt's ja gar nicht!"

Nein! Es gibt für die meisten Ärzte keine infantile Sexualität,
weil sie mit ihr nichts anzufangen wissen. Wohin sollen dann alle
Schlagworte vom reinem Kinde, von der richtigen Erziehung, die das
reine Kind bewahrt, kommen? Soll man auch immer daran erinnert
werden, wie deutlich unsere Zusammenhänge mit der Natur, dem Tiere
und dem Verbrecher sein können?

Eine andere Begründung findet dieses Phänomen in dem Verhalten
des Menschen zum Problem der Schuld. Die Gründung sozialer Ver-
bände war nur möglich, wenn das Selbstbewußtsein des Einzelnen zugunsten des Ganzen verstärkt wurde. Die Religion machte den Starken
schwach, indem sie ihn mit Schuld belastete. Das Symbol dieser Schuld,
das Sinnbild der Sünde schlechtweg, wurde die Sexualität. Der Mensch
lebte im Paradies asexuell, bis die Schlange Adam verführte und er
vom Baume der Erkenntnis kostete. Rasch vertrieb ihn die Gottheit
aus dem Paradies, ehe er vom Baume des Lebens kosten konnte. Er
wäre dann unsterblich und ein Gott geworden. Das heißt, er hätte dann
die sexuelle Lust genießen können, ohne sie als Schuld zu werten.
Die ganze Disziplin und das Gemeingefühl des Kulturmenschen bauen
sich auf diesem Schuldgefühl und auf der Angst vor der Strafe auf. Der
Mensch fühlt sich als schwacher Sünder.

Das Kind soll uns über uns hinaus entwickeln. Das Kind soll alle
Stufen erreichen, die wir nicht erreichen konnten, weil unsere Kräfte
versagt haben. Es soll den Traum unserer „g r o ß e n h i s t o r i s c h e n
M i s s i o n" erfüllen, es soll unseren brennenden Ehrgeiz stillen. Können
wir selbst nicht Götter sein, so wollen wir Götter zu Kindern haben.
Das Kind soll die Reinheit zeigen, die uns gefehlt hat. Das Kind soll
uns entschulden und entsühnen. Sündige Eltern pflegen oft ihre Kinder
dem geistlichen Stande zu widmen. Es ist dies der primitive Ausdruck
eines uns allen innewohnenden Wunsches, das Kind heilig zu machen.

So kommt es, daß der Glaube der Eltern an die Reinheit ihrer Kinder die lächerlichsten Grade annimmt. Ich habe es erlebt, daß Mütter die Ärzte tätlich angegriffen haben, weil sie ihnen von einer unerwarteten Gravidität der ledigen Tochter Mitteilung machten; ich habe beobachtet, daß kluge Mütter einen Eid geleistet haben, ihre erwachsenen Söhne wären ganz unschuldig und hätten keine Ahnung von solchen „schmutzigen Dingen", während die Söhne schon eine reiche Erfahrung hinter sich hatten. Die offenkundigen Regungen der Sexualität werden als Zufall, als unsinnige Spielerei, als ein fremder Instinkt aufgefaßt. Das Kind hat etwas Heiliges, Reines, Erhabenes für die Mütter. Jede Mutter fühlt sich als Maria, die den Heiland geboren hat. Schließlich gibt sie zu, daß andere Kinder schon so früh verdorben sind, aber ihr Kind mache bestimmt eine rühmliche Ausnahme.

Und in Wahrheit sind alle Kinder einander gleich. Nur die Formen, in denen sich die Sexualität äußert, sind verschieden.

Es ist also falsch, daß unser Geschlechtsleben erst in der Pubertät beginnt. Es ist falsch, daß die Kinder nur durch Verführung und durch fremdes Beispiel mit den Regungen der Sexualität bekannt werden, und daß es nur von der Erziehung abhänge, ob das Kind frühreif oder spätreif werde.

Die Kinder beginnen mit der Onanie gleich in den ersten Tagen nach der Geburt. Bei den meisten bemerkt man leichte Wiegebewegungen rhythmischen Charakters, welche uns die ersten Zusammenhänge zwischen Rhythmus und Sexualität verraten. Bald aber wird die Hand suchend nach unten gestreckt und findet die Genitalien. Kaum geborene Säuglinge zeigen oft Erektionen. Jede erfahrene Hebamme wird diese Tatsache bestätigen können. Ich habe Erektionen schon einige Stunden nach der Geburt beobachten können. Die Säuglinge betreiben die Onanie auf verschiedene Weise. Manche haben ihre Hand, sobald sie frei ist, sofort unten an den Genitalien und reiben dieselben, Knaben an dem Penis, Mädchen an der Klitoris.

Außer den Genitalien dienen noch alle anderen erogenen Zonen des Körpers der Gewinnung der autoerotischen Lust. „Der ganze Körper", sagt *Marcus* in seiner ausgezeichneten Studie „Über verschiedene Formen der Lustgewinnung am eigenen Leibe"[1]), „kann als Lustquelle dienen und diese Art der Lustgewinnung ist die allerhäufigste. Das Kind kann durch Saugen (das bekannte Lutschen), durch allerlei Muskelspiele, durch Reizung der Haut, der Harnröhre, des Afters, mit Hilfe aller Nerven autoerotische Lust gewinnen. Trotzdem

---

[1]) Zentralbl. f. Psychoanalyse, III. Bd., S. 225.

halte ich dafür, daß wohl am häufigsten die Onanie an den Genital-
zonen schon in frühester Kindheit vorkommt."

Nicht in allen Fällen kann man deutlich das Eintreten des Orgasmus beobachten. Es scheint mir, daß es zweierlei Typen gibt: Kinder,
welche eine Art permanenter Lust [die Vorlust *Freuds*[1])] empfinden
und Kinder, welche zeitweise onanieren und dann zum Orgasmus gelangen. Viele rätselhafte Anfälle der Kinder und besonders der Säuglinge, das bekannte „Wegbleiben", sind nur Erscheinungen infantiler
Onanie. Da die Kinder oft eingebunden sind und ihre Hände nicht an
den Genitalien sein können, so erkennen die Eltern und Pflegepersonen
nicht, daß es sich bei den rhythmischen Bewegungen um Onanie handelt.
Der onanistische Anfall beginnt meist mit lebhafter Bewegung des
Kindes im Becken; die Beine bewegen sich auf und nieder; oder die
Muskeln werden mit aller Kraft angespannt, die Oberschenkel fest zu-
sammengepreßt; die Atmung wird rascher; der Blick scheint in die
Ferne gerichtet und wie glasig; die Wangen röten sich; unter allerlei
Zuckungen, oder unter Stöhnen und Seufzen, unter Keuchen und zeit-
weisem Aussetzen des Atems, in dem die Kinder ganz blau werden
können, geht der Orgasmus vorüber. Die Eltern sind sich über die
Natur dieser Anfälle niemals im klaren und protestieren meist sehr
ungläubig, wenn man sie aufklärt, daß es sich um Onanie handelt. Die
Ärzte erscheinen meist nach den Anfällen, haben selten Gelegenheit,
sie zu beobachten und denken auch nicht immer daran, daß es sich um
verschiedene Formen autoerotischer Orgasmen handelt.

Der Mannheimer Neurologe *Friedmann* hat als erster auf die
häufigen Absenzen der Kinder aufmerksam gemacht; daher machte
Bleuler den Vorschlag, dieses Leiden die „F r i e d m a n n sche K r a n k-
h e i t" zu bezeichnen. *Schröder*[2]) nennt sie „Pyknolepsie". Die
einzelnen Anfälle sind „kurze, etwa 10 Sekunden dauernde Unterbrechungen der Fähigkeiten, zu denken, zu sprechen, sich willkürlich
zu bewegen, aber nicht des Bewußtseins überhaupt und der auto-

---

[1]) „Es scheint mir nicht unberechtigt, diesen Unterschied in dem Wesen der
Lust durch Erregung erogener Zonen und der anderen bei Entleerung der Sexualstoffe
durch eine Namengebung zu fixieren. Die erstere kann passend als Vorlust bezeichnet
werden im Gegensatz zur Endlust oder Befriedigungslust der Sexualtätigkeit. Die Vorlust ist dann dasselbe, was bereits der infantile Sexualtrieb, wenngleich in verjüngtem
Maße, ergeben konnte; die Endlust ist neu, also wahrscheinlich an Bedingungen geknüpft, die erst mit der Pubertät eingetreten sind. Die Formel für die neue Funktion
der erogenen Zonen lautete nun: Sie werden dazu verwendet, um mittelst der von
ihnen wie im infantilen Leben zu gewinnenden Vorlust die Herbeiführung der größeren
Befriedigungslust zu ermöglichen."

[2]) Prof. *P. Schröder:* „Die Bedeutung kleiner Anfälle (Absenzen, petit mal) bei
Kindern und Jugendlichen." (Med. Klinik, 1917, Nr. 17.)

matischen Bewegungen. Die Kinder erstarren einfach,
stets mit aufwärts gedrehten Augen, mit Zittern der
Lider, Arme und Beine erschlaffen, bald wenig, bald etwas mehr, die
Anfälle brechen meist plötzlich aus, kommen zwischen 6mal bis 100mal
täglich, stören im übrigen weder das Befinden noch die geistige und
körperliche Entwicklung. So dauert der Zustand jahrelang, um schließlich vollkommen zu verschwinden."

Friedmann bezeichnet die kleinen (pyknoleptischen) Anfälle als
erstaunlich einförmig und gleichmäßig; stets hätten sie den gleichen
Typus des einfachen Vorganges der höheren Denk- und Willensfunk-
tionen. Für einen großen Teil der Fälle trifft das sicherlich zu; die Anfälle erscheinen lediglich als Zustände von momentaner Geistesabwesenheit, ohne alle gröberen Symptome. „Die Kranken starren einen Moment
gerade aus, bekommen nur für einen Augenblick einen anderen Ausdruck
im Gesicht und fahren dann sofort in ihrer Beschäftigung weiter, als
sei nichts gewesen; Gegenstände, die sie gerade in der Hand haben,
lassen sie nicht fallen, sie sinken auch nicht zusammen, fallen z. B. auch
nicht, wenn sie gerade auf einem Baum herumklettern. Das unterscheide
sie wesentlich von Kranken mit epileptischen Absenzen, die zumindest
sehr häufig zusammensinken und in gefährdeten Stellungen herab-
stürzen. Oft melden die Kinder selber den Anfall mit „jetzt war
es wieder" — „jetzt habe ich es wieder gehabt" usw.,
oder sie können jedenfalls auf Befragen angeben, daß ein Anfall dage-
wesen sei. Als ganz leichte „motorische" Erscheinungen sind auch in
diesen typischen Fällen häufig ein Drehen des Kopfes zur Seite, Lid-
flimmern, Herabsinken der Lider und des Kopfes, sowie ein Verdrehen der Augen nach oben."

„Von diesem Typus aber entfernen sich die Anfälle durchaus nicht
selten mit einzelnen ihrer Erscheinungen. Vor allem kommt es vor, daß
etwas stärkere Reiz- und Lähmungssymptome auftreten: Wackeln
des Kopfes, Zucken der Augen, steifes Ausstrecken
der Arme, Spreizen der Finger, Taumeln, auch vorübergehend mehr
allgemeine Starrheit und Steifheit oder aber auch plötzliches Reißen an den Haaren, Drehen mit den Fingern, Schmatz-
bewegungen, Murmeln einiger Worte, Fallenlassen eines
Gegenstandes; in einem Fall wendete sich die Kranke in ihren sehr
vielen Anfällen jedesmal dem Licht zu, sie lief rasch nach dem Fenster
hin. Fälle mit noch gröberen motorischen Symptomen müssen zunächst
fraglich bleiben bezüglich ihrer Zugehörigkeit zur Pyknolepsie. Die
Regel ist, daß Anfälle mit etwas gröberen, über die einfache momentane
Geistesabwesenheit hinausgehenden Erscheinungen erst im späteren
Verlauf des Leidens auftreten, wenn die einfachen kleinen Anfälle bereits

jahrelang bestanden haben, und daß sie dann auch wieder verschwinden und in die einfachen übergehen. Auch die Bewußtseinsstörung kann manchmal tiefer sein, derart, daß die Kranken tatsächlich Amnesie für den Anfall haben, daß sie in die Knie sinken, zu Boden fallen; doch ist dies stets nur ganz selten der Fall, ganz vereinzelt einmal im Verlauf von vielen Jahren nebst sonst typischen massenhaften pyknoleptischen Anfällen. Auch die Dauer des Anfalles kann gelegentlich etwas größer sein. Ebenso wird in gar nicht ganz seltenen Fällen, aber jedesmal auch nur wieder ganz vereinzelt, unwillkürlicher Urinabgang erwähnt, der sonst als charakteristisch für Epilepsie gilt. Zungenbisse sind nie beobachtet worden, wohl aber wiederum gelegentlich Pupillenstarre."

Ich habe diese Ausführungen von *Friedmann* und *Schröder* wörtlich wiedergegeben, weil schon die Kenntnis der gesperrt gedruckten Stellen, die, von mir hervorgehoben, im Originale im gleichen Drucke dastehen, dem guten Kenner der Sexualität verraten, daß es sich bei der *Friedmann*schen Krankheit oder der „Pyknolepsie" um autoerotische Akte handelt, wie sie bei Kindern und selbst bei Säuglingen sehr häufig und gerade in diesem Alter in gehäufter Form auftreten. Die Schilderung eines Orgasmus im Kindesalter ist uns schon von verschiedenen Kinderärzten gegeben worden [1]), aber sie ist noch immer nur einigen Auserwählten bekannt und wird von ernsten Forschern, die das sexuelle Leben des Kindes nicht sehen wollen, beharrlich ignoriert und übersehen. Der veränderte Ausdruck im Gesicht, das Drehen der Augen nach oben, das Strecken der Extremitäten, das Murmeln einzelner Worte entsprechen dem Eintritt des Orgasmus, der nach allerlei onanistischen Manipulationen, Wetzen, Reiben, Aneinanderpressen der Beine (die einfachste und häufigste Form, die beim weiblichen Geschlecht auch im späteren Alter persistiert) zustande kommt. Darum hat die Kinderepilepsie oft keine Folgen. Verschiedene Ärzte haben darauf hingewiesen, daß so oft im Kindesalter Epilepsie diagnostiziert wird, die dann später vollkommen verschwindet. Eine Rundfrage unter den Eltern vieler epileptischer Kinder hat nach zehn Jahren die überraschende Tatsache ergeben, daß die meisten geheilt waren.[2])

Verschiedene Krampfanfälle der Kinder, welche für epileptisch gehalten werden, sind auch nur Äquivalente der Onanie. Immer werden wir die zwei Formen beobachten können: Lawinenartig anschwellenden

---

[1]) Vergl. besonders die Arbeiten des Freudschülers *Friedjung:* „Erfahrungen über kindliche Onanie", Zeitschr. f. Kinderheilkunde, 1912 und „Erlebte Kinderheilkunde", Wiesbaden, J. F. Bergmann, 1919.

[2]) *Zappert:* Zur Prognose der Epilepsie im Kindesalter. Med. Klinik. 1912. Nr. 6.

Orgasmus und dann Abklingen oder einen leichter betonten, aber fast permanenten Orgasmus.

Freud ist auch der Ansicht, daß alle Kinder onanieren und seine berühmten „Drei Abhandlungen zur Sexualtheorie" haben diesen Standpunkt deutlich genug vertreten. *Freud* sieht in der Kinderonanie die erste Onanieperiode, die nicht lange dauert und auf die dann eine Latenzzeit folgt, in der die Onanie ganz aufgegeben wird. Wir sehen in der Tat, daß die Säuglingsonanie bald aufhört. Die Mädchen hören auf die Hand hinunterzugeben und in der Schamspalte zu halten, die Knaben reiben nicht mehr an den Genitalien. Fraglich ist mir aber, ob die Onanie wirklich aufhört. Die Kinder stehen schon unter dem Einflusse der Erziehung. Die Wärterin nimmt die Hand weg und schreit: „Pfui! Hier darfst du die Hand nicht halten!" Dem Knaben wird ein Klaps auf die Hand gegeben. Es beginnt das Verstecken der Kinder vor den Eltern. Die Kinder geben die Onanie an den Genitalien auf und benützen zur Lustgewinnung die erogenen Zonen. Die offene Onanie wird zu einer larvierten.

Ich glaube also nicht an die Latenzperiode, die uns *Freud* beschreibt. Ich glaube an das permanente Fortbestehen der Onanie mit zeitweiligen Pausen. Ich möchte aber sagen: Beim Neurotiker tritt die scheinbare Latenzperiode deutlicher zutage als bei dem Normalmenschen.

Eine Reihe sehr gut beobachteter Fälle liefert mir den Beweis, daß die Onanie ein ganzes Leben bestehen kann — ohne irgend eine Latenzperiode. Wo diese Latenzperiode eintritt, ist sie ein Produkt der Verdrängung und eigentlich schon der Beginn der Neurose. Wir werden später bei der Besprechung der therapeutischen Maßnahmen sehen, welch unheilvollen Einfluß die Abwehrmaßregeln der Umgebung auf das Kind haben.

Freud äußert sich über die Latenzperiode nach der Säuglingsonanie mit einer gewissen Reserve und gibt zu, daß Abweichungen vorhanden sind:

> „Unter den erogenen Zonen des kindlichen Körpers befindet sich eine, die gewiß nicht die erste Rolle spielt, auch nicht die Trägerin der ältesten sexuellen Regungen sein kann, die aber zu großen Dingen in der Zukunft bestimmt. Sie ist beim männlichen wie beim weiblichen Kind in Beziehung zur Harnentleerung gebracht (Eichel, Klitoris) und beim ersteren in einen Schleimhautsack einbezogen, wahrscheinlich damit es ihr an Reizungen durch Sekrete, welche die sexuelle Erregung frühzeitig anfachen können, nicht fehle. Die sexuellen Betätigungen dieser erogenen Zone, die den wirklichen Geschlechtsteilen angehört, sind ja der Beginn des später „normalen" Geschlechtslebens."

„Durch die anatomische Lage, die Überströmung mit Sekreten, durch die Waschungen und Reibungen der Körperpflege und durch gewisse akzidentelle Erregungen (wie die Wanderungen von Eingeweidewürmern bei Mädchen) ist dafür gesorgt, daß die Lustempfindung, welche diese Körperstelle zu ergeben fähig ist, sich dem Kinde schon im Säuglingsalter bemerkbar mache und ein Bedürfnis nach ihrer Wiederholung erwecke. Überblickt man die Summe der vorliegenden Einrichtungen und bedenkt, daß die Maßregeln zur Reinhaltung kaum anders wirken können als die Verunreinigung, so kann man schwerlich die Absicht der Natur verkennen, durch die Säuglingsonanie, der kaum ein Individuum entgeht, das künftige Primat dieser erogenen Zonen für die Geschlechtstätigkeit festzulegen. Die diesen Reiz beseitigende und die Befriedigung auslösende Aktion besteht in einer reibenden Berührung mit der Hand oder in einem gewiß reflektorisch vorgebildeten Druck durch die zusammenschließenden Oberschenkel. Letztere Vornahme scheint die ursprünglichere zu sein und ist die beim Mädchen weitaus häufigere. Beim Knaben weist die Bevorzugung der Hand bereits darauf hin, welchen wichtigen Beitrag zur männlichen Sexualtätigkeit der Bemächtigungstrieb einst leisten wird."

„Die Säuglingsonanie scheint mit dem Einsetzen der Latenzperiode zu schwinden, doch kann mit der ununterbrochenen Fortsetzung derselben bis zur Pubertät bereits die erste große Abweichung von der für den Kulturmenschen anzustrebenden Entwicklung gegeben sein. Irgend einmal in den Kinderjahren nach der Säuglingszeit pflegt der Sexualtrieb dieser Genitalzone wieder zu erwachen und dann wiederum eine Zeitlang bis zu einer neuen Unterdrückung anzuhalten oder sich ohne Unterbrechung fortzusetzen. Die möglichen Verhältnisse sind sehr mannigfaltig und können nur durch genauere Zergliederung einzelner Fälle erläutert werden. Aber alle Einzelheiten dieser zweiten infantilen Sexualbetätigung hinterlassen die tiefsten Eindruckspuren im (unbewußten) Gedächtnis der Person, bestimmen die Entwicklung ihres Charakters, wenn sie gesund bleibt und die Symptomatik ihrer Neurose, wenn sie nach der Pubertät erkrankt. Im letzteren Falle findet man diese Sexualperiode vergessen, die für sie zeugenden bewußten Erinnerungen verschoben; ich habe schon erwähnt, daß ich auch die normale infantile Amnesie mit dieser infantilen Sexualbetätigung in Zusammenhang bringen möchte. Durch psychoanalytische Erforschung gelingt es, das Vergessene bewußt zu machen und damit einen Zwang zu beseitigen, der vom unbewußten psychischen Material ausgeht." („Drei Abhandlungen zur Sexualtheorie", S. 42—43.)

Es gibt also kein asexuelles Kind! Ich sagte, sein Geschlechtsleben erwache schon in den ersten Lebenstagen. Es zeigt sich als Onanie und als Freude an jeder erotischen Lust. Das Saugen an der Mutterbrust ist gewiß ein erotischer Akt und in gewissem Sinne auch das Ludeln, das mitunter bis zum Orgasmus führen kann. Alle Ludelbewegungen möchte ich aber nicht als Onanie ansprechen. Das Kind hat noch die unbefangene

Freude an allen Reizzuständen des Körpers. Von allen Seiten strömt ihm die Libido zu. Es befindet sich in einem förmlichen ständigen Libidorausche. Von den Genitalien, von dem Munde, aus dem Anus, von der ganzen Haut sammeln sich lustvolle Innervationen, die noch nicht als verboten und Sünde gelten. Es ist eine Lustorgie, die der Erwachsene nicht vergessen kann. Deshalb treffen wir unter den Neurotikern so viele Menschen, welche die Säuglingszeit nicht überwinden können, sich nach ihr sehnen und den Säugling imitieren. Ich habe sie „ewige Säuglinge" genannt.

Nun kommt die Erziehung und beginnt mit der traurigen Lehre, daß das Leben keine Folge von Lustmomenten, sondern eine Kette von Pflichten bedeutet. Es beginnt die Arbeit der Verdrängung, da alle lustbetonten kulturwidrigen Regungen des Kindes, wie z. B. seine Mysophilie, von der Umgebung nicht geduldet werden. Es setzt der unermüdliche Kampf zwischen dem Egoismus und den sozialen Verpflichtungen ein, die in der Kinderstube beginnen.

Ich möchte hier nochmals betonen: F r ü h e s   E r w a c h e n   d e s   G e s c h l e c h t s t r i e b e s   i s t   n i c h t   d i e   A u s n a h m e ,   s o n d e r n   d i e   R e g e l .   K o i t u s   u n d   O n a n i e   i m   K i n d e s a l t e r   s i n d   n i c h t   Z e i c h e n   v o n   D e g e n e r a t i o n   u n d   E n t a r t u n g ,   s o n d e r n   i m   G e g e n t e i l   h ä u f i g   d i e   e r s t e n   S y m p t o m e   e i n e s   r e g e n   G e i s t e s ,   e i n e r   s t a r k e n   B e g a b u n g ,   d e r e n   e r s t e   A n f ä n g e   i m m e r   e i n   g e s u n d e s ,   u r k r ä f t i g e s   T r i e b l e b e n   d a r s t e l l e n .

Es ist dies der Trost, den ich allen Eltern sage, wenn sie zu mir kommen und klagen, daß sie entdeckt hätten, ihr Kind sei schon so früh sexuell erregt und onaniere: „Das kann das Zeichen sein, daß Ihr Kind außerordentlich begabt ist und daß sich in ihm schon frühzeitig starke Kräfte regen."

So teilt mir ein genialer Student der Medizin folgende eigene Erfahrungen mit: „Schon als kleines Baby von einigen Monaten soll ich angefangen haben zu onanieren. Ich hielt die Hände immer in der Schamgegend. Mein Penis soll vom ewigen Spielen immer gerötet gewesen sein. Trotzdem man meine Hände unzählige Male von unten entfernte, gab ich sie immer wieder hin. Das weiß ich aus Mitteilungen meiner Mutter. Des Nachfolgenden erinnere ich mich genau. Als vierjähriger Knabe wurde ich von einem Sechsjährigen angeleitet zu onanieren. Ich gewöhnte mich daran und onanierte 4—6mal in der Woche. Ich unterrichtete alle meine Spielkameraden in der neuen Kunst. Im neunten Jahre hörte ich, daß die Onanie schädlich wäre. Auch meine Mutter warnte mich in sehr vorsichtiger Weise, ohne die Schäden zu übertreiben. Ich gab ihr das Versprechen aufzuhören, konnte aber dies Versprechen

nicht halten. Im 11. Jahre gab ich das Onanieren auf, weil meine Freunde
es aufgegeben hatten und ich nicht schwächer sein wollte als sie. Mein
Ehrgeiz war stärker als mein Sexualtrieb. Ich war nur ein Jahr bis
auf einen einzigen Rückfall abstinent. Vom zwölften Jahre onanierte
ich wieder fast täglich, mitunter sogar 5—6mal an einem Tage. Im
17. Jahre ging ich zu einer Dirne. Ich koitierte mit guter Potenz und
normalem Orgasmus. Aus Mangel an Geld und aus Angst, von den
Professoren bemerkt zu werden, zog ich die Onanie vor. Jetzt — ich
bin 21 Jahre alt — onaniere ich nur, wenn ich keine Frauen zur Verfügung habe. Mein blühendes Aussehen beweist, daß die Onanie mir
nicht geschadet hat. Ich bin sehr kräftig, habe eine starke Muskulatur
und eine enorme Ausdauer in verschiedenen Sportsarten." Geistig erscheint dieser Mediziner weit über seine Jahre entwickelt. Er hat eine
enorme Belesenheit und große Bildung, spricht viele Sprachen und verspricht, ein großer Gelehrter zu werden. Als Schüler war er immer faul,
war aber trotzdem infolge seiner glänzenden Anlagen immer einer der
Besten in der Klasse.

Es handelt sich um einen hochbegabten Menschen, dessen Triebleben mit großer Entschiedenheit sehr früh einsetzte und eine Parallel-
erscheinung zu seiner Begabung bedeutet.

Ich will nicht vergessen, darauf hinzuweisen, daß auch das Gegenteil gar nicht selten ist. Daß auch abnorme Kinder, welche den Keim
einer schweren Geisteskrankheit in sich tragen, auffallend früh stark
zu onanieren anfangen. Dann wird später die Geisteskrankheit als
Folge der Onanie aufgefaßt, während das hemmungslose Triebleben
bereits das erste Symptom der Krankheit gewesen ist. Aber bei diesen
Kindern findet man auch andere Zeichen der Degeneration, eine ver-
spätete geistige Entwicklung, während die nicht psychopathischen onanierenden Kinder oft eine auffallende Frühreife zeigen.
Manchmal ist die Diagnose jedoch schwer zu stellen und erst die
späteren Jahre belehren uns über den wahren Tatbestand. Wie wir uns
in solchen Fällen zu benehmen haben, das will ich später ausführen.
Ich möchte nur betonen, daß die Onanie bei starkem Widerstand der
Umgebung heimlich fortgesetzt wird, sich aber meistens in Formen
äußert, die ich als larvierte Onanie beschrieben habe.[1])

Doch ich spreche immer von der Onanie als einer normalen Erscheinung und dies Buch soll die krankhaften Verirrungen des
Geschlechtstriebes beschreiben. Wenn man nur wüßte, wo das Kranke
anfängt und das Normale aufhört! Perversionen gelten als krankhaft
und sind bei allen Naturvölkern verbreitet, also im Grunde genommen

[1]) Über larvierte Onanie. Sexualprobleme. 9. Jahrg., 2. H.. Februar 1913.

natürlich. Sie werden aber von unserer Zeit als krankhaft empfunden. Nie ist das Normale in größerer Wertung gestanden als jetzt und nie wurde im Dienste des Normalen mehr Abnormes, d. h. Naturwidriges verbrochen. Ich habe eine zu tiefe Bewunderung für die Natur, als daß ich mir herausnehmen wollte, sie zu korrigieren und ihre Äußerungen als krankhaft hinzustellen. Es wird meine Aufgabe sein, nachzuweisen, wie vieles von dem natürlich ist, was wir als krankhaft bezeichnen, und wie viel Krankheit in unserem Bestreben steckt, die Natur zu vergewaltigen.

Ich will darum in diesem Buche den häßlichen Ausdruck Perversion (Naturwidrigkeit) nicht gebrauchen und mich eines anderen bedienen, den *I. S. Krauss* vorgeschlagen hat: P a r a p h i l i e. Dieser Ausdruck paßt in mein System besser hinein. Ich sehe nämlich in allen sogenannten Perversionen „Parapathien", d. h. Störungen des Affektlebens. Die Paraphilie ist also nur eine besondere Form der Parapathien. Psychosen werden von mir als Paralogien bezeichnet. Dies betone ich nur zur Information des Lesers, der sich sonst an den neuen Ausdrücken Paraphilie, Parapathie, Paralogie stoßen wird. Eine neue Auffassung verlangt auch eine neue Nomenklatur, die etwas von dem Odium zerstört, das den Verirrungen des Sexuallebens anhaftet. Die sogenannten „Verirrungen" und „Laster" sind meist nur V a r i a t i o n e n eines und desselben Triebes! Und meine Werke sind eine Schilderung der Zustände, welche die Moralisten insgesamt als „Laster" und „Folgen der Laster" bezeichnet haben.

Und da wüßte ich mir kein besseres Beispiel als die Besprechung der Onanie! Was für rückständige Ansichten herrschen über die Onanie in Ärztekreisen, die leider in sexualibus nicht viel mehr wissen als gebildete Laien, die ihren *Krafft-Ebing, Bloch* und *Forel* gelesen haben. Und selbst berühmte Sexualforscher, die ihre ganze Lebensarbeit dem Erkennen der Sexualprobleme widmen, wie z. B. *Rohleder*, sprechen von der Onanie immer als dem „Laster" und können sich gar nicht genug tun in dem Bestreben, die zahllosen Schäden der Onanie aufzuzählen und die zahllosen nutzlosen prophylaktischen und therapeutischen Behelfe vorzuführen, welche das Laster „ein für allemal" ausrotten sollen.

Über die angeblichen Schäden der Onanie äußert sich *Kraepelin* in ungemein temperamentvoller Weise. Es handelt sich freilich um eugenische Bestrebungen und um Schaffung neuen Menschenmaterials. Unter den „Arbeiten der vom Ärztlichen Verein München eingesetzten Kommission zur Beratung von Fragen der Erhaltung und Mehrung der Volkskraft" findet sich im Artikel *Kraepelins* „Geschlechtliche Verirrungen und Volksvermehrung" (M. m. W. 1918, Nr. 5) folgende bezeichnende Stelle:

„Auch die Onanie ist trotz ihrer außerordentlichen Häufigkeit nur ausnahmsweise ein dauerndes und unbedingtes Hindernis der Fortpflanzung. In der ganz überwiegenden Mehrzahl der Fälle bleibt sie eine vorübergehende Verirrung der Jugend- und Entwicklungsjahre, und auch dort, wo sie beim Erwachsenen fortbesteht, braucht sie die natürliche Geschlechtsbetätigung nicht aufzuheben. Wo das dennoch geschieht, handelt es sich ausnahmslos um psychopathische oder sonstwie krankhafte Veranlagung, namentlich um die Anfänge der Dementia praecox. Begünstigt wird eine solche Entwicklung in ersterem Falle durch den Eintritt psychischer Impotenz, in letzterem durch die dem Leiden eigentümliche „autistische" Abschließung von der Umgebung, die eine geschlechtliche Annäherung wesentlich erschwert oder unmöglich macht. Ein Umstand, der hier selbstverständlich nur als erwünscht bezeichnet werden kann. Dagegen erscheint das Einwurzeln der Onanie bei Psychopathen auch noch insoferne bedenklich, als sie bei diesen bestimmbaren Persönlichkeiten eine dauernde Verschiebung des Geschlechtszieles begünstigen und damit einer Reihe anderer geschlechtlicher Verirrungen die Bahn frei machen kann. Weiterhin aber verbreitet sich die Onanie erfahrungsgemäß sehr leicht durch Verführung, besonders jugendlicher Personen, so daß, wo der Boden dafür empfänglich ist, die erwähnten Folgen sich auch auf mehr oder weniger zahlreiche weitere Personen ausdehnen und dadurch zu einer Gefahr für die Volksvermehrung werden können. Wenn wir daher auch heute an die ehemals befürchteten schrecklichen Folgen der Onanie für die persönliche Gesundheit nicht mehr glauben, so werden wir darüber doch nicht im Zweifel sein, daß es dringend notwendig ist, ihre Entstehung und ihre Verbreitung mit allen Mitteln zu bekämpfen."

Diese argen Übertreibungen und falsche Darstellung leistet sich der Münchener berühmte Psychiater im Dienste der Menschenvermehrung, als ob die Unterdrückung der Onanie die Fortpflanzung begünstigen würde. Wenn es sich aber nach *Kraepelin* um so furchtbare Psychopathen handelt, die das „Laster" durch das ganze Leben schleppen, so müßte man ihnen eigentlich dankbar sein, daß sie auf die Fortpflanzung verzichten und ihr asozialer Akt wird eine eugenische Maßregel.

Ich wünschte mir, mit Keulenschlägen in den ganzen Wust dreinhauen zu können, um Platz für eine vernünftige, von Vorurteilen nicht getrübte Auffassung zu schaffen. Ich glaube, daß mein Bestreben vergeblich ist und daß ich eher Spott und Hohn ernten werde als Anerkennung und Nachprüfung. Aber ich erfülle meine Pflicht als ehrlicher Forscher und weiß, daß es nie eine größere und wichtigere Pflicht gegeben hat.

Da ich von den psychischen Störungen der Sexualfunktion sprechen will, so hätte ich eigentlich kein Recht, mit der Onanie anzufangen. Denn sie soll ja eine unendliche Reihe von physischen Störungen im Gefolge haben und erst durch diese Schädigungen auf die Psyche wirken.

Ich behaupte aber: **Alle Schädigungen, die man der Onanie zuschreibt, existieren nur in der Phantasie der Ärzte! Alle Schädigungen sind Kunstprodukte der Ärzte und der herrschenden Moral, welche seit zwei Jahrtausenden einen erbitterten Kampf gegen die Sexualität und alle Lebensfreude führt. Doch davon später!** Jeder weiß, was Onanie ist, und doch wird definiert und klassifiziert, eingereiht und eingeschachtelt, erst dann gibt sich die Wissenschaft zufrieden. *Rohleder* [1]) definiert: „Unter Onanie versteht man diejenige Betätigung des Geschlechtstriebes, bei welcher die äußeren Schamteile nicht wie beim Koitus durch Vereinigung und Friktion der männlichen und weiblichen Genitalien, sondern durch Manipulierung mit den Händen bis zur Ejakulation, zur Ausspritzung des Spermas, beim weiblichen Geschlecht bis zum höchsten Gipfel geschlechtlicher Erregung gereizt werden, entweder allein durch die Hände, oder durch irgendwelche Instrumente." Diese Definition ist weder richtig noch erschöpfend. Sie berücksichtigt nicht die so verbreiteten Formen der psychischen Onanie, bei der es nie zur Berührung der Genitalien kommt, sie vernachlässigt die Onanie an den erogenen Zonen (z. B. die mechanische Reizung des Afters), sie nennt jeden Lusterwerb am geschlechtlichen Partner (durch gegenseitige Reizung) Onanie.

Ich halte dafür, daß der Ausdruck von *Havelock Ellis* „Autoerotismus" dem veralteten und mißbräuchlich angewendeten „Onanie" vorzuziehen wäre. Denn Onanie ist für mich im strengsten Sinne des Wortes nur Autoerotismus. Die Onanie ist ein asozialer Geschlechtsakt. Das ist ihr wesentliches Merkmal. Es gibt für Männer keine Onanie beim Weibe, wenn sie ohne besondere Libido kohabitieren, wie viele Autoren annehmen. Es gibt für mich auch keine mutuelle Onanie zwischen zwei Männern oder Frauen. Meine Definition lautet also: **Jeder sexuelle Akt, der ohne Mithilfe eines Anderen vollzogen wird, ist Onanie.**

Dabei kommen die Vorgänge der Phantasie nicht in Betracht. Denn in der Phantasie gibt es eigentlich sehr selten einen „autoerotischen" Akt, weil man ja dabei meistens eine oder mehrere Personen als Objekte der Befriedigung zur Verfügung hat. Die selteneren Fälle ausgenommen, in denen der eigene Körper zum Sexualobjekt wird, die auf den Narzissmus (das Verliebtsein in sich selbst, die sogenannte „Ichliebe", den „erotischen Egoismus") zurückgehen. Eigentlich ist jeder onanistische Akt ein Symptom des Narzissmus. Denn die Lust wird am eigenen Körper gewonnen. Überdies zeigt eine genauere psycho-

---

[1]) Die Masturbation. III. verbesserte und vermehrte Auflage. Berlin, W. 35, Fischers medizin. Buchhandlung H. Kornfeld, 1912.

logische Untersuchung der Liebesbeziehungen, daß jeder Mensch sein
Ich in der nächsten, sein Ich spiegelnden, Umgebung sucht und daß jede
Liebe im gewissen Sinne eine „Ichliebe" ist. Wir lieben u n s in Anderen
und hassen u n s in Anderen.

Wir bleiben also beim historischen Ausdrucke „Onanie", aber wir
verstehen darunter immer nur den „Autoerotismus". Wie weit käme
man, wollte man die verschiedenen Variationen des Liebesverkehres
zwischen Mann und Weib oder zwischen zwei Männern Onanie nennen!
Nach meinen Erfahrungen ist der Koitus zwischen Eheleuten absolut
nicht die Regel. Zahllos sind die mir bekannten Fälle, in denen zwischen
Ehe und Liebesleuten statt des Koitus nur die gegenseitige Frictio
genitalium stattfindet. Die Motive sind verschieden. Teils aus Angst
vor Kindersegen, teils aber, weil der Orgasmus für beide Teile so stärker
ist. Auch geht es nicht an, zu sagen, zwei Homosexuelle hätten miteinander Onanie getrieben. Das ist eben keine Onanie mehr. Das sind
keine asozialen Akte, das sind schon Liebesbeziehungen zwischen zwei
Personen.

Merkwürdigerweise empfinden die wenigsten dieser Menschen diese
Akte als Onanie. Das Odium, das der Onanie anhängt, klebt vielmehr
am autoerotischen Akte. Das hat eine tiefe Begründung. Die seelischen
Vorgänge bei der solitären Onanie sind ganz andere, als die bei der Befriedigung durch einen anderen. Wir werden später beim Eingehen auf
die Psychologie der Onanie noch darauf zurückkommen müssen.

Wir kommen jetzt zur Beantwortung der wichtigen Frage: Ist
diese autoerotische Betätigung schädlich oder nicht? In dieser allgemeinen Fassung ließe sich die Frage kaum beantworten. Wir könnten
ebenso fragen: Ist die Sexualität schädlich oder nicht?

Jeder „normale" Akt kann unter bestimmten Umständen und in
bestimmter Ausführung eine Schädlichkeit werden. Ein Übermaß von
Essen, Trinken, Schlafen und vieler anderer physiologischer Funktionen
kann durch falsche Anwendungsweise und durch Übermaß schädlich
werden. Meiner Erfahrung nach steht die Onanie an Schädlichkeit (wenn
wir von den sekundären seelischen Begleiterscheinungen absehen) in
gleicher Linie wie der sogenannte „normale" Akt. Es gibt verschiedene
Variationen des autoerotischen Aktes, die zu einer Reizung der Geschlechtsdrüsen und zu Störungen der inneren Sekretion führen. Wir
müssen uns daher einen flüchtigen Überblick über die verschiedenen
Formen der Onanie verschaffen.

Wir können da unterscheiden:

A. D i e   O n a n i e   o h n e   m e c h a n i s c h e   R e i z u n g.

1. Durch die Produktion autochthoner Phantasien.

2. Durch obszöne Reden.

3. Durch Lektüre.

4. Durch den Anblick einer bestimmten Situation oder eines bestimmten Körperteiles.

5. Durch verschiedene Affekte — hauptsächlich durch Angst.

Der fünfte Punkt bedarf einer kleinen Erörterung. Es gibt Onanisten, die sich in Situationen bringen, in denen sie Angst empfinden, worauf unter großem Lustgefühl eine Ejakulation eintritt. Ein Mann meiner Beobachtung machte einen kaum angedeuteten exhibitionistischen Akt. Dieser führte nur eine allgemeine Spannung herbei. Dann kam die Phantasie, er würde von einem Wachmanne beobachtet werden. Er ergriff nun die Flucht, wobei es zur Ejakulation kam. Ein anderer onanierte mit der Vorstellung des „Nicht Erreichens". Er richtete es so ein, daß er z. B. sich zu einem Zuge sehr viel Zeit ließ, so daß er sich im letzten Momente sehr „hetzen" mußte. Dann kam die Vorstellung: D a s   w i r s t   d u   n i c h t   e r r e i c h e n! Sofort setzte eine Angst ein, die sich allmählich steigerte, bis es zum Orgasmus mit allen seinen Begleiterscheinungen kam. Dasselbe konnte er auch durch die Lektüre eines beliebigen Buches erzielen. Der Leser sagte sich plötzlich: „Du mußt in zehn Minuten mit dem Buche fertig werden. Damit du dich aber nicht beschwindeln kannst, mußt du laut lesen und jeden Vokal genau und deutlich betonen." Er legte die Uhr vor sich hin und bald hatte er wieder die gesuchte psychische Spannung des „Nicht Erreichens" durchgesetzt, die zum Auslösen des Orgasmus führte. Dieser Mann konnte durch eine gewöhnliche Friktion kaum einen Orgasmus erzielen. Auch in solchen Fällen mußte die Phantasie des „Nicht Erreichens" zu Hilfe genommen werden, um den Orgasmus durchzusetzen.[1]) Ähnliche Erscheinungen kann man bei anderen Affekten beobachten (Zorn, Haß, Mitleid, Scham usw.).

Wir können ferner unterscheiden:

B. O n a n i e   m i t   m e c h a n i s c h e r   R e i z u n g.

1. Mechanische Reizung ohne Zuhilfenahme der Phantasie. (Diese Form ist sehr selten, da die Phantasie meist „u n b e w u ß t" bleibt, worüber wir noch ausführlich sprechen werden.)

2. Mechanische Prozeduren am Schlusse der Phantasie.

3. Die Masturbatio prolongata. Die Ejakulation wird durch Aufhören der Friktionen oder Einschieben anerotischer Phantasien zurück-

---

[1]) Hinter diesem Affekt steckt eine ganz bestimmte (verborgene) Phantasie. Auf den Kern reduziert, ließ sich in dem beschriebenen Falle eine besondere „Paraphilie" nachweisen, die ihm unerreichbar schien. Da er die Situation so gestaltete, daß er schließlich den Zug oder das andere Ziel doch erreichte, so konnte die Wunschphantasie auch mit der Erfüllung abschließen, die sich im Orgasmus ausdrückte.

gehalten. Nach einer Pause kommt es zu neuen Friktionen oder Lust-
produktionen, die aber wieder vor dem Eintreten des Orgasmus eingestellt werden, so daß eine Verlängerung des sexuellen Aktes bis zu einer
Stunde und darüber hinaus durchgesetzt werden kann.

4. Eine besondere Form ist auch die von *Rohleder* zuerst beschriebene Masturbatio interrupta. Bei dieser Form wird der Orgasmus
überhaupt nicht herbeigeführt. Der Onanist begnügt sich mit der Vorlust und verzichtet aus hygienischen oder ethischen Motiven (Samenver-
lust, Angst vor Schmutz) auf den Orgasmus und die Ejakulation.

C. Endlich haben wir den „Unbewußten Autoerotismus" zu erwähnen. Die verschiedenen Formen der
Spermatorrhoe (z. B. beim Defäzieren) und die Pollutionen [1]), manche
rätselhafte Krampfanfälle mit darauffolgender süßer Erschlaffung (bei
Kindern und Erwachsenen), kleinere und längere Absenzen sind versteckte autoerotische Akte. Bei den Pollutionen macht der Träumer entweder Friktionen oder die charakteristischen Bewegungen, welche den
Orgasmus herbeiführen. Auch die Defäkation wird bei solchen Menschen
unter Begleitung unbewußter analerotischer Phantasien ausgeführt.
Die Spermatorrhoe geht unter schwachem Lustgefühl oder leichtem
Kitzelgefühl vor sich. Übrigens ist zu erwähnen, daß es vielen Menschen
gelungen ist, die große Endlust dadurch zu maskieren, daß sie die Vorlust in kleinen Libidoteilen genießen. Sie kommt nicht mehr als Libido
zum Bewußtsein.

Solche autoerotische Vorgänge sind sehr häufig und meistens sehr
geschickt maskiert. Die Erwachsenen haben dabei z. B. keine Erektion.
Sie halten den infantilen Typus der Lustgewinnung fest, so daß eine
Urinabsonderung die Ejakulation ersetzt. (Enuresis!) Ähnliche Vorgänge sind beim Lutschen und beim Hutschen und bei verschiedenen
Muskelaktionen nachzuweisen. Diese Prozeduren sind in praxi nicht
so scharf geschieden, als ich sie hier geschildert habe. Denn es gibt
unzählige Kombinationen und Übergänge. So kenne ich einen Mann,
der zuerst ohne Friktion mit phantastischen Vorstellungen einer Orgie
onaniert. Dann spannt er seine Muskeln auf das Äußerste an und setzt
so erst den Orgasmus durch. Andere können beim Turnen, Schwimmen,
Radfahren, Reiten durch Kombinationen mechanischer und seelischer
Reize zur Befriedigung gelangen.

Alle Menschen onanieren. Von dieser Regel gibt es
keine Ausnahmen, wenn man einmal weiß, daß es eine unbewußte Onanie
gibt. Man könnte sie auch die maskierte oder larvierte Onanie nennen.

---

[1]) Vgl. die treffliche Schilderung der Pollutionen von Dr. *S. A. Tannenbaum* im
IV. Bd. (Die Impotenz des Mannes).

Einige dieser Formen habe ich bereits erwähnt. Aber es gibt deren
unzählige. Der Eine hat die Gewohnheit, mit dem Finger in den Anus
zu fahren, angeblich weil er den harten Stuhl herausbringen muß. Denn
die Lustgewinnung auf dem maskiert autoerotischen Wege wird immer
„rationalisiert". Der Zweite fühlt ein heftiges Jucken im Mastdarm,
so daß er immer kratzen muß. (Häufig bei Hämorrhoidariern, die auch
die „süßen Lustgefühle" bei diesem Jucken und Kratzen betonen.) Die
Dritte leidet an einem Pruritus vaginae, der sie zum Kratzen zwingt.
Nach dem Orgasmus hört das Jucken allmählich auf. Diverse Spiele mit
der Zunge, das Kratzen der Haut, das Nasenbohren, manche Tics gehören in dieses Gebiet. Charakteristisch ist dabei immer, daß der
Charakter der Lust so mitigiert erscheint, daß er dem Beteiligten gar
nicht als „erotisch" zum Bewußtsein kommt. Beim Manne wird die
Detumeszenz ganz ausgeschaltet. Die Erektion würde ja den sexuellen
Charakter der Lustgewinnung sofort verraten. Selbst die Ärzte kennen
noch nicht den erotischen Charakter dieser Lustgewinnung ohne Erektion. Die Spermatorrhoe wird als besondere Schwäche des Sexual-
apparates aufgefaßt. Dieser Ansicht widerspricht die Tatsache, daß
noch immer das beste Mittel gegen Spermatorrhoe regelmäßiger Geschlechtsverkehr ist. Wenn eben eine andere Form der Lustgewinnung
zur Verfügung steht, ist die Spermatorrhoe überflüssig.

Nun mag mancher die Tatsache der allgemeinen Säuglingsonanie
zugeben und die ubiquitäre Verbreitung der Onanie im späteren Alter
bestreiten. Sehen wir einmal von der Säuglings- und Kinderonanie ab
und versuchen wir festzustellen, wie viele Menschen nach der Pubertät
dem Autoerotismus huldigen.

Wie groß ist die Zahl der onanierenden Menschen? Ernste Forscher
stellen den Prozentsatz auf 90% und darüber. Selbst *Rohleder* gibt
eine so hohe Ziffer zu. Dr. *Meirowsky* (Köln) stellte *Rohleder* seine
private Statistik, die er einer brieflichen Anfrage bei Ärzten verdankt,
zur Verfügung. Von 88 Ärzten hatten 78 masturbiert, was 88.7%
ergibt. Rechnen wir aber die Fälle von larvierter Onanie hinzu, über
die wir noch sprechen werden, so können wir ruhig behaupten, daß alle
Menschen onanieren. Die Nicht-Onanisten sind die Ausnahme. Ich habe
einige solcher Exemplare gesehen. Es waren die schwersten Neurotiker,
und auch da ergab die genaue analytische Durchforschung, daß sie unbewußte Onanie trieben. Eine sexualpädagogische Enquete in Budapest
aber hatte sogar 96% Onanisten ergeben. Ich meine natürlich Menschen,
welche in ihrem Leben überhaupt jemals onaniert haben.

Wie verbreitet die Onanie ist, das beweist die neueste kleine
Statistik von *Johannes Dück* (Sexualprobleme, 10. Jahrgang, Heft 11);
90.8% seiner Befragten gaben die Onanie zu. Nehmen wir jetzt die

Fälle von unbewußter Onanie dazu, ferner den Prozentsatz der Lügner, die es in solchen Fällen immer gibt, und man wird meinen Satz unterschreiben müssen: A l l e M e n s c h e n o n a n i e r e n! 75% der Beantworter sagten aus, daß sie keinen Schaden von der Onanie verspürten. Über die Zahl der Onanisten äußern sich andere Autoren, wie folgt: *Marcuse* 92%, *Herm. Cohn* 99% und *Oskar Berger* (Arch. f. Psychiatrie, Bd. 6, 1876) 100%. Wie müßte also das Menschengeschlecht aussehen, wenn dieses „furchtbare Laster" in der Tat schädlich wäre?

Und doch sehen wir eine Reihe von Schädlichkeiten, die immer n a c h onanistischen Akten auftreten. Wir hören, daß die Leute gleich danach oder am nächsten Tage sich matt und müde fühlen, daß sie über Kopf- und Kreuzschmerzen klagen und unfähig zur Arbeit scheinen usw., eine Erscheinung, die *Ferenczi* „E i n t a g s n e u r a s t h e n i e" genannt hat. Ich kann jedoch den Beweis liefern, daß diese Eintagsneurasthenie ein psychogenes Gebilde ist. Ich habe viele Menschen gesehen, welche diese sogenannte Eintagsneurasthenie sofort verloren haben, nachdem sie von mir belehrt wurden, daß der onanistische Akt als solcher vollkommen unschädlich und harmlos ist und daß nur ihre A n g s t ihnen einen Schaden vorgetäuscht und dadurch auch erzeugt hat.

Unzählig sind die Kranken, die mir beweisen wollten, daß sie nach der Onanie die sonderbarsten Schwächezustände erleiden. Der eine kann nichts arbeiten, der andere fühlt sich wie zerschlagen, der dritte erkrankt an Migräne, der vierte zeigt eine schwere Depression, der fünfte ist verstopft, der sechste hat heftige Herzbeschwerden, der siebente Schmerzen im Hoden oder im Anus, der achte einen schier unerträglichen Kreuzschmerz. Ich sah Hypochonder, welche mir bewiesen haben, daß sie nach einem onanistischen Akte um ein Kilo an Gewicht abnahmen. Die Gewichtsabnahme war die Folge eines pathologischen Schwitzens infolge der Angst vor den grauenhaften Folgen.[1]) Alle diese Beschwerden sind die Folge von mächtigen Autosuggestionen, welche jene Symptome erzeugen, vor denen sich die Kranken fürchten. Auch die Besserungen nach dem Aussetzen der Onanie beweisen nichts. Die Onanisten zählen die Tage, welche sie onaniefrei verbracht haben, und fühlen einen ungeahnten Kräftezuwachs. Der Zauber dauert nicht lange. Entweder sie werden wieder rückfällig und sind so unglücklich über ihre eigene Schwäche, daß sie sogar zu einer Kastration bereit wären, um Leben und Gesundheit zu retten, oder sie erkranken nach

---

[1]) Der Kranke zeigte den bekannten Heißhunger der Sexualhypochonder nach onanistischen Akten. Diese Kranken versuchen die Samenverschwendung durch eine übermäßige Ernährung wettzumachen. Unser Patient verzehrte nach einem onanistischen Akte am nächsten Tage 20 Eier, selbst in der Kriegszeit, in der diese restitutio ad integrum ihm ein kleines Vermögen kostete.

dem kurzen Frühling der Genesung an einer schweren Neurose, die sie nicht als Folge der Abstinenz, sondern als Folge der Onanie auffassen. Der furchtbare psychische Konflikt ist es, der die Onanisten ihrer seelischen Energien beraubt und sie schwer schädigt. Ein großer Teil ihrer seelischen Energie wird im Kampfe gegen die Onanie aufgezehrt.

Man bedenke den schweren psychischen Kampf, den die Onanisten auskämpfen müssen, ehe es zum Akte kommt. Sie binden sich mit tausend Eiden, mit Gebeten, mit Versprechungen usw. Sie haben sich fest vorgenommen, nicht mehr zu fallen. Dieses Mal sollte es das letzte Mal sein. Und trotz aller Eide und Vorsätze erliegen sie wieder dem Triebe und werden rückfällig. Der seelische Katzenjammer der Niederlage erzeugt selbstverständlich eine schwere Depression. Dazu kommt der Einfluß der bekannten Abschreckungsbücher und der wohlgemeinten Erziehungseinflüsse der Lehrer, Eltern und des Hausarztes. Es gehört heute zur sorgfältigen Erziehung des Kindes, es vor den Schäden der Onanie zu warnen. Diese W a r n u n g e n haben s i c h e r l i c h viel m e h r S c h a d e n a n g e s t i f t e t, a l s d i e O n a n i e s e l b s t. Alle diese Hemmungen bilden beim Onanisten schwere psychische Konflikte. Religiöse, ethische, hygienische Gegenvorstellungen werden von der Macht des Triebes überwunden. Aber nach dem Orgasmus melden sich die Hemmungen als Vorwürfe und erzeugen jene Depression, die selbst erfahrenen Praktikern das Bild der N e u r a s t h e n i e vortäuscht, e i n e r K r a n k h e i t, d i e m e i n e r E r f a h r u n g n a c h g a r n i c h t e x i s t i e r t und die nur so lange existieren kann, so lange man sich nicht bemüht, hinter ihr die psychogen entstandene Angstneurose, Zwangsneurose, Hypochondrie oder in selteneren Fällen ein ernsteres Leiden (Schizophrenie — Cyklothymie — psychopathische Minderwertigkeit) herauszuschälen. Klärt man die Menschen über die Harmlosigkeit des autoerotischen Aktes auf oder haben sie diese verschiedenen Hemmungen nicht erhalten, so tritt auch keine Depression nach der Onanie auf, ja, man kann wiederholt hören, daß die Leute sich nach einem autoerotischen Akte erfrischt fühlen und ihre Angstzustände und Zwangsvorstellungen zurücktreten.

Wie wären sonst die folgenden Beobachtungen zu erklären? Ein dreiundzwanzigjähriger Jüngling mit allen Zeichen einer schweren Neurose gibt an, daß er seit zwei Jahren die Onanie aufgegeben hat. Seit jener Zeit leidet er an Angstzuständen und Schlaflosigkeit. Bekanntlich hat *Freud* darauf aufmerksam gemacht, daß Onanisten der Angstneurose verfallen, wenn sie die Onanie aufgeben. Sie hätten sich unfähig gemacht, ohne Onanie zu leben. Diese feine Beobachtung kann jeder Arzt bestätigen. Wir sehen die schwersten Neurosen, wenn die Leute die lange geübte Onanie aufgeben. D a n n w i r d i n f o l g e eines Trugschlusses die Neurose als Folge der Onanie aufgefaßt. Es ist aber gerade das Gegenteil wahr. Die Neurose ist eine Folge der Abstinenz.[1]) Auch der Jüngling, der die Onanie aufgegeben hat und schwer erkrankt ist, leidet an der Abstinenz. Wir geben ihm die Onanie frei, da er nicht dazu zu bringen ist, ein Weib aufzusuchen, und siehe da, der vorher kranke Mensch wird vollkommen gesund und zeigt gar keine Zeichen einer Parapathie.

Es ist interessant, daß die gleichen Störungen bei Sexual-Hypochondern auch nach den normalen Geschlechtsakten auftreten. Der Sexual-Hypochonder zittert vor den schädlichen Folgen der Samenverschwendung und produziert die bizarrsten Krankheitssymptome post coitum. Oft genügt eine einfache Aufklärung über die Harmlosigkeit der Samenverluste, die sogar ein organisches Stimulans für den Stoffwechsel bilden und die Vitalität steigern, die Oxydationen anregen, lebensanregend und lebenserhaltend wirken, und die vermeintlichen Krankheitssymptome zerstieben in nichts und erweisen sich als Folgen der lächerlichen Auto- und Heterosuggestion.'

Solcher Beobachtungen könnte ich Hunderte anführen. Ich wähle aus meiner Erfahrung nur einige prägnantere Fälle hervor, die uns den gleichen Zusammenhang zeigen werden. Unbegreiflich ist es mir, daß ein Forscher wie *Freud*, der doch auf das Typische der Kinderonanie hingewiesen hat, zum Trugschlusse kommen konnte, die Onanie verursache eine Neurasthenie, und daraus eine „Aktualneurose"[2]) konstruierte. Sehen wir uns einen solchen Neurastheniker etwas näher an und erforschen wir, ob seine Symptome auch wirklich die Folge der Onanie sind.

Fall Nr. 1. Herr T. O., ein Dozent der Medizin, aus dem Auslande zugereist, stellt sich mir als typischer Neurastheniker vor. Er leidet — jetzt ein 34jähriger Mann — an einem furchtbaren Kopfdruck, der sich meistens des Morgens einstellt und erst im Laufe des Tages besser wird. Seine Verdauung liegt ganz darnieder. Er ist meist obstipiert, muß Abführmittel

---

[1]) Da nach *Freud* die Onanie die Ursache der Neurasthenie ist, das Aufgeben der Onanie zur Angstneurose führt, so bliebe den armen „Neurasthenikern" nur die bange Wahl zwischen Neurasthenie oder Angstneurose, es sei denn, sie hätten sich zu einem „normalen Geschlechtsverkehre" entschlossen, welcher Weg, wie wir bald sehen werden, ihnen meistens versperrt ist.

[2]) *Freud* kennt zwei Aktualneurosen, die ohne psychogenes Moment, nur durch die physische Schädlichkeit der Sexualität zustande kommen: 1. Die Angstneurose (Ursache meist eine frustrane Erregung, wie Coitus interruptus). 2. Die Neurasthenie.

nehmen, hat keinen rechten Appetit, klagt über einen faden, pappigen Geschmack im Munde. Er empfindet keinen rechten Geschmack beim Essen.
Alles, was er ißt, wird ihm zu Stroh und hat den gleichen Geschmack. Er
fühlt sich müde, matt und abgeschlagen. Oft fühlt er schon nach dem Steigen
eines Stockwerkes heftige Schmerzen im Rücken, Herzklopfen, eine solche
Müdigkeit, daß er sich am liebsten niederlegen möchte. Er ist den ganzen Tag
schläfrig und muß sich durch Tee und schwarzen Kaffee mühsam aufrecht
halten. Er möchte immer schlafen und wenn der Abend kommt, schläft er
wohl rasch ein, fährt aber mit einem Angstschrei aus dem Schlafe auf und
kann sehr schwer wieder einschlafen. Er hatte schon ` alle Kapazitäten
Europas konsultiert und immer die gleiche Diagnose gehört: Sie sind ein
Neurastheniker! Er war in allen berühmten Sanatorien, ist alljährlich regelmäßiger Gast in einer Naturheilanstalt, hat es auch mit dem Vegetarismus
versucht.

Als Ursache seines Leidens sieht er die Onanie an, die er seit dem
achten Lebensjahre intensiv betreibt. Er wurde damals von seinen Mitschülern verführt, die alle in der Pause unter dem Kommando eines älteren
Schülers onanierten. Er onanierte bis zur Pubertät täglich mehrere Male,
war dabei damals noch vollkommen gesund, ein gewandter Turner und sehr
aufgeweckter Junge, der beste Schüler seiner Klasse.

Um diese Zeit hörte er schon, daß die Onanie sehr gefährlich wäre, und
begann sie einzuschränken. Es gelang ihm leicht, sich auf einmal des Abends
zu beschränken. Wenn er aber dieses eine Mal auslassen wollte, so konnte er
nicht einschlafen. Über die Phantasien, die er hatte, ist er sich nicht ganz
klar. Er onanierte immer schon in einer Art Halbschlaf, so daß das hypnagoge
Bild in den Traum überging. Mit 24 Jahren habe er versucht, mit Frauen zu
verkehren. Er merkte, daß er impotent war, wenn die Dirne ihn nicht erst
längere Zeit reizte; dann aber war er außerordentlich potent. Bald fand er
auch Vergnügen am Geschlechtsverkehr, der im Beginne ohne besonderen Orgasmus vor sich ging. Er müsse mir aber gestehen, das der Orgasmus beim
Koitus nie die Höhe erreicht hätte, wie bei der Onanie. Für ihn gelte das
bekannte Wort von *Karl Kraus:* „Der Koitus ist ein schwaches Surrogat der
Onanie." Er habe aber trotz verschiedener Liebschaften, zu denen er bald
gelangte, noch immer des Abends onanieren müssen. Auch der Koitus habe
auf ihn eine einschläfernde Wirkung und er schlafe oft in den Armen einer
Frau ein. Aber es gäbe dann bald ein angstvolles Erwachen, während die
Onanie ihm vier bis fünf Stunden ruhigen Schlafes von außerordentlicher
Tiefe verschafft habe.

Vor vier Jahren hatte ihm Prof. X. geraten, die Onanie „schrittweise"
aufzugeben und nur mit Frauen zu verkehren. Er habe dies mit eiserner
Willensanstrengung durchgeführt. Es sei aber nicht besser geworden. Im
Gegenteil! Seit dieser Zeit hätten alle nervösen Beschwerden begonnen.
Vorher war er eigentlich gesund, er machte sich nur Gedanken, ob die Onanie
nicht schädlich wäre. Er suchte nun den erwähnten Professor auf, der ihm
riet, die Onanie ganz abzubrechen. Seit damals träten erst die schädlichen
Folgen der Onanie hervor. Nun habe er meine Publikation über die Onanie
gelesen und es war ihm sofort klar, daß es sich bei ihm auch so verhalte. „Ich
bin neurasthenisch, seit ich die Onanie aufgegeben habe. Doch können Sie
mir erklären, wie meine Symptome damit zusammenhängen? Ich finde keine
Erklärung."

Ich setzte dem Kollegen nun auseinander, wie der Kopfdruck des sogenannten Neurasthenikers entsteht. Er ist nicht toxischer Natur, sondern die Folge eines beständigen Kampfes im Innern des Kopfes. Im Gehirn tobt die Schlacht zwischen den rebellischen Gedanken, die deutlich bewußt werden und sich in Taten verwandeln wollen, und den Hemmungen des Bewußtseins. Dieser Kampf verstärkt sich bei Nacht. Deshalb das Aufschrecken, wenn die rebellischen Gedanken zu siegen drohen, deshalb am Morgen das Gefühl der Mattigkeit, weil der Kampf die ganze Nacht nicht ruhte. Und am Morgen ist der Zustand am schlimmsten, weil die Gedanken in das Bewußtsein brechen wollen und das Bewußtsein sich mit aller Kraft zur Wehre setzen muß. Aber auch am Tage geben diese aufrührerischen Wünsche keine Ruhe. Sie wollen wieder Bewegungsfreiheit und diese haben sie vorläufig nur im Schlafe als Traumgestalten. Deshalb die Schläfrigkeit. Das „nebenbewußte" Ich will herrschen. Man nickt für einige Minuten ein, damit der verdrängte Wunsch doch auch einige Sekunden im Gehirne ungestört hervortreten kann. So ein Zustand ist qualvoll und raubt alle geistige Energie. Alles zersplittert sich in inneren Kämpfen. Solchen Menschen werde die Welt lästig und sie verlieren die Lebensfreude, und das äußere sich als Appetitlosigkeit und Verstopfung, die ja die Folge jeder Depression und Verlangsamung des Stoffwechsels sei.

„Welches sind aber meine rebellischen Wünsche? Was läßt mich nicht schlafen? Wogegen kämpfe ich?"

„Gegen den Wunsch zu onanieren. Das wäre freilich oberflächlich gesprochen. Besser würde ich mich ausdrücken: Sie kämpfen gegen jene Triebrichtung, welche Ihnen die Onanie ersetzt hat!"

„Ich kämpfe nicht mehr gegen die Onanie. Ich habe gekämpft, fühle aber jetzt gar keine Versuchung mehr."

„Das ist nur scheinbar. Der Kampf ist für das Bewußtsein erledigt. Für die neben- und unbewußten Elemente Ihrer Psyche tobt er jetzt stärker denn je. Denn Ihr Leiden, die „Neurasthenie", ist das Symptom des Kampfes. Sie ist das Zeichen eines seelischen Konfliktes! Oder gibt es noch andere Konflikte, welche Sie mir verschwiegen haben?"

So geht unsere Rede hin und her. Der Patient ist nicht befriedigt von unseren Auseinandersetzungen. Er fühlt, daß seine jetzige Neurasthenie die Folge seiner Onanieabstinenz ist, aber er kann es sich nicht erklären, wie und warum die Onanie für ihn unersetzlich sein sollte. Er hat mehr Befriedigung an Weibern als alle seine Bekannten. Ich erkläre ihm, daß die Onanie mit einer anderen Sexualbetätigung zusammenhängen müsse. Er solle einmal versuchen, sich über die Phantasien klar zu werden, die er beim Onanieren hatte.

Die Antwort, die man in solchen Fällen zuerst erhält, heißt meistens: „Ich habe mir immer eine Frau vorgestellt." Erst bei näherer Erforschung kommt die spezifische, dem betreffenden Menschen eigenartige und unersetzliche Phantasie hervor.

So auch bei unserem Patienten. Er beobachtete sich und bemerkte mit Erstaunen, daß er beim Einschlafen immer einen schönen nackten Knaben vor sich sah und daß sich aus diesem stereotypen hypnagogen Traumbilde erst der Traum und Schlaf entwickelte. Die weitere Analyse ergab das Vorhandensein mächtiger homosexueller Triebkräfte, die sich in einer leidenschaftlichen Knabenliebe äußerten. Dem Kranken waren diese Regungen nicht bewußt worden. Erst seit er krank war, fühlte er Interesse für schöne Knaben und konnte sich förmlich in sie verlieben. Nie sei ihm der Gedanke gekommen, mit einem Knaben etwas anzufangen. . Während er dies spricht, errötet er und ich merke, daß er sich an eine Szene erinnert. In der Tat! Voriges Jahr habe er in Ostende mit einem Knaben gebadet, dem konnte er stundenlange zusehen und er wollte ihn auch ansprechen. Dann aber habe er die Mutter des Knaben kennen gelernt und sie sei seine Geliebte geworden.

Er hatte eine Transponierung vom homosexuellen Interesse auf das Heterosexuelle vorgenommen und die Mutter dieses Knaben erwählt, weil an ihr der Duft des geliebten Objektes haftete und er sie mit dem Knaben identifizieren konnte.

Wir sehen, daß die Onanie hier einen bestimmten Zweck hat. Sie ersetzt diesem Menschen die homosexuelle Betätigung, welche offenbar für ihn lustbetonter ist als die heterosexuelle.

Erst nach Aufgeben der Onanie ist die Neurose ausgebrochen, weil jetzt ein schwerer Kampf gegen die Homosexualität eröffnet wurde, welcher während der Onanieperiode psychisch erledigt war. Wir verstehen auch, warum er, trotzdem er mit Frauen verkehrte, onanieren mußte. Bei den Frauen konnte er nur eine Komponente seiner Sexualität ausleben, die andere mußte er in der Phantasie der Onanie bewältigen.

Seine Träume und sein sonstiges Verhalten zeigen, daß seine ausgesprochene Bisexualität die Ursache seiner Neurose ist. Daß er krank ist, weil er nicht mehr onaniert und seiner Homosexualität nicht den schuldigen Tribut zollt.

Man stelle sich etwa vor, daß dieser Dozent ein Lehrer sei, und man wird begreifen, daß in solchen Fällen die Onanie ein Schutz für die Gesellschaft sein kann. Ich denke dabei an folgenden Fall:

Fall Nr. 2. Herr I. U., ein 56jähriger Mann, soll von mir wegen eines kriminellen Deliktes begutachtet werden. Es handelt sich um einen Menschen mit abnormem, außerordentlich starkem Geschlechtstriebe. Er hatte schon in der Kindheit zu onanieren begonnen und diese Gewohnheit bis zum 53. Jahre betrieben. Mit zwölf Jahren suchte er öffentliche Mädchen auf und hatte schon mit 13 Jahren Verhältnisse mit jungen Dienstmädchen. Trotzdem mußte er weiter onanieren und mitunter auch vier- bis sechsmal im Tage, bis er ruhig war. Er konnte sich manchmal nicht anders beruhigen. Mit 53 Jahren gab er die Onanie auf, weil er glaubte, sie könnte ihm schaden. Er verkehrte aber bis dahin täglich mit seiner Frau und mußte manchmal noch überdies Dirnen aufsuchen. Er hatte immer mit einer bestimmten Phantasie onaniert: Er spielte mit kleinen Kindern, hob ihnen die Röcke auf und trieb mit ihnen allerlei Kindereien, die einer bestimmten Szene seiner Kindheit entsprachen. So lange er onanierte, konnte er der Versuchung, diese Phantasie in Wirklichkeit umzusetzen, widerstehen. Er betont, daß er oft genug Gelegenheit dazu hatte. Es gäbe in jeder großen Stadt eine förmliche Kinderprostitution. Die betreffenden Kinder würden die alten Herren sofort erkennen, welche auf sie „fliegen" und sich gleich an sie machen. So sei es ihm im Wiener Prater passiert, daß sich ihm Kinder angeboten hätten. Er habe aber bisher leicht widerstehen können. Er jagte sie davon und onanierte dann in einem Gebüsche. Jetzt sei er auf dem Lande gewesen und dort hätten ihn zwei Kinder immer herausgefordert. Schließlich sei er schwach geworden und habe sich mit ihnen eingelassen. (Das Gericht fand diese Verführung durch Kinder lächerlich und unwahrscheinlich. Ich habe von manchen Frauen, die als Kinder ähnliche Szenen aufgeführt haben, Geständnisse gehört, die solche schier unglaubliche Vorkommnisse aus eigener Erfahrung bestätigen.) Kurz, er ließ sich mit den Kindern ein, da er um keinen Preis der Welt wieder onanieren wollte. Nun hatte ihn die Leidenschaft in den Krallen. Er wurde bei seiner Frau impotent und hatte jetzt kein anderes Sinnen und Trachten als Kinder, die er sich um jeden Preis verschaffen wollte und mußte. Schließlich kam er in die Hände der Justiz und mußte seine Taten durch längere Kerkerhaft büßen.

Für diesen Menschen war die Onanie eine Rettung und ein Schutz. Zugleich aber auch ein Schutz für die Gesellschaft.

Noch wichtiger scheint mir der nächste Fall zu sein:

Fall Nr. 3. Herr W. V., ein 34jähriger Mann, onaniert seit dem achten Lebensjahre mit kurzen Unterbrechungen. Er onaniert immer mit der Phantasie, daß er ein Mädchen vergewaltigt und erwürgt. Mit 14 Jahren wurde er von einem Kollegen über die Schädlichkeit der Onanie aufgeklärt und erhielt auch ein Buch, in dem furchtbare Dinge über die Folgen dieses Lasters standen. Er versuchte sich die Onanie abzugewöhnen. In den Zeiten der Abstinenz traten die Phantasien so stark auf, daß er sich fürchtete, er könnte sich zu einem Verbrechen hinreißen lassen. Er begann wieder zu onanieren und fühlte sich vor seinen sadistischen Trieben sicher. Mit 18 Jahren versuchte er normalen Verkehr mit einer Puella publica, war aber vollkommen impotent. Mit 21 Jahren ein Suicidversuch, nachdem er drei Monate nicht onaniert hatte. In diesen Zeiten der Abstinenz ist er furchtbar aufgeregt, wird von sadistischen Träumen gefoltert und flieht alle Menschen, da er seiner nicht sicher ist. Schließlich mußte er sich zu regelmäßiger Onanie entschließen. Er fühlt sich bis auf seine krankhaften Phantasien gesund.

Kann man diesem Menschen die Onanie entziehen, wenn man weiß, daß man eventuell ein Verbrechen provozieren würde?

Die Onanie hat in diesem Sinne eine wichtige soziale Bedeutung. Sie ist gewissermaßen ein Schutz der Gesellschaft gegen unglückliche Menschen mit übermächtigen Trieben und allzu schwachen ethischen Hemmungen. Würde man die Onanie vollkommen unterdrücken, die Zahl der Sittlichkeitsdelikte würde ins Unglaubliche steigen. Andrerseits schützt die Onanie manchen Onanisten vor dem Verbrechen. Er tobt sich nur in seiner Phantasie aus und ist sozial ungefährlich. So wird der asoziale Akt des Autoerotismus zu einer sozialen Notwendigkeit.

Die Onanie.

II.

Onanie und Neurose.

Denken ist nur ein Verhalten der
Triebe zueinander.   *Nietzsche.*

In dem Kampf zwischen Trieb und Hemmung, den die ganze
Menschheit durchführen muß, ist die Onanie der Repräsentant dieses
Streites geworden. Das böse Gewissen des Onanisten entsteht nicht
immer durch die Belehrung der ominösen Rettungsbücher, die insgesamt
behördlich verboten werden sollten. Das böse Gewissen des Onanisten
entsteht autochthon, weil er sich etwas herausgenommen hat, was ihm
mit den ethischen Satzungen der Kultur nicht vereinbar erscheint.
Unter Gewissen verstehe ich die Summe aller Hemmungen, die sich
zwischen Trieb und Tat eingeschaltet haben. Das Gewissen ist die endopsychische Erkenntnis der Differenz zwischen der individuellen Anlage
und den Forderungen der Kultur. Noch klarer ausgedrückt: Die Span-
nungsdifferenz zwischen dem Urmenschen und dem Kulturmenschen. Der
Kampf gegen alle kriminellen, egoistischen Triebe des Urmenschen ruht
keine Sekunde. Die Onanie wird zum Symbol aller Schuld, weil der
Geschlechtstrieb der Repräsentant aller Triebe wird. Die Verbindung
zwischen den kriminellen und den sexuellen Trieben tritt sehr früh auf,
weil beide der Region des Verbotenen angehören.

Der Analytiker schaudert, wenn er den Urmenschen im Kulturmenschen entdeckt. Er merkt mit Grauen, wie viel Geheimes, Ver-
brecherisches, Grausames in allen Neurotikern schlummert. Und wie
häufig kann er konstatieren, daß beim Neurotiker alle verbotene Lust
sich in den onanistischen Akten entladen muß, wenn er sein seelisches
Gleichgewicht nicht verlieren will! Wie viele Lustmorde wurden — um
nur ein Beispiel anzuführen — nicht ausgeführt, weil die Onanie es
den Sadisten ermöglichte, ihre Instinkte in der Welt der Phantasien
auszuleben!

Die Onanie wird auf diese Weise eine Sicherung
der Gesellschaft gegen ihre Vergangenheit. Sie

erfüllt eine bedeutsame soziale Funktion. Sie
schützt das Individuum gegen die strengen Strafen
der Gesellschaft, sie behütet es vor dem „bürgerlichen Tode" und bewahrt die Gesellschaft vor
seinen asozialen Trieben.

Ich betone diesen Umstand nicht ohne zwingenden Grund. Die
Autoren der modernen Schule machen einen strengen Unterschied
zwischen Onanie und Onanismus. Die Onanie, das ist der mäßig betriebene Autoerotismus, wäre harmlos und unschädlich. Das geben jetzt
fast alle ernsten Forscher zu. Aber der Onanismus, die schrankenlos
betriebene Onanie, wäre sehr schädlich und gefährlich. Wo liegt die
Grenze zwischen Onanie und Onanismus? *Bloch*[1]) sagt in seinem vorzüglichen, rühmlichst bekannten Werke:

> „Eine Grenze, wo die ungefährliche Onanie aufhört und der ver-
> derbliche Onanismus anfängt, läßt sich generell nicht bestimmen. Die
> Verschiedenheit der Individuen gestaltet auch die Reaktionen verschieden.
> So erwähnt *Curschmann* einen geistvollen Schriftsteller, der, trotzdem
> er seit 11 Jahren der Onanie gefröhnt, körperlich und geistig frisch ge-
> blieben, und mit bedeutendem Erfolge literarisch tätig war. Gleiches
> berichtet *Fürbringer* von einem Dozenten. Es ist hier mit der Onanie
> wie mit dem Geschlechtsverkehr, dessen Wirkungen auch individuell ver-
> schieden sind."

Ich bin der gleichen Ansicht. Nur vertrete ich die Anschauung,
daß die Schädlichkeiten von der psychischen Hemmung herrühren und
durch Autosuggestion und Suggestion der Ärzte zustande kommen.
Wir werden in unseren Krankengeschichten noch öfters auf diese Fragen
zurückkommen. Ich möchte hier nur gegen die Behauptung protestieren,
daß die Onanie die Ursache der Perversionen werden könne, eine Ansicht, die auch *Bloch* vertritt. Er sagt:

> „Die nahe Beziehung zwischen Perversionen und Onanismus liege
> auf der Hand. Je häufiger der onanistische Akt wiederholt, je mehr die
> normale Sensibilität abgestumpft wird, desto stärkerer und seltsamerer,
> vom Gewöhnlichen abweichender Reize bedarf es, um Orgasmus herbei-
> zuführen. Der Inhalt der lasziven Vorstellungen muß immer häufiger
> variiert werden und wird bald ganz dem Gebiete des Perversen ent-
> nommen. Allmählich nisten sich die perversen Ideen ein und werden
> schließlich zu vollkommen geschlechtlichen Perversionen."

Und nun wird als Beweis der Fall von *Tardieu* angeführt, daß
ein Mann, der sieben- bis achtmal täglich onanierte, schließlich seine
Phantasie bis zur Schändung weiblicher Leichen erhitzte und zerrüttete,
endlich auch zur praktischen Ausführung dieser scheußlichen Idee über-

---

[1]) Das Sexualleben unserer Zeit. 41. bis 60. Tausend. Luis Marcus' Verlag, Berlin 1909.

ging, die deutlich sadistischen Charakter angenommen hatte. „Er verschaffte sich den Anblick aufgeschlitzter Tierleiber, tötete Hunde, grub
menschliche Leichname aus, alles, um dadurch seiner durch die Onanie
verderbten Phantasie und damit seiner Libido Befriedigung zu schaffen."
Das ist der gleiche Trugschluß, der bei der Beschreibung des
Zusammenhanges zwischen Onanie und Geistesstörung begangen wurde.
Die Geisteskranken onanieren, weil ihre Hemmungen weggefallen sind.
Die Onanie ist die Folge der Geisteskrankheit,
nicht umgekehrt, eine Erkenntnis, die wir noch *Griesinger* zu verdanken haben. Der Kranke *Tardieus* kam nicht durch die Onanie zur
Perversion, sondern er onanierte, w e i l er pervers war, offenbar immer
mit der bestimmten perversen Phantasie, die ihm vielleicht unbewußt
war. Solcher Fälle könnte ich eine Menge anführen. Welches Glück
für die Menschheit, daß wir nicht alle Phantasien kennen, welche teils
bewußt, teils unbewußt oder nebenbewußt jeden erotischen Akt begleiten! Doch davon später. Kehren wir zum Thema der Schädlichkeit
der Onanie zurück und lassen wir uns durch einige Beobachtungen belehren, wie das Aufgeben der Onanie die schwersten Neurosen zur
Folge hatte.

Fall Nr. 4. Herr D. L., stud. med., 26 Jahre alt, schreibt mir: „Ich habe
vor einiger Zeit Ihren Aufsatz über Onanie in den „Sexual-Problemen" gelesen und darin so viel Treffendes gefunden, daß es mich drängt, Ihnen einige
Mitteilungen über mein Sexualleben zu machen. Vielleicht werden sie Ihnen
in irgend einer Art dienlich sein. Ich war in sexueller Hinsicht ein sehr
frühreifes Kind. Ich verwandte die ganze Schlauheit eines aufgeweckten
Kindes dazu, um möglichst häufig die Genitalien meiner Umgebung zu sehen.
Sah ich einen nackten Mann oder eine nackte Frau, so wurde ich von wollüstigen Schauern geschüttelt. Ich erinnere mich an solche Begebenheiten,
die sich in meinem vierten Lebensjahre abspielten. Eine andere Erinnerung
aus meinem fünften Jahre ist für ewig in mein Gehirn gegraben. Ich wurde
unvernünftigerweise vor meinen Eltern auf einen Ball mitgenommen. Dort
erblickte ich eine schöne Dame mit einem roten Rocke, der auf mich einen
unerhörten Eindruck machte. Ich wünschte mir damals, nackt mit ihr in
einem Bette zu liegen. Ich dachte jahrelang an diese Dame. Immer mit
Erektionen, die schon seit frühester Jugend sehr häufig waren. Ich war
nicht heiter wie die anderen Kinder. Immer traurig, immer unzufrieden, immer
in Erwartung, immer wie hungrig. Keines der kindlichen Spiele machte mir
Freude.

Mein Bedürfnis nach Liebe war grenzenlos. Schon mit sechs Jahren
verliebte ich mich in ein kleines schönes Mädchen. Während die anderen
Knaben spielten, saß ich still bei meinem Liebchen, streichelte und bewunderte
es. Bis heute kann ich ohne einen Gegenstand der Liebe nicht leben. Ich muß
immer ein Ideal haben, in das ich verliebt bin.

Ich wurde im 12. Jahre von Kollegen zur Onanie verleitet. Ich legte
mir keine Beschränkung auf und onanierte täglich und oft auch mehrere Male
im Tage.

Ich war 14 ins 15., da erwischte mich mein Vater. Er hielt mir eine große Strafpredigt, erzählte mir, ich werde mich ganz krank machen, ich werde einmal blöd werden, wenn ich nicht von der Selbstbefleckung ablasse. Meine ganze Kraft ginge durch den Verlust des Samens dahin. Ich nahm mich zusammen und ließ die Onanie ein halbes Jahr.

Nun erkrankte ich an Herzklopfen, Angstzuständen, war sehr erregt und schlief sehr schlecht. Bis zum Aufgeben der Onanie war ich ganz gesund und wußte nichts von anderen Störungen, als von meinem ernsten Temperament. Jetzt bekam ich Angst vor den Schularbeiten und vor lauter Angst immer Pollutionen. Auch sonst stellten sich so viel nächtliche Samenergüsse ein, daß ich lieber wieder onanierte. Ich war damals sexuell so erregt, daß ich am liebsten Tag und Nacht onaniert hätte. Dabei war ich ein glänzender Schüler und gab Proben eines außerordentlichen Gedächtnisses. Ich brauchte ein drei Seiten langes Gedicht nur einmal durchzulesen und konnte es schon auswendig, wußte, in welcher Zeile ein bestimmter Vers stand. Ich konnte die schwersten Kopfrechnungen in unglaublicher Zeit zusammenbringen.

Nun begann aber wieder der Kampf gegen die Onanie. Mit meiner Gesundheit war es bald dahin. Ich begann an Kopfschmerzen und Herzklopfen zu leiden. Mein Kopf schien mir wie ausgebrannt. In der Nacht wurde ich von einem schrecklichen Urindrang befallen. Ich mußte jeden Moment aufstehen und zu urinieren versuchen. Immer war ich müde und schlechter Laune und lebensüberdrüssig. In der Onanie legte ich mir die größte Beschränkung auf, betrieb sie aber weiter. Mit 16 Jahren hatte ich Gelegenheit, einem Dienstmädchen beizuschlafen. Meine Potenz war sehr gut, ich verkehrte mit ihr viele Male in der einen Nacht.

Der Morgen nach dieser Nacht ist mir ewig unvergeßlich. Ich fühlte mich als ein neugeborener Mensch. Mein Kopf war rein, mein Gemüt zufrieden, die ganze Welt erschien mir wie ein Paradies.

Aber leider dauerte das Glück nicht lange. Das Mädchen verschwand an diesem Tage aus dem Hause und mein Kampf gegen die Onanie fing wieder an mit allen seinen furchtbaren Folgen. Ich war 18 Jahre und fühlte mich matt und schwach wie ein Greis. Ich lief zu Ärzten und klagte mein Leid. Alle befahlen mir Zurückhaltung von der Onanie. Ich erhielt Brom, Kaltwasserkuren, Valeriana und keiner empfahl mir natürlichen Geschlechtsverkehr als einziges Mittel zur Heilung. Ich wurde abgeschreckt und hörte ganz zu onanieren auf. Nun stieg meine Nervosität aufs höchste. Ich wurde direkt trübsinnig, kämpfte mit Selbstmordgedanken. Nichts gelang mir, was ich mir vornahm, über alles mußte ich mich ärgern. Ich litt an ewigen Kopfschmerzen, war so gereizt, daß man mit mir nicht auskommen konnte. Schon früh morgens war ich schlechter Laune, die Glieder zitterten mir wie bei einem alten Manne. Ich konnte meine Gedanken nicht konzentrieren, ich war ewig zerstreut und geistesabwesend. Ein Gefühl, als ob der ganze Körper, speziell die Mundhöhle verbrannt und vergiftet wäre. Dazu gesellten sich ein ewiger Urindrang und ein unstillbares Herzklopfen.

Ich konnte nie im Zimmer bleiben, war immer draußen und immer in Gesellschaft von Mädchen, die ich ideal liebte. (Aber ein Mädchen, das ich ideal liebte, konnte ich nie entwürdigen und zu meiner Geliebten machen. Ich war in solchen Fällen impotent. Männerliebe war mir stets ein Ekel und ich konnte sie nicht begreifen.)

Nun war ich vollkommen abstinent, um die Samenverluste meiner Kindheit wieder einzubringen. Was half es mir? Manchmal legte ich mich ins Bett, machte nur eine Wendung und schon kam es zur Ejakulation. Auch bei Aufregungen kam es zu Pollutionen. Mein Gang wurde unsicher, ich traute mich keinem Menschen ins Antlitz zu sehen. Es flimmerte mir vor den Augen. Ich hatte vor allem Angst, selbst vor kleinen Kindern. Flimmern vor den Augen, Diarrhöen.

Ich stand vor der Matura. Da hatte ich wieder Gelegenheit, mit einem Mädchen im Hause durch drei Wochen täglich zu verkehren. Ich legte mir keine Beschränkung auf. **Mein Hirn wurde rein und klar und ich konnte wieder studieren und spielend meine Prüfung machen.**

Dann aber nahm ich mir vor, keusch in die Ehe zu treten. Ich wurde wieder so krank wie zuvor und noch schlimmer. Ich hielt mich für verloren und glaubte, daß nun die Folgen der Onanie aufgetreten seien. Erst Ihr Aufsatz hat mich belehrt und aus mir einen neuen Menschen gemacht. Ich habe nun regelmäßigen Verkehr und fühle mich neugeboren. Ich habe alle hypochondrischen Ideen verloren und bin in jeder Hinsicht leistungsfähiger als zuvor. Ich sehe ein, daß ich meine ganze Kraft auf einen überflüssigen Kampf vergeudet habe. Der Geschlechtstrieb war doch immer stärker als meine Wille. Ich hatte zahllose Pollutionen trotz aller Mittel, die ich anwandte. Nun bin ich ruhiger und betrachte die Vergangenheit nicht mehr als Quelle einer trüben Zukunft."

Der Fall ist in mancher Hinsicht sehr lehrreich. Erstens gelang dem jungen Manne der Übergang von der Onanie zum Koitus sehr leicht, ein Beweis, daß es sich nur um eine Notonanie handelte; zweitens aber sehen wir, wie die schweren neurotischen Symptome erst hervortreten, sobald er abstinent lebt. Es handelt sich um einen Menschen mit sehr starkem Geschlechtstrieb, der ohne irgend eine Form der sexuellen Betätigung nicht leben kann.

Ebenso lehrreich ist der nächste Fall:

Fall Nr. 5. Frau W. Q., eine Arztensgattin, wird mir überwiesen, weil sie einmal ein Suicid ausführte und nun seit Monaten in der schwersten Depression lebt. Sie starrt stundenlange vor sich hin, spricht kein Wort, verweigert die Nahrung und magert schrecklich ab. Überdies hat sie Zwangsvorstellungen, daß ihre Kinder bald sterben werden, daß sie der Erziehung der Kinder nicht gewachsen sei, daß ihr Mann keine rechte Frau an ihr habe usw. Sie erzählt, daß das Leiden folgendermaßen entstanden sei. Sie hätte schon seit dem vierten Lebensjahre onaniert und vielleicht noch früher. Aber an das vierte Lebensjahr erinnere sie sich ganz genau, weil sie damals diese „Kunst" einem anderen Mäderl vorzeigte und sie dann jede für sich durch viele Jahre vor einander onanierten. Sie sei immer ein aufgewecktes Kind gewesen und wußte die Onanie so zu verbergen, daß man zu Hause davon keine Ahnung hatte. Das belehrte sie schon ein Instinkt, der ihr sagte, sie dürfe von diesen Dingen zur Mutter und zur älteren Schwester nicht sprechen. **Sie entwickelte sich ausgezeichnet und war immer stärker als** ihre Mitschülerinnen. Auch ihre Fortschritte in der Schule waren ausgezeichnete. Sie onanierte mindestens einmal täglich, manchmal auch mehrere Male.

So wuchs sie heran, wie alle anderen Mädchen, interessierte sich für die schönen Künste, lernte vorübergehend malen und hatte keine Sehnsucht nach Liebe, da sie sich durch die Onanie vollkommen befriedigt fühlte. Sie lernte mit 18 Jahren ihren jetzigen Mann kennen, in den sie sich verliebte. Sie heirateten nach einer längeren Verlobungszeit, während der es ihr auffiel, daß sie wohl ein warmes Gefühl für ihren Mann hatte, aber von seinen Küssen nicht sinnlich erhitzt wurde. Sie tröstete sich damit, daß ihre Liebe eine geistige wäre, während die Onanie für ihre körperlichen Bedürfnisse aufkam. Nach der Heirat mußte sie weiter onanieren, da sie die Umarmungen des Mannes kalt ließen. Sie hatte nur ein Wohlgefühl, daß sie ihn besitze, und freute sich, daß er sie so heiß begehrte, aber es kam nie zu einem Orgasmus. Als ihr Mann einmal ihre Klitoris durch Friktion erregen wollte, war es ihr unangenehm, und sie bat ihn, das zu lassen. Sie schämte sich. . . (Es bestätigt sich immer wieder, daß das Schamgefühl sich an die stärksten erogenen Zonen heftet.) Sie onanierte still für sich weiter, widmete sich ihren Kindern, welche sie trotz fehlendem Orgasmus ihrem Manne in der Zahl eines Vierteldutzend schenkte.

Da begann sie in der Bibliothek ihres Mannes herumzustöbern und fand Geschmack daran, verschiedene Werke zu lesen. Sie las auch ein Buch, das von der Masturbation handelte. Erst wußte sie nicht, was das zu bedeuten hatte, aber bald merkte sie, daß es sich um die Form von Befriedigung handelte, welcher sie ihr Leben lang fröhnte. Dort las sie, daß die Onanie furchtbare Folgen hätte. Besonders erschreckte sie ein Bericht, in dem es hieß, „es hatte das gräßliche Laster bei diesem zarten Kinde die Gesundheit arg zerrüttet". An anderer Stelle aber stand von den entsetzlichen Folgen für die Nerven und den Geist, und es hieß: Wo die Folgen sich nicht gleich zeigten, da kämen sie später. . . Nun war es ihr klar, daß sie verloren war. Bisher war sie heiter und voll Lebenslust gewesen, sie sang wie eine Lerche den ganzen Tag, machte die schwersten Arbeiten. Nun wandelte sich alles in das Gegenteil. Sie wurde mißmutig, verschlossen, sie hörte auf zu singen. Bisher wußte sie nichts von körperlichen Beschwerden. Jetzt begannen Schmerzen in den Beinen, im Rücken und besonders im Kreuze, die sich bis zur Unerträglichkeit steigerten. Es stand für sie nun fest, daß sie sich auch innerlich geschädigt haben müsse. Im Buche war ja zu lesen, daß heftige Schmerzen, Krämpfe, Konvulsionen, Hysterie, selbst Epilepsie die Folge der Onanie seien. Die Schmerzen traten jetzt im Unterleibe auf und wurden zur Zeit der Menstruation unerträglich.

Es war ihr nun sichere Gewißheit, daß sie infolge der Onanie so krank geworden. Sie schwur sich, daß sie nicht mehr onanieren werde und hielt den Schwur drei Wochen nach der verderblichen Lektüre. Dann überraschte sie sich, daß sie in einer Art Halbschlummer onanierte. Ihr Entsetzen war namenlos und sie fürchtete nun einzuschlafen, band sich ein Tuch um die Schamgegend und fuhr immer mit Schrecken aus dem Schlafe auf. Trotzdem überwältigte sie das Verlangen, so daß sie rückfällig wurde. Sie war nicht imstande, sich ihrem Manne zu entdecken. Denn er hatte einen so hohen Begriff von der Reinheit der Frau, daß er sie sicher verachten und vielleicht von sich weisen würde. Sie aber liebte ihn leidenschaftlich und konnte ohne

ihn nicht leben. In ihrer Verzweiflung beschloß sie, zu sterben, nahm eine
große Dosis Veronal und schrieb ihrem Manne einen Abschiedsbrief, den wir
als erschütterndes Dokument menschlicher Leiden hier publizieren wollen.
Sie überstand die schwere Vergiftung, nachdem sie 30 Stunden geschlafen
hatte, ohne schädliche Folgen für den Organismus.

Der Brief lautete:

Mein lieber Otto!

Wenn Du diesen Brief liest, bin ich nicht mehr unter den Lebenden.
Ich sühne meine Schuld mit dem Tode, da ich nicht länger ein Leben ertragen kann, in dem ich dem schrecklichsten Laster verfallen bin, während
Du mich für ein reines Wesen hältst. So wisse denn: Ich fröhne seit
der Kindheit dem Laster der Onanie! Es begann in der frühesten Kindheit und setzte sich in der Ehe fort. Da ich merke, daß ich zu schwach
bin, um allein mit der Versuchung fertig zu werden, da ich merke, daß
sich bei mir schon die schrecklichen Folgen des Lasters einstellen und ich
Dich nicht mit einer kranken Frau belasten will, scheide ich freiwillig
und schweren Herzens aus dem Leben. Doch wie soll ich Dir, soll ich
meinen Kindern in die Augen sehen können, wenn ich mich so unsäglich
beschmutzt und erniedrigt fühle?

Nein! Ich kann nicht so weiter leben! Habe Dank, Du Guter, für
alle Liebe, die Du mir so reichlich geschenkt hast. Ich wünsche Dir eine
Frau, welcher Du nicht vergebens Dein Vertrauen und Deine Liebe
schenkst! Suche Dir eine Frau, die Deiner würdig ist! Küsse die süßen
Kinderchen. Von ihnen scheide ich am schwersten.

Verzeihe mir! Ich kann doch nichts dafür!

Meine letzten Seufzer gehören Dir.

Deine

Der tief erschütterte Mann versprach, ihr zu helfen und in dem schweren
Kampfe beizustehen. Sie versprach, ihm von jedem onanistischen Akte
sofort Mitteilung zu machen. Dies Versprechen, das ihr heilig war, schützte
sie vor weiterer Onanie. Aber wie böse entwickelte sich ihr Seelenleiden!
Sie onanierte nicht mehr, aber sie war schlaflos, hatte Weinkrämpfe, machte
sich endlose Vorwürfe, kam physisch sehr herunter, so daß sie in ein Sanatorium gebracht werden mußte. Als ihr der Arzt, nachdem er alle Mittel
vergeblich versucht, raten mußte, wieder zu onanieren und sie zu überzeugen
suchte, daß die Onanie nicht die Krankheit hervorgerufen, sondern das Aufgeben der Onanie, verlor sie das Vertrauen zu ihm. Sie rief ihm zu: „Selbst
wenn ich wüßte, daß ich gesund werde, ich könnte nicht mehr onanieren!
Ich habe viel zu viel mitgemacht, ich bin viel zu stolz darauf, daß ich jetzt
nicht mehr onaniere." Ihr Mann aber, dem sie den Rat des Arztes mitteilte,
nahm sie entrüstet aus dem Sanatorium und machte dem einsichtigen Kollegen
eine große Szene. Sie kam dann zu mir und erzählte mir alle Vorgänge, die
ich hier geschildert habe. In der Analyse traten dann verschiedene Fixierungen
der Libido zutage, welche die Grundlage der Onanie gebildet hatten. Es trat
unter großen Widerständen eine die Onanie begleitende Phantasie hervor,
welche immer wieder eine Szene enthielt:

Sie war noch ein kleines Kind. Da kam ein großer Bub und hob ihr das Kleidchen auf und begann sie an der Scheide zu kitzeln. Diese Phantasie erwies sich als die Wiederholung einer infantilen Szene, in der ihr um sechs Jahre älterer Bruder eine Rolle spielte. Es ergaben sich Fixierungen an die Familie und ausgesprochene homosexuelle Tendenzen. Nach der Analyse eine große Besserung. Allerdings gelang es mir, die sonderbare Ablehnung aufzulösen, die sie gegen die Frictio clitoridis von Seite ihres Mannes an den Tag legte. Es war das Erinnerungsbild an die pathogene Szene ihrer Verführung, das sich aufdrängte. Etwa ein unbewußter Gedanke, der lautete: „Wenn dein Mann wüßte, daß dein Bruder das mit dir getan hat und daß du nicht unschuldig warst, als er dich heiratete!" Sie hatte eine Differenzierung zwischen Mann und Bruder vollzogen. Für den Koitus war sie Virgo intacta, für die Frictio nicht.

Eine weitere Determination ihres Selbstmordversuches ergibt der Umstand, daß der Bruder um diese Zeit geheiratet hatte und sie nicht zur Hochzeit des Bruders fahren konnte, weil ihr Mann und ihr Bruder sich schon lange entzweit hatten. Nach der Analyse jedoch konnte sie die Frictio clitoridis vertragen und kam dabei zu starkem Orgasmus. Sie hatte wieder ihre Befriedigung und das war wohl der große Fortschritt, dem sie ihre endgültige Genesung verdankte. Sie gelangte auch zu einer anderen Auffassung der Onanie und lernte es bald, daß sie sich alle Leiden als Folgen der Onanie eingebildet hatte.

Z w e i wichtige Gesichtspunkte haben wir bei der Betrachtung des Falles neu gewonnen: Der e r s t e, daß Selbstmordideen eine Beziehung zur Onanie haben. Ich habe mit aller Schärfe schon vor Jahren auf diese Beziehungen hingewiesen.[1]) Z w e i t e n s die Wichtigkeit der den onanistischen Akt begleitenden Phantasien.

Der Selbstmord stellt nur die extremste Folge der Onanieabstinenz dar. Es läßt sich eigentlich eine Skala konstruieren, die lauten würde: Angstneurose, Hypochondrie, Verstimmungen, Depressionen, Melancholie, Selbstmord. Mit dem Aufgeben der Onanie verliert für diese Menschen das Leben jeden Wert.

Der Unerfahrene kann ja die Frage aufwerfen: Warum verschaffen sich diese Menschen nicht ihre Befriedigung auf dem allerotischen Wege? Warum suchen sie nicht die Libido im normalen Geschlechtsverkehre oder in perversen Akten mit anderen Personen? Das rührt eben daher, daß die Onanie für sie die e i n z i g m ö g l i c h e a d ä q u a t e Form ihrer Befriedigung darstellt. Ich betonte schon: Würde man alle Phantasien der Onanisten kennen, man wäre entsetzt über die unerfüllbaren Forderungen ihres Triebes. Da gibt es Onanisten, welche mit kriminellen Phantasien onanieren, andere, welche perverse Akte vollbringen, die dritten feiern Orgien, deren Erfüllung die Macht eines Nero verlangen würde, die vierten spielen eine bestimmte Szene ihrer Kindheit

[1]) Siehe meinen Beitrag in den Diskussionen „Ü b e r d e n S e l b s t m o r d", insbesondere den Schülerselbstmord. Verlag J. F. Bergmann, Wiesbaden.

und eine Unzahl anderer schwelgt in Inzestphantasien, welche ihnen
nicht bewußt sind. V o r d e m o n a n i s t i s c h e n A k t e g i b t e s
eine A r t R a u s c h oder E k s t a s e, in der die G e g e n w a r t
g a n z v e r s i n k t u n d d i e v e r b o t e n e P h a n t a s i e a l l e i n
h e r r s c h t. Nur einige Minuten oder Sekunden, und dann fällt der
Vorhang über dem Geheimnis und das Licht des Bewußtseins vermag
nicht durch diesen Vorhang zu dringen. Diese Onanisten spielen vor
sich und mit sich; das Spiel gelingt meistens; sie haben wirklich eine
Zweiteilung der Persönlichkeit, welche es der einen gestattet, mit einer
Phantasie zu onanieren, welche die andere nicht kennt, nicht kennen
w i l! oder nicht kennen d a r f.

Wir haben gesehen, wie die Neurose ausbricht, sobald die Onanie
aufgegeben wird, und wie die Folgen der Onanieabstinenz dann als
Folgen der Onanie aufgefaßt werden. Ebenso konnte man behaupten,
die Onanie zerrütte die Nerven so, daß die Onanisten zu Selbstmördern
werden. Die nächsten Fälle beweisen das Gegenteil. Sie beweisen uns
alle, daß viele Menschen unfähig sind, ohne die Onanie zu leben, und
daß sie lieber auf das ganze Leben verzichten, als ohne die gewohnte
Befriedigung zu verschmachten.

Es gibt unter den Onanisten auch viele, welche gewarnt wurden
und die Abschreckungsbücher gelesen haben. Sie onanieren dann mit
dem Stolze des Menschen, der über sein Leben selbst verfügen und
sich auf diese lustbetonte Weise ums Leben bringen will. Der Selbstmordversuch durch den Abusus der Onanie ist gar nicht so selten
und kommt besonders in Gefängnissen vor. Es ist eine Form der
Selbstvernichtung, die ich als „c h r o n i s c h e n S e l b s t m o r d" bezeichnet habe.

Es ist wenig bekannt, daß die Onanie auch als Strafe und Buße,
als ein Mittel, sich das Leben zu verkürzen, angewendet wird. Die
Verknüpfung von Lust und Strafe ist uns ja nichts Unbekanntes. Wir
brauchen nur an den Flagellantismus und die Askesen wunderlicher
Heiliger zu denken. Wir werden bald ersehen, welch gewaltige Rolle
der Onanie beim Zustandekommen eines Selbstmordes zukommt. Ich
möchte aber schon jetzt betonen, daß die Drohungen der Eltern, welche
Kindern die Onanie dadurch abgewöhnen wollen, daß sie ihnen die
furchtbarsten Folgen für Leben und Gesundheit bei Fortsetzung des
Lasters prophezeien, oft den entgegengesetzten Effekt erzielen: gerade
um das Leben zu verkürzen, setzen manche störrische Kinder die Onanie
fort: für die geheime Lust büßen sie dadurch, daß sie einen Teil ihrer
Lebenskraft zu opfern wähnen. Das Verbotene und das gruselige Spiel
mit dem Tode erhöhen den Reiz des Lustgewinnes. Vom c h r o-
n i s c h e n Selbstmord bis zu dem a k u t e n führt eine gerade Linie.

Der a n t i s e x u e l l e Instinkt ist eigentlich der l e b e n s f e i n d-
l i c h e Instinkt.

Es gibt Menschen, die den Mut zur Liebe verloren, denen Hemmungsvorstellungen, Imperative der Eltern und der Gesellschaft den
Genuß der Liebe geraubt haben, die unfähig sind, Libido ohne Schuldbewußtsein zu empfinden. Ich denke hier an ein Mädchen, das von
glühender Liebeslust erfüllt war, das alle Instinkte dazu drängten, sich
sexuell auszuleben, das jedoch eine übermoralische Erziehung mit so
vielen Verboten und Hemmungen umgeben hatte, daß es schließlich
keinen anderen Ausweg wußte, als aus dem Leben zu gehen. Die Angst
vor der Liebe war fast so groß, als das Verlangen nach ihr. Sie war zu
schwach, ihre sexuellen Instinkte auszuleben; zu moralisch, zu schwer
mit bürgerlich hausbackener Moral belastet. Andrerseits war das
Leben ohne Ausleben der erotischen Instinkte für sie nicht lebenswert
und so wollte sie den unlöslichen Konflikt dadurch lösen, daß sie zu
sterben beschloß.

Allerdings beweist uns dieser Fall auch die Wahrheit der von
Freud vorgebrachten Beobachtungen, daß Selbstmorde s e h r häufig
mit Inzestgedanken zu tun haben, die oft die Quelle des tiefsten Schuldbewußtseins darstellen. Auch dieses Mädchen hatte ein inzestiöses
Trauma in der Kindheit erlebt. Auch ein Trauma mit dem Bruder! Und
vielleicht war ihre Unfähigkeit zu lieben darauf gegründet. Sie war zu
f e s t b e i d e r F a m i l i e v e r a n k e r t. Außer den moralischen
Hemmungsvorstellungen kam noch das geheime Band in Betracht, das
sie an den Bruder knüpfte. Sie kannte nur eine wahre Liebe: die zu
ihrem Bruder, ihrem e r s t e n Geliebten, den man doch nie vergessen
kann. Aus diesem Dilemma wählte sie dann den Ausweg des Selbstmordes. Aber noch einen neuen Gesichtspunkt lernen wir bei der
Analyse dieses Falles, einen Gesichtspunkt, den ich eigentlich bisher
in keinem der von mir beobachteten Fälle von Selbstmord oder Selbst-
mordabsichten vermißt habe. Die Selbstmordideen traten bei dieser
Patientin erst zu einer Zeit auf, n a c h d e m s i e d i e O n a n i e a u f-
g e g e b e n h a t t e. Die strenge Abstinenz war mit eine der Ursachen
des Selbstmordes. Wir wissen schon, daß für solche Personen die
Onanie deshalb so wertvoll ist und sogar durch den sexuellen Akt
nicht ersetzt werden kann, weil sie mit verschiedenen Phantasien einhergeht. Die Vorwürfe, die sich die Patienten wegen der Onanie machen,
richten sich eigentlich gegen die Phantasien. So war es auch in diesem
Falle. Die Patientin verband mit dem Autoerotismus die Phantasie
an das Erlebnis mit ihrem Bruder. Das Aufgeben der Onanie verlangte
zugleich das Aufgeben der Inzestphantasie. Den Selbstmord, der zum
Glücke nur ein Selbstmordversuch war, vollzog sie, nachdem sie sich

aus dem Elternhause entfernt und eine Stelle in der Fremde gefunden
hatte. Sie verschaffte sich Morphium und Veronal, welche Mischung sie
jedoch gleich erbrach. Der Lebenstrieb wehrte sich gegen den Selbstmord. In ihr schrie eine Stimme: „Du kannst noch glücklich werden!"
Diese Stimme behielt recht. Sie fand nach einigen Jahren einen Mann,
der sie glücklich machte. Es war ein Vetter, der ihrem Bruder in vielen
Stücken glich.

Noch beweisender scheint mir ein anderer Fall zu sein, der Selbstmordversuch eines hochbegabten Künstlers, der sich von einem Freunde
eine größere Dosis Zyankali geben ließ, sie rasch austrank in der
sicheren Gewißheit, in den Tod zu gehen. Es hatte sich aber nur um
eine gehörige Dosis Bromkali gehandelt, denn der Ärmste erwachte nach
einem etwas längeren Schlaf mit einem dumpfen Kopf und war dem
Leben wiedergegeben. Auch dieser Patient litt ebenso wie unter Zwangsvorstellungen und Selbstmordimpulsen unter den Vorwürfen, die er sich
wegen der bis ins hohe Alter hinein betriebenen Onanie machte. Seine
schwerste Zwangsvorstellung lautete: Es könnte ihm jemand entgegenkommen und an ihm ein Attentat verüben. Eigentlich eine homosexuelle
Reminiszenz aus seinem 9. Lebensjahre. Die Angst entsprach hier dem
brennenden Wunsche, jene einzige Art der Befriedigung zu finden, die
die höchste Libido erzielt hatte, weil auch aus homosexuellen Trieb-
quellen Lust zuströmte. Auch dieser Patient hatte ein schweres Inzest-
trauma hinter sich (mit der Schwester!) und auch bei diesem Kranken
erwies sich das Aufgeben der Onanie verknüpft mit dem schweren
Schuldbewußtsein als wichtigste Triebfeder des Selbstmordimpulses.
Die Angst, es könnte ihm jemand „entgegenkommen", entsprach dem
Wunsche, seine Schwester sollte ihm entgegenkommen. Sein höchster
Wunsch, der ja seine tiefste Angst werden mußte.

Noch von einem dritten Patienten möchte ich erzählen, der bis zum
34. Lebensjahre onanierte. Mit dem Aufgeben der autoerotischen Befriedigung traten die Selbstmordimpulse auf. Auch hier bewies die
Analyse in klarer Weise die Verknüpfung des autoerotischen Aktes mit
Inzestphantasien. Er hatte in der Kindheit an Blasenstörungen gelitten.
Die den Penis sanft streichelnde Hand der Mutter konnte die Anurie
leicht beheben. Bei den onanistischen Akten imitierte er diesen Vorgang. Ist doch jede Onanie eine Rückkehr zur infantilen Form der Befriedigung, zu den e r s t e n Lustquellen. Auch seine Potenz war
launisch und die Erektion konnte in manchen Fällen nur durch denselben
Griff zustande kommen. Noch ein zweites Moment ist bei diesem wie
bei allen anderen Fällen in Betracht zu ziehen. Handelt es sich doch bei
allen onanistischen Akten· (siehe den vorigen Fall) um ein Kompromiß
aus homo- und heterosexuellen Regungen! Speziell in diesem Falle war

es ganz deutlich, daß die Onanie neben der Inzestphantasie auch einen homosexuellen Akt darstellte.

Alle diese Menschen waren unfähig, ein Leben ohne Onanie zu ertragen. Für sie war die Onanie nicht, wie ich es früher erwähnt habe, Strafe und Buße, sondern geheime Lust, an die sich ein tiefes Schuldbewußtsein knüpfte. Dieses Schuldbewußtsein kann sich, wie Beobachtungen anderer Ärzte zeigen, so steigern, daß der Selbstmord direkt nach einem onanistischen Akt ausgeführt wird. Hier spielt neben der Onanie der Ekel eine große Rolle. Solche Auto-erotisten betrachten ihre Selbstbefriedigung als einen „ekelhaften", erniedrigenden Akt. Der Ekel vor der eigenen Person steigert sich zum Ekel vor dem Leben, zum Weltekel. Das Leben, das stets sexuell ge-wertet wird, verliert jeden Wert. Es steht im Affekte der Ablehnung. So führt die Onanie auch in ihren Verdrängungsformen zum Selbstmord. Besonders Onanisten, die lange Zeit hindurch abstinent waren und denen es gelungen war, die Onanie wirksam zu bekämpfen, neigen nach einem Rückfall, der sie ihrer stolzen Hoffnungen auf Genesung beraubt, leicht dazu, „Hand an sich zu legen" und mit dem letzten onanistischen Akt, das ist mit dem Selbstmorde, die letzte große Strafe an sich zu vollziehen.

Ich möchte hier noch die Analyse eines Knaben erwähnen, bei dem Selbstmordideen eine große Rolle spielten, dessen Krankengeschichte ich in meiner Arbeit: Zwangszustände, ihre psychischen Wurzeln und ihre Heilung" (Medizinische Klinik, 1910, Nr. 5—7) beschrieben habe. Ich erlaube mir, das eine uns interessierende Stück dieser Krankenge-schichte hier mitzuteilen:

Fall Nr. 6. „In meinem Buche „Nervöse Angstzustände" habe ich auf die psychischen Wurzeln des Stotterns hingewiesen. Ein stotternder Knabe, den ich im letzten Jahre behandelte, teilte mir mit, daß er nicht stottere, wenn er die Hand auf die Nase lege. Er drückte den rechten Zeigefinger auf den Nasenrücken und konnte sofort fließend und deutlich sprechen. Dieser Knabe war ein arger Onanist. Seine heimliche Angst bestand darin, man könne ihn vielleicht entlarven, man könnte vielleicht erkennen, daß er onaniere. Sein Vater hatte ihm einmal aufgetragen, die Hände im Bette immer auf der Decke ruhen zu lassen. Also schien sein Vater Onanie zu be-fürchten. Was drückte er nun durch diese symbolische Handlung aus? Wenn er die Hand in der Tasche hatte, so konnte er onanieren. Dadurch, daß er die Hand auf die Nase legte, demonstrierte er aller Welt: Seht nur her, ich onaniere nicht, ich habe ja nicht die Hand in der Tasche, sie liegt auf meiner Nase. Dabei war ihm die Nase das Symbol des Gliedes und er drückte durch diese Zwangshandlung dem Kundigen gerade so viel von seinem Geheimnis aus, als er verbergen wollte. Derselbe Knabe litt eine Zeitlang auch an Zwangslügen. Eines Tages erzählte er mir eine lange Geschichte, der ich sofort anmerkte, sie wäre erlogen. Ich fragte ihn sofort, warum er mich belogen. Er verteidigt sich, er könne nichts dafür, „es komme plötzlich über ihn und dann müsse er lügen". Gestern habe er den Vater angelogen, ohne daß es nötig gewesen wäre. Der Lehrer erkrankte und sie bekamen schulfrei. Als er nach Hause kam, sagte er seinem Vater, sie hätten schulfrei bekommen, weil das schadhafte Dach der Schule ausgebessert werden müsse. Für diese Lüge wisse er keinen Grund anzugeben. Ob er sich sehr darüber gefreut habe, daß sie einen schulfreien Tag gehabt hätten? „Ja sehr!"

„Also hast du dich eigentlich darüber gefreut, daß der Lehrer krank geworden ist, statt mit ihm Mitleid zu haben, wie es sich für einen braven Schüler gehört."

Dies gibt er zu; er hatte sich so oft gewünscht, daß der Lehrer erkranken möge und es war ihm unangenehm, diese unedle Regung vor seinem Vater zu enthüllen. Er hatte sich aber auch — was die Analyse an das Licht des Tages brachte — gewünscht, daß sein Vater erkranken möge. Das geht tiefer als die bisherigen Konflikte; man erspare mir hier die nähere Motivierung dieses Wunsches. Aber das war nur das eine Motiv für diese Lüge. Das andere war, daß er den Vater „prüfen" wollte. Er wollte erkennen, ob der Vater wirklich „alles" wisse, besonders, ob der Vater bemerken könne, daß er onaniere und daß er sehr „schlimme Gedanken" im Innern verberge.

Diesem Knaben war vorher ein unangenehmes Erlebnis passiert. Er stand bei einem „Spezialisten für Stottern" in Behandlung, der in meinem Buche gelesen hatte, daß das Stottern mit Onanie und verdrängten sexuellen Wünschen im Zusammenhang stünde. Nachdem ihm der Knabe in Behandlung übergeben worden war, und er mit ihm allein war, prüfte er seine Reflexe, sah ihm prüfend ins Gesicht und sagte: „Du onanierst!" Das war natürlich das Schlechteste, was er tun konnte. Denn dieser Knabe litt ja unter der Angst, alle Welt bemerke, daß er onaniere. Gerade infolge dieser Angst war er verlegen und stotterte in Gesellschaft, vor seiner Mutter, vor seinem Vater — kurz vor aller Welt, während er, wenn er allein war, wie alle Stotterer fließend sprechen konnte. Nun wurde er durch den Spezialisten in der Meinung bestärkt, man könne sein heimliches „Laster" auf den ersten Blick erkennen. Er demonstrierte dann durch die Zwangshandlung (die Hand auf der Nase) aller Welt, daß er nicht onaniere. Dies alles erfuhr ich von ihm. Weshalb hatte er mich nun belogen? So wie er nun mit der Lüge die Allwissenheit seines Vaters zu Schanden machen wollte, so log er auch mich an, um mich zu „prüfen" und sich zu überzeugen, ob ich wirklich alles erkennen müßte, weil ich ihm ja so viele Dinge von seinem Seelenleben erzählt, die keiner mir bei ihm vermutet hatte. Dieses Lügen geschah aus unbewußten „verdrängten" Motiven und war deshalb von zwanghaftem Charakter."

In diesem Falle sehen wir das ganze geheime Räderwerk: Das Schuldbewußtsein dem Vater und dem Lehrer gegenüber, denen er den Tod gewünscht hatte; die Hemmungen, mit denen er belastet wurde. Wir begreifen, daß mit der Unfähigkeit, die Onanie aufzugeben, Selbstmordimpulse folgerichtig auftreten mußten.

Zum Schluß dieser Ausführungen über den Zusammenhang zwischen Selbstmord und Onanie will ich die Analyse eines Schüler-

selbstmordes mitteilen, welche mir geeignet erscheint, die hier vorgebrachten Ansichten in unwiderstehlicher Weise zu bestätigen.

Fall Nr. 7. Es handelt sich um einen 18jährigen Handelsschüler, der
noch des Vormittags in die Schule ging, am Unterrichte sehr aufmerksam teil-
nahm und sich eine Stunde später eine Revolverkugel in den Kopf schoß. Die
Ursachen dieses Selbstmordes waren scheinbar leicht zu ergründen. Das Motiv
hieß: „Unglückliche Liebe." Er hatte seit 2 Monaten ein Liebesverhältnis mit
einem gleichaltrigen Mädchen und teilte seinen Eltern den Entschluß mit,
sich mit diesem Mädchen zu verloben. Weil die Eltern ihm die Einwilligung
nicht gegeben hatten und er sich unfähig fühlte, ohne Unterstützung der
Eltern weiter zu leben, wollte er sich, so lautete seine erste Aussage, das Leben
nehmen. Nach mehrwöchentlichem Krankenlager konnte er, vollkommen genesen, seine Studien fortsetzen. Die durch die Tat erschreckten Eltern gaben
ihm die Einwilligung zur Verlobung; allein schon während des Kranken-
lagers hatte er bemerkt, daß seine Geliebte für ihn den Wert verloren hatte,
und so war es ihm ein Leichtes und gar kein Opfer mehr, nach mehreren
Monaten das Verhältnis vollständig aufzugeben.

Er gibt zu, daß die gegen die Eltern gerichteten Rachephantasien bei
der Tat den Ausschlag gegeben haben. Er hatte sich als verlorenen Menschen
betrachtet, der nicht mehr denken könne, dem der Wahnsinn bevorstehe. Zeitlebens hatte er ein großes Bedürfnis nach Zärtlichkeiten und diese wurden
ihm auch von einer älteren Schwester zuteil. Wir erfahren, daß in dem Absagebrief der Eltern sich auch ein Schreiben seiner Schwester befand, die
ebenfalls mit sehr energischen Worten auf die A u s s i c h t s l o s i g k e i t
s e i n e r L i e b e hinwies. Kurze Zeit nach Erhalt des Schreibens führte er
den Selbstmord aus.

Sein Geschlechtsleben zeigt bei erster Erforschung keine besonders auffälligen Abweichungen von den normalen Linien. Von Kollegen verführt suchte
er mit 15 Jahren eine Prostituierte auf und versagte die ersten Male vollkommen. In der siebenten Gymnasialklasse begann er zu onanieren, wobei
er eine Libido empfand, die ihm bisher unbekannt gewesen. Er las jedoch verschiedene Bücher, die ihn über die Schädlichkeiten der Onanie belehrten, so
daß er sie aus Angst, sich das Leben zu verkürzen, aufgab. Er hatte dann
spärlichen sexuellen Verkehr mit Dirnen und Dienstmädchen. In der achten
Gymnasialklasse onanierte er bloß 3mal im Jahre. Er g a b a b e r z u, d a ß
d i e H ö h e d e r L i b i d o b e i d e r O n a n i e n i e m a l s v o n d e m
n o r m a l e n A k t e r r e i c h t w u r d e. Und nun erfahren wir, daß die
Onanie bei ihm tatsächlich mit Inzestphantasien verknüpft war. Es war
ihm beim ersten onanistischen Akte plötzlich eingefallen, ob er nicht eine
alte Frau besitzen könne. Plötzlich tauchte zu seinem Entsetzen vor seinen
Augen die Mutter auf. Wir begreifen jetzt, warum er die Onanie aufgegeben
hat. Es war die Inzestphantasie, die ihn als hochmoralischen Menschen an
der Fortsetzung dieser Art von Befriedigung hinderte. Er erinnerte sich
auch an verschiedene Vorkommnisse, die eine Inzestneigung zur Mutter bestätigen. Tief im Gebirge traf er auf einer Wanderung eine alte, häßliche
Bäuerin; da tauchten ihm „böse Gedanken" auf, die er voll Ekel sofort verdrängte. Verschiedene Träume handelten von seiner Mutter und von seiner
Schwester. Jetzt erfahren wir auch, daß das Verhältnis mit dem Mädchen
eigentlich ein sehr intimes gewesen und wahrscheinlich zu den letzten Kon-

sequenzen geführt hätte, wenn er nicht ein hemmende Kraft in sich gefühlt
hätte, die ihn trotz der Aufforderung seiner Geliebten hinderte, von ihr Besitz
zu ergreifen. Er lag neben ihr im Bette und rührte sie trotz heftigsten Verlangens und schmerzender Erektionen nicht an. Er behandelte sie
wie eine Schwester. Auch beichtete er, daß er mit einem jüngeren
Bruder mehrere päderastische Akte ausgeführt hatte.

Dem kundigen Psychotherapeuten wird es sofort klar, daß es sich
bei dem Selbstmorde um eine „Poena talionis" gehandelt hat. Ein Brief
der Schwester und der Mutter, der von der Aussichtslosigkeit der Liebe
sprach, hatte den Ausschlag gegeben. Zwischen dem Mädchen und seiner
Schwester, die denselben Vornamen führten, wurde eine Identifizierung
vollzogen und es wurde ihm auf dem Wege dieser Identifizierung die
Aussichtslosigkeit aller seiner Inzestphantasien zur sicheren Gewißheit.
Er verschob den Konflikt von der Mutter, der Schwester und dem Bruder
auf die Geliebte, die er ja wie ein „Noli me tangere", wie eine Schwester
behandelt hatte. Was war also die Ursache seines Selbstmordes? Nicht
der Absagebrief der Eltern! Nicht die Aussichtslosigkeit der Liebe mit
dem Mädchen, das er ja hätte besitzen können! Nein — nur sein
tiefes Schuldbewußtsein —, die Unlöslichkeit
seiner seelischen Konflikte und die Unfähigkeit,
die Onanie als Ersatz der Inzestphantasien und
homosexuellen Akte weiter zu vollziehen.

Wir hören ferner, daß der erste onanistische Akt direkt nach
einem Besuche bei einer Prostituierten — wohl gemerkt nach einem
erfolgreichen — ausgeführt wurde. Das beweist uns, daß die Wirklichkeit ihm nicht die Befriedigung geben konnte, wie sie der mit der Inzestphantasie verknüpfte autoerotische Akt zu gewähren vermochte.

Die Bedeutung der spezifischen Phantasie
beim onanistischen Akte kann gar nicht hoch genug
eingeschätzt werden. Das Schuldgefühl, das sich
an die Onanie knüpft, hängt damit zusammen, aber
auch die Höhe des Lustgefühles. Erst die spezifische Phantasie gibt dem onanistischen Akte
seine besondere Färbung, seine hohe Lustqualität
und seine Unersetzlichkeit.

Es gibt Beobachtungen, welche solche Zusammenhänge förmlich
in Reinkultur bringen. Eine solche mag jetzt an dieser Stelle folgen.

Fall Nr. 8. Herr B. M. konsultiert mich wegen folgender Erscheinung:
Er war immer ein normaler Mensch gewesen, hatte, ohne zu onanieren, mit
16 Jahren mit Frauen zu verkehren begonnen. Vom 16. bis zum 28. Lebensjahre verkehrte er mit verschiedenen Mädchen, Dirnen, Frauen, ohne Störung,
bei guter Potenz und bei gutem Orgasmus. Da lernte er ein Mädchen kennen,
das ihm sehr gut gefiel. Mit ihr konnte er sich sehr gut verständigen, er

plauderte mit ihr besser als mit jeder anderen. Schließlich machte er ihr den Antrag, mit ihm eine Reise zu machen. Sie ging darauf ein und sie machten eine sehr schöne Reise, die 6 Wochen dauerte. Allein seine Hoffnungen auf den Besitz des Mädchens gingen nicht in Erfüllung. Sie legte sich mit ihm ins Bett; wenn er sie jedoch berühren wollte, so wehrte sie sich und er konnte nichts erreichen. Sie schrie, er wolle sie unglücklich machen. Er hoffte, mit Geduld und durch Erregung des Mädchens zu seinem Ziele zu gelangen. Vergebens. Alle Bemühungen scheiterten an dem Widerstande der Geliebten, so daß er genötigt war, in dem Bette an ihrer Seite zu onanieren.

Nach der Reise versuchte er vergebens bei anderen Mädchen seine Glut zu kühlen. Er war impotent und konnte weder Erektion noch Orgasmus erzielen. A b e r   e r   m u ß t e   t ä g l i c h   o n a n i e r e n   u n d   s t e l l t e   s i c h   i m m e r   d a s   M ä d c h e n   v o r. Auf meine Frage, warum er sie nicht geheiratet habe, erwidert er:

„Das geht nicht. Der soziale Unterschied ist zu groß. Sie war Erzieherin, also ein besseres Dienstmädchen, und ich bin akademisch gebildet, bin Advokat. Dann habe ich eine Mutter, die das nie zugegeben hätte. .‟

„Sind Sie der einzige Sohn?‟

„Jawohl . und ich lebe mit meiner Mutter so harmonisch, so schön und so friedlich, daß ich eine Ehe nicht benötige. Ich habe mir vorgenommen, nie zu heiraten. Aber die Leidenschaft für das Mädchen wurde so groß, daß ich fürchtete, sie heiraten zu müssen. Ich kam auf die Idee, ihr zuzureden, nach Amerika zu fahren, und gab ihr auch das Geld für die Reise. Jetzt ist sie in Amerika. . Trotzdem sie so weit ist, kann ich sie nicht vergessen. Ihre Briefe werden immer kühler, ich aber liebe sie wie vorher und liebe sie täglich mehr.‟

Er führt einen erbitterten Kampf gegen die Onanie und muß sich beschämt eingestehen, daß er immer wieder erliegt. Obwohl er sich in diesen vier Jahren physisch ganz außerordentlich erholt hat, fürchtete er, daß ihm die Onanie doch schade. Er fürchte für sein Rückenmark und für sein Gedächtnis. Er möchte die Liebe vergessen und wieder andere Mädchen besitzen können.

In diesem Falle sehen wir die Macht eines unerfüllten Wunsches, der immer wieder auf Erfüllung dringt. Solche unerfüllte Wünsche sterben nicht. Hätte er das Mädchen geheiratet, so wäre die Entwertung durch den Besitz eingetreten. Der große Orgasmus bei der Onanie rührt hier daher, daß er sich immer wieder das Mädchen vorstellt und ihren Besitz phantasiert. Hier bringt die Phantasie die Erfüllung und die einzige Erfüllung, die er anstrebt.

Die einzige? Das müßte erst eine sehr genaue Analyse lehren. Es ist sehr wahrscheinlich, daß hinter dem Mädchen die Fixierung an die Mutter steckt. Das Mädchen und die Mutter haben viel Gemeinsames. Sie sind beide u n e r r e i c h b a r, beide dem sexuellen Wunsche gegenüber negativistisch. Der Mutter halber hat er das Mädchen nicht geheiratet, weil er die Mutter hätte verlassen müssen. Das beweist, daß die Mutter die stärkere ist und daß wir in seiner Onanie auch eine Regression auf die Lustquellen der Kindheit erblicken müssen. Er arrangierte auch das Verhältnis so, daß sie ihm fern und unerreichbar wurde. Er wandte auch keine Gewalt an, weil er hoffte, das Mädchen werde sich freiwillig ergeben. Frauen wollen aber ge-

nommen sein, um sich vor sich selbst mit der vis major entschuldigen zu
können. Diesen Schritt machte er nicht. Es lag in der sexuellen Ablehnung
für ihn ein großer Reiz, ebenso in der Onanie an der Seite eines begehrten
Wesens.

Die weiteren Schlußfolgerungen zu ziehen, erscheint mir überflüssig.
Der Fall ist deshalb so instruktiv, weil er uns die Bedeutung der die Onanie
begleitenden Phantasie wie kein zweiter vor Augen führt.

Interessant ist, was uns der Kranke über seine Physis berichtet. Trotz
der Onanie habe er sich ganz außerordentlich erholt, seit er nicht den normalen Verkehr pflege. Er habe fast zehn Kilo an Gewicht zugenommen und
sei außerordentlich leistungsfähig. Auch nach Nächten, in denen er drei-
und viermal onaniert habe, fühle er eigentlich gar keine körperlichen Beschwerden. Er habe aber einmal schon vier Wochen die Onanie unterbrochen.
Er wollte sich um jeden Preis seine Widerstandskraft beweisen. Aber da
sei er so aufgeregt und nervös geworden, daß er es nicht ausgehalten habe.
Das ganze Haus habe unter seiner Nervosität gelitten. Er habe sogar des
Nachts Erregungszustände gehabt, welche die Mutter so erschreckten, daß
sie um den Hausarzt schickte. Der aber riet ihm, als er hörte, er habe schon
jahrelang nicht verkehrt (von der Onanie sagte er ihm natürlich kein Wort),
zu einem Mädchen zu gehen; das werde ihn sehr beruhigen. Darauf onanierte
er einige Male und konnte nach langen Wochen wieder schlafen und war in
der Tat den nächsten Tag fast ganz ruhig.

Die Onanie ersetzte ihm das für ewig verlorene Mädchen. Das Mädchen
aber war nur ein Symbol der Mutter. Das erfuhr ich einige Wochen später,
als er wieder kam und mir einen Traum berichtete, in dem sich das Mädchen
in seine Mutter verwandelt hatte. Nun erwachte er mit Schrecken und nahm
sich vor, den Verkehr bei anderen Mädchen zu erzwingen und nicht mehr zu
onanieren.

Er war aber fernerhin bei anderen Mädchen impotent. Allein er konnte
nicht mehr einschlafen und wurde von einem nervösen Zittern befallen. Wenn
er sich ins Bett legte, begann sein ganzer Körper zu zittern und zu beben.
Es arbeitete in ihm wie in einer Maschine. Er sprang auf und lief wie ein
Verrückter im Zimmer umher. Schließlich sagte er sich: Jetzt onanierst du,
auch wenn dein Leben dabei zugrunde geht. Dann beruhigte er sich und
konnte wieder schlafen. Nachdem er eine mäßige Onanie wieder aufgenommen
hatte, besserte sich sein Zustand, er wurde wieder arbeitsfähig und war allen
seinen schweren Aufgaben vollkommen gewachsen.

Ich könnte Hunderte von ähnlichen Fällen anführen. Nur einige,
die mir gerade einfallen, seien noch kurz erwähnt: Eine Frau, die bis
zum Aufgeben der Onanie vollkommen gesund war und dann an
Melancholie erkrankte, als sie auf den Rat eines Arztes abstinent wurde.
(Sie hatte ihn wegen eines unschuldigen Fluor konsultiert.) Ein Arzt,
der bis zum 35. Jahre onaniert hatte und dann nach Lektüre eines
medizinischen Werkes die Onanie aufgab. Nach einigen Wochen traten
Zwangsvorstellungen bei ihm auf, er werde seine Frau ermorden. Ein
Professor, der bis zum vierzigsten Jahre täglich onanierte, verhältnismäßig gesund war und aus eigenem Antriebe die Onanie aufgab. Nach

einigen Monaten traten Schwindel, Platzangst, Unfähigkeit zu essen und andere neurotische Symptome auf.

Das ist eine Beobachtung, die wir immer wieder machen können. Die Neurose bricht erst aus, wenn die Menschen die Onanie aufgeben. Die Krankheit wird dann fälschlich als eine Folge der Onanie und nicht als eine Folge des Aufgebens der Onanie aufgefaßt. Man nehme sich die Mühe, die Anamnesen schwerer Fälle von Neurosen durchzusehen. Man wird häufig genug finden, daß die Kranken die Onanie aufgegeben haben, und daß dann danach die Neurose ausgebrochen ist. In meinem Buche „Nervöse Angstzustände und ihre Behandlung" findet sich eine ganze Menge hierher gehörender Fälle.

Dagegen kenne ich Menschen, die Jahrzehnte täglich onanieren und gar keine Spur eines Schadens zeigen. Ein 54jähriger Mann gestand mir, daß er seit seiner frühesten Jugend täglich onaniere. Manche Tage mehrere Male. Er ist verheiratet und übt überdies noch täglich den Verkehr mit der Frau aus. Seine Potenz ist vorzüglich und er zeigt keinerlei Zeichen, die man gebräuchlicherweise als neurasthenische Stigmata bezeichnet. Ein anderer Fall meiner Beobachtung betrifft einen Künstler, der seit seinem vierten Lebensjahre bis zum 16. Jahre onaniert hatte. Nachher litt er an täglichen Pollutionen, die ihn fast zur Verzweiflung brachten, bis ihm ein Arzt den Rat gab, die Pollutionen durch häufigen Geschlechtsverkehr zu heilen. Solange er nur einmal in der Woche verkehrte, half das Mittel gar nichts. Erst als er das Glück hatte, eine Geliebte zu finden, die an ihn große Ansprüche stellte, verschwanden die Pollutionen, um nie wiederzukehren. Dieser Mann zeigt keinerlei Schaden an Leib und Seele und erreichte eine hohe Stelle auf der sozialen Stufenleiter. Auch seine Potenz hatte nicht gelitten und gestattete ihm die Rolle eines bekannten Don Juans.

Hier möchte ich auf die Lebensgeschichte eines 41jährigen Advokaten hinweisen, die ich im „Zentralblatt für Psychoanalyse" (III. Bd., S. 250) zum Teile publiziert habe.[1]

Fall Nr. 9. „Ich leide an abnormaler Geschlechtsempfindung, welche durch Onanie befriedigt wird. Im 16. Lebensjahre onanierte ein Schulkollege vor mir. Einige Wochen später erweckte in mir der Anblick, als ein Herr einer Dame ehrerbietig die Hand küßte, ein noch nie empfundenes wollüstiges Gefühl. Abends im Bette reproduzierte ich in meiner Phantasie die gesehene Handkußszene, erinnerte mich an den onanistischen Akt meines Schulkollegen und onanierte das erstemal. Von da an onanierte ich täglich einmal, später auch öfter, sogar auch sechsmal des Tages. Die begleitende Phan-

---

[1] In den Krankenberichten, Briefen, Träumen sind der Stil und die Orthographie der Patienten fast gar nicht geändert. Es handelt sich oft um Ausländer, welche die deutsche Sprache nicht beherrschen. Diese Bemerkung ein- für allemal!

tasie war immer ein Handkuß, den ich oder ein anderer einer Dame gab. Wenn ich jemand die Hand einer Dame küssen sah, oder wenn ich selbst hierzu Gelegenheit hatte, oder wenn ich einer solchen Episode in einer Lektüre oder auf einem Bilde begegnete, so empfand ich heftige Libido, welche sodann durch Onanie befriedigt wurde. Je mehr Devotion, Erniedrigung sich im Handkusse äußerte, um so größer war die Libido. Da ich fast immer Gelegenheit hatte, Handküsse zu sehen, oder selbst auszuüben, so hatte meine Geschlechtsempfindung immer neue Nahrung, was immer wieder zu onanistischen Akten führte. Als ich in meinen Universitätsjahren zur Kenntnis gelangte, daß meine Geschlechtsempfindung eine abnormale und deren Befriedigung eine schadhafte sei, da war in mir der perverse Trieb schon derart eingewurzelt, daß ich das Laster nicht mehr bekämpfen konnte. Trotz der besten Vorsätze verfiel ich beim geringsten Reize wieder der Onanie. Dies hinderte mich auch zeitweilig an der Beendigung meiner Studien, denn wenn ich mich zu einer Prüfung vorbereitete, so hatte mich die hierzu notwendige Einsamkeit immer zu häufiger Onanie veranlaßt. Statt zu studieren, hing ich immer meinen erotischen Phantasien nach. Zweimal versuchte ich einen Koitus, derselbe gelang jedoch nicht. Die Puella reizte mich zwar. Nachdem aber die Erektion langsam vor sich ging, fing die Puella an ungeduldig und spöttisch zu werden, was sodann die Stimmung ganz verdarb. Ein schönes Frauenzimmer übt auf mich an und für sich einen Reiz aus, und ich habe oft das Gefühl, daß ich meinen Geschlechtstrieb in normaler Art und Weise befriedigen könnte.

In meiner Familie kam meines Wissens keine geistige oder geschlechtliche Abnormität vor.

Als körperliche Folgeerscheinungen kann ich nur etwas Mattigkeit und öfters Reißen in den Gliedern, besonders in den Füßen anführen. Geistig bin ich ganz normal, bekunde sogar einen Scharfsinn, und entfalte als Leiter einer großen Advokaturskanzlei rege geistige Tätigkeit."

So der Bericht eines Onanisten. Er gesteht mir, daß er in den letzten zehn Jahren niemals weniger als dreimal täglich onaniert hat.

Und wie sieht der Mann aus? Wir sehen einen blühenden, gut genährten Menschen vor uns, der kein graues Haar zeigt. Die Muskelkraft normal, die Reflexe leicht gesteigert, sonst keinerlei pathologischer Befund.

Also ein sogenannter „Onanismus" durch 25 Jahre und keinerlei Zeichen einer Neurasthenie, wie sie *Freud*[1]) in einem Aufsatze als charakteristisch für die Onanie anspricht. Kein Kopfdruck, keine leichte Ermüdbarkeit (höchstens etwas Mattigkeit), keine Dyspepsie, keine Stuhlverstopfung und keine Spinalirritation!

---

[1]) Die Sexualität in der Ätiologie der Neurosen. Sammlung kleiner Schriften zur Neurosenlehre. Erster Band. (Franz Deuticke, 1906, Leipzig und Wien.) Dort heißt es wörtlich: „Die Neurasthenie läßt sich jedesmal auf einen Zustand des Nervensystems zurückführen, wie er durch exzessive Masturbation erworben wird." (S. 187.) Jetzt möchte *Freud* diese Behauptung abschwächen.

Die Symptome Mattigkeit und Reißen in den Gliedern machen doch keine „Krankheit" aus! Das Reißen ist ausgesprochen rheumatischer Natur. Auf die Psychologie dieses Falles will ich nicht eingehen. Hier stammt die Libido aus einem Gefühl der Unterwerfung unter das Weib, mit dem er möglicherweise seine Schwäche geschickt maskiert. Denn die Episode bei der Meretrix beweist, daß er in der Phantasie auf eine Demütigung eingestellt ist, sie aber in der Realität nicht vertragen kann. Aber allen Sexologen sei dieser Fall zur Beachtung empfohlen, wenn sie von den Schäden der Onanie sprechen. Ich verweise auf einen anderen Fall, den ich in den „Diskussionen" erwähnt habe. Ein hoher Vierziger, der täglich onanierte und außerdem noch täglich einen Kongressus mit seiner Frau ausführte, dabei über eine ausgezeichnete Potenz verfügte, wofür ich das Zeugnis seiner Frau anführen kann, die er während eines Kongressus mehrmals zum Orgasmus brachte.

Ich kenne sehr viele Männer und Frauen, welche gegen sich gewütet haben, in der Absicht, sich auf diese süße Weise umzubringen. Ähnlich gesteht ja auch Goethe, daß er in Leipzig gegen seine physische Natur gewütet habe. So kenne ich eine Frau, welche sehr lange Zeit bis zu sechs Malen in der Nacht masturbierte. Sie las von Japanerinnen, die sich durch Einführen von kleinen Silberkugeln, die durch Schaukeln zur Vibration gebracht werden, erregen und schaffte sich einen Vibrator an, den sie angeblich gegen Schmerzen verwenden mußte. Sie benützte den Vibrator zur Erregung der Klitoris, mitunter auch zur inneren Erregung, so daß sie einen außerordentlichen Orgasmus erzielte. Während der Zeit der Onanie, die in der Tat ein ausgesprochener Onanismus war, blühte sie auf und nahm um acht Kilo an Gewicht zu. Erst der Kampf gegen den Vibrator begann eine Neurose auszulösen, die bald verschwand, als sie zu ihrer Befriedigung zurückkehrte. Sie wollte von mir nur wissen, ob sie wirklich rückenmarksleidend werden müßte, wenn sie die Onanie nicht aufgeben würde. Versuche einer analytischen Erforschung ihres Sexuallebens wurden zurückgewiesen. Es wären Dinge, über die sie mit keinem Menschen in der Welt sprechen könne. Ich sah sie nach einigen Jahren zufällig auf der Straße. Sie sah blühend aus und behauptete, vollkommen gesund zu sein. Über die Art der weiteren Befriedigung war nichts zu eruieren.

Also auch das Übermaß der Onanie, der furchtbare „Onanismus", zu dem die Onanie führen kann, scheint mir nicht so gefährlich zu sein, wie wir es lesen und hören. Die Krankengeschichten erzählen uns immer nur von Menschen, die im Kampfe mit der Onanie stehen und infolge des Katzenjammers erkranken oder die nach der Abstinenz und infolge der Onanieabstinenz erkranken. Immer sind es die Reue, das Gewissen, der Kampf, die die Onanisten krank machen. Ich kenne einen Jüngling, der durch viele Monate in geradezu exzessiver Weise onaniert hatte. Er onanierte jede Nacht mehrere Stunden hintereinander, wobei er fünf-

bis sechsmal ejakulierte. Er sah gar nicht schlecht aus und zeigte sehr
unbedeutende somatische und geistige Störungen. Es war ein frischer
und munterer Junge, der sich auch hervorragend künstlerisch betätigte.
Er gab die Onanie auf meinen Rat auf und wurde ein Frauenjäger. Er
war ein sexueller Athlet und hatte großes Glück bei Frauen und das
Unglück, ein Mädchen zu verführen, das er heiraten muße. Er stellte
sich mir dieser Tage als Familienvater vor. Obwohl er seit früher
Jugend und, wie gesagt, in den erwähnten Monaten exzessiv onaniert
hatte, konnte ich keinerlei Folgen der exzessiven Onanie konstatieren.
Man kann ja behaupten, dieser Jüngling habe eine außerordentlich
kräftige Sexualkonstitution aufzuweisen. Sicherlich!

Diese Konstitution hat ihn ja eben zur exzessiven Betätigung getrieben. Die Onanie soll leicht zur Unmäßigkeit führen. Ich habe das nie beobachtet. Der Geschlechtstrieb
läßt sich nie unterdrücken. Aber er läßt sich auch nicht so leicht
künstlich steigern, als man gemeiniglich annimmt. Wenn die Libido
abgeführt wird, so entfällt der Anreiz zur Onanie. Menschen, die
sehr oft onanieren, haben ein sehr großes Bedürf-
nis. Wie lächerlich ist es, nach Martin Luther den Menschen Regeln
vorzuschreiben! Unsere nach ärztlichen Imperativen hungernde Zeit
verlangt durchaus Vorschriften für die Häufigkeit des Verkehres. Es
gibt auch da keine Vorschriften. Alles richtet sich nach dem Bedürfnis.
Ich kenne Ehemänner, die durch viele Jahrzehnte den Koitus täglich
ausgeführt haben, andere, die sehr wenig Bedürfnis haben. Ich habe
auch nie beobachten können, daß häufiger Geschlechtsgenuß die
Lebensdauer abkürzt.[1] Ein starker Trieb verlangt eine stärkere Betätigung. Ich habe immer wieder gefunden, daß die
Menschen erkranken, wenn sie ihrer inneren Natur
und ihren Bedürfnissen aus den verschiedensten
Motiven Gewalt antun.[2]

---

[1] Ausführliches darüber in meiner Broschüre: „Keuschheit und Gesundheit"
(Verlag Paul Knepler, Wien) und in Band IV: „Die Impotenz des Mannes".

[2] Es kommt vor, daß Onanisten einen onanistischen Akt erzwingen wollen,
obgleich keine Erektion vorhanden ist. (Auch Frauen versuchen oft ohne Libido einen
Orgasmus zu erzwingen.) Mitunter gelingt es, die Libido aufzupeitschen. Aber das ist
nur der Fall, wenn irgend eine tiefverborgene Komponente der Sexualität (Kannibalismus-
Vampirismus-Nekrophilie), die einem strengen Veto unterliegt, vordringen will. Dann
steht der „Wille zur Lust" gegen den „Willen zur Macht über sich selbst". In solchen
Fällen handelt es sich immer um schwere seelische Konflikte, deren Lösung nur durch
eine eindringliche Analyse möglich ist. Auch Menschen, die unter unsäglichen Kämpfen
und Qualen die Onanie aufgegeben haben, scheinen später unfähig zu sein, auf diesem
autoerotischen Wege Orgasmus zu erzielen. Die Hemmungen sind zu groß.

Und es gibt eben viele Menschen, welche ohne die Onanie nicht leben können. Nimmt man ihnen die Onanie, so verliert das Leben für sie jeden Reiz, wie ich es in meinen Ausführungen über den Selbstmord nachgewiesen habe.

Die Onanie ist für viele Menschen deshalb unersetzlich, weil sie für sie die einzig adäquate Form der Befriedigung darstellt.

Die „spezifischen" Phantasien machen die Onanie dem Individuum, das sich an sie gewöhnt hat, unentbehrlich. Sie können in den seltensten Fällen von der Wirklichkeit erreicht und durch eine nur einigermaßen befriedigende Realität abgelöst werden. So wird die Onanie zur einzigen adäquaten Form der Befriedigung für viele Menschen. Am klarsten sehen wir das an der Homosexualität. Von der großen Bedeutung der Homosexualiät für die Neurosen und unsere ganze Kultur läßt sich die Schulweisheit noch lange nichts träumen, obwohl die Arbeiten unserer Schule aller Welt hätten die Augen öffnen können. Wie viele Homosexuelle gibt es, die es selbst nicht wissen! Deren ganze Neurose eine Flucht vor den homosexuellen Regungen darstellt! Für alle diese Menschen, ebenso für die bewußt Homosexuellen, die sich vor einem homosexuellen Akte aus verschiedenen Gründen scheuen, ist die Onanie das einzige Surrogat, das ihnen ein gewisses Ausleben der Triebe gestattet. (Es ist ja eigentlich jede Onanie ein homosexueller Akt und dient auch beim sogenannten Normalen zur Befriedigung der nie fehlenden homosexuellen Komponente.)

Aber wie viele andere verbotene Regungen können durch die Onanie einen Ausdruck und eine Abfuhr finden! Soll ich die verschiedenen Formen des Fetischismus, des Sadismus, des Masochismus, die kriminellen Regungen erwähnen? Nimmt man diesen Menschen die Onanie, so werden sie unglücklich und sterben daran. Es ist eine billige Phrase, solchen Kranken zu sagen: Gehen Sie zum Weibe oder: Suchen Sie sich einen Mann. Wie viele alte Jungfern, keusche Witwen, einsame Hagestolze machen sich das Leben nur durch die Onanie erträglich, die sie wenigstens keinen sozialen Gefahren aussetzt! Ich habe zahlreichen jungen Leuten und auch älteren den Rat gegeben, den normalen Geschlechtsverkehr aufzusuchen. In vielen Fällen ist das unmöglich, weil die Onanisten bei dem Weibe impotent, die Frauen beim Verkehre anästhetisch sind. Aber nicht weil die Onanie sie impotent und anästhetisch gemacht hat. Nein! Weil sie gar nicht das Weib (respektive den Mann) suchen. Emanzipieren wir uns einmal in sexuellen Dingen von

d e m   K a n o n   d e s   N o r m a l e n ,   d e r   i n   W i r k l i c h k e i t
n i c h t   e x i s t i e r t !   Der Homosexuelle kann heiraten und Kinder
zeugen und trotzdem unbefriedigt sein, weil er die ihm adäquate Form
der Sexualbefriedigung nicht findet. Er erkrankt unter Umständen an
einer Angstneurose, die er verliert, wenn er sich durch eine mäßig betriebene Onanie einen Ersatz verschafft.

Würde man die Onanie ganz unterdrücken können, die Zahl der
Sexualverbrechen würde ins Unermeßliche steigen. Auch die Kriminalität würde sich rapid verbreiten. Ich will hier nur ein einziges Beispiel
anführen. Ich konnte bei einem Onanisten nachweisen, daß er mit der
Phantasie onaniert, seinen Vater zu erschlagen, wohlgemerkt mit der
unbewußten Phantasie. Der Penis (der Gebärvater) wurde ihm zum
Symbol des Vaters, die Ejakulation war ein Blutstrom, der dem Leben
des „Erzeugers" ein rasches Ende machte. Das Kollabieren des Phallus
symbolisierte das Sterben.[1]) Doch diese Phantasie ist nur eine der
Phantasien aus den unzähligen, die diesem Kranken zu Gebote standen.
Er spielte in der Onanie alle Rollen, ähnlich wie es der geniale Ent-
deckerblick *Freuds* für den hysterischen Anfall nachgewiesen hat. Er
war Weib und Mann zugleich (bisexuelle Tendenzen), also aktiv und
passiv beteiligt. Je nach der Lage konnte er die eine oder die andere
Rolle spielen, meistens beide zugleich. Erst die Analyse konnte ihn
von diesen wilden Phantasien befreien, indem sie alle ans Licht des
Tages zog und ihm so den Weg zum Weibe frei machte.

Ärzten, welche die Schleichwege neurotischer Phantasien nicht
kennen, mag diese Schilderung lächerlich und phantastisch vorkommen.
Psychotherapeuten kommen bald darauf, daß ihre Kranken bestimmte
Rollen spielen und bestimmte Theaterstücke aufführen. Der eine ist
Christus, der andere Judas, der dritte Ahasver. Es gibt unter ihnen
einen Faust, einen fliegenden Holländer, einen Napoleon, ein Gretchen.
eine Ophelia, ein Lottchen und eine Messalina. Je stärker die Tätigkeit
der Phantasie ist, desto hartnäckiger wird die Fiktion festgehalten.[2])
Ich kenne Patienten, welche den verlorenen Sohn spielen und alles so
inszenieren, daß die Tatsachen des Lebens sich mit ihren Phantasien
decken. In der Onanie wird jede Phantasie reichlich ausgenützt. Ich
kenne eine Dame, welche die Desdemona posiert, immer mit der

[1]) Sein tiefes Schuldbewußtsein stammte aus dieser Quelle. Er gab die Onanie
auf und erkrankte an einer schweren Zwangsneurose. Es gelang ihm, die Sexualität
so zu unterdrücken, daß er keine Erektion mehr hatte. Er wurde keusch — aber
vollkommen lebensunfähig.

[2]) Vergleiche „S c h a u s p i e l e r   d e s   L e b e n s" in „Nervöse Leute" (Wien
1911) und „D e r   N e u r o t i k e r   a l s   S c h a u s p i e l e r" (Zentralbl. f. Psychoanalyse,
I. Bd., 1911).

Phantasie onaniert, daß sie ein schwarzer Mann erwürgt. Im Momente des Erwürgens tritt der Orgasmus auf.

Eine andere Patientin onanierte mit der Phantasie, ihre Mutter zu ermorden. Sie machte sich später heftige Vorwürfe. Sie habe durch die Onanie ihre Gebärmutter ruiniert. Sie habe sich etwas „innerlich" zerrissen. Sie habe deshalb keine Kinder und sei deshalb in der Ehe frigid. Das sei die gerechte Strafe für die schwere Sünde der Onanie. Wir sehen aber, daß diese Vorwürfe sich eigentlich nicht auf den onanistischen Akt als solchen, sondern auf die den Akt begleitenden Phantasien beziehen. Das verraten uns die hypochrondischen, nach dem Prinzipe der Talion aufgebauten Befürchtungen, sie habe ihre „G e - b ä r m u t t e r" ruiniert usw. Wir sehen, wie kompliziert die Frage des Schuldbewußtseins bei der Onanie ist.

Bevor wir aber zur Analyse des Schuldbewußtseins bei der Onanie schreiten und die für unsere Ausführungen wichtigen Schlußfolgerungen ziehen, müssen wir uns noch mit der Analyse einzelner Fälle und besonders mit den Formen der larvierten Onanie eingehend beschäftigen. Das Verständnis der Onanie wird uns das Verständnis aller Paraphilien vermitteln. Die meisten Paraphilien sind mit onanistischen Akten verbunden, d. h., sie spielen sich nur in der Phantasie des Autoerotisten ab. Sie sind oft nur Umwege und Schleichwege der Onanie.

Halten wir die wichtigsten Errungenschaften fest:

1. D i e O n a n i e i s t n i c h t d i e U r s a c h e d e r N e u - r o s e n. D i e N e u r o s e b r i c h t a u s, w e n n d i e O n a n i e a u f g e g e b e n w i r d.

2. D i e O n a n i e b e z i e h t i h r e p s y c h i s c h e W e r t i g - k e i t a u s d e r s i e b e g l e i t e n d e n s p e z i f i s c h e n P h a n - t a s i e.

3. B e i v i e l e n I n d i v i d u e n e r l i s c h t d i e L e b e n s - f r e u d e, w e n n s i e d i e O n a n i e a u f g e b e n.

4. D i e p s y c h i s c h e n u n d o r g a n i s c h e n S c h ä d i - g u n g e n d e r O n a n i e u n d d e s O n a n i s m u s e x i s t i e r e n n u r i n d e r P h a n t a s i e d e r Ä r z t e.

Die Onanie.

III.

Larvierte Onanie.

Es gibt nur eine Art Liebe, aber tausend verschiedene Nachahmungen.
La Rochefoucauld.

Kampf und Spiel sind die Lebenselemente des Menschen. In der
Neurose richten sich Kampftrieb und Spieltrieb nach innen. Man
kämpft mit sich selbst und spielt mit und vor sich selbst.

Auch in der Onanie muß sich der Trieb der Selbstbefriedigung als
eine Form des Kampfes und als eine Art von Spiel äußern. Uns interessieren jetzt besonders die Formen, in denen der Kampf zum Spiele
wird. Es gibt unzählige Menschen, die sich brüsten, sie hätten die
Onanie sehr leicht überwunden. Die nähere Erforschung des Falles
zeigt aber, daß sie eine bewußte Onanie in eine spielerische halbbewußte
oder unbewußte verwandelt haben. Daß so viele Menschen das Aufgeben der Onanie leicht vertragen, hängt von zwei Momenten ab.
Erstens war die Onanie für sie nur eine Notonanie und konnte von dem
Geschlechtsakt abgelöst werden. Die spezifische begleitende Phantasie
war eben nur der Geschlechtsakt ohne Komplikation, ohne Paraphilie,
ohne erschwerende, nicht realisierbare Begleitumstände. Zweitens aber
onanieren diese Individuen im Schlafe weiter. Man nennt diese Form
der Onanie Pollution. Es gibt aber viele Menschen, die gar nicht wissen,
ob und daß sie eine Pollution gehabt haben, und dann stolz verkünden,
daß sie sehr lange Zeit abstinent leben können. Wir werden bald eine
ganze Serie von Formen larvierter Onanie kennen lernen. Sie ist nach
meinen Erfahrungen häufiger als die bewußte Onanie.[1] Ich zitiere nach
Rohleder einen sehr charakteristischen Fall von *Follen Cabot.*

Fall Nr. 10. Ein geistig und körperlich gesunder, auch auf sexuellem
Gebiete normaler Student von 22 Jahren träumte, daß er ohne Gefahr für
seine Gesundheit masturbieren könne, ja diese Art der sexuellen Befriedigung

---

[1] *Rohleder* schätzt auf hundert bewußte Onanisten e i n e n unbewußten!

für ihn die beste sei. Post ejaculationem erwachte er, hochgradig deprimiert, unwillig, sich selbst zum Ekel. Die Folge war Verlust des eigenen Selbstvertrauens und Furcht vor geistiger Erkrankung. Alle Anstrengung zur Heilung, Brom, Regulierung der Diät, der körperlichen und geistigen Betätigung, selbst Festbinden der Hände und ein Verband um die Genitalien sind erfolglos. Lederhandschuhe, die angelegt wurden (im Handgelenk mit einem Schlüssel verschlossen!), wurden trotzdem des Nachts im Traume geöffnet, nachdem Patient im bewußtlosen somnambulen Zustand den in einer Vase verborgenen Schlüssel gefunden hatte. Nach dem Erwachen vollständige Amnesie. Heilung durch eine Ehe.

Wie anders waren doch die Alten! Sie hätten die Stimme des Traumes als göttliche Eingebung aufgefaßt, wie wir solche Aufforderungen zur Onanie häufig bei Geisteskranken bemerken können. Sie berufen sich auf himmlische Stimmen, die von ihnen das Onanieren verlangen. Ich behandelte einmal einen etwas exaltierten Studenten, der mir nach langem Zögern mitteilte, er allein habe das Mittel gefunden, das Leben zu verlängern, ja vielleicht unsterblich zu werden. Dies Mittel war die Onanie und er erstaunte später nicht wenig, als er hörte, dieses Mittel wäre nach den Behauptungen so vieler Ärzte so schädlich, während eine innere Stimme das Gegenteil behauptet hätte. Solche Fälle von Onanie im Schlafe und Traume, wie der oben zitierte, habe ich häufig beobachtet. Ich habe diesen nur referiert, um zu zeigen, wie barbarisch in der modernen Zeit der Geschlechtsinstinkt mißhandelt wird. Die Heilung durch Ehe beweist, daß es sich nur um eine Notonanie gehandelt hat und daß dem jungen Manne nichts fehlte als eine entsprechende Ergänzung. Statt dessen erhielt er Lederhandschuhe und Keuschheitsschlösser, die an das graueste Mittelalter erinnern!

Gleich der nächste Fall wird uns zeigen, wie ein Mann seine Pollutionen sehr richtig als „unbewußte Masturbation" auffaßte.

Fall Nr. 11. Ich erhalte von einem Kranken folgenden Brief:

Sehr geehrter Herr Doktor!

Ich versuche es, Ihnen meinen gegenwärtigen trostlosen Zustand sowie die Entwicklung meines Leidens zu schildern.

Ich bin gegenwärtig 23 Jahre alt. In der Elementarschule war ich ein sehr lebhafter und talentierter Junge, doch habe ich damals an periodischem Kopfschmerz und Bettnässen gelitten, sonst war ich nie ernstlich krank.

Im 13. Lebensjahre lernte ich von einem meiner Schulkameraden die Onanie kennen, ich betrieb sie fast täglich und dachte dabei immer an den normalen Koitus; erst später bin ich davon abgekommen und habe unter dem Eindrucke der Angst masturbiert.

Bei jeder Schularbeit habe ich gefürchtet, ich könnte zur rechten Zeit nicht fertig werden, sofort bekam i c h e i n e g r o ß e A n g s t, d i e s i c h r a s c h s t e i g e r t e u n d m i t d e r E j a k u l a t i o n endete, wobei es aber zu keiner vollständigen Erektion gekommen war.

Anfangs habe ich mir gar kein Gewissen daraus gemacht, doch höchstens einmal täglich das Laster betrieben und fühlte mich ganz gesund. Später aber fiel mir ein Buch in die Hand, das die schrecklichen Folgen der Selbstbefleckung schilderte. Von dem Zeitpunkte habe ich immer einen schweren seelischen Kampf auskämpfen müssen, ehe ich nachgab. Ich habe mir immer fest vorgenommen, es nie mehr zu wiederholen, doch alle Vorsätze halfen nicht, ich wurde immer rückfällig. Die Folge war wieder eine schwere Depression.

Aus diesen Kämpfen kam ich nie heraus, ich wurde traurig, zog mich zurück, wurde zerstreut, vergeßlich, kam mit meinen Studien nicht recht vorwärts und bedurfte im Obergymnasium ständiger Nachhilfe, obwohl ich in den ersten zwei Klassen Vorzugschüler gewesen war.

In der Sexta verliebte ich mich in die 14jährige Tochter meines neuen Kostgebers. Es war meine erste Liebe, die auch erwidert wurde. Rein platonisch. Nie habe ich Erektionen bei der Anwesenheit des Mädchens gehabt, obwohl wir oft längere Zeit beisammen waren und uns viel geküßt und umarmt hatten. Diese innige Freundschaft dauerte so ein ganzes Jahr, ich wurde dem Müßiggang und den Grübeleien über mein Leiden entzogen und kämpfte auch mit mehr Erfolg gegen dasselbe, ich brachte es sogar zustande, 1 bis 2 Wochen lang nicht zu masturbieren und war mit mir zufrieden. Doch bald wurde ich auf die Pollutionen aufmerksam, die ich bis dahin nicht gekannt hatte. Ich hielt sie für unbewußte Masturbation und wußte nun, daß es für mich keine Rettung mehr gab, denn sobald ich mit der Onanie aufhörte, kamen die Pollutionen, die, wie ich gelesen hatte, ebenfalls Irrsinn und Impotenz zur Folge haben; ich onanierte lieber bewußt und hatte nicht mehr unter den Pollutionen zu leiden.

Gelegentlich versuchte ich einmal mit einem Bauernmädchen den Koitus auszuführen, der infolge unvollständiger Erektion mißlang. Ich hielt mich also für impotent und wagte einen letzten Versuch, indem ich mich an einen Spezialisten wandte; der erteilte mir jedoch den Rat, mich zur Kur in seine Heilanstalt zu begeben, wobei er mir allerdings vollständige Heilung versprach, doch konnte ich teils aus materiellen Gründen, teils aus Furcht, mein Leiden könnte allen meinen Bekannten verraten werden, den Rat nicht befolgen.

Ich gab jede Hoffnung auf Rettung auf, wechselte das Kosthaus, um mit dem Mädchen nicht zusammen zu kommen, das mich an ein nie zu erreichendes Glück erinnerte.

Ich mied jede Gesellschaft, fühlte mich tief unglücklich und habe oft an Selbstmord gedacht.

In der Schule machten mir die einfachsten Sachen Schwierigkeiten, mein Gedächtnis wurde geschwächt und ich absolvierte mühsam das Gymnasium.

Nach der Matura setzte ich mir ein anderes Ziel. Ich beschloß, auf alle Freuden der Welt zu verzichten und mich ganz der Wissenschaft zu widmen.

Das erste Universitätsjahr habe ich auch wie eine Maschine gelebt, mit niemandem verkehrt und fort studiert, so daß ich am Ende des zweiten Semesters die ersten drei Prüfungen mit Auszeichnung bestehen konnte. Doch diese Erfolge brachten mir keine Ruhe und Zufriedenheit, ich bin immer traurig und unglücklich, besonders wenn ich sehe, wie meine Kollegen lustig leben und immer voll Witz und Humor sind.

Mein Leben ist für mich eine ständige Qual, bei der geringsten Veranlassung habe ich eine große Angst, das Herz schlägt dann sehr heftig und
ich bin dann ganz krank. Mein Gedächtnis ist sehr geschwächt und ich habe
keine Lust zu irgend einer Beschäftigung. Ich habe nur wenig Hoffnung, daß
mir noch Heilung zuteil werden kann, da ich fürchte, daß mein Leiden schon
zu weit vorgeschritten ist, doch bitte ich Sie, Herr Doktor, wenn irgendwie
möglich, mich der körperlichen und geistigen Vernichtung zu entreißen, der
ich sonst ganz sicher entgegensehe.   stud. med. G. H.

Der Fall zeigt uns die bekannte Form der Onanie mit Ausnützung
von Affekten. Er onaniert mit Hilfe der Angst. Ferner sehen wir, wie
schon durch die Angst, die Onanie erzeuge Impotenz, der Jüngling bei
seinen Versuchen impotent ist, ja impotent sein muß. Auch das Schreck-
bild des Irrsinns erscheint an der Bildfläche. Wir sehen ferner die oft
betonte Askese; er will auf alle Freuden der Welt verzichten und sich
der Wissenschaft widmen. Die Onanie mit Hilfe der Angst gibt schlechte
Aussichten für eine Überleitung des sexuellen Bedürfnisses auf das
Weib, weil er in dieser Situation immer Angst produzieren wird und
bestenfalls mit einer Ejaculatio praecox reüssiert, außer es gelänge
einer analytischen Behandlung, ein „redressement psychique" zu erzielen.

Die Einsicht in das Wesen der Pollution macht dem angehenden
Arzte alle Ehre, sie wird von vielen seiner fertigen, erfahrenen Kollegen
nicht gekannt.

Viel tiefer in alle unsere Probleme führt uns der nächste Fall:

Fall Nr. 12. Im Sommer dieses Jahres konsultierte mich eine Frau
wegen Schlaflosigkeit. Die Form der Schlaflosigkeit war eine solche, wie
man sie bei der Angstneurose sehr häufig beobachtet. Die Dame schläft bald
ein, wacht aber plötzlich mit Herzklopfen und einem heftigen Angstgefühle
auf, wälzt sich stundenlang auf dem Lager und kann nicht wieder einschlafen.
Durch den Kopf gehen ihr allerlei wirre Gedanken, über die sie keine Auskunft geben könne. Das Leiden sei wahrscheinlich durch die Onanie entstanden, welche sie seit ihrer Jugend bis vor einigen Monaten betrieben habe.
Sie wisse von Ärzten und aus Büchern, daß sie sich die Nerven durch das
Laster vollkommen ruiniert habe. Sie mache sich die heftigsten Vorwürfe.
Ihr Mann wisse von der Schlaflosigkeit gar nichts, sie fürchte sich, ihm die
Krankheit einzugestehen, weil er sich denken werde: Aha — sie hat sicher
onaniert! Jetzt sei zu der Schlaflosigkeit noch eine quälende Grübelsucht
gekommen. Sie müsse immer denken, wie glücklich sie sein könnte, wenn sie
nicht onaniert hätte. Sie mache im Geiste der Mutter die heftigsten Vorwürfe, weil sie sie nicht entsprechend belehrt und vom Laster abgehalten
hätte. Sie kämpfe mit Selbstmordgedanken und wolle nicht länger leben,
wenn ich ihr keinen tiefen Schlaf verschaffen würde.

Dieser Fall ist typisch. Unsere Kranke war so lange gesund, als sie
onanierte. Einige Wochen nach der Abstinenz setzte die Schlaflosigkeit und
bald darauf die Grübelsucht ein. Diese Beobachtung können wir immer wieder

machen. Auch unsere Patientin dachte an Selbstmord. Nun gibt es ein
wichtiges Gesetz im psychischen Leben, das der Talion, der Wiedervergeltung.
Keiner tötet sich selbst, der nicht einen anderen töten wollte! In dieser Hinsicht verlangt unser Fall noch nähere Erklärungen.

Auch war hier folgende Beobachtung zu machen: Ich kläre die
Patientin über die Harmlosigkeit der von ihr sehr mäßig betriebenen Onanie
auf. Aber die Aufklärung ist machtlos gegen ihr intensives Schuldgefühl.
Die Schlaflosigkeit weicht nicht und das Schuldbewußtsein wird nicht kleiner,
die Grübeleien und Vorwürfe nehmen kein Ende. Ich bin gezwungen, die
tieferen psychogenen Kräfte der Neurose zu suchen, und erfahre folgendes:
Die Dame hatte vor zwei Jahren einen großen Shock erlitten. Sie ist mit
einem um zehn Jahre älteren Mann verheiratet, der von schwacher Potenz
war. Sie pflegte nach dem Koitus zu onanieren, um den Orgasmus zu erzielen.
Der Mann wurde immer seltener mit den Bezeigungen seiner Gunst und zog
sich als Entschuldigung auf seine Neurasthenie zurück, die ihm einen häufigen
Koitus verbiete. Sie fügte sich dem angeblichen Gebote des Arztes, wobei
es zu Pausen von mehreren Monaten kam. Eines Tages kam das Stubenmädchen zu ihr und kündigte ihr. Sie könne nicht im Hause bleiben, der
„gnädige Herr" lasse ihr keine Ruhe. Er verfolge sie schon seit Monaten
und sie habe kein anderes Mittel, um ihre Unschuld zu wahren, als zu
kündigen. Die Wirkung dieser Mitteilung war natürlich eine Reihe von
fürchterlichen Szenen. Sie wollte sich scheiden lassen, verweigerte dem
reuigen Mann jede Gunstbezeigung. Was sie am meisten kränkte, war ihre
Vergangenheit. Sie war eine schöne, liebreizende Frau, der viele Männer
nachgestellt hatten und die sehr oft Gelegenheit zur Sünde hatte. Ihr erster
Gedanke war, sich zu revanchieren. Allein sie hatte schon erwachsene Kinder.
Und sollte sie jetzt mit 40 Jahren anfangen, schlecht zu sein, nachdem sie
bisher konsequent den Pfad der Tugend gewandelt? Ach — warum war sie
so dumm gewesen? Wenn sie die Macht hätte, die Vergangenheit rückgängig
zu machen und die ewig verlorenen Genüsse nachzutragen! Sie begann dem
Gedanken der Revanche näherzutreten. Aber der Mann war jetzt mißtrauisch
und eifersüchtig und suchte nach Gelegenheiten, um sie der Untreue zu überführen und so quitt zu sein. Sie konnte auch nicht „so schlecht" sein, auch
wenn sie es wollte. Sie war zu moralisch erzogen. Solange der Mann lebte,
wollte sie ihn nicht betrügen! Dieser Gedanke blitzte ihr durch den
Kopf, als der Mann einmal fiebernd nach Hause kam. Und gleich darauf:
Wenn dein Mann jetzt stirbt, so bist du frei und kannst machen, was
du willst. Der Mann wurde gesund, das Haus noch ungemütlicher als
bisher. Bald setzten weitere Beseitigungsideen ein, die sich zu Ver-
giftungsphantasien verdichteten, alle im Dienste der Rachetendenzen. Diese
Phantasien waren schon größtenteils unbewußt. Jetzt war der psychische
Konflikt schier unlösbar, da ein Teil der Motive und Antriebe der Kranken
gar nicht bewußt war.

Und jetzt erst hörte sie zu onanieren auf. Sie hatte eigentlich beim
Koitus nie eine Empfindung gehabt. Sie war innen anästhetisch, so daß die
durch Friktion der Klitoris betriebene Onanie ihr mehr bedeutete als der
Koitus. Plötzlich aber kam ihr der Gedanke, sie habe sich durch die Onanie
ruiniert, und sie begann sich die heftigsten Vorwürfe zu machen. Wir merken,
daß diese Vorwürfe eigentlich verschoben waren. Sie stammten aus anderen
Quellen. Die Onanie ist der Träger aller Schuldgefühle. Sie übernimmt

Schuldgefühle, die aus anderen Quellen stammen, aber nicht bewußt werden
dürfen und können. Die Onanie ist der Repräsentant aller Schuld.
So war es in diesem Falle. Diese Frau machte sich Vorwürfe über die
Todeswünsche und kriminellen Phantasien. Diese Affekte verschoben sich auf
die Onanie. Jetzt verstehen wir erst ihre Selbstmordtendenzen. Sie waren die
Strafe für ihre Vergiftungsideen. Auch das Aufgeben der Onanie entstammte
einem Verdikte des inneren Richters. Sie hatte sich für schuldig gefunden und
strafte sich mit der Entziehung der höchsten Lust, die sie kannte, der Onanie.
Sie war aber unfähig, ein Leben ohne Onanie zu tragen. . . Sie war schlaflos,
weil die wichtigste Wurzel der Schlaflosigkeit die mangelnde sexuelle Befriedigung ist, wie ich an anderer Stelle in meinem Buche „Nervöse Angstzustände"[1]) ausführlich dargestellt habe. Ihre Schlaflosigkeit hatte aber den
merkwürdigen Typus, daß sie erst ruhig einschlief und dann aus wirren
Träumen plötzlich mit Schrecken erwachte. Was für Träume konnten das
sein? Sie teilte mir einige davon mit. Es handelte sich um Liebesszenen mit
fremden Männern. Sie wachte knapp vor dem Orgasmus oder während des
Orgasmus auf und fand ihre Hand regelmäßig an ihrem Genitale. Sie onanierte
also im Schlafe weiter.

Auch hier sehen wir die häufigste Form der unbewußten Onanie:
die Pollutionen.[2]) Alle Neurotiker haben ein wichtiges Prinzip, ohne
dessen Kenntnis sich viele ihrer Handlungen nicht erklären lassen. Es
lautet: Lust ohne Schuld. Die Pollution ist eine Form der Onanie, für
die man nichts kann. Die Vorwürfe können sich nicht mehr an die
eigene Adresse wenden. Aber unsere Patientin übernahm auch die Verantwortung für ihre Träume. Sie wollte auch im Traume nicht fallen
und wollte keinen Orgasmus mit der Phantasie einer Sünde. Sie wollte
keusch bleiben. Es war das die geheime Strafe, die sie sich unbewußt
auferlegt hatte. Es setzte dann bei ihr eine Angst vor der Nacht ein,
die eigentlich nur eine Angst vor den bösen Gedanken der Nacht war.
Sie schlief nicht ein, weil sie sich bewachen mußte, um nicht im Schlafe
zu onanieren.

Ich will nun diesen Fall zu Ende referieren. Die Aufklärung der
Beseitigungsideen, die offene Aussprache der Patientin hatten einen
ziemlich guten Erfolg. Die Kranke konnte mit einem halben Gramm
Adalin fünf Stunden schlafen. Aber sie wachte in der Nacht auf und
nahm aus Angst, sie könnte schlaflos bleiben, wieder ein halbes
Gramm usw. Nun ist eine solche Kranke nicht geheilt, wenn sie nicht
ohne Schlafmittel schlafen kann und sie nicht die Angst vor der Nacht
verliert. Diese Angst wollte nicht weichen. Eines Tages jedoch kam sie
glückstrahlend zu mir. Sie habe die ganze Nacht ruhig geschlafen. Sie
war geheilt. Nach Wochen gestand sie mir, daß sie erst schlafen konnte,
als sie wieder zu onanieren anfing. Ihr Aussehen veränderte sich auf-

---

[1]) Vgl. Bd. I, 3. Aufl., das Kapitel „Schlaflosigkeit".
[2]) Vgl. das Kapitel „Pollutionen" in Bd. IV.

fallend. Sie wurde wieder lebensfreudig, konnte lachen, sich unterhalten, kurz, sie fühlte sich als Gesunde und war es auch.

Wo sind also in diesem Falle die schädlichen Folgen der Onanie? Wir können hier ruhig von einem Nutzen sprechen, ohne uns fürchten zu müssen, als „Onanieadvokaten" verschrien zu werden. Denn meiner Ansicht nach haben die Onanieadvokaten sicherlich weniger Schaden gestiftet als die Onaniestaatsanwälte. Wir ersehen aber aus diesem Falle, wie kompliziert die Frage des Schuldbewußtseins bei der Onanie ist. Wir sehen auch einen hartnäckigen Kampf gegen die unbewußte Onanie aus Gründen der Selbstbestrafung.

Solche Beobachtungen kann jeder unbefangene Beobachter machen. Ich kenne Zwangsneurotiker, die vollkommen gesund wurden, an Gewicht zunahmen, leistungsfähiger wurden, wenn man ihnen ein gewisses Maß von Selbstbefriedigung freigab. Alle Psychotherapeuten werden mir bestätigen, daß die schwersten Fälle von Neurose jene sind, die angeblich vollkommen abstinent sind und nie onaniert haben.

Nun habe ich eingangs angeführt, daß alle Menschen onanieren. Auch diese Abstinenten müssen onaniert haben. Und das haben sie auch und meistens in ausreichendem Maße. Daß sie es nicht wissen, nicht einmal ahnen, zeigt uns die Größe der Verdrängung, die Bedeutung der Spaltung ihrer Psyche, zeigt uns die Kluft, die sich zwischen Bewußtsein und Unterbewußtsein dehnt. Deshalb sind diese Fälle so schwere, weil es große Mühe kostet, die infantile und larvierte Onanie zu entdecken und bewußt zu machen. Denn alle diese scheinbar Abstinenten betreiben irgendeine Form der unbewußten (larvierten) Onanie.

Die häufigste ist — wie schon erwähnt — die Pollution. Viele Menschen nehmen sehr energisch Stellung gegen die Pollutionen und führen gegen sie einen schweren erbitterten Kampf. Der Gesunde nimmt die Pollution als ein Fatum, ja sogar in manchen Fällen als eine willkommene Erleichterung auf. Er hat sich mit dieser Art der Onanie ohne „Schuld des Bewußtseins" abgefunden und freut sich dieses harmlosen Betruges. Der Neurotiker, dessen die Onanie begleitenden Phantasien immer ins Verbotene münden, kämpft gegen die Onanie, weil sie mit Inzestphantasien, kriminellen Regungen, „Paraphilien" verknüpft ist. Er versucht durch eine strenge Diät, hartes Lager, Medikamente, Kühlsonden, Erschöpfung durch physische Arbeit, Hypnose usw. der Pollutionen Herr zu werden. Jede Pollution erfüllt ihn mit Sorge, Angst um die Gesundheit und Verzweiflung. Meistens treten diese Pollutionen auf, wenn die Jünglinge, belehrt durch eines der fürchterlichen Warnungsbücher à la *Retau*, das Onanieren aufgeben. Man sieht die Pollutionen verschwinden, wenn sie wieder zu onanieren anfangen. Wir wissen es schon: Der normale Geschlechtsverkehr ist nicht immer ein Heilmittel gegen die Pollutionen. Man sieht manche Männer, deren Pollutionen vollkommen aufhören, wenn der normale Verkehr aufgenommen und häufig genug ausgeübt wird. Andere jedoch gehen zu einem Weibe und bekommen noch nachher eine Pollution oder müssen nachher onanieren. Woher kommt das? Das rührt daher, daß diese Menschen beim Weibe nicht ihre adäquate Form der Sexualbefriedigung gefunden haben, oder daß nur eine Komponente ihrer Erotik bei dem Akte in Aktion trat, die anderen, wie alle hungrigen Triebe, auf Erfüllung lauern. So gibt es heimliche Homosexuelle, die selbst nicht wissen, daß sie homosexuell begehren, welche immer nach einem Akte bei einer Meretrix onanieren müssen.

Also die verschiedenen Formen der Pollutionen sind nichts als eine mehr oder minder geschickt larvierte Onanie. Manche Patienten geben das direkt an. Sie überraschen sich dabei, daß sie im Schlafe die Hände bei den Genitalien halten, wehren sich dagegen und versuchen, durch allerlei Manipulationen die Hände außerhalb der Decke zu fixieren.

Denn der Kampf gegen die Pollutionen kann ebenso erbittert geführt werden wie gegen die bewußte Onanie. Ich kenne viele Menschen, die an Schlaflosigkeit leiden [1]), weil sie sich vor den Pollutionen und vor dem die Pollution einleitenden Traum fürchten. Häufig wird der anstößige Traum vergessen. Ein „wüster Kopfschmerz" am Morgen oder ein arger Kopfdruck (der bekannte eiserne Reifen um den Kopf, lange Zeit ein Stigma der „Neurasthenie") verraten dem Psychotherapeuten, daß die Kranken nach dem Erwachen große Anstrengungen gemacht haben, um den Traum der Nacht zu „verdrängen".

Besonders tragisch nehmen Jünglinge die gehäuften Pollutionen. Es sind wahre Orgien des Unbewußten, die in wirren wechselnden Traumbildern gefeiert werden. Zu dem Schuldbewußtsein wegen der den Traum begleitenden Traumbilder treten noch die hypochondrischen Vorstellungen. Die erschreckten Pollutionisten wähnen, daß ihre Gesundheit vollkommen ruiniert sei, sie fürchten, daß sie sich nie mehr im Leben erholen und rückenmarksleidend oder wahnsinnig werden könnten. Sie laufen zitternd von Arzt zu Arzt und flehen um Hilfe. Aber alle inneren Mittel (Brom, Kampfer, Lupulin), alle diätetischen Maßnahmen erweisen sich als machtlos und selbst die Psychotherapie kann vollkommen versagen, wenn die Kranken nicht den Mut zur Aufrichtigkeit finden.

Mitunter gelingt es, durch freundlichen Zuspruch, durch Belehrung, durch offene Aussprache die Patienten zu beruhigen und ihnen

---

[1]) Vgl. „Der Wille zum Schlaf!" Ein Vortrag. (Verlag von J. F. Bergmann, Wiesbaden 1915.)

Ruhe und Heilung zu verschaffen. In dem Falle, den ich jetzt referieren werde, ist das leider nicht gelungen. Der Fall ist auch deshalb von Bedeutung, weil der Kranke bald zur Einsicht kam, daß die Pollutionen nur Onanie wären. Diese Einsicht wurde ihm nicht von mir aufgedrängt. Er fand sie selbst. Immer werden wir unter den Patienten, die uns wegen nächtlicher Pollutionen konsultieren, einige finden, für die der Ausdruck Pollutionen ein Euphemismus für „Onanie" bedeutet. Es ist die Art, wie sie dem Arzt die Onanie gestehen. Besonders ältere Menschen schämen sich, zuzugeben, daß sie gezwungen sind, zu onanieren, und klagen über Pollutionen, die wider ihren Willen in der Nacht auftreten.

Fall Nr. 13. Herr Alpha klagt darüber, daß er jede Nacht 4—5 Pollutionen habe. Er ist 25 Jahre alt und hat angeblich nie onaniert. Die Pollution geht auf folgende Weise vor sich: Er erwacht in der Nacht, ist entsetzlich aufgeregt. Keine Erektion, nur ein halbsteifes Glied. Er wendet sich nur auf die Seite und wie das Glied den Schenkel berührt, kommt es schon zur Ejakulation.

Er zeigt Spuren eines beginnenden Basedow: Abmagerung, Exophthalmus, beschleunigten Puls, Schweiße, hie und da Diarrhöen. Keine Struma. Weiß keinen Grund für die plötzlich einsetzenden Pollutionen anzugeben. Hatte vorher durch 2 Jahre ein Verhältnis, das er nun seit 2 Monaten — ohne Grund — aufgelöst hat. Versuchte die Pollutionen durch Geschlechtsverkehr zu heilen. Hatte keinen Orgasmus. Nur ein einziges Mal. Da verkehrte er zweimal mit der Geliebten seines Freundes. Großer Orgasmus, gute Erektion, gute Potenz. Trotzdem in derselben Nacht noch 4 Pollutionen.

Am nächsten Tage berichtet er, daß die Pollutionen eigentlich Onanie seien. Er sei in diesem Zustande besinnungslos, wie in einem Traum, und wisse nicht, was er mache. Er sei am nächsten Tage nach den Pollutionen (oder eigentlich nach der Onanie, denn er berühre mit der Hand das Glied) ganz zerbrochen und zu jeder geistigen Arbeit unfähig. Trägt sich mit Selbstmordgedanken, fürchtet wahnsinnig zu werden. Ordination 3 g Sedobrol des Abends. Empfehle ihm nach Ablehnung einer Psychanalyse ein Sanatorium, welchen Vorschlag er mangels von Mitteln nicht annimmt. (Wie es sich später herausstellte, wollte er nicht in ein Sanatorium gehen!)

Trotz Sedobrol der gleiche Zustand. Onanie „unzählige" Male. Er könne gar nicht angeben, wie oft er onaniert habe. Ich erfahre endlich, daß die Pollutionen eingesetzt haben, seit er mit dem Bruder und dem Freund in einem Zimmer schläft. Der Bruder wird von dem Kranken furchtbar tyrannisiert. Er will nicht allein ausgehen, er fühlt sich zu schwach. Er benötigt den ganzen Tag die Hilfe des Bruders. Ich rate, er möge in einem eigenen Zimmer schlafen, und motiviere, daß er frische Luft brauche. Hat den Rat nicht befolgt. Er kann nicht ohne den Bruder allein im Zimmer bleiben. Er fürchtet, daß er sterben werde. Er kann nicht allein sein. Er beschuldigt den Bruder, daß er an seinem Leiden schuld sei. Der Bruder hindere ihn aber am normalen Geschlechtsverkehr, weil er ihm sage, daß er sich dadurch schwächen werde. Der Bruder sei gegen jeden Verkehr mit Frauen. I m m e r   d e u t l i c h e r   w i r d   e s ,   d a ß   e r   m i t   h o m o -

s e x u e l l e n P h a n t a s i e n o n a n i e r t. Die Phantasien beim Onanieren kennt der Kranke nicht. Er will nicht wissen, was er während der Onanie denkt, und behauptet: Gar nichts.

Der Versuch, die Libido auf ein Mädchen abzuleiten, wurde wieder unternommen und hatte folgendes Resultat: Er erzielte keinen Orgasmus. Die Erektion hielt stundenlang an, aber es erfolgte keine Ejakulation, die sonst während der Berührung mit der eigenen Hand sofort eintrat. Er wehrt sich noch immer mit allen Kräften gegen meinen Vorschlag, allein zu schlafen, will auch keine Anstalt aufsuchen. Ob der Bruder nicht nebenan in einem Zimmer schlafen könnte? Er motiviert die Angst vor dem Alleinsein mit Krankheit, Schwäche, Angst. Er gesteht, daß er trotz der Anwesenheit des Mädchens onaniert habe.

„Woran denken Sie, wenn Sie onanieren?"

„Ich weiß es nicht."

„Sie wollen es nicht wissen."

„Sie haben recht. Ich will es nicht wissen. Mir fällt immer etwas Dummes ein. Das werde ich Ihnen nie erzählen"

„Warum nicht?"

„Weil ich mich schäme. Oder ich kann es Ihnen andeuten. Es ist eine Szene aus der Kindheit. Dummheiten, wie sie die Kinder untereinander machen. An diese Dummheiten denke ich immer. Sagen Sie mir, gibt es keine Hilfe gegen diese Gedanken? Warum verfolgen sie mich die ganze Nacht? Ich schlafe immer ruhig ein, um ¹/₂1 oder 1 Uhr erwache ich und fange mit den Pollutionen an. Ich erwache schon mit der Pollution."

„Das heißt, Sie onanieren . ."

„Ja, ich kann mir nicht helfen. Ich onaniere."

Nach zwei Tagen wird mir berichtet, daß er sich erschossen habe. Ein Beitrag zum Thema: Selbstmord und Onanie. Er nahm das Geheimnis seines Leidens mit ins Grab. Es ist anzunehmen, daß er sich mit aller Kraft gegen homosexuelle Phantasien wehrte. Die Frauen hatten für ihn jeden Wert verloren. Der Bruder und der Freund waren sein einziger Umgang. Er nahm sie ganz für sich in Anspruch und verhinderte es, daß sie mit anderen verkehren konnten. Er hatte nur ein einziges Mal in den letzten zwei Monaten einen Orgasmus, als er mit der Geliebten des Freundes verkehrte. Wir werden bei der Besprechung der Homosexualität diese Tatsache eingehender würdigen. Die Geliebte des Freundes war der Umweg, wie er den Freund besitzen konnte, eine „Maske der Homosexualität". Nachdem er sich überzeugt hatte, daß er bei anderen Frauen keinen Orgasmus erzielen konnte, wurde er traurig und verstimmt. Kein Weib konnte ihm den Orgasmus der Onanie ersetzen. Er wollte aber nicht weiter onanieren und schied lieber aus dem Leben, als daß er sich seine homosexuellen Phantasien eingestehen wollte. Der Durchbruch dieser Phantasien in das Bewußtsein stand drohend vor seinem geistigen Auge. Er drohte ihm, so daß sich sein armer Kopf verwirrte und er an „Angst vor dem Wahnsinn" erkrankte. Damit motivierte er seinen Selbstmord. Diesen vollzog er in der Wohnung des geliebten Bruders. Er zog sich in den Abort zurück, nachdem der Bruder ihm einen kleinen Wunsch abschlagen mußte, und jagte sich eine Kugel durch den Kopf.

Z u r E r f o r s c h u n g d e r s p e z i f i s c h e n P h a n t a s i e s i n d d i e d i e P o l l u t i o n e n b e g l e i t e n d e n T r ä u m e v o n a l l e r g r ö ß t e r B e d e u t u n g. (Wir werden solche Beispiele noch kennen lernen, wie ja überhaupt die späteren Ausführungen häufig die Bestätigungen dieser Ausführungen bringen werden.) Läßt man sich den Pollutionstraum erzählen, so hört man oft, daß die Patienten ihn vergessen haben oder daß sie sich das Gesicht des Sexualobjektes nicht gemerkt haben. Andere sprechen ihre Verwunderung über die verschiedenen Paraphilien aus, die sie im Traum ausführen, und versichern komischerweise, daß ihnen so eine Handlung „selbst nicht im Traum" einfallen würde.

Für die Therapie der Pollutionen ergeben sich aus diesen Betrachtungen die wichtigsten Anhaltspunkte. Oft müssen die Verhältnisse erforscht werden, in denen die Patienten leben. Man kann durch einfache Maßregeln, wie durch eine veränderte Umgebung, die wunderbarsten Heilungen erzielen. So kommt es, daß manche Menschen in Wien an Pollutionen leiden und in Salzburg davon verschont bleiben. Sie pflegen das auf die Luft zu schieben. Es hängt aber mit den Assoziationen zusammen, welche aus der betreffenden Gegend zuströmen, es hängt von den Reizen des Milieus ab. So empfahl ich dem letzten Patienten die Abreise aus Wien. Ich bin überzeugt, daß sich der Zustand des hoffnungsvollen Menschen in anderer Umgebung rasch gebessert hätte, daß ein Aufenthalt in einer Anstalt das kostbare Leben des hochtalentierten Menschen hätte retten können.

Eine weitere Form unbewußter Onanie ist die Onanie in hysterischen Anfällen, die in allen möglichen Abstufungen vom großen hysterischen Anfalle mit Arc de cercle bis zur vorübergehenden Absence von einer Sekunde vorkommen. In allen diesen Vorgängen, in denen das Bewußtsein ausgeschaltet ist, gehen verbotene Handlungen vor sich. Eine dieser Handlungen, und zwar die häufigste, ist die Onanie. Die Onanie ist mit verschiedenen Phantasien verbunden, mit kriminellen [1]) und perversen Vorstellungen. Droht der Durchbruch einer dieser Phantasien ins Bewußtsein, so wird durch einen hysterischen Anfall der onanistische Akt im Unbewußten erledigt. Die charakteristischen Bewegungen mancher Hysterischen lassen ja darüber gar keinen Zweifel, ebenso kann man auch direkte Onanie, Bettnässen, Samenabgang bei diesen Anfällen beobachten. Nach dem Anfall fühlen die Kranken entweder ein tiefes Schuldbewußtsein, quälende Reue, oder sie geben an, daß sie sich auffallend leichter (wie ohne Gewichte, als wenn sie Flügel hätten) vorkommen. Solche Beobachtungen kann man auch nach dem Koitus oder dem onanistischen Akte machen. Kein Wort ist falscher

---

[1]) Vgl. meinen Aufsatz „Die psychische Behandlung der Epilepsie". Zentralblatt für Psychoanalyse, I. Bd. und „Nervöse Angstzustände", 3. Aufl.

als das bekannte lateinische Post coitum omne animal triste! Die
Stimmung nach dem Akte hängt nur davon ab, ob sich ein Schuldbewußtsein an den Akt knüpft oder nicht.

Die Frage nach der Schädlichkeit der Onanie erledigt sich mir
nur in diesem Sinne. Wer ohne Schuldbewußtsein (ohne Angst) onaniert,
empfindet bei mäßiger Onanie keinerlei Schaden, auch keine schädlichen
Nachwirkungen. Alle gegenteiligen Beobachtungen sind falsche Auffassungen einer psychogenen Depression. Glaubt der Onanist sich geschädigt zu haben, hat er irgend ein Buch über die Schäden der Onanie
gelesen, oder wurde er vom Arzte oder Erzieher falsch belehrt, so wird
nach jedem Akte das Schuldbewußtsein alle jene Symptome erzeugen,
die man der Onanie zuschreibt. I c h h a b e n o c h n i e e i n e n
S c h a d e n v o n d e r O n a n i e b e o b a c h t e n k ö n n e n b e i
M e n s c h e n, die an den S c h a d e n nicht g e g l a u b t h a b e n.
Alle diese Schäden kommen von autosuggestiven Angstvorstellungen.
Die Ärzte wissen noch immer nicht, daß die Angst die schwersten
Krankheiten hervorrufen kann. Sah ich doch bei einem Arzte, der eine
Lues überstanden hatte, infolge der Angst vor Tabes eine hysterische
Pseudotabes auftreten!

Doch zurück zu unseren larvierten Formen der Onanie. Da gibt
es Frauen, denen plötzlich schlecht wird, sie werden schwach und fühlen
eine süße Ohnmacht.[1]) Diese süße Ohnmacht ist der Orgasmus nach
einem unbewußten oder nur halbbewußten onanistischen Akte an der
Nähmaschine oder nach einer Phantasie (geistige Onanie), nach einem
automatischen Spiel, z. B. im Täschchen, das auf- und zugemacht wird,
wobei der Finger hineingesteckt wird. Solche symbolische Formen der
Onanie sind sehr häufig. Hierher zählt das Nasenbohren, gewisse Bewegungen mit den Fingern, Spiele mit den Taschen, den Ringen, Reiben
der verschiedenen Öffnungen des Körpers, z. B. Ohrmuschel, der Analgegend usw.

Es kommt nur darauf an, daß die Phantasie erregt oder eine erogene Zone gereizt wird. Diese erogene Zone kann die Haut oder eine
Schleimhaut sein, es können aber alle Stellen des Körpers dazu verwendet werden. Ich habe an dieser Stelle keineswegs alle Möglichkeiten
der larvierten Onanie erschöpfend geschildert. Das ist fast unmöglich.
Ich wollte nur zeigen, daß es Onanieformen gibt, welche von den Onanisten nicht als Onanie erkannt und gewertet werden. Ich kenne eine
Dame, die durch Immissio et frictio digitis in anum onaniert. Sie weiß
aber, daß sie onaniert, und erzielt auf diese Weise vollen Orgasmus.
Das ist offene Onanie. Eine andere Dame aber behauptet, sie müsse

---

[1]) Vgl. „Nervöse Angstzustände", 3. Aufl., S. 000.

sich den Anus erweitern, was sehr schmerzhaft und unangenehm wäre,
sonst könne der Stuhl nicht passieren. Sie öffnet sich den Anus vor
jedem Stuhlgang. Das ist larvierte Onanie. Wieso kommt es aber, daß
sie der Orgasmus nicht über das Wesen dieser Prozedur belehrt? Oder
kann der Orgasmus ganz ausbleiben?

In allen diesen Fällen von Onanie in maskierter Form kommt es
zu einer Art Orgasmus. Es besteht aber die Tendenz, diesen Orgasmus
abzuschwächen und vor dem Bewußtsein zu verhüllen. **In den
meisten Fällen unbewußter Onanie wird die Vorlust sehr verlängert, auf größere Zeiten verteilt
und so der Libidocharakter verschleiert, während
die Endlust ausbleibt oder so gedämpft wird,
daß sie nicht als Lust zum Bewußtsein kommt,
sondern als Schwäche, Müdigkeit, Weltvergessen-
heit.** Ja der Charakter der Lust kann in scheinbaren, vorgeschobenen
Schmerzen ganz verloren gehen. Hierher gehören verschiedene schmerz-
hafte Krampfzustände rätselhafter Natur. Besonders bei Kindern kann
man diese schmerzhaften Krämpfe sehr häufig beobachten. Sie er-
schrecken die Eltern sehr. Der erfahrene Arzt wird aber bald ein gewisses Mißverhältnis zwischen dem angeblichen Schmerz und dem mehr
oder minder verzückten Gesichtchen wahrnehmen und die Diagnose
auf „larvierte Onanie" stellen können. Solche maskierte Orgasmen
können auch auf einem anderen Wege, als auf dem autoerotischen
erzeugt werden. Ich kenne eine Dame, die wegen eines Prolapsus uteri
einige Monate massiert wurde. Nach dieser Massage, die von einem
Laien ausgeführt wurde und in jeder Hinsicht schädlich wirkte, traten
Ekel vor dem Essen, Brechreiz und eine Reihe anderer nervöser Symptome auf, darunter merkwürdige Krampfzustände, in denen der
Kranken alle Glieder „steif" wurden. Dabei klagte sie über Frösteln
und heftige Magenschmerzen. Am Schlusse des Anfalles rötete sich das
blasse Gesicht und es trat eine angenehme Erschlaffung und Müdigkeit
ein. Diese Krämpfe waren die unbewußte Wiederholung der Massagen.
Die Steifheit der Glieder entsprach einem Strecken der Muskeln auf der
Höhe des Orgasmus und hatte ihr Analogon in dem bekannten Arc de
cercle der Hysterischen und der an Erotomanie leidenden Frauen. (Ich
kenne Turner, die mit Hilfe ihrer Muskeln onanieren. Sie spannen alle
Muskeln des Körpers aufs stärkste an und erzielen so den Orgasmus.)
In ähnlicher Weise gehen viele Formen larvierter Onanie vor sich.[1]

---

[1] Vgl. den schon erwähnten instruktiven Artikel von *Ernst Marcus*, „Über verschiedene Formen der Lustgewinnung am eigenen Leibe". Zentralblatt für Psychanalyse, III. Bd., H. 3.

Alle diese Menschen wissen angeblich nicht, daß sie einen Orgasmus empfunden haben. Im Gegenteil! Sie klagen über Schmerzen. So auch die erwähnte Dame, die jedesmal vor der Massage versicherte, es wäre ihr eine Tortur und sie wäre glücklich, wenn die Marterei vorüber wäre. Aber sie ging immer wieder zur Massage und protestierte lebhaft, als ihr Mann die Kur abbrechen wollte, weil er merkte, daß in ihr eine sonderbare Veränderung vorging. Sie motivierte, man müsse eine begonnene Behandlung zu Ende führen und die „kleinen Unannehmlichkeiten" ertragen. Sie wollte auf ihren Orgasmus nicht verzichten. Hätte man sie über den Charakter der Schmerzen aufgeklärt, sie hätte entrüstet protestiert. So wollen sich die Menschen selten dazu bekennen, daß sie in versteckter, heuchlerischer Form weiter onanieren. Soll doch diese Form dazu dienen, das Gewissen zu beruhigen und sich die lästigen Vorwürfe zu ersparen, die sich an den autoerotischen Akt knüpfen!

Noch häufiger sind die Formen der larvierten Onanie, die sich in Hautjucken äußern. Z. B. eine siebzigjährige Frau, die an Pruritus vulvae leidet und nicht einschläft, ehe sie sich „ordentlich" gekratzt hat. Das Kratzen ersetzt die Onanie und wird bis zum mitigierten Orgasmus fortgesetzt. Eine fünfzigjährige Frau produziert jeden Abend ein heftiges, unerträgliches Jucken am ganzen Körper; die ganze Familie, der Mann, die Tochter, der Sohn müssen sie kratzen. Zuletzt kratzt die Dame selbst überall, wie gesagt, wo es sie am heftigsten beißt, fühlt plötzlich einen heftigen Urindrang, womit die Szene beendet erscheint und sie einschlafen kann. Jeden Abend wiederholt sie das Manöver. Viele rätselhafte, jeder Therapie trotzende Fälle von Urtikaria und anderen Neurodermatosen, die mit heftigem Jucken einhergehen, sind nur larvierte Formen der Onanie.

Eine häufige Form der Onanie, die Spermatorrhoe der Männer, habe ich schon als typisches Leiden der Sexualabstinenten erwähnt. Bei Menschen, die häufigen Geschlechtsverkehr pflegen, habe ich sie nie beobachtet. Die Spermatorrhoe geht manchmal mit einer leisen oder sogar ziemlich starken Lustempfindung einher. Solche Lustempfindungen kommen auch beim Stuhlgang vor und verraten, daß der Anus eine erogene Zone ist. Es ist eben ein Irrtum, daß die Onanie nur an Genitalien vor sich geht. Jede erogene Zone kann zur Onanie benützt werden. Der Anus ist eine erogene Zone ersten Ranges. Daher gibt es eine Unmenge von Formen larvierter Onanie an dieser Stelle. Manche bohren mit dem Finger wegen Jucken, ein anderer, ein Stuhlhypochonder — man entschuldige das unappetitliche Thema —, um sich den Stuhl, der angeblich nicht herauskommen will, mit dem Finger zu entfernen, ein dritter, um seine Hämorrhoiden zu untersuchen und

zu reponieren, die erwähnte Dame, um den Anus zu erweitern. Es
werden immer organische Unlustempfindungen benützt, um sich den unentbehrlichen Orgasmus zu verschaffen.

Viele Analerotiker leiden an Obstipation. Sie benützen das Leiden
dazu, um mit Hilfe des Stuhles zu onanieren. Schon die kleinen Kinder
halten den Stuhl gern zurück, weil sie beim Durchpressen des harten
Stuhles Libido empfinden. Deshalb klagen die an Spermatorrhoe
Leidenden meist über Verstopfung und geben an, daß mit dem Stuhle
Sperma abgeht. Sie gestehen ungern, daß sie dabei einen mehr oder
minder stark ausgeprägten Orgasmus empfinden. Andere Analerotiker
haben eine anregende Spielerei mit dem Irrigator und fühlen sich nach
einer ausgiebigen Stuhlentleerung erfrischt, wie neugeboren, geben zu,
daß das Defäzieren die größte Wonne ihres Lebens ist. Ihr ganzer
geistiger Horizont ist von analerotischen Vorstellungen erfüllt. Auch
Hämorrhoiden, Analfissuren, die unter Umständen große Beschwerden
machen, sind oft artifiziell erzeugt, die Folge der zahllosen Manipulationen in der Analgegend.

Der Irrigator ist oft nur ein Objekt der Lustgewinnung und dient
bei Männlein und Weiblein zu mechanischen Reizungen unter dem
Deckmantel hygienischer Maßnahmen. Vielen Menschen ersetzt der
Irrigator ein Liebesobjekt, so daß es mich nicht Wunder nimmt, daß
er in den Phantasien der Onanisten und Fetischisten eine so überragende Rolle spielt.[1]

Mit großer Offenheit schildert Luther seine analen Beschwerden.
So heißt es in einem Briefe an Melanchthon: „Der Herr schlug mich
durch heftigen Schmerz in den Posterioribus; mein Stuhl ist so hart, daß
ich gezwungen werde, ihn unter großem Schmerz herauszupressen, bis
mir der Schweiß herabrinnt; und je länger ich es aufschiebe, um so härter
ist der Stuhl. Gestern ging ich seit vier Tagen wieder einmal, und des-
halb schlief ich die ganze Nacht nicht, noch habe ich jetzt Ruhe. Dies
Leiden wird unerträglich, wenn es fortschreitet, wie es begonnen hat.“
Das Leiden wird so arg, daß er auf alle Heilmittel verzichten will.
„Indes — berichtet *Ebstein*[2] — war das Fleisch noch immer verletzt
und wund durch die alten Einrisse, obgleich er ausgiebig sich der
Laxantien bediente. Trotz aller Abführmittel habe er nicht weniger
Schmerzen im After verspürt, sei es durch die gewaltsame Wirkung der
Pillen, sei es durch irgend einen anderen Zufall.“

Solche Schmerzen sind Surrogate der Libido. Natürlich nicht immer,
aber in vielen Fällen. Luthers Obstipation wird auf der Wartburg
besser, aber sein Gemütsleiden viel schlimmer. Mitunter vergleicht er
sich mit einer aufgerissenen, verletzten blutigen Wöchnerin. Seine

---

[1] Interessante Beispiele finden sich im 3. Bande „Die Geschlechtskälte der Frau“
[2] Dr. *Wilhelm Ebstein:* Dr. Martin Luthers Krankheiten. Stuttgart, Ferdinand
Enke, 1908.

Hämorrhoidalblutungen nennt er „Molimina excretoria". Ein Steinleiden quält ihn überdies, von dem er sagt, daß es als der Satan in ihm wüte. 1528 schreibt er über seine Blutungen an Justus Jonas: „Meine Krankheit war eine solche, daß mit dem Stuhlgange zugleich eine angeschwollene L i p p e des Afters hervortrat. Darauf saß eine kleine juckende Erhabenheit. Dieselbe machte um so mehr Beschwerden, je weicher der Stuhl war. Ging geronneues Blut ab, s o b e f a n d i c h m i c h u m s o w o h l e r und a n g e n e h m e r, j a m i t V e r g n ü g e n v e r - b u n d e n w a r d e r A k t d e r S t u h l e n t l e e r u n g. J e m e h r B l u t g e r i n n s e l a b g i n g e n, u m s o m e h r V e r g n ü g e n h a t t e i c h, s o d a ß d i e s e a n g e n e h m e E m p f i n d u n g m i c h m e h r m a l s t ä g l i c h v e r a n l a ß t e, z u S t u h l e z u g e h e n. D r ü c k t e i c h m i t d e m F i n g e r, s o j u c k t e d a s ä u ß e r s t a n g e n e h m u n d e s f l o ß B l u t. D e s h a l b d u r f t e n a c h m e i n e r A n s i c h t d i e s e r B l u t s t u h l d u r c h a u s n i c h t g e s t i l l t o d e r v e r m i n d e r t w e r d e n."

Deutlicher kann man die Libido beim Stuhlgang und die Lustempfindungen durch Kratzen wohl nicht beschreiben. Später litt er auch an Diarrhöen und Tenesmus. Der Abort ist für ihn immer ein kritischer Aufenthalt. 1546 entging er glücklich der Lebensgefahr, indem ein „sehr großer Stein, der von der Decke sein Haupt bedrohte", kurz nachher herunterfiel, „nachdem Luther sein natürliches Geschäft verrichtet hatte" Bald nachher hatte er ein Phantasma: Ihm gegenüber saß der Teufel am Röhrtroge und kehrte ihm seinen H i n t e r n zu.

Von seinem Kampfe gegen die Sexualität in der Jugend erzählt *Ebstein:* „Er wurde erst von geschlechtlichen Erregungen nicht sehr gepeinigt, je mehr er sich aber kasteite, um so mehr traten auch diese Reizungen hervor. Dabei bewahrte er aber seine Keuschheit. Er legte sich durch seine übermäßige Enthaltsamkeit allerlei schwere Entbehrungen auf, ferner brachte er die Nächte auf möglichst hartem Lager mit unzureichender Bedeckung zu, andrerseits lief er in der heißen Jahreszeit mit entblößtem, von den Sonnenstrahlen gequältem Haupt herum. Er magerte ab und nennt sich selbst ausgemergelt und ausgedörrt. In diesem Zustande körperlicher und geistiger Erschöpfung stellten sich einmal heftige geistige Erregungszustände und ein anderes Mal exzentrische Gemütsverstimmungen ein, welche seine Klostergenossen zu dem Glauben verführten, daß er ein Epileptiker oder ein von Dämonen Besessener sei.

Ich habe den Fall nur erwähnt, weil er uns eine ausgezeichnete Schilderung der analerotischen Spielereien gibt.

Zu ähnlichen Spielen wird natürlich auch jede andere Schleimhaut, der Mund und besonders die Zunge benützt. Die verschiedenen Formen des Wonnesaugens (Ludelns) gehören hierher, die bekannten Spiele mit der Zunge, die im Munde gerollt wird, an der gesogen wird, usw.

Noch häufiger sind die Formen der larvierten geistigen Onanie, bei denen keinerlei Manipulation vorgenommen wird. Die Betreffenden versinken in ihre Träumereien, die mit Ekstasen enden. Sie wissen nie, woran sie gedacht haben, wenn man sie aus den Träumen herausreißt.

Manche kleine Symbolhandlung verrät den Inhalt der Phantasien. So hatte ein Mann meiner Beobachtung die Gewohnheit, bei den Tagträumen, deren Inhalt ihm unbekannt war, den Penis in der Hand zu halten. Er hatte sich deshalb ein Loch in die Hose gemacht. Im Leben war er Mitglied eines Vereines zur Bekämpfung der Schmutzliteratur, ein Apostel der Reinheit und brachte halbe Tage mit den larvierten Formen der Onanie zu. Seine Träume brachten mir dann den Zugang zu seinen Tagesphantasien. Ja gerade die negative Beschäftigung mit der Erotik in Form von Ekel, Abscheu, Entrüstung ist eine Form der geistigen Onanie, die in unserer Zeit der Heuchelei und Prüderei ungemein verbreitet ist. Es gibt Menschen, die sich eine artige Sammlung von erotischen Schriften, nackten Darstellungen, Ansichtskarten anlegen, welche die Polizei auf die Künstler hetzen, den Staatsanwalt zu Hilfe rufen, und die sich doch nur mit diesen Dingen beschäftigen, weil sie ihnen eine Reihe erotischer Anregungen gewähren. Es gibt eben eine larvierte Form der Onanie, die sich in negativer Form als Abwehr der erotischen Reize äußert. In diese Gruppe gehören auch Weltverbesserer, Schwärmer für die sexuelle Aufklärung. Es ist dies eine Art, wie die rohen erotischen Triebe sublimiert und in den Dienst der Kultur gestellt werden. So kenne ich einen Mann, der an einer ihm unbewußten Paraphilie, der Neigung zu Kindern, leidet, die er natürlich verdrängt hat und die sich als „harmlose" Kinderliebe äußert. Der Mann beschäftigt sich angelegentlich mit der sexuellen Aufklärung der Kinder. Nun wäre es töricht, schon diese Form der Sexualbetätigung Onanie zu nennen. Aber gerade bei solchen Keuschheitsfanatikern, Sittlichkeitsaposteln, Asketen, Abstinenten aus Überzeugung kann man die schönsten Formen der larvierten Onanie beobachten. Die Natur läßt sich nicht so leicht vergewaltigen, und wenn der Geschlechtstrieb das Feld des Bewußtseins räumen muß, so schleicht er sich über Umwege ins Unbewußte und setzt sich gegen den Willen des Kämpfers durch. So streichelt der Kinderfreund die Kinder, w o b e i i h m e i n w a r m e r S t r o m ü b e r d e n K ö r p e r rieselt, er ganz heiß wird, was er als die Manifestation der idealen Liebe auffaßt.

Es ist mir gelungen, in einer Reihe von Zwangsvorstellungen den Ersatz der Onanie zu finden. *Freud* hat bekanntlich darauf hingewiesen, daß viele Zwangsvorstellungen — er meinte seinerzeit sogar alle — Vorwürfe über eine mit Lust begangene sexuelle Aktion der Jugend darstellen. Diese Erklärung steht noch heute für viele Zwangsvorstellungen zu Recht, wenn sie auch nicht den Reichtum der Zwangsvorstellungen, die vielfach determiniert erscheinen, erschöpft. Jede Zwangshandlung ist ein Kompromiß aus Trieb und Hemmung und enthält auf dem Wege des neurotischen Kompromisses in einem Symptom beide Strömungen. Man kann nun viele Zwangshandlungen beobachten, welche eine Darstellung der Onanie bezwecken und auch eine Art von larvierter Onanie darstellen.

Unter den Menschen, die an Zwangsneurose leiden, findet man sehr häufig solche, welche angeblich nie onaniert haben oder die Onanie „überwunden" haben. Ihre Zwangshandlungen zeigen aber, daß sie sich immer mit der Onanie beschäftigen, von ihr nicht loskommen, ferner findet man die schönsten Formen larvierter Onanie unter diesen Überwindern.

Besonders häufig treten solche Zwangshandlungen auf, wenn die Neurotiker die Onanie aus ethischen oder hygienischen Motiven aufgeben. Ein solcher Fall soll diese Ausführungen illustrieren.

Fall Nr. 14. Es handelt sich um einen 26jährigen Angestellten, der in seinem Geschäfte solche Unsicherheit zeigte, daß er in Gefahr war, seinen Posten zu verlieren. Er mußte alles mehrere Male zählen und war dann noch immer im Zweifel, ob er sich nicht geirrt habe. Solche Erscheinungen der Arithmomanie sind bei Onanisten sehr häufig. Zählen sie doch im Kampfe gegen die Onanie die Tage, da sie keusch sind. Manche sind glücklich, wenn sie acht Tage widerstehen können, und fallen regelmäßig in bestimmten Intervallen. Andere können länger widerstehen, haben größere Intervalle, die allerdings von mehreren Tagen unterbrochen werden, in denen sie stürmisch onanieren. Alle diese Onanisten führen ein genaues Tagebuch über ihre Onanie (natürlich meistens nur im Geiste). Wenn sie die Onanie dann aufgeben, setzt sich das Zählen fort, kommt aber durch die larvierte Onanie und durch die Pollutionen ins Schwanken. Unser Patient wußte nicht, wieviel Geld ihm der Chef übergeben hatte (ein Symbol seiner Schuld!), er konnte nicht feststellen, vor wieviel Tagen sich ein Vorfall abgespielt hatte, er zählte die ihm übergebenen Briefe oder Pakete bis zur Erschöpfung durch, ohne deren Zahl bestimmt feststellen zu können. Diese Erscheinungen, die sich mit vielen hypochondrischen kombinierten, waren in dieser Stärke seit den zwei Jahren aufgetreten, seit er nicht mehr onanierte. Natürlich führte jeder Medikus seine „Neurasthenie", so nannten die meisten Ärzte seine Zwangsneurose, auf die Onanie zurück, was seine vorgefaßte Meinung bestätigte. Dieser Patient kam jede Woche für ein halbes Stündchen zu mir und ließ sich von mir über seine Krankheit belehren. Er war ein sehr gelehriger Schüler und einer meiner schönsten Erfolge. Ich kann nicht genug staunen über die Veränderung zum Guten, die sich mit dem Kranken vollzogen hat. Er hat jeden Zweifel verloren, zählt nicht mehr, ist vollkommen sicher, fühlt sich frisch und gesund, sieht blühend aus und hat in den ersten Monaten, seit er wieder onaniert, um 3 Kilo zugenommen. Der vorher unruhige Schlaf ist tief und ruhig. Die Pollutionen haben aufgehört. Wie in aller Welt kann man hier von einem Schaden der Onanie sprechen? W a r u m w o l l e n d i e Ä r z t e n i c h t s e h e n , d a ß e s a u c h e i n e n N u t z e n d e r O n a n i e g i b t , d a ß d e r A u t o e r o t i s m u s z a h l l o s e n W i t w e n , a l t e n J u n g f e r n , H a g e s t o l z e n d i e e i n z i g m ö g l i c h e , s o z i a l m ö g l i c h e F o r m d e r S e x u a l b e t ä t i g u n g d a r s t e l l t ? I c h lasse die von dem erwähnten Patienten nach zwei Jahren der Genesung verfaßte Krankengeschichte in ihrer naiven stilistischen Fassung ungeändert folgen und bitte, mir die übertriebenen Lobpreisungen des Kranken nicht zur Last zu legen. Diese Publikation wäre geschmacklos, wenn sie nicht einen tiefen Einblick in die dankbare Psyche des Wiederhergestellten gestatten würde.

„Von glücklichen und dankbaren Gefühlen erfüllt, will ich kurz meine seelischen Zustände vor und nach meiner Kur niederschreiben.

Vor allem muß ich bemerken, daß ich meine Heilung lediglich durch folgende angewendete Mittel erreicht habe:

1. Indem mir verdrängte Empfindungen und Gedanken zu klarem Bewußtsein gebracht wurden, und ich von alten Hemmungsgefühlen infolge Aufklärung befreit wurde. Dadurch erwarb ich mir eine freiere Weltanschauung und die verschiedenen unberechtigten Gewissensbisse verflüchtigten sich und hörten allmählich auf.

2. Durch Regelung des Geschlechtslebens, nämlich durch die Onanie.

Als Sohn eines Pfarrers durfte ich die Gesetze der Kirche nicht übertreten und mußte ein keusches, vollständig abstinentes Leben führen. Ich erinnere mich, daß bedeutendere Zwangsvorstellungen im 19. Lebensjahr begonnen haben, während ich mein tägliches Nachtgebet verrichtete. Ich onanierte fast täglich, ohne dem Akte irgendwelche Bedeutung beizulegen, denn ich war sexuell nicht richtig aufgeklärt worden, weil ich über diese Dinge nicht reden wollte. Im geheimen aber machte ich mir hie und da Vorwürfe, etwas Unrechtes getan zu haben, doch konnte ich das Onanieren nicht aufgeben und ich verdrängte den lästigen Gedanken. Später, als ich Pollutionen hatte, glaubte ich, ich hätte mir durch die Onanie eine Krankheit zugezogen und müßte nach den Satzungen der Bibel als ein Samenflüssiger, Unreiner angesehen werden. Schon während des Nachtgebetes dachte ich an das Onanieren, war geschlechtlich sehr gereizt, wollte aber den Gedanken zurückdrängen. Dadurch wurde ich wirr, wiederholte beim Beten dieselben Worte, dieselben Absätze unzählige Male. Zur selben Zeit fing ich auch an, unsicher zu arbeiten. Eines Tages wurde mir die falsche Theorie über die verheerende Wirkung der Onanie mitgeteilt.

Nun machte ich mir Vorwürfe, gesündigt und meinen Körper geschädigt zu haben. Ich habe mich mit aller Energie gegen einen Rückfall in die alte Gewohnheit gewehrt, zählte die Wochen, Monate, ja auch Jahre, es waren sogar vier, meiner mir zur Pflicht gemachten Keuschheit, indem ich eine robuste Gesundheit und Wohlbefinden als natürliche Folge meiner Enthaltsamkeit erhoffte. Ich erfuhr das Gegenteil. Bei der Arbeit wurde ich immer zerstreuter, unsicherer, besonders beim Rechnen. Ich glaubte stets falsch gerechnet zu haben, mehr Ware ausgefolgt zu haben, ich glaubte stets, daß ich meinen Chef betrüge, glaubte jeden Menschen benachteiligt zu haben. Eines Tages flog mir der Gedanke durch den Kopf, ich wäre ein Mörder. Als nämlich mein Vater vor mehreren Jahren im Sterben lag, legte ich ihm meinen Finger in den Mund. Nun, nach einigen Jahren erinnerte ich mich an die Situation und redete mir ein, ich hätte den Vater dadurch erdrosselt. Bald darauf peinigten mich neue und neue Mordbeschuldigungen, selbst wenn ich die Leute vor mir sah, die ich ermordet zu haben mir einredete. Ich konnte nichts unternehmen, denn ich hatte stets Angst, daß dies schreckliche unglückliche

Konsequenzen nach sich ziehen könnte, die mich zum Verbrecher machen
würden. Zeitweise wurde ich melancholisch, schlaflos, gereizt und sehr
empfindlich gegen Geräusche. Natürlich wurde ich täglich energieloser, verlor
alles Selbstvertrauen und wurde mir dieses Leben nur zur Qual. Nach fast
vierjähriger Selbstquälerei, von der ich durch Brom, kalte Waschungen,
Tropfen etc. befreit werden sollte, entschloß ich mich zum letzten Versuche,
nämlich zur psychotherapeutischen Behandlung.

Durch sie wurde mir eine neue Welt geöffnet. Ich wurde einer analytischen Behandlung unterzogen. Vor allem wurde mir klar gemacht, daß
ich ein geregeltes Geschlechtsleben führen muß, entweder durch den Koitus
oder durch Onanie. Ich entschloß mich vorläufig für das letztere. Mein Zustand
besserte sich täglich. Die Behandlung eröffnete mir neue Gesichtspunkte. Ich
lernte mein Inneres und seine rohen Triebe kennen. Verdrängte Gedanken
wurden mir zum Bewußtsein gebracht. Allerlei traumatische Erlebnisse aus
der Kindheit kamen mir in Erinnerung. Es wurde mir klar gezeigt, seit wann
diese oder jene nervösen Erscheinungen datieren, es wurde die Wurzel der verschiedenen Chaosgedanken aufgesucht und mir gezeigt. So wurde mir deutlich gezeigt, welche unangenehme, unsichere, melancholische und energielose
Zustände das Zurückdrängen des Geschlechtstriebes bewirkt. Natürlich hatte
mich im Anfange das Aufwühlen der unbewußten Gedanken auch sehr aufgeregt, doch als ich später mich mehr in die Anschauungen meines Arztes
vertiefte, lernte ich mit offenem Auge auf den schmutzigen Untergrund
des Menschen schauen, ihn anders beurteilen. Ich lernte, mich über vieles
Kleinliche, welches so oft das Leben des Menschen trübt, hinwegzusetzen. Wie
atmete ich nach jeder Ordination, in der ich gebeichtet und mein Gewissen
erleichtert habe, auf! Wie lebensfroh wurde ich, nachdem ich jedesmal so viel
Schönes, Neues, Fesselndes zugelernt habe! Mein Selbstvertrauen und mein
Lebensmut steigerten sich nach jeder Aussprache. Und nun bin ich überzeugt, daß Aussprache, das furchtlose Überlegen jedes Gedankens, geregeltes
Geschlechtsleben resp. richtige Ausnützung der überschüssigen Energien die
sichersten Mittel zur Heilung der Kranken und zur Erhaltung der gesunden
Psyche sind. Beim Rückblicke und der Übersicht über meine Krankheits-
geschichte sehe ich erst, wieviel ich gelitten, deshalb weiß ich die Heilung
um so mehr zu schätzen und um so stärker ist mein Dankgefühl."

Bei diesem Kranken zeigte es sich, daß eine innerliche Frömmigkeit ihm verbot, vor der Ehe zu einem Weibe zu gehen. Er stand auf
einer ziemlich hohen ethischen Stufe. Nun möchte ich noch nachtragen,
daß dieser Mann seither — ich beobachte den Fall schon acht Jahre —
geheiratet hat und außerordentlich potent ist.

Solche Fälle sind gar nicht so selten. Viele Menschen tragen eine
latente Neurose mit sich herum, die erst ausbricht, wenn das Leben
sie ihrer Lustquellen beraubt. Mit dem Aufgeben der Onanie sinken die
Lebensfreude und der Lebensmut. Unbefriedigte Menschen sind immer
unglückliche Menschen. Tritt aber einmal der Sexualhunger ein, so löst
er verborgene Kräfte und auch die anderen gebändigten Triebe rütteln
an ihren Ketten. So macht ein Rebell die ganze Gemeinde rebellisch.
In dieser Hinsicht ist die psychologische Erforschung der Verbrechen

von allergrößter Bedeutung. Auch bei diesem Kranken traten Mordimpulse in negativer Form (Abwehr des Gedankens, Selbstbeschuldigung) erst auf, als er ganz abstinent und unglücklich wurde. Ich habe bei vielen Verbrechern konstatieren können, daß sie erst nach einer großen Liebesenttäuschung hemmungslos wurden. Es ist eine alte Erfahrung, daß eine glückliche Liebe gut macht, während eine unglückliche die ganze Büchse der Pandora öffnet.

Die Onanie.
IV.

Andere Formen larvierter Onanie. — Erotische Reizungen als Heilmittel. — Zur Psychogenese des Schuldbewußtseins.

Man wird am besten für seine Tugenden
bestraft.   *Nietzsche.*

Klärt man die Patienten über die Gefahrlosigkeit der Onanie auf, so bemerkt man häufig, daß sie ungläubig den Kopf schütteln und die neue Lehre nicht glauben wollen. Sie können das Spiel mit der Gefahr nicht entbehren. Oder sie fürchten die Onanie, weil sie bei ihnen mit den oft erwähnten Phantasien verknüpft ist. Die Onanie gestattet nämlich eine Verschiebung, welche oft die interessantesten Konflikte verbirgt. Dabei ist nicht immer die manuell betriebene Onanie die Quelle des Schuldbewußtseins. Daß auch psychische Onanie dieselben Erscheinungen zeitigen kann, beweist der nächste Fall. Der Kampf gegen die psychische Onanie ist noch schwerer als der gegen die physische, weil sich ja die lasziven Vorstellungen immer wieder aufdrängen und sich nicht so leicht durch allerlei Hemmungen des Alltags abweisen lassen. Auch sehen wir in der nächsten Beobachtung deutlich die Pollution als Onanieersatz, resp. die unbewußte Onanie an Stelle der bewußten treten. *Krafft-Ebing*[1]) teilt folgenden charakteristischen Fall mit:

Fall Nr. 15. Frl. X., 30 Jahre, aus belasteter Familie, von Kindesbeinen auf neuropathisch, versichert, daß schon in ihrem 6. Jahre bei ihr lüsterne Bilder auftraten, denen sie sich immer mehr überließ. Es kam mit der Zeit zu förmlicher psychischer Onanie und in den letzten Jahren stellten sich Beschwerden im Sinne einer Neurasthenia sexualis ein. Patientin ahnte den Zusammenhang zwischen Leiden und schädlicher Gewohnheit. Das populäre Buch von *Bock* schaffte ihr die gewünschte Aufklärung unter heftigen Gemütsbewegungen. Diese wurden noch vermehrt durch Schicksalsschläge, welche die Familie trafen. Patientin ließ nun ab von ihrer schlechten Gewohnheit, aber gleichwohl verschlimmerte sich von nun an ihr Befinden zusehends. Sie wurde nervös, sehr erregt, dysthymisch.

---

[1]) Psychopathia sexualis. 14. Auflage. Stuttgart, Ferdinand Enke, 1912.

litt an schlechtem, unerquicklichem, von lasziven Träumen gestörtem Schlafe, Spinalirritation, Anämie, schwachen und schmerzhaften Menses. Die von jeher schwache Neigung zum männlichen Geschlechte und zum Eingehen einer Ehe sank auf ein Minimum, dagegen wurde Patientin trotz allen Widerstrebens immer mehr das Opfer eines dem Priapismus des Mannes ähnlichen, an und für sich nicht wollüstigen, oft geradezu peinlichen genitalen Orgasmus. Es gesellten sich nächtliche Pollutionen hinzu, insofern Patientin anläßlich lasziver Traumsituationen mit einem Wollustgefühl erwachte und eine Nässe in den äußeren Genitalien verspürte. Nach solchen P o l l u t i o n e n fühlte sie sich tagelang ganz matt, abgeschlagen, tief verstimmt und von heftiger Spinalirritation heimgesucht. Die nächtlichen Pollutionen wurden mit der Zeit auch ohne Dazwischentreten lasziver Träume ausgelöst und schließlich kam es zu analogen Zuständen auch bei Tage. Patientin entschließt sich mit schwerer Mühe, diese Konfidenzen dem Arzt zu machen. Sie ist blutarm, abgemagert, verstört, verstimmt. Die Lenden- und Nackenwirbelsäule ist höchst druckempfindlich. Patientin schläft wenig und unerquicklich, fühlt sich matt und elend, klagt über Ziehen und paralgische Schmerzen im Gebiete des Plex. lumbo-sacralis. Die tiefen Reflexe sind gesteigert. Sie fürchtet Rückenmarksleiden und findet den Grund ihrer Krankheit in der langjährigen psychischen Onanie. Erst durch die Lektüre von *Bock* sei sie sich ihres Unrechts bewußt geworden. Masturbation habe sie nie geübt. Ihre Hauptklage ist eine fast kontinuierliche Unruhe und Aufregung in den Genitalien. Es sei wie beim Magen, wenn er hungrig werde. In den Genitalien (objektiver Befund negativ) spüre sie ein qualvolles Brennen, Hitze, Pulsieren, Unruhe, wie wenn ein Uhrwerk drinnen los wäre. Nur höchst selten verbänden sich damit wollüstige Gedanken. Diese sexuale Neurose wirke entsetzlich deprimierend auf sie. Sie habe nur vorübergehend Ruhe, wenn der Zustand bis zur Pollution ausarte, und diese vermehre dann wieder ihre neuropathischen Beschwerden. Zur menstrualen Zeit leide sie am heftigsten. Halbbäder von 23—19° R, Suppositorien von Camphor. monobrom. 0,6 mit Extr. belladonn. 0,04, Bromnatrium 3 bis 4,0 abends, Pulver aus Camphora 0,1, Lupulin 0,5, Extr. secal. 0,08, zweimal täglich, brachten der Kranken große Erleichterung und tageweise völlige Ruhe. Damit kehrte auch das schwer erschütterte Vertrauen in die Zukunft und die Ruhe des Gemütes wieder."

Auch in diesem Falle sehen wir eine bedeutende Verschlimmerung auftreten, sobald die Patientin den Kampf gegen ihre psychische Onanie eröffnet, welche ihr ja doch nur eine halbe Befriedigung gewährte. Sie hilft sich schließlich mit den Pollutionen. Sie ersetzt die bewußte psychische Onanie durch die unbewußte.

Wie gering sind eigentlich diese Erkenntnisse, welche uns solche rein deskriptiv berichtete Fälle bringen! Die verschiedenen Formen „unbewußter Onanie" kann man nur durch genaue N a c h f o r s c h u n g im analytischen Sinne kennen lernen. Diese Erforschung ist aber kein einfaches Ausfragen. S i e e r f o r d e r t K e n n t n i s d e r T e c h n i k u n d E r f a h r u n g. D e s h a l b b e s t e h t z w i s c h e n d e n wirklichen Analytikern und den Ärzten, welche ohne Kenntnis der Technik die Resultate der Analytiker nachprüfen wollen, eine unüberbrückbare Kluft.

Interessant ist, daß auch Schmerzen eine larvierte Onanie verbergen können. Nicht immer ist die Erkenntnis, daß es sich um Orgasmen handelt, so leicht zu erwerben, und auch dem Analytiker kommen Fälle unter, in denen er zweifelt. Und ich wiederhole es: Erst die den onanistischen Akt begleitende Phantasie kann uns volle Aufklärung über seine Bedeutung bringen.

Der nun folgende Fall ist in mancher Hinsicht von großem Interesse.

Fall Nr. 16.   Eine zweiundvierzigjährige Frau wird mir von einem Landarzte wegen nervöser Bauchschmerzen zugeschickt. Diese Schmerzen quälen die Frau schon seit neun Jahren. Es handelt sich um eine merkwürdige Neuralgie in der Gegend des Appendix, gegen die Blase und den Rücken ausstrahlend. Der *Mac Burney*sche Punkt ist nicht druckempfindlich. Dagegen wächst die Druckempfindlichkeit, je näher man der Medianlinie kommt. Die Patientin wurde verschiedentlich behandelt. In Wien führte man die Schmerzen auf eine Retroflexio uteri zurück. Schließlich schlug ihr ein berühmter Gynäkologe die Exstirpation des Uterus vor. Sie willigte mit Freuden ein, um endlich von den Schmerzen ganz erlöst zu werden. Zuerst war die Wirkung ausgezeichnet. Aber schon drei Wochen nach der Operation meldete sich der Schmerz in alter Intensität und noch stärker wieder. Nun kamen die Ärzte darauf, daß der Schmerz ein nervöser sei, und begannen sie mit Brom, Valeriana, Elektrizität zu behandeln. Alles ohne Erfolg. Dr. H., ein Arzt, der mein Buch „Nervöse Angstzustände" gelesen hatte, sandte mir die Patientin mit der Bemerkung zu, der Fall habe sicher eine psychogene Wurzel. Er sei außerstande, sie aufzufinden.

Die analytische Durchforschung des Falles ergab gleich in der ersten Stunde ein wichtiges Resultat. Ein halbes Jahr vor dem Beginn der Schmerzanfälle trat ein Lusttraum auf (der sich später wiederholte), worauf sie das erste Mal in ihrem Leben einen Orgasmus gefühlt habe. Während ihrer Ehe war sie immer anästhetisch. Sie hatte mit 23 Jahren geheiratet. Und erst mit 33 Jahren begann sie im Anschluß an einen Traum zu „empfinden". Sie fragte — trotz des Lustgefühles — sehr besorgt und erregt ihre Freundinnen, was das wäre, und beruhigte sich, als sie hörte, es sei normal, jede Frau müsse das empfinden. Das erlebte sie im Alter von 33 Jahren! Und nun erzählte sie, daß ein Zusammenhang zwischen dem Schmerz und der Lustempfindung existiert. Sie habe gefunden, daß der Schmerz immer heftiger auftrete, wenn sie einen „süßen" Traum gehabt hatte. (Es hat den Anschein, als ob der Schmerz die Strafe für eine verbotene Lust wäre.)

Des Inhaltes der süßen Träume kann sie sich nicht erinnern. Sie glaubt, sie träume, daß ihr Mann mit ihr verkehre. Manchmal, daß sie an seiner Brust liege und sauge. Manchmal etwas anderes, an das sie sich nicht erinnern kann. Sie habe auch jetzt bei ihrem Manne keinen Orgasmus, empfinde nur ein „leeres Hin und Her".

Schließlich macht sie noch eine merkwürdige Mitteilung: W e n n   d e r
S c h m e r z   s e h r   s t a r k   s e i ,   s o   m ü s s e   s i e   s i c h   m a s s i e r e n.
D a r a u f   l a s s e   d e r   S c h m e r z   n a c h ,   a b e r   s i e   e m p f i n d e   e i n
l e i s e s   L u s t g e f ü h l   u n d   w i s s e   d a n n   s i c h e r ,   d a ß   i n   d i e s e r
N a c h t   e i n   s ü ß e r   T r a u m   k o m m e n   w e r d e.
      In der nächsten Sitzung erzählt sie mir von ihrer Enttäuschung nach
der Operation. Man hatte ihr erzählt, daß sie keine Frau mehr sein werde,
wenn alles entfernt sei. Darum ging sie mit Freuden auf den Vorschlag ein,
sich den Uterus und die Adnexe entfernen zu lassen. Denn sie kämpfte
gegen ihre Sexualität und strebte nach Reinheit. Drei Wochen war sie
selig, weil kein süßer Traum kam. Danach hatte sie drei Pollutionsträume
in einer Nacht. Der Schmerz setzte zugleich mit einer tiefen Depression
am nächsten Tage mit unverminderter, ja mit noch stärkerer Intensität ein.
      Wir merken, es handelt sich um eine sehr interessante Form von
larvierter Onanie. Das Schuldgefühl, das sich an den mit Schmerzanfällen
eingeleiteten Orgasmus knüpft, ist außerordentlich stark und scheint auf
eine begleitende Phantasie zurückzugehen. Doch wie dieser Phantasie habhaft werden? Die Kranke konnte nur eine Woche in Wien bleiben.
      Ich versuchte eine Hypnose. Sie gelang nur oberflächlich. Die Kranke
gab als Hemmung an, s i e   h a b e   A n g s t ,   s i e   k ö n n t e   i n   d e r
H y p n o s e   e t w a s   s p r e c h e n ,   w a s   s i e   k o m p r o m i t t i e r e n
w ü r d e. Auf Befragen, was das sein könnte, gab sie entschiedene Antworten: Sie habe nichts zu verschweigen. Sie habe mit 23 Jahren geheiratet
und sei so unschuldig gewesen w i e   f r i s c h g e f a l l e n e r   S c h n e e. Ihr
Mann habe sich über ihre Unerfahrenheit und Naivität gewundert.
      Am nächsten Tag produzierte sie unvermutet eine Erinnerung, an
die sie schon seit vielen Jahren nicht gedacht hätte. Sie hatte den Vorfall
ganz vergessen. Diese Erinnerung produziert sie im Anschluß an einen
Traum, der folgendermaßen lautet:
      Ich gehe in ein Zuckerlgeschäft, um mir Zuckerl zu kaufen. Die
Verkäuferin gibt mir statt der Zuckerln Tinte. Ich mache mich ganz
schmutzig. Dann nehme ich einige Bäder, um mich rein zu waschen.
      Ich mache die Patientin, der gar nichts zu diesem Traume einfallen
will, aufmerksam, daß sie etwas erlebt haben müsse, wodurch sie sich befleckt
fühle. Sie suche sich nun reinzuwaschen. . Das sei der Sinn des Traumes.
Sie gibt ihre stereotype Antwort: Sie habe nichts erlebt, sie wisse sich an
nichts zu erinnern. Dann frage ich, ob sie etwas in einem Zuckerlgeschäft
erlebt habe. Darauf erzählte sie: „In einem Zuckerlgeschäft nicht. Aber
jetzt fällt mir plötzlich etwas Wichtiges ein, das ich ganz vergessen habe.
Ich war sieben Jahre alt; da lockte mich ein Geselle, der bei meinem Vater
in Diensten stand, mit Zuckerln in eine Scheune. Dort sagte er, er werde
mir etwas Süßes zeigen. Er hob mir das Kleid auf und vollführte mit mir
einen Verkehr."
      „Haben Sie den Eltern etwas davon erzählt?"
      „Nein, ich schämte mich zu sehr. Aber ich bat den Vater, den Gesellen
wegzugeben, ich könnte ihn nicht leiden. Ich wich ihm aus und floh immer
seine Nähe, wenn er mit mir wieder allein war. Ich war aber schon siebzehn
Jahre alt, als er wegging."
      „Haben Sie ihn dann wiedergesehen?"
      „Ja, aber da war ich schon lange verheiratet."

„Wie alt waren Sie da?"

„Es war gerade im Jahre nach meinem Abortus, also mit 33 Jahren."

„In demselben Jahre, als Ihre Pollutionen und Schmerzen anfingen?"

„Ja — in demselben Jahre. Von meiner Heimat ging ich dann nach Wien."

Hier muß ich eine kleine Einschaltung machen. Wir nennen einen solchen Vorfall ein „Trauma". Die Bedeutung dieser Traumen ist von der *Freud*schule in ihren ersten Publikationen entschieden überschätzt worden. Allein man muß sich davor hüten, die dauernde Wirkung eines so furchtbaren Erlebnisses zu unterschätzen. Es sind mehrere Wirkungen möglich. Das Trauma wird glänzend vertragen und das Individuum überwindet den Shock. Oder der Mensch wird später neurotisch und benützt das Trauma nachträglich in der Dynamik der Neurose. Das Erlebnis kann ebenso ein Anreiz zum Leichtsinn wie die Ursache einer pathologischen Hypermoralität werden. Es kann als Aufforderung zur Wiederholung oder als Warnung vor der Wiederholung wirken. Im letzteren Falle werden die Kinder durch das Schreckliche des Vorganges, durch die Brutalität des Erlebnisses dem antisexuellen Instinkte ausgeliefert und zur Keuschheit getrieben. Der Drang nach Wiederholung wird durch das Bestreben, der Wiederholung auszuweichen, überwunden. Ein Trauma dieser Art hat schon aus manchem Mädchen eine Nonne gemacht. Ich kenne einige Fälle, die im Kloster endeten. Oder es wird eine Keuschheit betont, welche unnatürlich ist. So war es auch in diesem Falle. Das kleine Mädchen wurde übertrieben schamhaft, scheu und fromm. Im Herzen hatte es die stille Hoffnung, der Bursche werde seine Sünde durch eine Heirat wieder gut machen. Denn es liebte den Gesellen und konnte ihn nie mehr vergessen. Es betrachtete sich als seine Frau und heiratete erst nach langem Zögern mit 23 Jahren. Aber der Bursch war noch ledig. Sie konnte die Hoffnung einer alles reinwaschenden Ehe noch aufrecht erhalten. In ihrer Heimat sah sie den Burschen zum ersten Male als Ehemann, sie erfuhr, daß er verheiratet sei. Sie reiste nach Hause und ein starker „Fluß" zwang sie, nach Wien zu fahren. Dieser Fluor war schon ein Zeichen ihrer übergroßen Erregbarkeit. Die lange zurückgestaute angesammelte Libido wollte durchbrechen.

In den nächsten Sitzungen erfuhr ich erst, daß sie in Wien „massiert" wurde. Die Patientin gab an, daß der Schmerz vorne und hinten, eigentlich innen aufgetreten sei. Ich dachte sofort an eine bimanuelle Untersuchung, die sie aber leugnete. Sie habe bei der Untersuchung nie Schmerzen oder Lustgefühle gehabt. Am nächsten Tag erinnert sie sich schon an die bimanuelle Massage. Sie sei nachher immer ganz hin gewesen, wenn der große starke Doktor in ihr herumgearbeitet habe. Man habe bei ihr eine Rückwärtsknickung der Gebärmutter konstatiert und ihr Massage verordnet. Sie habe blaue Flecken gehabt und die Nacht danach vor Aufregung nicht geschlafen. Vor der Massage habe sie immer gezittert, wie vor etwas Fürchterlichem. . .

Kurz, ich erfahre, daß die Massage im höchsten Grade auf sie erregend gewirkt und nach langer Zeit wieder deutliche Lustgefühle vermittelt habe, Lustgefühle, die mit Schmerzen kombiniert waren.

Der Fall wird nun klar. Das Kind hatte beim ersten Koitus neben den Schmerzen ein starkes Lustgefühl empfunden. Das Mißverhältnis zwischen großem Phallus und der infantilen Vagina war zu groß. Als sie nun heiratete,

enttäuschte sie schon in der Brautnacht die (natürlich nur relative!) Klein-
heit des Membrum virile. Sie blieb anästhetisch. Die Erinnerung an den
großen Phallus der Kindheit störte den 'Eindruck der Gegenwart. Der
Anblick des verheirateten Geliebten weckte die alte begrabene Erinnerung
zu neuem Leben. Die Massage aber brachte die alte traumatische Szene
in veränderter Form. Einen großen Gegenstand (die Hand des riesengroßen
Masseurs), der in ihrem Innern herumwühlte, wohl auch Erinnerungen an
die gänzlich vergessene Kinderonanie. Nun war die Sperrung, der ihre
Sexualität unterlegen war, wieder aufgehoben. Sie hatte häufig Träume,
welche diese Massage wiederholten.

Jetzt verstehen wir, w a r u m d e r S c h m e r z a u f h ö r t, w e n n
s i e s i c h m a s s i e r t, u n d w a r u m s i e d a n n s i c h e r e i n e
P o l l u t i o n p r o d u z i e r t. Die eigene Massage weckte die Erinnerung
an die ärztliche Massage und das Kindertrauma, und im Schlafe vollendete
ihre Hand den autoerotischen Akt.

Sie braucht sich eigentlich über die unbewußte Onanie keine Vorwürfe
zu machen, denn sie ist ja daran schuldlos. Und doch hat sie ein tiefes
Schuldbewußtsein. Denn sie betrügt ihren Mann mit dem ersten Geliebten
und dem Arzt.

In diese Phantasien mischen sich auch Todesgedanken, die alle Hindernisse zwischen ihr und der ersten Liebe hinwegräumen.

Das ist die Erklärung dieses Schmerzes. Wir sehen, wie recht der
Landarzt hatte, als er eine psychogene Wurzel annahm. Und wir merken
mit Grauen, wie viele Operationen überflüssigerweise gemacht werden.

Wieder stoßen wir auf eine pathogene Szene, welche durch die
Onanie festgehalten wird.[1]) Es ist, als ob sich alle Fähigkeit zur Libido
auf diese Szene konzentrieren würde. Bei der Besprechung der Anästhesie der Frau werden wir auf ähnliche Fälle zu sprechen kommen
(Bd. III). Die Analyse wirkt auf diese kalten, verzauberten Frauen dadurch erlösend, daß sie die traumatische Szene bewußt macht und es
ermöglicht, die an sie fixierte Libido auf die anderen Formen des Sexualverkehrs überströmen zu lassen. Es sollte mich nicht wundern, wenn
diese Frau bald auch bei ihrem Manne einen Orgasmus empfinden würde.
Ich habe keine weitere Nachricht von ihr erhalten.

In dieser Krankengeschichte erfahren wir wieder etwas von der
erotischen Wirkung ärztlicher Behandlungen.

Jedem erfahrenen Arzte ist es bekannt, daß gewisse medizinische
Prozeduren als erotische Reizungen auf die Patienten wirken. Schon
die Art und Weise, wie sich die Frauen bei einer genauen Untersuchung
benehmen, verrät sofort, wie sie den Arzt werten. Für viele Kranke
bleibt er eben immer nur ein Mann. Sie produzieren teils bewußt, teils
mit geheimer Absicht allerlei Widerstände, betonen ihre Schamhaftig-
keit, meinen, der Arzt solle sich umdrehen und wegschauen, er solle

---

[1]) Die Onanie ist das Fixativ, durch das leicht hingeworfene Pastellbilder un-
zerstörbar werden oder dank sie zumindest dem Einflusse der Zeit widerstehen.

nur einen bestimmten Teil des Körpers untersuchen, fragen, ob sie das Hemd „unbedingt" ablegen müssen. Je unbefangener sich eine Dame entkleidet, desto weniger denkt sie daran, die Untersuchung als erotischen Akt aufzufassen. Daß sich viele Frauen nur aus erotischen Motiven untersuchen lassen, kann ich aus der Zeit, da ich noch praktischer Arzt war, bestätigen. Ja, eine ältere, sehr zurückhaltende Dame sagte mir einmal: „Wenn ich Ihnen einen Rat für Ihre Praxis geben sollte, ich müßte Ihnen sagen: Untersuchen Sie die Frauen immer so genau als möglich und bleiben Sie dabei immer der Arzt. Die Frauen verlangen das und sind beleidigt, wenn man es nicht tut. Ich habe immer die Ärzte tadeln gehört, die aus Gründen der Zurückhaltung oder aus Zeitmangel oberflächlich untersucht haben. Ich glaube, die Frauen haben ihre geheime Lust an diesen Dingen und gestehen es sich nicht ein."

Die Dame hat wirklich recht. Alle diese Reizungen liegen auf der Linie „Lust ohne Schuld". Doch von diesen alltäglichen Vorgängen will ich gar nicht sprechen. Viel wichtiger scheint mir aber der Umstand zu sein, daß der Frauenarzt — ohne es zu wissen — erotische Reizungen ausübt. Scheint mir schon die Untersuchung für manche Frauen eine Art Trauma, das ihre Phantasie immer wieder beschäftigt, so ist die bimanuelle Massage oft nur eine Form der allerotischen Betätigung, wie wir sie früher Onanie genannt haben. Das wissen die erfahrenen Frauenärzte und wenden allerlei Vorsichtsmaßregeln an. Die Frauen aber, die sich an die Massage gewöhnen, sind manchmal unglücklich, wenn sie aussetzen müssen. Aus meiner Praxis erinnere ich mich an eine Dame, die ich wegen eines Exsudats vorsichtig massierte. Ich bemerkte deutlich die reizende Wirkung und riet der Frau, die einen ordentlichen Orgasmus produzierte, von der Fortsetzung der Behandlung ab. Sie bestand aber hartnäckig darauf, es wäre das einzige, was ihr helfen könnte und   suchte einen anderen Arzt auf. Manche Damen verbergen ihren Orgasmus unter allerlei Schmerzensäußerungen, sie werden vor Schmerzen rot im Gesicht, betonen, es wäre äußerst schmerzhaft und unangenehm. Beim Orgasmus winden sie sich „vor Schmerzen", um den Charakter der Lust zu maskieren.

Alle diese Formen der sexuellen Betätigung sind von manchen Kranken hochgeschätzt. So erzählte mir ein Frauenarzt, er habe in seiner Klientel mehrere alte Jungfern, die jeden Monat einmal oder einige Male zur Untersuchung kämen. Diese Untersuchung scheine ihrer Phantasie einen Stützpunkt zu geben. Sie ist offenbar der berühmte „Fetzen der Realität", welchen der Neurotiker als „Flagge" seiner Phantasien benötigt. Deshalb werden von vielen Hysterischen

die bekannten Erfindungen vorgebracht, der Arzt hätte bei ihnen ein
sexuelles Attentat versucht oder ausgeführt, Beschuldigungen, die sich
in den seltensten Fällen als wahr erwiesen haben. Die Betreffenden
sind schon mit der Erwartung eines Attentates zum Arzte gekommen.
Oft ist die phantastische Erzählung die Strafe für das anständige Benehmen des Arztes, das manche Frauen direkt als Beleidigung auffassen. Jede Frau wertet den Umstand, daß man sie begehrt, als eine
Huldigung. Wenn die Form keine rohe ist, so wird sie diese Anerkennung ihrer Reize immer dankbar quittieren. Manche anständige
Frau hat den Arzt schon innerlich zornig verlassen, weil er sie nicht
als Weib berücksichtigt hat, d. h. ihr gezeigt hat, daß ihre Reize ihm
ganz gleichgültig sind.

In der Analyse treten diese Erscheinungen sehr deutlich zutage.
Die Kranken werben um die Liebe des Arztes und ihre Träume bringen
immer wieder Situationen, in denen der Arzt sie untersucht. Die
Kranken wenden großes Raffinement auf, um den Arzt zu bewegen,
seine Regel aufzugeben, die da lautet: Patienten, die man analytisch
behandelt, untersucht man nicht! Aber die Kranken wollen den Arzt
zur Untersuchung zwingen. Sie zeigen irgend eine Effloreszenz am
Unterarm oder am Sternum, weil sie wegen „einer solchen Kleinigkeit"
nicht zu einem andern Arzte gehen wollen. Sie behaupten, das nervöse
Magenleiden wäre bestimmt organisch. Der Arzt solle doch einmal
untersuchen, dann werde er sich schon überzeugen. Sie hätten bestimmt
eine Geschwulst, es bilde sich eine Kugel, der Magen stelle sich auf
und derlei Monstrositäten mehr, nur um den Arzt aus seiner Reserve
zu locken. Ja, es sind mir schon viele Fälle vorgekommen, daß die
Frauen am Schlusse der Behandlung gesagt haben: „Jetzt sind Sie
mit der Analyse fertig, jetzt können Sie mich ja innerlich behandeln."
Ganz am Anfang meiner analytischen Praxis kam eine Dame nach dem
Schlusse der seelischen Behandlung und bat dringend, ich möge sie
gynäkologisch untersuchen. Sie habe nur zu mir Vertrauen und werde
sich von keinem andern Arzte anrühren lassen. Sie fürchte aber, sie
hätte einen Krebs.   Ich war damals noch praktischer Arzt und
kannte nicht die Fallen und Finten der Kranken. Ich untersuchte sie,
konnte sie wegen des Krebses beruhigen, sah sie aber niemals wieder.
Sie hatte offenbar gehofft, daß der Anblick ihrer versteckten Reize
mich überwältigen und zu ihrem Sklaven machen werde. Sie hätte mich
vielleicht zurückgewiesen, wenn ich um sie geworben hätte, weil sie
mich als Siegerin verlassen wollte. So ging sie nach ihrer Auffassung
als Besiegte davon und ließ sich nicht mehr blicken. Einen ähnlichen
Ausgang nahm ein anderer Fall. Eine Dame wollte mich zu ihrem
Hausarzte machen und begann mit der Forderung einer gynäkologischen

Untersuchung: Was sie von mir erwartet hatte, ahnte ich nicht. Aber sie kehrte niemals wieder. Später äußerte sie sich zu einer Freundin, ich wäre kein Mann.

Daß Gespräche über erotische Themen als sexueller Reiz wirken, müssen sich die Analytiker immer wieder vor Augen halten. Ich weiß, daß viele Ärzte mit ihren Kranken ziemlich offen sprechen und sich dabei des gebräuchlichen sexuellen Jargons bedienen. Ich betrachte es als einen besonderen Vorzug, daß ich bei Besprechung dieser heiklen Themen über alles sprechen kann, ohne verletzend zu wirken.

Sehr viel hängt von der Art und Weise ab, wie man mit den Kranken spricht. Prinzipiell vermeide ich alles peinliche Ausfragen, die Form, wie sich *Hoche* und *Näcke* die Analyse vorstellen. Ich trage nichts in den Kranken hinein und lasse ihm das Wort. Ich erleichtere ihm die Geständnisse und weiß mich immer wieder zu verständigen, so daß der Kranke oder die Kranke sich nicht verletzt fühlen. Ich möchte aber nicht unterlassen, zu betonen, daß viele Patienten sich von der Analyse die Vorstellung machen, man müsse nur über seine geheimen sexuellen Gedanken sprechen, alles andere sei Nebensache. Nun beginnen sie eine Unmenge erotischer Phantasien zu produzieren, die sich immer wieder erneuern, so daß man leicht verleitet werden könnte zu glauben, man habe nur diese Phantasien zu analysieren. Manchmal ist diese erotische Massenproduktion eine Form des Widerstandes und ein Versuch, die Analyse ad absurdum zu führen. So kam eine außerordentlich feinsinnige Dame wegen Zwangsvorstellungen in meine Behandlung. Sie setzte sofort damit ein, daß sie mir ihre Gedanken nicht sagen könnte. Sie bezögen sich auf meine Sexualität. Sie wollte so die Kur unmöglich machen. Sie hatte von einer Freundin gehört: „Du wirst fürchterliche Sachen hören und sprechen müssen. Denke, du mußt alles sagen, was du dir denkst . .“ Ich hörte mir diese Phantasien einige Tage an und dann sagte ich: „Sie sind von heute an der Regel enthoben, alle Gedanken zu sagen. Das heißt, Sie sprechen jetzt die Gedanken, die meine Person betreffen, nicht aus. Ich will überhaupt nicht alles hören. Sie können sprechen und auslassen, was Sie wollen.“ Von diesem Tage an verschwanden die Vorstellungen, die meine Person betrafen, vollkommen. Sie hatte auf den Zwang der Analyse mit einem Zwang geantwortet, der diesen Zwang ad absurdum führen sollte. Die Analyse ging flott vorwärts und es gelang mir, einen großen Erfolg zu erzielen. Es trat dann jene Reduktion auf das Natürliche ein, welche die notwendige Besprechung der sexuellen Themen ermöglichte.

Ich will zu meinem Thema zurückkehren. Manche wunderbare Heilwirkung eines Heilmittels geht auf erotische Reizungen zurück. So habe ich schon „Neurasthenien“ nach länger dauernden Massagen der Prostata verschwinden gesehen.

Es ist erfahrenen Urologen aufgefallen, daß Patienten, die eine Prostatamassage mitmachen, schwer loszuwerden sind. Sie kommen sehr gerne und lassen sich willig quälen. Sie betonen beständig, wie schmerzhaft und peinlich ihnen die Massage wäre, aber sie hielten es gerne aus, wenn der Erfolg nicht ausbleiben werde . . Und sie kommen immer wieder und begehren die unentbehrliche Massage.

Auch die Gonorrhoe-Behandlung mit Sonden kann bei manchen Patienten, die an „Urethral-Erotik" *(Sadger)* leiden — bei denen also die Urethra eine erogene Zone ist — zu erotischen Reizungen führen. Das erklärt uns die Fixation mancher chronischer Gonorrhoiker an ihre Gonorrhoe und ihren Arzt. Onanie durch Einführung von Gegenständen in die Urethra ist gar nicht so selten. Jeder erfahrene Urologe kennt diese Fälle, welche oft zu schwierigen Operationen führen.[1])

In ähnlicher Weise wirken verschiedene andere Massagen, Streichungen, Reibungen, manche Bäder. Daß Sonnenbäder ein Tummelplatz von Menschen sind, welche Exhibitionisten oder bewußt oder unbewußt homosexuell sind, brauche ich nicht zu betonen. Weniger bekannt ist dies von den Wasserprozeduren, deren erquickende Wirkung in manchen Fällen aus den erotischen Anregungen stammt. Ich will hier nicht von dem famosen Reibesitzbad von *Kuhne* sprechen, welche Prozedur offen eine erotische Reizung bezweckt und einen onanistischen Akt unter der Maske einer ärztlichen Verordnung darstellt. Aber die Menschen sind glücklich, wenn man ihnen gestattet, sich und die Mitwelt zu belügen. Es handelt sich ihnen nur darum, das Gewissen zu beruhigen und nach dem Prinzipe „Lust ohne Schuld" zu genießen.

Betrachten wir als Beispiel einer unbewußten erotischen Reizung eine Beschreibung der magnetischen Heilungen, wie sie uns Kollege *Meissner* in den „Therapeutischen Monatsberichten" gegeben hat.

„Wie der Patient — erklärt der Autor — es selber merkt, wenn die Elektroden seinen Körper berühren, so wird der „empfängliche Patient", der magnetisiert werden soll, nicht mit magnetischen Apparaten, nein, durch den Lebensmagnetismus der streichelnden Hände sehr bald in seinem Körper ein ihm fremdes Etwas bemerken, fühlen, verspüren. Aber man glaube natürlich nicht, daß dieses „Etwas" sich ebenso aufdringlich im Körper bemerkbar machen wird wie die Elektrizität, die dem Körper künstlich mit Apparaten zugeführt wird. Es zeigt seine Gegenwart vielmehr meist in viel zarterer, milderer Weise an, sei ein sanfter Luftzug, ein leiser Wind, der den betreffenden Körperteil leise umfächelt, oder wie ein Kribbeln, ein leises Eingeschlafensein, wie ein Zuströmen von Blut, z. B. unter die Fingernägel, und dann wie ein sanfter, warmer, lauer oder auch kühler Strom durch einzelne Körperglieder oder durch den ganzen Körper der Gesamtlänge, -breite oder -tiefe hindurch, je nachdem die „magnetischen Luftstriche"

---

[1]) Vgl. *Schäfer:* Ein interessanter Fall von masturbatorischer Handlung. (M. m. W., Bd. 63, 1916, Nr. 52.) — Es ist mir in diesem Werke, das die Psychologie der Onanie behandelt, unmöglich, den ganzen Reichtum masturbatorischer Handlungen auszubreiten. Die Kombinationen sind so unendlich und so abenteuerlich, daß sie ein besonderes Werk füllen würden. Übrigens werden die nächsten Bände dieses Werkes zahlreiche Beispiele bringen.

oder die einzelnen Arten des Handauflegens geschehen. Fast immer sind die Gefühle Empfindungen eines hindurchgehenden, meist recht schwachen elektrischen Stromes, mit dem Auftreten eines außerordentlichen Wohlgefühls verbunden. Schon manchmal haben wir selbst zur Winterszeit, wo oft kaum 13° R Wärme im Zimmer waren, Leute, die vorher vor Fieberfrost froren, als ich sie, wenn dafür empfänglich, selbst bis auf Zimmerlänge von mir ab, am halbentblößten Körper magnetisierte, bewundernd gesagt, daß sie wie Sommerwärme in ihren Körper eindringen fühlten; andere kranke Personen, die über lästige Körperhitze klagten, empfanden beim Magnetisieren angenehmes Gefühl leichter Kühlung. Und nicht zu selten ist es mir vorgekommen, daß die Kranken, meist waren es nur speziell Krankenkassenpatienten, denn bei Privatpatienten, die selber zahlen sollen, wagte ich aus Furcht vor übler Nachrede meist das Magnetisieren nicht, also solche für den magnetischen Körperstrom leicht und schnell empfängliche Kranke, bei welchen manchmal kaum ein paar Sekunden nach Beginn der Strom, von dem ich ihnen nichts sagte (ich erklärte ihnen nur, ich wollte einmal ihr Hautgefühl prüfen!), schon von ihnen als durch den ganzen Körper gegangen konstatiert bzw. nur signalisiert wurde, plötzlich mit der Erklärung hervortraten, wie merkwürdig es sei, daß ihre vorher kalt gewesenen Füße schon ganz warm würden."

Nun, diese Wunder des Magnetismus sind die Wunder der Liebe und der Erotik! Kalte Füße werden auch warm, wenn die fröstelnde Frau von ihrem Geliebten umarmt wird. Sie fühlt es dann, wie ein heißer Strom durch den ganzen Körper rieselt. Die Sexualität kann alles! Alle diese scheinbar übernatürlichen Wirkungen kommen durch erotische Reizungen zustande. Daß die Sexualität in jeder Form die Menschen belebt, wer wollte das bezweifeln? Andrerseits können auch derartige Reizungen sehr schädlich wirken, wenn sie Wünsche wecken, die unerfüllbar sind und die Prozedur nicht zu dem erlösenden Orgasmus führt. Ein äußerst lehrreicher Fall meiner Beobachtung zeigt uns diese Zusammenhänge in besonders klarer Weise.

Fall Nr. 17. Eine 37jährige Dame, Frau R. S., sucht mich wegen Schlaflosigkeit auf. Sie wünscht hypnotisiert zu werden. Sie schlafe schon seit einigen Wochen nicht. Das Schlafbedürfnis sei außerordentlich groß. Wie sie sich aber ins Bett lege, beginne sie der Gedanke zu quälen: Du wirst nicht einschlafen und morgen sehr schlecht aussehen. Wie dieser Gedanke komme, sei es um ihre Ruhe geschehen. Sie werde furchtbar aufgeregt und erzwinge schließlich den Schlaf mit einem Gramm Adalin oder einem halben Gramm Veronal. „Meine Schlaflosigkeit — erzählt sie — begann erst, als ich mich an einen Magnetiseur wandte. Ich litt vor 2 Jahren an nervösen Magenschmerzen und suchte damals über den Rat einer Freundin den Magnetiseur Dr. B. auf. Er magnetisierte mir den ganzen Bauch und ich fühlte sofort eine ungeheuer beruhigende Wirkung. Nach 2 Wochen waren die Magenschmerzen ganz verschwunden. Ich glaube an den Magnetismus. Denn bei Dr. B. ging mir vom Magen aus ein heißer Strom durch den ganzen Körper. Ich suchte vor 3 Wochen Dr. B. wieder auf, weil ich an einem

Zittern im ganzen Körper und an Herzklopfen litt. Der Arme war schon gestorben. So ging ich zu einem anderen Magnetiseur, Dr. X., der mir versprach, mich in einigen Tagen vollkommen zu heilen. Ich war schon furchtbar aufgeregt, wie ich ihn aufsuchte. Ich zitterte am ganzen Körper. Er
setzte mich in einen Sessel und streichelte mir den ganzen Körper. Er war
magnetisch viel stärker als Dr. B. Sofort fühlte ich einen heißen Strom,
der den ganzen Körper durchrieselte. Es wurde mir heiß und kalt. Dr. X.
betonte: „Sie sind für den Magnetismus außerordentlich empfindlich. Sie
sind ein ausgezeichnetes Medium." Schon am zweiten Tage befahl er mir,
ihm nachzugehen und seine Bewegung nachzumachen. Ich stand unter seinem
magnetischen Einfluß. Ich tanzte durch das ganze Zimmer, wie es Dr. X.
wollte. Aber ich schlief die ganze Nacht nicht. Dr. X. sagte: „Das ist die
Krise. Sie werden jetzt bald gesund werden." Aber meine Aufregung wurde
immer größer und ich war einmal bei Dr. X. so erregt, daß er die magnetischen Streichungen nicht fortsetzen konnte. Er meinte: „Sie sind heute
für den Magnetismus zu aufgeregt. Ich werde mit Ihnen ins Kino gehen."
Wir fuhren dann in ein Kino. Ich saß neben Dr. X. und fühlte so stark den
magnetischen Strom, daß ich von der Vorstellung nichts wahrnahm."

Die Vorgeschichte dieser nervösen Erkrankung ist folgende. Frau R. S.
war schon als kleines Kind sexuell aufgeklärt. Sie onanierte seit den Kindertagen und onanierte auch mit Freundinnen gemeinsam. Als sie 13 Jahre alt
war, hatte sie ein Verhältnis mit einer Freundin, die ihr den Kunnilingus
machte. Sie war außerordentlich kokett und hatte keine anderen Gedanken,
als Männer, Paraphilien.   Sie las mit Leidenschaft pornographische
Bücher. Mit 17 Jahren lernte sie einen Mann kennen, der sie deflorierte und
sie heiraten wollte. Orgasmus hatte sie nur selten bei ihm, aber das störte
sie nicht, weil sie immer durch Onanie post coitum den Orgasmus erzielte.
Mit 19 Jahren lernte sie einen andern Mann kennen, der ihr seelisch viel
besser gefiel. Er machte ihr einen Heiratsantrag. Da er aber Offizier war,
konnten sie nicht heiraten, weil sie nicht die Kaution hatten. Sie lebten
zufrieden in sehr glücklicher freier Ehe. Sie liebte ihn, weil er ein lieber,
feiner Mann war und sie in jeder Weise verwöhnte. Sie wußte es, daß er
ihr treu war und sie sicher heiraten werde, sobald es die Verhältnisse gestatten würden. Nun war in ihrem Wesen eine große Wandlung vorgegangen.
Sie wurde ernst und begann sich mit Kunst und Literatur zu beschäftigen.
Auch freute es sie, daß in letzter Zeit der Orgasmus beim Koitus häufiger
auftrat als früher.

Infolge dessen gelobte sie, die Onanie aufzugeben. Dies Versprechen
hielt sie auch. Es sind schon zwei Jahre, daß sie nicht onanierte. Nach
der Onanieabstinenz trat der nervöse Magenschmerz auf, der bald verschwand
und einer allgemeinen Nervosität Platz machte.

Das Leiden hängt mit den Verhältnissen des Krieges zusammen. Ihr
Geliebter stand im Felde. Sie war die ganze Zeit allein mit ihrer Schwester
und lebte abstinent. Die Versuchung zur Onanie war sehr groß. Sie widerstand aber sehr tapfer.

Nun war sie aber durch die Lehren des Magnetiseurs Dr. X. in einen
großen Konflikt gekommen. Dr. X. hatte ihr nach einer Woche gesagt:
„Ihnen fehlt eigentlich nur ein Mann. Das Nervenleiden kommt von Ihrer
Enthaltsamkeit." Das hatte sie furchtbar aufgeregt. „Ich wollte — erzählte
sie mir — nicht wieder onanieren. Um keinen Preis der Welt. Ich war

glücklich, daß ich mir das Laster abgewöhnt hatte. Die Worte des Magnetiseurs wirkten auf mich ungeheuer erregend. Die Streichungen beruhigten
mich nur einen Moment, dann wurde es ärger. Ich lief auf die Gasse und
es hätte nicht viel gefehlt, ich hätte mich einem fremden Manne hingegeben.
Ich war rasend vor Aufregung und vor Verlangen. Nun sind alle meine
Nerven zerrüttet, mein Schlaf ist hin. . . Helfen Sie mir! . . Ich kann
meinem Geliebten nicht untreu sein. Ich nehme mir lieber das Leben. Wenn
Sie seine Briefe vom Kriegsschauplatz lesen würden. Er will mich sofort
heiraten, wie er zurückkommt. Und ich soll mir hier einen Geliebten nehmen
und ihn betrügen!"

Es gibt wohl keinen schlechteren Rat und der Arzt ist nie berechtigt,
ihn zu geben. Denn wäre die Dame nicht im Kampfe mit ihrer Sexualität,
wäre sie nicht so „moralisch" und neurotisch, sie hätte sich schon den
entsprechenden Rat selbst gewußt. Hier würde ein Schritt vom Wege den
inneren Konflikt verschärfen und aus der nervösen Frau eine ganz ge-
brochene machen. . Sie ist fromm, geht täglich in die Kirche, beichtet.
Sie betrachtet ihr Verhältnis als eine Ehe, was es ja im besten Sinne des
Wortes ist.

Sie berichtet von ihren schlaflosen Nächten. Sie erzählt dann, daß sie
ihre Schwester weckt, welche sich an ihr Bett setzt und sie streicheln muß.
Wir erfahren, daß sie für den Magnetismus besonders disponiert erscheint,
denn die Haut ist ihre erogene Zone. Der Geliebte erzielt nur dadurch
Orgasmus, daß sie von ihm vorher lange gestreichelt wird   Es ist
eine typische infantile Einstellung.

Nach einigen Stunden kann ich mir ein Bild von der Entstehung der
Neurose machen. Es wirkten hier viele Momente zusammen, um das schwere
Krankheitsbild zu erzeugen. Sie hatte von ihrem ersten Geliebten noch
immer Nachrichten. Schon bei der Trennung hatte er ihr gesagt, daß er
immer auf sie warten und nicht heiraten werde. Sie hatte ihm den zweiten
vorgezogen, weil er materiell besser gestellt war und einen sanfteren Charakter
hatte. Der erste war jähzornig, spielte, trank hie und da und konnte sehr
unverträglich werden. Der zweite war sanft und milde. Der Intellekt sprach
für den zweiten, das Herz für den ersten. Man sieht es häufig, daß rohe
Männer die Frauen besser an sich binden, sie stärker fesseln als die sanften.
Sie wecken viel mehr die Vorstellung, daß sie ein „wahrer Mann" sind.
Der zweite hatte etwas Weibliches an sich, obwohl er Offizier war. Und
das spielte in der Neurose eine große Rolle. Ihr psychischer Konflikt war
momentan, daß sie einen Gedanken verdrängte, der so lautete: Wenn dein
Geliebter im Felde fällt, so bist du frei und kannst den ersten heiraten,
der ja noch immer auf dich wartet. Doch bist du noch jung und schön, um
ihm zu gefallen? Der Spiegel sagte ihr täglich: Ja! Sie fürchtete sich
vor dem Altwerden, vor den Runzeln, vor der Häßlichkeit. Sie hatte deshalb
nicht auf die Ehe gedrängt, um sich die Hoffnung auf den anderen noch
immer zu erhalten. Mit der Ehe wäre dann die Fiktion endgültig zerstört.
Sie brauchte dieses Stück Realität, um ihre Phantasien daran zu knüpfen.
An diese Dinge, an den Todeswunsch wollte sie nicht denken. Deshalb trat
dann die Vorstellung auf: Du mußt schlafen und diese Dinge ganz vergessen. Du solltest den ganzen Krieg verschlafen. Ihr Begehren steigerte
sich, weil die Abstinenz alle Triebe entfesselte. Nun kam die Suggestion
des Doktors, der ihr sagte, sie brauche einen Mann. Da ihr Geliebter im

Felde stehe, müsse sie sich einen anderen suchen. Sofort fiel es ihr ein: Wer sollte der andere sein, wenn nicht der erste Geliebte, den sie nie vergessen hatte, weil ja kein Weib den Mann vergißt, der ihre Jungfräulichkeit genossen und sie in die Liebe eingeführt hat?!

Da trat die Zwangsvorstellung auf: Du wirst nicht schlafen können und morgen schlecht aussehen. Du wirst alt aussehen! Sie mußte sich ja für den anderen jung erhalten. Sie klammerte sich an diese Zwangsvorstellung, sie hatte nun den ganzen Tag keinen anderen Gedanken als: Schlafen. Schlafen hieß: den ganzen Konflikt vergessen.

Ein zweiter Antrieb kam aus dem Infantilen und aus der Homosexualität. Unvergeßlich war ihr die Zeit, da sie von der Freundin durch den Kunnilingus befriedigt wurde. Das Zusammenwohnen mit der Schwester mußte sie auf den Wunsch bringen, von der Schwester befriedigt zu werden. Spontan sagte sie mir: „Ich glaube, es ist nicht gut, daß ich mit der Schwester zusammen wohne. Wir streiten den ganzen Tag und nachts rufe ich sie, damit sie mich wie ein Kind streichelt und beruhigt. Ich kann aber nicht allein sein. Ich brauche immer einen Menschen, der bei mir ist. Woher hätte ich einen solchen Menschen nehmen können?" . .

Ich habe keine weiteren Erfahrungen über das Schicksal der Patientin. Ich glaube aber annehmen zu können, daß sie zu dem Magnetiseur zurückgegangen ist, da sie mir in der letzten Stunde versicherte, der Magnetiseur habe ihr doch gut getan. Wenn der Doktor nicht von dem Mangel an Befriedigung gesprochen hätte, so wäre sie dort gesund geworden. Ich vermutete gleich, daß die Neigung zu Dr. X. sie wieder in seine Hände treiben werde. Denn sie erzählte mir unglaubliche Dinge über seine Stärke und seine Macht. Was sie aber nicht sehen will, ist, daß sie den Tod des Geliebten wünscht und den Anderen liebt. Sie zittert, wenn ein Brief kommt. Sie zittert, wenn sie die Verlustlisten liest. Man könnte sagen aus Liebe und Angst um den Geliebten. Das ist ja die Komödie, die sie sich vorspielt. Sie braucht einen energischen Mann, weil sie fürchtet, der Liebe zum Weibe zu erliegen.

Läßt man sich von dieser Patientin die Einwirkung des Magnetiseurs schildern, so erkennt man sofort, daß seine Streichungen die im Zustande libidinöser Erwartung befindliche und durch eine besonders erogene Haut ausgezeichnete Dame in besondere Erregung versetzten. Durch die Abstinenz und das Aufgeben der Onanie war ihr eine regelmäßig zuströmende Lustquelle entzogen worden. Sie hatte es verstanden, die Libido fast ganz auf den heterosexuellen Verkehr zu übertragen. Nun stellte sie die Abstinenz vor neue schwere Aufgaben. Sie sollte auf Onanie und Koitus verzichten. Die streichelnde Hand des Magnetiseurs weckte so viele heiße Wünsche, daß sie schlaflos wurde. Dazu kamen noch die Aufklärungen und Andeutungen auf Heilungsmöglichkeiten durch den Verkehr mit anderen Männern, so daß die ohnedies übererotische Frau vollkommen aus dem Gleichgewichte gebracht wurde. Die Vorlust des heißen Stromes, den die erotische Reizung des Magnetiseurs erzeugte, genügte ihr nicht mehr. Sie verlangte nach mehr. Diese Dame war eine fanatische Anhängerin der

Massage. Sie hatte sich schon die verschiedensten Schmerzen „weg-massieren" lassen. Masseusen wirkten auf 'sie sehr erregend, sie war dann wie im Fieber.

Wie viele Massagen mögen auf diese wunderbare Weise wirken? Ich möchte noch die erotisierenden Streichungen bei der Hypnose und die sexuelle Wirkung der Wachsuggestion erwähnen, welche bei masochistisch veranlagten Personen sogar zu Orgasmen führen können. Die Hypnose wirkt als Unterwerfung unter den Partner auf dem Wege der Faszination *(Ferenczi)* und wird oft von gewissenlosen Hypnotiseuren in sexueller Absicht mißbraucht. Freilich sind die Schilderungen hysterischer Damen, die behaupten, sie wären in der Hypnose „vergewaltigt" worden, nur mit großer Vorsicht aufzunehmen. Sie ersetzen oft ihre Erwartungen und Phantasiebilder durch erdichtete Realitäten, um sich an dem Hypnotiseur zu rächen, der ihren Erwartungen nicht entgegengekommen ist. Es läßt sich aber nicht bestreiten, daß hypnotische und sogar spiritistische Seancen als erotische Reizung wirken können.[1]

Eine große Rolle spielt die erotische Reizung bei einem neuen Apparate, der glänzende Erfolge erzielen soll, bei dem sogenannten Enterokleaner. Es handelt sich um ein in einem Bade verabreichtes Klysma, bei dem große Wassermengen zur Verwendung gelangen. Es werden 15—20 Liter Wasser und darüber hinaus durchgespült. Die Wirkung bei Obstipation und bei anderen Erkrankungen des Darmes soll außerordentlich günstig sein. Bei dieser therapeutischen Wirkung spielen aber auch erotische Reizungen eine große Rolle, wie ich dem Buche des Privatdozenten Dr. *Anton Brosch* „Das subäquale Innenbad", II. Auflage, Franz Deuticke, Leipzig und Wien 1912, entnehme.

So schildert *Brosch* die Wirkung seines Enterokleaners folgendermaßen:

„Auf der Anal- und Rektalschleimhaut kommt nur die höchst angenehme, leicht prickelnde Empfindung einer Massage durch einen Flüssigkeitsstrom zur Geltung, in ähnlicher Weise, wie wir dies auf der äußeren Hautoberfläche beim Anprall eines Wasserstromes empfinden. Augenscheinlich besitzt die Rektal- und Analschleimhaut besonders sensible Nerven, welche uns dieses ausgesprochene Lustgefühl besonders intensiv empfinden lassen. Hervorgehoben werden muß, daß diese Lustempfindung ganz verschieden ist von einer Erregung geschlechtlicher Natur. Bei Anwendung von kühlem und kaltem Innenbadewasser macht sich sogar im Gegenteil auf die Geschlechtsorgane eine ungemein beruhigende Wirkung geltend."

„Das kühle subäquale Innenbad ahmt gewissermaßen künstlich die Orgasmusmechanik nach; es verschafft uns alle physischen und psychischen Vorteile des Orgasmus ohne die Nachteile des Koitus."

„Dieser künstliche Orgasmus sine usu genitalium gibt uns auch den Schlüssel in die Hand zum Verständnis der so überaus erquickenden,

[1] Vgl. „Der Psychographismus und seine Folgen". (Med. Klinik, 1919, Nr. 47.)

erfrischenden und stärkenden physischen und psychischen Wirkung des
subäqualen Innenbades."

„Wenn es für Zweifler noch eines Beweises bedürfte, daß dieser
künstliche Orgasmus fast identisch ist mit dem natürlichen Orgasmus,
so kann dieser Beweis sofort erbracht werden durch zwei dem natürlichen und künstlichen Orgasmus in gleicher Weise zukommende Eigenschaften, nämlich erstens das köstlichste Wohlgefühl und zweitens den
völligen Libidomangel nach der Prozedur."

— — — — — — — — — — — — — — — —

Ich konstatiere mit Befriedigung, daß der Autor den Mut gefunden hat,
für die Heilwirkung der Sexualität einzutreten. Jede Ehrlichkeit ist ein
Fortschritt. Und ich kann es mir lebhaft denken, daß der Arzt oft in die
Lage kommen wird, ein solches Bad zu verordnen, mit der bewußten Absicht, einem armen gequälten Menschen zu einem Orgasmus zu verhelfen,
ohne sich die Tatsache zu verschleiern. Denken wir nun an das Heer von
Stuhlhypochondern, denen der Anus tatsächlich der „Mittelpunkt der Welt"
bedeutet. Aber man wird sich wohl hüten müssen, dem Kranken diese
erotischen Reizungen zu versprechen. Sie müssen ihm heimlich gegen seinen
Willen zugeführt werden.

Ich kann aber nicht verschweigen, daß diese Reizungen auch eine
gewisse Gefahr in sich bergen. Es wird gewiß viele Menschen geben, die
sich nach solchen Orgasmen schlechter fühlen werden, in denen eine mächtige
Übermoralität, selbst gegen diese „subcutanen" Lustempfindungen, revol-
tieren wird. Wie in allen Fällen, so mag erst bei einem so mächtigen Heilmittel der Satz gelten: Eines schickt sich nicht für Alle! Eine viel größere
Gefahr besteht aber in der Gewöhnung. Bekanntlich brechen die schweren
Neurosen erst aus, wenn uns eine Lustquelle entzogen wird. *Brosch* sieht
jetzt die Wunder der sexuellen Befriedigung. Er wird bald die Schrecken
der Abstinenz sehen.   Denn solche Prozeduren erzeugen doch keine
Dauerwirkung! Er erzielt vorübergehend glänzende Erfolge. Zugegeben.
Aber was geschieht mit den armen Patienten, wenn diese Orgasmen aufhören?
Jede Lust verlangt nach Wiederholung und sogar nach Steigerung. Die
Patienten werden sich an den Enterokleaner gewöhnen, sie werden Sklaven
des Enterokleaners werden.

Über das Kapitel erotische Reizungen als Heilfaktor wäre noch
sehr viel zu sagen. Wie viele Erfolge kommen in Sanatorien und in
der Praxis durch Übertragung zustande? Doch dies Kapitel wäre
endlos, wollte man versuchen, es zu erschöpfen. Ich habe in diesen
Ausführungen nur einige Beispiele geben wollen. Ich halte es für
würdiger und richtiger, wenn die Ärzte sich darüber klar sind, daß
sexuelle Reizungen Heilmittel sein können, als daß sie sich ebenso
wie den Kranken täuschen. Sie sollten wenigstens verstehen, wie die
schönsten Heilerfolge zustande kommen.

Diese Frage interessiert mich auch von einem anderen Standpunkte.
Ich trete immer wieder für die Unschädlichkeit der Onanie ein. Diese
Prozeduren werden meistens als onanistische bezeichnet. Wenn man
auch alle onanistischen Akte als autoerotische auffaßt, Massagen aber

schon nicht mehr autoerotisch sind, so hat man sich schon gewöhnt, bei diesen Vorgängen von Onanie zu sprechen. Wir sehen hier die Onanie als Heilfaktor. An der Onanie hängt das Odium von Jahrtausenden. Eine medizinische Prozedur umgeht dieses Odium. Sie macht aus dem gleichen Reize einen Heilfaktor und erspart dem Kranken die Vorwürfe und die Belastung durch das Schuldbewußtsein. Hat der Enterokleaner diese wunderbaren Erfolge, so ist nicht einzusehen, weshalb eine onanistische Prozedur nicht den gleichen Effekt haben sollte. Der Kranke könnte ja die Analschleimhaut auf eine andere Weise reizen.

In der Tat, derartige Fälle sind nicht selten. Wenn ich aus der Fülle meiner Erfahrung einen einzigen herausgreife, so geschieht das, weil er in das Kapitel der unbewußten Onanie gehört und weil er einen interessanten Beitrag zur Frage „Wie kommen die therapeutischen Erfolge zustande?" liefert.

Ich kannte einen Spezialarzt, der immer darauf verwies, wie häufig die Neurasthenie eine Folgeerscheinung der chronischen Gonorrhöe sei. Man treffe unter den Neurasthenikern immer einen großen Prozentsatz von Menschen, die eine schwere Gonorrhöe überstanden haben oder noch daran laborieren. Speziell chronische Prostatitis sei so häufig in der Anamnese und im Befund der Neurotiker, daß er sich nicht wundere, daß viele Spezialärzte an diesen Zusammenhang glauben und eine toxische Theorie der Neurasthenie aufgestellt hätten.[1]

Dieser Kollege erzählte mir von wunderbaren Heilungen, welche bei Neurasthenikern nach einer lange fortgesetzten Prostatamassage zu beobachten wären. Nun habe ich schon die Erfahrung erwähnt, daß Menschen mit unterdrückter Homosexualität mit ihrem Tripper nie fertig werden und immer wieder zum Arzte laufen. Gar nicht so selten wird aus Anlaß der gonorrhoischen Infektion das Weib mit Ekel belegt und die bisher latente Homosexualität wird manifest.

Ich hätte also gerne diese Erfolge kontrolliert, da ich a priori die Ansicht hatte, es müßten auch erotische Einflüsse den Erfolg zeitigen. Nun führte mir der Zufall einen Expatienten des Kollegen zu, der mich wegen Platzangst in seine Wohnung bitten ließ.

Fall Nr. 18. Herr Adam leidet seit einem Jahre an Platzangst und kann das Zimmer nicht verlassen. Er erzählt eine lange Krankengeschichte, in der anale Beschwerden, Obstipation, Analkrämpfe, Analfissuren neben einer Neurasthenie und einer Gonorrhöe besonders betont werden. Er hat mich bitten lassen, weil er hörte, ich wäre ein geschickter Hypnotiseur und

---

[1] Über den Zusammenhang von Prostatitis und Neurasthenie vgl. „Nervöse Angstzustände", S. 45, 3. Aufl., und *Max Marcuse:* „Über atonische Prostatitis." Med. Klinik, 1912.

könnte ihm seine Platzangst „wegsuggerieren". Er wäre schon bei einigen berühmten Hypnotiseuren gewesen, habe aber gleich gemerkt, daß er es mit Schwindlern zu tun hätte (denn er hätte „alle Bücher über Hypnose" gelesen). „Wie haben Sie das erkannt?" „Sehr einfach. Im Vorzimmer sind schon einige Leute hypnotisiert gelegen und haben geschlafen. Ich bin ja nicht so dumm.   Ich bin gleich davongerannt."

Der erfahrene Analytiker merkt sofort, daß der Patient Angst vor der Hypnose hat und sich vor dem Hypnotiseur fürchtet. Er stellt sich nur so, als ob er sich hypnotisieren lassen wollte, wird aber immer ein Motiv finden, sich mit dem Hypnotiseur nicht einzulassen.

Ich mache dem Menschen klar, daß er sich wahrscheinlich gar nicht werde hypnotisieren lassen. Er habe jetzt schon alle Werke über Hypnose gelesen, aber nicht um sich zu informieren, sondern um sich gegen den Hypnotiseur zu schützen.

„Das sage ich Ihnen gleich!   ruft der Kranke aus. „Mir werden Sie nie etwas suggerieren können, was mir nicht paßt. Das ist meine einzige Furcht. Sie könnten mir etwas suggerieren, was mir unangenehm oder gefährlich werden kann."

„Und was wäre das?"

„Zum Beispiel einen sexuellen Akt, der mir nicht paßt

„Was für einen sexuellen Akt? Drücken Sie sich näher aus!"

„Einen homosexuellen Akt."

. Jetzt wußte ich, warum der Kranke die Hypnose suchte und fürchtete. Er sehnte sich nach einem homosexuellen Akt. Aber dieser sollte in der Hypnose nach dem Prinzipe „Lust ohne Schuld" vor sich gehen. Andrerseits fürchtete er sich davor. Er stand unter der Herrschaft von zwei widerstrebenden Seelenströmungen.

Nun zu seiner Krankengeschichte. Er war immer ein Stuhlhypochonder. Schon diese Beschäftigung mit der analen Zone beweist, daß der Anus mit seiner Erogenität intime Beziehungen hatte. Er hatte lange onaniert. Der Anfang nicht erinnerlich. Mit 24 Jahren begann er zu Frauen zu gehen und mit 40 Jahren hatte er das Unglück, sich eine Gonorrhöe zu holen, die nicht heilen wollte. Das Wort: „Die Gonorrhöe ist ein Prüfstein der schwachen Gehirne" bewahrheitete sich bei ihm. Er wurde schwer krank und bekam alle möglichen Angstzustände. Er sah immer Komplikationen, lief immer wieder zum Arzte und verlangte, daß etwas gemacht werde. Die Gonorrhöe heilte schließlich, aber die nervösen Beschwerden, besonders Angstzustände unbestimmter Natur, Herzklopfen, Schlaflosigkeit blieben. Da wurde ihm ein berühmter Spezialist empfohlen, der eine Entzündung der Prostata konstatierte und ihn durch drei Monate massierte.

Während dieser Zeit ging es ihm glänzend. Er verlor alle Beschwerden und blühte auf. Er verlor alle Angstgefühle und konnte seinen Wunderarzt nicht genug preisen. Er hätte am liebsten die Behandlung ewig fortgesetzt. Doch eines Tages erklärte ihm der Doktor, er wäre jetzt genesen, man dürfe nicht mehr massieren. Er war darüber sonderbarerweise nicht sehr erfreut. Und schon nach einiger Zeit traten neue Beschwerden auf und er suchte den Spezialisten wieder auf. Dieser jedoch untersuchte ihn und meinte, die Prostata wäre jetzt vollkommen geheilt, die Beschwerden wären rein nervöser Natur und verwies ihn an einen Nervenspezialisten. Dieser war ihm sehr unsympathisch und er blieb lieber ohne jede Behandlung. Aber bald, nach einigen Wochen, trat die Platzangst auf und er konnte nicht mehr sein Haus verlassen, es sei denn, daß er von seinen Freunden geführt wurde, wie zu dem berühmten Hypnotiseur.

Die Entstehung der Platzangst war folgendermaßen zu erklären. Durch die Prostatamassage war eine vorübergehende Befriedigung seiner analerotischen Triebkräfte zustande gekommen, welche die Besserung seines Zustandes herbeiführte. Die plötzlich einsetzende Abstinenz erzeugte wieder eine Verschlimmerung. Seine Angst vor der Straße war die Angst vor der homosexuellen Gefahr, welche zugleich sein Verlangen war. Die Angst war also eine Sicherung gegen die homosexuellen Triebkräfte.

Zu ergänzen ist, daß der Kranke immer die anale Onanie durch Einführen eines geölten Glasstabes ausgeführt hatte. Beim Koitus hatte er nur sehr geringen Orgasmus, während der Orgasmus bei der analen Onanie sehr stark war.

Die Prostatamassage war also die Wiederholung seiner überwundenen Onanieperiode und mußte wieder das Verlangen nach der infantilen Form der Befriedigung wecken. Er war ein Mensch, der ohne den Irrigator nicht leben konnte. Wenn die Beschwerden zu arg waren, so machte er sich immer eine Irrigation. Es war dies die larvierte Form seiner Onanie. Nachher fühlte er sich immer angenehm entspannt und erleichtert.

Die Hypnose sollte seinen Widerstand gegen einen homosexuellen Akt brechen. Von ihr erhoffte er, das nochmals zu erleben, was er durch die Prostatamassage empfunden hatte. Der Arzt sollte auch der Arzt seiner sexuellen Not sein

Er erzählte einen typischen Traum:

Ich bin auf der Straße. Da merke ich, daß mir jemand von hinten nachgeht. Ich laufe vor lauter Angst davon. Es könnte ja ein Räuber sein. Da fühle ich, wie ein heißes scharfes Schwert mich hinten berührt und erwache mit Schrecken.

Eine Analyse dieses Traumes ist überflüssig. Das Schwert ist als ein phallisches Symbol aufzufassen.

Ich habe schon betont, daß die erotische Reizung des Arztes das Schuldgefühl umgeht, das sich sonst an den autoerotischen Akt knüpft. Die Frage der Onanie ist nicht zu verstehen, wenn wir nicht die Genese dieses Schuldgefühles kennen.

Bevor wir zur Analyse des Schuldbewußtseins des Onanisten übergehen, müssen wir noch ein wichtiges Moment hervorheben. Die Onanie ist immer eine Regression *(Freud)* auf infantile Lustquellen. Sie ersetzt sogar die erste und stärkste Lust des Menschen: die Säuglingslust. Ich habe wiederholt bei den Onanisten Phantasien konstatieren können, daß der Penis die Amme sei, die gemelkt werde. Der onanistische Akt bei Männern wird häufig als ein Melken bezeichnet. In meinem Buche „Die Sprache des Traumes" finden sich bei den Ammen- und den Onanieträumen genügend Bestätigungen für diese Behauptung.

Wir können schon aus diesen Ausführungen ersehen, daß es
Menschen geben wird, denen die Abgewöhnung von der Onanie unmöglich ist. Bei anderen geht diese Entwöhnung leicht vor sich. Diese
Menschen haben schon mit Phantasien aus dem normalen Geschlechtsleben — wenn ich mich zum Verständnis so ausdrücken darf — onaniert.
Die Onanie war für sie nur ein Surrogat des Erreichbaren, aber damals
noch nicht Erreichten.

Diese Menschen haben auch für gewöhnlich wenig Schuldbewußtsein, das ja sonst im Leben der Onanisten eine so große Rolle spielt.

Wir erleben da merkwürdige Überraschungen. Es kommen Kranke
zu uns, die sich wegen der Onanie die heftigsten Vorwürfe machen. Man
klärt sie auf und sagt ihnen: Eine mäßig betriebene Onanie ist unschädlich. Aber sie bleiben ungläubig und machen sich weiterhin Vorwürfe. Wir begreifen diesen Vorgang, wenn wir wissen, daß sich diese
Vorwürfe auf die begleitenden Phantasien beziehen. Wir decken alle
diese Phantasien in der Analyse auf und merken, daß die Vorwürfe noch
immer nicht weichen wollen. Endlich merken wir, daß eine Affektver-
schiebung stattgefunden hat. D i e   O n a n i e   h a t   e i n e   R e i h e
v o n   V o r w ü r f e n   ü b e r n o m m e n,   d i e   b e w u ß t s e i n s -
f r e m d   s i n d,   w e i l   s i e   v i e l   p e i n l i c h e r   s i n d,   a l s   d i e
V o r w ü r f e   w e g e n   d e r   O n a n i e.   D i e   O n a n i e   i s t   e i n
N ä h r b o d e n   f ü r   a l l e   V o r w ü r f e.   S i e   i s t   d a s   S c h u l d -
r e s e r v o i r   f ü r   a l l e   S c h u l d.   S i e   i s t   g e w i s s e r m a ß e n
d a s   S y m b o l   d e r   S c h u l d.

Daß die Onanie von dem einen glänzend vertragen wird, von dem
anderen nicht, das hängt nur davon ab, ob sich mit ihr ein Schuldbewußtsein verbindet oder nicht. Wo sich Schuld an die Onanie hängt,
da treten alle jene Erscheinungen auf, die wir als Folgen der Onanie
beschrieben bekommen. Wo die Schuld fehlt, bleiben diese Symptome
der Neurose aus. Es ist von großer Bedeutung, dies Phänomen der
Schuldverschiebung zu kennen. Wir können ja die Erfahrung fast täglich in unserer Sprechstunde machen. Die Patienten geben die Onanie
zu. Aber das letzte Mal vor drei Jahren u. dgl. Später erfährt man, daß
der letzte autoerotische Akt vor einem Tage stattgefunden hat. Ähnlich verfahren die Kranken bei einer Gonorrhöe. Sie haben die Tendenz,
den schuldigen Koitus zurückzudatieren.

Dies Prinzip der Verschiebung in die Vergangenheit spielt eine
große Rolle bei den Zwangsvorstellungen. Ein Beispiel für viele. Eine
Dame machte sich Vorwürfe, sie hätte vor 20 Jahren einen Abortus
ausführen lassen. Zwanzig Jahre lebte sie in Ruhe und Frieden und
plötzlich taucht der alte Vorfall auf und macht sie schlaflos. Notabene
hatte sie damals den Abortus auf den Rat ihres Hausarztes durchführen

lassen. Die Analyse ergab, daß sie nach einer Krankheit ihres Mannes erkrankt war. Man möchte nun glauben, das sei die Folge der aufopfernden Pflege und der Sorgen. Im Gegenteil! Sie hatte während der Krankheit des ungeliebten Mannes den verbrecherischen Wunsch: „O, möchte er sterben, daß ich nun frei über sein Vermögen verfügen könnte." Dieser Wunsch war verdrängt worden. Der Affekt jedoch suchte einen Punkt, wo er sich im Bewußtsein festsetzen konnte. Die Schuld ließ sich nicht betäuben. Sie durchforschte die Vergangenheit. Hatte sie nicht einmal einen Mord begangen? War ein Abortus nicht ein Kindermord? Und waren die Todeswünsche gegen den Gatten nicht ein Äquivalent eines Mordes? Mord für Mord. So knüpfte sich das Schuldbewußtsein, das aktuellen Anlässen entsprang, an einen fast vergessenen Vorfall und füllte ihn mit frischen Affekten.

Ähnlich geht es den Menschen mit der Onanie. Sie suchen in der Vergangenheit nach einem Vorfall, der ihnen gestattet, ihr Schuldbewußtsein zu fixieren. Dazu ist die Onanie besonders geeignet. D e n n k e i n   z w e i t e r   V o r g a n g   f ü h r t   u n s   d e n   K a m p f z w i s c h e n   T r i e b   u n d   H e m m u n g   s o   d e u t l i c h   v o r A u g e n.   D i e   O n a n i e   i s t   d a s   S y m b o l   f ü r   d e n   K a m p f z w i s c h e n   T r i e b   u n d   H e m m u n g.[1])   S i e   w i r d   z u m V e r b o t e n e n   u n d   S ü n d h a f t e n   s c h l e c h t w e g.   Deshalb

---

[1]) Die Kranken gestehen uns diese Verhältnisse, wenn wir ihre geheime Sprache genau verstehen. So sagte mir eine an Zwangsneurose leidende Dame, die an der Vorstellung litt, sie werde ihren Vater oder ihre Mutter umbringen, nach einem autoerotischen Akte folgende Worte: „I c h   h a b e   g e s t e r n   n a c h   z e h n   J a h r e n d a s   e r s t e   M a l   w i e d e r   o n a n i e r t.   J e t z t   h a b e   i c h   e i n e   e n t s e t z l i c h e   A n g s t.   I c h   d e n k e   m i r,   d a ß   i c h   j e t z t   a u c h   d e n   M o r d i m p u l s e n   n a c h g e b e n   w e r d e,   w e i l   i c h   m i c h   b e i   d e r   O n a n i e   a u c h n i c h t   b e h e r r s c h e n   k o n n t e."
Diese Kranke war vor der Analyse arbeits- und lebensunfähig. Der ganze Tag verging im Kampfe gegen die Mordimpulse. Sie konnte das Zimmer nicht mehr verlassen und ging nie allein über die Straße. Jetzt ist sie selbständig in einem Büro tätig, wo sie tagelang allein arbeiten muß. Wie die Analyse ihrer Träume nachweisen konnte, hatte sie die ganze Zeit über bei Nacht onaniert. Aber sie wußte von der Onanie nichts und brauchte sich keinerlei Vorwürfe darüber zu machen. Sobald sie gesund wurde, fing sie an, hie und da bei Tage zu onanieren. Es war eben ein Teil ihrer Phantasien dem Bewußtsein wieder zugänglich. — Ich kümmerte mich bei der Analyse um die Onanie gar nicht. Ich erklärte ihr nur, daß die Onanie unschädlich sei und daß ihr Schuldbewußtsein anderen Motiven entspringe. Diese Kranke hatte sich in der Beherrschung der Onanie eine gewisse Beruhigung geholt. W e n n   d u ¬ n i c h t   o n a n i e r e n   m u ß t,   s o   w i r s t   d u   a u c h   n i c h t   t ö t e n. Als sie infolge der Analyse ihre Mordgedanken als ein harmloses Spiel ihrer überhitzten Phantasie durchschaute und sich nicht mehr vor sich selbst fürchtete, konnte sie wieder „bewußt" onanieren.

fruchten die Belehrungen über die Schadlosigkeit autoerotischer Vorgänge gar nicht. Die Vorwürfe entstammen ja anderen Quellen und können nur an diesen Quellen gefaßt und in das richtige Strombett geleitet werden.

Die Menschen haben ja alle einen Denkfehler, der sich nie ganz ausmerzen läßt. Es ist dies das teleologische Denken. Die Religion hat den Geschlechtsakt in den Dienst der Menschheit gestellt. Der lustbetonte Akt an sich ist Sünde, wenn er nicht dem höheren Zwecke der Fortpflanzung dient. In diesem teleologischen Sinne ist die Onanie eine zwecklose Vergeudung von wertvollem Material. Der unfruchtbare Geschlechtsakt imitiert wenigstens den teleologisch geheiligten Akt. Die Onanie aber ist asozial und belastet das Gewissen des Kulturmenschen, der aus den Fragen Wozu? und Weshalb? nicht herauskommen kann. Das wäre die teleologische Quelle des Schuldbewußtseins.

Andrerseits erfüllt das Schuldbewußtsein eine wichtige Funktion im Dienste der Lusterhöhung. Jede Lust hat das ihr innewohnende Prinzip, nach Steigerung zu verlangen. Nun verliert jede Lust durch Wiederholung einen Teil ihres Lustcharakters. Sie strebt in die Richtung der Variation oder verlangt nach einer Steigerung der Reize. Diese Steigerung wäre aber bei der Onanie schwer möglich. *Rank* hat es in seiner Studie „Der Künstler" (im Verlage von Heller, Wien) zuerst ausgesprochen, „daß wir uns die Lust durch Schaffung innerer Widerstände erhöhen wollen" Alles, was wir leicht, spielend erreichen können, ist uns keine Lust mehr. Wir alle suchen den ewigen Kampf. Wir sind eigentlich alle Kämpfernaturen, denen der Kampf ein Bedürfnis ist. Da unsere Kultur uns nicht Gelegenheit zum Kampfe nach außen gibt, so wendet sich der Kampf nach innen. Wir schaffen uns künstliche Widerstände, um sie überwinden zu können und so die Bedeutung des Sieges zu vergrößern. D a d u r c h , d a ß d i e O n a n i e v e r b o t e n i s t , e r h ä l t s i e d i e s t ä r k s t e L u s t b e t o n u n g.[1])

S o w i r d d a s S c h u l d b e w u ß t s e i n b e i d e r O n a n i e z u e i n e m s t i m u l i e r e n d e n F a k t o r W i r k ö n n e n a u c h h i e r d i e „B i p o l a r i t ä t a l l e r s e e l i s c h e n P h ä n o m e n e" b e o b a c h t e n. D i e H e m m u n g w i r d z u m R e i z u n d d e r R e i z z u r H e m m u n g. Jeder onanistische

---

[1]) Es scheint die Menschheit nicht geschaffen, Lust ohne Hemmung zu vertragen. Man glaubt ganz irrtümlich, die katholische Kirche habe das Schuldbewußtsein geschaffen, weil sie den Sexualverkehr zur Sünde machte. Man verwechselte hier Ursache und Wirkung. Hätte sich diese Religion ausbreiten können, wenn sie nicht eine Notwendigkeit gewesen wäre? Der Menschheit graute vor ihrer eigenen Lust. Das Christentum ist das böse Gewissen des Judentums.

Akt wird zu einem Kampfspiel mit einem hohen Einsatz. Es ist der Entwertung durch allzuhäufige Wiederholung eine Schranke gesetzt. Das Schuldbewußtsein funktioniert dann automatisch; es steigert die Lust und schützt gegen das Übermaß.

Wenn wir aber diese komplizierten Verhältnisse überdenken, die Onanie als Schulreservoir und die Schuld als stimulierenden Faktor, so wird es uns klar, daß bloße Belehrung über die Unschädlichkeit der Onanie den an Angst vor den Folgen der Onanie Erkrankten keine Ruhe bringen kann. Oder nur eine vorübergehende Ruhe, wie sie der Hypochonder genießt, wenn der Arzt ihm versichert, er wäre vollkommen gesund. Nach einigen Stunden oder Tagen kommt das Schuldbewußtsein wieder, und der Kranke beginnt neuerdings zu zweifeln und zu fürchten: Die Onanie müsse doch schädlich sein. Es stehe ja in den Büchern. Sein eigener Verstand sage es ihm usw.

Man kann nämlich sehr häufig beobachten, daß Menschen zu onanieren aufhören, ohne daß sie von fremder Seite vor den Folgen der Onanie gewarnt wurden. Eine innere Stimme sagt ihnen plötzlich: „Mache das nicht, es ist eine Sünde und sehr gefährlich!" Manchmal sind es alte infantile Imperative, welche sich wieder melden und als neue Überlegungen imponieren. Manchmal jedoch ist es die Angst vor der Lust, die den modernen Kulturmenschen nie verläßt. Auch hier klammert sich ein aus anderen Triebkräften stammendes Schuldbewußtsein an die Onanie. Eine Stimme, die auch bedeutet: „Du bist all die Lust nicht wert!" E i n e g e h e i m e S t r a f e d e s i n n e r e n R i c h t e r s t r i f f t d e n M e n s c h e n d o r t a m s c h w e r s t e n, w o s e i n e r d i e h ö c h s t e L u s t h a r r t: B e i d e r O n a n i e.

Alle diese kranken Menschen kann nur die Analyse oder eine tiefe Selbsterkenntnis von dem drückenden Schuldbewußtsein und von der Neurose befreien. Die Onanie ist nur der Boden, auf dem sich der Kampf zwischen Verlangtem, Begehrtem und Verbotenem abspielt. Sie führt dem Menschen immer wieder seine Schwäche vor Augen und zwingt ihn zu Abwehraktionen und Schutzmaßregelungen, zu Sperrungen und Sicherungen. Sie ist aber seine beste Sicherung gegen die Aktivierung der Paraphilien. So lange er onaniert, kann er auf die Ausführungen seiner Phantasien verzichten.

Aus allen meinen Ausführungen geht also hervor, daß ein an und für sich harmloser Akt teils Ursache einer Neurose werden, teils in der Dynamik der Neurose eine große Rolle spielen kann.

Ich möchte auch einige Worte über die Behandlung und Prophylaxe der Onanie sprechen. Die Kinderonanie hört von selbst auf und erfordert gar kein Einschreiten von Seite der Eltern. Lächerlich ist es, mit Abschneiden des Gliedes, Schlägen, mit Krankheit zu drohen und das empfindliche Kinderherz mit Angst zu erschüttern. Man sorge dafür, daß das Kind nicht zu vielen Reizungen bei der Kinderpflege ausgesetzt wird, obwohl ich im Gegensatz zu *Sadger* nicht der Ansicht bin, die Kinderpflege sei die alleinige Ursache der Onanie. Bekanntlich onanieren auch Hunde und Affen und manche andere Tiere, bei denen diese Momente nicht in Frage kommen. Wir sorgen also dafür, daß das Kind keinen erotischen Reizungen ausgesetzt wird, beschäftigen es intensiv durch anregende Spiele und übersehen wissentlich die verschiedenen autoerotischen Handlungen.

In den meisten Fällen hören die Kinder spontan zu onanieren auf. Die Onanie hat hier offenbar eine wichtige Funktion. In der Säuglingszeit hatte das Kind eine unerschöpfliche Quelle der Lustgefühle im Saugen und in der Wartung. Die Entwöhnung ist ein schweres Trauma. Das Kind sucht sich hemmungslos seine Lust, wo es sie eben findet. Nach der Entwöhnung wird die autoerotische Tätigkeit stärker betont.

Nur der Analytiker kann beurteilen, wie verhängnisvoll der Kampf gegen die Onanie, den die Erzieher mit den ungeschicktesten Mitteln durchführen, auf die Psyche des Menschen wirken kann. In der Dynamik der Neurose hat das Onanieverbot als Repräsentant des Verbotenen eine große Bedeutung. Viele schwere Neurosen gehen auf die Drohungen der Eltern zurück. Man erstaunt immer wieder über die absonderlichen Ideen, auf welche Erzieher verfallen, um den Kindern die Onanie abzugewöhnen! Ein Vater läßt seinen Sohn „bei seinem Leben" schwören, daß er nicht mehr onanieren werde; der Sohn erliegt bald der Versuchung und fühlt sich dann als Vatermörder. Ein anderer Vater droht mit Kastration, wenn er den Sünder noch einmal erwischen werde! Der dritte schildert seinem Sohn die furchtbaren Folgen in so schrecklichen Bildern, daß jede Onanie durch die Assoziation zu diesen Bildern (Verblödung, Paralyse, Rückenmarksleiden, Impotenz, Auszehrung, frühes Altern usw.) zu einem gefährlichen Akte wird. Und nicht immer wirkt diese Schilderung der Gefahren abschreckend. Ich habe schon darauf hingewiesen, daß die Onanie als chronischer Selbstmord angewendet wird, um das Leben zu zerstören. Verbote haben noch nie erzieherisch gewirkt. Du sollst nicht! — wie oft wirkt dies gerade als Anreiz!

Erzieher sollten auch berücksichtigen, daß das Verbotene die Kinder ganz besonders reizt. Das Verbot wirkt als Lusterhöhung. Dagegen kann man viel leichter zum Ziele kommen, wenn man eine mäßige Onanie gestattet. Ich glaube überhaupt, daß die Onanie, wenn sie gestattet wäre, den größten Reiz verlieren würde.[1])

---

[1]) Wir sehen ja z. B., daß die Homosexualität in Italien, wo sie nicht bestraft wird, eine geringere Rolle spielt als in Deutschland. In Italien ist die homosexuelle

In ganz ähnlicher Weise verfahre ich mit den Erwachsenen. Ich kläre sie über die Ungefährlichkeit des autoerotischen Aktes auf und überlasse es ihrer Entscheidung, was sie weiter machen. Ich versuche immer, wo es nur angeht, die mir anvertrauten Kranken auf den „normalen" Weg zu bringen. Aber ohne Zwang. Manchmal gelingt es. Aber nicht immer. Man bedenke, welche Hemmungen Jünglinge haben, welche eine Infektion (Lues, Gonorrhöe und ihre Folgen) fürchten. Andere sind fromm und sehen jeden außerehelichen Koitus als schwere Sünde an. Für diese Menschen ist die Onanie das Hilfsmittel, das sie bis zur Ehe lebensfähig und arbeitsfreudig erhält.

Manche Autoren glauben, sie verringere die Potenz und sei die Ursache einer Ejaculatio praecox. Aber man macht sonderbare Beobachtungen bei den an Ejaculatio praecox leidenden Männern. Sie kommen eines Tages zu einer Frau, bei der sie außerordentlich potent sind. Oder sie probieren irgend eine Variante, welche verdrängte Libidoteile freimacht und siehe da, sie sind überraschend potent. Alle diese Menschen sind ausgesprochen Bisexuelle oder Perverse, welche an dieser Schwäche leiden, weil sie nur mit einem Teile ihrer Sexualität arbeiten.[1])

Ich will hier nur ein Beispiel erwähnen. Ich gab einem Manne, der über Ejaculatio praecox klagte und bei dem man deutliche Zeichen einer homosexuellen Einstellung konstatieren konnte, den Rat, den Koitus inversus zu machen und die Frau zu spielen oder es mit einer anderen Position zu versuchen. Der Mann kam ganz glückstrahlend zu mir. Die Potenz wäre so ausgezeichnet gewesen, daß seine Frau zweimal zum Orgasmus gekommen sei. Die Kenntnis der „ars amandi" ist ein mächtiges Hilfsmittel in der Hand des diskreten Arztes! Oft kann man Wunder wirken. Leider nicht immer! Da gerade die Onanisten heimliche Homosexuelle und einer anderen Paraphilie verfallen sind, für sie der Koitus nicht die ihnen adäquate Form der Sexualbefriedigung darstellt, so wird man naturgemäß unter ihnen viele finden, die an Ejaculatio praecox oder an einer psychischen Impotenz leiden.[2])

E s   i s t   d i e   h ö c h s t e   Z e i t ,   d a ß   d i e   w e i t v e r - b r e i t e t e   L e g e n d e   v o n   d e r   S c h ä d l i c h k e i t   d e r   O n a n i e   g r ü n d l i c h   z e r s t ö r t   w i r d .   D i e   Ä r z t e   k ö n n e n   i n   d i e s e r   F r a g e   k a u m   k l a r   s e h e n ,   w e i l   s i e   R i c h t e r   u n d   P a r t e i   z u g l e i c h   s i n d .   D a s   S c h u l d -

---

Prostitution hauptsächlich für die Fremden da und ein blühender Erwerb, zu dem die Ausländer am meisten beitragen.

[1]) Vgl. das Kapitel „Psychologie der Ejaculatio praecox" in Band IV.

[2]) Über den Zusammenhang zwischen „Onanie und Potenz" findet sich eine ausführliche Abhandlung in Band IV.

bewußtsein, das sich an jede Onanie knüpft, beeinflußt auch die Ärzte, die gleich allen anderen
Menschen auch einmal onaniert haben. Deshalb
werden so viele unwahre und verlogene Ansichten
mit dem Brustton der vollen Überzeugung vorgetragen.

Man kann es aber kaum ermessen, welches grenzenlose Elend
durch diese falschen Ansichten und die sogenannten Warnungsbücher
unter der Menschheit erzeugt wurde. Wer einmal offenen Auges die
schweren Neurosen gesehen hat, die durch die falschen Belehrungen
der Ärzte entstanden sind, der muß zur Einsicht kommen, daß die
Onanie das geringere Übel ist, als das Mittel, mit dem sie bekämpft
wird.

Wir müssen unsere Ansichten über die Onanie gründlich ändern.
Es gibt keinen normalen Geschlechtsakt. Es gibt nur eine dem Individuum adäquate Sexualbefriedigung. Und diese ist ihm häufig verschlossen. Durch seine Ethik, durch die Religion, durch die Gesetze
des Landes. Hier gibt es tausend Übergänge, und wer wollte so ver-
messen sein, zu bestimmen, wo das Normale aufhört und das Pathologische beginnt?

Die Onanie ist die Rückkehr zur infantilen
Lustgewinnung. Sie ist ein Symptom des psychischen Infantilismus, an dem der Neurotiker
krankt. Wenn wir aus dem Kinde einen Erwachsenen machen, dann kann er auf die infantilen
Formen verzichten. Das geht aber unmöglich
durch Verbote und Drohungen, sondern nur
durch die Erziehung und Befreiung, wie sie die
Analyse leistet.

Die Onanie.

V.

Onanie und Religion.

> Wo nur auf Erden bisher die religiöse
> Neurose aufgetreten ist, finden wir sie ver-
> knüpft mit drei gefährlichen Diätverord-
> nungen: Einsamkeit, Fasten und geschlecht-
> licher Enthaltsamkeit.   *Nietzsche.*

Die schwersten Kämpfe macht der Onanist mit, wenn sich zu
den übrigen Hemmungen die religiösen gesellen. Die aus Schriften und
mündlicher Belehrung stammende Befürchtung, sich die Gesundheit zu
ruinieren, ein Rückenmarksleiden, Impotenz, frühes Siechtum oder ver-
minderte Geisteskraft zu erleiden, erhält eine ebenso gewichtige
ethische Verstärkung. Der Onanist ist einem „Laster" verfallen, er
hat nicht das Recht, sich zu den „reinen Menschen" zu zählen und
begeht eine Sünde. Die Hemmungen der Religion machen den Kampf
viel bedeutender, schwerer und erbitterter. Denn es handelt sich nicht
nur um das Wohlergehen auf Erden, es steht die ewige Seligkeit auf
dem Spiele. Der Onanist kämpft also dann auch für sein künftiges
Leben nach dem Tode. Jeder einzelne Akt, der ihm eine flüchtige,
momentane Lust zuführt, bringt ihn um die Freuden der Ewigkeit und
liefert ihn der Verdammnis aus. Ist es doch merkwürdig, daß alle
Religionen einen heftigen, unnachsichtlichen Kampf gegen die Onanie
geführt haben, die griechische ausgenommen, welche uns die gesündesten
Menschen bescherte. Jede Religion ist der Wächter der Sexualität.
Es ist eine Zeremonie von allergrößter Bedeutung, daß die Hochzeiten
in einem Gotteshause gefeiert werden. Die Religion gestattet dem
Menschen nicht, über seine Lust frei zu verfügen. Er muß sie als
Geschenk Gottes aus der Hand des Priesters annehmen. Die freie
Liebe war immer die Religion der Atheisten oder der Ethiker, die sich
abseits jeder Religionsgemeinschaft stellten.

Die Onanie aber entzieht dem Priester die Kontrolle über die
Sexualität seiner Schutzbefohlenen. Sie macht sie selbstherrlich und
frei und emanzipiert sie von jeder sozialen Verpflichtung. Sie stellt
aber auch den Sexualtrieb über jede teleologische Verpflichtung. Der

Geschlechtstrieb ist den anerkannten Religionen nur das Mittel zur
Fortpflanzung. „Du sollst dich mehren wie der Sand im Meere und
darfst deshalb deinen Samen nicht unnütz vergeuden!" Diese Lehre
stammt noch aus der Zeit des Nomadentums, in der der volksreichere
Stamm der stärkere war. Es lag im Interesse der Priester, ihre Völker
zur größten Fruchtbarkeit anzuspornen. Man sieht auch noch heute,
daß die frommen Juden in Rußland und Galizien alle Mittel zur Ver-
hinderung der Konzeption als schwere Sünde verabscheuen und selbst
im schlimmsten Elend die sozialen Folgen der reichen Fruchtbarkeit
gerne auf sich nehmen. Die Onanie und die Homosexualität standen
dem Staatsinteresse hindernd im Wege. Sie mußten in der Erkenntnis
bekämpft werden, daß die Vermehrung eines Stammes sein wichtigstes
Interesse ist. Die Zeiten haben sich geändert. Der Mensch ist nicht
mehr das kostbarste Kapital des Staates. Aber er war es sicher einmal.
Und da wir leider stets die Religion der Vergangenheit besitzen und
die der Zukunft uns noch nichts zu sagen und zu befehlen hat, so
schleppen wir für immer eine Menge Dogmen mit uns, welche für die
Vergangenheit von größter sozialer Bedeutung waren, für die Gegenwart jedoch überflüssig und zum Teil auch schädlich sind.

Übrigens erleben wir jetzt eine Neuauflage dieser Sehnsucht nach
dem Menschenmaterial. Der männermordende Krieg führte zu einem
Kampfe der um die Rekrutenanzahl besorgten Gelehrten gegen alle
Präventivmaßregeln, gegen Onanie und Homosexualität, da jedes einzelne Spermatozoon in den Dienst der Nation gestellt werden soll.
Speziell der Kampf gegen die Onanie wurde von *Kräpelin* in leidenschaftlicher Weise eröffnet. Die Hygiene übernimmt die alten Forderungen der Religion.

Wenn ich sagte, die Religion habe keine Kontrolle über die
Onanie, so muß ich eine Religion ausnehmen: die katholische. Wir
werden später eine Reihe von Fällen besprechen, die uns zeigen, welchen
Einfluß die Ermahnungen der Beichtväter auf den Verlauf der Onanie-
neurose genommen haben. Auch die evangelischen Priester verstehen
es, ohne Beichte ihre Schutzbefohlenen zu beeinflussen und sie zu einer
freien Beichte zu bringen. Es fehlt mir nicht an Beispielen zur Begründung dieser Behauptung. Freudig zu begrüßen ist es, daß die
Priester jetzt beginnen, sich mit der Psychologie und besonders mit
der Analyse zu beschäftigen.[1]) Der Segen, den sie stiften können, ist

---

[1]) Es wäre ungerecht, würden wir hier nicht des wackeren Dr. *Oskar Pfister* in
Zürich erwähnen, des ersten Pfarrers, der den Mut hatte, sich offen mit der Psychanalyse zu beschäftigen. Sein großes Werk „D i e p s y c h a n a l y t i s c h e (er sagt
sprachlich richtig Psychanalyse und nicht Psychoanalyse!) M e t h o d e" (Verlag Julius
Klinkhardt in Leipzig und Berlin, 1913) ist einer der wertvollsten Beiträge, welche

noch größer als der Schaden, den manche voreilige Äußerungen anrichten können und angerichtet haben.

Vor allem ist es notwendig, daß sie beginnen, die Allmacht des
Geschlechtstriebes und seine Äußerungen kennen zu lernen und ihn
durch die verschiedenen Masken zu erkennen.

Der nächste Fall, über den ich hier referieren will, führt uns in
eine der größten Städte Deutschlands. Er versetzt uns aber auch ins
finstere Mittelalter und läßt Bilder vor unseren Augen erstehen, die
wir nicht für „zeitgemäß" halten können. Der antisexuelle Instinkt
— und einen solchen muß es unbedingt geben, sonst wären solche Ereignisse nicht möglich — entspricht dem Höhendrange des Menschen
und seinem Unabhängigkeitsbedürfnis. Er will sich über alles Irdische
und Triebhafte hinausentwickeln und will, sich nicht gehorchen müssen.
Er will Herr sein auch über seine Triebe. Daß dies ohne schwere Opfer
nicht möglich ist, weiß niemand besser als der Analytiker, der immer
die Schwerverwundeten und fürs Leben Verstümmelten zu sehen
bekommt.

Fall Nr. 19. Fräulein O. Z., eine 28jährige Lehrerin, hat seit ihrer
Kindheit onaniert und sich dabei immer sehr wohl befunden. Sie war stets
ein kluges, kräftiges Kind und eine sehr gute Schülerin. Sie machte ihre
Prüfungen anstandslos und begann schon sehr früh dem schweren Berufe
einer Bildnerin der Jugend zu leben. Sie war stets im Kreise ihrer Eltern
und erfreute diese durch ihr lebhaftes Temperament und ihren gesunden
Humor. Sie machte sich nie Gedanken über die Onanie, welche sie übrigens
meist täglich betrieb. Sie war sehr aufgeklärt und dachte: „Ich weiß ja
nicht, ob ich je heiraten werde. Wer nimmt heutzutage eine arme Lehrerin
zur Frau?" Sie war nicht sonderlich anziehend, sehr schlank und mager,
schielte überdies und hatte einen häßlichen Teint. Sie machte sich nicht
viel aus den Männern und pflegte gute Freundschaft mit einigen ihrer
Kolleginnen. Sie onanierte angeblich ohne eine besondere Phantasie, nur
aus dem unerträglichen Reizzustand heraus, der nach der Onanie verschwand,
so daß sie dann ruhig schlafen konnte.

Plötzlich kam sie nach Wien zurück. Ihre Mutter holte sie, weil sie
sehr schwer krank war. Sie begann plötzlich an Anfällen zu leiden, in
denen sie die Besinnung vollkommen verlor und für die keine Erinnerung in
ihr zu wecken war. In diesen Anfällen onanierte sie ohne jede Scheu und
Scham und gebrauchte dabei Worte, welche die Umgebung erschreckten, da
sie als sehr zurückhaltendes und keusches Mädchen bekannt war. Doch
lassen wir der Kranken das Wort:

„Ich will Ihnen aufrichtig und wahrheitsgetreu schildern, wie meine
Anfälle entstanden sind. Ich war immer ein kerngesundes Mädel, hie und
da ein bißchen verträumt und romantisch, ein kleiner Hang zur Schwärmerei,

für die Erweiterung und Verbreitung der Analyse geleistet wurde. Das Buch wendet
sich an alle Pädagogen und besonders an die Seelsorger. Es ist aber auch allen Ärzten,
welche die Psychanalyse nicht kennen, als ausgezeichnete Einführung zu empfehlen.

aber sonst immer tatkräftig und energisch. Sie wissen, daß ich seit der
Kindheit onaniert habe. Ich will Ihnen nun schildern, wie sich mein Kampf
gegen die Onanie abgespielt hat und welche schreckliche Folgen er für
mich hatte.

Vor längerer Zeit kam ich in ein größeres Damenpensionat. Es herrschte
dort ein streng kirchlich-christlicher Geist, besonders getragen durch eine
Mitpensionärin und gestützt durch das nahe Freundschaftsverhältnis des
Hauses zu einem evangelisch-lutherischen Geistlichen. Mir war diese Atmosphäre völlig neu und fremd. Weder im Elternhause noch im Freundeskreise
sonst waren mir je Menschen begegnet, wie ich sie jetzt täglich um mich
sah. Ich freundete mich mit zwei jungen Damen — beide älter als ich —
bald an und wir gewannen uns herzlich lieb. Der an mich gerichteten Aufforderung, in die Predigten und Bibelstunden des Geistlichen zu kommen,
leistete ich anfangs teils aus Höflichkeit, teils auch aus Neugierde Folge
und ich verhehlte niemand meinen ganz anderen, freien Standpunkt. Bald
aber fesselten mich nicht nur die Worte dieses Geistlichen, sondern die ganze
Religion erschien mir in ein anderes Licht gerückt. Leidenschaftlich gab
ich mich den neuen Gefühlen hin. Das Schöne, Erhebende der christlichen
Religion zog mich so an, daß ich nur den einen Wunsch hatte, auch so
glauben zu können und so rein und keusch zu sein wie meine Freundinnen.
Ich gab mir das Gelübde, die Onanie aufzugeben. Dies tat ich im geheimen.
Vor meinen Freundinnen sprach ich nur von der Wandlung, die sich in
religiöser Hinsicht in mir vollzogen. Meine Freundinnen und der Geistliche
unterstützten mich und suchten mir meine Zweifel zu nehmen. Immer und
immer wieder versuchte man, mich von einer mehr in meiner Natur liegenden,
nur gefühlsmäßigen Hingabe an die Religion zu einem nackten Glauben zu
bringen. Ich fühlte mich lange Zeit in dieser Umgebung äußerst wohl. —
Bemerken muß ich, daß ich zu einer Zeit in diese Umgebung kam, wo ich
besonders empfänglich war für neue Eindrücke, die ablenkend und ich möchte
sagen beruhigend auf mich wirkten. Ich hatte — von einer Freundin in
der Kindheit verführt — die Onanie kennen gelernt. Ich onanierte fast jede
Nacht vor dem Einschlafen. Nun gab ich unter dem Einflusse der frommen
Umgebung das Laster nach langem, hartem Kampfe auf. Die Frömmigkeit
war mir ein reicher Ersatz, das Gefühl, ein „reines" Wesen zu sein, erhob
mich. Ich schlief schlecht und lebte eigentlich immer in Ekstase. Es war
dieser Zustand wohl nicht unnatürlich, aber doch oft quälend, da er auf
meine Sinne erregend wirkte. Eine Zeitlang gelang es mir ja, die Erinnerungen an die Onanie und die erotischen Phantasien zu bannen, aber nicht
lange. Körperliche Arbeit, die mir gesunde Müdigkeit gebracht hätte, hatte
ich nicht, nur geistige Arbeit, und die verscheuchte den Schlaf, statt ihn
zu fördern. Ich war oft nervös, gereizt und unruhig. Meine Freundin, die
mich liebevoll beobachtete, fragte nach dem Grunde meiner Erregung und
Unruhe. Ich hielt es zunächst nicht für nötig, anderen (und sei es auch
dieser mir besonders nahestehenden Freundin) von meinen schweren Kämpfen
und sinnlichen Versuchungen zu reden, in der Überzeugung, daß man damit
am besten allein fertig wird. Sie drang jedoch wieder und wieder in mich,
sagte auch, daß sie mir sicher helfen könnte. Ich war durch anstrengende
geistige Arbeit schon nervös erregt, nun wuchs die Erregung noch, ich wurde
ängstlicher und ängstlicher, glaubte aus Andeutungen meiner Freundin zu
hören, daß sie doch alles erriet und verdammte — und ich vertraute mich

ihr rückhaltslos an, d. h., sie stellte Fragen und ich antwortete, durch diese
Fragen mich selbst freilich in mancher Hinsicht anders beurteilend, als ich
es ohne ihr Dazutun getan haben würde. Nun stellte sie mir meine Unruhe
als sündhafte Erregung dar, gegen die ich mit geistlichen Waffen kämpfen
müßte. Sie drang mit aller Entschiedenheit darauf, daß ich alles meide,
was mich ablenken könne von dem Wege, auf dem allein sie für mich Ruhe
für möglich hielt. Sie wünschte, daß ich den Verkehr mit einer Jugendfreundin
völlig abbreche, da mich diese in ganz entgegengesetzter Weise beeinflußte
wie sie. Es war dies eine junge Künstlerin, ein sehr intelligentes Mädchen,
dessen freiere Denkungsweise mich bisher durchaus nicht unsympathisch
berührt hatte und die mir vor allem nie schlecht und sündig erschienen
war. Ich war grenzenlos erregt, alles das als sündig hingestellt zu sehen.
Ich konnte die Notwendigkeit eines Bruches mit der mir lieben Jugendfreundin nicht einsehen. Mit allen Erinnerungen sollte ich Schluß machen,
auch äußerliche Andenken an meine Jugendzeit vernichten, gegen jede sinnliche Erregung mit geistlichen Waffen kämpfen — es gelang mir eben nicht!
Und das alles wurde mir von einem Menschen gesagt, der mit seiner ruhigen
Sicherheit, seiner ernsten Güte und Liebe zu mir, einen gewaltigen Einfluß
auf mich ausübte und sich dieses Einflusses auch wohl bewußt war. Ich
war überzeugt, daß sie alles aus bester Absicht tat — aber ich konnte
nicht einsehen, daß all das Sünde sei! Ich sollte nicht nur brechen, sondern
freudig brechen — Christus fordere freudigen Gehorsam — „das Opfer des
Liebsten ist die Pforte zum Reiche Gottes!" Ja, das konnte ich nun mal
nicht! Und immer und immer wieder dies schreckliche: Du mußt! Dieses:
Entweder — Oder! Christus oder Satan! Ganz mit allem, allem brechen
— sonst nützt es nicht! — In dieser Zeit mußte ich ein Examen in zwei
fremden Sprachen machen. Diese Aufregungen kamen noch dazu. Meine
Freundin unterstützte mich in den Tagen in jeder nur möglichen Weise
— aber auch während der Zeit hielt sie mir wieder und wieder vor, daß
mein Glaubensleben durch Bezwingen meiner Neigungen stetig wachsen müsse,
daß alles andere Nebensache sei. Ich wurde so hochgradig erregt, daß ich
wiederholt Schwindel und Ohnmachtsanfälle bekam, daß ich mich kaum die
Examenstage aufrecht halten konnte. Ich war nahezu verzweifelt und glaubte
nun wirklich, daß meine Gedanken und Gefühle, meine Neigungen so durchaus sündhaft seien. Ich kämpfte mit heller Verzweiflung dagegen an! Ich
hatte ja nur den einen Wunsch: Ruhe! Und das versprach man mir ja
davon! Aber anstatt ruhiger zu werden, wurde ich immer erregter. Ich
redete nun mit meiner alten Freundin in dem Sinne, daß ich sie bat, den
Verkehr zu lassen — aber als ich das getan hatte, quälte mich das wieder.
Und nun wieder die Angst und Erregung, daß mir es als Sünde hingestellt
wurde, daß ich nicht rasch und freudig bräche mit den alten Beziehungen.
Und das ging nicht! Meine Freundin suchte mich zu beruhigen und in der
Tat gelang es ihr, mir über manche bange Stunde fortzuhelfen, durch ruhiges
Zusprechen, durch gemeinsames Beten. Aber wenn ich allein war, besonders
in der Nacht, dann packte mich die Verzweiflung: was soll aus dir werden?
Und dabei redete ich mir fortwährend ein, daß es so das Rechte für mich
sei, daß dieser Kampf gut sei und endlich zum Siege führen müsse. Ich
war grenzenlos erregt und dabei doch so müde! Ich war soweit zu Ende
mit meinen — physischen und psychischen — Kräften, daß es zu einem
Schluß kommen mußte. Ich mußte Ruhe haben und man verhieß sie mir

ja, wenn ich nur wollte! Ich glaubte nun, auch äußerlich Schluß machen
zu müssen, gab meiner Freundin Briefe, Bilder und Tagebücher, alle Andenken an unsere Freundschaft, zum Vernichten. Ich trennte mich schwer
davon. Sie verbrannte alles in meiner Gegenwart. Es erregte mich sehr.

Über die nun folgenden Tage und Nächte weiß ich nichts Genaues
mehr. Jedenfalls erreichten meine Erregungen in den Nächten ihren Höhepunkt. Ich soll mich wie von Sinnen geberdet haben, geschrien, gerufen,
mich im Bette umhergeworfen haben und mir alles vom Herzen geredet
haben, was mich wochen- und monatelang so grenzenlos gequält hatte! Ich
hatte an all das keine Erinnerung, nur an das Gefühl, das ich damals hatte:
von einem unnennbaren Etwas in mir, was mich reden hieß — ich m u ß t e
eben reden ohne und gegen meinen Willen. W a s i c h a l l e s s a g t e,
w e i ß i c h n i c h t. Man holte den Arzt — einen mir gänzlich fremden
Herrn — und der gab den Rat: Nicht anrühren! Auch der Geistliche
wurde gerufen, der auf meine Freundin großen Einfluß hatte. Alles, was
meine Freundin geraten und getan hatte, war ganz im Sinne des Pfarrers
— wenn auch (glaube ich) ohne sein Wissen geschehen. Meine Freundin
hielt es nun für notwendig, ihm alles zu erzählen: von meinen Kämpfen,
meinem Ringen, meinen Zweifeln. Ich hätte den Geistlichen in den Sachen
nie zu meinem Vertrauten gemacht, wenn ich auch in all seine vorzüglichen
Eigenschaften als Mensch und Seelsorger festes Vertrauen setzte. Nun erfuhr
er jetzt alles und nahm die ganze Sache in die Hand. Doch das erfuhr ich
erst später. — Nachdem die Erregung sich gelegt, wurde ich ruhig, ganz
ruhig; es war eine vollkommene Reaktion. Ich bildete mir ein, nun sei es
vorbei und war so froh über das bißchen Frieden! Ich ging mit den anderen
in die Bibelstunde, wo der Geistliche sprach über Römer 8: „Fleischlich
gesinnt sein ist der Tod, geistlich gesinnt sein ist Leben und Friede." Die
ganze Rede, ein tiefernste Bußpredigt, galt mir. Ich merkte das genau,
während es Fremden verborgen bleiben mußte. Meine ganze, mühsam nieder-
gekämpfte Erregung begann wieder, als mir mein Handeln, mein Denken und
Fühlen als so schlecht, so verwerflich, so todbringend hingestellt wurde. —
Bisher waren meine beiden Freundinnen lieb und rührend gut zu mir gewesen.
Sie hatten versucht, mir zu helfen, wo sie nur konnten. Ich war ihnen herzlich
dankbar, und ihre treue Freundschaft war mir ein wirklicher Trost gewesen!
Einen Tag nach der Bibelstunde war es, da traten plötzlich meine beiden
Freundinnen vor mich hin: „Unsere Liebe, unser Vertrauen, unsere Freund-
schaft für Dich sind aus. Wir haben auch gar kein Mitleid mehr mit Dir!
Du hast in den Nächten nur geheuchelt. Du bist ein lasterhaftes Wesen.
Du bist durch und durch sinnlich und den schrecklichsten Leidenschaften
ergeben. Du bist im Grunde Deines Herzens unwahr. Versuche nicht, uns
zurückzugewinnen, es gelingt Dir nicht. Entweder Du oder wir ziehen aus.
Ein Zusammenleben mit Dir ist für uns unmöglich. So, nun haben wir Dir
nichts mehr zu sagen!" — Ich muß sagen, daß mich diese Worte zuerst
gar nicht so sehr trafen. Ich ging ruhig wieder ins Bett — man hatte
mich, um mir diese Eröffnungen zu machen, aus dem Schlafe geweckt zu
später Abendstunde —. Aber dann kam die Verzweiflung von neuem. Daß
sie mir das tun durften, wo doch alles, was sie mir vorwarfen, unwahr!
Oder durften sie es? War ich so schlecht, daß sie mich meiden mußten —
mir so weh tun durften? Hatte ich nicht meine Freundin geopfert, hatte
ich nicht nach übermenschlichem Kampfe die Onanie ganz aufgegeben? Für

meine Anfälle war ich doch nicht verantwortlich zu machen?! Ich wußte
ja nicht, was ich in diesen schrecklichen Zuständen gesprochen hatte und
weiß es heute noch nicht. Kein Mensch kann sich meine Verzweiflung
vorstellen.

Ich weiß nicht, wie ich die nächsten Tage verbrachte, ich weiß nur,
daß alles so wund und weh war, und dann immer das verzweifelte: Warum?
Sie waren doch sonst gut zu dir!. Du hast doch nichts getan! — Meine
Eltern, von anderen über meinen Zustand verständigt, riefen mich schnell
heim. Meine Freundinnen verweigerten mir jede Aussprache. Ich ging noch
einmal zu dem Geistlichen. Er hielt mir meine ganze Schlechtigkeit vor,
nannte mein Verhalten in der Nacht „satanisch" und schüchterte und ängstigte
mich dergestalt ein, daß ich mich nicht verteidigen konnte. Ich war fast
überzeugt, daß ich wirklich so schlecht sei, daß ich all das verdiente —
ich glaube, ich hätte mich aller Verbrechen damals schuldig bekannt, die
ich nie vorher gekannt — nur um doch einen Entschuldigungsgrund für das
harte, lieblose Verhalten meiner Freundinnen zu haben, von denen ich so
hoch dachte. Der Geistliche versprach mir seine Hilfe für später. Ich
dankte ihm für alles und glaubte ihm alles! — Man sagte mir, daß man
noch für mich beten wollte — wie lange man das könnte, wüßte man nicht!
Aber helfen könnte man mir nicht mehr: „Wir fühlen uns nicht mehr berufen, Ihr Heiland zu sein!" Also ausgestoßen, fortgeschickt! In hellster
Verzweiflung, mit dem ewigen „Warum?" in mir, reiste ich heim! Die ersten
Wochen daheim waren vielleicht die schlimmste Zeit; da nun alle äußeren
Erregungen aufhörten, quälte ich mich innerlich ab. Ich hatte für nichts
Sinn und Interesse. Hatte nur den einen Gedanken: „Wenn du so schlecht
bist, was soll dann werden?" Und dann wieder: „Warum tat man dir das?"
Meine Eltern waren ganz ratlos. Und endlich kam auf wiederholte dring-
liche Anfragen, Bitten um Aufklärung von Seite meiner Eltern die Wahrheit! In einem Briefe schrieb der Pastor, daß er es gewesen sei, der die
jungen Damen zum Bruche mit mir veranlaßt hat. Und der Grund? Er
hätte gefühlt, daß meine Liebe zu meiner Freundin perverser Natur sei!
Gestützt auf die Worte des Arztes: „Nicht anrühren", gestützt auf die
Erzählung meiner Freundin, daß ich, als sie mich liebevoll in die Arme
nahm, ruhiger geworden sei, schleuderte er diesen Verdacht gegen mich!
Meine Freundin selbst hatte nie dergleichen unnatürliche Gefühle an mir
gemerkt. Sie waren auch (was die zweite Freundin damit zu tun hat, ist
mir noch unklar) durchaus nicht gleich von Herrn Pastors Meinung überzeugt — aber schließlich doch. Ohne jedweden triftigen Grund sahen sie
sich veranlaßt, mir obenangeführte Worte zu sagen, mich aus dem Hause
zu weisen — mich in Zweifel und Angst heimreisen zu lassen! Ohne mir
die Wahrheit zu sagen! Ich bat um Beweise; meine Eltern baten den
Geistlichen um Angaben von auch nur einem triftigen Grund für seinen
Verdacht, der so folgenschwer für mich werden sollte! Keine Antwort! —
Und in dem Brief war außerdem noch die Drohung enthalten, mich den
Schulbehörden anzuzeigen, wenn meine Eltern seine
Stellung zu untergraben versuchten! — Mein Zustand
wurde nicht besser, nachdem ich den Inhalt dieses Briefes erfahren hatte.
Das war wieder etwas ganz Neues, wovon ich nie gehört hatte, was man
mir jetzt vorwarf! Zu allen Selbstvorwürfen kamen Vorwürfe gegen die
anderen. Und dann doch immer wieder dies Nichtverstehenkönnen und dies

verzweifelte „Warum?". Bei Tag und Nacht verging auch nicht eine Minute, daß ich nicht an die Angelegenheit dachte. Ich weiß nicht, was aus mir geworden wäre, wenn meine Eltern mich nicht — ungeachtet des Rates des Geistlichen, der behauptete, mir könnte kein Arzt und nur der Seelsorger helfen — einem Arzte anvertraut hätten, der mich rettete — —"

— — — — — — — — — — — —

So geschehen im XX. Jahrhundert in einem sogenannten hochgebildeten Kreise! Wie wir sehen, ist die Zeit der Exorzismen noch nicht vorüber und der Satan treibt noch immer sein schmutziges Gewerbe!

Ich wurde zu einem Anfalle der Patientin gerufen. Sie war in vollkommener hysterischer Verzückung und warf sich in Konvulsionen hin und her. Sie sprach unverständliche Worte (Glossolalie[1]), aus denen man hie und da einzelne Ausdrücke wie „Geliebte", „Wonne", „Entzücken" heraushörte. Dann steckte sie den Finger in den Anus und machte kurze, heftige, bohrende Bewegungen, die sich in einem Orgasmus lösten, in dem ihr Gesicht einen ekstatisch verklärten Ausdruck bot. Sie spielte scheinbar einen Mann, der einer Frau a posteriori beiwohnte.

Das war im Beginne der Behandlung. Bald jedoch siegte unter dem Einfluß der Aussprache ihr gesundes Naturell und alle krankhaften Erscheinungen verschwanden. Sie konnte wieder schlafen und hatte keine Anfälle mehr. Noch jetzt — acht Jahre nach der Behandlung — erhalte ich hie und da einen Brief von ihr. Sie ist vollkommen gesund und hat den Verkehr mit der ersten, freisinnigen Freundin wieder aufgenommen. Sie hatte schon vorher in halbbewußten Dämmerzuständen mit homosexuellen Phantasien onaniert. Aber sie wußte nichts von Homosexualität, ahnte angeblich nicht, daß es solche Beziehungen zwischen zwei Frauen geben könne. Erst durch den Pfarrer und durch meine Aufklärungen wurde ihr die Art ihrer Freundschaftsbeziehungen klar. Sie lernte das Menschliche dieser Triebrichtungen kennen und konnte sie leicht überwinden. Sie schrieb mir auch, daß sie wieder in größeren Zwischenräumen onaniere, daß sie sich danach immer erleichtert und wohler fühle. Dann heiratete sie, wurde Mutter und ließ nichts mehr von sich hören. Nur flüchtig konnte ich sie sprechen und mich überzeugen, daß sie aus den Irrungen und Wirrungen den rechten Weg herausgefunden hatte

Der Fall ist für uns deshalb von besonderem Interesse, weil er uns wieder einmal zeigt, wie ein Individuum, das die Onanie ohne jeden Schaden verträgt, durch die plötzlich eintretende Abstinenz neurotisch wird und gezwungen ist, seine Sexualität in einem Anfalle zu erledigen. Religiöse Strömungen flossen hier mit erotischen zusammen. Denn ihre Liebe zu den Freundinnen zeigt deutlich die homosexuelle Wurzel auch von Seite der Freundinnen. Denn nur aus Eifersucht verlangten sie die Opferung der alten Freundin. Schließlich fanden sich alle in der Verehrung für den Seelsorger, einer Verehrung, die ihren

---

[1] Eine erschöpfende Darstellung der religiösen Glossolalie gibt Dr. *Oskar Pfister* in seiner Arbeit: „Die psychologische Enträtselung der religiösen Glossolalie und der automatischen Kryptographie." (Jahrbuch für psychoanalytische Forschungen. III. Band. Verlag F. Deuticke, Wien und Berlin 1912.

erotischen Ursprung auch nicht verleugnen konnte. Die rasche Heilung
ist ebenso bemerkenswert wie die Überwindung der frommen Periode,
welche eigentlich eine Regression auf eine infantile Einstellung
bedeutete.

Viel einfachere Aspekte bietet der nächste Fall, der aber therapeutisch eine schwerere Aufgabe darstellt.

Fall Nr. 20. Herr T. I., ein 24jähriger Jurist, ist in seinen Studien
stecken geblieben und leidet an schweren Depressionen. Er sitzt meistens
zu Hause und starrt in Wachträumen vor sich hin, beteiligt sich kaum am
Gespräch und benimmt sich fast wie ein dementes Individuum. Er schläft
sehr viel und sehr tief, liegt sehr lange des Morgens im Bette, fühlt sich
müde und zerschlagen und quält seine Familie, der er immer wieder in
seinen redseligen Momenten auseinandersetzt, daß er nicht lange leben werde.
Er ist schwer zu behandeln, da er fast kaum zum Sprechen zu bringen ist.
Schließlich überwinde ich seine Hemmungen und erfahre folgende Lebensgeschichte. Er war immer ein stilles Kind, aber trotzig, jähzornig und verschlagen. Mit sechs Jahren begann er zu onanieren, ohne daß er verführt
wurde. Er entdeckte die Onanie selbst und fröhnte ihr in der Kindheit ohne
Hemmung. Bis zum 16. Lebensjahre onanierte er ohne Störung weiter, war
ein guter Schüler und entwickelte sich physisch ganz ausgezeichnet. Da
aber begann die Belehrung von Seite seiner Mitschüler. Er hörte viel von
Onanie reden und wußte nicht, was darunter gemeint sei. Er hörte, wie
gefährlich das wäre, daß man davon blöd und rückenmarksleidend werden
müsse. Er erkundigte sich genauer, was denn Onanie wäre, und hörte mit
Schrecken, daß es der Akt der Selbstbefriedigung wäre, den er schon so lange
ausgeführt hatte. Er versuchte sich zurückzuhalten, es ging aber nur sehr
schwer. Das Einzige, was er erzielen konnte, war, daß er etwas seltener als
bisher onanierte. Er war immer ein sehr frommes Kind und hatte sich seinen
Glauben auch im Gymnasium in alter Stärke unvermindert erhalten. Er
beichtete also das Laster und hörte jetzt, daß es eine gefährliche Sünde
wäre. Er dürfe sich nicht „unkeusch berühren"! Er gab dem Priester das
Versprechen, nicht mehr zu onanieren. Dies Versprechen hielt er drei Monate.
Dann wurde er rückfällig. Nun war es ihm klar, daß er eine schwere Sünde
begangen hatte, die er büßen müßte, sollte er nicht um die ewige Seligkeit
kommen. Er beschloß, zur Buße ein Mönch zu werden und in ein Kloster
einzutreten. Sein Vater aber wollte davon nichts wissen und erteilte ihm
nicht die Erlaubnis. Er begann also auf eine andere Weise Buße zu tun. Er
kasteite sich mit Fasten, entzog sich alle irdischen Vergnügen und gab
die Onanie ganz auf. Aber er konnte nicht Herr seines Sexualtriebes
werden. Um sich von der Onanie zu heilen und seine Gesundheit zu retten,
begann er zu Dirnen zu gehen. Er war sehr erschrocken, als er wieder in
der Beichte hörte, daß er ein arger Sünder und vom Regen in die Traufe
gekommen sei. Er müsse nach den Satzungen der Religion keusch bleiben.
Er wurde nun ganz abstinent und versuchte durch eminenten Fleiß alle
sinnlichen Gedanken zurückzudrängen.

Er hörte in der Tat auf, an sexuelle Dinge zu denken und wurde auch
nicht mehr von Versuchungen belästigt. Aber wie hatte sich sein Wesen geändert! Er konnte nicht studieren und seine Gedanken nicht konzentrieren.
Welcher Schluß lag näher als der, daß er sich durch die Onanie ruiniert habe

und daß sich jetzt schon die ersten Zeichen seiner zerstörten Geisteskraft
bemerkbar machten? Er hörte auf zu lernen und begann zu überlegen, wie
lange es noch dauern würde, bis er in das Irrenhaus käme. Wozu lernen und
sich anstrengen, wenn das unerbitterliche Schicksal auf ihn lauerte und das
Unheil nicht abzuwenden war? Von Tag zu Tag wurde er ernster und
trauriger. Er entsagte allen irdischen Genüssen und erwartete das unabwend-
bare Leiden . . In solchen Fällen wirkt die Angst als Krankheitsfaktor und
erzeugt gerade jene Leiden, vor denen man sich fürchtet. Er begann also den
Geisteskranken zu spielen und bat seinen Vater wiederholt, er möge ihn doch
im Steinhof (der bekannten Irrenanstalt Niederösterreichs) internieren.

Die Analyse dieses Patienten geht im Schneckentempo vor sich. Er ist
ein verschlossener Mensch und hat sich vorgenommen, nicht alles zu sagen.
Solche Kranke können stundenlang beim Arzte sitzen und wissen nicht, was
sie sprechen sollen. Sie verlangen, der Arzt solle sie fragen. Sie wagen es
nicht, ihre Einfälle frei aneinanderzureihen.

Stockend erzählt der Kranke von seinen Befürchtungen. Die Folgen der
Onanie seien schon eingetreten und er müsse bestimmt in ein Irrenhaus
gehen. Dann gesteht er, daß er schon zweimal einen Selbstmordversuch
unternommen habe. Wir kennen ja die bekannten Beziehungen von Selbstmord
und Onanie. Dieser Fall bestätigt sie aufs neue. Einmal wollte er sich zum
Fenster hinausstürzen. Sein Bruder war gerade im Zimmer anwesend und
konnte ihn noch rechtzeitig retten. Wir merken das Spielerische dieser Unter-
nehmung. Es war mehr ein Spielen mit dem Selbstmord als eine Tat. Den hätte
er einen ernstlichen Selbstmordversuch unternehmen wollen, er hätte es ja
nicht vor den Augen des Bruders getan. Der zweite Suicidversuch ging in
Gegenwart seines Schwagers vor sich. Dieser hatte insoferne einen großen
Einfluß auf ihn genommen, als er ihn einst in einer Periode langwieriger
Depression befragte, ob er onaniere. Als er bejahte, warnte ihn der Schwager
vor den schädlichen Folgen dieser Befriedigung und riet ihm, zu Frauen zu
gehen. Vor ihm wollte er sich den Schädel zerschmettern, aber auch dieser
Versuch wurde verhindert. Es ist bemerkenswert, daß alle Versuche darauf
hinausgehen, das Gehirn zu zertrümmern. Dort sitzen die Gedanken der
Versuchung und dort lauert die Angst vor dem Wahnsinn. Er will den Feind
gleich mit dem Leben vernichten.

Zwei Träume der ersten Tage sind bemerkenswert. Der erste lautet:

Mein Freund K. ist im Theater, wo ein mir unbekanntes Stück
gespielt wird. Er macht sich über den Autor lustig und verläßt laut
räsonierend das Theater.

Dieser Traum ist wie alle ersten Träume in der Analyse ein Traum,
der die Beziehungen des Patienten zum Arzte behandelt. Er ist der Freund K.
und die Analyse ist das Theater. Er will sie nicht mitmachen, er räsoniert
über die Behandlung und will die Analyse abbrechen. Offenbar weil ihm das
Stück, das aufgeführt werden soll, nicht paßt, und er seine Geheimnisse für
sich behalten will.

Der zweite Traum jedoch bringt uns dem Verständnisse der Neurose und
der Onanie näher:

Ich träume, daß ich im Bette auf dem Bauche liege und von
einem Unbekannten mit einem Stock geprügelt werde. Es tut nicht
besonders weh, was mich sehr wundert.

Ein dummer Traum, der gar keinen Sinn hat! . . . kritisiert der Ana-
lysand seinen Traum. Diese Kritik enthält einen Widerstand und versucht,
wichtiges Material zu entwerten, wozu ja Spott am besten geeignet ist.
Wir können uns aber auf masochistische Einstellungen gefaßt machen.
Patient erzählt nun, daß er von seinem Vater in der Kindheit oft verprügelt
wurde. Schon wegen Kleinigkeiten, denn Papa war sehr streng. Einmal bekam
er Schläge, weil er kein Vorzugszeugnis nach Hause brachte . . . Die Schläge
waren angeblich nie lustbetont. Er will von masochistischen Phantasien und
einer masochistischen Einstellung nichts wissen.

Wer nie einen Patienten analysiert hat, der sich vorgenommen hat, etwas
Wichtiges nicht zu sagen, der kann sich von den Schwierigkeiten der Analyse
keine Vorstellung machen. Der Kranke kommt jeden Tag, setzt sich hin und
wartet, daß man ihn ausfrägt. Diese kindische Vorstellung von der Analyse
haben ja viele Ärzte. Sie sprechen immer wieder von einem peinlichen Kreuz-
verhör, das man mit dem Kranken anstellt. Derartige Verhöre und das hochnotpeinliche Ausfragen haben gar keinen Sinn. Was der Kranke nicht spontan
sagt, hat meistens keinen Wert, selbst wenn es ihm erpreßt wird und
wenn es von Bedeutung wäre. Er muß verstehen, daß es sich um einen
Läuterungsprozeß seiner Seele handelt und daß er sich schadet, wenn er den
Arzt belügt und ihm wichtige Tatsachen verschweigt . . .

So geht es auch mit diesem Kranken. Man merkt ihm einen furchtbaren
Kampf an und er gesteht, daß es Dinge gibt, die er nicht sagen kann, obwohl
er sie sagen möchte . .

Er erzählt von sonderbaren schädlichen Szenen, wie ich sie in meinen
„Nervösen Angstzuständen" eingehend geschildert habe. Er leidet an Angst
vor einem Herzschlag. Fast jede Nacht hat er einen Anfall, der das ganze
Haus alarmiert. Er beginnt zu stöhnen und nach seinem Herzen zu greifen.
Dann aber erscheint zuerst der Vater und beginnt ihm freundlich zuzureden,
was ihn ein wenig beruhigt. Später kommt auch die verheiratete Schwester
und streichelt ihn wie ein kleines Kind und macht ihm Umschläge auf das
erregte Herz. Dann erst wird er ruhig wie ein kleines Kind und schläft ein.

Wir kennen die Psychogenese solcher nächtlicher Anfälle aus den
Analysen neurotischer Kinder. Es sind Sehnsucht und das Verlangen nach
Liebe, die sich in solchen nächtlichen Anfällen äußern. Die Schwester erscheint
im Nachtkleide, auch der Vater; der Kranke ist der Mittelpunkt der Familie.
Er ruft die Objekte herbei, welche seine geheimen Gedanken mit allerlei Phantasien umspinnen. Welcher Art diese Phantasien sind, das können wir nur
ahnen, aber wir werden es erst wissen, bis der Kranke seinen inneren
Widerstand gebrochen hat und uns weitere Mitteilungen macht. Dann erst
wird uns der Kampf gegen die Onanie und das Schuldbewußtsein verständlich
werden.

Langsam entrollt sich das Bild. Die Einstellung zum Vater erhält neue
Reflexe. Erst war sie eitel Liebe und Ergebenheit, jetzt meldet sich der Haß
und schickt seine Vorposten zögernd in das analytische Gefecht. Der Vater ist
sehr strenge gewesen. Er war sicherlich sehr gut, viel zu gut, aber er konnte
auch strenge sein und dann war er unbarmherzig. Wegen eines minder guten
Ausweises wurde er geschlagen. Der Vater verlangte von ihm immer die
besten Noten. Wenn er sie einmal nicht erreichte, so gab es Schläge. Er war
schon 16 Jahre alt und erhielt Schläge, weil er ohne Erlaubnis des Vaters
einen größeren Ausflug unternommen hatte. Er lief damals davon und war

zwei Tage nicht zu finden. Endlich wurde er im Walde entdeckt und nach
Hause gebracht. Der Vater sprach dann einen ganzen Monat zu ihm kein
Wort. Das war die empfindlichste Strafe seines Vaters. Wenn er den Kindern
zürnte, hörte er auf, mit ihnen zu sprechen. Der Kranke kann auch in der
Analyse durch lange Zeit nicht sprechen. Ein ungeheurer Trotz beseelt ihn
und macht ihm das Reden unmöglich. Er kopiert den Vater, der ihn so
bestrafte und an dem er sich jetzt durch seine Krankheit rächt. Denn in
seiner Verstimmung schweigt er auch im Hause durch lange Wochen, sitzt
stumm brütend in einem Winkel und wird ganz verschlossen. Seine Depression
und seine Unfähigkeit zur Arbeit sind die Strafe für die Schläge des Vaters,
die er ihm bis heute noch nicht vergessen hat. Noch nicht zu entscheiden
ist es, ob diese Schläge auch lustbetont waren und ob er die Wiederholung
dieser Szenen erwartet. Er hat wiederholt Träume, in denen er geschlagen wird.

Unter unendlichen Widerständen gesteht er eines Tages, daß er
Masochist ist und in seinen onanistischen Phantasien immer eine Prügelszene
vorkommt. Was diese Einstellung zu bedeuten hat, das werden wir erst im
sechsten Bande bei Besprechung des Masochismus erfahren. Ich will hier
nur die Beziehungen zur Onanie feststellen. Es zeigte sich ferner, daß er
an die Familie fixiert ist. Er liebt den Vater, den Bruder und den Schwager,
die alle in homosexuellen Prügelszenen bei seinen Phantasien verwertet
werden. Schließlich tritt noch eine inzestuöse Einstellung zur Schwester
zutage. Das Schuldbewußtsein des Kranken bezieht seine stärksten Affekte
aus diesen Quellen. Nicht wegen der Onanie macht er sich die Vorwürfe,
sondern wegen seiner Inzestphantasien. Wie alle Menschen, die an die Familie
fixiert sind, läuft er davon und macht stets vergebliche Versuche, sich von
der Familie frei zu machen. Immer tiefer verstrickt ihn die Neurose in das
Netz der Familienliebe, immer unfähiger wird er für das Leben, so daß er
schließlich ein Kind wird, das von der Gnade seines Vaters lebt. Mit dem
zeitweilig überwundenen Infantilismus treten die kriminellen Regungen
wieder hervor. Mordphantasien sind keine Seltenheit, so daß es auf dem
Wege der Talion zu Selbstmordimpulsen kommt.

Was er von der Religion erwartete, das konnte nicht eintreten: Erlösung von seinen krankhaften Trieben und vollkommene Befreiung. Er
erwartete von Gott, was er selbst nicht leisten konnte. Er stellte sich dann
vorübergehend zur Religion mit Trotz ein, hatte eine Periode, in der er
Blasphemien aussprach und ein atheistisches Tagebuch führte, in das er
täglich Beweise von der Nichtexistenz Gottes eintrug. Die Beweise mußten
ihn wenig überzeugt haben, denn er fiel bald wieder in die infantile Form
der Frömmigkeit zurück, sagte seine Kindergebete auf, machte freiwillige
Gelübde und legte sich strenge Kasteiungen auf.

Das größte Opfer jedoch, das er sich auferlegte, war das Aufgeben der
Onanie. Wohl traten nach dem Verzichte auf diese bewußte Form der autoerotischen Betätigung Pollutionen auf. Allein er empfand sie nicht als
Sünde. Er hatte sich nicht unkeusch berührt. Denn er war wieder fromm
und nahe daran ein Frömmling zu werden. Er lief in der Dämmerung in
die Kirche, kniete inbrünstig nieder und bat um Erlösung und Vergebung
für seine Sünden. Er konnte in der Nacht unzählige Vaterunser aufsagen,
um seine Gedanken abzulenken und sich zu beruhigen. Er vertiefte sich in
einen schwärmerischen Marienkult, der verständlicher wird, wenn man weiß,
daß seine Schwester auch Maria heißt und daß seine Marienbilder ihre Züge

nachbildeten. So vergiftete ihm die Sexualität die reine Quelle seines Glaubens und mengte sich in seine Gebete. Er wollte um jeden Preis rein sein und wollte sogar den höchsten Preis einsetzen, sein Leben. Er studierte nicht und kümmerte sich nicht um die Pflicht des Tages, da ihm ein höheres Ziel vorschwebte. Er wollte seine Seligkeit nicht verlieren. Er wollte die Wonnen des Jenseits erobern.

Er lebte in seinen Dämmerzuständen jene seltsame Mischung von Religiosität und Erotik, die nur die Asketen kennen. Es kam zu Ekstasen, welche ihn wie Wonneschauer durchzuckten. Kein bewußter Gedanke mahnte ihn, daß er seine Libido in das Religiöse verschoben hatte und nun doppelt schuldig war. Allein sein Inneres ahnte und kannte diese Zusammenhänge. Er wurde immer schwerer krank und fürchtete bald jede Berührung mit der Umwelt. Er zog sich auf seine Familie und auf das „Kindsein" zurück, immer in der Phantasie, er könnte das Leben noch einmal beginnen und ein neuer, wiedergeborener Mensch werden.

Die Analyse wurde vom Kranken plötzlich abgebrochen, als sich Erinnerungen an homosexuelle Spiele mit dem jüngeren Bruder melden wollten. Dadurch glaubte er eine schwere Schuld auf sich geladen zu haben. Er konnte nun wieder studieren und das genügte ihm. Meine Forderung, er möge sich längere Zeit von seiner Familie trennen, stieß auf hartnäckigen Widerstand. Soviel war zu erreichen, daß die nächtlichen Anfälle aufhörten und er die Türe seines Zimmers des Nachts absperrte. Das war die letzte seiner Konzessionen. Dann aber zitterte er davor, seine geliebte Familie verlassen zu müssen. Er begann so eifrig und mit so gutem Erfolge zu studieren, daß sein Vater der Ansicht war, er wäre vollkommen geheilt, und sich bei mir in überschwänglichen Worten bedankte. Der Kranke spielte die Heilung, weil er nicht tiefer in sein Inneres blicken, sich nicht erkennen und weil er nicht die letzten Konsequenzen ziehen wollte. Ich hörte noch nach drei Monaten, daß der Erfolg anhaltend war. Er hatte keine Anfälle mehr und bestand sein Examen.

Ich könnte noch manche Beispiele anführen, die uns von dem Einflusse der Seelsorger auf den Kampf ihrer Schutzbefohlenen mit der Onanie erzählen. Ich widerstehe der Versuchung und will mich nur auf ein paar allgemeine Bemerkungen beschränken. Ich habe schon eingangs dieser Ausführungen auf den hartnäckigen Kampf der Religion gegen den Autoerotismus gesprochen. Der Geistliche des ersten Beispieles hatte mit Recht auf die Bibelstelle hingewiesen: „Fleischlich gesinnt sein ist der Tod, geistlich gesinnt sein ist Leben und Friede." Dieser Satz enthält das Programm des Kampfes der Religion gegen die Sexualität. Er wäre unverständlich, wüßte man nicht, daß unter dem Tod das Verlieren der Seligkeit und unter „Leben und Friede" die Belohnung im Jenseits zu verstehen sind. Mit einer bewundernswürdigen Hartnäckigkeit hat die Kirche das Opfer der sexuellen Lust als Prämie für die ewige Lust verfochten.

Nie wäre der Sieg einer solchen Lehre, die alle natürlichen Werte umkehrt, gelungen, wenn nicht die Menschheit selbst das Bestreben hätte, sich von allem Irdischen zu lösen und sich durch Überwindung

der Triebe vom Tiere zur Gottähnlichkeit zu entwickeln. Der Autoerotist zeigt uns diesen Kampf gegen und für sich selbst in seiner
schärfsten Form. So lange er sich die Lust selbstherrlich spendet,
dünkt er sich sein eigener Gott. Einer meiner Patienten, der einen
schweren Kampf gegen die Onanie durchzumachen hatte, zeigte mir
sein Tagebuch, das er im zwölften Lebensjahre begonnen hatte. Nach
Überwindung einer religiösen Abstinenzperiode fing er wieder zu
onanieren an und schrieb mit großen Lettern auf die erste Seite seines
Tagesbuches das stolze Wort: A u t o t h e o s ! Es ist der göttliche
Funke des Empörers Prometheus, der in den Seelen dieser Kämpfer
aufflammt. Freilich erlischt der Brand meistens so schnell, wie er entstanden. Die stolze freie Selbstherrlichkeit währt nicht lange. Auch
unser Autotheos ist ein jämmerlicher Neurotiker geworden, ein halber
Freigeist und ein halber Frömmling, der schließlich alle seine eigenen
Gesetze dem großen Moralgesetze seiner Religion opferte.

Es wäre sehr verlockend, an seinem Beispiele nachzuweisen, wie
die verdrängte Sexualität sich rächte und seine ganze Religiosität
durchsetzte. Das ist die Rache jeder unterdrückten Erotik. Sie bemächtigt sich der Kraft, die sie verdrängen will, und stellt sie in ihren
Dienst. Das große Beispiel im nächsten Kapitel wird uns das in
seltener Klarheit vor Augen führen. D a s   V e r d r ä n g t e   ü b e r-
w ä l t i g t   d a s   V e r d r ä n g e n d e. So verliert der Mensch dann
beides: Seinen Glauben und seine Sexualität.

Unsere Beispiele haben uns aber gezeigt, wie wichtig eine Reform
der Seelsorge und eine analytische, sexuologische Erziehung der Lehrer
und Priester ist. Wollte man die verschiedenen Schriften der ganzen
und halben Pfarrer über die Onanie zitieren, man bekäme erst einen
Einblick in das furchtbare Treiben, würde erst bemerken, wie unglaublich leichtsinnig hier mit der Gesundheit des Volkes umgegangen wird.
Ich zitiere nach *Pfister*[1]) das in der Schweiz weitverbreitete Schriftchen
des Pfarrers *Hauri*[2]):

„Wenn ein junger Mensch heimlich allerlei Dinge treibt, wodurch
er seinen Leib befleckt, dann leidet auch seine Gesundheit schlimmen
Schaden. Er wird müde und schlaff, seine Sinne werden geschwächt, er
verliert alle Spannkraft und Willenskraft. Immer weniger vermag er
der bösen Lust zu widerstehen. Auf Schritt und Tritt verfolgen ihn
seine bösen Gedanken und bringen ihn einmal ums andere Mal zu Fall.
Er verliert die Freude an der Arbeit. E r   w i r d   i m   A u s s e h e n
u n d   i n   d e r   H a l t u n g   e i n e m   G r e i s   ä h n l i c h, u n d   s c h l i e ß-
l i c h   r a f f t   i h n   v i e l l e i c h t   i r g e n d   e i n e   K r a n k h e i t, d e r

[1]) l. c. S. 476.
[2]) Eine Konfirmandenstunde über das 7. Gebot. St. Gallen 1910.

er sonst leichten Widerstand geleistet hätte, in frühen Jahren
schon weg. Wie mancher Mann ist auf solche Weise
schon in ein frühes Grab gesunken, und andere sind
elend und kränklich geworden, oder schwermütig und
lebensüberdrüssig."

Leider gibt es unzählige solcher Hauris. Will man den großen
Fortschritt ermessen, den wir in dem letzten Jahrzehnt gemacht haben,
so höre man die treffende Antwort, die *Pfister*[1]) seinem Kollegen gibt:

„Wer den Jammer von Masturbanten gesehen hat, die bei heißem
Kampf ihren Sexualtrieb nicht zu beherrschen imstande waren, denkt
mit Grauen an die Verwüstungen, die solche schauerliche Weissagungen
anstiften müssen. *Hauris* Ausführungen sind um so mehr zu bedauern, als nach dem Zeugnis jedes erfahrenen Arztes und Erziehers
die von ihm gegebenen Winke für die meisten Masturbanten ·nicht von
ferne ausreichen, um Erlösung vom Laster zu finden. Warnung vor
bösen Gedanken, unsaubern Büchern, schlechter Gesellschaft, Müßiggang, Nachtschwärmerei, Unmäßigkeit, unwahre Behauptungen über die
Notwendigkeit der Sexualbetätigung, Aufforderung zu Abhärtung und
frommem Christenwandel — mehr als diese Binsenwahrheiten weiß *Hauri*
nicht anzugeben — helfen nur einem kleinen Teil der Notleidenden. Die
übrigen, die sich gegen den Feind nicht zu helfen wissen, bedient *Hauri*
mit entsetzlichen Todesdrohungen, die sich um so unschöner und verkehrter ausnehmen, als nach den Versicherungen der kundigsten Ärzte
über 90% aller Jünglinge Masturbation getrieben haben. Wir sahen,
daß sehr oft eine Neurose ausbricht, wenn Onanie abgelegt wurde. Und
wir sollen uns mit brutalen Drohungen auf die armen Knaben und
Mädchen stürzen? Ein sittlich ernster Erzieher sollte sich zu solchen
Schergendiensten nicht hergeben, wie sie *Hauri* aus Unwissenheit fordert."

Pfister betont dann, daß man die Onanie nicht mit einem allgemeinen Rezepte, mit uniformen Suggestionen, mit Ausspielen von
Himmel und Hölle bekämpfen könne. Er untersucht jeden Fall und
wendet die Psychanalyse an, wo er sie für notwendig erachtet.

Ein Beispiel, wie der moderne Seelsorger *Pfister* dabei vorgeht,
möge nun folgen.[2])

Fall Nr. 21. „Ein 16jähriger Konfirmand vertraut mir, daß er
seit einem Jahr an Schwermut leide. Seine Träume verraten, daß er die
Eltern tot wünscht. Erst nach Wochen gesteht er seine täglich wiederholte Masturbation, welcher die stereotype Vorstellung vorangeht, ein
Knabe oder (seltener) die Schwester werde aufs Gesäß geschlagen. Die
Gewohnheit ist etwa zwei Jahre alt. Ungefähr ebensolange laboriert er
an Errötungssucht und Bauchschmerzen. Ausgelöst wurde die Onanie
durch eine Kletterübung in der Turnstunde.[3]) Einige Wochen später rieb
der Junge während der Schulpause unter der Bank masturbatorisch die

---

[1]) l. c. S. 476.
[2]) *Pfister*, l. c. S. 478.
[3]) Ein außerordentlich häufiges Vorkommnis.

Beine aneinander, als neben ihm ein Knabe aufs Gesäß geschlagen wurde. Alsbald setzte die obsedierende Vorstellung ein. Natürlich belebte das Schulerlebnis frühere Episoden. Als früheste fand sich folgendes im vierten oder fünften Jahr spielende Erlebnis: Im Hausgang war durch unbekannten Täter eine Wand mit Bleistift verkritzelt worden. Die Nachbarin bezichtigt die Schwester unseres Analysanden der Urheberschaft. Letzterer aber nimmt die Schuld auf sich, jedoch keineswegs, um die Schwester zu retten. Da kein anderer Grund ersichtlich, vermute ich, er habe einer masochistischen Anwandlung nachgegeben. Bald reute ihn die falsche Selbstanklage. Die Schwester klagt den Bruder an, findet aber keinen Glauben und bekommt Schläge aufs Gesäß, wobei der Bruder, wie er sich deutlich erinnert, Wollust fühlt, während er sonst ohne sexuelle Empfindungen der Züchtigung zugesehen hatte; auch Schuldgefühl stellt sich ein. Vorher hatte er sexuelle Erregungen empfunden, wenn er selbst auf die Nates geschlagen wurde. In späteren Jahren traf das sadistische Gefühl nur dann ein, wenn einer seiner Kameraden Prügel bekam, weil er ihm ein Unrecht zugefügt hatte.

Die sadistische Komponente wurde somit zu bewußten Gefühlsäußerungen erst dann angestachelt, wenn Haß im Spiele war. Der Haß einerseits tritt in unserem Fall offenbar als verdrängte Inzestliebe auf. In ihr liegt auch die Triebkraft zur Obsession und Masturbation. Die pädanalytische Beeinflussung gelang leicht. Als angenehme Kompensation stellte sich neben gesteigerter Lebens- und Arbeitsfreude ein günstiges Verhältnis zur Schwester an Stelle des bisherigen Kriegszustandes ein."

So der Bericht des Pfarrers. Wie anders wirkt dies Zeichen auf mich ein! Es sind Wege der Zukunft, die *Pfister* kühnen Mutes beschreitet. Wege, welche zur Befreiung der Moralsklaven und in eine neue Zeit führen. An Stelle des strafenden Gottes tritt der verstehende, an Stelle der äußeren Moral die innere! Die Analyse soll eine neue Moral anbahnen.

Zeigt uns einerseits dies Beispiel von *Pfister*, wie sich allmählich eine Reform der religiös-moralischen Anschauungen anbahnt, wie der Sexualität wieder Raum und Berechtigung zugestanden wird, so finden wir auch andrerseits Beispiele, daß Analytiker es versuchen, ihren Kranken eine neue freiere Weltanschauung zu geben. Ich weiß, daß sich viele Analytiker bemühen, ihre Kranken aus den Banden einer veralteten Moralanschauung zu befreien, manche sogar, ihn areligiös und atheistisch zu machen. Ich halte das nicht für richtig, da sich der Glaube der Neurotiker als zu gut fundiert erweist und wir den Kranken durch so ein Vorgehen oft in neue Konflikte versetzen. Unsere Aufgabe beschränkt sich nur darauf, den geheimen Kampf in einen offenen zu verwandeln und den Neurotiker von dem i n d i v i d u e l l e n Schuldbewußtsein zu befreien.

Viele Kollegen gehen weiter, predigen eine neue Form der Religion und werden dadurch selbst zum Priester.

Am schönsten hat dies *Marcinowski* in seinem prächtigen Buche
„Der Mut zu sich selbst!"[1]) ausgesprochen:

„Unsern Vätern galt der Gehorsam gegen Moralgebote doch auch
nur als ein Gehorsam gegen Gott. Thronte der aber im Zeitalter
dualistischer Religionsformen außerhalb der lebendigen Welt, und hielt
er ihr von dort aus seine lebensfeindlichen und lebeneinengenden Gesetze
entgegen, so wohnt unserm jungen Geschlecht die Gottheit im Lebendigen
selbst. Sie ist uns der immanente Gehalt des Weltalls an Geist, an
Kraft und Zielstrebigkeit. Sie wohnt in uns, wie unser Leben in ihr
wurzelt. Wir haben keinen Gott mehr, der uns gegenübertrete, in die
engen Grenzen einer menschenähnlichen Persönlichkeit gebannt. Wir
sind zu einer anderen, viel echteren Gottinnigkeit gelangt. Wir vernehmen seine Stimme nicht mehr draußen vom Sinai her auf uns her-
untergrollen; aber wir spüren sie deutlich in der Tiefe des eigenen
Herzens; und das so laut und so vernehmlich, daß wir ihr gehorchen
müssen, rücksichtslos gegen die äußeren Folgen, die das für uns und
andere haben könnte. Darum ist uns eine neue, natürliche Moral vielleicht noch vielmehr Gehorsam gegen Gott, als unseren Vätern die alte,
denn sie fußt auf einem viel stärkeren Bewußtsein innerster, konflikt-
losester Übereinstimmung unseres Lebens und seines Lebenswillens. Sie
fußt, wie ich es nannte, auf bewußter Gottinnigkeit, und das alte Wort:
„Du sollst Gott mehr gehorchen als den Menschen!" gilt für uns auch
gerade da, wo wir mit den Waffen geschichtlichen Wissens die Gesetze
der alten Moral in Trümmer schlagen."

Es ist eine schwere Aufgabe, die sich *Marcinowski* gestellt hat.
Alle Neurotiker sind Gottsucher, aber alle wollen ihn auf eigenen
Wegen suchen, wollen selbst ihre Erlöser werden. Es ist fraglich, ob
sie unsere Wege gehen können. Ich versuche niemals, die Patienten
zu m e i n e n Anschauungen zu bekehren. Wenn wir den Autoerotisten
von dem Zwange seiner die Onanie begleitenden Phantasie erlösen,
wenn wir ihn der Einsamkeit entreißen, wenn wir ihn sozial umgestalten,
dem Leben wiedergeben, ihn lebens- und arbeitsfreudig machen, dann
findet er selbst seinen „inneren Gott", dessen Stimme er falsch verstanden oder überhört hat.

---

[1]) Verlag von Otto Salle, Berlin 1912.

Die Onanie.

VI.

Zwangshandlungen eines Onanisten. — Askese und Abstinenzbewegung. — Allgemeine Betrachtungen.

> Der Unterleib ist der Grund dafür,
> daß der Mensch sich nicht so leicht für
> einen Gott hält. *Nietzsche.*

Wer Gelegenheit hatte, eine schwere Zwangsneurose zu analysieren, der wird immer wieder konstatieren können, daß sich alle Symptome dieses Leidens um die Onanie gruppieren. Ich möchte aus einer größeren Analyse hier nur ein Stück publizieren, das die Beziehungen von Onanie und Beichte illustriert.

Fall Nr. 22. Es handelt sich um einen 28jährigen Studenten der Philosophie, der in seinen Studien stecken blieb und seine Familie durch eine Reihe schwerer Zwangshandlungen in Angst versetzte. Zuerst wurde er ein so strenger Vegetarianer, daß er nicht einmal Milch und Eier essen wollte, weil sie Tierprodukte wären. Er nährte sich von Früchten und kam so herunter, daß er einen erschreckenden Anblick bot. Er klagte über die unangenehmsten Zwangsvorstellungen und Zwangshandlungen. So litt er entsetzlich unter der Angst, etwas zu verlieren. Er zählte fortwährend alle seine Gegenstände, die er in den Taschen mit sich herumführte, um zu konstatieren, daß er nichts verloren hatte. Zahlte er irgendwo irgend eine Summe Geldes, so mußte er noch hundertmal seine Barschaft nachzählen, um sich zu überzeugen, daß er dabei nichts verloren hatte. Doch dies war nur eine seiner unzähligen Zwangshandlungen und Zwangsvorstellungen. Der ganze Tag, vom Morgen bis zum Abend, war erfüllt mit Zwangshandlungen. Ich führe an dieser Stelle nur einige an, besonders das Zeremoniell in dem Aborte. Ich möchte noch vorher erwähnen, daß er schon seit zwei Jahren keine geschlechtliche Regung mehr zeigte. Bis vor vier Jahren hatte er sehr heftig onaniert. Dann litt er an Pollutionen, die ihn ebenso betrübten, als wenn er onaniert hätte. Später aber war er allmählich asexuell geworden. Er wäre damit sehr zufrieden, wenn die Zwangshandlungen ihn nicht gequält hätten. Doch sie verbitterten ihm sein Dasein und machten es zur „Hölle".
    Lassen wir dem Kranken, der als Russe die deutsche Sprache nicht vollkommen beherrscht, das Wort:

nichts halte. Ich mache es meistens so, daß ich mit den beiden Händen gleichzeitig in die Hosentaschen fahre und dieselben untersuche. Dies tue ich so, daß ich den Finger von dem inneren Winkel der Tasche bis zum äußeren Winkel gleichsam promenieren lasse in ganz kleinen Schritten, damit ja keine Stelle der Tasche unberücksichtigt bleibe. Ich betaste oder besser gesagt stoße mit ziemlich großer Kraft in die einzelnen Stellen der Tasche, dabei zähle ich: 1, 2, 3, 4, 5, 6 usw., bis ich zur Außenseite gelange. Die Höhe der Ziffer ist verschieden, je nachdem wie groß die Abstände sind bei der Untersuchung. Meistens ist es die Zahl 11, welche ich erreiche, doch gibts hier keine Regel, auch verschiedene kleinere Ziffern kommen heraus. Das zweite und dritte Mal untersuche ich es nicht mehr mit derselben Genauigkeit, ich betaste mit allen Fingern zugleich, wobei meistens die Zahl 4 herauskommt. Ich wiederhole die Prozedur mehrere Male. Die r e c h t e Tasche untersuche ich oft auf diese Weise, daß ich gleichzeitig, während ich die Prozedur drinnen vornehme, mit der linken Hand von außen die Tasche festhalte, um mir die Untersuchung zu erleichtern. Schneller geht es schon mit der hinteren Hosentasche, in welcher ich ebenfalls gar nichts halte. Hier begnüge ich mich meistens damit, daß ich dieselbe von außen ein paarmal untersuche, während ich mir gleichzeitig vorsage: i n d i e s e r T a s c h e h a l t e i c h g r u n d s ä t z l i c h g a r nichts. Oft jedoch bin ich genötigt, auch diese Tasche genau zu untersuchen, wobei ich sie gleichzeitig von der äußeren Seite mit der linken Hand festhalte. Diese Maßregel dient sonst dem Zwecke der Genauigkeit der Untersuchung, wie auch als Vorbeugungsmittel, damit beim Herausziehen der Hand nicht auch die Tasche mitherausgezogen wird. Aus demselben Grunde geschieht es auch, daß ich bei Untersuchung der rechten Hosentasche dieselbe mit der linken Hand festhalte. Ausgerüstet mit Klosettpapier, welches ich immer in derselben oberen Rocktasche halte, gehe ich ins Klosett. Ich schiebe den Riegel zurück und schlage nun mit aller Kraft in denselben meistens fünfmal, ich zähle immer, das letztemal drücke ich obendrein mit aller Kraft zu, um festzustellen, d a ß d i e T ü r e g u t z u g e m a c h t i s t. Dann werfe ich einen ängstlichen Blick in den Garten, ob mich niemand im Klosett sieht. Dann schlage ich meine Hosen auf, damit dieselben, während ich am Brette stehe, dasselbe nicht berühren. Wenn das Brett aufgehoben ist, nehme ich von der Wand ein Stück Papier und lasse mit Hilfe desselben das Brett herunter, ebenfalls, um dasselbe nicht mit der Hand zu berühren. Dann steige ich aufs Brett hinauf, wobei ich einen ängstlichen Blick werfe, ob mich niemand dabei gesehen. In dieser s t e h e n d e n P o s i t i o n[1]) verrichte ich meine Notdurft, während ich mit der linken Hand meinen Rock in der Weise festhalte, daß derselbe das Brett nicht berühre. Das Abwischen erfolgt in der sorgfältigsten Weise. Beim Verlassen des Klosetts untersuche ich zunächst das Brett in einer ganz bestimmten Art und Weise. Zunächst prüfe ich denjenigen Teil der Bretter, welcher sich unmittelbar unter der Wand befindet, einmal aus Angst, ich könnte ein Gegenstand zurücklassen, andrerseits aus Angst, ob ich ihn nicht mit Kot beschmiert habe. Das letztere ist für diesen Teil des Brettes gar nicht möglich. Die Untersuchung selbst geschieht in der Weise, d a ß i c h d a s B r e t t i d e e l l t e i l e, m e i s t e n s in 4 T e i l e, und so jeden einzelnen Teil untersuche. Dabei

---

[1]) Eigentlich ist es ein Kauern in halb gebückter Haltung!

zähle ich wieder: 1, 2, 3, 4 oder hier mehr usw. Dabei mache ich entsprechende
Bewegungen mit der rechten Hand, was mir die Feststellung der Teile, die
sich auf dem Brette gar nicht befinden, erleichtert. Ich sage dabei: Hier
ist nichts! Hier ist nichts! und sage das so oft, als ich die Untersuchung
vornehme. Am schwersten ist die Untersuchung des eigentlichen Brettes.
Hier ist maßgebend nur die Angst, ob nicht Kot auf demselben liege. Zunächst ein rascher, flüchtiger Blick auf den äußeren und inneren Rand des
Brettes. Dann setzt die systematische Untersuchung ein. Ich beuge mich
ein bißchen über das Brett und prüfe zunächst meistens den inneren Rand.
Ich folge auf das Genaueste mit dem Blick jedem Teilchen im Kreise herum.
Dabei mache ich die entsprechende kreisförmige Bewegung mit dem Finger
in der Luft und sage mir wieder: Hier ist nichts! usw. Die Prozedur dauert
sehr lange — ich muß mehrere Male konstatieren. Besonders genau und
peinlich ist die Untersuchung derjenigen Teile des Brettes, wo die Möglichkeit des Beschmierens mit Kot tatsächlich vorhanden ist. Die Untersuchung
geht hier ähnlich vor wie bei den Hosentaschen. Immer ist sie verbunden
mit Zählen. Dieselbe Prozedur bei dem äußeren Rande des Brettes. Sodann
widme ich besondere Aufmerksamkeit den einzelnen Flächen, welche sich
auf dem Brette befinden, oder wenn ein Tropfen Wasser bei Abspülung auf
dasselbe gefallen ist. Ich muß dieselben lange betrachten, bis ich festgestellt
habe, daß dort kein Kot vorhanden ist. Viel rascher erfolgt nachher die
Untersuchung des Fußbodens, sie geschieht nur aus Angst, ob ich nicht
etwas verloren habe. Zunächst Untersuchung des linken Winkels, dann des
rechten mit Teilung und Zählen, dann der einen Hälfte. Nachher gehe ich
hinüber auf die schon untersuchte Seite und untersuche die andere Hälfte.
Wieder langwierig ist die Untersuchung des Fensters aus Angst zu verlieren. Vor dem Fenster ist eine schräge Fläche, eine beinahe steil nach
unten laufende Wand. Jeder Gegenstand müßte von derselben tatsächlich
herunterfallen. Diese Wand untersuche ich sehr langwierig in der gewohnten
Weise mit Teilung und Zählen. Dann fixiere ich die einzelnen Flecke lange,
um zu konstatieren, daß sie rein sind. Dann kommt der Zug an der Wasser-
spülung. Nach Abspülung Untersuchung, ob nicht ein Stück Kot im Reservoir
geblieben ist. Endlich werfe ich noch einmal einen schnellen Blick auf Brett,
Fußboden und Fenster und verlasse das Klosett. Noch drinnen müßte ich
die Hose wieder herunterziehen, damit niemand auf den Verdacht komme,
daß ich mit den Schuhen auf das Brett trete. Während ich noch nach allen
Seiten ängstlich schaue, ob mich niemand beim Verlassen des Aborts gesehen,
gelange ich in mein Zimmer. Nachdem ich meine Zimmertür geschlossen
habe, prüfe ich, ob sie zu ist. Ich tue es so, daß ich zunächst meistens
fünfmal fest in die Türe stoße — dann an der Klinke ziehe. Sodann wasche
ich mir sehr sorgfältig die Hände, auch in einer bestimmten Fasson. In
Wien habe ich alte Schuhe, welche ich mir anziehe, wenn ich ins Klosett
gehe. Diese Schuhe haben keine scharfen Nägel an den Absätzen und ich
würde sie nie auf der Straße tragen. In anderen Schuhen habe ich Angst,
auf dem Brette Ritzer zu machen oder es mit Straßenstaub zu beschmutzen,
so daß man darauf kommen könnte, daß ich mit den Stiefeln auf das Brett
steige. Vor dem Gehen in das Klosett nehme ich also diese Schuhe, wobei
ich die Bänder in der Weise binde, daß sie das Brett nicht berühren können.
Wenn ich zurückkomme, wechsle ich die Schuhe und prüfe die abgelegten
auf Absatz und Sohle genau, ob kein Kot darauf ist, wieder mit Teilung
und Zählen, wobei ich sage: Hier ist nichts! Hier ist nichts!

Das Zeremoniell am Morgen: Die ersten Dinge nach dem Erwachen sind: Wieviel Stunden habe ich geschlafen? Zu diesem Behelfe muß ich mir vor Augen halten, um wieviel Uhr ich mich abends niederlegte; dann kommt die Frage: wie lange kann es gewährt haben, bis ich eingeschlafen? Ich nehme eine spätere Stunde an als die wahrscheinliche — berechne dann die Zahl der Stunden bis zum Erwachen, dann wird der Teil, welchen ich beim Aufwachen in der Nacht aller Wahrscheinlichkeit nach verloren habe, subtrahiert. Das Ergebnis ist schwer festzustellen. Das Minimalmaß ist 7 Stunden. Habe ich das festgehalten, dann sage ich mir: „Septem horas dormire satis est, sagen die Römer" und bin in diesem Punkte beruhigt. Nach dem Aufstehen hänge ich meinen Mantel, mit dem ich mich bedecke, an die Türe in der Weise, daß das Schlüsselloch verdeckt ist, damit mich niemand beim Waschen sehe.

Die hauptsächlichsten Zwangserscheinungen setzen ein beim **Verlassen der Wohnung** Alles aus Angst zu verlieren. Zunächst wende ich mich dem Kasten zu. Hier prüfe ich drei Schubladen, ob sie geschlossen sind. Vorher schon habe ich sie geschlossen. Am längsten prüfe ich die erste Schublade, von der ich mich überzeugt habe, daß sie trotz Schließens aufgeht. Ich probiere an den Klinken, ob sie zu ist, indem ich die Schublade ziemlich an mich ziehe. Dabei zähle ich, je nachdem verschieden, manchmal bis 30 und noch mehr. Viel leichter geht es mit zwei anderen Schubladen, hier mache ich es bloß fünfmal. Dann prüfe ich den Schrank, ob er zu ist, auf ähnliche Weise. Dann kommt das Sofa dran. Ich stelle mich immer in eine gewisse Entfernung vor demselben und untersuche ihn, ob nichts auf demselben geblieben ist. Ich beginne mit dem Polster. Dieser ist mit einer Serviette bedeckt. Zunächst prüfe ich den linken Rand des Polsters, welcher von der Serviette frei ist. Ich prüfe in der gewohnten Weise jedes kleinste Teilchen, verbunden mit Zählen von oben nach unten gehend. Dann die Serviette in drei ideelle Teile geteilt. Die Untersuchung des rechten Randes geht schnell vor sich. Folgt Untersuchung des Sofas in drei geteilt. Jetzt folgt der Tisch. Zunächst fasse ich hier die einzelnen Gegenstände ins Auge. Es sind immer dieselben Gegenstände und sie müssen immer in derselben Ordnung aufgestellt sein. Ich fixiere die einzelnen Gegenstände und sage mir vor: „Hier ist das Blumensträußchen — hier das Löschpapier — auf demselben Karten — einige beschrieben — andere unbeschrieben. Zwischen dem Sträußchen und dem Löschpapier befindet sich gar nichts." Längere Untersuchung! (Zweifel.) Weiter. Hier ist der Umschlag vom Kalodont (welchen wegzuwerfen ich mich nicht traue), hier ist die Lampe, hier das Tintenfaß, hier die Tasse. Ich schaue, ob unter der Tasse und unter dem Löschpapier gar nichts steht. Dann zerlege ich den Tisch in 3 oder 4 ideelle Teile und untersuche jeden einzelnen Teil besonders. Dabei versuche ich jeden einzelnen Teil auf einmal zu überblicken Es gelingt erst nach einer gewissen Frist, dazu ist eine große Konzentration erforderlich. Endlich ziehe ich mit einer energischen Geste eine Luftlinie über den bestimmten Teil und sage mir vor: Hier ist nichts! So bei jedem einzelnen Teile. Jetzt wende ich mich wieder dem Toilettekasten zu. Auf ihm liegt eine Serviette. Auf derselben steht auf einer Tasse ein Wasserkrug und ein Glas. Die Überprüfung dieser Serviette ist am schwierigsten. Die Serviette war zusammengelegt, davon sind Falten entstanden, welche dieselbe in 4 teilen. Die Vierteilung benütze ich bei meiner Untersuchung. Überhaupt suche ich immer nach irgendwelchen natürlichen Zeichen, welche mir die Teilung und

somit auch die Untersuchung erleichtern. Außerdem befindet sich auf der
Serviette eine bestimmte Zeichnung. Diese Zeichnung läßt mich wieder jeden
einzelnen Teil in mehrere Stücke zerlegen und jedes besonders überprüfen. Soll
ich zur letzten Untersuchung schreiten, so stelle ich zunächst den Wasserkrug auf die linke Seite des Kastens neben der Wand. Er steht dann auf dem
ersten der 4 Teile der Serviette, die anderen 3 Teile bleiben frei. Mit diesen
3 Teilen verfahre ich in der gewöhnlichen Weise, also mit Zählen, doch nimmt
es nicht lange Zeit in Anspruch. Sehr schwer ist die Prüfung des ersten
Teiles, auf welchem die Tasse steht, welchen ich immer zuletzt untersuche.
Die Tasse wird zunächst weggenommen und dieser Platz untersucht, dann
setze ich die Tasse auf diese Stelle und beginne mit dem Rest des Teiles. Der
Teil wird zunächst wieder in einzelnen kleinen Stücken untersucht, und zwar
von verschiedenen Seiten. Endlich gilt es, ihn auf einmal zu überschauen. Es
ist der peinlichste Punkt im ganzen Zeremoniell. Wieder ist eine lange Zeit
erforderlich und eine große Konzentration. Zuletzt werden noch alle 4 Teile
in rascher Folge untersucht. Jetzt wende ich mich dem Bette zu. Ich untersuche, ob ich nichts unter dem Polster zurückgelassen habe. Teilung in 3
— kurze Zeit. Dann der Nachtkasten — wieder langwierig. Der Leuchter
mit der Kerze wird fortgenommen, die den Nachtkasten bedeckende Serviette
wird untersucht, natürliche Teilung in 4 zugrunde gelegt. Dann prüfe ich den
Leuchter. Hier sind gewöhnlich 2 oder 3 abgebrannte Zündhölzer. Jedes
einzelne wird fixiert (Zweifel). Dann nehme ich ein Stück Klosettpapier,
welches auf dem Tische liegt, mit welchem ich mir am vorigen Tage abends
nach Anwendung der Zinkpasta, welche ich gegen ein Ekzem verwende, die
Hand abgewischt habe. Ich habe stets Angst, daß es eine
Banknote ist, untersuche es langwierig, bis ich es
in den Guß werfe. Nun betaste ich noch 3 Taschen, um mich zu überzeugen, daß ich mein Portemonnaie, meine Uhr und Schlüssel in Ordnung habe.
Endlich stelle ich mich in die Mitte des Zimmers, um noch einmal zu konstatieren, daß ich alles in Ordnung geprüft habe. Dabei zeige ich mit vorge-
strecktem Finger auf jeden einzelnen Gegenstand und sage mir gleichzeitig
vor: Das ist untersucht worden! Es muß hier wieder eine ganz präzise
Ordnung eingehalten werden und es darf nicht unterbrochen werden, sonst
muß ich von neuem anfangen. Schließlich verlasse ich das Zimmer, sperre
die Tür hinter mir sorgfältig ab, hänge den Schlüssel auf. Jetzt stoße ich noch
einige Male fest in die Türe und prüfe an der Klinke, ob sie zu ist und berühre
paarmal den Schlüssel, um mich zu überzeugen, daß er hängt. — Ich komme
in den Park, prüfe die Bank, wo ich mich hinsetzen will, ob sie nicht beschmutzt ist, und lege hier meinen Mantel, Schirm und Hut nieder. Sodann
gehe ich in der Allee auf und ab. Bevor ich mich aber irgend einer Arbeit zuwenden kann, muß ich noch die Untersuchung der Taschen erledigen. Es
handelt sich darum, ob ich die 3 Gegenstände, Börse, Uhr und Schlüssel, bei
mir habe. Diese Untersuchung ist höchst peinlich und langwierig. Ich beginne
mit den Schlüsseln. Diese trage ich in der unteren linken Tasche des Rockes
samt Klosettpapier und Spiegel. Ich ergreife nun diese Schlüssel durch den
Rock, aber von außen — die Schlüssel sind zusammengebunden — zunächst
den einen und sage mir vor: Also der eine Schlüssel ist da. Jetzt nehme ich
den zweiten Schlüssel und sage: Der eine Schlüssel ist da und der andere ist
auch da. Dabei drücke ich mit aller Kraft die Schlüssel,
um mich von deren Vorhandensein zu überzeugen. Dann

schlage ich mit der Hand in die Tasche, damit ich die Schlüssel klirren höre. Jetzt wende ich mich der Börse zu. Diese steckt in der oberen linken Rocktasche. Ich stecke die Hand in die Tasche und lasse da die Börse einige Male fallen, damit mich der Laut beim Herunterfallen von der Existenz der Börse überzeugt. Dann nehme ich meistens die Börse heraus und drücke sie mit aller Kraft zu, um mich zu überzeugen, daß sie geschlossen ist. Das mache ich gewöhnlich fünfmal, das letzte Mal am längsten und am stärksten und viel anhaltender als vorher. Dann schaue ich in die Tasche hinein, um mich durch den Gesichtssinn zu überzeugen, einmal, daß die Börse vorhanden ist, andrerseits, ob sie geschlossen ist. Ich betrachte sie so sehr lange Zeit auch in einer ganz bestimmten Weise, indem ich die einzelnen Teile derselben fixiere. Dann fange ich wieder mit dem Werfen an, wobei ich zähle, endlich betaste ich sie noch einige Male von der Außenseite des Rockes. In ähnlicher Weise verfahre ich mit der Uhr, doch etwas kürzer. Dann überprüfe ich alle 3 Gegenstände noch mehrere Male. Eine Zeitlang im Sommer trug ich einen Lüsterrock — damals trug ich die Schlüssel in der linken, die Börse in der rechten Hosentasche. Ich versuche nun häufig, mich zu beruhigen, indem ich mir vorsage: „In der linken Hosentasche waren die Schlüssel, diese sind nun im Rock, in der rechten war die Börse, diese ist jetzt da, folglich alles in Ordnung! In der hinteren Hosentasche trage ich ja prinzipiell nichts!" (Untersuchung), also: Schlüssel, Börse, Uhr — jedes einzelne Wort betone ich sehr scharf — 3 Gegenstände — die Dreieinigkeit ist da — also alles in Ordnung.

Weitere Zwangshandlungen im Parke: Habe ich mich auf eine Bank niedergesetzt, so erfaßt mich die Unruhe, ob die Lehne nicht beschmutzt ist. Ich drehe mich um und prüfe dieselbe mit Teilung und Zählen. Gehe ich auf und nieder und denke über ein Problem nach, so stellt sich die Angst zu verlieren in folgender Form ein: Mein Blick fällt auf ein auf dem Boden liegendes Blatt — ich kann nicht feststellen, was das ist. Ich fixiere das Blatt, dann trete ich auf dasselbe, stampfe paarmal mit dem Fuße, wobei ich zähle, oder ich zerdrücke es mit dem Fuße. Dann beuge ich mich über das Blatt und betrachte genau jedes einzelne Teilchen desselben, wobei ich zähle, meistens bis 5. Nach einem Moment beunruhigt mich ein anderes Blatt — ich fixiere alle möglichen Blätter unter Bezweiflung ihrer Identität und zähle sie alle. — Ab und zu werde ich von der Angst erfaßt, ob alle Gegenstände, die ich auf der Bank niederlegte, vorhanden sind. Geht ein Mensch vorbei, so muß ich schon stehen bleiben und genau zuschauen, denn ich habe Angst, er könnte einen Gegenstand entwenden. Oder ich fürchte, daß der Wind einen Gegenstand fortreißen könnte auch bei ruhigster Luft. Es ist meistens der Mantel und der Hut — dazu gesellt sich mitunter als Angstobjekt der Schirm. Ich wende mich dann der Bank zu und sage mir vor, während ich gleichzeitig auf jeden Gegenstand zeige oder wenigstens im Gedanken eine Geste mit der Hand ausführe: Also der Mantel ist da, der Hut ist da, der Schirm ist da. Also es sind drei Objekte da. Ich überzeuge mich mehrere Male. Oft stellt sich der Zweifel ein, ob ich nicht mehrere Gegenstände mitgenommen habe. Ich pflege daher meistens schon beim Verlassen der Wohnung festzustellen, wieviel Stücke ich zu tragen habe. Also: Mantel, Schirm, Buch — also 3 und fixiere schon die Zahl 3. Stellt sich der Zweifel ein, so berufe ich mich dann darauf, daß eben 3 Gegenstände waren. Die Angst stellt sich ferner immer ein, wenn ich ein Sacktuch herausnehme. Dann prüfe ich in der gewohnten Weise nicht nur die Stelle am Boden, wo das geschehen konnte, sondern die ganze Stelle in beiden Richtungen — soweit ich auf und niedergehe. Sehr peinliche Prozedur erfolgt beim Verlassen der Bank. Ich fürchte, etwas zurückzulassen. Zu diesem Zwecke prüfe ich zunächst sehr lange den Sitz in gewohnter Weise, dann die Lehne, dann besonders die beiden Ausläufer der Bank — dann den Boden vor der Bank, manchmal auch unter der Bank. Sind in der Nähe andere Bänke oder ein Tisch, so untersuche ich dieselben auch, doch viel rascher; deswegen ist mir jede Änderung, jede Übersiedlung von einer Bank auf die andere sehr unangenehm, weil sie stets mit dieser Untersuchung verbunden ist. Unangenehm ist mir, wenn in der Nähe Personen sitzen. Ihre Anwesenheit wirkt auf mich störend. Ich will nicht, daß sie meine Zwangshandlungen sehen und bin demnach gezwungen, dieselben ohne alle äußere Manifestierung, nämlich ohne die Handbewegungen vorzunehmen, was mir die Untersuchung erschwert. Ich wende mich dann der Bank zu und fixiere sie längere Zeit — scheinbar in Gedanken versunken, ebenso ist es, wenn ich irgendwo in einem Geschäfte meiner Börse Geld entnehme. Ich habe stets Angst, Geld auf dem Pulte zurückzulassen, und muß die Überprüfung mit Teilung vornehmen — doch manövriere ich immer so, daß es der Kaufmann nicht bemerkt. Ferner bekomme ich Angst, daß in den Taschen des Mantels etwas Fremdes enthalten ist. Ich muß wieder untersuchen. Meistens plage ich mich aber mit den Taschenklappen. Ich fürchte, ob die Klappe nicht drinnen in der Tasche ist, was das Herausfallen eines Gegenstandes erleichtern könnte, und das führt zu einer Zwangshandlung, daß ich die Klappen auf eine ganz besondere Art, verbunden mit Zählen streichle. Habe ich meinen Schirm und meinen Hut auf einen Tisch gelegt, dann habe ich Angst, daß sie herunterfallen könnten. Ich fixiere dann den Schirm und sage mir folgendes vor: „Der Schirm ist ja da — 1, 2, 3, 4, 5. Er liegt ja in der Mitte des Tisches. Es ist unmöglich, daß er herunterfällt. Es ist ja vom Rande eine Distanz von wenigstens 20 *cm*. Von dieser Seite auch, von jener auch!" Ich nähere mein Gesicht dem Tische, um die Distanz zu prüfen, wobei ich sie wieder mit Teilung und Zählen berechne. Genau so, wenn ich im Zimmer am Tische sitze, fürchte ich, daß die einzelnen Gegenstände herunterfallen könnten, und verfahre in ähnlicher Weise. Sehe ich ein Blatt am Boden, dessen Identität ich bezweifle, dann halte ich mir folgendes vor, um mich zu beruhigen: „Schau — hier ist doch die Hauptader und hier sind die einzelnen Adern, 1, 2, 3, 4, 5 usw.!" Besonders häufig beunruhigt mich oft eine weggeworfene Zigarette oder ein Zündholz. Wenn ich beim Weggehen die Bänke untersuche, beunruhigt mich besonders jeder Fleck von Vogelkot oder ein Blatt. Dieses muß ich dann prüfen und herunterwerfen. Charakteristisch für meinen Zustand ist das zwangsmäßige Ausspucken. Ich spucke häufig stundenlang ununterbrochen, um mich von dem Schleim zu befreien."

— — — — — — — — — — — — — — — — — — —

Noch viel komplizierter sind die Zwangshandlungen beim Einschlafen, welche auch eine Teilung und Untersuchung des ganzen Zimmers enthalten, ein sehr kompliziertes Zeremoniell des Auskleidens und schließlich eine Reihe von scheinbar sinnlosen Handlungen, welche aber alle nach Kenntnis ihrer Bedeutung einen tiefen Sinn verraten.

Wir wollen aber nicht alle seine Zwangshandlungen analysieren, nur einen Teil, der mit unserem Thema direkte Verbindungen hat. Wer öfters

mit Zwangsneurotikern zu tun hat, der weiß schon, daß der e r s t e Z w a n g,
dem sie ausgesetzt waren, die Onanie war, und daß ihr ganzes Leben dann
ein fortgesetzter Kampf gegen die Onanie ist. Ein Moment mag schon dem
nicht analytisch Geschulten bei der Lektüre der Zwangshandlungen auffallen:
der Kranke ist ein vielgeplagter Mann, den seine Zwangshandlungen den
ganzen Tag beschäftigen und der sicherlich zu keiner Lebensfreude kommen
kann. Man versteht es, wenn er behauptet, er habe keine Zeit zum Studieren,
selbst wenn er das Gelesene auffassen könnte. Aber sein Kopf behält gar
nichts. Es geht nichts hinein. Den ganzen Tag beschäftigen ihn die Zwangsvorstellungen, so daß der Tag in rasender Eile vergeht und ihm keine Zeit
zu irgend einer Beschäftigung bleibt. Man sieht, diese Zwangsvorstellungen
und Zwangshandlungen haben eine doppelte Aufgabe: Sie sind eine empfindliche Strafe für den Kranken, eine Bußhandlung für irgend eine schwere Sünde,
und sie füllen sein Hirn so aus, daß sie keinen neuen sündigen Gedanken
aufkommen lassen.

Ch In der Tat! Der Kranke ist ein vollkommener Asket. E r h a t s e i t
z w e i J a h r e n ü b e r h a u p t k e i n e n G e s c h l e c h t s t r i e b! Er
kennt keine sinnlichen Erregungen und Versuchungen, er hat nie eine Erektion,
kennt keine Pollutionen. Sein Geschlechtsleben ist für ihn tot und erledigt.
Für einen Menschen, der noch nicht 30 Jahre alt ist, eine merkwürdige Tatsache. Aber an ihrem Bestehen ist nicht zu zweifeln, der Kranke zeichnet sich
durch eine s e l t e n e W a h r h e i t s l i e b e aus, die schon beinahe fanatisch
ist. (Das Zeichen eines Onanisten, der aller Welt eine Tatsache [seine Onanie!]
verschwiegen hat und diese Lüge durch Wahrheitsfanatismus überkompen-
siert.) Er zeigt noch andere asketische Tendenzen. Alle Zwangshandlungen
enthalten eine Buße, eine Strafe für Sünden der Vergangenheit. Wofür aber
straft sich der Kranke? Welches schwere Vergehen bedrückt sein Gemüt?
Er ist ein Freigeist, der sich bis vor seiner Erkrankung mit Philosophie
befaßt hat und noch heute am liebsten in den freien Stunden seinen Nietzsche
liest. Er ist seit dem 16. Jahre ein überzeugter Atheist und hat den Versuch
gemacht, atheistische Schriften in philosophischen Fachblättern zu publizieren.
Nichtsdestoweniger schließt die Zwangshandlung am Abend mit einem Gebete
ab. Diese Tatsache gesteht er sehr ungern und unter Widerstreben; es sei
eine unglaubliche Kinderei, aber er tue es, um besser einzuschlafen, er habe
keine rechte Ruhe, ehe er sein Gebet gesagt habe, es sei eine Gewohnheit
aus den Kindertagen, er tue es nur rein mechanisch aus Gewohnheit usw. .
Hinter diesen Ausflüchten steckt die Tatsache, daß er fromm ist und diese
Frömmigkeit nicht sehen will. Alle Zwangsneurotiker sind fromm und ihr
Konflikt ist eben der Kampf zwischen der uneingestandenen Frömmigkeit und
den eingestandenen oder auch verborgenen Trieben. Wir hören auch, daß
er als Kind enorm fromm war und die feste Absicht hatte, in ein Kloster
zu gehen und Mönch zu werden.

Ch Ich übergehe den langen und mühevollen Weg, den ich zurückgelegt
habe, um den Schlüssel dieser wirren Zwangshandlungen zu finden. Aber ich
lernte eines Tages mit Hilfe eines Traumes [1]) seine „Angst vor dem Verlieren"
verstehen. E s w a r d i e A n g s t, d i e e w i g e S e l i g k e i t z u v e r-
l i e r e n —! Der Kranke spielte nur äußerlich den Freigeist und war innerlich fromm. Er lebte in der ständigen Angst vor der Sünde und dieses

---

[1]) Mitgeteilt in „Nervöse Angstzustände", 2. Auflage, S. 377.

Zeremoniell mußte uns die Aufklärung geben, was eigentlich die Sünde des Kranken war und welcher Art dieses Vergehen war. Diese Aufklärung gelang mir o h n e   H i l f e des Kranken, der aber später alle Auflösungen durch Mitteilung der nachfolgenden Tatsachen bestätigen mußte.

Seine Sünde war: E r   h a t t e   o n a n i e r t ,   s o l a n g e   e r   s i c h   e r i n n e r t e ! Er onanierte, ohne viel darüber nachzudenken, und erhielt mit 11 Jahren in der Beichte die Frage, ob er sich unkeusch berühre. Er verstand diese Frage sofort. Er hatte schon in den früheren Beichten die Onanie wissentlich verschwiegen. Diesmal wurde er direkt darum gefragt und stellte sich so, als ob er nicht verstehen würde. Schon vorher war er von dem Beichtvater, der auch sein Lehrer im Gymnasium war, ermahnt worden, eine genaue G e w i s s e n s e r f o r s c h u n g vorzunehmen, und hatte mit sich gekämpft, ob er die Onanie mitteilen oder verschweigen sollte. Er dachte sich: Ich weiß ja nicht, ob das Sünde ist. Ich rede gar nichts davon. Nun wurde er gefragt und log mit vollem Bewußtsein, weil sein Beichtvater sein Lehrer in Religion war und er sich vor ihm sehr schämte. Er hätte leichter einen Mord eingestanden als das „Laster" der Onanie.

Nun hatte er aber eine Todsünde begangen und die ewige Seligkeit für immer verloren. Es gab nur ein Mittel, diese schwere Sünde gut zu machen: eine schwere Buße. Sein ganzes Leben seit dem 18. Lebensjahre war darum eine permanente Askese und Buße. Die Zustände wurden aber mit den Jahren nicht besser, sondern viel schlimmer, weil die fortgesetzte Abstinenz ein stärkeres Verdrängen der Triebe und damit eine Verstärkung der Sicherungen durchsetzte. Er verlor dann, wie wir wissen, bald seinen Glauben und wollte nicht mehr in die Kirche und zur Beichte gehen. Seine Mutter, die sehr fromm war, kränkte sich darüber und beschwor ihn, doch hie und da zu beichten und einmal am Sonntag in die Kirche zu gehen. Er hatte nur Spott und kühle Abweisung für diese Zumutung. Vorübergehend schien es, daß er sich durch die Kraft seines Denkens aus den Krallen der Versündigungsideen retten könnte. Er wurde freier, begann Mädchen aufzusuchen, machte seine erste Prüfung mit Auszeichnung. Unter dem Einflusse homosexueller Triebregungen jedoch, die ihm nie ganz bewußt waren, kam es zu einem neuen Kampfe gegen die Sexualität und er beschloß, in Keuschheit zu leben, und zwar aus hygienischen Motiven. Damit war der Kampf gegen seine bewußte Sexualität eröffnet und führte in allgemeiner Steigerung zu dem jetzigen, oben beschriebenen Zustande.

Wir sehen also: S e i n   s c h w e r e s   T r a u m a   i s t   d i e   B e i c h t e   u n d   d e r   U m s t a n d ,   d a ß   e r   d e n   B e i c h t v a t e r   b e i   d e r   G e w i s s e n s e r f o r s c h u n g   b e l o g e n   h a t t e .   E r   h a t t e   d i e   O n a n i e   v e r s c h w i e g e n   u n d   o f f e n b a r   w o h l w e i s l i c h   v e r s c h w i e g e n ,   w e i l   s i e   t e i l s   m i t   I n z e s t p h a n t a s i e n ,   t e i l s   m i t   h o m o s e x u e l l e n   P h a n t a s i e n   v e r b u n d e n   w a r .

N u n   s e h e n   w i r ,   d a ß   s e i n e   Z w a n g s h a n d l u n g e n   n i c h t s   a n d e r e s   s i n d   a l s   e i n e   W i e d e r h o l u n g   d e r   B e i c h t e ,   a l s   e i n   e w i g e s   G u t m a c h e n   d e r   e i n e n   S ü n d e ,   d i e   i h n   u m   d i e   S e l i g k e i t   u n d   R u h e   g e b r a c h t   h a t t e .

Er wiederholt immer die Beichte und die Gewissenserforschung und konstatiert, daß er nichts vergessen habe. Nun analysieren wir diese merkwürdigen Zwangshandlungen und versuchen wir, sie als einen Reueakt darzustellen, als eine tägliche Warnung und Wiederholung.

Was war seine Sünde? Daß er die Gewissenserforschung nicht exakt vollzogen hatte und daß er den Schmutz (Kot!) der Onanie nicht beichten wollte. **Der Aufenthalt am Klosett wird für seine spielerische Phantasie eine Beichte und der Akt der Defäkation wird zur Reinigung der Seele.** Selbstredend erweist schon die Wahl des symbolischen Vorganges eine starke bipolare Betonung dieser Reue. Seine alten Blasphemien, deren er sich als Jüngling schuldig gemacht hatte, als seine erste atheistische Periode begonnen hatte, setzen sich in dem symbolischen Akte ebenso durch, wie das Verlangen nach tätiger Reue. Er wiederholt täglich die Beichte, täglich unzählige Male die Gewissenserforschung und kommt immer zu dem nur vorübergehend tröstlichen und beruhigenden Resultate: Da ist nichts! Da ist nichts! Du hast alles gebeichtet und nichts vergessen.

Er beginnt mit der Untersuchung der Taschen und zählt bis 11. Um dieses Jahr hatte sich ja die falsche Beichte, seine Todsünde, ereignet. Die Tasche wird ihm ein Symbol seiner Seele und er forscht nach, ob sich irgend ein Gegenstand in der Tasche befindet, den er zu der Beichte mitnehmen darf. Hier mengen sich die erotischen Beziehungen mit den religiösen. Er wiederholt es in bezug auf die hintere Tasche: In dieser Tasche halte ich prinzipiell nichts! Das heißt mit anderen Worten: Wenn auch der Anus für mich als erogene Zone eine große Bedeutung hat, so stecke ich prinzipiell in diese Tasche nichts hinein. Er teilt alles beim Untersuchen in vier Teile. Er teilt sein Leben in vier Teile. 28 Jahre ist er alt; jeder Teil besteht dann aus sieben Jahren. Die Gewissenserforschung erstreckt sich dann auf alle 28 Jahre und umfaßt immer eine siebenjährige Periode. Eigentlich trat nach seiner Ansicht alle sieben Jahre immer eine Änderung ein. Mit 7 Jahren erinnert er sich an die ersten Szenen der Onanie; mit 14 Jahren begann er sich gegen die Frömmigkeit zu empören und mit 21 Jahren setzte die schwere Neurose ein. Jetzt, mit 28 Jahren, begab er sich in die analytische Behandlung, was schon seinen Willen beweist, sich wieder zu ändern und eine neue Metamorphose durchzumachen.

Doch eine andere Frage: Ist er sich bewußt, daß er innerlich fromm ist und immer wieder die neue Beichte spielt? Daß er die alte, falsche Beichte rückgängig macht und sich beweist, wie man das als reifer Mensch machen müßte? Er hat keine Ahnung, daß diese Zwangshandlungen einen religiösen Charakter haben und daß sie Gebete ersetzen. Er will auch keine Ahnung davon haben. Er hat seine Persönlichkeit in zwei Teile geteilt, wobei der eine Teil von dem andern nichts wissen darf. Deshalb spielt das gute Versperren aller Türen und Kästen eine große Rolle. So muß seine Seele versperrt sein, einerseits gegen die bösen Versucher, andrerseits gegen die bewußten Gedanken, welche nichts von den inneren Strömungen erfahren sollen. Er fürchtet auch das Gesehenwerden. Er wirft aus dem Klosett ängstliche Blicke in den Garten, ob er nicht bei der Defäkation gesehen werden könnte. Das geht noch auf eine infantile Angst zurück: Gott sieht alles und hört alles. Gott ist allwissend. Er hat auch seine falsche Beichte gesehen und ihn dafür mit Blödheit und Blindheit gestraft. Denn er, der ehrgeizigste Mensch, den ich je kennen lernte, bleibt trotz seiner reichen Anlagen im Studium stecken und kommt nicht weiter.

Eine weitere Auflösung. Woher kommt diese unangenehme stehende Position bei der Defäkation? Er wird oft so müde, daß seine Beine zu zittern

anfangen, und würde sich um keinen Preis der Welt trauen, sich auf das Brett
zu setzen. Dafür gibt uns der Kranke eine ausreichende Erklärung. Er habe
in jener kritischen Beichte sich nicht getraut, sich niederzusetzen. Er wäre
auch zu klein gewesen. Stehend war er für die Öffnung zu groß. Also nahm
er eine Stellung in einer halben Kniebeuge ein. Diese gleiche Stellung muß
er bei der Wiederholung der Beichte unbedingt einhalten. Die anderen
Symbolismen, z. B. daß er sich zu beschmutzen fürchtet, daß er eigene Schuhe
hat, um ins Klosett zu gehen, Schuhe, auf denen nicht ein Stäubchen vom gemeinen Straßenstaub haften darf, sind durchsichtig. Diese Schuhe sind ein
Symbol seiner Neurose, seiner geheimen Frömmigkeit, es sind seine Büßer-
schuhe, die ihn in das Land der Ewigkeit bringen werden. Er steht unter dem
Eindrucke einer Phantasie. Er lebt in einer Welt des Scheines. E r   a n u l-
l i e r t   d i e   T a t s a c h e   d e r   f a l s c h e n   B e i c h t e   u n d   s e t z t   a n
i h r e   S t e l l e   e i n e   a u f r i c h t i g e. Die Szene besagt: Er ist kein
Sünder. Er hat noch einmal gebeichtet, er hat sich geprüft und kann ruhig
sagen: Hier ist nichts! Denn er onaniert nicht mehr, er hat mit grausamer,
übermenschlicher Kraft die ganze Sinnlichkeit aus seinem Leben herausge-
rissen und ist ein Asket geworden, der sein ganzes Dasein in büßenden Gebeten
verbringt. Er handelt so, als ob er die Sünde nicht begangen hätte. Als wäre
er noch ein Kind und stünde v o r der Beichte. Seine ganze Krankheit ist
tätige Reue. Er trachtet gut zu machen, was er verbrochen. Er spielt immer
wieder die Szene der Beichte und hält sich vor, wie er hätte beichten sollen.
Sein ganzes Leben geht in dieser Szene auf. Sein Leiden ist eine ewige Beichte.

So wiederholt er täglich im Klosett das Trauma seines Lebens, so determiniert die Onanie alle seine Handlungen, raubt ihm die Möglichkeit zur Betätigung und die Fähigkeit, andere Gedanken zu denken, ausgenommen die
der Reue und Buße.

Beim Verlassen der Wohnung aber spielt er seinen Tod, seine letzte
Reise und macht noch einmal die große Prüfung seiner Seele durch. Er wird
vor dem Tod einen Priester rufen lassen, wird ihm alles beichten, und er und
Gott müssen ihm verzeihen, wenn sie merken, was er gelitten und gebüßt hat.
Alles wird ihm zum Symbol seines Daseins: die Serviette, der Krug, der Kasten,
das Sträußchen. Und diese fürchterliche Angst, etwas zu verlieren! Hat er
nicht die ewige Seligkeit verloren? Er kann kein Stückchen Papier wegwerfen,
es könnte vielleicht eine Banknote, ein Schatz sein. Hat er nicht den schönen,
sicheren Kinderglauben weggeworfen und gewähnt, er wäre wertlos, und er
war mehr als alles irdische Geld und Gut?

Wenn er aber nur wüßte, ob es wirklich einen Gott gibt, ob es wahr
ist, daß er alles sieht und weiß! Er ist ja ein Zweifler und weiß, daß das
Ding an sich etwas anderes ist als das Ding, das man zu sehen glaubt. Er
beginnt an der Identität aller Dinge zu zweifeln. Ist der Schlüssel auch wirklich ein Schlüssel? Hat er nicht ein Recht, daran zu zweifeln, da alle Dinge
für ihn Symbole von viel höheren Werten sind? Die Tasche, der Kasten, das
versperrte Zimmer werden Sinnbilder seiner Seele. Er ist selbst ein Blatt,
das fahl zur Erde fällt und vergehen muß. Der Schlüssel öffnet die Pforten
des Paradieses. Alles wird Symbol und nichts ist in dem Spiele wirklich. Er
muß an der Echtheit der Dinge zweifeln, weil sie für ihn nie in ihrer nackten
Realität existieren. Er steht unter der Herrschaft der Symbolismen.

Er fürchtet, ein Wind könnte auch bei ruhiger Luft seine Schätze fort-
tragen. Was ist der Wind? Ein Symbol seiner seelischen Regungen. Er fürchtet,

eine neue Regung der Seele könnte ihn um die Früchte seines mühevollen Kampfes bringen. Wie die Tasche durch die herabfallenden Taschenklappen geschützt ist, so möchte er sich gegen jedes Eindringen von außen schützen, so möchte er seine geheime Religion behalten. Allen Schmutz möchte er aus seiner Seele entfernen. Er besorgt das symbolisch durch ewiges Ausspucken.

Durch alle Zwangshandlungen zieht sich die Erinnerung an die Onanie, an die einzige Zeit, in der er unbeschränkt Lust genossen hat. Seine Hosentasche war immer zerrissen, so daß die Hand an den Penis fahren und ihn halten und reizen konnte. Damals hat er verschiedene Gegenstände verloren, weil die Taschen ja immer zerrissen waren. Jetzt aber kann er hineingreifen und konstatieren, daß er keine Erektionen mehr hat. Da ist nichts!

Grenzenlos ist neben diesen religiösen Erscheinungen seine Hypochondrie, seine Angst, infolge der Onanie früher zu sterben. Er hat sein Leben durch das Laster verkürzt, er muß jetzt alles tun, um durch eine naturgemäße Lebensweise sein Leben zu verlängern und seine erschütterte Gesundheit zu stärken. Er zeigt jenen Gesundheitsfanatismus, den wir so oft bei Onanisten finden. Er ist Vegetarier und Naturmensch in jeder Hinsicht. Er zittert, daß eine halbe Stunde verlorenen Schlafes ihn ein halbes Jahr seines Lebens kosten könnte. Er schiebt ja dadurch auch die letzte große Abrechnung vor Gott hinaus, und jedes Jahr der Buße, das er länger lebt, macht seine Schuld geringer. Er berechnet ängstlich jeden Tag, wie lange er spazieren gegangen ist. Er trägt nur hygienische Wäsche und kann sich nicht genug tun in Hygiene und naturgemäßer Lebensweise. Er trat für diese seine Anschauungen auch öffentlich ein. Er konnte nicht genug gegen die Ärzte wettern, welche keinen Sinn für die Gebote der Natur hatten. Dabei versündigte er sich gegen das wichtigste Gebot der Natur: Triebe sind zur Betätigung vorhanden!

So hatte der Kampf gegen die Onanie seine ganze Existenz gefährdet und seine reiche Intelligenz untergraben. Daß er sich eine Weltanschauung konstruierte, welche für die Sexualität keinen Raum übrig ließ, ist ja selbstverständlich.

Interessant ist es, zu konstatieren, wie seine Heilung vor sich ging. Er fing eines Tages wieder maßlos zu onanieren an. Es war, als wollte er das Versäumte nachholen. Er trieb Mißbrauch mit der neuen sexuellen Freiheit. Dann fing er an, Fleisch zu essen und bald hatte er eine Geliebte, so daß er die Onanie ganz aufgeben konnte. Die Zwangshandlungen verschwanden, er machte sein Examen und widmete sich einem bürgerlichen Berufe. Von seiner ganzen Askese blieb nur die Abstinenz vom Alkohol.

Einmal versuchte er nach langer Zeit, auch wieder Alkohol zu sich zu nehmen. Da zeigte es sich, daß er trotz heterosexuellen Verkehres an diesem Tage onanieren mußte. Er merkte, daß der Alkohol in ihm Hemmungen frei machte, welchen er nur bei Besitz aller bewußten Kräfte gewachsen war. Er blieb dann dauernd Alkoholabstinent. Es war die einzige Abstinenz, die ihm von allen seinen asketischen Abstinenzen geblieben war. Und diese Abstinenz hielt er nicht ohne Berechtigung.

Unter den Alkoholabstinenten habe ich auffallend viele Onanisten gefunden, welche nach harten Kämpfen die Onanie aufgegeben haben. Sie gestanden mir meist, daß sie nach kleinen Alkoholdosen rückfällig werden und daß die Abstinenz sie gegen diese Rückfälle schützt. Das zeigt uns die tieferen Motive der Antialkoholbewegung, die sich meist als hygienische Maßregel maskiert.

Für viele Neurologen ist das Verhalten des Menschen gegen Alkohol ein Symptom, das wichtige Rückschlüsse gestattet. Belastete können sehr wenig Alkohol vertragen und werden leicht berauscht. Bei solchen Menschen lösen schon kleine Alkoholdosen unheilvolle Triebhandlungen aus. An diesen Tatsachen ist nicht zu zweifeln. Ich will nun einige Beobachtungen mitteilen, welche beweisen, daß bei der Alkoholtoleranz auch psychologische Motive neben der organischen Disposition eine Rolle spielen können. Es verhält sich mit dem Rausch ähnlich wie mit dem Schlaf. Wir schlafen nicht nur, weil wir müde sind, sondern weil das Unbewußte herrschen will. So gibt es auch einen Willen zum Rausch. Dagegen könnte sprechen, daß manche Neurotiker sich einen Rausch antrinken wollen und nicht berauscht werden. Das beweist natürlich nichts als die Existenz eines Nebenwillens. Dieser Nebenwille sträubt sich gegen den Rausch und sagt: „Du darfst das Bewußtsein nicht verlieren! Denn sonst . .‟

Wir werden im Buche über den Fetischismus einen Mann kennen lernen, der sich eine sehr komplizierte Paraphilie, eine wunderliche Art von Fetischismus zurechtgezimmert hat. Es drängt ihn immer wieder, seinen Trieben nachzugeben und irgend einem Fetisch nachzulaufen, ihn anzusprechen usw. In seiner Verzweiflung beginnt er sich Mut zuzutrinken. Allein nach einigen Gläsern tritt ein Ekel ein, der es ihm unmöglich macht, weiter zu trinken. Als ob eine Stimme in seinem Innern, eine Stimme, die er aber nicht vernimmt, sagen würde: „Jetzt hast du genug getrunken, jetzt könnte es gefährlich werden!‟ Versucht er weiter zu trinken, so muß er sofort erbrechen. Wir sehen hier den Ekel, wie in vielen anderen Fällen, als Schutzwall gegen die Triebe. Er steht direkt im Dienste einer moralischen Tendenz, um das Individuum gegen sich selbst zu schützen. Ein anderes Mal trinkt der Kranke sehr viel und wird trotzdem nicht trunken. Das heißt, sein Bewußtsein hält scharfe Wache und duldet keinen Rausch.

Das Gegenstück ist ein Mann, der seine Urolagnie immer unter der Wirkung kleiner Alkoholdosen ausführt. Aber er verübt seine Paraphilie auch ohne Alkohol und er kennt auch den Rausch ohne Alkohol. Er leidet direkt an Rauschzuständen, ohne einen Tropfen getrunken zu haben. Er will berauscht sein. Hier dient der Alkohol als Entschuldigung. In der nachfolgenden Periode des moralischen Katzenjammers entschuldigt er sich selbst durch den Umstand, daß er getrunken habe. Am stärksten ist der Katzenjammer, wenn er nichts getrunken und doch einen urolagnistischen Akt ausgeführt hat. Dann fehlt dies Motiv der Entschuldigung und er macht sich die schwersten

Vorwürfe. Das Leitmotiv aller Neurotiker, auf das ich immer wieder hinweise, „Lust ohne Schuld", dringt in dieser Handlung durch. Es gibt ja verschiedene Variationen dieses Motivs, unter denen die Verringerung der Schuld eine große Rolle spielt. Hier wird dem Alkohol diese Rolle des Prügelknaben zugeteilt.

Die Abstinenzbewegung entschleiert sich von diesem Gesichtspunkt aus als eine soziale Phobie. Die Menschen trinken nicht, weil sie Angst vor sich und ihren Trieben haben. Sie schützen sich dadurch, daß sie diese Erkenntnis auf die Allgemeinheit übertragen. Der Neurotiker zeigt eben diese beiden bipolaren Bestrebungen: Die Verschiebung auf das Kleine und Kleinste (*Freud*) und die Verschiebung auf das Große und Größte. So behandle ich einen Neurotiker, der sich gern der Idee hingibt, die Vagina habe im Laufe der Jahrtausende viel von ihrer Vollkommenheit verloren. Eine Vagina der Etruskerinnnen und Ägypterinnen müsse ein Ideal gewesen sein, das wir jetzt nicht finden können. Dieser Neurotiker zeigt auch eine ausgesprochene Gerontophilie. Aber er verschiebt seinen peinlichen Konflikt auf das Historische. Der von ihm verurteilte Gedanke an alte Frauen, an dekrepide Greisinnen, der auch offen ins Bewußtsein brach, wurde zum Gedanken an die Etrusker und Ägypter. Die ursprüngliche Formel „die Vagina alter Frauen" und besonders „die Vagina e i n e r alten Frau" wurde vergrößert und als die „V a g i n a d e r A l t e n" wieder bewußtseinsfähig gemacht. Das ist die Verschiebung auf das Größte. Diese Verschiebung macht aus dem Vater die Gottheit und erhebt die persönlichen Konflikte zu religiösen.

Die Abstinenzbewegung ist auch eine Verschiebung auf das Große und Soziale, um die eigenen Komplexe leichter zu bewältigen. *Furtmüller* hat in seiner gedankenreichen Arbeit „Ethik und Psychoanalyse" (Verlag von Reinhardt in München, 1912) nachgewiesen, daß der Neurotiker die Vorschriften und Hemmungen der Autoritäten zu seinen Vorschriften gemacht. Er gehorcht nicht fremden Imperativen, er gehorcht nur s i c h. Er ist sein e i g e n e r Herr. In diesem Falle aber bemerken wir den verkehrten Mechanismus. Der Propagandist der Abstinenzbewegung überträgt seine Hemmungen, um sie leichter zu ertragen, auf eine große Gemeinschaft, auf die Allgemeinheit. So schützt er sich durch Flucht in die Öffentlichkeit, durch öffentliche Bindung dadurch, daß er sich der allgemeinen Kontrolle unterwirft. Ähnlich hat sich der bekannte Philosoph *Weininger* gegen das Weib geschützt. Sein bekanntes Werk „Geschlecht und Charakter" sollte eine Mauer zwischen ihm und dem Weibe aufrichten und seine Keuschheit für alle Zeiten sichern. Als er einsah, daß

9*

es nicht möglich war, nach den öffentlich preisgegebenen Grundsätzen ruhmlos zu leben, zog er es vor, ruhmvoll zu sterben

Soziale Bewegungen entstehen gewiß aus sozialen Ursachen. Daß aber der einzelne sich durch individuelle Motive treiben läßt, erscheint mir ziemlich sicher. Ich kannte einen Arzt, der ein feuriger Apostel der Abstinenzbewegung in sexueller Hinsicht war. Er gründete in der Provinz eine solche Gesellschaft und erzielte mit einer großen Rede, welche die Bekämpfung der Geschlechtskrankheiten durch Abstinenz behandelte, einen kolossalen Erfolg. Dieser Arzt war psychisch impotent und versagte bei der Dirne vollkommen. Was lag ihm also näher, als die Dirne überhaupt aus dem Kreise der Möglichkeiten auszuschalten? Er übertrug seinen Konflikt auf das Soziale. Das Nachspiel seiner Rede ist sehr heiter. An dem Abend der Gründung des Vereines zur Bekämpfung der Geschlechtskrankheiten erzielte er mit seiner Rede gegen die Prostitution einen so kolossalen Erfolg, daß er umjubelt und stürmisch gefeiert wurde. Sein geheimer Gedanke war: Heute wärest du vielleicht auch bei der Dirne potent. Er fühlte sich als ganzer Mann. Gedacht — getan! Nach der Versammlung fuhr er in ein Lupanar. Ein Gefühl der Minderwertigkeit hatte ihn impotent gemacht. Das gesteigerte Selbstbewußtsein machte ihn wieder potent. Nach dem gelungenen Koitus war seine Weltanschauung eine andere und er fand den Verein überflüssig und lächerlich.

Ziehen wir die Nutzanwendung dieser Ausführungen für unser Thema, für die Onanie. Es sind so viele Bücher über Onanie geschrieben worden und es gibt so viele Forscher, die gegen die Onanie kämpfen. Sind das nicht auch Sicherungen der eigenen Individualität, Verschiebungen der Probleme vom Individuellen auf das Soziale? Ich führte es schon wiederholt an dieser Stelle aus: alle Menschen onanieren. Jeder hat einen mehr oder minder heftigen Kampf gehabt, um mit seiner Onanie fertig zu werden. Er braucht Verstärkungen seiner Hemmungen, er braucht Warnungstafeln und er möchte sich immer wieder zurufen: Onaniere nicht, denn du verkürzest dein Leben. Deshalb sind die zahllosen Bücher über dieses Thema immer wieder nur subjektive Bücher und nie objektive Feststellungen von Tatsachen. Auch ist zu bedenken, daß sich der Einzelne — ob er will oder nicht— in den Dienst sozialer Kräfte stellt. Die Entwicklung der Menschheit verlangt immer neue und immer größere Opfer. Die Ansprüche an den Menschen werden immer größer, sein Anteil an der Lebenslust, an der göttlichen Freude immer geringer. Das Leben darf kein Fest sein, es darf kein Tanz von lustbetonten Stunden sein. Das Leben ist köstlich, wenn es Mühe und Arbeit gewesen.

So sehen wir, daß auch die Ärzte von der asketischen Tendenz ganz durchsetzt werden und daß sie dem Menschen das Recht streitig machen, über seine Lust selbstherrlich zu verfügen. Die Ärzte benehmen sich dabei genau wie die Eltern ihren Kindern gegenüber. Da alle Menschen onanieren, haben auch alle Ärzte einmal onaniert.

Aber auch alle Eltern waren in der Jugend Onanisten. Wie kommt es, daß sie so furchtbar gegen die Onanie wüten? Ich kenne Mütter, die es als die wichtigste Aufgabe der Erziehung betrachten, das Kind vor der Onanie zu bewahren. Wer hat in seiner Ordinationsstunde nicht die verzweifelten Väter gesehen, die irgend einen jungen Knaben bringen, der onaniert, und den sie mit Gewalt von seinem Laster heilen wollen! Da werden Medikamente zur Beseitigung der „aufgeregten Nerven" eingegeben, die Kinder werden strenge bewacht, es werden ihnen die abenteuerlichsten und lächerlichsten Bandagen angelegt, der Vater ist verzweifelt, die Mutter sieht das Kind schon als Blödling in einer Irrenanstalt. Andere Väter lassen sich jeden Morgen von ihrem Knaben beichten, ob er onaniert hat, und halten dem rückfälligen Sünder eine Strafpredigt oder prügeln ihn, so daß sie ihn noch zum Flagellanten machen.

Es ist dies die Rache der Väter dafür, daß ihnen die Lust der Onanie geraubt wurde. Sie greifen jetzt in das Leben der Kinder, wie man in das ihre gegriffen hatte. Die merkwürdige Amnesie der Eltern für ihre eigene Jugend tritt besonders in bezug auf die Sexualität in den lächerlichsten Formen auf. Die Eltern gebärden sich so, als wären sie selbst alle Catones in der Jugend gewesen, und wissen für die Kinder gewöhnlich kein anderes glorreicheres Beispiel als die eigene Person. Das Kind soll schaudernd den Abgrund ermessen, der sich zwischen seiner eigenen Lasterhaftigkeit und der Engelsreinheit der Erzieher dehnt. Muß es nicht zur Erkenntnis kommen, es sei ganz verworfen und lasterhaft wie der arme Jüngling, dessen Zwangsvorstellungen uns soeben beschäftigt haben?

Es ist eine psychologisch sehr bemerkenswerte Tatsache, daß alle Eltern den Kindern das Recht der freien Sexualität bestreiten wollen, sie darum vielleicht beneiden, sich jedenfalls das Recht der sexuellen Bevormundung bis in das späteste Alter zu bewahren versuchen.

Alle Eltern haben die Tendenz, die sexuelle Betätigung ihrer Kinder möglichst lange hinauszuschieben. Mütter zittern schon beim Anblick ihrer Säuglinge, wenn sie bedenken, daß sie als Erwachsene „Fremde" lieben und sexuellen Gefahren ausgesetzt sein werden; ich habe unzählige Mütter und Väter bei ähnlichen Gedankengängen ertappt. Ich kannte einen auffallend schönen Knaben. Ich war gewöhnt, daß alle Menschen seiner Mutter sagten: „Auf den werden Sie gut aufpassen müssen! Dem werden alle Weiber nachlaufen!" Immer war die Aufgabe der sexuellen Behütung betont. Eltern sind aber nicht die Hüter der Sexualität ihrer Kinder, es sei denn, daß sie sie von den Verführungskünsten der Erzieher und Erzieherinnen, der Ammen und Dienstboten bewahren müssen. Sie haben zur richtigen Zeit für die richtige Aufklärung zu sorgen. (Doch davon noch später in den letzten Kapiteln, die von der Prophylaxe handeln. Ich will hier nur das Thema so weit besprechen, als es in diesem Zusammenhange nötig ist.) Eltern vergessen ihre eigene Jugend und haben die Tendenz, die sexuelle Betätigung ihrer Kinder möglichst lange hinauszuschieben. Ich kenne eine Mutter, die mir sagte, als ich ihr riet, den 24jährigen (reichen) Sohn heiraten zu lassen: „Ich fürchte, er wird beim Geschlechtsakt zusammenfallen. Ich kann mir nicht denken, daß mein Kind als Mann wie andere Männer eine Frau umarmt."

Nun hat dieser Ausspruch auch eine tiefere psychologische Bedeutung. Die Eltern wollen ihrem Kinde nicht das Recht des freien Lusterwerbes lassen. Sie wollen bestimmen, wann das Kind eine Freude empfinden soll und wann nicht. So war es in der frühen Kindheit und so soll es bleiben. Alle Freude und alle Lust sollen von Gnaden der Eltern kommen. Das gleiche Recht maßt sich dann der Staat an. Alle Gesetze dienen dazu, den freien Lusterwerb aufzuheben. Die Eltern fühlen sich so lange der Gott ihrer Kinder, so lange sie über Lust und Unlust entscheiden können. Dann sinken sie in das Nichts ihrer menschlichen Existenz zurück. Sie beherrschen das Kind, wenn es sein muß, mit einer Lüge — — — aber sie geben die Herrschaft über die Sexualität nicht aus der Hand. Sie benehmen sich wie der alttestamentarische Gott der Bibel. Auch er droht dem Adam: „Aber von dem Baume der Erkenntnis des Guten und Bösen sollst du nicht essen; denn welchen Tages du davon issest, wirst du des Todes sterben!"

Aber Adam ließ sich nicht um die Erkenntnis von Gut und Böse betrügen und aß von dem Baume der Erkenntnis. Da überkam dem Lenker der Welten ein Bangen an und er sprach: „Siehe, Adam ist worden als unser einer und weiß, was gut und böse ist. Nun aber, daß er nicht ausstrecke seine Hand und breche auch von dem Baume des Lebens und esse und lebe ewiglich." Und nur deshalb trieb ihn der Cherub mit flammendem Schwert aus dem Eden. Ist diese Schöpfungsgeschichte nicht die Geschichte eines jeden Menschen? Benehmen sich die Eltern anders? Sie verwirren die Begriffe des Kindes über Gut und Böse und drohen mit den Schrecken des Todes. Sie jagen das Kind aus dem Paradiese, in dem es sich die Genüsse holte, wann es ihrer bedurfte. Sie hindern es daran, göttlich zu werden und vom Baume des Lebens zu essen.

Onanismus und Atheismus hängen innig zusammen. Jeder Onanist ist der A u t o t h e o s, denn er anerkennt keinen Herrn über seine Lust. Die Eltern wollen aber die Götter der Kinder bleiben. Sie haben nicht das Bestreben, sich ihnen als Menschen zu zeigen. Deshalb werden die eigenen Streiche der Jugend vergessen und dem sündigen Kinde immer wieder vorgehalten, was für ein unerreichtes Muster Seine Heiligkeit der Vater und Ihre Heiligkeit die Mutter gewesen. Die Tendenz zur Vergöttlichung der Eltern tritt besonders im Mutterkultus deutlich zutage. Mir erscheint es als das Schönste, Menschen mit allen ihren menschlichen Fehlern zu lieben und über ihren Vorzügen ihre Fehler zu vergessen.

Ich habe von der Tendenz der Eltern gesprochen, ihren Kindern die Libido zuzuteilen wie einen Bissen Brot. Man sieht das immer wieder: Mütter sind nicht eifersüchtig, wenn die Söhne die Frauen ihrer Wahl heimführen. Väter wollen auch den Schwiegersohn wählen und es gibt nicht wenige, welche ihrem Sohne die Braut bestimmen, und ich kenne sogar solche, die so geschmacklos waren, ihre Söhne in ein Bordell zu führen. Immer wieder zeigt sich die Tendenz, den Kindern der Gott zu sein, der ihnen alle Lust zuteilt. Deshalb wird auch der Kampf gegen die Onanie mit besonderer Erbitterung geführt. Die Onanie befreit den Menschen von den sozialen Verpflichtungen der Dankbarkeit. Der Onanist verdankt sich alle Lust. Wir sollen aber alle Lust höheren Mächten verdanken. So kommt es, daß die Onanie das Zeichen der Trotzeinstellung gegen die Eltern wird. Kinder, um deren Onanie sich die Eltern nicht kümmern, hören selbst zu onanieren auf. D i e s t ä r k s t e F i x i e r u n g e r h ä l t d e r T r i e b z u r O n a n i e, w e n n d a s K i n d f ü h l t, d a ß e s s e i n e n E l t e r n d a m i t z u w i d e r h a n d e l t u n d n u n a u s n e u r o t i s c h e m T r o t z w e i t e r o n a n i e r t. Ich kenne viele solcher Kinder, die immer onaniert haben, wenn sie die Eltern bestrafen wollten.

Ich habe eingangs meiner Ausführungen über die Onanie betont, daß die Eltern sich bestreben, im Kinde jene Reinheit zu erreichen, die ihnen selbst versagt blieb. So kommt es zur Vergöttlichung des Kindes. Denn alles Streben der Menschheit geht dahin hinaus, sich der Gottheit zu nähern, gottähnlich zu werden. Das beweisen mir die zahllosen Fälle von Christus- und Marienneurosen, die ich zu analysieren Gelegenheit hatte. Im Kinde wollen die Eltern die Gottheit erreichen. Nun merkt das Kind diese Absicht und will ein Mensch werden. Je reiner die Eltern das Kind erhalten wollen, desto größer werden die Tendenzen des Kindes, sich dem Tierischen zu nähern. Du sollst dich bis zur äußersten Grenze der Menschlichkeit entwickeln!   lautet der Imperativ der Kultur. Der Sinn deines Daseins ist eben die Entwicklung, sagen die

Theologen. Dein Geschlechtstrieb hat nur einen Sinn, wenn er der Fortpflanzung dient. Die Lust ist nur eine zufällige Prämie dieser Pflicht.
Die Liebe ist kein Vergnügen, sondern eine Aufgabe. Nicht ohne Grund
spricht unsere Zeit von „ehelichen Pflichten" Pflicht ist Zwang,
Zweckmäßigkeit eine Form der Bevormundung.

Es liegt in der Onanie auch die Revolte des Menschen gegen das
Teleologische. Zweck und Sinn des Lebens liegen im Leben selbst.
Wenn Menschen fragen: Wozu lebe ich denn? — dann sind sie sexuell
nicht befriedigt. Wer glücklich liebt und befriedigt ist, frägt nicht nach
dem Sinn des Lebens. Die Frage nach dem Sinn des Lebens ist durch
die Tatsache des Glückes erledigt. Unglückliche Menschen finden das
Sinnlose ihrer Existenz und flüchten aus dem Leben. Diese Revolte
gegen das Zweckmäßige der Liebe treibt aber das Individuum auch zur
Homosexualität. Hier ist nicht zwischen Trieb und Lust der Imperativ
der Fortpflanzung eingeschoben. Die Liebe hat keinen anderen Sinn
als den des Lusterwerbes.

Wenn wir aber den Kampf der Menschheit gegen die Onanie
überblicken, so merken wir eine ungeheure Menge von Opfern. Unwillkürlich fragen wir uns nach dem tieferen Sinn dieses Kampfes. Denn die
Bewegung, welche die Onanie unterdrückt, liegt auf der Linie der
Fortentwicklung des Menschengeschlechtes.

So kämpft auch das Individuum diese Kämpfe, weil es von sozialen
Kräften dazu gedrängt wird. Alle Liebe, die sich einst auf das eigene
Ich wandte, die sich mit dem Egoismus deckte, wandelt sich im Laufe
der Jahrtausende und wird sozial. Erst liebte der Mensch nur sich
selbst, er war Narzisst und Autoerotist (im eigentlichen Sinne des
Wortes!). Diese Kräfte sind noch heute in ihm vorhanden. Dann
begann er die Liebe auf die nächste Umgebung auszustrahlen. Liebe
deinen Nächsten wie dich selbst! Und geht der Fortschritt nicht in eine
weitere Richtung: Liebe deine Nächsten mehr als dich selbst!?

Die Entwicklung der Menschheit läßt sich auf die Grundformel
zurückführen: D e r M e n s c h l e r n t i m m e r m e h r l i e b e n
u n d i m m e r m e h r g e b e n. Wenn wir auf versunkene Zeiten
zurückblicken, ersteht vor unserem geistigen Auge der Urmensch, ein
halbes Tier, egoistisch, nur für sich bedacht, alles hassend, was sich
den eigenen Wünschen in den Weg stellt. Hunderte Millionen von
Jahren mußten verstreichen, ehe der Mensch das Lieben lernte. Die
Schule und das sichtbare Zeichen dieser Liebe war das „Opfer" Die
ersten Götter wurden gefürchtet. Ehrfurcht ist das Rudiment der
einst grenzenlosen primitiven Furcht vor der Gottheit. Aus Angst
vor den strafenden, rächenden Gewalten wurden die ersten Opfer gebracht. Ungern trennte sich der Urmensch von den Gaben, die der

Altar verzehrte. Noch kannte der Mensch das höchste Opfer nicht, das Opfer aus Freude am Geben. Selbst die Griechen, vor deren Kultur sich Jahrtausende gebeugt haben, opfern nur aus Angst und aus Berechnung. In den Stunden der Not mahnen die Helden des Homer die Götter an ihre Opfer. Zeus wird erinnert, wie viele Hekatomben ihm zu Ehren zum Himmel geraucht haben, Pallas Athene wird als undankbar gescholten, wenn sie den Helden im Stiche läßt, der ihr fette' Lendenstücke geopfert hat. Das griechische Opfer ist ein Geschäft auf Gegenseitigkeit. Wehe dem Schiffer, der das Meer durchsegelt und Poseidon vergessen hat! Eifersüchtig und kleinlich wartet der griechische Gott auf sein Opfer, unversöhnlich und rachsüchtig verfolgt er die Helden, die an ihn vergessen haben.

Doch schon keimt die allmächtige Saat der Liebe einer neuen Zeit entgegen. Der Grieche liebt seine Heimat mit allen Fasern seines Herzens und opfert sein Leben, wenn es gilt, sie zu verteidigen. Das Vaterland ist die Gesamtheit, ist das Soziale im Gegensatz zum Individuellen, ist die Liebe über das Leben hinaus. Man stirbt für die andern, auch wenn man für sich gelebt hat. Aber noch steht hinter diesem Opfer die Aussicht auf Belohnungen im Jenseits. In allen Religionen steht das Opfer im Dienste des Jenseits. Allah gibt seinen Gläubigen, die für ihn sterben, alle irdischen Wonnen vervierzehnfacht, sich immer erneuernd; Wotan sammelt die gefallenen Helden in Walhalla zu ewigen Kämpfen und ewigem Ruhme; Rhadamantis wägt die Seelen, die über den Styx kommen, und scheidet die Helden von den Feiglingen. Auch Christus, der die höchsten Opfer fordert, verspricht als Lohn die ewige Seligkeit, die tiefe Ewigkeit der höchsten Lust.

Jede Religion fordert Opfer des Trieblebens für geistige Werte; sie tauscht Realitäten gegen irreale Werte. Besonders Hunger und Liebe sind das Substrat der religiösen Beschränkung. Fasten und sexuelle Beschränkung sind Inhalt der Gebote, sind Strafe, sind Einsatz, um das Irdische überwindend zum Himmlischen zu gelangen.

Wir haben aus zahlreichen Krankengeschichten sehen können, wie dieser Handel um die ewige Lust vor sich geht. Die Onanie wird als Opfer für eine höhere Lust aufgegeben. Die Lust der Askese kann die Lust der sexuellen Betätigung überwinden.

Ist es aber immer nur ein Handel um die Lust der Ewigkeit? Ist es nicht vielmehr ein Fortentwickeln einer fernen Zukunft, einem Ziele zu, das uns schier unerreichbar dünkt? Einer Zeit der Opfer aus Freude am Opfer, einer Zeit des seligen Sichselbstverschenkens aus der Wonne des Gebens heraus?

Die Onanie repräsentiert die Ursexualität des Menschen. In sie münden alle unterdrückten und asozialen Strömungen der Sexualität

in ihr tobt sich der sexuelle Urmensch aus, der sich seine Lust raubte,
wo und wie er wollte, ohne auf den anderen Rücksicht zu nehmen.
Seine Lust war sein einzigstes und wichtigstes Gebot. Heute hat der
Mensch nur e i n e n Körper, der ihm willenlos ausgeliefert ist, s e i n e n
e i g e n e n. An dem kann er sich noch die Lust rauben wie in der
Zeit des Urmenschen.

Es ist klar, daß das Bedürfnis nach der Onanie wachsen muß,
je höher die kulturellen ethischen Forderungen werden, je verfeinerter
unser Liebesleben wird. Das Verlangen nach Onanie steigt, je schwerer
es wird, die Libido an die Umgebung abzuführen. Wir können uns
eine Zeit vorstellen, in der die Onanie eine sehr geringe Rolle gespielt
hat. Der Urmensch kannte keine Schranke und holte sich die allerotische
Lust, die auf seinem Wege lag. Mit der Entwicklung der ethischen
Imperative „Du darfst nicht!" mußte die Libido autoerotisch gesucht
werden.

Ich glaube also, daß die Onanie mit der fortschreitenden Kultur immer zunimmt. Damit muß
auch die Reaktion gegen diese Art des Lusterwerbes zunehmen. Der Kampf gegen die Onanie
muß wachsen, weil das Bedürfnis nach ihr größer
wird. Jede Kraft trägt in sich die Reaktion der entgegengesetzten.
Druck erzeugt Gegendruck. Der Kampf gegen die Onanie ist zugleich
ein Kampf gegen die Vergangenheit der Menschheit, ein Kampf gegen
die kulturwidrigen Urinstinkte. Immer wieder wird von dem Individuum
das „Opfer der Onanie" verlangt werden.

Wir sehen die Berechtigung dieses Kampfes ein — wie eigentlich
alles, was ist, seine Berechtigung hat und soziale Strömungen Kompromisse aus vielen Notwendigkeiten darstellen. Trotzdem müssen wir
als Ärzte jedem einzelnen seine sexuelle Freiheit und die Möglichkeit
der Genesung wiedergeben. Wir merken, daß die Menschheit im Kampfe
gegen ihre Vergangenheit ein übriges getan hat, daß die notwendige
Drosselung der wilden Urkraft Sexualität zu stark vorgenommen wurde.

Ich fühle mich auch nur als einen Teil der großen sozialen Welle,
welche jetzt ungestüm die größere sexuelle Freiheit fordert. Aber ich
täusche mich nicht und glaube nicht, daß jetzt die Ära eines un-
gehinderten, freien Sexuallebens anbricht. Die Entwicklung der Menschheit geht in eine andere Richtung und verlangt immer neue Opfer
des Trieblebens. Wir Ärzte sehen blutenden Herzens die Opfer dieser
furchtbaren Kämpfe und müssen trachten, die Wunden der Gefallenen
zu verbinden. Wir sind nur Samariter. Mag unsere Tätigkeit noch so
viele Individuen retten — der Kampf wird deshalb nicht aufhören.

Für so viel verlorene Lust, wie sie das Aufgeben der autoerotischen Triebe verlangt, mußte Ersatz geschaffen werden. Ohne Libido geht der Mensch zugrunde. Die Energien der Sexualität sublimieren sich und wandeln sich um. Im Genusse des Schönen, der Natur, der Kunst, in der Freude des Gebens, in der sozialen Betätigung strömen dem Menschen neue Quellen der Lust. Alle diese Kräfte der Askese sind nicht verloren gegangen. Die Menschheit wertet sie für ihre Zwecke um. Alles Große und Erhabene wurzelt in den Tiefen der Sexualität. Das ist eine alte Weisheit:

Οὐδένα γὰρ ἐνθουσιασμὸν ἄνευ τῆς ἐρωτικῆς
ἐπιπνοίας συμβαίνει γίνεσθαι.

Geheimnisvoll wirken unbekannte Kräfte in uns und treiben uns zu fernen Zielen, die wir nur dunkel ahnen können. Wie verworren schlingen sich die Fäden, die Vergangenheit und Zukunft verbindend, uns mit dem Schicksal der Welt verknüpfen! Wie hilflos treiben wir im Strome des Lebens, g e t r a g e n, wenn wir zu tragen glauben, g e f ü h r t, wenn wir zu führen wähnen, ans Land g e w o r f e n, wenn wir uns brüsten, den sichern Strand g e s u c h t zu haben!

ZWEITER TEIL

Die Homosexualität.

Was aus Liebe getan wird, geschieht
immer jenseits von Gut und Böse.
Nietzsche.

Homosexualität.

I.

Allgemeines. — Theoretisches. — Meine Theorie der Homosexualität.

„Leben — ist das nicht gerade ein
Andersseinwollen, als diese Natur ist?"
Nietzsche.

Daß es bedeutende Ärzte gibt, die allen Ernstes die Onanie als
Ursache der Homosexualität ansehen, würde man kaum für möglich
halten. Man könnte die Onanie ebenso als die Ursache der Sexualität
bezeichnen. Wir haben gesehen, daß Onanie die Folge unbefriedigter
homosexueller Triebregungen sein kann. Sie ist unter Umständen der
Ersatz eines homosexuellen Aktes, ebenso wie sie als Notonanie der
Ersatz eines heterosexuellen Aktes sein kann. Sie ist der Eratz der
momentan adäquaten Form der Sexualbefriedigung. Ich sage der
„momentanen Form", weil auch das Sexualziel nicht immer das gleiche
bleibt und die sexuellen Leitlinien, um den trefflichen ·Ausdruck von
Hans Blüher[1]) zu gebrauchen, häufig verlassen werden. Die falsche
Auffassung, die Onanie erzeuge die Homosexualität, wurde besonders
von *Krafft-Ebing* vertreten, dessen große Autorität in Fragen der
Psychopathia sexualis noch heute nicht erschüttert ist. Seine Verdienste sind gewiß groß und es ist anzuerkennen, daß er sich schließlich zu der Ansicht von *Hirschfeld* bekannt hat, daß die Homosexualität
angeboren ist, daß es erworbene und angeborene Homosexualität gibt.[2])
Aber in der letzten (14.) Auflage, die 1912 erschienen ist, läßt sein
Herausgeber *Alfred Fuchs* den Passus über Onanie an der Spitze des
Kapitels stehen und unterstützt und unterstreicht sogar die Ausführungen seines großen Lehrers.

Diese Ansicht von *Krafft-Ebing* ist keineswegs „veraltet". Sie
wird auch von *Stier* (Zur Ätiologie des konträren Sexualgefühls.
Monatsschr. f. Psych. u. Neur., 1914, Bd. XXXII) vertreten und an

---

[1]) *Hans Blüher:* Studien über den perversen Charakter. Zentralbl. f. Psychoanalyse. Oktober 1913.

[2]) Neue Studien auf dem Gebiete der Homosexualität. Jahrb. f. sexuelle Zwischenstufen, Bd. III. Leipzig.

gleicher Stelle von *Hirschfeld* und *Burchard* (zu *Stiers* Artikel usw.)
sehr energisch bekämpft. „Nicht verständlich ist es — sagen die
Autoren — wie *Stier* der Onanie einen spezifischen Einfluß im Sinne
der Homosexualität zuschreiben kann. Bei ihrer — nach der Ansicht
der meisten Sachverständigen — u b i q u i t ä r e n Verbreitung könnte
man sie mit demselben Recht für jede Art sexueller Entwicklung verantwortlich machen." Nach *Stier* wirkt eine f r ü h e i n s e t z e n d e
und lange Zeit fortgesetzte (besonders mutuelle) Onanie schädigend,
„weil sie das auch dem unverdorbenen Erwachsenen noch anhaftende
Schamgefühl gegenüber den eigenen Genitalien und der Beschäftigung
damit beseitigt" Auch *Fleischmann* (Beiträge zur Lehre der konträren
Sexualempfindung, Zeitschr. f. d. ges. Neur. u. Psych., 7. Bd., 1911)
findet unter 60 Invertierten 33 exzessive Onanisten und schließt, „daß
die Onanie gleich dem Alkohol einen Einfluß auf die Entwicklung der
Perversion haben muß". — Viele seiner Patienten setzen die Onanie
in kausalen Zusammenhang zum Beginn der Homosexualität. Wir wissen
ja, daß alle Schuld von der Onanie übernommen wird. Aber *Fleischmann* sieht darin einen Beweis. „Der Einfluß" — führt er aus — „der
Onanie auf die Entwicklung der sexuellen Perversion liegt darin, daß
sie mit zunehmender Willensschwäche die geschlechtliche Erregbarkeit
steigert bei immer mehr zunehmender Ablenkbarkeit des Geschlechtstriebes vom normalen Sexualziel und Sexualobjekt."

Auch *Kraepelin* (M. m. W., 1918, Nr. 5) sieht einen Zusammenhang zwischen Onanie und Homosexualität. Er führt aus:

> „Den Anstoß zur Entwicklung der Homosexualität gibt einmal
> die Verschiebung des Geschlechtszieles auf das eigene Geschlecht durch
> die Onanie bei geschlechtlicher Frühreife mit späterer psychischer Im-
> potenz, ferner die Anknüpfung frühzeitiger lebhafter geschlechtlicher
> Regungen an gleichgeschlechtliche Beziehungen, endlich die Verführung.
> Begünstigend wirkt der Einfluß des Alkohols. Die Bekämpfung der
> geschlechtlichen Verirrungen wird in erster Linie der Onanie, nament-
> lich auch der mutuellen, entgegenzuarbeiten haben. Das geschieht durch
> erzieherische Maßregeln, Abhärtung, Stählung des Willens durch Leibes-
> übungen, Zurückdämmen vorzeitiger geschlechtlicher Anregungen, Ver-
> meidung der Verführung, rechtzeitige und vorsichtige Aufklärung. Der
> Eindämmung der Homosexualität dient dann neben Förderung kamerad-
> schaftlicher Beziehungen zwischen beiden Geschlechtern und Begünsti-
> gung der Frühehe vor allem die Fernhaltung von jugendlichen Personen
> und die Ausrottung der männlichen Prostitution."

Wenn auch die Ausführungen von *Kraepelin* das psychologische
Moment in der Genese der Homosexualität betonen, so ist doch hervorzuheben, daß die Onanie mit der Entwicklung der Homosexualität
nichts zu tun hat. Der Onanist hat sich der Onanie ergeben, weil ihm

der Weg zum Weibe versperrt ist. Die Meinung von *Kraepelin*, daß die Onanie diesen Weg versperrt, ist falsch! Zugegeben, daß die mutuelle Onanie zu Homosexualität führen kann (mutuelle Onanie ist eben keine Onanie mehr, sondern ein homosexueller Akt!), wie will *Kraepelin* diese gelegentlichen Ursachen ausschalten? Etwa durch Zwangsmaßregeln gegen die männliche Prostitution? Das würde nur zu einer Verstärkung der geheimen Prostitution und zur Vermehrung des Erpressertums führen.

Wir müssen endlich einmal die Psychologie der Homosexualität kennen lernen und dann zu einer entsprechenden Prophylaxe kommen.

Mein Buch soll zeigen, daß mit der deskriptiven Methode der Sexualforschung gebrochen werden muß. Die erste Erzählung des Kranken ist nur die Mitteilung der manifesten Bewußtseinsinhalte seiner Paraphilie. Es handelt sich aber um die latenten Inhalte, es handelt sich um die unbewußten und nebenbewußten Kräfte. Die deskriptive Form der Sexualforschung muß, der Strömung unserer Zeit Rechnung tragend, von der psychologischen abgelöst werden. Auf keinem zweiten Gebiete kann die Analyse so glänzend und überzeugend ihre Überlegenheit beweisen.

Wie stand es vor der Analyse? *Krafft-Ebing* sah die Homosexualität ursprünglich als Folge einer erblichen Belastung an, eine Hypothese, welche die Erfahrung aller Beobachter nicht bestätigen konnte. Es gibt nämlich — und das macht das Verwirrende dieser Frage aus — verschiedene Momente, welche das Manifestwerden der allen Menschen latenten Homosexualität begünstigen. Darunter ist zweifellos auch das Milieu zu betrachten, das durch „nervöse" und „psychopathische" Eltern geschaffen wird. Doch davon später. Diese angeblich hereditäre Belastung soll sich bei den Homosexuellen schon dadurch zeigen, daß ihr Geschlechtstrieb sehr früh erwacht und daß sie schon in den Kinderjahren zu onanieren anfangen. Wir wissen, daß die Homosexuellen diese Eigenschaft mit allen Menschen, besonders aber mit den Neurotikern, teilen. Ein starkes Triebleben ist nicht die F o l g e, sondern die U r s a c h e der Neurose. Nach *Krafft-Ebing* jedoch ist die Kinderonanie die Ursache der später ausbrechenden Homosexualität und Pseudo-Homosexualität. „Nichts ist geeigneter — sagt er — die Quelle edler, idealer Gefühlsregungen, die aus einer normal sich entwickelnden geschlechtlichen Empfindung ganz von selbst sich erheben, so zu trüben, ja nach Umständen ganz versiegen zu machen, als in frühem Alter getriebene Onanie.[1]) Sie treibt von der

---

[1]) Diese Behauptung ist vollkommen unrichtig. Ich habe nie so viele und so ausgesprochene Idealisten gefunden als unter den Onanisten. Gerade bei jungen Künst-

sich entfalten sollenden Knospe Duft und Schönheit und hinterläßt nur
den grobsinnlichen tierischen Trieb nach geschlechtlicher Befriedigung.
Gelangt ein dergestalt verdorbenes Individuum in das zeugungsfähige
Alter, so fehlt ihm der ästhetische, ideale, reine und unbefangene Zug,
der zum anderen Geschlechte hindrängt. Damit ist die Glut der sinnlichen Empfindungen erlöscht und die Neigung zum anderen Geschlecht
eine bedeutend abgeschwächte. Dieser Defekt beeinflußt die Moral, die
Ethik, den Charakter, die Phantasie, die Stimmung, das Gefühls- und
Triebleben des jugendlichen Masturbanten, sowohl des männlichen als
des weiblichen, in ungünstiger Weise und läßt nach Umständen das
Verlangen nach dem anderen Geschlecht auf den Nullpunkt sinken, so
daß Masturbation jeglicher naturgemäßen Befriedigung vorgezogen
wird."

Man stelle sich die verderbliche Wirkung dieser Zeilen auf den
Jüngling vor, der masturbiert. Vollends wenn er liest, daß die Homosexualität am besten dadurch behandelt wird, daß man die Masturbation bekämpft (S. 336).

Der große Forscher verwechselt Ursache und Wirkung. Die
Masturbanten vermeiden den Weg zum Weibe nicht deshalb, weil sie
masturbiert haben. Sondern s i e m a s t u r b i e r e n, w e i l i h n e n
d e r W e g z u m W e i b e v e r s p e r r t i s t. Die Masturbation ist
vielen Menschen die einzige mögliche Form der Sexualbefriedigung, die
sie sozial nicht ächtet. Für Menschen, welche eine stark betonte Homosexualität haben, bleibt oft kein anderer Weg frei, besonders wenn
der Weg zum Weibe infolge bestimmter, später zu besprechender
neurotischer Einstellungen verrammelt ist.

Die Onanie ist nie die Ursache der Homosexualität! Sie tritt
nicht, wie *Krafft-Ebing* glaubt, bei Homosexuellen sehr früh auf, sondern
bei allen Menschen — und zwar ohne Ausnahme. Die Homosexuellen
haben die Erinnerung an die Kinderonanie nicht verloren, weil sie
andere, viel peinlichere Erlebnisse verdrängt und aus dem Gedächtnisse
vertrieben haben. Doch davon später. Viel wichtiger erscheint uns
jetzt die Beantwortung der Frage: Wie kommt die Homosexualität
zustande? Ist sie angeboren oder anerzogen? Ist sie ein unabwend-
bares Fatum oder nur die Folge bestimmter Familienkonstellationen?
Ist sie die Folge einer erblichen Belastung? Während *Krafft-Ebing*

lern, Dichtern und Musikern habe ich sehr häufig einen unbezwinglichen Hang zur
Onanie konstatiert, was ja mit der ausgesprochenen Bisexualität aller Künstler zusammenhängt, auf die besonders *Fliess* aufmerksam gemacht hat. Sie sind oft so zart
und empfindsam, daß sie in dem sexuellen Akt nur eine tierische Roheit erblicken und
sich mit ihrer Sexualität vor aller Welt verstecken. Unter den Onanisten trifft man
die Wahrheitsapostel, die Übermoralischen, die Ethiker und die Phantasten

ursprünglich dieser Meinung war und noch die These aufstellen konnte: „Es ist überhaupt zu bezweifeln, daß bei normal veranlagten Menschen zu irgend einer Zeit ihres Lebens eine Person des eigenen Geschlechtes sinnlich eine Attraktion ausüben könne", hat er später seine Ansicht gründlich geändert und sich zur Ansicht bekannt, daß es eine a n - g e b o r e n e Homosexualität gebe, freilich nur bei erblich Belasteten.

Er stellte folgende Thesen auf:

„1. Das Geschlechtsleben derartig organisierter Individuen macht sich in der Regel abnorm früh und in der Folge abnorm stark geltend. Nicht selten bietet es noch anderweitige perverse Erscheinungen, außer der an und für sich durch die eigenartige Geschlechtsempfindung bedingten abnormen sexuellen Richtung.

2. Die geistige Liebe dieser Menschen ist vielfach eine schwärmerisch exaltierte, wie auch ihr Geschlechtstrieb sich mit besonderer, selbst zwingender Stärke in ihrem Bewußtsein geltend macht.

3. Neben dem funktionellen Degenerationszeichen der konträren Sexualempfindung finden sich oft anderweitige funktionelle, vielfach auch anatomische E n t a r t u n g s z e i c h e n.

4. Es bestehen Neurosen (Hysterie, Neurasthenie, epileptoide Zustände usw.). Fast immer ist temporär oder dauernd Neurasthenie nachweisbar. Diese ist in der Regel eine konstitutionelle, i n a n g e b o r e n e n B e d i n g u n g e n wurzelnde. Geweckt und unterhalten wird sie durch Masturbation oder durch erzwungene Abstinenz."[1])

Das klingt freilich schon viel milder und es werden die idealen Regungen der Homosexuellen zugegeben, obgleich sie ja — wie wir wissen — alle onaniert haben. *Krafft-Ebing* weiß eben nicht, daß alle

---

[1]) Vgl. dagegen die Ausführung von *Bloch:* „Daß die konträre Sexualempfindung an und für sich n i c h t als p s y c h i s c h e Entartung oder gar Krankheit betrachtet werden kann, geht unter anderem daraus hervor, d a ß s i e s o g a r m i t g e i s t i g e r S u p e r i o r i t ä t v e r e i n b a r i s t. — Beweis dafür Männer bei allen Nationen, deren konträre Sexualität festgesetzt ist und die gleichwohl als Schriftsteller, Dichter, Künstler, Feldherren, Staatsmänner der Stolz ihres Volkes sind. Ein weiterer Beweis dafür, daß die konträre Sexualempfindung n i c h t K r a n k h e i t, a b e r a u c h n i c h t l a s t e r h a f t e H i n g a b e a n d a s U n s i t t l i c h e s e i n k a n n, liegt darin, daß sie alle die edlen Regungen des Herzens, welche die heterosexuale Liebe hervorzubringen vermag, ebenfalls entwickeln kann — in Gestalt von Edelmut, Aufopferung, Menschenliebe, Kunstsinn, eigene schöpferische Tätigkeit usw., aber auch die Leidenschaften und Fehler der Liebe (Eifersucht, Selbstmord, Mord, unglückliche Liebe mit ihrem deletären Einfluß auf Seele und Körper usw.)." (*Bloch,* l. c. S. 543.) — Im Gegensatz zu *Bloch* schildert *Fried* in seiner Broschüre „Das männliche Urningtum in seiner sozialen Bedeutung" den Homosexuellen als Schädling und Verbrecher und schließt seine Ausführungen mit dem Ausrufe: „ crasez l'infame!". Hingegen stellt wieder *Blüher* in seinem vielbeachteten Buche „Die Rolle der Erotik in der männlichen Gesellschaft" (Eugen Diederichs, Jena 1917 und 1919) die These auf, die ganze Sozialisierung der Menschheit lasse sich auf die mann-männliche Liebe zurückführen.

Künstler Neurotiker sind und daß die Neurose einen wichtigen Zusammenhang mit dem Problem des Schaffens aufweist. Er kennt also auch eine echte und falsche Homosexualität, eine Bisexualität (psychischen Hermaphroditismus) und andere Formen, wie sie *Hirschfeld* aufgestellt.[1])

Krafft-Ebing merkt, daß ein Zusammenhang zwischen Homosexualität und Neurose besteht. Da er aber noch auf dem Boden der Belastungstheorie steht, muß er schließlich zugeben, daß Homosexualität auch bei nicht Belasteten vorkommt und somit keine Krankheit sein kann.

Ganz anderer Ansicht ist *Moll*, dem wir das erste große, zusammenfassende Werk über Homosexualität verdanken: „Wenn wir den Geschlechtstrieb nicht als ein Mittel zum Vergnügen, sondern zur Fortpflanzung betrachten, so müssen wir die ausschließliche Homosexualität in das Gebiet der Pathologie verweisen." (Die konträre Sexualempfindung, Berlin 1899, 3. Auflage.) Dieses Argument ist wohl nicht stichhältig. D e n n e i n e n F o r t p f l a n z u n g s t r i e b a l s s o l c h e n g i b t e s n i c h t, n u r e i n e n G e s c h l e c h t s t r i e b.

---

[1]) Freilich wäre es Pflicht des neuen Herausgebers dieses vielgelesenen Werkes gewesen, auf die letzten Ansichten von *Krafft-Ebing* zurückzukommen. In seinen „Neuen Studien auf dem Gebiete der Homosexualität" sagt er: „Der Erkenntnis gegenüber, daß die konträre Sexualität eine angeborene Anomalie, eine Störung in der Evolution des Geschlechtslebens monosexualer und der Artung der Geschlechtsdrüsen kongruenter seelisch-körperlicher Entwicklung darstellt, läßt sich der B e g r i f f d e r „K r a n k h e i t" n i c h t f e s t h a l t e n. Viel eher kann man hier von einer Mißbildung sprechen und die Anomalie mit körperlichen Mißbildungen, z. B. anatomischen Abweichungen vom Bildungstypus in Parallele stellen. Damit ist aber der Annahme einer gleichzeitigen Psychopathie nichts präjudiziert, denn Personen, welche derartige anatomische und auch funktionelle Abweichungen vom Typus (Stigmata degenerationis) darbieten, k ö n n e n z e i t l e b e n s p h y s i s c h g e s u n d b l e i b e n, j a s e l b s t ü b e r w e r t i g s e i n." „Immerhin wird ein so schwerwiegendes Ausderartschlagen wie die verkehrte Geschlechtsempfindung eine viel größere Bedeutung für die Psyche haben, als so manche anatomische oder funktionelle Entartungserscheinung. So erklärt es sich wohl, daß die Störung in der Entwicklung eines normalen Geschlechtslebens öfters der Entstehung einer harmonischen psychischen Persönlichkeit abträglich werden kann. N i c h t s e l t e n s t ö ß t m a n b e i K o n t r ä r s e x u a l e n a u f n e u r o p a t h i s c h e u n d p s y c h o p a t h i s c h e V e r a n l a g u n g e n, so z. B. auf konstitutionelle Neurasthenien und Hysterien, auf mildere Formen periodischer Psychose, auf Entwicklungshemmungen psychischer Energien (Intelligenz, moralischer Sinn), unter welchen besonders die ethische Minderwertigkeit, namentlich wenn zugleich Hypersexualität vorhanden ist, zu den schwersten Verirrungen des Geschlechtstriebes führen kann. Immerhin kann man nachweisen, daß, relativ genommen, die Heterosexualen viel größere Zyniker zu sein pflegen als die Homosexualen. Auch weitere Entartungserscheinungen auf sexuellem Gebiete in Gestalt von Sadismus, Masochismus, Fetischismus finden sich ungleich häufiger bei den ersteren   ."

Die Wissenschaft ist nicht die Lehre der Zweckmäßigkeiten, sondern die Konstatierung der Tatsachen. Die Wissenschaft darf und kann sich nicht in den Dienst der Teleologie stellen. Allerdings scheint *Moll* geneigt zu sein, die Homosexualität als Neurose aufzufassen: In neuerer Zeit sei immer mehr und mehr die Neigung aufgetreten, ein Grenzgebiet zwischen Geisteskrankheit und Geistesgesundheit aufzustellen, „und in dieses Gebiet hat man viele Fälle von psychischen Entartungen — ich erinnere z. B. an manche Zwangsvorstellungen usw. — gerechnet. Ich glaube, daß wir gut tun werden, auch die konträre Sexualempfindung zu diesen Zuständen zu rechnen." S. 435 l. c.) Er verweist auf *Westphal*[1]), der die Homosexualität mit der Moral insanity vergleicht.

Moll gegenüber ist zu erwähnen, daß die meisten modernen Forscher betonen, sie hätten viele Homosexuelle untersucht, die ganz normal sind oder sich zumindestens als normal bezeichnen. Sehr treffend sagen *Havelock Ellis* und *Albert Moll*[2]) in ihrem letzten gemeinsamen Werke: „*Näcke* hat wiederholt behauptet, daß Homosexuelle vollständig gesund seien und abgesehen von ihrer spezifischen Abweichung in jeder Beziehung normal sein können. Es ist dies stets mein Standpunkt gewesen, obwohl ich im Gegensatz zu *Näcke* annehme, daß die Homosexualität sehr häufig in enger Beziehung zu nervösen Zuständen geringen Grades steht. Wir können *Hirschfeld* zustimmen, daß sich Heredität bei nicht mehr als 25% Homosexuellen findet und daß, wenn auch eine neuropathische Grundlage bei der Homosexualität besteht, der degenerative Faktor sehr gering ist." Diese Autoren finden die Hypothese, daß jeder Mensch eine Mischung aus weiblichen und männlichen Elementen darstelle, kühn und zu hypothetisch. „Aber es ist sicherlich gerechtfertigt, wenn wir die Homosexualität als eine angeborene Anomalie ansehen oder, um genauer zu sprechen, als eine Anomalie, die auf angeborenen Bedingungen beruht, die, wenn sie pathologisch ist, es nur in *Virchows* Sinne so weit ist, daß die Pathologie nicht die Wissenschaft von Krankheiten, sondern die von Anomalien ist, so daß ein Homosexueller ebenso gesund sein kann wie ein Farbenblinder. Eine angeborene Homosexualität steht also auf derselben Stufe wie eine biologische Variation; es ist eine Variation, die vielleicht durch unvollständige sexuelle Differenzierung veranlaßt ist, nicht aber einen

---

[1]) Die konträre Sexualempfindung. Symptom eines neuropathischen (psychopathischen) Zustandes. Arch. f. Psych. u. Neur., 2. Bd., S. 106. Berlin 1870.
[2]) Handbuch der Sexualwissenschaften. (Die Funktionsstörungen des Sexuallebens.) Leipzig, Verlag F. C. W. Vogel, 1912. S. 652

erkennbaren Zusammenhang mit irgend einem Krankheitszustand des Individuums hat."

Dies möchte ich nun bezweifeln. Welche Beweise haben wir, daß die Homosexuellen vollkommen gesund sind, wenn wir wirklich einen Kanon der Gesundheit annehmen wollten, der nicht existiert? Wir haben nur ihre Aussagen. Sie bezeichnen sich alle als gesund. Wie oft hören wir das von schweren Psychopathen! Es fehlt ihnen das Krankheitsgefühl. Das scheint aber speziell für die Homosexuellen charakteristisch zu sein. Sie wollen ihren Zustand als einen normalen anerkannt wissen. Sie wollen gesund sein, wünschen in sehr seltenen Fällen eine Änderung und kommen meist erst zum Arzt, wenn sie mit dem Strafgesetz in Konflikt geraten sind und ihnen Gefahr droht. Sehr treffend betonen die beiden Autoren: „Was die Männer anbelangt, so stellen sich Homosexuelle selbst gern als normal hin und suchen ihren Standpunkt zu rechtfertigen. Diejenigen, die gegen ihren Trieb ankämpfen, dauernd ihr Verhalten mißbilligen oder auch nur Zweifel fühlen, sind eine kleine Minorität, weniger als 20%."

Freilich, die große Zahl homosexueller Ärzte hat immer wieder ihre Beobachter zu überzeugen gesucht, daß sie normal seien und sich sonst in gar nichts von anderen Menschen unterschieden. Alle unbefangenen Beobachter mußten aber die Fülle neurotischer Züge zugeben, die der Homosexuelle zeigt. Ich bin sine ira et studio an die Prüfung dieser Frage herangetreten und habe zahllose Homosexuelle gesehen und viele eingehend kennen gelernt. Noch nie habe ich einen Homosexuellen gefunden, der kein Neurotiker gewesen wäre. Er muß es sein, wie ich später ausführen werde. Er muß es sein ebenso wie der Heterosexuelle, der ein starkes Stück Homosexualität zu bewältigen und zu verdrängen hat. So betonen auch *Havelock Ellis* und *Moll* gleich *Krafft-Ebing* eine Neigung zu Neurasthenie. Doch wer ist heutzutage nicht neurasthenisch? hört man oft sagen. So kommt es, daß sich vorurteilslose Forscher wie *Iwan Bloch* bekehrt haben und eine angeborene Homosexualität annehmen, die nicht als Krankheit aufzufassen ist. *Bloch* vertrat lange Zeit einen anderen Standpunkt, wurde aber durch *Hirschfeld* und durch den Verkehr mit Homosexuellen eines Besseren belehrt. Er glaubt jetzt an die angeborene Homosexualität und ließ sich besonders durch die Erzählungen der Homosexuellen dazu bestimmen. Wir werden später beweisen, wie trügerisch diese Erzählungen sind. Allerdings konnte einem so scharfen Beobachter wie *Bloch* die auffallende Zahl nervöser Homosexueller nicht entgehen. Er glaubt aber, sie wären nervös, „weil die Homosexualität auf sie wie ein psychisches Trauma wirken müsse".

„Nach meinen Untersuchungen und Beobachtungen ist das V e r h ä l t-

nis von Gesundheit und Krankheit bei Homosexuellen ursprünglich das gleiche wie bei Heterosexuellen und wird im Laufe des Lebens infolge der sozialen und individuellen Isolierung der Homosexuellen, die wie ein psychisches
Trauma wirkt, zugunsten der Krankheit etwas verschoben; hier
handelt es sich meist um erworbene nervöse Leiden und Beschwerden,
um die Ausbildung eines eigenartigen Typus „homosexueller
Neurasthenie", die bei oberflächlichen Beobachtern sehr wohl
eine Verwechslung des „post hoc" mit dem „propter hoc" hervorrufen
kann." Es ist sicher, daß die Gefahren homosexueller Betätigung die
Entwicklung von Angstzuständen begünstigen. Man sieht aber diese
nervösen Zustände auch in den Fällen, in denen gar keine Veranlassung
zur Angstentwicklung vorhanden ist, und die Angstzustände erweisen
sich oft gar nicht durch die Homosexualität bedingt.

Für die Homosexualität als normale Erscheinung tritt mit der
ganzen Wucht seiner Erfahrung *Magnus Hirschfeld* ein. Zahllos sind
seine Arbeiten, die dieses Gebiet betreffen. Nun liegt aber sein großes
Buch über dieses Thema vor: „Die Homosexualität des Mannes und
des Weibes." (Berlin, SW. 61, Verlag Luis Marcus.) Kein Forscher,
der sich mit diesem Thema beschäftigt, kann an diesem gründlichen
und erschöpfenden Werke vorübergehen. Fassen wir die Ansichten
von *Hirschfeld* zusammen, so können wir definieren: Es gibt eine
echte angeborene Homosexualität, die wir nicht
als Krankheit bezeichnen dürfen. Diese Homosexualität
ist nicht mit der Bisexualität und nicht mit der Pseudohomosexualität
zu verwechseln. Auch *Hirschfeld* hat eine Wandlung in seinen Ansichten durchgemacht. Er faßte die Homosexualität als sexuelle
Zwischenstufe zwischen Mann und Weib auf und prägte den bekannten
Ausdruck: Das dritte Geschlecht. Alle Menschen sind ja bekanntlich
bisexuell. *Hirschfeld* suchte bei Homosexuellen nach den bekannten
körperlichen Zeichen der Bisexualität. Bei den Männern fand er Busen-
andeutung, weibliches Becken, eine zarte Haut usw., bei den Frauen
Andeutung des Bartwuchses, männliche, energische Züge u. dgl. m.
So konnte er in seinem Buche „Der urnische Mensch" noch behaupten:
„Einen Homosexuellen, der sich körperlich und geistig nicht vom Vollmann unterscheidet, habe ich unter 1500 nicht gesehen und glaube
daher an sein Vorkommen nicht eher, bis ich ihn persönlich kennen
gelernt habe." In seinem neuesten Werke jedoch heißt es: „Der
androgyne Männer- und der gynandrische Frauentypus sind keineswegs
immer an Homosexualität geknüpft. Es gibt gewisse Typen, die man
als eunuchoide bezeichnet hat, sie machen, ohne verschnitten zu sein,
den Eindruck von Kastraten, besitzen weibliche Körperformen, hohe

Stimme, bartlose Gesichter. Meist besteht Azoospermie, vielfach
Anorchie. Ihnen entsprechen Frauen, die körperlich viel Männliches
haben. Diese auffallend weiblichen Männer und männlichen Weiber
werden oft für homosexuell gehalten, sind aber nicht selten völlig
heterosexuell insofern, a l s s i e E r g ä n z u n g e n i h r e r I n -
d i v i d u a l i t ä t u n t e r T y p e n f i n d e n , d i e d e m a n d e r e n
G e s c h l e c h t e a n g e h ö r e n . D i e s e s i e f e s s e l n d e n
T y p e n s i n d a l l e r d i n g s a u c h a n d r o g y n ."[1])
Hirschfeld erkennt in dieser Wahl des androgynen Typus nicht
die Kraft der l a t e n t e n Homosexualität. Ein Homosexueller, der
nicht m a n i f e s t homosexuell fühlt, ist für ihn kein Homosexueller.
Grundlage der Diagnose ist nicht mehr die Körperbildung mit Einschlag des entgegengesetzten Geschlechtes. Maßgebend ist *Hirschfeld*
nur das Fühlen des Menschen. F ü h l t e r h o m o s e x u e l l (u n d
z w a r v o n K i n d h e i t a n), s o i s t e r e i n H o m o s e x u e l l e r.
Die eigenen Worte von *Hirschfeld* lauten: „Der springende Punkt
bleibt also nach wie vor bei der Diagnose der Homosexualität der
exakte Nachweis der konträren Sexualempfindung s e l b s t; wesentlich unterstützt wird diese Diagnose durch das negative Verhalten
gegenüber dem anderen Geschlechte, sowie durch die alterosexuellen
Einschläge, die aber beide für sich a l l e i n g e n o m m e n e i n e
s i c h e r e D i a g n o s e nicht gestatten." Da auch *Bloch* gesteht,
daß es zahlreiche virile Homosexuelle von durchaus männlichem
Körperbau gibt, s o s e h e n w i r, d a ß u n s d i e o r g a n i s c h e
D i a g n o s e d e r H o m o s e x u a l i t ä t g a n z i m S t i c h e l ä ß t.
Auch *Hans Blüher*, ein guter Kenner der Homosexualität, kennt den
reinsten homosexuellen Typus, den er den „Männerhelden" nennt, der
in Charakter und Habitus durchaus männlich bleibt und sich dadurch
vom zweiten Typus, dem „invertierten Weibling", unterscheidet. Der

---

[1]) Ich finde bei *Bloch* eine sehr interessante Bemerkung, die weiteste Verbreitung
verdient: „Eine letzte und nicht unwichtige Erscheinungsform der Pseudo-Homosexualität
ist das Z w i t t e r t u m oder der H e r m a p h r o d i t i s m u s. Es ist merkwürdig,
daß die Wissenschaft erst in den letzten Jahren sich eingehender mit den hermaphroditischen Zuständen beschäftigt hat, die bisher, wie auch *Blumenreich* hervorhebt,
in ihrer sozialen Bedeutung und ihrer Häufigkeit weit unterschätzt wurden. Es ist
das große Verdienst von *Neugebauer* und *Magnus Hirschfeld*, die allgemeine Aufmerksamkeit auf diese merkwürdigen sexuellen Zwischenstufen gelenkt und ihre eminent
praktische Bedeutung nachgewiesen zu haben, von der niemand vorher eine Ahnung
hatte, wie sich aus dem a u f f ä l l i g e n U m s t a n d e e r g i b t, d a ß d a s n e u e
B ü r g e r l i c h e G e s e t z b u c h f ü r d a s D e u t s c h e R e i c h d i e z i v i l -
r e c h t l i c h e n Bestimmungen des alten preußischen Landrechts
über die Zwitter gänzlich beseitigt hat, mit der Begründung,
es gebe keine Personen unbestimmten oder unbestimmbaren
Geschlechtes!"

dritte Typus wäre der latent Homosexuelle. (Die drei Grundformen der Homosexualität. Eine sexuologische Studie. Leipzig. Jahrbuch für sexuelle Zwischenstufen, Band XIII.)

Wir müssen das Unglaubliche dieser Diagnosenstellung wiederholen und unterstreichen. Für die D i a g n o s e   d e r   H o m o s e x u a - l i t ä t   g i b t   e s   e i g e n t l i c h   k e i n   o b j e k t i v e s   Z e i c h e n! M a ß g e b e n d   i s t,   d a ß   d e r   H o m o s e x u e l l e   b e t o n t,   d a ß e r   i m m e r   h o m o s e x u e l l   e m p f u n d e n   h a t   u n d   d e m a n d e r e n   G e s c h l e c h t e   g e g e n ü b e r   i n d i f f e r e n t   i s t.

Nur der Analytiker kann die Unhaltbarkeit dieser Diagnostik in ihrer ganzen Schwäche erkennen. Wir sehen immer wieder Menschen, die behaupten, sich sehr genau zu kennen; sie hätten sich auf das gewissenhafteste durchforscht und nach einigen Wochen, oft schon nach einigen Tagen (Beispiele wird auch dieses Buch in Hülle und Fülle bringen) muß der Analysierte gestehen, daß er sich nicht gekannt hat, daß er sich nicht kennen wollte. I n   s e x u e l l e n D i n g e n   l ü g e n   a l l e   M e n s c h e n   u n d   b e l ü g e n   s i c h   i n e r s t e r   L i n i e   s e l b s t. Sie spielen alle Vogelstraußpolitik.

A l l e   N e u r o t i k e r   f ä l s c h e n   i h r e   K r a n k h e i t s - g e s c h i c h t e   o d e r   r e t u s c h i e r e n   s i e   z u m   m i n d e s t e n. Sie vergessen einfach die Tatsachen, welche ihnen in ihr System nicht passen. Denken wir auch an den Ausspruch von *Havelock Ellis*, daß die Homosexuellen sich so gerne als normal hinstellen. Ebenso wird die Kindheitsgeschichte — bewußt oder unbewußt — gefälscht und es wird eine Lebensgeschichte konstruiert, aus der alle heterosexuellen Regungen verschwunden sind.

Die Psychanalyse hat nachgewiesen, daß alle Homosexuellen — ohne Ausnahme — in der Jugend heterosexuelle Neigungen gehabt haben. Von dieser Regel gibt es keine Ausnahme. Es gibt keine monosexuellen Menschen! Die heterosexuelle Periode geht oft weit über die Pubertät hinaus. Alle Menschen sind bisexuell. Es gibt aber Menschen, die aus bestimmten Motiven und unter dem Eindruck bestimmter Verhältnisse entweder die homosexuelle oder die heterosexuelle Komponente unterdrücken müssen und dann scheinbar als Monosexuelle gelten. Auch der „Männerheld *Blühers*" und der „echte Homosexuelle *Hirschfelds*" sind nur scheinbar monosexuell. Ein Blick in die von allen Autoren veröffentlichten Lebensbeichten der Homosexuellen bestätigt schon diese Tatsachen. Betont doch *Hirschfeld* selbst, es sei ein Verdienst der Psychanalyse, daß sie die flüchtige heterosexuelle Triebrichtung des Homosexuellen entdeckt habe. Damit fällt das wichtigste Moment für die Diagnose der Homosexualität in sich zusammen.

Der Trieb des Homosexuellen ist ursprünglich gar nicht ausschließlich auf das gleiche Geschlecht gerichtet. Auch der Homosexuelle ist
ursprünglich bisexuell. Er verdrängt aber seine Heterosexualität, wie der Heterosexuelle seine Homosexualität verdrängen
muß: *Blüher*, der eine Pathogenese der Homosexualität für den Typus
des Männerhelden nicht annehmen will, meint, man müßte dann mit
demselben Rechte sagen: Es gibt auch eine Pathogenese der Heterosexualität.

Das ist auch die Wahrheit. Jede Monosexualität ist nicht das
Normale, nicht das Natürliche. Die Natur hat uns bisexuell
gemacht und verlangt auch die bisexuelle Be-
tätigung. Der rein Heterosexuelle ist immer im gewissen Sinne ein
Neurotiker, das heißt, schon die Verdrängung der homosexuellen
Komponente verursacht seine Disposition zur Neurose, ja ist schon
ein Stück Neurose, das ja keinem Normalmenschen fehlt. Die Psychologie der Paranoia, deren Erforschung wir dem Genie *Freuds* verdanken, zeigt uns die Extreme dieser Verdrängungsarbeit nach der
einen Seite, wie sie der Homosexuelle nach der anderen Seite zeigt.

Es gibt auch keinen Homosexuellen, der nicht neurotisch wäre,
und zwar neurotisch durch Verdrängung der Heterosexualität. Diese
Verdrängung ist ein rein psychischer Vorgang und hat mit Degeneration
nichts zu tun. Die Homosexualität ist kein Produkt der Degeneration
im gewöhnlichen Sinne. Sie ist eine Neurose und zeigt die Ätiologie
der Neurose, die wir noch zu besprechen haben. Ich komme wieder auf
Hirschfeld zurück. Er sagt über den Zusammenhang von Neurose und
Homosexualität:

„1. Ausgesprochene körperliche oder geistige Entartungszeichen
sind bei homosexuellen Männern und Frauen verhältnismäßig selten,
jedenfalls finden sie sich im Verhältnis zu der Gesamtzahl der Homosexuellen nicht häufiger als unter Heterosexuellen beiderlei Geschlechts.
2. Dagegen findet sich häufig und, wie es scheint, nicht nur als
eine Folge der Homosexualität eine stärkere Labilität des
Nervensystems vor (oft mit dem periodischen Charakter endo-
gener Stimmungsschwankungen).
3. In den Familien der Homosexuellen findet sich oft eine größere
Anzahl nervöser, sowie vom normalen Sexualtypus abweichender Individuen." (*Hirschfeld* l. c. S. 338.)

Auch *Hirschfeld* betont also die Labilität des Nervensystems bei
den Homosexuellen und weist auf die Häufung sexuell abnormer Typen
in den Familien der Homosexuellen hin. Das ist eine unbedingt richtige
Beobachtung. Ihre Erklärung kann sie in zwei Momenten finden: 1. In
der Heredität. 2. Im gemeinsamen Milieu. Wie diese zwei Faktoren

zusammenwirken, das kann man nur in jedem einzelnen Falle unterscheiden.

Ich kann aus meinen Erfahrungen bestätigen, daß sich unter den Eltern der Homosexuellen immer abnorme Charaktere finden. Bei den männlichen Homosexuellen findet man auffallend häufig melancholische, zu Depression geneigte oder schwer hysterische Mütter. In allen Abstufungen, von dem launischen, h e r r s c h s ü c h t i g e n Weibe bis zu der einsamen, schweigsamen Dulderin, die an Melancholie erkrankt und zeitweise im Irrenhause interniert werden muß. Ebenso häufig ist bei Urlinden ein pathologischer Vater, ein Haustyrann, Trinker, Morphinist, Wüstling, Frauenheld, Epileptiker und Hysteriker. Wir werden später zu entscheiden haben, ob die Einflüsse dieser Eltern auch auf psychischem Wege sich bemerkbar machen können und wie die Kinder sich zu diesen Eltern stellen. Die genaue Durchsicht der fremden Krankengeschichten bestätigt diese Tatsache.

Doch wie stellen sich die verschiedenen Autoren das E n t s t e h e n der Homosexualität vor? Wir haben schon erwähnt, daß *Hirschfeld* und alle Forscher, die sich von ihm haben überzeugen lassen, die Theorie der angeborenen Homosexualität verteidigen. Diese Variation ist dann ein Fatum. Das Gesetz der Planeten, nach dem der Mensch sein Leben angetreten

Bloch aber findet den Zustand trotz aller Erklärungen von *Hirschfeld* noch immer rätselhaft und kommt auf die chemische Theorie von *Hirschfeld* (Andrin und Gynäcin) zurück:

„1. Das sogenannte „undifferenzierte" Stadium des Geschlechtstriebes *(Max Dessoir)* kann oft ausbleiben, dann, wenn der Geschlechtstrieb schon v o r der Pubertät bei Heterosexuellen oder Homosexuellen eindeutig auf ein bestimmtes Geschlecht sich richtet. Gerade bei der Homosexualität zeigt sich oft schon v o r der Pubertät die klare und eindeutige, bestimmte Richtung des Triebes auf das g l e i c h e Geschlecht. 2. Eine kritische Theorie der Homosexualität muß auch die extremen Fälle erklären, v o r a l l e m also die m ä n n l i c h e S e x u a l i t ä t b e i v ö l l i g e r V i r i l i t ä t. 3. D i e G e s c h l e c h t s t e i l e u n d K e i m d r ü s e n k ö n n e n n i c h t d a s B e s t i m m e n d e s e i n, da bei typisch normalen männlichen Genitalien und Testikeln Homosexualität auftritt; auch das Gehirn an sich kann bei der echten Homosexualität nicht das Bestimmende sein, da t r o t z s t ä r k s t e r a b s i c h t l i c h e r u n d u n a b s i c h t l i c h e r h e t e r o s e x u e l l e r E i n f l ü s s e a u f D e n k e n u n d P h a n t a s i e d o c h d i e H o m o s e x u a l i t ä t n i c h t a u s z u r o t t e n i s t u n d s i c h w e i t e r e n t w i c k e l t. 4. Da diese Homosexualität als Neigung (nicht als Geschlechtstrieb) oft schon lange v o r der Pubertät und vor der eigentlichen Tätigkeit der Keimdrüsen auftritt, so liegt die Vermutung nahe, daß irgend welche zwar mit der „Sexualität", aber nicht direkt mit den Keimdrüsen in Zusammenhang stehende physiologische Erscheinung bei Homosexuellen eine V e r ä n d e r u n g erfährt, die eine Änderung der Triebrichtung zur Folge hat.

5. Es läge am nächsten, hier an c h e m i s c h e Einflüsse zu denken, an Änderungen im Chemismus der Sexualspannung, die sicher eine große U n a b h ä n g i g k e i t von den Keimdrüsen besitzt, da sie bei Kastraten und Eunuchen erhalten bleiben kann. Das Wesen dieses Sexualchemismus ist noch völlig dunkel." (*Bloch*, l. c. S. 589.)

Ferner später: „Meines Erachtens kann der anatomische Widerspruch, die naturwissenschaftliche Ungeheuerlichkeit einer weiblichen, bzw. unmännlich gearteten Psyche in einem typisch männlichen Körper oder einer weiblich-unmännlichen Sexualpsyche bei normal gebauten und normal funktionierenden männlichen Genitalien nur auf diese Weise gelöst werden, wenn man diesen interkurrenten dritten Faktor zu Hilfe nimmt. Diesen kann · man aber sehr wohl aus irgend welchen bereits e m b r y o n a l e n S t ö r u n g e n des Sexualchemismus ableiten. Das würde auch erklären, weshalb die Homosexualität so oft in völlig gesunden Familien auftritt als eine vereinzelte Erscheinung, die nichts mit der Vererbung oder gar Degeneration zu tun hat. Wenn *v. Römer* im Gegenteil die Homosexualität als eine „Regenerations"erscheinung bezeichnet, so liegen auch hierfür keine genügend sicheren Anhaltspunkte vor. Hier beginnt das R ä t s e l der Homosexualität. Wenigstens für mich ist es ein solches. Meine Theorie soll nur die Tatsache und den wahrscheinlichen physiologischen Zusammenhang der Homosexualität besser und vor allem naturwissenschaftlich richtiger erklären als die früheren Theorien. Ü b e r d i e l e t z t e U r s a c h e d e s r e l a t i v h ä u f i g e n V o r k o m m e n s d e r H o m o s e x u a l i t ä t a l s e i n e r o r i g i n ä r e n E r s c h e i n u n g v e r m a g a u c h s i e n i c h t s a u s z u s a g e n."

„Ich vermesse mich nicht, in die letzten Gründe alles Seins und Geschehens eindringen zu können. E s b l e i b t h i e r e i n R ä t s e l z u l ö s e n. Aber vom Standpunkte der Kultur und der Fortpflanzung ist die Homosexualität eine sinn- und zwecklose dysteleologische Erscheinung, wie manches andere „Naturprodukt", z. B. der menschliche Blinddarm. Ich habe bereits in einem früheren Kapitel ausgeführt, daß die Kultur eine immer schärfere sexuelle Differenzierung herbeigeführt hat, daß die Antithese „Mann" und „Weib" eine immer deutlichere geworden ist. Die Scheidung der Geschlechter ist mehr eine Kulturals eine Naturtatsache. Alle sexuelle Indifferenz, alle geschlechtlichen „Übergänge" sind primitiven Charakters, mit Recht läßt *Eduard c. Mayer* die Homosexualität in der Urzeit des Menschengeschlechtes viel weiter verbreitet sein als heute, ja als der heterosexuellen Liebe ebenbürtig auftreten. Die Kultur hat mittelst der Vererbung, Anpassung und Differenzierung die gleichgeschlechtlichen Triebe immer mehr eingeschränkt." (*Bloch*, l. c. S. 590.)

Zu dieser neuen Theorie der Homosexualität habe ich zu bemerken: E s i s t n i c h t r i c h t i g , ' d a ß s i c h b e i d e n H o m o s e x u e l l e n v o r d e r P u b e r t ä t d i e e i n d e u t i g e k l a r e b e s t i m m t e R i c h t u n g a u f d a s e i g e n e G e s c h l e c h t

und nur auf das eigene Geschlecht zeigt. Richtig ist,
daß die Homosexuellen, wie alle Menschen, vor der Pubertät eine bisexuelle Periode (das undifferenzierte Stadium von *Max Dessoir*) aufzuweisen haben. Sie haben aber die heterosexuellen Erlebnisse vergessen. Richtig ist, daß eine kritische Theorie der Homosexualität
auch die extremen Fälle erklären muß, gerade auch die männliche
Homosexualität bei völliger Virilität und die weibliche Homosexualität
bei vollkommener Weiblichkeit. Diese wird aber durch die Theorie
Hirschfelds und *Blochs* nicht erklärt. Ebenso richtig ist der dritte
Punkt. Am Gehirn und an den Keimdrüsen kann es nicht liegen. Die
chemischen Einflüsse sind möglich, aber schwer zu beweisen. Auf die
Forschungen *Steinachs* werde ich noch zu sprechen kommen. Sie beweisen, was ich nie geleugnet habe: Die Bedeutung der inneren Sekretion. Aber gerade Männer mit normaler männlicher "Pubertätsdrüse" fühlen weiblich und umgekehrt.

Nun liegt das Verwirrende des Problems offenbar darin, daß man
versuchte, alle Fälle von Homosexualität nach einem einzigen Schema
zu erklären. Es gibt aber offenbar verschiedene Wege, die zur Homosexualität führen und diese müssen wir alle zu erforschen trachten.
Daß die Keimdrüsen bei der Homosexualität eine Rolle spielen, scheint
mir sehr wahrscheinlich. Wir können aber diese Zusammenhänge nur
vermuten und nicht beweisen. Was ich jedoch an meinem Material beweisen kann, das sind die seelischen Zusammenhänge.

Wir dürfen auch nicht vergessen, daß nicht nur die Physis die
Seele beeinflußt, sondern daß auch das Gegenteil vorkommt: Die
Psyche bildet den Körper nach ihren Einstellungen. Wir merken, daß
der Künstler eine andere Physiognomie erhält als der Handwerker, der
Arzt eine andere als der Advokat. Das Seelische modelliert auch die
Physis. Ein Mann, der sich als Weib fühlt und ein Weib sein möchte,
wird unwillkürlich den Gang der Frauen annehmen und alles Weibliche imitieren. Aber im Laufe der Jahre wird er auch weiblich aussehen. Vielleicht — und das ist meine Überzeugung — geht diese
Umformung auf dem Wege der Keimdrüsen vor sich. Das können wir
uns vorstellen, es geht aber wieder in das Gebiet der Hypothese, die
ich vermeiden möchte.

Was alle Autoren vollkommen vernachlässigen, ist die gewaltige
Kraft psychischer Faktoren. Es mag dem Anhänger mechanistischer
Theorien unwahrscheinlich klingen. Aber die plastische, den Organismus
umbildende Kraft der Wünsche wird leider von allen Ärzten unterschätzt. Der Wunsch, ein Mann zu sein, kann Knaben männlich machen;
der Wunsch, ein Kind zu bleiben, verhindert die weitere Entwicklung
zum Erwachsenen; der Wunsch, ein Weib zu sein, macht weiblich.

Wer die Forschungen *Pawlows* über den „psychischen Zündsaft" kennt, muß auch annehmen, daß bestimmte Wünsche irgend einen Einfluß auf die Keimdrüsen ausüben können. Sicher sind sie imstande, das Wesen, das Schaffen, die Bewegungen, die Züge des Individuums zu beeinflussen.

Wenn ein Knabe sich wie ein Mädchen benimmt, so muß es nicht eine weibliche Anlage sein. Es kann schon die Identifizierung mit der Mutter oder mit der Schwester bedeuten.

Wie deutlich spricht eine Mitteilung, die ich dem Buche *Hirschfelds* entnehme!

Eine homosexuelle Dame schreibt: „Auf dem Lande geboren, wo mein Vater einen großen Landbesitz hatte, bin ich bis zu meinem 14. Jahre dort erzogen. Ich war die Jüngste von meinen Geschwistern. Mein ältester Bruder hatte etwas Mädchenhaftes und war mehr der L i e b l i n g meiner Mutter und wenig nach dem Sinn des Vaters, dessen Liebling wieder meine älteste Schwester war. Ich bin das g a n z e E b e n b i l d m e i n e s V a t e r s in allen Charaktereigenschaften sowohl, als in meiner sinnlichen Veranlagung. In späteren Jahren hat mein Vater oft gesagt: „Bei dir und Ludwig (unserem ältesten Bruder) hat die Natur sich geirrt. Du hättest ein Junge werden müssen und Ludwig ein Mädchen." Dabei bin ich gewiß, daß mein Vater von Homosexualität keine Ahnung hatte und daß auch mein Bruder nicht homosexuell war. Bei mir zeigte sich meine Veranlagung schon als Kind, denn m e i n s e h n s ü c h t i g e r W u n s c h w a r e s, ein Junge zu sein. Ich zog mir als zwei- oder dreijähriges Kind die Westen meines Vaters an, setzte mir dessen Mütze auf, nahm einen Spazierstock und stolzierte so auf dem Hofe herum." (*Hirschfeld*, 1. c. S. 43.)

Wir sehen ja, daß dieses Mädchen sich einfach mit ihrem Vater identifizierte! Sie wollte eben ein Mann wie der Vater sein!

Ebenso kann man die Beobachtungen von *Ulrichs*[1]) auffassen: „Der Urning zeigt als Kind ganz unverkennbaren Hang zu mädchenhaften Beschäftigungen, zum Umgang mit Mädchen, zum Spielen mit Mädchenspielzeug, namentlich mit Puppen. Wie sehr beklagt ein solches Kind, daß es nicht Knabensitte ist, mit Puppen zu spielen, daß der Weihnachtsmann nicht auch ihm Puppen bringt und daß man ihm mit den Puppen seiner Schwester zu spielen verbietet! Solches Kind zeigt Wohlgefallen am Nähen, Stricken, Häkeln, an den weich und sanft anzufühlenden Kleidern der Mädchen, die es am liebsten selbst tragen möchte, an farbigen seidenen Bändern und Tüchern, von denen es sich gern einzelne Stücke aufbewahrt. Den Umgang mit Knaben, deren Beschäftigungen, deren Spiele scheut es. Das Steckenpferd ist ihm gleichgültig. Am Soldatenspielen, dem liebsten Zeitvertreib der Knaben, hat

---

[1]) *Ulrichs*, Inclusa, S. 27 ff.

es keinen Gefallen. Es flieht der Knaben Raufereien, deren Schneeball-
werfen. Am Ballspiel findet es wohl Gefallen, aber nur mit Mädchen.
Auch wirft es den Ball mit der zarten und schwächlichen Armstellung
der Mädchen, nicht mit dem kräftigen Armgriff des Knaben. Jeder,
welcher einen Urning als Knaben beobachten konnte und mit einiger
Aufmerksamkeit wirklich beobachtete, wird dies bestätigen oder doch
ganz ähnliches. Sollte das alles Verstellung sein? Die geschilderten
Eigentümlichkeiten habe ich an mir persönlich schon längst nicht nur
gekannt, sondern sie sind mir auch stets auffallend gewesen, ohne daß
ich jedoch gerade etwas Weibliches in ihnen erkannt hätte. Im Jahre 1854
teilte ich dieselben auch einem meiner Verwandten mit, als etwas mir
Auffallendes, was wohl mit meiner geschlechtlichen Natur zusammenhängen möge. Weil dieser jedoch mir diesen Gedanken ausredete, so
ließ ich ihn fallen. Erst 1862 habe ich ihn wieder aufgegriffen: weil
mir nämlich Gelegenheit ward, auch andere Urninge zu beobachten und
ich den weiblichen Habitus merkwürdigerweise bei allen sich wiederholen
sah, wenn auch verlierend in den einzelnen Zügen. Auch bei den Weibern
variiert ja der weibliche Habitus in den einzelnen Zügen. Über mich
selbst, als Kind von 10 bis 12 Jahren, folgendes: Wie oft seufzte meine
gute Mutter: „Karl, du bist nicht so, wie andere Jungen!" Wie oft
sagte sie warnend: „Wenn du nicht anders wirst, wirst du ein Sonderling." (*Hirschfeld*, l. c. S. 117.)

Was besagen diese feinen Beobachtungen? Wer die spielerischen
Charaktere der Kinder kennt, ihre früh auf ein Ziel gerichtete Psyche,
der muß es sich gestehen: Solches Verhalten kann schon durch einen
Wunsch beeinflußt sein!

Nein — alle diese Beobachtungen beweisen nicht das Angeboren-
sein der konträren Sexualempfindung. Wenn *Hirschfeld* ausführt —
„Treffend wird in diesen Berichten die mangelnde Eitelkeit urnischer
Mädchen hervorgehoben. Nicht ohne Grund sagt ein feiner Kenner
der urnischen Psyche: „Auf ein junges Mädchen, welches bei einem
Spiegel achtlos, ohne hineinzusehen, vorübergehen kann, wenn es sich
ankleidet, auf einen Knaben, der mit großem Vergnügen immer wieder
zu demselben zurückkehrt, muß man achthaben, denn beide verraten
oft hierdurch frühzeitig ihre urnische Natur." (*Hirschfeld*, l. c. S. 119.)
— so sehe ich darin nichts als das Bestreben, sich von den anderen
Genossen zu differenzieren.

Ich komme endlich zu meiner Theorie der Homosexualität, die
ich mir in Anlehnung an die Ergebnisse der Psychanalyse und im
Ausbau der Lehren *Freuds* gebildet habe.

Alle Menschen sind ursprünglich bisexuell
veranlagt. Von dieser Regel gibt es keine Ausnahme. Bei dem normalen Menschen zeigt sich
bis zu der Pubertät eine deutliche bisexuelle
Periode. Der Heterosexuelle verdrängt dann seine

Homosexualität. Er sublimiert auch einen Teil der homosexuellen Kräfte in Freundschaft, Nationalismus, soziale Bestrebungen, Vereinswesen usw. Mißlingt ihm diese Sublimierung, so wird er neurotisch. Da jeder Mensch seine Homosexualität nicht gänzlich bewältigen kann, so trägt er dadurch schon die Disposition zur Neurose in sich. Je stärker die Verdrängung ist, desto größer dann die neurotische Reaktion, die bis zur Paranoia führen kann. (*Freuds* Paranoiatheorie.) Wird aber die Heterosexualität verdrängt, so entsteht die Homosexualität. Beim Homosexuellen wirkt wieder die verdrängte und nicht bewältigte Heterosexualität als Disposition zur Neurose. Je sicherer die Heterosexualität sublimiert wird, desto mehr kann der Homosexuelle das Bild eines normalen gesunden Menschen bieten. Er gleicht dann dem normalen Heterosexuellen. Aber gerade wie der Normalheterosexuelle zeigt der „Männerheld" eine permanente latente Disposition zur Neurose.

Bei dem Normalhomosexuellen scheint aber dieser Sublimierungsprozeß schwerer zu sein als bei den Normalheterosexuellen. Deshalb sind diese Typen sehr selten und eine genaue Analyse weist immer typische neurotische Reaktionen auf. Die neurotischen Reaktionen der Abwehr (*Freud*) sind Angst, Scham, Ekel und Haß. Der Heterosexuelle hat vor homosexuellen Akten Ekel. Damit beweist er die affektbetonte negative Einstellung. Denn Ekel ist ja nur eine negativ betonte Begierde. Der Homosexuelle hat diesen Ekel vor dem Weibe, der ihn zum Neurotiker stempelt. (Oder er haßt die Frauen!) Denn dem Normalhomosexuellen — wenn es einen solchen geben würde — müßte das Weib indifferent sein. Aus diesen Ausführungen ergibt sich, daß der gesunde Mensch sich bisexuell betätigen müßte.

Wir kennen nur ein Volk, bei dem die Bisexualität staatlich anerkannt war: die Griechen. Wir müssen aber gestehen, daß dieses Volk die höchste Stufe künstlerischer und physischer Leistung erklommen hat. Wir werden zu untersuchen haben, warum die Homosexualität so verpönt wurde und weshalb das Beispiel der Griechen trotz Anerkennung ihrer ungeheuren Leistungen auf kulturellem und ethischem Gebiete keine Nachahmung gefunden hat. Davon später. Wir kommen also zu dem Schlusse: E s g i b t k e i n e a n g e - b o r e n e H o m o s e x u a l i t ä t u n d k e i n e a n g e b o r e n e H e t e r o s e x u a l i t ä t. E s g i b t n u r e i n e B i s e x u a l i t ä t.[1]) M o n o s e x u a l i t ä t i s t s c h o n d i e D i s p o s i t i o n z u r N e u r o s e, i n v i e l e n F ä l l e n s c h o n d i e N e u r o s e s e l b s t.

Diese Theorie ist nicht neu. Neu ist nur ihre Verbindung mit der Neurose. Das Verdienst, sie zuerst ausgesprochen zu haben, gebührt *Kiernan* (Medical Standard, 1888). *Kiernan* geht von der Tatsache aus, daß alle niederen Tiere bisexuell sind, und faßt die Homosexualität als R ü c k s c h l a g s e r s c h e i n u n g in die einstigen hermaphroditischen Formen des Tierreiches auf. Wir müssen uns die Theorie merken, weil ich auf sie bei Besprechung der Disposition zur Neurose noch zurückkommen werde. Auch *Chevalier* [2]) (Inversion sexuelle, Paris 1893) geht von der ursprünglichen Bisexualität des Fötus aus. Es wären hier noch zwei Forscher zu erwähnen: *Lombroso*, dem das Verdienst gebührt, auf die R ü c k s c h l a g s e r s c h e i - n u n g e n (Atavismus) aufmerksam gemacht zu haben, und *Binet*, der die Homosexualität sich so entstanden denkt, d a ß d e r u r - s p r ü n g l i c h u n d i f f e r e n z i e r t e 'G e s c h l e c h t s t r i e b (a l s o d e r b i s e x u e l l e T r i e b) d u r c h e i n f r ü h e s E r -

---

[1]) Daß Homosexualität nichts mit der organischen Bisexualität zu tun hat, betont *Hirschfeld:* „E i n e Wahrnehmung zu konstatieren scheint mir nicht unwesentlich: D i e s t ä r k s t e n Annäherungen an den entgegengesetzten Geschlechtstypus, wie beispielsweise beim Weibe Klitorishypertrophie und Vollbart, beim Manne Hypospadia penisscrotalis und Gynäkomastie, sind h ä u f i g e r mit Heterosexualität als mit Homosexualität verbunden."

[2]) Ich habe das Werk von *Chevalier* nicht auftreiben können. Ich zitiere *Krafft-Ebing:* „Auch *Chevalier* (op. cit. S. 408) geht von der ursprünglichen Bisexualität im Tierreich und von der im menschlichen Fötus ursprünglich vorhandenen bisexuellen Veranlagung aus. Die Differenzierung der Geschlechter mit markanten körperlichen und psychischen Geschlechtscharakteren ist ihm ein Resultat unendlicher Evolutionsvorgänge. Die seelisch-körperliche geschlechtliche Differenzierung geht der Höhe evolutiver Vorgänge parallel. Auch das Einzelwesen hat diese Evolutionsstufen durchzumachen — es ist ursprünglich bisexuell, aber im Kampf der männlichen und weiblichen Streitkräfte wird die eine besiegt und es entwickelt sich, dem Typus der heutigen Evolution entsprechend, ein monosexuales Individuum. Aber Spuren der unterdrückten Sexualität erhalten sich. Unter gewissen Umständen können diese „caractères sexuels latents" *Darwins* Bedeutung gewinnen, d. h. Erscheinungen konträrer Sexualität hervorrufen. *Chevalier* faßt diese aber mit Recht n i c h t a l s R ü c k s c h l a g (Atavismus) im Sinne *Lombrosos* u. a., sondern mit *Lacassagne* als Störung in der Evolution zur heutigen Höhe auf" (l. c.).

lebnis in Assoziation zu einer Person des gleichen
Geschlechts gebracht werde. Also die Theorie des infantilen Traumas, das bei *Freud* eine so große Rolle spielt. Wir
werden einige Fälle kennen lernen, in denen die latente Wirkung infantiler Erlebnisse deutlich sichtbar wird.

Hüten müssen wir uns aber, diese uns berichteten Traumen immer
als wahr anzunehmen. Einige sind in die Lebensgeschichte hinein-
gezeichnet und erst nachträglich zur Bedeutung gelangt. Doch nichts
ist in der Psychologie gefährlicher als Einseitigkeit. Gerade in der
Ätiologie der Homosexualität scheint sich mir die Bedeutung infantiler
traumatischer Erlebnisse hie und da zu bestätigen. *Krafft-Ebing* meint,
daß die Theorie von *Binet* einer eingehenden Kritik nicht standhält
und äußert sich sehr geringschätzig über die Bedeutung psychologischer
Zusammenhänge: „Psychologische Kräfte sind zur Erklärung einer
solchen schwer degenerativen Erscheinung nicht ausreichend." Diese
Unterschätzung psychischer Einflüsse war in jener Zeit nicht wunderlich, da man alles mit Heredität und Belastung erklären wollte. Ehe
ich versuche, die psychologische Theorie der Homosexualität aus-
einanderzusetzen, muß ich noch die Zusammenhänge zwischen Homosexualität und Neurose besprechen. Wir haben gesehen, daß alle
Forscher zugeben, daß diese Beziehungen in der Tat bestehen. Die
Frage ist nur: Wird der Homosexuelle neurotisch, weil er fürchtet,
mit dem Strafgesetz in Konflikt zu kommen, weil er seine unglück-
selige Veranlagung als naturwidrig empfindet (um in seiner Sprache
zu sprechen), also infolge seiner Homosexualität, oder wird er homosexuell, weil er neurotisch ist?

Das führt uns natürlich zur Begriffsbestimmung der Neurose. Was
ist eine Neurose und wen nennen wir neurotisch? Neurotisch nenne ich
den Menschen, welchem die Bewältigung der von ihm als unmoralisch
gewerteten asozialen Triebe nicht gelungen ist. Unter asozialen Trieben
verstehe ich alle Triebe, welche von der Gesellschaft als kulturwidrig
verpönt werden. Das zeigt uns schon, daß die Neurose in allen Ländern
verschieden sein muß. Der eine verdrängt nur die normale Form der
Sexualität, weil ihre Betätigung schon als unmoralisch gewertet wird.
(Beispiel: das Mädchen aus gutem Hause in der guten Gesellschaft, das
keusch bleiben muß.) Der andere kämpft mit Trieben, welche die
Gesellschaft als krankhaft bezeichnet. (Beispiel: die Schauspielerin, die
viele Verhältnisse hat, aber die homosexuellen Triebe verdrängen muß.)
Ebenso können kriminelle Triebe beim Zustandekommen einer Neurose
eine Rolle spielen. Die Neurose ist also entstanden durch den Kampf
zwischen Trieb und Hemmung. Wir sehen daher zwei Wege zur Entstehung der Neurose: Ein starker Trieb, der natürlich immer wieder

versuchen wird, die Hemmungen zu überwinden, und starke Hemmungen, welche selbst bei starken Trieben die Reduktion der Sexualforderung auf das geringste Maß erzwingen werden.

Die Disposition der Neurose hängt also auf das innigste mit dem Triebleben zusammen. Die Entwicklung der Menschheit verlangt aber immer wieder das Opfern gewisser Triebe und jeder Fortschritt der Ethik und Kultur bedeutet ein Stück Verlust des Trieblebens. Die Gesetze sind der Schutz der Gesellschaft gegen die Triebe ihrer Mitglieder. Sie duldet von diesen Trieben nur ein gewisses Maß, das immer geringer wird, und erklärt alle anderen Triebe als asozial. Die Entwicklung der Menschheit würde auf dieser Richtlinie einen Zustand erreichen, auf dem das Triebleben schließlich ganz in den Dienst der Gesellschaft gestellt wird: die Domestizierung des Trieblebens. Es ist dies der seit Jahrtausenden tobende Kampf zwischen Gehirn und Rückenmark. Wir würden das Resultat dieses Kampfes erst beurteilen können, wenn es uns möglich wäre, einen Urmenschen mit einem Kulturmenschen vergleichen zu können. Welche gewaltige Fortschritte haben wir in der Beherrschung des Trieblebens gemacht! Die Gesellschaft geht aber noch einen Schritt weiter. Sie sorgt dafür, daß sich Menschen mit einem abnormen Triebleben nicht weiter fortpflanzen können. Verbrecher werden unschädlich gemacht, der asoziale Mensch findet keine Lebensbedingung und muß zugrunde gehen.

Aber — wie ich schon in meinem Buche „Die Träume der Dichter" sagte — die Schöpferkraft der Natur weicht nicht den sozialen Forderungen der Menschen. Der Kampf zwischen Natur und Kultur tobt unaufhaltsam weiter und das Resultat ist eben die Neurose. Alle Paraphilien entstehen als ein Kompromiß zwischen Trieb und Hemmung.

Ich muß hier auf meine Theorie der Neurose zurückkommen, wie ich sie zum ersten Male in meinem Buche „Die Träume der Dichter"[1]) ausgeführt habe. D e r N e u r o t i k e r i s t e i n e R ü c k s c h l a g s - e r s c h e i n u n g. Er repräsentiert eigentlich einen überwundenen Typus Mensch. Er muß an sich den Kampf durchmachen, den die ganze Menschheit bereits durchgemacht hat. Eine Ontogenese der Kultur! Immer wenn die Natur etwas Großes, Gewaltiges, Erhabenes schaffen will, greift sie weit zurück in das Reservoir ihrer Vergangenheit. Rückschlagserscheinungen zeichnen sich durch ein starkes Triebleben aus. Das haben der Neurotiker, das Genie und der Verbrecher gemeinsam. Dem Menschen mit überstarken Trieben (dem Übermenschen, der eigentlich ein Untermensch ist) eröffnen sich drei Wege:

---

[1]) Verlag J. F. Bergmann, Wiesbaden 1913.

Er sublimiert seinen Zerstörungstrieb, seine kriminellen Anlagen, seine asoziale Einstellung vergangener Epochen und wird ein Schaffender (Dichter, Maler, Bildhauer, Musiker, Prophet, Erfinder usw.); oder er lebt seine Triebe ungehemmt aus, dann wird er ein Verbrecher; oder ein Teil der Sublimierung mißlingt, er wird ein Neurotiker.

So berührt sich meine Theorie der Homosexualität mit der von *Lombroso.* Der Homosexuelle ist in erster Linie eine Rückschlagserscheinung. Er zeigt ein früh entwickeltes und in die Kultur nicht hineinpassendes Triebleben; er steht aber auch der ursprünglich bisexuellen Anlage des Menschen biologisch näher als der Normalmensch, der seine Zeit repräsentiert. Dieser Konflikt äußert sich in Überkompensationen, so daß der Neurotiker dann seiner Zeit vorauseilt und Schöpfer der Zukunft wird. Ich muß meine Leser bitten, das Nähere in meinem erwähnten Werke nachzulesen. Was ich für unsere Untersuchungen brauche, habe ich in Kürze mitgeteilt.

Das Genie, der Künstler, der Verbrecher und der Neurotiker zeigen also die gleiche Anlage: das überreiche Triebleben. Der Verbrecher lebt seine Triebe aus, der Künstler erledigt sie in seinen Werken (daß Shakespeare so viele Mörder dichten konnte, rettete ihn davor, ein Mörder zu werden ... sagt Hebbel) und dem Neurotiker werden sie zum unlöslichen Konflikte. Er ist Verbrecher ohne den Mut zum Verbrecher Er ist der Don Juan der Phantasie, der Marquis de Sade der Tagträume, der Jack the Ripper, ohne es zu wissen.

Von dieser Voraussetzung ausgehend, werden wir erwarten, daß sich bei Dichtern, Künstlern und Neurotikern das Triebleben und besonders der Sexualtrieb sehr früh zeigen werden. In der Tat! Von den Künstlern ist diese Erscheinung bekannt[1]), bei den Verbrechern wird sie als typische Erscheinung beschrieben und beim Neurotiker haben sie die Analytiker immer wieder aufweisen können.

Nun werden wir verstehen, warum alle Forscher angeben, bei den Homosexuellen sei der Geschlechtstrieb abnorm früh aufgetreten. Man verstehe mich wohl. Wir verdanken der Analyse die Tatsache, daß bei allen Menschen der Sexualtrieb schon in der frühesten Kindheit auftritt, und ich habe noch in meiner vorfreudschen Periode in der Studie: „Koitus im Kindesalter" auf diese Tatsachen hingewiesen. Doch die meisten Menschen verdrängen diese infantilen Erinnerungen und wissen nichts mehr von den Regungen der Kindheit. Der Homosexuelle weiß es immer und das beweist schon die Tatsache seiner Frühreife. Er wußte schon als Kind, daß es sich um verbotene sexuelle Dinge handelte. Er

---

[1]) Vgl. „Dichtung und Neurose". J. F. Bergmann.

hat einzelne Erlebnisse aus seiner Fülle der Erinnerungen verdrängt. Die Tatsache seiner Frühreife konnte nicht vergessen werden. Aber alle in sein System nicht passenden Erinnerungen scheinen ausgelöscht oder mit blassen Farben eingezeichnet. Und das ist das Entscheidende. Die sexuelle Frühreife ist eine Tatsache, welche in allen Krankengeschichten und Lebensbeichten der Homosexuellen betont wird. Und diese sexuelle Frühreife erklärt uns auch, daß die Vorgänge, welche zur Verdrängung der Heterosexualität führten, oft weit zurückliegen und sich der Erinnerung hartnäckig entziehen. So betont *Krafft-Ebing:* „Das Geschlechtsleben derartig organisierter Individuen macht in der Regel sich abnorm früh und in der Folge abnorm stark geltend. Nicht selten bietet es noch anderweitige perverse Erscheinungen, außer der an und für sich durch die eigenartige Geschlechtsempfindung bedingten sexuellen Richtung."

Ferner an derselben Stelle: „Es bestehen Neurosen (Hysterie, Neurasthenie, epileptoide Zustände usw.). Fast immer ist temporär oder dauernd Neurasthenie nachweisbar (S. 259)."

Wir sehen jetzt, daß diese beiden Zustände zusammengehören. Das Individuum wird neurotisch, weil es die abnorm starken Triebe nicht bewältigen kann. Auch die Epilepsie dient der Erledigung abnormer Triebe im Schlafzustande wie die große Hysterie.[1]) Deshalb muß auch die Homosexualität Beziehungen zu der Epilepsie haben und wir werden auf einen solchen Fall noch genauer eingehen können.

Es handelt sich bei diesen Trieben nicht allein um den homosexuellen und heterosexuellen Trieb. Es handelt sich um sadistische Regungen, um Mysophilie, Koprophilie, Kannibalismus, Nekrophilie, besonders um Verknüpfungen von sexuellen und kriminellen Trieben. Alle diese Triebe müssen der Verdrängung anheimfallen. Sie tauchen in der Neurose in grotesken Verzerrungen, Verkleinerungen, Umkehrungen und Übertreibungen wieder auf und müssen auch in der homosexuellen Neurose zu finden sein. Die Beziehungen von Sadismus und Homosexualität sind besonders interessant und werden in den folgenden Kapiteln ausführlich abgehandelt werden.

Wir können uns die Entstehung der Homosexualität folgendermaßen vorstellen: Ein Mensch mit abnorm starkem Triebleben wird schon in früher Jugend dazu gebracht, diese Triebe mit Hemmungen zu umgeben. Er wird aber auch durch das frühe Er-

---

[1]) „Nervöse Angstzustände." Die psychische Behandlung der Epilepsie. 3. Aufl.

wachen des Geschlechtstriebes und durch seine
frühen Äußerungen in Konflikte gebracht. Der
Prozeß der Verdrängung und Sublimierung dieser
Triebkräfte setzt viel früher ein als bei anderen
Menschen. Es kommt aus irgend welchen Ursachen
zur Verdrängung der heterosexuellen Komponente und zum Ausbau der homosexuellen. Die
heterosexuellen Triebe werden durch Ekel, Haß
und Angst vor der Betätigung geschützt.

Die Homosexualität entsteht also aus einer Bisexualität infolge
bestimmter Einstellungen, die m e i s t in die früheste Kindheit zurückgehen. Aber nicht immer. Es können solche Umbiegungen auch im
späteren Alter vor sich gehen. Warum und aus welchen Motiven?
Darüber wollen wir in den nächsten Kapiteln sprechen.

Die Homosexualität.

II.

Latente Homosexualität. — Masken der Homosexualität. — Das
kritische Alter. — Don Juan und Casanova.

> Das Christentum gab dem Eros Gift
> zu trinken: — er starb zwar nicht
> daran, aber er entartete zum Laster.
> *Nietzsche.*

Freud, der mit dem ganzen Gewichte seiner Autorität für die
bisexuelle Anlage der Homosexuellen eingetreten ist, machte darauf
aufmerksam, daß wir uns die Verknüpfung des Sexualtriebes mit dem
Sexualobjekte zu innig vorgestellt haben. Der Geschlechtstrieb sei
ursprünglich unabhängig vom Objekte und verdanke auch nicht den
Reizen dieser Objekte seine Entstehung. Er hat das erste Stadium des
Menschen als ein autoerotisches bezeichnet und die Säuglingsonanie
beschrieben, von der wir in unseren Ausführungen über Onanie
gesprochen haben.

Wir müssen uns die Entwicklung der Sexualität so vorstellen: Das
erste Stadium ist ein autoerotisches, aber es fehlen keineswegs die
allerotischen Reize (Saugen an der Mutterbrust, Gestreicheltwerden,
Wiegen usw.). Das Kind ist für alle Reize viel empfänglicher, und alle
vegetativen Vorgänge sind viel lustbetonter als beim Erwachsenen. Das
Sexualleben ist autoerotisch, aber auch bisexuell allerotisch. Das Kind
macht keinen Unterschied bei seinen geliebten Personen. Alt und Jung,
Mann oder Weib — das scheint ihm ziemlich gleich zu sein. Aber der
Autoerotismus beherrscht das Sexualleben. Allmählich aber tritt das
Autoerotische hinter dem Allerotischen zurück. Das Kind sucht die
Objekte seiner Sexualität zuerst in seinem engen Kreise. Wie die erste
autoerotische Periode überwunden werden muß, muß auch die normale
Fixierung an die Familie überwunden werden. (Du sollst Vater und
Mutter lassen und deinem Manne folgen!) Aber schon in den ersten
Lebensjahren sind alle libidinösen Regungen deutlich bisexuell. Diese
Bisexualität hält gewöhnlich bis zu der Pubertät an. Das ist das

indifferenzierte Stadium, von dem auch *Dessoir* spricht. Dem gewaltigen
Ansturm der Pubertät jedoch hält die Bisexualität nicht stand. Aus dem
mädchenhaften Knaben wird der Mann, aus dem knabenhaften Mädchen
die Jungfrau. Die sekundären Geschlechtsmerkmale drücken dem
Menschen den Stempel der Monosexualität auf. Hier setzt meistens der
Kampf gegen die homosexuellen Regungen ein und führt bei dem einen
früher, bei dem anderen später zur vollständigen Verdrängung derselben. (Natürlich gibt es da auch Ausnahmen. Bei manchen Menschen
erhält sich die Bisexualität ohne Störung durch das ganze Leben.)
I c h   h a b e   n o c h   k e i n e n   M e n s c h e n   a n a l y s i e r t ,   b e i
d e m   i c h   n i c h t   d i e   d e u t l i c h e n   Z e i c h e n   d e r   H o m o -
s e x u a l i t ä t   i n   d e r   J u g e n d   k o n s t a t i e r e n   k o n n t e.
    Man kann überhaupt beobachten, daß die Neurotiker sich auch
organisch als Bisexuelle erweisen. Unter den neurotischen Männern
trifft man häufig Bartlose oder Menschen mit geringem Bartwuchs, von
rundlichen weiblichen Körperformen, mit weiblicher Stimme oder
weiblichen weichen Gesichtszügen besonders um Nase und Mund; man
beobachtet bei ihnen kleine Hände, kleine Füße, einen auffallend kleinen
Penis, geringe Behaarung am Mons veneris, Kryptorchismus, Hernien.
Bei den neurotischen Frauen können wir Bartansatz im Gesichte, eine
flache Brust, starke männliche Formen, die mehr eckig sind als bei
normalen Frauen, große plumpe Hände, große Füße, Störungen der
Periode bis zur Amenorrhoe, infantilen Uterus, männlichen Kehlkopf,
tiefe Stimme konstatieren. Ich kann nicht behaupten, daß dies immer der
Fall ist. Ich habe hie und da Ausnahmen gesehen; ich glaube aber, daß
eine g e n a u e Untersuchung die Allgemeinheit dieser Behauptung
besser stützen würde.
    D i e   D i s p o s i t i o n   z u r   N e u r o s e   i s t   e b e n   d a s
s t a r k e   T r i e b l e b e n ,   d a s   s i c h   b i s e x u e l l   ä u ß e r t.
    Nun gibt es ein Gesetz, das ich das sexuelle Grundgesetz nennen
möchte. J e d e s   I n d i v i d u u m   t r a c h t e t   d a n a c h ,   i n   **einem**
L i e b e s a k t e   s e i n e   s ä m t l i c h e n   s e x u e l l e n   T r i e b -
r i c h t u n g e n   z u   b e f r i e d i g e n .   J e d e r   M e n s c h   s u c h t
n a c h   d e m   s e x u e l l e n   I d e a l ,   d a s   i m s t a n d e   i s t ,   **alle**
s e i n e   s e x u e l l e n   S t r ö m u n g e n   a u f z u n e h m e n.
    Das sexuelle Ideal der Alten war offenbar ein bisexuelles Wesen.
D i e   G o t t h e i t   i s t   d a s   d u r c h   e i n   V e r g r ö ß e r u n g s -
g l a s   g e s e h e n e   e r o t i s c h e   I d e a l b i l d. Die ersten Gott-
heiten waren immer bisexuell. Es waren Frauen mit einem Penis und
Männer mit einem Busen. Durch die ganze Menschheit geht die Sehnsucht nach diesem bisexuellen Ideal. *Plato* hat diese Sehnsucht im

Gastmahl durch die bekannten Worte des *Aristophanes* trefflich ausgedrückt.

Wir fühlen es, daß wir nur mit einem Teile unserer sexuellen Kraft arbeiten und daß die anderen Teile brach liegen müssen. Oft halten sich diese verschiedenen sexuellen Energien so die Wage, daß jede für sich nicht ausreicht, die Mühlen der Sexualität zu treiben. Das werden dann die Menschen, welche scheinbar einen geringen Geschlechtstrieb zeigen, wie *Freud* und *Havelock Ellis* es von manchen Homosexuellen behaupten. Diese Erscheinung ist trügerisch und hält den Erfahrungen der Analyse nicht stand. Diese scheinbar Asexuellen schwanken nur zwischen den verschiedenen sexuellen Zielen hin und her und kommen nie zu einer Aggression, weil sie nicht imstande sind, größere sexuelle Energiemengen zusammenzufassen. Ihre Libido zersplittert sich in autoerotischen Akten, in denen die Vorlust in kleinsten Raten ausgegeben wird, wie ich es bei den verschiedenen Formen der larvierten Onanie beschrieben habe.

Ich wiederhole: Seine ganze Libido auf ein Objekt konzentrieren zu können, ist das Ideal eines jeden Menschen. Das erklärt uns, warum der Homosexuelle nicht den Vollmann sucht, wenigstens in den seltensten Fällen. *Freud* machte auf diesen Widerspruch aufmerksam. Viele Homosexuelle und gerade die Typen mit starker Virilität, suchen nicht den Vollmann als Ideal, sondern das Weib im Manne. Sie bevorzugen weibliche Typen, Männer in Frauenkleidern (Transvestiten), Männer mit weiblichem Habitus, aus welchen Umständen die männliche Prostitution eine weite Nutzanwendung zieht. Immer bestreben sich die männlichen Prostituierten durch Schminke, Korsett, Frauenkleider, Bartlosigkeit, durch Bewegung und Sprache ein Weib zu imitieren.

Was der bewußt Homosexuelle offen sucht, das drängt sich dem latent Homosexuellen, als welchen wir den Neurotiker und in geringerem Maße jeden Menschen, der sich n u r heterosexuell betätigt, bezeichnen, in Bestrebungen auf, die ihm dunkel bleiben, aber stark genug sind, sich durchzusetzen. Wir wollen jetzt noch diese versteckten Formen der Sexualität besprechen, ehe wir daran gehen, den Versuch zu machen, die Entstehung der manifesten Homosexualität und der ausschließlichen Homosexualität zu erklären. Den Übergang zu diesen Formen bilden eben die latent Homosexuellen, welche alle mit dem für sie unerledigten und nicht bewältigten Problem der Bisexualität kämpfen und das Kompromiß suchen, das ihnen eine zeitweilige Erledigung bringt.

Die latente Homosexualität ist eine Tatsache, welche die Analyse nicht entdeckt, deren Kenntnis sie aber gewaltig erweitert hat. Je tiefer wir in die psychischen Mechanismen der Neurosen und Psychosen eindringen, desto bedeutsamer erscheint uns die Wirksamkeit homo-

sexueller Triebkräfte Die Unterschiede zwischen meiner analytischen
Erforschung und der gebräuchlichen Anamnese treten nirgends so
scharf zutage, als bei den Angaben der Neurotiker über Homosexualität.
Keine zweite sexuelle Triebkomponente unterliegt in diesem Maße der
Verdrängung und ist so bewußtseinsfremd geworden. Ich bin mir über
die Ursachen dieser Erscheinung noch nicht klar. Ich kenne Menschen,
die sich ein großes Maß von Paraphilie freigegeben und trotzdem die
homosexuelle Komponente völlig verdrängt haben. So habe ich eine
Dame analysiert, die eine ziemlich ereignisreiche Dirnenvergangenheit
hinter sich hatte. Sie wurde neurotisch, weil sie die Homosexualität
nicht bewältigen und unterdrücken konnte. Allerdings verstand sie es,
wie alle Neurotiker, ihre Homosexualität in geschickter Weise zu
maskieren und bewußtseinsfremd zu machen.

Dem Anfänger wird es daher von großem Nutzen sein, wenn er
alle die Masken kennt, die dazu dienen, die Homosexualität zu verdecken. Bekanntlich sind alle neurotischen Symptome Ergebnisse eines
Kompromisses und verbergen einerseits gerade so viel, als sie andrerseits enthüllen. Über diese Neigung zu Kompromissen, die der Ausdruck
der Spaltung der Persönlichkeit ist, wäre eine eigene Untersuchung
anzustellen. Die widerstrebendsten Triebkräfte werden berücksichtigt
und zu e i n e m Symptom vereinigt. Diese Neigung zur Kompromißbildung beherrscht das Seelenleben des Neurotikers. Sie kommt im
Traume ebenso zum Ausdruck wie in der politischen Gesinnung, der
Kunstanschauung und den neurotischen Symptomen. Gelingt es nicht,
die widerstrebenden Kräfte zu e i n e r Äußerung zu bringen, so stellt
sich die bekannte Form der Entschlußlosigkeit, des Schwankens und des
Zweifels ein. Der Zweifel ist die Folge und das Symptom mißlungener
Kompromisse.

Diese oberflächliche Kompromißbildung verrät sich am leichtesten
in der Homosexualität. Es ist das Bestreben der Neurotiker, möglichst
viel Triebrichtungen auf ein Objekt zu vereinigen. Ihr Ideal wäre ein
Wesen, das Mann, Weib und Kind (und vielleicht auch Tier und Engel!)
zugleich ist. (In Parenthese: Die katholische Kirche ist diesem Ver-
dichtungsbedürfnis der Libido entgegengekommen. Die heilige Familie
ermöglicht alle Fixierungen der Libido durch Sublimierung, wobei alle
Komponenten berücksichtigt sind. Es fehlt auch nicht das L a m m
Gottes!) Wir hören von Neurotikern immer eine Schilderung ihres
Ideals, das dieser polymorphen Tendenz Rechnung trägt. Die Männer
werden für Frauen schwärmen, die einen stark männlichen Einschlag
aufweisen: große derbe Gestalten, flachbusig, mit energischen knochigen
Gesichtern, mit kurzgeschnittenen Haaren, mit tiefer Stimme, einem
Anflug von Bart oder Schnurbart. So wird das geheime bisexuelle Ideal

(das Weib mit dem Penis oder der Mann mit der Vagina!) teilweise erreicht. So werden die verdrängten Triebrichtungen zum Teile für die Libido freigemacht, mit der heterosexuellen Komponente vereinigt und in den Dienst der Aggression und des Lusterwerbes gestellt. — Wo die Natur diesem Bestreben nicht entgegenkommt, da werden äußere Merkmale, das Kleid und der Schmuck, zu Hilfe genommen. Das Symbol muß die Realität ersetzen. Männer verlieben sich in Damen, wenn sie Hosen tragen (denselben Tendenzen dienen Männerhüte, Offiziersjacken, Spazierstöcke usw.). Also in Schauspielerinnen, Fechterinnen, Radfahrerinnen, Bergsteigerinnen, Reiterinnen oder in Dirnen, die sie in Unterhosen bewundern konnten. Andere verlangen von ihren Sexualobjekten, daß sie Männersymbole tragen, um ihre Libido aufzustacheln. Oder das Weib gefällt ihnen am besten in einer Militärbluse oder mit einem männlichen Hut, in einer männlichen Rolle, welche der Phantasie einen Schein von Realität verleiht (R e a l i - s i e r u n g s t e n d e n z e n!).

B e i   F r a u e n   t r i t t   d i e   p a r a l l e l e   E r s c h e i n u n g a u f.   S i e   v e r l i e b e n   s i c h   i n   M ä n n e r,   d i e   b a r t l o s   s i n d, G y n ä k o m a s t i e,   s t a r k e n   P a n n i c u l u s   a d i p o s u s,   e i n g r o ß e s   B e c k e n,   g r a z i l e n   K e h l k o p f   (w e i b l i c h e S t i m m e)   a u f w e i s e n   —   o d e r   d i e   e i n e n   l a n g e n   R o c k o d e r   l a n g e   H a a r e   t r a g e n.   Ich will hier nur einige Beispiele anführen. Der Priester, der Arzt im Arbeitskittel, besonders Operateure mit aufgestülpten Ärmeln, Damenimitatoren, Männer ohne Bart mit weiblicher Stimme, die sich parfümieren und Armbänder tragen, Künstler mit langen, wallenden Haaren können außerordentlich stark erregend wirken.[1])

Auch das psychische Wesen kommt in Betracht. Frauen, die rauchen, reiten, bergsteigen, sehr aggressiv sind, können auf Neurotiker einen großen Eindruck machen. Ebenso Männer mit spezifisch weiblichem Wesen auf die Frauen. Viele Neurotiker wollen „genommen" werden. (Lust ohne Schuld!) Energische Frauen wirken auf sie faszinierend, ebenso wie der ängstliche sensible Mann die Hysterische mächtig anzieht.

Weniger bekannt sind die anderen Masken der Homosexualität, die ich jetzt erwähnen werde. Hinter der Liebe zu alten Frauen (Gerontophilie) und der Liebe zu Kindern verbirgt sich häufig eine homosexuelle Triebrichtung. Alle Menschen, die von der spezifisch weiblichen oder männlichen Linie abrücken, können in diesem Sinne

---

[1]) Vielleicht erklärt die Tatsache, daß alle Künstler ausgesprochene Bisexuelle sind, am besten ihre große erotische Anziehungskraft.

erregend wirken. Das Alter verwischt die sekundären Geschlechts-merkmale. Im Alter wird der Mann zum alten Weibe und alte Frauen nehmen exquisit männliche Züge (Schnurrbärtchen alter Frauen!) und männliche Gewohnheiten an. (So beginnen alte Sennerinnen zu rauchen usw.) Auch Kinder wirken mangels der sekundären Geschlechtsmerkmale stark bisexuell.

Eine merkwürdige Form, hinter der sich die männliche Homosexualität verbergen kann, ist die Neigung zu Dirnen. Bei der Dirne wirkt die unbewußte Vorstellung (auf die homosexuelle Komponente!), daß das Weib vorher von anderen Männern besessen wurde.[1]) Dieser Vorgang (der Umweg über das fremde Geschlecht!) spielt noch in anderer Hinsicht bei der Homosexualität eine große Rolle. Die Dirne wird gerne in Gesellschaft eines oder mehrerer Männer aufgesucht. Auch die gemeinsame Vollziehung des Koitus in einem Raume, das Zu-

---

[1]) Ich finde bei *Hirschfeld* einige Beobachtungen über die Stärkung der heterosexuellen Potenz durch homosexuelle Zündung: Ein Kaufmann berichtet: „Ich kann mit Frauen den Verkehr ausüben, aber nur durch den Gedanken an den, der vor mir das Weib besessen hat." Ein junger Berliner Arbeiter erzählt: „Als ich 17 Jahre alt war und sich alle gleichaltrigen Kollegen Verhältnisse und Bräute anschafften, nahm ich mir auch mein Mädchen. Da ich mir meines eigenartigen Wesens nicht bewußt war, war es mir selbstverständlich, daß ich mir später auch als Mann eine Frau anschaffen mußte. Beim Geschlechtsakt mußte der sinnliche Reiz stets durch Vorstellung einer männlichen Person herbeigeführt werden. Nachher war ich durch die große Anstrengung sehr abgespannt und ich schwur mir, mich nie wieder auf derartiges einzulassen. Ich fühlte mich damals zu einem Verwandten sehr hingezogen Ich als der Ältere und bei den Weibern Einflußreichere mußte für ihn immer die Mädchen beschwatzen und so haben wir oft nacheinander den Akt vollführt. Die Beobachtung seines heißen Temperaments reizte mich bis zum äußersten und war dann die Ausführung des Verkehres ein leichtes." Ein Hotelier aus einer mitteldeutschen Residenz berichtete ganz ähnlich, daß er, wenn er mit seiner Frau verkehren wollte, zuvor seinen Oberkellner „abküssen" müsse. Dies verschaffte ihm die geschlechtliche Erregung, mit der er so rasch wie möglich zu seiner Frau, deren Bett sich im Nebenzimmer befände, eile." Ferner die Stelle: „Ich will diese Paradigmata aus dem Leben mit den Angaben eines Patienten schließen, der mich wegen sexueller Hyperästhesie konsultierte, die so stark war, daß er beim Überschreiten der Berliner Schloßbrücke angesichts der Jünglingsstatuen Erektionen bekam. Es war ein Kaufmann von 42 Jahren. Um die Potentia coeundi zu erlangen, genügte es nicht, an einen ihm sympathischen Mann zu denken, sondern er mußte von ihm sprechen, etwa so: „Erinnerst du dich an den Diener des Grafen, der Vormittag die Waren abholte, hat er dir gefallen? Ein sauberer Bursche, nicht wahr? Seine Livree schien neu zu sein? Fandest du nicht, daß sie ihm etwas eng saß? Für wie alt hältst du ihn?" Nur wenn er solche Gespräche mit seiner Frau führte, deren Absicht zu verdecken großes Geschick erforderte, gelang es ihm, zu ejakulieren und — Kinder zu zeugen, deren er drei besaß." (*Hirschfeld*, l. c. S. 86.)

sehen und Zusehenlassen kann neben anderen Wurzeln (Voyeur) dieses Motiv aufweisen.

Auch in der spezifisch bevorzugten Art des Sexualverkehrs setzt sich in vielen Fällen die Homosexualität durch. Die Männer wählen die untere Position oder betreiben den Coitus a posteriori, oder gar in anum. Bei Frauen treten ähnliche Bestrebungen zutage. Sie empfinden nur dann Libido, wenn sie oben sind. Manche Paraphilien (Fellatio, Kunnilingus!) enthüllen außer dem sexuellen Infantilismus homosexuelle Regungen.

Gewisse äußerliche Zeichen verraten die starke homosexuelle Komponente oder ihr plötzliches Aufflammen. Männer lassen sich plötzlich den Bart rasieren oder stutzen. Sie fangen an sich für Sport zu interessieren, der Gelegenheit gibt, entkleidete Männer zu sehen. Sie besuchen leidenschaftlich Ringkämpfe, Sonnenbäder, Sportplätze, beginnen für Nacktkultur zu schwärmen und dergleichen Erscheinungen mehr. Frauen finden eines Tages, daß ihnen die langen Haare lästig sind, und lassen sich die Haare schneiden. Manchmal ohne Wissen des Mannes, der „freudig" überrascht werden soll. Sie wechseln die Mode, tragen gerne kurze englische Jacken und enganliegende Röcke, Girardihüte und beginnen sich für Frauenemanzipation zu interessieren.

Auf die Maske des gemeinsamen Sterbens sei nur kurz hingewiesen. Die Menschen, die nicht den Mut haben, gemeinsam zu leben, sterben gemeinsam. Ein gemeinsamer Selbstmord aus idealen Motiven bei zwei Freunden oder Freundinnen geht häufig auf unbefriedigte Homosexualität zurück. Ein Leben, das nicht die Erfüllung der adäquaten, von unbewußten Trieben hartnäckig verlangten, Befriedigung bringen kann, verliert seinen Wert.[1])

Daß Onanisten, die die Onanie nicht aufgeben können, mit den autoerotischen Akten auch homosexuelle Regungen befriedigen, haben wir schon in den Kapiteln über Onanie ausführlich besprochen. Das Schuldgefühl stammt zum Teil (aber nur zum Teil!) aus dieser Quelle. Je schwerer die Entwöhnung von der Onanie vor sich geht, desto stärker scheint der homosexuelle Trieb zu sein. Viele dieser Onanisten sind asoziale Menschen und scheuen die Gesellschaft. Ich kenne aber einige, die sich außerordentlich stark als „Vereinsmeier" betätigen und in verschiedenen Vereinen Ehrenstellen bekleiden. Daß besonders Frauenrechtlerinnen einen stark homosexuellen Einschlag zeigen, ist bekannt und wird ja von Witzblättern häufig genug in diesem Sinne ausgenützt.

---

[1]) *Frenssen* sagt: „Wenn einer kein Interesse mehr an Sonne, Mond und Sternen hat, dem sagen sie auch nichts mehr; und wenn man nicht mehr am Hausstand arbeitet, verfällt er; das ist mit allem so. Die Gleichgültigkeit macht alles tot; die Liebe macht alles lebendig."

Weniger bekannt dürfte sein, daß manche schrankenlos dem Autoerotismus und der Tribadie huldigen, wie ich es bei näherer Bekanntschaft konstatieren konnte.

Schließlich wäre noch eine wichtige Form der Maskierung zu erwähnen: die künstlerische. Dichter, die mit Vorliebe Frauencharaktere
zeichnen, sind zum Teil homosexuell. Sie leben sich — sie fühlen sich
in Frauen ein, weil sie selber ein Stück Weib in sich herumtragen.
Chamisso konnte so wunderbar die „Frauenliebe" schildern, weil er
selbst, wie schon sein Bild beweist, ein Weib war. Bei Malern kann
der umgekehrte Fall eintreten. Sie zeichnen mit Vorliebe männliche
Akte oder schaffen lieber männliche Statuen. Sie verraten ihre Homosexualität in dem ästhetischen Werturteil. Die einen finden, ein
Männerkörper sei viel ästhetischer, die anderen finden ihn „ekelhaft"
In der affektativ gefärbten Ablehnung verrät sich die homosexuelle
Komponente ebenso wie in der affektativ gefärbten Bevorzugung.

Die Wahl eines Pseudonyms kann ebenfalls ein charakteristisches
Symptom sein. Ebenso wie die Transvestiten deutlich ihre homosexuellen Züge verraten, sind Männer, die in anonymen Zuschriften oder
auf Werken ein weiblich klingendes Pseudonym wählen (z. B. La Wara,
Ilona, Madlena usw.), häufig homosexuell. Bei Frauen kann allerdings
das bekannte Motiv mitspielen, daß sie der Meinung sind, man achte
ihre Bücher mehr, wenn sie einem männlichen Autor zugeschrieben
werden. Sie verraten damit jedenfalls den Wunsch, daß sie für viele
Leserinnen ein Mann sein wollen. Eine mir bekannte Schriftstellerin,
die unter männlichem Pseudonym segelte, machte mir als Einwand
gegen diese Auffassung den Umstand geltend, sie wäre geradezu männersüchtig. Sie sei eine Messalina. Hinter dieser Unersättlichkeit verbirgt sich, wie ich schon ausgeführt habe, die Homosexualität als unbefriedigter Trieb. Sie suchte mit Vorliebe bekannte Frauenhelden,
typische Casanovas auf. Offenbar spielt auch da die Vorstellung der
vielen eroberten Frauen die Hauptrolle. Diese Männer tragen den Duft
zahlreicher Frauen. Sie sollen angeblich Künstler der Liebe sein und
die Frau erwartet von ihnen besondere Sensationen und vielleicht auch
Raffinements; aber sie versagen meistens, da sie rasch müde werden
und der unbefriedigte Homosexuelle der unbefriedigten Homosexuellen
nichts bieten kann. (So entstehen die unglücklichsten Ehen!) Wieder
fällt der Umstand auf, daß gerade die Homosexualität bei dieser Dame,
die sich ein großes Maß von Sexualfreiheit gewährte, Tabu war.

Ich habe nur einen kleinen Teil der Masken der Homosexualität
angeben können. Manche sind ja so durchsichtig, daß sie selbst dem
analytisch Ungeschulten nicht entgehen können. Man heiratet eine
Schwester, weil man in den Bruder verliebt ist, oder einen Bruder

eines homosexuellen Objektes, wie ich es in der Krankengeschichte Nr. 93 meiner „Angstzustände" an einem sehr lehrreichen Falle ausgeführt habe.

Ebenso kann die Frau eines Freundes sehr gefährlich werden, und dieser Weg über eine Dritte war schon oft die Ursache fürchterlicher Ehedramen. Ich kenne Männer, die sich immer in die Geliebte ihres Freundes verlieben, natürlich, ohne es zu ahnen, daß sich hinter dieser Liebe die Liebe zu ihrem Freunde verbirgt.

Zum Schlusse möchte ich noch eine markante Maske der Homosexualität erwähnen. Es ist dies die psychische Impotenz, die sich besonders vornehmen Frauen gegenüber äußert. Männer, die bei der Dirne potent sind und bei der „Anständigen" versagen, sind Homosexuelle, die sich an der Vorstellung, die Dirne sei vor ihnen von einem anderen Manne besessen worden, entzünden. Selbstverständlich hat diese Impotenz noch viele Determinierungen. Die hier erwähnte fehlt niemals.

Erst das Studium dieser larvierten Formen der Homosexualität wird uns die nicht abzuschätzende Bedeutung der Bisexualität für das Seelenleben der Kulturmenschen begreiflich machen.

Auf andere Masken der Homosexualität, wie sie sich in Phobien und Zwangsvorstellungen äußern, will ich nur flüchtig hinweisen. Es gibt viele Männer, die von schweren Angstzuständen befallen werden, wenn ein anderer Man hinter ihnen geht, die mit einem Manne aus rationalisierenden Motiven nicht allein im Zimmer bleiben wollen, die immer Szenen träumen, in denen ein Mann einen Revolver oder ein Messer auf sie richtet, die die Sensation haben, ein harter Gegenstand, ein Stück zylindrischen Stuhles, stecke in ihrem Rektum. Sie verraten ihre verdrängte Homosexualität, ebenso wie die Paranoiker, die sich von Männern verfolgt wähnen. Bei Frauen treten ähnliche Phobien auf, besonders Angstvorstellungen, die sich auf die Dienstboten richten. Frauen, die immerwährend die Dienstboten wechseln, sich bei jeder Gelegenheit über sie ärgern, zanken, sich zu tätlichen Berührungen (welche eigentlich Sexualakte ersetzen) hinreißen lassen, sind häufig Homosexuelle. Ebenso kann manche Form des Fetischismus die Homosexualität verraten.

Wir können uns mit Recht darauf gefaßt machen, daß die Erforschung der homosexuellen Masken die Sexualwissenschaft fördern wird. Ebenso sicher dürfte der Widerstand weiterer Kreise diesen neuen Erkenntnissen gegenüber ein ungeheurer sein. Vielleicht stammt ein guter Teil aller Widerstände gegen die Analyse aus diesen Quellen. Was die Menschen am wenigsten einsehen wollen, ist ihre ausgesprochen bisexuelle Anlage.

Ich werde diesen allgemeinen Ausführungen noch zahlreiche Beobachtungen aus meiner Praxis folgen lassen, welche uns alle beweisen,
welche große Bedeutung die homosexuelle Komponente im Liebesleben
scheinbar normal empfindender Menschen spielt. Man wird jetzt verstehen, warum ich nie den Ausdruck „konträre oder verkehrte Sexualempfindung" gebrauche, warum ich nie von Inversion und Perversion
rede, wenn ich die Homosexualität behandle. Zweck dieses Buches ist,
auf das Vorhandensein homosexueller Triebkräfte in j e d e m Menschen
hinzuweisen und das Normale an dieser Erscheinung klarzustellen.
D e n n n o r m a l i s t a l l e s, w a s n a t ü r l i c h i s t. U n d v o n
N a t u r a u s s i n d w i r n i e m o n o s e x u e l l, s o n d e r n b i-
s e x u e l l.

Es tut mir sehr leid, daß ich einem so verdienstvollen Forscher
wie *Hirschfeld* widersprechen muß. Aber ich begreife nicht, wie er
neben den Hetero- und Homosexuellen noch eine dritte Gruppe, die
„Transvestiten"[1]), aufstellen konnte. Die schönsten Beispiele von
maskierter Homosexualität und angestrebter Bisexualität finden wir
unter den Transvestiten. So nennt *Hirschfeld* Männer, welche — aus
einem inneren unwiderstehlichen Drange — Frauenkleider tragen
müssen, und Frauen, die aus den gleichen Motiven Männerkleider tragen.
Ich habe in einer eingehenden Kritik[2]) darauf hingewiesen, daß es nicht
angehe, die Transvestiten als eigene sexuelle Spezies zu betrachten,
daß sie vielmehr nur als Bisexuelle mit stark homosexuellem Einschlag
anzusprechen sind. *Hirschfeld* legt Wert darauf, daß die Transvestiten
geschlechtlich normal fühlen, aber nur den Drang haben, die Kleider
des anderen Geschlechtes anzulegen. Leider berücksichtigt er nur die
b e w u ß t e s e x u e l l e L e i t l i n i e. Er nimmt die ersten Angaben
der Untersuchten als unumstößliche Tatsachen an und vernachlässigt
die wichtigsten Mechanismen der Verdrängung und Verheimlichung,
des Spieles vor sich selbst und mit sich selbst. Erst die genaue Analyse kann darüber Aufschluß geben, wie die Angaben der Untersuchten
zu werten sind. Da erleben wir freilich die merkwürdigsten Überraschungen. Es zeigt sich immer wieder, daß es keine monosexuellen
Menschen gibt und daß die Transvestiten ebenso wie die Homosexuellen
ihre Verdrängungen haben. Der Homosexuelle verdrängt seine Heterosexualität, der Transvestite seine Homosexualität. In der Phantasie
ist er dann ein Weib (für die Frauen gilt das Umgekehrte!) und kann
auf diese Weise die beiden Komponenten seiner Libido vereinigen.

---

[1]) Die Transvestiten. Eine Untersuchung über den erotischen Verkleidungstrieb.
Alfred Pulvermacher, Berlin 1910.
[2]) Zentralbl. f. Psychoanalyse, Bd. I, S. 55.

Es heißt den Tatsachen geradezu Gewalt antun, wenn man die Transvestiten von den Homosexuellen trennen will.

Liest man die von *Hirschfeld* publizierten Fälle genau durch und forscht man nach latenter Homosexualität, so wird man sie in keiner Krankengeschichte vermissen. Der Eine macht in coitu den Succubus, was ebenfalls ein Symptom latenter Homosexualität darstellt; geht er als Dame aus, so empfindet er E k e l vor den Herren, die ihm nachsteigen. Der Zweite konnte überhaupt erst nur mit Hilfe von Alkohol einen heterosexuellen Verkehr erzwingen, kokettiert und spaßt gerne mit Männern, wenn er in Frauenkleidern ausgeht. Dem Dritten ist der Gedanke an den homosexuellen Verkehr „zuwider", er hat Verlangen nach Schwangerschaft, spielt in coitu den Succubus, empfindet seine Frau als Mann. Den Vierten muß seine Frau pressen, an sich drücken, in die Ohrläppchen die Nägel eingraben, damit er die Illusion hat, er werde von einem starken Manne besessen.

Und gar erst der Fall 12! Ein Mann, der nach vier Jahren des Zusammenlebens mit seiner Frau nur ein einziges Mal den Kongressus ausgeübt hat! Dieser Kranke macht sogar eine offene Schwenkung zur Homosexualität durch, die nach *Hirschfeld* eine scheinbare ist Wie unterscheidet man eine scheinbare von einer wirklichen Schwenkung? Offenbar nur, wenn man das Phänomen der Bisexualität übersehen will und sich auf den starren Standpunkt der angeboren unverrückbaren Homosexualität stellt.

So berichtet dieser Transvestite über seine Homosexualität: „Über Homosexualität erhielt ich zuerst Aufschluß durch das Buch: Die Enterbten des Liebesglückes. Hier fesselten mich manche Stellen außerordentlich, mehr noch als in masochistischen Werken, deren ich gleichfalls eine ganze Reihe gelesen habe. Da ich auf mein Weibideal aus obigen Gründen Verzicht leisten mußte, k a m i c h i n G e d a n k e n d a z u, m i r a l s K o m p l e m e n t m e i n e r S e h n s u c h t e i n e n M a n n z u w ü n s c h e n. Denn auch die stärkste Frau wird in der Liebe dem Manne stets u n t e r l e g e n sein wollen. I c h b r a u c h e a b e r e i n e n P a r t n e r, d e r m i c h g e w i s s e r m a ß e n e r o b e r t u n d v e r g e w a l t i g t. S o s a g t e i c h m i r, d i e s e R o l l e k ö n n e n u r e i n e m M a n n e z u f a l l e n. Vieles, was ich von der Homosexualität in den Büchern las, bestärkte mich in diesen Vorstellungen."

Wenn das nicht eine fadenscheinige Rationalisierung seiner Homosexualität ist, — was sollen wir dann als Homosexualität bezeichnen?

Bemerkungen sind eigentlich überflüssig. Die Homosexualität bricht in der Lebensgeschichte an allen Ecken und Enden durch. *Hirschfeld* aber findet, daß die Schwenkung zur Homosexualität nur eine scheinbare ist und daß die Grundfärbung seiner Libido der Transvestismus ist. D i e Homosexualität sei ein zufälliges Akzidens. E s gibt aber keine solchen Akzidentia im Sexualleben! Auch beweist ein Tagtraum, der ebenfalls publiziert wurde, daß der Wunsch des Herrn M. immer war: Ich möchte ein Weib sein. Aber es gibt Stellen in dieser Lebensbeichte, welche uns beweisen, wie hoch er den Mann stellt und daß dieser Wunsch auf eine bestimmte infantile Einstellung und auf ein Gefühl der Minderwertigkeit zurückgehen muß. Wie sonderbar mutet der Passus an: „Für den echten Mann, der zu den stolzesten seines Geschlechtes gehört, ist die Befriedigung seines Geschlechtstriebes nur ein Gebot der Gesundheitserhaltung, eine Körperübung: sein großzügiger schaffender Geist wandelt sonst in höheren Bahnen   usw."

Bei der Besprechung des Masochismus werden wir solche Fälle wie den eben beschriebenen erst recht verstehen lernen. Er will Weib und will gedemütigt sein. Er kann auch mit Frauen verkehren, wenn sie etwas aktiv dabei vorgehen. Er hält immer an der Fiktion fest: Ich bin ein Weib und bin dazu g e z w u n g e n, ein Weib zu sein. Folgerichtig mußte er zu homosexuellen Betätigungen kommen. Der Mann in ihm duldet keine Demütigung. Das Weib läßt sich willig unterwerfen. Die Neurose zeigt sich in der Unterdrückung der männlichen Komponente.

Wer die nachfolgende Krankengeschichte aufmerksam liest, der wird die homosexuelle Wurzel des Verkleidungstriebes leicht erkennen.[1]

Fall Nr. 23. Frau H. S. konsultiert mich wegen vollständiger sexueller Frigidität in der Ehe. Sie ist jetzt 24 Jahre alt und heiratete mit 19 Jahren aus Liebe. Sie war immer sehr leidenschaftlich und verliebter Natur, so daß sie seit dem 14. Lebensjahre kein anderes Sinnen und Trachten hatte als sexuelle Phantasien. Mit 15 Jahren verliebte sie sich in einen Vetter. Bei seinen Küssen wurde sie sehr warm und hätte sich ihm am liebsten ganz hingegeben. Der Vater aber merkte etwas und verbot dem Vetter das Haus. Sie lebten am Lande und sie sah keinen Mann, der ihr gefährlich werden konnte. Erst mit 19 Jahren lernte sie ihren jetzigen Mann kennen, in den sie sich blitzschnell verliebte. Sie überwand den Widerstand der Eltern und heiratete nach einigen Monaten. Schon während der Brautzeit sagte sie ihrem Manne: „Ich glaube, ich werde nie mit einem Manne genug haben! Du mußt auf mich gut aufpassen! ." Ihr Mann war die ersten Wochen der Ehe impotent, was sie mit Verzweiflung erfüllte. Dann wurde sie nach einer ärztlichen Behandlung des Mannes von ihm defloriert und

---

[1] Vgl. auch die „Analyse einer Transvestitin" in Band III, Kapitel XIV.

nach einigen Monaten gravid. Nach der ersten Gravidität gab es eine kurze Periode, in der sie einen Orgasmus erzielen konnte. Dann aber schwand das Gefühl für ihren Mann vollkommen und sie wurde tief unglücklich. Sie änderte sich ganz in ihrem Wesen. Vorher war sie lebenslustig, eitel, immer heiter. Sie wurde jetzt still, lebte zurückgezogen und mied besonders alle Männer, weil sie sich vor ihnen fürchtete.

Die tiefere Erforschung des Falles zeigt, daß sie nach dem Tode ihres Vaters, an dem sie mit leidenschaftlicher Liebe hing, sexuell anästhetisch wurde. Der Vater war ein sehr ernster, strenger Mann, der seine schöne Frau vergötterte und ein Muster an Pflichterfüllung und Treue war. Die Mutter war eine Künstlerin, welche mit dem Tode des Vaters ganz haltlos wurde. Sie konnte nicht allein bleiben und übersiedelte vom Lande zu ihrer Tochter in die Großstadt. Ich vermutete, daß die Anwesenheit der Mutter mit der plötzlich eintretenden Anästhesie in Zusammenhang stehen müsse. Ob sie zu der Mutter eine besondere Neigung habe?

Sie betont, daß sie ein unaussprechliches Mitleid mit der Mutter hatte, weil sie jeden Halt verloren hatte. Sie hätte ihr gerne den Vater ersetzt, wenn es möglich gewesen wäre. Und nun gesteht sie:

„Sie werden kaum begreifen, wenn ich Ihnen erzähle, daß ich mir damals sehnsüchtig gewünscht habe, ein Mann zu sein. Ich dachte immer an die Mutter. Sehen Sie — sie ist noch so frisch und schön, so lebensdurstig. Ich weiß auch, daß sie sehr leidenschaftlich ist. Wie wird sie ohne einen Mann leben können? Nun muß ich etwas gestehen, was mir auszusprechen außerordentlich widerstrebt. Sie kennen schon viele meiner Phantasien. Aber eine habe ich Ihnen bis heute hartnäckig verschwiegen. Ich wollte die Kleider des Vaters anziehen, von denen ich einige im Besitze hatte, und des Nachts zur Mutter gehen. Ich habe mir einen solchen . . Apparat verschafft. Aber es fehlte mir der Mut. Ich blieb in den Kleidern in meinem Zimmer. Ich stellte mich vor den Spiegel und sah stundenlange hinein."

„Paßten Ihnen die Kleider?"

„Wissen Sie, ich hatte längst einige alte Anzüge von Papa. Ich habe sie mir unter allerlei Vorwänden ausgebettelt. Ich schrieb ihm, ich wollte einen armen Mann unterstützen. Ich ließ sie ungefähr für meine Figur verkleinern und trug sie sehr gerne, wenn mein Mann nicht zu Hause war. Ich habe schon als kleines Mädchen die Kleider von meinem Bruder getragen. Das war immer ein Festtag für mich."

„Erinnern Sie sich, was Sie sich vorgestellt haben, wenn Sie die Kleider des Bruders an hatten?"

„Ach ja! Ich spielte immer, ich wäre der Papa — — —. Ich war eine Zeitlang recht unglücklich, daß ich ein Mädchen war. Ich beneidete alle Knaben."

„Auch später, als Sie schon verheiratet waren?"

„Freilich! Sie wissen, ich habe nie den Mut zu einer Untreue aufgebracht. Aber ich dachte mir, wenn ich ein Mann wäre, ich könnte nie treu sein. Ich habe immer die Männer beneidet. Ich fühlte mich seelisch eigentlich mehr als ein Mann."

„Wie war es während der Zeit, als Sie Ihren Mann liebten?"

„Ich stürzte mich in diese Liebe und vergaß meine Neigung für Männerkleider. Ich fühlte mich damals ganz als Weib. Besonders als ich Mutter wurde. Da war es aus mit meinen Träumen von Männlichkeit."

„Das war auch die einzige Zeit, in der Sie im Verkehre mit Ihrem Manne empfanden."
„Ich habe nie an diesen Zusammenhang gedacht. Aber Sie haben recht. Damals war ich kurze Zeit ganz Weib, bis der Vater starb ."
„Und die Mutter ins Haus kam."
„Ja . . . so ist es . . . Sie meinen, daß ich da wieder ein Mann sein wollte? Nun, ich kann Ihnen gestehen, daß ich immer den Papa um die Mama beneidet habe. Ich dachte mir, wenn ich ein Mann wäre, ich müßte auch die Mama lieben."
Die weitere Analyse ergibt einige sehr interessante Momente. Sie träumt wiederholt, daß sie ein Mann ist und einen Phallus hat. Sie träumt auch, daß sie nach der Art der Männer die Blase entleert. Sie gibt zu, daß sie die Mutter schon als Kind leidenschaftlich liebte. Sie hatte auch wiederholt den Koitus der Eltern belauscht, einmal direkt durch ein Schlüsselloch zugesehen. Sie war sehr entsetzt und dachte, die Mutter müsse große Schmerzen haben, der Vater aber nur ein großes Vergnügen. Diese infantile Auffassung der männlichen Lust ist ihr bis heute geblieben. Ihr Lieblingsausspruch: Wenn ich nochmals auf die Welt komme, werde ich ein Mann. Die homosexuelle Einstellung zur Mutter raubte ihr die Libido in der Ehe.
Ich empfahl ihr Trennung von der Mutter, was sie entrüstet ablehnte. Eher werde sie sich von ihrem Manne scheiden lassen. Sie führte auch einige Zeit später den Vorsatz aus. Sie lebt jetzt mit der Mutter gemeinsam. Mein Erstaunen war sehr groß, als sie eines Tages zu mir in Männerkleidern kam. Sie bat mich um eine Bescheinigung, daß sie abnorm sei und deshalb das Recht habe, Männerkleider zu tragen. Sie hätte gehört, daß einige Damen in Berlin mit Hilfe von ärztlichen Zeugnissen diese Erlaubnis von der Polizei erhalten hätten.
Auf die Frage nach ihrem Sexualleben gibt sie an, daß sie jetzt ein Verhältnis mit einem Mann habe, der sich für die Liebesszenen Frauenkleider anziehe. Sie erziele dabei einen sehr großen Orgasmus. Auf die Frage zu den Beziehungen zur Mutter gibt sie ausweichende Antworten. Aber ich solle ja nicht denken, daß sie eine „Urlinde" sei. Sie habe vor solchen Personen geradezu einen Ekel. Ihre Mama sei jetzt nur ihre beste Freundin.

Es ist ganz klar zu ersehen, daß sie ihre homosexuelle Liebe zur Mutter verdrängt hat und sich mit dem Symbol der Männlichkeit, der Hose, begnügt. Der Mann, den sie umarmt, wird durch den Unterrock zum Weibe. So führen beide Partner eine Komödie auf, in der der heterosexuelle Akt ein Ersatz des ersehnten homosexuellen wird.

Ich kenne eine Reihe von Fällen, in denen die Verkleidung eines Mannes als Frau oder umgekehrt den Ausbruch einer Liebesraserei hervorrief, zumindestens das Verlangen enorm steigerte. Immer wird es sich um eine latente Homosexualität handeln, von der *Blüher* (l. c.) eine so schlechte Meinung hat. Während er sonst meinen Standpunkt zu teilen scheint („man kann nämlich heute nicht mehr sagen, die Homosexualität oder Heterosexualität seien angeboren, sondern vielmehr nur: die B i s e x u a l i t ä t ist angeboren, und zwar bei jedem Individuum mit Prävalenz einer der beiden Richtungen"), unterscheidet er eine

„gesunde Inversion"[1]) (das Heldentum) und den Durchbruch einer
latenten Homosexualität (die Dekadenz des römischen Kaisertums);
die eine kulturtragend und urwüchsig, die andere aus der „Versenkung
des Unbewußten durch eine Aufhebung der Hemmungen empor-
gestiegen" . . . Auch das heißt den Tatsachen Gewalt antun. *Blüher* will
gerade wie *Hirschfeld* die latente Homosexualität als ein „Pseudo", als
etwas unnatürliches ansehen und demgemäß beurteilen. Ich kann nach
den Erfahrungen meiner Praxis diese theoretischen Folgerungen nicht
unterstützen. Ich kenne nur e i n e Homosexualität und diese ist immer
angeboren. Aber sie ist immer mit der Heterosexualität vergesellschaftet
und trachtet sich unter allen Umständen durchzusetzen. D a s
W i s s e n u m s e i n e e i g e n e H o m o s e x u a l i t ä t i s t k e i n
Z e i c h e n, a n d a s w i r u n s h a l t e n k ö n n e n. Schätzt man
die Zahl der bewußt Homosexuellen auf 2%, so können wir ruhig
behaupten, daß 98% der Menschen von ihrer Homosexualität nichts
wissen oder zumindestens nichts wissen w o l l e n.

Wenn wir die Masken der Homosexualität genau kennen, so
werden uns plötzliche homosexuelle und heterosexuelle Leidenschaften
verständlich. Ich verweise nur auf die Bedeutung der „Hose" im
Liebesleben. Wie häufig verlieben sich Männer in Frauen, die sie in
Hosen sehen! Ich erinnere mich, daß wir im Gymnasium eine ganze
Menge Kollegen hatten, die in eine Sängerin verliebt waren, seit sie sie
in einer Hosenrolle gesehen hatten. Grillparzer verliebte sich angeblich
einmal in seinem Leben sehr stürmisch. Es war die Sängerin, der er das
begeisterte Gedicht in einer Art Absence geschickt hatte. Sie war als
Cherubin in einer Hosenrolle aufgetreten. Das Weib in der Hose ist
ein typisches Kompromiß. Durch solche Kompromisse kann auch der
Homosexuelle plötzlich heterosexuell werden. *Hirschfeld,* der auf diese
Tatsache aufmerksam macht, erzählt, ein in der Berliner Urningwelt
bekannter Kavallerieleutnant habe eines Tages seine Bekannten mit
einer Verlobungsanzeige überrascht und noch mehr durch die Mitteilung,
er sei völlig heterosexuell geworden. Er liebte vorher nur Jünglinge in
Mädchenkleidern und traf offenbar ein Wesen, das dem Jünglingstyp

---

[1]) Auch das neue großangelegte Werk von *Blüher* „D i e R o l l e d e r E r o t i k
i n d e r m ä n n l i c h e n G e s e l l s c h a f t" (Eugen Diederichs, Jena 1917 und 1919)
bringt sehr schöne Worte und anregende Gedanken, aber keine Beweise für die Hypothese, daß *Blüher* die Homosexualität angeboren ist. Der Homosexuelle, wie ich ihn beschreibe,
ist für *Blüher* nur der „Typus neuroticus inversus", von dem er den angeborenen Homosexuellen, den Männerhelden, den Ausbund aller Tugenden, scharf unterscheidet. Ich
bedauere lebhaft, daß ich trotz großer Erfahrung diesem Männerhelden nie begegnet
bin. Alle Homosexuellen, die ich seelisch entkleiden konnte, waren alles andere eher
— als Helden.

entsprach, so daß er beide Komponenten seiner Libido befriedigen
konnte. Das Symbol kann eben eine ungeheure Kraft entfalten. Die
Hose ist das Symbol der Männlichkeit. Ich erinnere mich an den Sturm
der Entrüstung, der im Volke aufflammte, als die Frauenmode die Hose
usurpieren wollte. Der Rock, die langen Haare sind wieder Symbole der
Weiblichkeit. Das Symbol bildet oft die Brücke, über die sich die sonst
antagonistisch widerstrebenden Triebrichtungen verbinden.

Der folgende Fall gehört zu dieser Gattung.

Fall Nr. 24. Herr E. W. onanierte schon mit fünf Jahren und stellte
sich dabei immer vor, daß er ein Mädchen betaste. Später masturbierte er mit
Mitschülern zusammen. Sie versuchten auch päderastische Akte, bei denen er
weder Ekel noch besondere Libido empfand. Mit vierzehn Jahren verführte
ihn ein Dienstmädchen, zu der er ein Jahr hindurch jede Nacht ins Bett stieg.
Bis dahin ein schlechter Schüler, wurde er der Beste in der Klase. Bald
wurde er ihrer müde und suchte sich andere Gelegenheiten, die sich immer
wieder fanden. Er behauptet, daß er bis zu seinem zwanzigsten Jahre
sämtliche Mädchen besessen hatte, die bei seinen Eltern dienten, nach seiner
Schätzung waren es ungefähr zwanzig. Auffallend war ihm, daß er nicht immer
Orgasmus erzielen konnte. Er war wohl immer sehr potent, oft so potent, daß
die Mädchen sich wunderten. Aber er wurde müde und kam nicht zur
Ejakulation. Das passierte ihm oft bei dicken Frauen, die ihn sehr reizten
und trotzdem nicht befriedigen konnten.

Er begann, sich sehr früh mit Malerei zu beschäftigen und sehnte sich
danach, das Gefühl der Liebe kennen zu lernen. Denn diese kleinen Abenteuer
hatten nichts mit seelischen Empfindungen zu tun. Er wurde immer älter und
alle Frauen waren für ihn bloße Objekte der Lust. Er hatte verschiedene Geliebte und konnte keiner lange treu bleiben und hatte nicht immer Orgasmus.
Erst bis er auf die Idee kam, den Situs inversus zu versuchen, war er immer
imstande, den Orgasmus zu erzwingen. Auch bei dem Coitus a posteriori gelangte er leichter zum Ziele als bei der normalen Position. Er war schon dreißig
Jahre alt, als er in einer Gesellschaft ein Mädchen sah, das in einem lebenden
Bild als Knabe auftrat. Er wurde sofort von einer glühenden Leidenschaft
für sie erfaßt. Er unterhielt sich den ganzen Abend mit ihr, war begeistert,
endlich in ihr das entsprechende „seelische Komplement" gefunden zu haben.
Nach einigen Wochen verlobte er sich mit ihr. Immer schwebte ihm ihr Bild
als Knabe vor. Er heiratete bald, koitierte mit sehr starkem Orgasmus und
war in seiner Ehe außerordentlich glücklich. Nach einigen Jahren jedoch bildete
sich eine Störung der Potenz heraus, die ihn sehr kränkte, weil er seine Frau
sehr liebte und sich schämte, ihr den wahren Sachverhalt mitzuteilen. Er
wurde kälter und es kam vor, daß seine Potenz versagte. Da kam er einmal in
das Schlafzimmer seiner Frau (sie hatten getrennte Schlafzimmer), als sie sich
auskleidete. Sie stand in Unterhosen, in den modernen Reformhosen, in denen
sie wie ein Bub aussah. Sofort fühlte er wieder ein mächtiges Verlangen und
eine sehr kräftige Erektion. Er stürzte sich auf seine Frau, bedeckte sie, die
sehr schamhaft war und gegen sein Benehmen protestierte, mit Küssen. Es war
dies am hellen Tage. Niemals vorher hatte seine Frau einen Koitus am Tage
zugegeben. Diesmal aber nötigte er sie dazu, so daß sie ganz überrascht war
und immer wieder ausrief: Was hast du nur heute! Er gestand ihr den Grund

seiner Erregung nicht ein; er schämte sich von ihr zu verlangen, daß sie sich das nächste Mal wieder in Hosen zeigen sollte. Er wollte die Erklärung dieses merkwürdigen Zustandes und die Befreiung von diesem lästigen Zwange. Er konnte später wieder die Potenz erzielen, stellte sich aber immer vor, seine Frau trage Männerkleider. Dieser Mann war aus der Fremde und war nur für einen Tag nach Wien gekommen. Ich konnte nichts von den psychischen Wurzeln dieser Neigung erfahren. Er weiß sich an keinen infantilen Eindruck zu erinnern, glaubt aber, daß er schon beim Anblicke seiner Schwester in Unterhosen sehr erregt gewesen sei. Er interessiere sich sehr für die weiblichen Unterhosen und könnte leicht Fetischist werden und sich solche Höschen in den verschiedensten Qualitäten sammeln. Ich rate ihm, sich seiner Frau anzuvertrauen und sie zu ersuchen, sich ihm in dem verlangten Kostüme zu zeigen. Das wäre doch eine harmlose Neigung, die er mit vielen anderen Männern teile. Ich sah ihn nach einigen Jahren wieder. Er hatte meinen Rat befolgt, und seine Frau, die ihn sehr liebte, war schließlich darauf eingegangen, weil er auf keine andere Weise eine Erektion erzielen konnte, und sie ohne die Erfüllung seiner ehelichen Pflichten nicht leben konnte. Seit sie „die Laune" ihres Mannes berücksichtigt, kann sie ihn — so oft sie will — zu einem Koitus anregen. Sie braucht nur die Hosen anzubehalten . . . . Den größten Genuß erzielt er nämlich, wenn seine Frau die Hosen anbehält und dabei den Situs inversus zugibt. Durch solche kleine Kompromisse, durch ein Eingehen auf die spezifische Phantasie kann manche unglückliche Ehe in eine glückliche verwandelt werden.

— — — — — — — — — — — — — — — —

Das ist nicht der einzige Fall, den ich beobachtet habe. Ich kenne Männer, welche im Lupanar von den Dirnen verlangen, daß sie sich nur bis zu den Unterhosen ausziehen und dann in diesem Kostüme bleiben. Andere, welche sogar von den Mädchen verlangen, daß sie Männerkleider anziehen. Den Dirnen sind diese latenten Homosexuellen gut bekannt. Sie bleiben auch meistens passiv und verlangen die Aggression der Frau. Das beweist, daß sie die Fiktion, sie wären ein Weib, aufrecht erhalten wollen und sie durch kleine reale Werte zu unterstützen trachten. Mancher Fall von Liebe auf den ersten Blick hat eine ähnliche Motivierung.

Fall Nr. 25. Herr Z. I., ein Mann von 48 Jahren, war schon einige Male leicht verliebt gewesen, war zweimal unglücklich verheiratet. Seit der zweiten Scheidung — vor sechs Jahren — zog er sich von den Frauen zurück, weil er von ihnen eine schlechte Meinung hatte. Er pflegte zu sagen: „Alle Frauen sind Ludern und keine ist wert, daß man sich ihretwegen ein graues Haar wachsen läßt". Er war wegen dieses seines Leibspruches in der Tafelrunde erklärter Frauenfeinde als der „Ludernmann" bekannt. Seine grobsexuellen Bedürfnisse befriedigte er bei Dirnen oder bei den leichten Eroberungen der Straße. Sonst aber wich er den Frauen aus und suchte nur die Gesellschaft der Männer auf. Es war deutlich zu merken, daß er sich von der Heterosexualität abwandte und der geistigen Homosexualität zuneigte. Da kam es, daß er einer Künstlerin zu einer Büste Modell sitzen mußte. Die Bildhauerin war noch in den gewöhnlichen Kleidern und machte keinen besonderen Eindruck auf ihn. Sie bat ihn einen Moment zu warten, sie müsse noch die Arbeitstoilette machen. Er wartete einige Minuten und als sie wieder erschien, war er verblüfft. Sie trug einen langen weißen Kittel, der das Kleid ganz bedeckte, ein kleines kokettes Barett, um die Haare vor dem Staube zu schützen, und einen Zwicker, den sie nur bei der Arbeit anlegte. Sie sah so reizend aus, daß er sich in diesem Moment in sie blitzartig verliebte. Er machte aus seiner Neigung kein Hehl und holte im Frauendienste nach, was er die letzten sechs Jahre versäumt hatte. Sie ließ sich seine Huldigungen gerne gefallen. Um seine Ruhe war es geschehen. Er war in sie verliebt, wie er nie zuvor verliebt gewesen. Nach einigen Wochen machte er ihr einen Heiratsantrag, den sie höflich ablehnte. Sie hätte sich vorgenommen, nie zu heiraten. Er gab aber nicht nach und verfolgte sie mit seinen Aufmerksamkeiten und Zärtlichkeiten. Er ging nicht mehr in den Klub, nicht mehr zu seinen Freunden. Er war verliebt wie ein dummer Junge und behauptete, er wisse erst jetzt, was Liebe sei. Da wollte ihn einer seiner Freunde von seiner Leidenschaft kurieren und teilte ihm im Vertrauen mit, er habe gehört, daß die Bildhauerin homosexuell sei und ein Verhältnis mit einer Sängerin habe, die immer in Hosenrollen auftrete. Die ganze Stadt wisse davon. Es sei ein öffentliches Geheimnis. Diese Mitteilung hatte die entgegengesetzte Wirkung. Seine Leidenschaft erreichte einen Grad, der ihn das Leben ohne sie als wertlos erachten ließ. Er kämpfte mit Selbstmordideen und teilte sie auch der Auserwählten mit. Das machte auf sie einen großen Eindruck und sie teilte ihm offen mit: Sie wolle gern seine Geliebte werden, aber nie seine Frau. Er sträubte sich eine Zeitlang gegen dieses Kompromiß und wollte nur einen Bund für das Leben. Schließlich kam es zu dem Verhältnis. Sie war keine Virgo mehr und erzählte ihm, sie wäre schon die Geliebte ihres Lehrers gewesen. Deshalb wollte sie auch nicht heiraten. Sie habe aber beim Lehrer nie auf normale Weise einen Orgasmus erzielen können. Sie blieb auch in seinen Armen anästhetisch. Bloß cum digito war Befriedigung und Orgasmus zu erzielen. Z. I. blieb ihr jedoch einige Jahre treu und wollte sie trotz ihres Widerstandes immer wieder zur Ehe bewegen. Er sah sie immer am liebsten in dem Gewande, das ihn so erregt hatte. Sie hatten ihre Zusammenkünfte immer in ihrem Atelier und er kam immer erst, wenn sie in Arbeitstoilette war. Schließlich erkaltete seine Liebe und er kehrte reuig zu seinem frauenfeindlichen Stammtisch zurück. Ein Versuch mit einem bei ihm angestellten Mädchen mißlang und führte ihn in meine Behandlung. Er glaubte sich impotent. Es war aber nur der in diesem Alter auftretende homosexuelle Nachschub, der so viele Erscheinungen verursacht, welche die Ärzte das Klimakterium des Mannes nennen. Die Analyse ergab, daß die Künstlerin die Kusine eines seiner Lieblingsschüler war, dem sie außerordentlich ähnlich war. Dieser Schüler trug in seinem Laboratorium gleichfalls einen weißen Kittel, wie ihn die Bildhauerin an hatte. Diese Ähnlichkeit war es, welche seine Libido so entflammt hatte. Der Schüler hatte sich gerade einige Wochen vorher verlobt. Er war aus verschiedenen Motiven gegen diese Verlobung. (Ein junger Mann solle sich wegen einer Frau nicht seine wissenschaftliche Karriere verderben!) In diesen Schüler war er verliebt, ohne es zu wissen. Die Ähnlichkeit der Kusine hatte die Transkription der Neigung in das Heterosexuelle gestattet und das Kostüm es ermöglicht, daß ein Teil der homosexuellen Triebkräfte in das heterosexuelle Strombett geleitet wurde.

An diesen Fall möchte ich einige Worte über das Klimakterium des Mannes und das kritische Alter der Frau anschließen. Der psychologische Vorgang, soweit er den Abschied von der Jugend bedeutet, ist ja bekannt und auch wiederholt beschrieben und besprochen worden.[1]) Der ganze Liebesinstinkt des Menschen sträubt sich gegen das Altwerden und fordert die Ausnützung der wenigen noch zur Verfügung stehenden Jahre. Je geringer die sexuelle Ausbeute vergangener Jahre gewesen, desto größer und stürmischer wird das Verlangen, das Versäumte nachzuholen, „so lange es noch Zeit ist". Was aber die wenigsten Forscher berücksichtigt haben, das ist die Bedeutung der Homosexualität für diese kritische Zeit. Es kann ja auch sein, daß die Involution der Geschlechtsdrüsen dazu beiträgt, das Gegengeschlechtliche stärker hervortreten zu lassen. Wer sich die Bisexualität chemisch vorstellt — und es gibt ja manche Stützen für diese Theorie —, kann dann von einem Siege des Gegengeschlechtlichen im Menschen über das Gleichgeschlechtliche reden. *Hirschfeld* würde von einem Manne sagen: Da er jetzt weniger Andrin produziert, habe das Gynäcin die Oberhand gewonnen. Vielleicht erklären sich viele Fälle von sogenannter tardiver Homosexualität *(Krafft-Ebing)* auf diese Weise. Habe ich doch einen Mann gesprochen, der bis zum 50. Lebensjahre sich sexuell gar nicht betätigte und auch keine Ahnung davon hatte, daß er homosexuell war. Um diese Zeit kam er in die Kreise der Homosexuellen und ist jetzt ein begeisterter Anhänger des dritten Geschlechtes. Vielleicht hängt auch der Durchbruch der Homosexualität, der zu Paranoia führt — wir wollen in den nächsten Kapiteln davon sprechen —, mit Veränderungen der Sexualdrüsen zusammen, die sich dann psychisch äußern müssen. In dem Falle Nr. 25 war es die Enttäuschung in der Ehe (beide Frauen hatten ihn betrogen), welche das Manifestwerden der homosexuellen Regungen ermöglichte.

Es ist möglich, daß die schönen Versuche und Operationen von *Steinach* diese Frage klären werden. Ich zweifle daran. Was beweisen die Erfolge von *Steinach* bei Ratten und Kaninchen? Daß die Pubertätsdrüse — wie er das interstitielle Gewebe des Hodens nennt — einen großen Einfluß auf die sexuelle Gestaltung des Körpers hat. Das wußten wir schon aus den Versuchen von *Halban, Foges, Tandler* u. a. Die Untersuchungen an Skopzen und Kastraten haben uns das längst bewiesen. Wir müßten durch Sektionen erst beweisen können, daß die tardive Homosexualität durch Involution der Pubertätsdrüse eingetreten ist; wir müßten nachweisen, daß sie durch Implantierung

---

einer neuen Pubertätsdrüse behoben wurde. Tierversuche beweisen nichts für den Menschen. Wir haben es überall auch mit der Wirkung seelischer Kräfte zu tun, die sich mit körperlichen Ursachen kombinieren. Aber die Möglichkeit, daß die t a r d i v e Homosexualität durch Involution der Pubertätsdrüse angeregt und gefördert wird, ist nicht von der Hand zu weisen und würde vielleicht zu einer aktiven Paranoiatherapie führen können.

Im späten Alter auftretende Leidenschaften entstehen oft im kritischen Alter durch Flucht vor der Homosexualität, ein Mechanismus, den wir noch eingehend besprechen müssen. Ich möchte hier nur auf die merkwürdige homosexuelle Färbung im kritischen Alter aufmerksam machen. Karin Michaelis, die sich mit dem Romane „Das kritische Alter der Frau" ein großes Verdienst erworben hat, verabsäumt nicht, diese Seite der seelischen Revolution entsprechend zu schildern. Das würde nur beweisen, daß dieser Roman den Wert einer guten Biographie hat. Denn diese Beobachtung deckt sich durchwegs mit meinen Erfahrungen. In dem Romane wird die Neigung der Heldin zu einem Stubenmädchen sehr eingehend geschildert. In diesem kritischen Stadium ist der Mann besonders bereit, sich in eine homosexuelle Maske zu verlieben . Ich gestehe, daß ich mir diese Vorgänge auch ohne den Einfluß der Geschlechtsdrüsen erklären kann. Denn man sieht Fälle, in denen von Klimakterium noch keine Rede sein kann. Da ist es die Liebesenttäuschung, wie in dem letzten Falle, welche diese neue homosexuelle Welle in Bewegung bringt. Auch die lange Zurückdrängung der homosexuellen Tendenzen ist zu berücksichtigen.

Typisch ist das Verhalten aller dieser Menschen, die ihre Homosexualität nicht sehen wollen. Sie verlieben sich mit einer derartigen Intensität, sie stehen unter einem derartigen Willen zur Liebe, daß die Leidenschaft dann alle vorherigen Leidenschaften übertrifft. Hier eröffnen sich neue Ausblicke zur Psychologie des Don Juan, des sogenannten „Wüstlings", und der Messalina   Auf der Flucht vor der Homosexualität stürzt sich das Individuum in eine gesteigerte Heterosexualität (mit Kompromißbildungen und Benützung von homosexuellen Masken), die aber selten die Ruhepunkte der Befriedigung gewährt. D e r W o l l ü s t l i n g i s t i m m e r d e r M e n s c h, d e r s e i n e W o l l u s t n i c h t g e f u n d e n h a t. Wer sie gefunden hat, der hat auch immer wieder die Wellentäler der Libido, die Ruhepausen des Sattseins. Wer sie nur scheinbar gefunden hat, wird bald wieder von dem nicht gesättigten Triebe gejagt werden, sie immer wieder zu suchen. So wenig wie eine Zwangshandlung den Neurotiker dauernd beruhigen kann, weil sie nur eine Symbolhandlung und ein Ersatz einer anderen Handlung ist, so wenig kann die in die

Heterosexualität getragene unerledigte Homosexualität durch einen heterosexuellen Exzeß zur Ruhe kommen. Der Sexualtrieb ist ja — wie *Freud* mit Recht betont — komplexer Natur und kommt selten in seiner ganzen Stärke und Totalität zur Anwendung. Der ganze Trieb, ungeteilt, ungehemmt, ist das unerreichte Ideal aller Menschen; der Zustand des Verliebens ist die Erwartung einer bisher nicht erreichten Befriedigung.

Im kritischen Alter des Mannes und der Frau brechen oft schwere Zwangsneurosen aus, die irrtümlicherweise auf Aufregungen, Überanstrengungen und andere nebensächliche Momente zurückgeführt werden. Jede dieser Zwangsneurosen ist ein kompliziertes Rätsel, das die Aufgabe hat, die treibenden psychischen Kräfte vor sich und der Welt zu verbergen. Sehr häufig lassen sich hinter den verschiedenen „verrückten" Symptomen die Schutzbauten gegen die Homosexualität nachweisen.

Der nächste Fall bietet uns eine interessante Auslese von Symbolismen und Symbolhandlungen, die leicht verständlich werden, wenn man den Schlüssel gefunden hat.

Fall Nr. 26. Herr Beta erkrankt im Alter von 60 Jahren an einer eigentlich akut ausbrechenden Neurose. Plötzlich überfällt ihn die Angst vor der Tuberkulose. Er ist der festen Überzeugung, daß er tuberkulös ist, und der Ausspruch berühmter Ärzte kann ihn nur für einige Tage beruhigen. Er liest alle populären Werke über Tuberkulose und auch die wissenschaftlichen Bücher von *Cornet, Koch* und anderen Forschern. Er hat sich ein ganzes System zurechtgelegt, wie man die Tuberkulose heilen kann. Er glaubt, daß kalte Luft das beste ist, und macht große Spaziergänge im Freien, will nur bei offenen Fenstern schlafen, fährt nach Davos und lebt am liebsten in Orten, wo man Wintersport treibt. Er ist überzeugter Anhänger der Tröpfcheninfektion und meidet infolgedessen die Nähe von   Männern.

„Warum gerade von Männern? Kann man durch Frauen nicht ebenso infiziert werden?"

„Nein! Frauen expektorieren nicht so kräftig. Die Männer expektorieren in weitem Strahle, Frauen nur in einem kleinen Umkreis."

„Woher haben Sie diese Kenntnisse?"

„Sehen Sie, das habe ich durch Studium und Nachdenken gewonnen. Ich dachte mir, Husten und Urinieren sind zwei sehr ähnliche Vorgänge. In beiden kommen Ausscheidungen des Organismus vom Innern in die Atmosphäre. Eine Frau uriniert auch nur mit kleinem, nicht weit reichendem Strahle. Männer urinieren sehr kräftig und können einige Meter weit den Urin entleeren."

Schon dieser Vergleich verriet mir, daß es sich bei dieser Angst vor Tuberkulose um einen versteckten sexuellen Trieb handeln müsse. Allein Beta setzt diesen Vergleich noch fort.

„Männer sind auch imstande zu ejakulieren, während Frauen nur ein kleines Stück Schleim ausstoßen sollen, das in der Scheide bleibt.

Wie dem auch sei, ich fürchte besonders die Infektion durch einen tuberkulösen Mann."

Ich erkundigte mich, wie das Leiden entstanden sei und wie lange es besteht, und hörte folgende sehr bezeichnende Begebenheit:

„Ich lebte längere Zeit mit einem Neffen zusammen, der bei mir wohnte und ein eigenes Zimmer hatte. Einmal kam meine verheiratete Tochter zu uns auf Besuch, weil ihr Kind Keuchhusten hatte und ihr Luftveränderung empfohlen wurde."

(Es ist charakteristisch, daß er sich vor der Ansteckung mit Keuchhusten nicht fürchtete, obwohl ihm ein böser Fall bekannt war, daß ein älterer Herr sich infiziert hatte und viele Monate krank war. Die Angst vor der Tuberkulose erweist sich dadurch als einzige „überwertige" Idee.)

„Ich mußte — fuhr er fort — mit meinem Neffen in einem Zimmer schlafen. Er war erst vor einigen Monaten aus Meran zurückgekommen und galt zwar als geheilt . Aber Sie wissen ja, wie diese Heilungen bei näherer Betrachtung aussehen. In der Nacht war ich schon aufgeregt und hörte den Neffen ein paar Mal husten. Ich merkte, daß er nicht schlief, und konnte auch keinen Schlaf finden, weil ich daran dachte, daß ich mich sicher infizieren würde. Am nächsten Morgen schon lief ich zu meinem Hausarzt, der mich auslachte, aber auf mein dringendes Befragen mir sagte: „Wenn Sie solche Angst haben, so schlafen Sie halt in einem anderen Zimmer." Ich ließ mir das nicht zweimal sagen und übernachtete nun einige Wochen in einem Hotel. Doch da begann mich der Gedanke zu plagen, daß ich hier vielleicht wieder ein Tuberkulöser übernachtet haben konnte, und ich fand wieder keinen Schlaf. Ich schwitzte bei Nacht und glaubte nun den Ärzten nicht und war überzeugt, daß dies das erste Stadium der Tuberkulose wäre   "

Wir merken, daß der alte Herr durch die Anwesenheit des Neffen homosexuell erregt wurde und daß die Homosexualität sich ihm als Bild der Tuberkulose bewußtseinsfähig machte.

„Ich könnte mir die Haare ausreißen, daß ich diesen Unsinn gemacht habe."

„Welchen Unsinn?"

„Nun, mit dem Neffen allein in einem Zimmer zu schlafen. Wenn ich wenigstens eine spanische Wand vorgestellt hätte. Aber man denkt leider in seinem Leichtsinn nicht an die Folgen ."

Überdies zeigt Beta eine Reihe von Zwangshandlungen, welche sich leicht durchblicken lassen, wenn man einmal weiß, daß bei ihm „Tuberkulose" „Homosexualität" bedeutet. Er geht auf der Gasse und bemerkt aus der Ferne, daß ihm ein Mann entgegenkommt. Er weicht aus und geht auf die andere Seite; er reicht keinem Mann, auch seinen Freunden, nicht mehr die Hand; sie könnte ja Tuberkelbazillen tragen. Alle Stätten, wo Männer nackt zu sehen sind, Bäder, Sportspiele, sind Verbreitungsherde der Tuberkulose.

Überdies macht sich in seinem Wesen ein weiblicher Zug bemerkbar. Er hat sich den Bart rasieren lassen, weil Haare Brutstätten für Tuberkelbazillen sind; er ist jetzt rührselig, weinerlich, unentschlossen, weichlich geworden. Er findet, daß die Mode der kurzen Röcke nicht kleidsam ist und trägt einen langen Rock, der fast wie ein Kaftan aussieht.[1]) Es handelt sich um einen vollkommenen Durchbruch der Weiblichkeit, der schon einen Übergang zu den Paranoiaformen bildet, auf die wir später zu sprechen kommen werden. Auch erwacht in ihm Eifersucht auf seine Frau und er findet sich zurückgesetzt, nicht genügend beachtet. Er ist aufgeregt, schlaflos, lebensüberdrüssig. Die Analyse wird nach einigen Stunden abgebrochen.

Solche Kranke zittern vor der Wahrheit, eilen von Arzt zu Arzt und wollen eigentlich nur eines: ihr Geheimnis behalten und die Homosexualität in der maskierten Form weiter pflegen. Einmal entlarvt, wäre es ihnen nicht so leicht möglich. Sie werden immer unter allerlei Vorwänden nach einigen Stunden der Behandlung verschwinden, wobei in Betracht zu ziehen ist, daß sie ja den Arzt auch als Mann betrachten, ihre homosexuelle Liebe auf ihn übertragen und nun die Gefahr des Zusammenseins mit dem geliebten Objekte fliehen.

An diesem Falle glaube ich gezeigt zu haben, welche wunderliche Verkleidung der Durchbruch der Homosexualität herbeiführt. Ähnliche Formen sind auch die Angst vor der Syphilis, die Angst vor Blutvergiftung, die Angst vor Berührung. Hinter diesem Schreckbilde Syphilis steckt ein anderes Verbot. Ich glaubte früher, daß es sich bei der Syphilidophobie nur um den Inzest handelt. Jetzt weiß ich, daß es sich um die Angst vor „d e r v e r b o t e n e n L i e b e" handelt. Die Syphilis wird ein Symbol des Inzestes oder der Homosexualität. Infiziert werden heißt: mit homosexuellen oder inzestuösen Tendenzen durchseucht werden. Die Bilder sind der Sprache des Alltags entnommen. Man spricht immer, daß ganz Berlin mit Homosexualität infiziert sei; die Gegner der Homosexuellen wettern gegen die Seuche, welche das deutsche Volk verpeste; man bewahrt einen Jungen vor der Ansteckung der Homosexualität. Ist es also wunderlich, wenn die krankhaften Ausdrucksformen der Neurose dann die gleichen Bilder annehmen? Die Entstehung solcher Angstzustände in höherem Alter ist immer verdächtig auf einen Durchbruch der Homosexualität, gegen die dann neue Sicherungen errichtet werden müssen. Wollte ich alle diese Formen hier beschreiben, ich müßte ein neues Werk über Angstzustände vollenden. Wir wissen es ja, daß alle Neurosen eine bisexuelle Analyse verlangen. Ich möchte aber behaupten, daß der Beitrag der Homosexualität zur Neurose ein viel größerer ist als der aller anderen verpönten Triebrichtungen.

Ich wende mich zu der Schilderung eines Charakters, bei dem man am allerwenigsten die Homosexualität als treibende Kraft vermuten würde: zum Don Juan. Von der Messalina werden wir später

---

[1]) Ähnliche Züge finden sich bei Jean Jacques Rousseau.

in dem Buche über die sexuelle Anästhesie der Frau sprechen. Aber der Don Juan erfordert eine gesonderte Abhandlung. Man denke, ein Mann, der sein Leben in den Dienst der Frauen stellt, der Tag und Nacht nur an neue Eroberungen denkt, der jede Frau schön findet, wenn die Stunde es verlangt, für den keine zu alt, keine zu häßlich ist, wenn er sie für sein Register braucht, dieser Mann sollte an latenter Homosexualität leiden? Und doch ist es so, und je mehr ich Gelegenheit habe, die Psychologie des Frauenjägers kennen zu lernen, desto fester wird meine Überzeugung, daß hinter dem rastlosen Treiben die Jagd nach dem Manne steckt. So viele Erklärungen man auch über den Don Juan, diesem Vorläufer Faustens, gefunden hat, keine löst restlos sein Wesen auf. Erst die Heranziehung der latenten Homosexualität macht uns den Typus verständlich.

Welche Charaktereigenschaften sind für den Don Juan typisch? Erstens: Seine leichte Entflammbarkeit. Zweitens: Die Wahllosigkeit seines Geschmackes. Drittens: Das rasche Erkalten. Natürlich gibt es verschiedene Übergangsformen und Zwischenstufen. Ich wähle nur den Grundtypus heraus, wie er mir in einigen Beispielen bekannt ist. Die Trias „rasch entflammt — nicht wählerisch — rasch erkaltet" gestattet mannigfache Variationen. Besonders die Wahl der Liebesobjekte wird bei manchen Frauenjägern durch eine bestimmte fetischistische Vorliebe (z. B. rotes Haar, Jungfrau, bestimmte Gestalt, bestimmter Beruf) eingeengt. Es gibt unter den Don Juans Sammler bestimmter Typen. Ich kannte einen Witwensammler. Die Größe der Begierde war proportional zur Kürze des Witwenstandes. Nur Frauen in Trauer zogen ihn an. Aber in dieser Variation war er dann wahllos. Ob sie jung oder alt, schön oder häßlich war, das war ihm gleich, wenn sie nur eine Witwe war. Sein Stolz waren die Witwen, die am Tage des Begräbnisses seine Geliebten wurden.

Oskar A. H. Schmitz[1]) hat einen feinen Unterschied zwischen dem Typus des Don Juans und dem des Casanova gemacht: „Don Juan ist ein betrügerischer, listiger Verführer, dem die damit verbundene Besitzergreifung, die Gefahr, die Betätigung seiner Macht und Herrschaftsgelüste Hauptsache ist, der aber an sich unerotisch ist, während Casanova der Erotiker par excellence ist, auch verschlagen und betrügerisch, aber nicht um seine Macht — sondern um sein sinnliches Liebesbedürfnis angenehm zu befriedigen. Don Juan kennt nur die Weiber, für Casanova ist jede „das Weib". Don Juan ist dämonisch, teuflisch, er geht auf das Verderben der von ihm verführten Weiber aus, er stößt sie absichtlich ins Unglück, Casanova ist menschlich, sorgt immer für das Glück seiner Geliebten und widmet ihnen ein zärtliches Andenken. Don Juan verachtet die Weiber, er ist der Typus des Misogynen, des satanischen Frauenhassers, Casanova ist typischer Feminist, besitzt ein

---

[1]) Don Juan, Casanova und andere erotische Charaktere. (Stuttgart 1906.)

tiefes Verständnis für die Frauenseele, wird durch die Liebe nicht enttäuscht und braucht die ständige Berührung mit dem weiblichen Wesen für sein Lebensglück. Don Juan verführt durch sein dämonisches Wesen, durch die Anziehungskraft der brutal-wilden Gewalt, Casanova durch die von ihm ausgehende sinnliche Atmosphäre."

Bloch führt noch einen dritten Typus ein, den Pseudo-Don Juan oder besser Pseudo-Casanova, den immer enttäuschten Sucher, der am besten durch Rétif de la Bretonne repräsentiert wird. Er sucht die wahre Liebe und findet sie nie.

Wenn ich auch zugeben muß, daß der Verführer zwischen diesen Typen schwankt, so möchte ich in allen drei Typen nur die Vertreter einer latenten Homosexualität sehen. Keiner findet sein Ideal. Rétif de la Bretonne ist der ewig enttäuschte, weil er die wahre Liebe nie finden wird; in seiner Liebe steckt noch viel Anbetung der Frau. Es ist eine Flucht in die Frau vor dem Mann. Casanova beweist sich immer aufs neue, was er für ein Mann und Kerl ist. Das Weib ist ihm Mittel, sein Persönlichkeitsgefühl zu erhöhen. Er darf das Objekt nicht entwerten, sonst verringert er die Größe seiner Siege. Der Don Juan liegt schon auf der Linie, die zum berüchtigten Marquis de Sade führt. Er haßt das Weib, weil es nicht imstande ist, ihm die große Liebe einzuflößen. Er sucht ewig Erlösung und hat keine Berührungspunkte mit dem fliegenden Holländer, der die Liebe bis in den Tod sucht. Aber ich kann nicht bestätigen, daß diese Typen so scharf geschieden sind, wie *Schmitz* und *Bloch* es glauben machen. Es finden sich die feinsten Übergänge und Variationen. Sie wechseln mit den Zeiten den Charakter und gehen in einen anderen Typus über.

Wir bleiben daher beim Don Juan als Repräsentanten der Gattung des Verführers. Ist doch allen diesen Typen gemeinsam, daß sie nicht Treue halten und ihre Liebe nicht monopolisieren können. Und das ist für mich das Entscheidende.

Die leichte Reizbarkeit, der Haß gegen die Frauen, die latente Grausamkeit, die ewige Liebesbereitschaft zeigen uns, daß der Don Juan im Grunde genommen immer unbefriedigt ist. Der wichtigste Moment ist für ihn die Eroberung der Frau. In dieser Eroberung zeigt sich etwas vom Haß gegen die Frau, der bei allen Homosexuellen — latenten und manifesten — eine so große Bedeutung hat. Für den richtigen Don Juan ist die Eroberung der Frau ein Problem, das seine Spielerfreude reizt. Wird es auch bei der einen gehen und bei der anderen und bei der dritten? Jede neue Eroberung überzeugt ihn von seiner eigenen Unwiderstehlichkeit, von dem Zauber seiner Reize, so daß er sich sagen kann: Du bist doch ein ganzer Mann! Er muß sich immer wieder beweisen, daß er ein Mann ist, weil er seine Weiblichkeit zu stark fühlt; er kann die Frauen mit Hilfe dieser Weiblichkeit am leichtesten erobern, weil er aus sich heraus weiß und fühlt, was die Frauen verlangen. Ist er doch selbst eine Frau in Männerkleidern. Sein Narzissmus (die krankhafte Selbstliebe) verlangt immer wieder neue Beweise seiner Unwiderstehlichkeit. Dieser Mann aber, der alle

Perversionen an Frauen übt und der auch in der Abwechslung der
Liebesarten sein Suchen nach bestimmten Reizen verrät, wird sich nie
dazu hinreißen lassen, einen homosexuellen Akt zu begehen, obwohl
er sonst nicht wählerisch ist und von allem Bösen und Verbotenen
gekostet hat. Er findet die Homosexuellen ekelhaft und unausstehlich,
er müsse ausspucken, wenn er so einen Kerl sehe, er möchte alle diese
Männer und Frauen einsperren lassen, diese Männer ausrotten wie eine
Seuche. Er ist zu dem Problem der Homosexualität mit einem Affekt
eingestellt, der uns beweist, daß hinter diesen negativen Formen des
Ekels und der neurotischen Abwehr die positiven Triebrichtungen des
Verlangens versteckt werden. Er sucht auch Frauen, die sich dem
männlichen Typus nähern, denen die sekundären Geschlechtsmerkmale
fehlen, ganz magere, ephebenhafte Frauen, Matronen, Mädchen, die
noch Kinder sind, als Übergangsformen zum männlichen Typus.
Manchmal verraten gewisse Abneigungen, wie sie *Hirschfeld* als Anti-
fetisch beschreibt, den homosexuellen Charakter und die Schutzmaßregeln gegen die Homosexualität. Der eine verträgt keine Frauen, die
große Füße haben, der andere keine Frau, die am Körper behaart ist.
Da komme ihm das Brechen an. Der dritte wird durch das Schnurrbärtchen abgestoßen, durch eine tiefe Stimme. Es gibt da alle Übergangsformen. Der eine sucht den vollendeten Typus Weib, der andere
den Typus, der sich mehr dem Manne nähert, ohne den anderen zu
verschmähen.

Er sucht immer, weil er ja im geheimen nach dem Manne sucht.
Sein Sexualziel ist der Mann. Von jedem Weibe erhofft er die große
Lust, die ihn einmal befriedigt. Von jeder muß er sich enttäuscht ab-
wenden, da er ja nicht befriedigt werden kann. In der Eroberung und
in dem Verlassen der Frau zeigt sich wieder seine niedere Wertung
der Frau. Der Frauenschätzer ist eigentlich kein Don Juan, da er
seine Sexualität meistens auf wenige Frauen verteilt und von der Über-
wertung dieser Frauen seine Schlüsse auf das ganze Geschlecht zieht.
Der Don Juan benimmt sich so, als ob er die Frauen schätzen würde.
In der Geste aber, mit der er sie entläßt, liegt die ganze Verachtung
der Frau. Er schätzt nur die Frauen, die ihm widerstehen und die
er nicht erobern kann. Solcher Widerstand kann auch dazu führen,
daß der Don Juan heiratet, um in einer unglücklichen Ehe das alte
Leben fortzuführen. Denn er hat wieder nicht den Mann gefunden.

Charakteristisch ist bei näherer Untersuchung, daß die Wahl des
zu erobernden Objektes so oft durch homosexuelle Zünder erklärt
werden kann. Der Don Juan, der nach verheirateten Frauen jagt, legt
großen Wert darauf, daß ihm die Männer dieser Frauen gefallen. Das
steigert natürlich sein Selbstbewußtsein, denn es ist schwerer, einem

schönen Manne Hörner aufzusetzen als einem häßlichen. Ein solcher Don Juan sagte mir einmal: „Ich habe alle möglichen Frauen besessen, nur nicht die Frau eines dummen Kerls. So einen dummen Menschen zu betrügen, das würde ich für eine Gemeinheit halten." Dieser Typus legt offenbar Wert darauf, sich mit einem klugen Rivalen zu messen. (Wenn du so klug bist, solltest du auf deine Frau besser aufpassen.) Der Akzent liegt aber auf dem Umstande, daß ihm der Mann gefällt, daß er den Mann bewundert und ihn als klugen Mann anerkennt. Er muß erst den Mann lieben, ehe er seine Frau erobert, und er kann nur kluge Männer lieben. Das ist seine Liebesbedingung. *Maupassant* schildert in einer Novelle einen solchen Typus. Der Held kann nur die Frauen von Männern besitzen, die ihm sympathisch und seine Freunde sind. Einen extremen Typus dieser Art werden wir in dem Kapitel „Eifersucht" kennen lernen.

Fall Nr. 27. Herr U. O. ist jetzt 49 Jahre alt und macht eine schwere seelische Krise durch. Er erzählt, daß er glücklich verheiratet gewesen, bis eine Schauspielerin seinen Weg gekreuzt habe. In diese habe er sich so verliebt, daß er nicht loskommen könne, das Haus vernachlässige, seinem Berufe nicht nachgehen könne und im Begriffe stand, einen Selbstmord zu begehen. Er habe sonst die Frauen nicht so lange lieben können und wäre bald mit einer jeden fertig geworden. Nach einigen Wochen kam eine andere daran.

„Sagten Sie nicht, daß Sie glücklich verheiratet sind?"

„Ja. Das hat mich nie gestört. Ich kann keiner Frau treu sein. Ich muß immer Abwechslung haben. Ich bin ein polygamer Mensch. Diese Frau ist die erste, der ich treu bin. Nicht meiner Frau, die ich schon in der ersten Woche der Ehe betrogen habe, nein, der Geliebten, die mich ganz aus dem Gleichgewicht gebracht hat, bin ich treu! Denken Sie: Ich dulde es, daß sie mit anderen Männern verkehrt, von denen sie sich aushalten läßt. Wer mir das früher gesagt hätte! — Ich nehme mir auch jedesmal vor, nicht mehr zu ihr zu gehen und Schluß zu machen. Ich habe es meiner Frau, die ganz gebrochen ist, auch geschworen. Ich bin immer zu schwach .. Retten Sie mich! Befreien Sie mich aus diesen unwürdigen Banden! Geben Sie mich meiner Familie wieder!"

. . Die Lebensgeschichte dieses Mannes ist die oft gehörte anderer Neurotiker. Er begann sehr früh sexuell zu verstehen und zu onanieren. Schon im sechsten Jahre begannen seine ersten onanistischen Akte in der Schule; er glaubt aber, daß es auch schon vorher der Fall gewesen. Er hatte allerlei Spielkameraden, mit denen er die „gewöhnlichen kindlichen Scherze" trieb. Die gewöhnlichen kindlichen Scherze entpuppten sich als: Fellatio, Päderastie, manuelle Onanie und Zoophilie. Sie richten einen Hund ab, der ihnen dann durch Lecken den höchsten Orgasmus erzeugte. Die letzte homosexuelle Liebe hatte er mit 14 Jahren. Es war ein Kollege, mit dem er gegenseitige Onanie trieb. Eines Tages wurden sie über den Schaden der Onanie belehrt und gingen zusammen in ein Bordell. Sie übten diese

Praxis sehr lange aus, weil es ihnen viel mehr Spaß machte. Oft wechselten
sie dann die Frauen. (Eine nicht so seltene Form, wie Latenthomosexuelle
zu großem Orgasmus kommen und auf Umwegen den Freund benützen. In
Lupanaren sehr häufig geübt.) Bald jedoch bildete er sich zum richtigen
Don Juan aus. Schon mit 16 Jahren war er ein vollendeter Frauenjäger
und brachte es auch dahin, daß die Frau seines Gymnasialprofessors seine
Geliebte wurde. Er begehrte jede Frau, alt oder jung, schön oder häßlich.
Er behauptet, seine größten Genüsse alten Frauen zu verdanken und produziert mir einen Brief von Franklin an junge Leute, der ihnen rät, sich
an die alten Frauen zu halten. Diese leichtbetonte Gerontophilie hinderte
ihn nicht, mit unreifen Mädchen, ja fast noch Kindern zu beginnen. Sein
ganzes Sinnen und Trachten vom Morgen bis zum Abend waren Frauen.
Wie er erwachte, stellte er sich die Frage: Was wirst du heute erleben?
Ist er mit einer Frau allein im Zimmer, so hat er nur einen Gedanken:
Wie kann ich sie gewinnen? Er betrachtet jede Frau nur als Objekt seiner
Lust und wird ihrer sehr rasch müde. Mit Ausnahme einer älteren Dame,
die er immer zeitweise besucht, auch jetzt in der Zeit seiner großen Liebe,
ist er keiner länger als einige Wochen treu geblieben. Oft hatte er schon
nach einmaligem Besitz einen Ekel vor dieser Frau und dachte sich: Du
bist auch nicht besser als die anderen. Er hat seit dem 16. Jahre durch die
ganze Zeit fast jeden Tag verkehrt und öfters mehrere Male am Tage.
Mit 32 Jahren lernte er seine Frau kennen. Ihr Vater war ein Bürovorstand,
ein Mann, für den er immer die größte Verehrung hatte.
(„Solche Menschen gibt es nicht viele!") Er heiratete seine
Tochter, die er hoch über alle anderen Frauen stellte, und führte eine sehr
glückliche Ehe. Seine Angst war nur, daß seine Frau von seinen Eskapaden
erfahren könnte. Denn vor ihm war keine Schürze sicher und er hatte schon
in den ersten Jahren der Ehe mit der Köchin seines Hauses ein Verhältnis.
Schließlich brachte er sich dazu, im Hause nichts anzufangen und war so
vorsichtig, daß seine Frau ihm nicht auf seine Abwege kam. Er hatte dann
eine Reihe von Frauen und Mädchen, die ihm immer zur Verfügung standen,
wann er gerade nach ihnen Lust hatte. Da lernte er einen jungen Mann
kennen, der ihm sehr sympathisch war. Nur eines stieß ihn an ihm ab:
Daß er ein Homosexueller war und noch darauf stolz war. Das konnte er
nicht begreifen und gab sich alle Mühe, seinen Freund zur Frauenliebe zu
bekehren. Das mißlang vollkommen, aber sein neuer Freund führte ihn in
homosexuelle Kreise ein, die ihn „nur als Kulturmenschen" interessierten.
Er besuchte ein Café, wo die Homosexuellen zusammenkamen, und merkte,
daß sich auch viele Intellektuelle unter ihnen befanden. Besonders wunderte
ihn, daß das gemeinsame Los die sozialen Unterschiede vollkommen nivellierte.
Ein Graf verkehrte mit einem Kellner und einem Postbediensteten, als wären
es seine intimen Freunde. Nach einigen Wochen lernte er die Schwester
seines neuen Freundes kennen und verliebte sich auf den ersten Blick in
sie. Das war seine große Liebe!

Es war klar, daß der Umgang mit den Homosexuellen seine latente
Homosexualität von Hemmungen befreit hatte und daß die homosexuelle
Welle ihn zu ergreifen drohte. Dagegen gab es nur eine Rettung: Die
Flucht in die Liebe. Die Liebe zu seinem Freunde wurde die Liebe zu seiner
Schwester, die ihm außerordentlich ähnlich sah. Beim Koitus mit der neuen
Geliebten kam er bald auf die Idee, den Succubus abzugeben und auch die

anale Form der Befriedigung zu wählen, wobei er einen ihm vorher ungeahnten Orgasmus empfand.

Durch anonyme Briefe erfuhr seine Frau bald die ganze Wahrheit.
Auch war er ihr gegenüber bald sehr schwach potent und konnte nur mit
Mühe den ehelichen Pflichten genügen.

In diesem Falle wirkte die Analyse wahre Wunder. Er lernte bald
die Quellen seiner Fixierung begreifen und wunderte sich nur, daß er so
blind gewesen und nicht selbst bemerkt hatte, daß er den Bruder in der
Schwester liebte. Er machte sich von der Schauspielerin auf würdige Weise
los. Er stellte ihr den Antrag, sie möge alle Verhältnisse lösen, dann wolle
er sein Wort halten und sie heiraten. Er liebte sie noch immer, aber er
war sehend geworden. Sie lachte ihm ins Gesicht. Ob er wohl die Kosten
ihrer Toiletten und ihre sonstigen Ansprüche befriedigen könne? Damit
war das Ende dieser Liebe unvermeidlich. Er schämte sich, daß er eine
solche Frau seiner Gattin hatte vorziehen können. Auffallend war ein Traum,
der die völlige Lösung seiner Fixierung brachte.

Ich bin mit Otto — so hieß der junge Freund — in einem Zimmer.
Er kam auf mich zu und sagte: Merkst du denn nicht, daß ich dich
liebe und nach dir verlange. Ich wehrte mich gegen seine Liebkosungen
und zog einen Revolver aus der Tasche. Ich hielt ihn hoch und wollte
auf den Freund schießen. Da verwandelte sich der Freund in meinen
Sohn und die blauen treuherzigen Augen meines Kindes baten flehend:
Schone mich! Da ließ ich die Waffe fallen und lief aus dem Zimmer.

Der junge Freund hatte eine gewisse Ähnlichkeit mit seinem eigenen
Sohne, dem er sich vor der neuen Liebe gerne gewidmet hatte

Wir können aus diesem Falle lernen, daß es auch eine große
Liebe gibt, die den Verliebten vor sich selbst retten soll. Es gibt
Zeiten, in denen man lieben muß und dann das Liebesobjekt, auch wenn
es nicht den strengen Anforderungen entspricht, überwertet wird, um
in dem Rausche des Verliebtseins (wie in jedem anderen Rausche)
zu vergessen. Jede Liebe, die im späteren Alter auftritt, kann einen
Versuch bedeuten, sich mit allen Kräften in die Heterosexualität zu
retten. Das Kennzeichen einer solchen Liebe ist das Übertriebene und
Zwangsmäßige. Der Verliebte kann nicht eine Stunde ohne seine Liebe
sein; er möchte sie immer um sich haben; sie soll ihn überall hin-
begleiten; selbst im Schlafe hält er die Hände der Liebsten, daß sie
ihn vor jeder Versuchung schützen solle. Und ich habe Fälle gesehen
— und werde bald über einen solchen berichten —, in denen die Liebe
alle Stürme überdauerte und als ein gelungener Heilungsprozeß zu
bezeichnen ist.

In der Analyse kommt es oft vor, daß diese Patienten auf den
Arzt übertragen, sich in ihn verlieben und in dieser Liebesbereitschaft
dann irgend ein weibliches Wesen finden, das ihnen zufällig in den
Weg läuft, in das sie sich „rasend" verlieben und das nun ihre Rettung
aus der sexuellen Gefahr bedeutet. Die Gefahr ist die Homosexualität.

Don Juan, Casanova, Retif de la Bretonne, sie fliehen alle den Mann und suchen Erlösung beim Weibe. Retif ist Fußfetischist. Die Wahl dieses Fetisch, der ausgesprochen bisexuell ist, beweist schon eine latente Homosexualität. Auf der Flucht vor homosexuellen Regungen geraten die großen Frauenhelden oft in die schwersten Neurosen. Der nächste Fall wird uns die Schilderung eines solchen neurotischen Schürzenjägers bringen.

Fall Nr. 28. Herr G. K., ein hervorragender Erfinder, 32 Jahre alt, konsultiert mich wegen einer Reihe von merkwürdigen Zwangshandlungen, die er vor dem Schlafengehen absolvieren muß. Er muß zirka zwanzigmal nachsehen, ob alle Türen fest geschlossen sind. Dann beginnt eine Wanderung durch die Wohnung und eine hochnotpeinliche Untersuchung, ob denn kein Einbrecher in der Wohnung verborgen wäre. Nicht nur unter die Betten wird gesehen, sondern alle Schränke und Kasten werden aufgemacht und sehr genau nachgesehen. Es könnte dort ein Dieb verborgen sein. Bis diese Untersuchung fertig ist, wird es fast Mitternacht. Ermüdet von der peinlichen Prozedur, bei der sogar der Bücherkasten ausgeräumt wird, weil hinter den Büchern ein Mann versteckt sein könnte, legt er sich um Mitternacht ins Bett, wenn die Untersuchung um 10 Uhr begonnen hat. Dann überfällt ihn meist der Zweifel, ob er denn wirklich alles genau nachgesehen hat. Er war noch nicht im Kinderzimmer, wo die drei Mädchen liegen, welche ihm seine Frau geschenkt hat. Auch das Zimmer, wo der Bub schläft, hat er noch nicht untersucht. Er springt aus dem Bette und macht nun in Nachttoilette mit einer Kerze in der Hand den unaufschiebbaren Gang in das Kinderzimmer. Die Mädchen sind es schon gewöhnt, fahren aber erschreckt aus dem Schlafe auf. Im weißen Nachtgewand, wie ein Gespenst, untersucht er das Zimmer, leuchtet unter die Betten der Kinder, unter das Bett des Dienstmädchens, wobei er nachsieht, ob kein Mann in ihrem Bette versteckt liegt. Bei diesem Rundgange werden alle Fenster und Türen geprüft, ob sie gut schließen. Jetzt ist es schon spät nach Mitternacht. Er geht erschöpft ins Bett. Wieder plagt ihn der Zweifel, ob er diese oder die andere Tür auch gründlich zugemacht hätte, ob der Gasometer bestimmt geschlossen sei, und er beginnt aufs neue mit sich zu kämpfen. Der Verstand sagt: Du hast alles genau nachgesehen, du brauchst nicht mehr aufzustehen, schlafe schon ein, es ist höchste Zeit. Allein der Verstand ist machtlos und der Affekt überwältigt ihn wieder. Er muß wieder aufstehen und noch verschiedene Untersuchungen machen, deren Details ich hier nicht anführen will. Es wird drei bis vier Uhr und später, bis er fertig wird. Dann legt er sich zu seiner Frau und weckt sie. Erst nach einem Koitus, den er jede Nacht vollzieht, schläft er ein. Da ist aber schon die Nacht vorüber und der Tag beginnt schon zu dämmern. Nun bleibt er im Bette, schläft oft zum Ärger seiner Frau bis zum Mittag und noch länger. Das ganze Haus ist auf den Kopf gestellt. Die Kinder erwachen, haben aber ganz andere Räume, weil der Papa nicht geweckt werden darf. Da er ein Millionär ist, kann er sich das erlauben. Auch die Dienstboten werden so hoch entlohnt, daß sie gerne in dem „verrückten Hause" bleiben. Nachmittags arbeitet er in seinem chemischen Laboratorium. Seine Arbeiten haben ihn berühmt gemacht. Er ist ein sehr fähiger Chemiker, der geniale Ideen hat und dessen Patente seinen Reichtum geschaffen haben.

Überdies wird er von einer Zwangsvorstellung verfolgt, die sehr sonderbar ist. Er will immer wissen, wie seine Frau gefällt und ob man sie für eine schöne Frau hält. Seine größte Sorge ist ihre Toilette. Er verbringt viele Nachmittage mit ihr in Salons bei Schneiderinnen und bei Modistinnen. Er macht ihr Vorwürfe, sie verstünde sich nicht zu kleiden, sie lege keine Sorgfalt auf ihre Schönheit. Dabei ist es ihm gleichgültig, wie sie im Hause herumgeht. Diese Sorge bezieht sich immer auf den Eindruck, den die Frau auf andere Männer macht. Es kränkt ihn auch, wenn andere Frauen seine Frau nicht schön finden, aber lange nicht so, wie wenn er das von Männern voraussetzt. Da er den Abend fürchtet, geht er gerne in Gesellschaften. (Natürlich verschiebt sich dann sein Zeremoniell und er schläft noch später ein.) Da ist es seine Hauptsorge, wie seine Frau gefällt. Sagt ihm ein Mann: „Ihre Frau sieht heute prachtvoll aus!" Oder sagt ihm ein fremder Herr: „Wer ist denn jene schöne Frau?" — wie es ihm schon auf Bällen passiert ist, so ist er überglücklich. Oder er stellt seine Frau einem Herrn vor und der sagt ihm später: „Ich wußte gar nicht, daß Sie eine so schöne Frau haben!" — dann ist er selig und seine Frau hat einen guten Tag. Er kauft ihr am nächsten Tage Schmuck, ist zärtlich, überhäuft sie mit Schmeicheleien. Merkt er aber, daß seine Frau nicht beachtet wird, oder gibt es eine andere schönere Frau im Saale, so ist er unglücklich. Er macht dann seiner Frau die heftigsten Vorwürfe, sie hätte sich nicht schön genug gekleidet, er zürnt, er tobt, er wettert, er grollt mehrere Tage, bis eine neue Episode, in der er merkt, daß seine Frau Männern und Frauen gefällt, ihn wieder beruhigt. Er kann es nicht vertragen, wenn er hört, daß ein anderer eine schöne Frau hat. Er ruht dann nicht, bis er die Bekanntschaft dieser schönen Frau gemacht hat, und ist selig, wenn ihm ein Herr sagt: Ihre Frau ist ja viel schöner! Hört er aber, daß eine fremde Frau gelobt wird, ohne daß seine Frau erwähnt wird, so ist er wieder sehr deprimiert und seine Frau hat eine schlechte Zeit zu erwarten. Seine Vettern — er hat keine Brüder — haben alle sehr schöne Frauen. Es bildet seine Hauptsorge zu untersuchen, ob seine Frau schöner ist. Er legt diese Frage oft seinen Bekannten vor — recht unauffällig, denn von diesen Dingen dürfen sie keine Ahnung haben — und ein Ausspruch eines ihm sonst gleichgültigen Menschen entscheidet über die Stimmung des Tages. Er ist daher glücklich, wenn er sieht, daß man seiner Frau den Hof macht. Er ist nur betrübt, wenn junge Leute da sind und sich um seine Frau nicht kümmern. Er ist nicht eifersüchtig, da er seine Frau kennt, sich auf sie verlassen kann und weil seine Frau eigentlich nie allein ist. Sie ist entweder mit ihm oder in Begleitung ihrer Mutter. Deshalb freut es ihn unbändig, wenn er sie von Herren umschwärmt sieht. Er führt sie auch an alle Orte, wo eine Schönheitskonkurrenz stattfindet, und läßt es sich viel Geld kosten, damit seine Frau den Preis davonträgt. Siegt eine andere, so ist er wieder unglücklich und beneidet den Mann, der eine so schöne Frau besitzt oder besitzen wird.

Dieser Mann ist überdies ein Don Juan und seiner Frau nie treu gewesen. Er hat eine zweite Wohnung, in der er verschiedene Mädchen und auch die Frauen seiner Freunde empfängt, die ihm sehr gut gefallen und die auf seine Vorschläge eingehen. Da er ein sehr stattlicher, hoher, schöner

Mann ist, so hat er großes Glück bei Damen. Überdies empfängt er noch verschiedene Mädchen in seinem Laboratorium, das auch einen Raum besitzt, den er für diese Zwecke verwendet. Es vergeht kein Tag, an dem er nicht neben seiner Frau eine andere — irgend eine andere — besitzt. Er sieht sehr gut aus, hie und da etwas blaß, fühlt sich körperlich sehr frisch und leistungsfähig. Er arbeitet eigentlich nur zwei bis drei Stunden im Tage. In dieser Zeit leistet er viel mehr als andere Menschen in einem Tage.

Bemerkenswert ist auch die Art seiner sexuellen Befriedigung. Während er bei seiner Frau immer nur den normalen Koitus ausübt, benützt er seine Mädchen und Frauen dazu, die Art der Befriedigung zu vollziehen, bei der er den größten Orgasmus erzielt. Er gibt ihnen seinen Phallus in die Hand und küßt sie, dum puella membrum erectum tenet et premit. Mitunter vollzieht er Koitus, wenn der Partner es verlangt. Dann aber erfolgt interruptio und wieder die Handmanipulation. Da er sehr potent ist, bringt er es zustande, die Frau zu befriedigen, dann noch vor seiner Ejakulation den Penis der Geliebten zur manuellen Bearbeitung zu überlassen. Andere perverse Akte sind vorgekommen. Er hat alles versucht. Die erwähnte Form der Befriedigung zieht er allen anderen vor. Ein gewisses Schamgefühl hinderte ihn, sie auch von seiner Frau zu verlangen.

Seine Anamnese ist sehr dürftig. Er erinnert sich nicht an besondere Vorfälle der Kindheit und der ersten Jugend. Er begann sehr früh zu onanieren und onanierte bis zu seiner Verheiratung jeden Abend vor dem Einschlafen. Schon vor der Ehe hatte er ähnliche Zustände wie jetzt, aber er war mit der Untersuchung in einer halben Stunde fertig. Allerdings onanierte er täglich, auch wenn er mit Frauen verkehrt hatte. In seine Wohnung nahm er die Frauen nie. Die kamen damals immer in sein Laboratorium. Er hängt sehr an seiner Mutter, die noch heute eine begehrenswerte Frau ist, und verehrt seinen Vater, der ihn sehr strenge, aber sehr gerecht aufgezogen hatte und leichte neurotische Züge aufwies. An homosexuelle Episoden kann er sich nicht erinnern. Er onanierte übermäßig und begann mit 18 Jahren den Verkehr mit Frauen und dann wurde er ein Frauenjäger mit einem ganz bestimmten Geschmack. Seine Frauen mußten alle sehr weiß sein, einen blendenden Teint zeigen, schöne, rundliche, echt weibliche Körperformen haben, aber nicht zu dick und überdies sehr schön sein. Doch ersetzen der weiße Teint und die Glätte der Haut auch die Schönheit. Zu diesem weißen Gesichte fordert er dunkle, feurige Augen. Dieser Typus scheint sich an das Bild der Mutter zu halten, die eine auffallend schöne Frau war und noch heute die Spuren ihrer einstigen Schönheit mit Würde trägt. Dann hat er einige Eigentümlichkeiten (Antifetischismus). Wenn er merkt, daß eine Frau am Körper behaart ist, so erlischt seine Libido sofort. So eine Frau ist ihm wie eine Frau mit einem Schnurrbärtchen ekelhaft. Ekelhaft sind ihm alle Frauen, welche eckige Formen und keinen Busen haben und an einen Mann erinnern. „Ein Weib muß ein Weib sein!" ist sein Ausspruch. Er haßt alle Blaustrümpfe und emanzipierten Frauenzimmer und hat seiner Frau den Umgang mit einer Freundin verboten, weil sie sich allen modernen Frauenbewegungen anschließt.

In der Analyse spricht er erst immer von seiner Frau. Nach seinen Berichten hat er einen Engel an Geduld geheiratet. Es gehört auch eine große Liebe dazu, die Schrullen und Launen dieses Mannes zu ertragen. Aber die Frau liebte diesen Mann und gewöhnte sich an alles, weil sie merkte, daß er sie liebte und weil sie dachte: Jeder Mann hat seine Eigentümlichkeiten. Sie war glücklich und die Wohnung widerhallte von ihrem Gesange. Quälte er sie mit seinen ungerechten Vorwürfen, so hielt die Verstimmung bei ihr nicht lange an. Ja, sie schmeichelte ihm sogar eine Verzeihung und ein Lächeln ab, so daß ihre Ehe als eine Musterehe galt. Er betont, daß seine Frau ein Ideal sei. Wenn nun in der Analyse jemand mit einem Lobe anfängt, so kann man sicher sein, daß die zweite Komponente, der Haß, nachfolgen wird. Erst die Vorzüge — dann die Nachteile. Nun schien diese Frau wirklich keine schwachen Seiten zu haben. Er wußte nur Gutes von ihr zu berichten und von seiner Sorge um ihre Schönheit.

Doch bald — nach einigen Wochen — änderte sich der Ton. Er wußte von einem schweren Trauma zu erzählen, das für ihn von größter Bedeutung war und seine Ehe eigentlich umgestaltete. Er hatte sich vorgenommen, seiner Frau treu zu bleiben und das Leben des Don Juan aufzugeben. Er hatte vor der Hochzeit mit sechs Mädchen zugleich ein Verhältnis und mußte immer fürchten, daß die eine es von der anderen erfahren werde. Er wollte ruhig leben und seiner Frau treu sein. Und er schwur sich, mit der Ehe die Onanie aufzugeben. Das konnte er ja in der Ehe, weil er vor dem Einschlafen statt zu onanieren mit seiner Frau verkehren wollte. Nun hatte er vor der Hochzeit die Angst, seine Frau könnte am Busen behaart sein. Das würde er nicht vertragen. Er wollte schon verlangen, daß seine Frau sich von einem Arzt untersuchen lassen solle, aber er schämte sich, als geistig hochstehender Mann, dies von seiner Frau zu verlangen. In der Brautnacht entdeckte er einige Härchen an der Brust und einen leichten weichen Flaum am Bauche. Er war so entsetzt, daß er am liebsten seine Frau zurückgeschickt hätte. Er war viele, viele Monate unglücklich und weinte jede Nacht. War ihm doch eine Hoffnung gestorben: eine solche Frau zu finden, die ihm alle anderen Frauen ersetzen könnte.

Diese Vorstellung von den Haaren seiner Frau machte ihn zum unglücklichen Menschen und verhinderte seine moralische Resurrektion. Er wollte ja ein anderer Mensch werden. Aber es zog ihn zu schönen, weißen Frauen und marmorglatten Leibern, bei denen ihn keine Behaarung an einen Mann erinnern konnte.

Das ist ja das wesentliche Merkmal und die Ursache dieser Erscheinung, die ich bisher nicht erklärt habe. Der Mann ist ausgesprochen bisexuell mit starker Neigung zur Homosexualität. Diese Homosexualität wurde — wie er betonte — bisher nur durch die Onanie befriedigt. Er suchte Vollweiber, um den Mann zu vergessen. Er suchte eine schöne Frau, weil er von dieser Schönheit erhoffte, sie werde alle Gedanken an Männer verdrängen und sein Begehren ganz auf sich lenken. Er wollte die schönste Frau der Welt haben: Helena. Gefiel seine Frau den Männern, so stachelte dies seine homosexuelle Komponente derart, daß er sie mit größerem Genuß besitzen konnte. Er wollte aber nur den Gedanken an einen Mann verdrängen. Besonders vor dem Einschlafen trat diese Angst vor dem Manne (Dieb, Einbrecher), die auch eine Angst vor der Onanie war, deutlich hervor. In seinem Kopfe, in seinem Hirn lebte dieser Mann und mahnte ihn und verlangte Erlösung. Diesen Mann wollte er nicht sehen und dieser Mann ließ ihn nicht einschlafen. Er aber projizierte diesen Einbrecher in seine Wohnung, untersuchte Kasten, als wollte er sich sagen: Ich habe keine Spur einer homosexuellen Neigung.

Dies war auch, was er mir sagte, wenn ich auf die homosexuelle Bedeutung seiner Zwangshandlungen zurückkam: Ein solcher Don
Juan wie ich! Ich widme meine ganze Kraft dem Kultus
der Frau. Der Gedanke an einen Mann ist mir widerlich!
Ich erkläre ihm, daß der Ekel nur verdrängte Begierde wäre. Wenn
ihm der Mann gleichgültig wäre, dann wäre das beweisender.
„Also, er ist mir vollkommen gleichgültig."
So sucht er zu beweisen, daß er nicht homosexuell empfindet. Wir verstehen aber, daß die Haare, die er an seiner Frau entdeckte, ihn an die
fatale Homosexualität erinnerten. Er war so unglücklich, daß er ernstlich
den Gedanken einer Scheidung erwog. Was ihn an den Mann erinnerte, war
ihm peinlich. Er stürzte sich in den Frauenkultus, um den Mann zu vergessen. Er gab auch seine Vereine und Männergesellschaften auf, weil er
immer mit seiner Frau zusammen sein wollte.

Ich übergehe die anderweitige Bedeutung dieser Neurose, weil deren
Analyse uns von unserem Thema abbringen würde. Ich will nur ein Beispiel
geben, wie wenig den Angaben der Menschen zu trauen ist, die uns einen
Lebensbericht bringen und behaupten, sie erinnern sich an alles. In ihrem
Leben wäre nie das oder jenes vorgekommen. In sexuellen Dingen lügen
alle Menschen, bewußt, unbewußt und nebenbewußt.

Nach einer längeren, immer weiter vorschreitenden Analyse kommt
der Patient selbst zur Überzeugung, daß er sich gegen die Homosexualität
wehren müsse. Er versteht jetzt seinen plötzlichen Entschluß zur Ehe, nachdem er sich immer vorgenommen hatte, ein Junggeselle zu bleiben. Er hatte
sich damals in einen Laboranten verschaut, der ein hübscher Junge mit
glatten roten Wangen war. Diesen Menschen beschenkte er reichlich und
dachte schon daran, ihn ausbilden zu lassen, um einen Freund an ihm zu
haben. Damals traten die ersten Zwangshandlungen auf. Er heiratete, war
wohl unglücklich, hatte aber einige Jahre vollkommene Ruhe. Nun hatte
das Bild eines anderen Mannes, der früher im Auslande lebte und jetzt
wieder in seine Heimat zurückgekommen war, seine Ruhe verscheucht. Es
war dies einer seiner Vettern.

Nun erinnert er sich, woran er wahrlich seit Jahren
nicht gedacht hatte — denn er wollte mich nicht belügen —, daß er mit dem Vetter durch ein ganzes Jahr
ein Verhältnis hatte. Sie schliefen in einer Pension
in einem Zimmer. Der Vetter kam immer in sein Bett
und sie unterhielten sich immer vor dem Einschlafen.
Der Vetter machte jene Manipulationen, die er von seinen Geliebten
verlangte: Manuelle Befriedigung. Bei seiner Frau wollte er aber alle Erinnerungen an die Homosexualität tilgen, sie sollte weder diese Form der
Befriedigung üben, noch in ihrem Äußeren an einen Mann erinnern. Sie
sollte ihn vor dem homosexuellen Teufel, der in der Onanie fortlebte, erretten.

Nach dieser Erinnerung kam noch eine Fülle homosexueller Züge
zutage. Ich will sie hier nicht anführen. Schon von der Kindheit an war
dieser Mann bisexuell eingestellt mit starker Betonung der Neigung zu
Männern. Er strickte auch als Kind und zeigte viele weibliche Eigenschaften.
Nach der Pubertät kam es zur Verdrängung der Homosexualität, die nur
in der Onanie fortlebte. Denn der onanistische Akt geht vor dem Einschlafen
vor sich, in einer Art Halbtraum, in dem der Vetter und andere Männer

vorkommen. Die latente Homosexualität war die wichtigste Ursache seiner Neurose.

Der Erfolg der Analyse war ein glänzender. Patient gab die Zwangshandlungen bald auf und konnte ruhig schlafen. Sein Leben regelte sich; er war bald kein Don Juan mehr. Er ließ seine Frau jene Manipulationen machen, welche für seinen Orgasmus und für seine Ruhe unentbehrlich sind. Ich sehe ihn zeitweise. Er behauptet, noch immer treu zu sein. Die verschiedenen häßlichen Szenen haben aufgehört, seit er ihre Quelle kennt. Die Homosexualität wird von ihm offen bekämpft, nicht aus moralischen Gründen, sondern aus Angst vor dem Gesetz und in dem Wunsche, seiner Frau ein ganzer Mann zu sein.

Alle diese Beobachtungen beweisen uns, daß die Homosexualität in der Dynamik der „polygamischen Neurose" eine überragende Bedeutung besitzt. Die Beobachtung, daß jede Liebe eine Ichliebe ist, bestätigt sich aufs neue. Don Juan sucht sich im Weibe und findet in ihr jenes Stück Weiblichkeit, das ihn eben zum Don Juan macht.[1])

---

[1]) Es hat mich sehr gefreut, in dem erwähnten Buche von *Oskar A. H. Schmitz* folgende Stelle zu finden:

„Casanova wird der Frau alle jene Eigenschaften gönnen, die man aus Unverstand „männlich" nennt, so wie ihm selbst viele weibliche Züge anhaften. Die Einteilung der Menschen in Männer und Frauen ist bequem. Aber wer versucht, erotischen Problemen auf den Grund zu kommen, der bedenke, daß es ebenso wenig absolute Männer und Frauen gibt als absolut Jähzornige, Gutmütige, Geizige, Germanen, Semiten. Das alles sind, gleich den Charakteren des Theophrast, psychische Elemente, die einen Namen haben müssen. Aber sie kommen nur in Verbindungen vor, die wir eingangs den chemischen verglichen und entgegenstellten. Ich meine, beobachtet zu haben, daß Männer von allzu ausgesprochener Virilität nicht besonders anziehend auf Frauen wirken, sondern teils erschreckend, teils erheiternd. Umgekehrt hat Verstand und Tapferkeit alle großen Verführerinnen ausgezeichnet — manche sind wahre Amazonen gewesen — und wir sehen mit hoher Genugtuung den „crampon" mit dem Anlehnungsinstinkt des Epheus in unserer Zeit aussterben. Auch das Verschwinden Don Juans mag zum Teil durch seine allzu aufdringliche Männlichkeit mitbedingt sein. Der Erotiker muß eine Reihe weiblicher Eigenschaften besitzen; ja kleine, mehr weibliche Laster, wie Eitelkeit, Empfindlichkeit, Geschwätzigkeit brauchen keine Hindernisse für seine Erfolge zu sein. Am wenigsten sind sie es Frauen gegenüber, die selbst ziemlich frei von den Untugenden ihres Geschlechtes sind."

Diese feine Beobachtung macht dem Autor alle Ehre und zeigt ein Verständnis für die Fragen der Erotik, das seiner Zeit weit voraus ist.

Die Homosexualität.

III.

Satyriasis und Nymphomanie.

> Wenn man die letzten Funken einer
> Leidenschaft im Herzen trägt, wird man
> sich eher einer neuen hingeben, als wenn
> man gänzlich geheilt ist.
>
> *La Rochefoucauld.*

Wir haben aus dem letzten Falle gelernt, wie ein verstecktes
Sexualziel den Menschen ruhelos macht und ihn trotz häufiger sexueller
Betätigung immer in sexueller Appetenz, immer hungrig, immer be-
gehrend läßt. Wie ein Motor treibt der hungrige Trieb den Menschen
zu allerlei Symbolhandlungen; er jagt ihn auf jede Lust, die nicht
unter der Wirkung der Hemmung steht, und raubt ihm Schlaf und
Ruhe. Alle diese Symbolhandlungen, das Untersuchen der Türen, das
Nachsehen unter dem Bette, entstammen der Furcht des Kranken vor
der Homosexualität. Die Türen seiner Seele müssen fest geschlossen
werden, damit der gefürchtete Feind nicht eindringen kann. Noch eine
Reihe von Handlungen vollzog der Kranke, die sinnreich die Inversion
symbolisieren. Er drehte gewisse Gegenstände, die mehr nach links
standen, mehr nach rechts. Das pflegte ihn zu beruhigen. Warum tat
er das? Weil im Bewußtsein die rechte Seite immer das Erlaubte, die
linke das Verbotene symbolisiert. Er drehte manche Gegenstände um
und stellte sie auf den Kopf, um zu sehen, ob sie sich so halten und
behaupten können. Fielen sie um, so war er sehr beunruhigt, standen
sie fest, so war er zufrieden. Mitunter passierte es ihm, daß eine
Vase auch umgekehrt stehen konnte. War sie nicht zu erschüttern, so
war er auch zufrieden. Seine Phantasien spielten mit der Möglichkeit,
die Sexualität umzukehren. Ging das ohne Gefahr ab, so hieß das
soviel als: Selbst wenn du homosexuell wirst, mußt du noch nicht
fallen und bleibst sicher und unerschüttert. Nach einer solchen Symbolhandlung trat unerwartet eine Erektion auf und er flüchtete zu seiner
Frau, der er nur deshalb zürnte, weil sie ihn nicht genügend fesseln

konnte. Solche Menschen haben eine tiefe Sehnsucht nach einer großen heterosexuellen Leidenschaft, welche sie das Homosexuelle vergessen macht. Meist kommt ihnen die Psyche zu Hilfe und sie finden Frauen, welche ihnen so viel Seelisches geben können, daß sie über den Mangel der physischen Anziehungskraft hinwegkommen. Sie sublimieren ihre Homosexualität, veredeln die ganze Sexualität, durchsetzen sie mit geistiger Erotik und helfen sich mit der seelischen Ekstase über die mangelnde körperliche hinweg.

Wo diese Transkription in künstlerische Ekstasen ausbleibt, wo die Flamme nur physisch lodern kann, kommt es zu einem permanenten Liebeshunger, den wir Satyriasis nennen. Dieser Zustand ist wohl zu trennen von dem Priapismus, der nur organische Ursachen hat und in einer permanenten Erektion besteht. Der Priapismus wird häufig durch Erkrankungen der Corpora cavernosa verursacht, durch Diabetes, durch Rückenmarksläsionen, und ist dem Kranken höchst unangenehm. Es fehlt eigentlich der Trieb, das gereizte Organ fordert sozusagen nichts, es fühlt sich nur krank. Der seelische Antrieb fehlt vollkommen. Die Kranken empfinden die Erektion lästig, sie koitieren nur, um die Erektion, die schmerzhaft ist, loszuwerden. Der an Satyriasis Erkrankte dagegen wird immerfort von innen heraus zur Befriedigung getrieben und es passiert ihm oft, daß er zu einem Sexualakt nicht die Erektion aufbringen kann. Das Drängen ist mehr psychisch. Die Satyriasis ist der Versuch, durch organische Ableitung einen psychischen Antrieb zu erschöpfen. Eine Überleitung des Priapismus in das Seelische, ich meine die Konstruktion einer Neigung auf Grund des priapistischen Reizzustandes, ist mir nicht bekannt.

Die Satyriasis kann verschiedene Ursachen haben. Wir haben ja gesehen, daß Menschen mit sadistischen Phantasien, mit nekrophilen Tendenzen, mit allerlei infantilen mysophilen Vorstellungen onanieren. In allen diesen Fällen kann, wenn die Onanie aufgegeben wird, ein Zustand entstehen, der der Satyriasis sehr ähnlich ist. Diese Menschen versuchen alle eine Ableitung auf das Normale. Immerhin kann ich nach meinen Erfahrungen sagen, daß die eben erwähnten Momente hinter der Bedeutung der latenten Homosexualität zurücktreten. Der wichtigste und stärkste Motor ist die Homosexualität. Aber ich kenne auch einen Homosexuellen, bei dem die latente Heterosexualität eine ähnliche homosexuell gerichtete Satyriasis hervorgerufen hat.

Wir wollen uns jetzt mit einem Falle beschäftigen, der uns wichtige Aufschlüsse über diese Zusammenhänge geben wird.

Fall Nr. 29. Herr Alfred V., Privatbeamter, 26 Jahre alt, klagt über eine ganze Menge von nervösen Beschwerden. In erster Linie steht seine

Unfähigkeit zur Arbeit. Er ist ohne jede Beschäftigung, weil er es in keinem
Büro aushalten kann. Er kann seine Gedanken nicht konzentrieren, weil
er immer an Frauenzimmer denken muß. Er erwacht früh morgens und sein
erster Gedanke ist: Jetzt könnte ich zu einer Dirne gehen. Er überlegt
und findet, daß es noch viel zu früh ist. Dann geht er in das Café und
versucht die Zeitung zu lesen. Das gelingt ihm nur mit großer Mühe.
Meistens wird er mit der Zeitung rasch fertig und vertieft sich dann in
die Annoncen, welche von Anfragen, ehrbaren Annäherungsversuchen, offenen
und versteckten Anträgen handeln. So vergehen einige Stunden, während
er auch zum Fenster hinaus sieht und sich die Frauen, die vorübergehen, ansieht. Dann macht er seinen Spaziergang und versucht, Mädchen anzusprechen
und Bekanntschaften zu machen. Wenn er merkt, „daß sie aufs Geld fliegen",
so bricht er das Gespräch ab. Denn dann sucht er lieber eine wirkliche
Dirne, ehe er eine Halbdirne bezahlt. Manchmal gelingt es ihm, ein Mädchen
zu finden, das auf seine Intentionen eingeht. Dann geht er schon am Vormittag ins Hotel. Für eine Weile ist er dann ruhig und er hat das Gefühl,
daß er jetzt eine oder einige Stunden arbeiten könnte. Bald aber packt ihn
wieder das Verlangen, das immer zuerst ein rein seelischer Antrieb ist. E s
i s t n i c h t d i e E r e k t i o n , d i e i h n z u e i n e r D i r n e t r e i b t ,
s o n d e r n d a s V e r l a n g e n u n d d i e U n r u h e . Erst bei der Puella
kommt es zu einer Erektion. Seine Potenz ist dann sehr verschieden. Manchmal ist er sehr rasch fertig, ein anderes Mal braucht er eine halbe Stunde,
um die Ejakulation und den Orgasmus zu erzwingen. Das dritte Mal kann
er mehrere Male hintereinander verkehren, während er bisweilen schon nach
dem ersten Male für einige Stunden beruhigt ist.

Der Zustand wird von ihm als qualvoll und unangenehm empfunden.
Er möchte sich auch, wie andere Menschen, um Kunst und Wissenschaft
bekümmern, möchte auch einmal ein vernünftiges Gespräch führen können.
Er kann aber nur über „Schweinereien" sprechen. Je toller und zynischer,
desto besser. Er hat das Bedürfnis, besonders mit Dirnen, die ordinärsten
Ausdrücke zu gebrauchen, was ihm ein großes Lustgefühl bereitet. Er leidet
auch an Zornanfällen, in denen er fast die Besinnung verliert. Wenn ihm
etwas nicht nach Wunsch geht, wird er leicht wütend. Er kann in solchen
Zuständen Gegenstände zerbrechen (z. B. einem Sessel die Füße ausbrechen),
Sachen zum Fenster hinausschleudern, gleichgültig, ob Leute getroffen
werden können oder nicht, er kann der Wirtin die größten Grobheiten sagen.
Er hatte schon unzählige Konflikte und Streitigkeiten, weil er sich nicht
das geringste gefallen läßt. Er war einige Monate auf einem guten Posten
und mußte weggehen, weil er dem Chef Grobheiten sagte. Er war immer
wütend, wenn er zuviel Arbeit bekam. Arbeit ist sein rotes Tuch. Er fand
auf seinem Schreibtische 20 Briefe, die er erledigen sollte. Statt zu arbeiten,
begann er zu fluchen. Was sich die Leute dächten? Wie könnte das ein
Mensch leisten? Das wäre eine Frechheit! usw.   So vergingen einige
Stunden, ehe er überhaupt zu arbeiten anfing. Dann ging es sehr flink und
er war immer rascher fertig als alle anderen im Büro. Er wunderte sich,
daß er nicht längst hinausgeworfen wurde. Sein Chef hatte eine Engels-
geduld. Schließlich riß auch diesem guten Menschen die Geduld und er
kündigte ihm. Seit damals konnte er auf keinem Posten bleiben. Er hielt
nur einige Tage aus, obwohl die Vorgesetzten zufrieden waren. Denn bald
suchte er Händel und war rasch wieder draußen.

Er schildert mir eingehend sein Sexualleben. W i c h t i g i s t a b e r
s e i n e B e h a u p t u n g , d a ß e r n i e e t w a s m i t H o m o s e x u e l l e n
z u t u n h a t t e ; d a ß e r w o h l w i s s e , d a ß e s H o m o s e x u e l l e
g e b e. D a s w ä r e n S c h w e i n e , v o r d e n e n e r e i n e n u n a u s -
s p r e c h l i c h e n E k e l h a b e . .
Nun lassen wir Alfred das Wort. In der Darstellung seines Lebens
finden sich verschiedene Bemerkungen, welche den ganzen Menschen charak-
terisieren:

„Ich habe die Erinnerung an meine erste Kindheit ganz verloren. Ich
weiß nicht mehr, was vorgefallen ist, und entsinne mich erst der Zeit, da
ich schon in die Schule ging. Ich weiß nur, daß meine Eltern beide sehr
nervös sind. Ich bin das einzige Kind meiner Eltern. Einen Bruder verlor
ich sehr früh unter mir unbekannten Umständen. In meiner Familie, besonders
in der des Vaters, sind mehrere Fälle von Wahnsinn vorgekommen.

Meine Geschlechtslust meldete sich schon in sehr frühem Alter. Ich
erinnere mich, daß ich schon mit sieben Jahren vor meinem Vater schamlos
mit dem Gliede spielte, weil ich nicht wußte, daß es etwas Böses war. Der
Vater schrie mich an und verbot mir das. Das hatte aber trotz seiner
Drohungen nur zur Folge, daß ich heimlich fortsetzte, was ich vorher offen
getan habe. Ich glaube, um die Zeit begannen meine Aufmerksamkeit und
Arbeitslust in der Schule abzunehmen. Aus den Spielen wurde aber bald
eine systematische Onanie, die ich ohne Maß betrieb. Mit zehn Jahren
hatten wir in der Schule einen ganzen Onaniebund und trieben allerlei Dinge
zusammen. Es blieb nicht allein bei der manuellen Befriedigung. — — —
Zu dieser Zeit hatte ich furchtbare nächtliche Träume. Ich sah wilde
Tiere, ich wurde von ihnen überfallen und gebissen, ich wurde von fremden
Männern erschossen, Einbrecher stürzten sich auf mich, Räuber wollten mich
entführen, mein Vater stieß oft in Träumen mit einem großen langen Stocke
nach mir. Diese nächtlichen Träume erregten mich außerordentlich, ich lag
jede Nacht wie im Fieber und war ganz in Schweiß gebadet.

Am Morgen war ich wie gerädert. Ich starrte in der Schule vor mich hin
und hielt immer die Hand am Penis, ja, ich onanierte oft während der Stunde.
Die Arbeitslust und die Fähigkeit, aufzupassen und mitzuarbeiten, wurden
immer geringer. Ich machte allerlei Versuche, mich zur Arbeit zu zwingen,
oder ich suchte alle möglichen Schwindeleien, um der Arbeit zu entgehen.
E i n e e i g e n t ü m l i c h e E r s c h e i n u n g w a r s c h o n d a m a l s ,
d a ß e i n e m i c h i n t e r e s s i e r e n d e A r b e i t i m m e r a u f f a l l e n d
g u t a u s f i e l. I c h l e r n t e n i c h t u n g e r n , a b e r n u r d a s , w a s
m i r i n d e r S c h u l e n i c h t a u f g e t r a g e n w u r d e. So interessierte
ich mich als Knabe für Mineralogie, Astronomie und Botanik und erwarb
sehr große Kenntnisse in diesen Fächern. Nie hätte ich den hundertsten
Teil dieser Wissenschaften lernen können, wenn ich sie als Schulaufgaben
bekommen hätte Alles, was mir Pflicht war, schien mir unerträglich.
Die Arbeit war eine schwere und immer unangenehme Pflicht. So machte
ich in der Schule schlechte Fortschritte. Nur mit Hilfe von Hauslehrern und
durch Protektion erreichte ich schließlich das „Einjährige". (Das Recht, als
Einjährigfreiwilliger zu dienen.) Und das erst im letzten Moment mit
20 Jahren, wie ich Gefahr lief, drei Jahre dienen zu müssen. In einigen
Wochen lernte ich den ganzen Stoff, weil ich wußte, daß es mir sonst schlecht
ergehen würde. Ich kannte sonst keinen Mittelweg, nur die Extreme. Ich

konnte fünf Stunden ohne Unterbrechung über meinen astronomischen Büchern sitzen, mich mit meinen Pflanzen und Steinen beschäftigen, und wenn ich eine halbe Stunde für die Schule arbeitete, wurde ich wütend und zerriß das Heft.

Ich habe kein gutes Gedächtnis für das Vergangene. Einzelne Dinge behalte ich aber sehr gut. So habe ich an eine Reise in Thüringen, die ich im zehnten Jahre mit meinem Oheim machte, gar keine Erinnerung. Ich lebte diese Reise wie im Traum. Ich machte diese Reise ein zweites Mal u n d d a e r i n n e r t e i c h m i c h n u r a n e i n e r S t e l l e, d a ß i c h s c h o n e i n m a l d a w a r. D a s w a r e i n S t e i n, ü b e r d e n i c h d a s e r s t e m a l s t o l p e r t e u n d d a n n h i n f i e l.

Ich wurde als Knabe für meine Faulheit oft gestraft und sogar verprügelt, wenn ich trotzig war. Ich kam mir ungerecht behandelt vor und betrachtete meine Faulheit als eine Eigenschaft, für die ich nichts konnte. Ich war immer unruhig, immer launisch, oft übertrieben lustig und dann wieder sehr deprimiert.

Die Onanie betrieb ich ohne Maß. Ich onanierte täglich — selten, daß ein Tag ausfiel, manchmal sogar mehrere Male im Tag — bis zum 21. Lebensjahre, wo ich das erstemal eine Dirne aufsuchte. Da beschloß ich, die Onanie aufzugeben, und schlug plötzlich um. Ich verkehrte am Anfang nur normal und hatte großen Genuß. Nur daß ich sehr oft verkehren mußte, weil es mir sonst sehr schlecht mit den Nerven ging. Beim Militär fühlte ich mich ausgezeichnet. Ich konnte alle körperlichen Strapazen vertragen und war sehr stolz in meiner Uniform. Da ich sehr hoch und sehr stark bin, so fiel ich allgemein in meiner Gardeuniform auf und alle Mädels blickten mir nach, was mich nicht wenig stolz machte. Doch onanierte ich damals noch und hielt mich vom Verkehr zurück. Beim Militär war ich oft nervös, wenn ich einen Befehl ausführen mußte oder lange auf einem Posten stand. Ich drückte mich, wo ich konnte, und schließlich benützte ich den Schlag eines Pferdes, um frei zu werden und noch eine Zeitlang eine Unfallsrente zu erhalten.

Wenn ich imstande bin, einen anderen zu übervorteilen, und besonders eine Autorität, so macht mir das ein unbändiges Vergnügen.

Ich kam nach dem Militär in eine Stellung. Da ich täglich mit Frauen verkehrte, so war ich immerhin leidlich arbeitsfähig. Ich vertrug nur kurz, wenn ich zwei Arbeiten auf einmal bekam. Ich mußte immer eine Arbeit nach der anderen machen. Aber ich hielt mich immerhin leidlich, wechselte meine Stellen, weil ich mit meinen Vorgesetzten immer Krach hatte und auch der schweren Arbeit immer auswich. Dann kam ich nach Wien in eine Stellung, wo ich mich etwas länger hielt. Das Geschäft interessierte mich, weil es sich um einen Artikel handelte, mit dem ich mich gern beschäftigte. Hier begann ich unruhig zu werden und diese Unruhe wuchs, als wir nach Berlin übersiedelten. Ich fand keine B e f r i e d i g u n g m e h r i m n o r m a l e n V e r k e h r e. I c h l e r n t e e i n e F r a n z ö s i n k e n n e n, die meine Geliebte wurde und mit der ich alle nur möglichen Perversitäten trieb. Ich wurde immer mehr arbeitsunfähig, stierte oft stundenlang auf die Arbeit. Ich weiß nicht, ob das von der Berliner Luft kommt, die ich nicht vertrage, oder von einem Sturze, den ich auf der Eisenbahn mitmachte. Ich gab die Stelle auf, d. h. mein Chef riet mir selber, die Stelle aufzugeben, obwohl ich einen großen Vertrauensposten hatte, auf den ich sehr stolz war, da mein Vater für mich eine große Kaution erlegte. Aber ich wurde immer erregter, es trieb mich immer mehr und mehr zu den Weibern. Ich hatte nichts anderes mehr im Kopfe und zermarterte mein Hirn, um neue, noch nicht dagewesene Perversitäten zu ersinnen und zu probieren. Ich ließ mir auch podicem lambere, was mir zeitweilig großen Genuß bereitete, aber mich nur für einige Stunden beruhigte. Dann jagte ich wieder auf die Friedrichs-straße und suchte andere Mädchen, die mir neben meiner Geliebten reichlich zur Verfügung standen. Ich brauchte für diese Abenteuer sehr viel Geld, das ich mir damals zum Teil noch verdienen konnte. Es war mir immer ein angenehmer Gedanke, zu wissen, d a ß d e r V a t e r m e i n e V e r-g n ü g u n g e n b e z a h l e n m u ß t e.

Meine Aufregung erreichte aber den Höhepunkt, als mein Vater mich in Berlin besuchte und in Charlottenburg wohnte. Ich hatte eine förmliche Angst, ihn zu sehen, und so kam es, daß er meist allein war und mich nicht zu Gesichte bekam. Er bewog mich nun, einen Professor aufzusuchen, der mich in ein Sanatorium steckte. Ich wurde dort viel ruhiger, aber das war nur äußerlich. Innerlich tobte der Kampf. Der Arzt verlangte, ich solle jetzt für eine Weile die Frauen aufgeben, ich sei überreizt und ruiniere mich dadurch. So lebte ich einige Wochen abstinent, aber in jeder Nacht verwirrten sich meine Gedanken und ich fürchtete direkt, den Verstand zu verlieren. Da griff ich zu meinem alten Mittel, zur Onanie. Und das, obwohl der Arzt und der Professor sagten, mein Leiden sei die Folge der unmäßigen Onanie. Ich war nun in schweren Konflikten, merkte aber deutlich die Ruhe, die nach dem Onanieren auftrat. Allerdings wurde ich in den drei Monaten Sanatoriumsbehandlung nicht arbeitsfähig. Ich werde sofort schwermütig und das Leben verliert seinen Reiz, wenn ich arbeiten muß. Schon in den ersten Minuten drängt sich mir der Gedanke an ein Weib auf und ich muß schließlich unterbrechen und auf die Gasse eilen. Aus dem Sanatorium kam ich direkt nach Wien zurück, wo der alte Jammer anfing. Ich suchte Ärzte auf und erhielt Brom die schwere Menge. Alle Medizinen und auch die vielen Kaltwasserkuren halfen mir gar nichts. Nur wenn ich in einer Nacht dreimal mit Genuß verkehren kann, habe ich am nächsten Tage etwas Ruhe. Ich bin dann für eine kleine Weile entschlußfähig und kann ein bißchen arbeiten. Schon am nächsten Tage, meist schon am Morgen, tritt wieder der Drang nach Frauen ein und der enorme Reizzustand, der mich ganz rasend macht. Ich werde wütend und schwermütig. Nach einem Koitus, der mich nicht befriedigt, geht es mir am schlechtesten. Da bin ich sehr gereizt und möchte gleich wieder ein Weib besitzen, das mich besser befriedigt. Manch-mal sehne ich mich nach der echten Liebe und der Gesellschaft eines lieben Wesens. Ich fühle dann das Grauen der Einsamkeit, die mich erdrosselt. Ich schreie förmlich nach Luft und laufe wieder auf die Straße, wo mir die Genüsse winken. E s i s t m i r s o, a l s o b e i n a n d e r e r i n m i r s i t z e n u n d m i c h s o v o n G e n u ß z u G e n u ß j a g e n w ü r d e. Ich fühle alles Edle in mir; allein der andere zwingt mich, ein böser Mensch zu sein.

Ich komme mir vor, wie ein Mensch, der einen unstillbaren Hunger hat. Oft habe ich an den armen Prometheus gedacht, der ewig dürsten und hungern muß. So tobt in mir ein unstillbarer Hunger nach Liebe und Liebesgenuß und ich habe keinen anderen Gedanken, als diesen Hunger

irgendwie zu stillen. Ich komme mir vor wie eine Maschine, die nur dazu
da ist, um dem Penis Lust zuzuführen.

Ich habe mir oft vorgenommen, mich zu ändern. Aber ich kann überhaupt keinen Entschluß ausführen, nichts unternehmen. Ich kann nur Frauen
aufsuchen! Ich kann nur noch koitieren, alle anderen Fähigkeiten sind in
mir erloschen. Alles in mir ist schwankend und unsicher. Heute fühle ich
eine gewisse Frömmigkeit, morgen mache ich mich über Pfaffen und Kirche
lustig. Heute entschließe ich mich, etwas Neues zu lernen oder eine Stelle
anzunehmen, morgen habe ich schon einen anderen Entschluß. Ich will
mir einen neuen Hut kaufen. Ich nehme mir vor, ich werde heute in ein
bestimmtes Geschäft gehen. Ich gehe hin und bleibe vor der Auslage stehen
und kann mich nicht entschließen. Nein, sage ich, ich werde mir jetzt doch
keinen neuen Hut kaufen. Und dazwischen immer die Gedanken an die
Weiber, die mich nicht eine Sekunde in Ruhe lassen! Ich renne die Gassen
hinauf und hinunter und sehe mir hunderte Dirnen an, ehe ich mich entschließe, mit einer zu gehen.

Ich mache keine Unterschiede zwischen Alten und Jungen, zwischen
Häßlichen und Schönen. Ich überlege lange und dann falle ich auf die erste
beste hinein. Wenn ich nur nachher beruhigt wäre! Das dauert manchmal
eine Stunde, manchmal im besten Fall einen Tag, dann muß ich schon wieder
laufen und suchen. Ich brauche manchmal drei Frauenzimmer an einem Tage.

Meine schlechteste Zeit war die, da ich einen Tripper hatte (der noch
nicht ganz geheilt ist). Ich sollte da einige Zeit nicht verkehren. Ich konnte
aber dem Doktor nicht gehorchen, weil ich fühlte, daß ich sonst zugrunde
gehen würde. Ich verkehrte ruhig weiter und freute mich innerlich, daß so
viele andere auch werden leiden müssen, wie ich gelitten habe. Dann empfinde
ich wieder Reue über meine Schlechtigkeit, komme mir ganz verworfen vor,
wie ein Verbrecher und nehme mir vor, mich zu bessern. Ich bin dann tief
traurig und habe einige Stunden Ruhe von den erotischen Gedanken. Dann
fangen sie aber wieder an und geben mir keine Ruhe bei Tag und bei Nacht."

— — — — — — — — — — — — — — — — — —

Wir haben das erschütternde Geständnis dieses armen Kranken gehört.
Seine Jagd nach der Wollust hat die Tragik, die der Dichter so treffend
charakterisiert: „Und im Genuß verschmacht' ich nach Begierde." Seine
tiefen Verstimmungen zeigen uns, daß die Krankheit einer Krise zustrebt.
Denn die Verstimmungen werden häufiger und die Möglichkeiten der Befriedigung immer seltener. Deshalb suchte er auch den Arzt auf. Er fühlt,
daß es so nicht weiter gehen kann. Er kann und will nicht länger so leben.
Er möchte arbeiten können wie andere Menschen und auch andere Gedanken
fassen können, als die sexuellen.

In dem Berichte des Patienten fallen uns zwei Vorfälle auf. Erstens
der von ihm betonte Umstand, daß er die erste Reise in Thüringen vollkommen vergessen hat — bis auf die kleine Begebenheit vom Sturze — und
der Umstand, daß sich in Berlin seine Neurose so verschlimmert hatte, da
er schon auf dem Wege war, gesund zu werden. Wir sehen, er gab die
Onanie aus eigenem Antrieb auf, versuchte sie durch den Verkehr mit Frauen
zu ersetzen, wurde etwas arbeitsfähig, hatte eine Vertrauensstelle, wurde
ihr trotz aller Störungen nach dem Ausspruche seiner Vorgesetzten gerecht　　　und dann tritt allmählich eine arge Verschlimmerung seines

Leidens ein. In Berlin muß irgend ein Ereignis oder ein starker Eindruck diese Wandlung zum Bösen hervorgerufen haben.

Hervorzuheben ist, daß der Patient bestreitet, jemals homosexuelle Akte getrieben zu haben. Er habe vor „solchen Menschen" einen furchtbaren Ekel. Die Szenen aus der Kindheit, die zählten doch nichts! Das machten ja a l l e Jungens und da müßten aus allen Jungens Homosexuelle geworden sein. Sie sind alle verheiratet und leben meist sehr glücklich in ihrer Ehe. „Ich habe nur — sagt er — einen entsetzlichen Hunger nach Weibern. Die Männer existieren für mich nicht."

In der ersten Nacht träumt er:

Ich sehe ein wildbewegtes Meer vor mir. Die Wogen sind in ständiger Erregung. Ich denke mir: Es wäre schade, wenn diese Bewegung aufhören würde. Ein Schiff fährt ab, und auf diesem Schiffe liegt alles, was ich liebe. Ich glaube, meine Mutter ist auch auf dem Schiffe. Eine Musikkapelle spielt auf dem Bord: Ach wie ist's möglich dann, daß ich dich lassen kann. Ich erwache sehr traurig und mißgestimmt.

Solch ein erster Traum ist ein Widerstandstraum und bedeutet, daß der Kranke nicht gesund werden will. Seine Seele ist ein Meer, das in ständiger Erregung ist. „Ich denke, es ist schade, daß das aufhören soll", bedeutet: ich will gar nicht ruhig werden. Das Schiff symbolisiert die Krankheit, die Neurose. Dieses Leiden umfaßt alles, was er liebte, auch seine Mutter. Und das alles soll er verlieren? Es ist unmöglich. Er kann auf seine infantile Sexualität nicht verzichten. Er will ein Kind bleiben und will krank sein.

So vollzieht sich die Analyse unter sehr großen Widerständen, aber sie kommt sehr rasch vorwärts. Ich will die Resultate zusammenfassen und mich auf die wichtigsten Punkte beschränken.

Über sein Sexualleben wird immer mehr Licht gebreitet. Es kommt zutage, daß er in seinem Berichte eine wichtige Form der Lustgewinnung verschwiegen hatte, weil er sich schämte. Er fröhnt einer sehr kuriosen Form infantiler Sexualität. Sie muß ziemlich verbreitet sein, ich habe sie aber in dieser Form nur zweimal getroffen.

Alle zwei Wochen muß er folgendes machen: E r l e g t s i c h i n d e n U n t e r k l e i d e r n i n s B e t t u n d l ä ß t s e i n e n S t u h l. D a n n b l e i b t e r i m S t u h l e n o c h e i n i g e S t u n d e n l i e g e n. Nach dieser Prozedur gibt er sich große Mühe, alle Spuren zu verwischen. Er wäscht die Hosen und das Hemd, eventuell verbrennt er sie. Auch im Bade, in dem er immer sexuell sehr erregt ist, kommt es zu ähnlichen Szenen. Im Bade zieht er die Prozedur vor, weil er sich dort reinigen kann. Er nimmt dann ein Paket mit reiner Wäsche mit. Im öffentlichen Badhaus steht in jeder Kabine eine Ottomane. Auf diese legt er sich zuerst und läßt den Stuhl. So bleibt er unter großer Lust liegen, onaniert dabei oder es kommt spontan zur Ejakulation. Dann badet er, um rein zu werden, packt die schmutzige Wäsche zusammen und wirft sie dann in einen Fluß oder anderswohin, wo sie schnell verschwinden kann.

In dieser Szene spielt er das Kind, das in den Windeln liegt. Er preßt auch die Decke so fest zusammen, daß er sich nicht rühren kann, als wäre er angebunden. Er wiederholt infantile Szenen des Reinigens durch die Mutter, wobei er in seiner Phantasie zugleich Mutter und Kind spielt.

Gegen diese sonderbare Paraphilie kämpft er mit aller Macht und muß ihr doch immer wieder erliegen. Die längste Pause war bisher vier Wochen. Nach dieser „Schmutzorgie" — wie er das bezeichnet — ist er sehr deprimiert und schämt sich vor sich selbst. Er hatte noch keinem Menschen darüber Erwähnung getan und selbst im Sanatorium wußte es der Arzt nicht. Im Sanatorium kam es auch einige Male vor, aber nur in seinem Zimmer, weil die Bäder nicht separiert waren. Bei Besprechung des sexuellen Infantilismus werden wir einige ähnliche Fälle kennen lernen.

Sein Verhältnis zur Mutter ist sehr wechselnd, aber nie so affekt-betont, wie das zum Vater. Mit der Mutter kann er ruhige und mitunter liebenswürdige Briefe wechseln, mit dem Vater nie. Zur Mutter empfindet er eine gewisse Zuneigung. Wie er schon als Kind vor dem Vater offen onanierte, so macht er auch jetzt vor mir aus seinem Sexualleben kein Geheimnis. Er spricht über alles hemmungslos. Er habe seine Mutter in der Kindheit sehr begehrt und sich oft gewünscht, er könnte sie besitzen. Jetzt sei seine Mutter eine alte Frau, die teilweise gelähmt sei. Trotzdem habe er bei seinem letzten Aufenthalte bemerkt, daß sie noch schön sei und er war wiederholt in Versuchung, sich auf sie zu stürzen. In solchen Zeiten pflegte er sie sehr schroff und höhnisch zu behandeln und sich über sie und ihr Alter lustig zu machen. Er fing schon wiederholt mit alten Frauen an. Im letzten Quartier war eine ältere Frau, die schon viele Runzeln hatte, mit der er sich einließ und ein Verhältnis hatte, das nur sehr kurze Zeit dauerte, weil er plötzlich Streit suchte und auszog. Das ist überhaupt die Art, wie er mit allen Menschen auseinanderkommt. Er gerät wegen Kleinig-keiten in Streit, ist dann sehr aufgeregt und macht einen fürchterlichen Spektakel. Dann ist er mit den Menschen fertig.

Wir werden dann sehen, daß das die Art ist, wie er sich gegen Versuchungen schützt. Er streitet nur mit Menschen, denen er gut ist und die eine Beziehung zu seinen sexuellen Phantasien haben. So kommt er auch von seiner Mutter los und verläßt sie meist nach einem großen Streit. Deshalb lassen ihn seine Eltern, obgleich sie mit großer Liebe an ihm hängen, immer in der Fremde weilen. Seine Briefe sind ja auch aufregend, aber noch viel besser zu vertragen als die Szenen im Hause.

Viel schlimmer steht es mit dem Verhältnis zu seinem Vater. Er spricht leicht sehr böse über seinen Vater. Ausdrücke, wie „der alte Schuft", „der alte Gauner", „Er soll mich gern haben", sind an der Tagesordnung. Er weiß keinen Grund anzugeben, weshalb er seinem Vater so zürnt. Das heißt, er hat tausend Gründe, aber sie sind alle nicht stichhältig. Der Vater habe ihn falsch erzogen; der Vater sei an seiner Krankheit schuld; der Vater sei enorm reich und sage immer, er habe gar nichts; der Vater lebe nur für die Mutter und habe für ihn gar nichts übrig. Er will sich selbständig machen und vom Vater für diesen Zweck Geld verlangen. Schon bei dem Gedanken, der Vater könnte ihm das Geld abschlagen, gerät er in Raserei. „Ich fahre hin und erschlage ihn und schieße mich dann nieder." Solche Mordphantasien gegen den Vater kehren gar nicht selten wieder.

Wie nahe steht der Neurotiker dem Verbrecher! Er hat allerlei Be-schuldigungen gegen den Vater auf Lager, die weit über das Normale hinausgehen. Eines Tages kommt er und sagt, er wisse nun nach einer schlaflosen Nacht die Ursache seiner Krankheit: Der Vater habe seinen Bruder ermordet. Der Bruder wäre hoffnungslos krank und dem Vater schon lange lästig gewesen. Er wisse es ganz bestimmt und wolle nach Hause fahren und es dem Vater sagen und das ganze Erbteil vom Vater verlangen. Schon als Knabe war es ihm klar, daß der Vater seinen Bruder umgebracht hatte. Der Vater sprach immer so verlegen von diesem Kinde und wich immer aus, wenn er auf den Bruder zu sprechen kam.

Er beurteilt den Vater nach seinem Innern. In ihm lebt die Seele eines Mörders, wie ja alle seine Triebe eine pathologische Stärke zeigen. Diese Verdächtigung des Vaters ist psychologisch dadurch begründet, daß er in seiner Jugend dem Bruder den Tod wünschte, weil er keinen Konkurrenten im Elternhause haben wollte und er immer daran dachte, daß das reiche Erbe des Vaters werde geteilt werden müssen. Er war aber kein Mensch, der teilen konnte. Alles wollte er für sich allein haben. Er wollte seinen Bruder ermorden und hatte ganz abenteuerliche Pläne in seiner Phantasie ausgearbeitet. Jetzt schob er diese Phantasie auf den Vater, während er für sich ein edles Trauer- und Reuemotiv konstruierte, wenn das Thema Bruder angeschlagen wird. Er ist unglücklich, daß er keinen Bruder hat, der Vater hätte ihn seines Liebsten beraubt. Wenn der Bruder leben würde, wäre er nicht krank, nur das Mitwissen um das Verbrechen des Vaters habe ihn so krank gemacht. Der Vater gelte als hochanständiger Mensch und habe in seiner Heimat alle kommunalen Würden, er sei Bürgermeister und selbst vom Kaiser ausgezeichnet worden, er könnte ihn aber doch ins Kriminal bringen, wenn er wollte. Er ist von Neid erfüllt, daß der Vater es so weit gebracht hat; die eigene Unfähigkeit wird am liebsten mit der Krankheit entschuldigt.

Es dauert lange, bis hinter dieser dicken Schichte von Haß und Neid die ursprüngliche Liebe zum Vater zum Vorschein kommt. Der Analytiker merkt, daß sein Leiden mit einer bestimmten Einstellung zum Vater zusammenhängt. Doch diese Auflösungen gehen allmählich und langsam vor sich und Aufklärungen, für die der Kranke noch nicht reif ist, können mehr schaden als nützen. Die Kunst der Analyse ist es, die Erkenntnisse mitzuteilen, die entsprechend vorbereitet sind. So ist unser Kranker noch nicht reif für die Erkenntnis, daß er seinen Vater liebt. Immerhin beginnt er langsam von den Vorzügen seines Vaters zu erzählen, von seinem großen Ansehen, das er genieße, von seinem Wissen, von seiner großen Bibliothek. Immer schöner tritt das Bild des Vaters hervor. Er erzählt Szenen aus der Jugend, da der Vater mit ihm botanisierte und ihn in diese Wissenschaft einweihte, er korrigiert seine Mordphantasien und gibt zu, daß alles nur in seiner überhitzten Phantasie besteht. In diesem Stadium, in dem er in mir deutlich den Vater sieht, beginnt er auch gegen mich aggressiv zu werden und gebraucht ein Wort, das eine Beleidigung enthält. Ich habe ihm schon klar gemacht, daß er in mir den Vater sieht. Nun will er mich behandeln wie den Vater. Ich breche sofort die Behandlung ab. Nach drei Tagen kommt er reuig und ganz gebrochen zurück und bittet um Verzeihung. Es werde nicht mehr vorkommen, ich solle ihn doch nicht im Stiche lassen, er könne nicht so krank bleiben und fühle, daß ich ihn retten werde. Dies war der einzige Konflikt, den ich mit ihm hatte, und seit damals benahm er sich tadellos und hängt noch heute in großer Anerkennung und Dankbar-

keit an mir. Jetzt war er reif, zu lernen, wie stark seine verdrängte Homosexualität seine Beziehungen zu den Vorgesetzten, zum Vater und zu mir
beeinflußt. Das sieht er nun alles ein. Er gesteht, daß er sich in den letzten
Chef verliebt habe und deshalb aus dem Geschäfte mußte. Er teilt mir
einen Traum mit, den er verschwiegen hatte, in dem er mit mir homosexuelle Beziehungen hatte, und er gesteht, daß er sich für seinen Vater
in der Kindheit sehr begeisterte und ihn leidenschaftlich liebte.

Aber noch mehr erfahren wir. Wir lernen, wie die Verschlimmerung
in Berlin zustande gekommen. In seinem Quartier befand sich ein reizender
Junge von 14 Jahren, den er zur Nachhilfe unterrichtete. Mit diesem
Jungen begann er zu spielen. Er masturbierte ihn und
ließ sich von ihm masturbieren. Das Verhältnis dauerte ungefähr drei Monate. Es waren die ersten drei Monate seines Berliner Aufenthaltes. Dann hatte er Reue, suchte mit der Hausfrau einen Streit und
zog aus. Von diesem Moment aber trat der Drang nach den Frauen auf.
Es war seine letzte homosexuelle Periode. Vor diesem Knaben hatte er
schon andere Knaben verführt und sie immer willig zu diesen Akten gefunden. Ein öffentlicher Prozeß, in dem der Täter wegen des gleichen
Deliktes bestraft wurde, weckte in ihm den Entschluß, die homosexuellen
Beziehungen aufzugeben. Es sei auch seit der Berliner Episode nichts mehr
vorgekommen.

Die Satyriasis entstand durch die Verdrängung
der homosexuellen Triebrichtung. Hinter dem leidenschaftlichen Trieb zum Weibe steckt der unbefriedigte
Trieb zum Manne.

Nun wird dem Patienten klar, daß er mit den Knaben die Szene spielte,
die er von seinem Vater erwartete. Sein Haß gegen den Vater ist verschmähte
Liebe. Wir werden in dem Kapitel, das vom Sadismus handelt, diese Einstellung der Söhne zum Vater noch einmal besprechen. Unser Patient erwartete, der Vater werde das mit ihm machen, was er mit den Jungen machte.
Wir sehen auch, was auf die ersten Angaben der Patienten zu geben ist.
Allmählich kommen immer mehr solcher Kinderszenen zum Vorschein, und
bald wissen wir, daß es früher seine größte Sorge war, sich einen schönen
Jungen zu verschaffen und daß ihn Jungens mehr reizen als Mädchen. Er
will bei den Mädchen seinen Drang zu den Jungens vergessen und hofft,
durch eine vermehrte heterosexuelle Betätigung die homosexuelle überflüssig
zu machen. Sein Drang nach Weibern, sein ewiges Denken an die Weiber
dient nur dazu, den Gedanken an den Mann nicht aufkommen zu lassen.
Zwangsgedanken dienen oft dazu, andere Gedanken nicht aufkommen zu
lassen. Es ist das Gesetz der Ablenkung, das im psychischen Leben des
Neurotikers eine bedeutsame Rolle spielt.

Nun überträgt er in der Behandlung — wie vorauszusehen — alle
Leidenschaften auf mich. Er hat Träume, die er sehr ungern erzählt, in
denen er mich nackt sieht und meinen Penis in die Hand nimmt oder gar
Fellatio macht. Er erinnert sich jetzt, wie leidenschaftlich er den Vater
beobachtete, wie gern er mit ihm badete und wie er sich gern versteckte,
um den Phallus des Vaters zu sehen. Die Auflösung dieser Übertragung
und die Rückführung auf seinen Vater will ihm anfangs nicht gefallen, wird
aber immer deutlicher. Er ist oft bis zu einer Woche abstinent und hört
nun auf, zu Dirnen zu laufen, ohne daß ich es ihm verboten hätte. Die

erwachende zurückgestaute Homosexualität hat diesen Umweg nicht mehr nötig. Sie zeigt sich offen und wird offen überwunden. Er erkrankt wieder an Angstzuständen. Seine Wirtin erzählt, daß er bei Nacht stöhnt und ächzt und auch schreit. Er träumt von wilden Männern und Einbrechern. Er wird sentimental und sanft und verändert sich sehr zu seinem Vorteile. Er sucht nirgends Händel und beginnt wieder ins Theater zu gehen und Bücher zu lesen, was er schon Jahre nicht mehr machte. Seine Briefe an den Vater werden ruhiger und vernünftiger. Er wird sparsam und braucht weniger Geld, als der Vater ihm schickt.

Da passiert ihm etwas, was sein Leben auf eine neue Bahn bringen sollte. Es ist das typische Erlebnis dieser Menschen, die in Behandlung stehen. Sie lösen sich aus den infantilen Banden und verlieben sich während der Analyse.[1])

Auch unser Patient war in höchster Liebesbereitschaft. Seine Homosexualität, die ganz verdrängt war — er dachte nie mehr an Jungens —, war wieder manifest geworden. Er spielte nun seinen höchsten Trumpf aus. Er verliebte sich in ein Mädchen, das ihm alle anderen Frauen und auch den Mann ersetzen sollte. Er brannte für den Mann und verbrannte bei dem Mädchen. Das geschah auf so merkwürdige und zugleich so typische Art und Weise, daß ich darauf ausführlich zurückkommen muß.

Er hatte noch immer die Gewohnheit, Mädchen auf der Gasse anzusprechen, auch wenn er keine anderen Absichten hatte, als sich zu unterhalten. So traf er eines Abends ein niedliches kleines Mädchen, das eher wie ein Junge aussah, sprach sie keck an und verliebte sich sofort in sie. Nach drei Tagen nannte er sich schon ihren Bräutigam und nach sechs Tagen fand schon die Verlobung statt. Er hatte kein anderes Thema als seine Liebe. Als wollte er sich an mir und dem Vater rächen, sprach er von nichts anderem als von seiner Liebe und von seinem Glücke. Die Satyriasis war von einem seelischen Rausch abgelöst, der noch viel stärker war. Er wählte ein Mädchen aus einfachem Hause, um seinen Eltern recht weh zu tun. Er nahm sich das Mädchen, obwohl sie nicht virgo intacta war (weil ihm das gleichgültig war). Er teilte das den Eltern mit und das war die schwerste Rache, die er ihnen antun konnte. Sie gaben sehr viel auf ihre soziale Stellung; nun sollte ihr Sohn die Tochter eines Kondukteurs heiraten, ein Mädchen, das gar keine Bildung genossen hatte und in einem Laden als Verkäuferin angestellt war. Und er drohte seinen Eltern, er werde sich das Leben nehmen, wenn er das Mädchen nicht bekommen würde. Er würde sie auch gegen den Willen der Eltern heiraten. Seine Liebe sei so grenzenlos, eine solche Liebe habe es überhaupt noch nie gegeben! Schon der Gedanke, daß der Vater die Verlobung stören könnte, bringt ihn so in Wut, daß er an Mord und alle möglichen Gewalttaten denken muß.

Ich riet dem Vater, den Sohn dadurch zu entwaffnen, daß er ihm gar keinen Widerstand entgegensetzte. Er solle nur eine Bedingung stellen: Der Sohn solle sich und seine Frau selbst erhalten. Nur ein Mann, der eine Frau erhalten könne, habe das Recht, zu heiraten. Den gleichen Standpunkt verteidigte ich und machte dem Verliebten begreiflich, daß er durch die Arbeit von seinem Vater unabhängig werden würde. Er begriff bald, daß er gerade von seinem eigenen Gelde und seiner Arbeit nicht leben wollte. Es

---

[1]) Vgl. Angstzustände, S. 417.

war seine größte Lust, zu denken, daß der Vater jeden Koitus bezahlen müsse und daß er mit dem Gelde des Vaters koitiere.

Nun gestand er mir, daß er schon einmal heiraten wollte. Es war in Berlin, kurz nach dem Aufgeben der homosexuellen Verhältnisse mit den Jungen. Da lernte er eine Dirne kennen, die mit ihm ein Verhältnis einging. Diese wollte er heiraten und schon damals führte er dem Vater die gleiche ich kenne. Dies Vorgehen ist typisch, und jeder erfahrene Nervenarzt wird in solchen Fällen wiederholt ausgeführt. Es ist nicht der einzige Fall, den ich kenne. Dies Vorgehen ist typisch, und jeder erfahrene Nervenarzt wird jedes Jahr einige Male in ähnlichen Fällen zu Rate gezogen werden. Dieses Mädchen war die Französin, welche ihm den hohen Unterricht in allen Paraphilien gab. Der Vater war natürlich verzweifelt und drohte mit Fluch und Enterben. Das war es ja, was unser Patient wollte. Er fürchtete nur den zärtlichen Vater und brauchte ihn immer zornig, um eine sichere Scheidewand zwischen sich und dem Vater aufzurichten. Unser Patient fühlte sich auch von seinem Vater verschmäht. In der wichtigen Berliner Zeit klammerte er sich an die Französin, ruhte nicht eher, bis der Vater sie kennen lernte, wollte immer mit ihr zusammen sein und fürchtete das Alleinsein mit dem Vater.

Von hier aus ergaben sich Assoziationen zu der Reise mit dem Vater, die er nach Thüringen gemacht hatte. Es war nicht der Oheim, sondern sein Vater, und er hat Erinnerungen, daß er mit seinem Vater wiederholt ein Bett teilte und daß er glücklich war, weil der Vater diese Reise mit ihm und nicht mit der Mutter machte. Wir erinnern, daß er von dieser Reise nur den Vorfall von dem Sturze behalten hat. Es handelt sich um eine Deckerinnerung. Hinter diesem Sturze verbergen sich ganz andere Begebenheiten. Es handelt sich um einen Sündenfall. Ich verweise darauf, daß er auch die Rezidive des Leidens und die Verschlimmerung auf einen Sturz zurückführt. Dieser Sturz geschah in einer Rodelbahn. Er soll eine Zeitlang bewußtlos gelegen sein, aber schon nach einer halben Stunde wieder „quietschfidel" gerodelt haben. So arg kann also der Sturz nicht gewesen sein. Jedenfalls liegt das Rätsel des Falles in den Phantasien, mit denen er die Reise in Thüringen umsponnen hatte. Durch das öftere Zusammenschlafen kam die Fiktion seinem Bewußtsein näher, er ersetze dem Vater die Mutter. In diesem Traumzustande absolvierte er die Reise als eine Frau, als die Mutter, und dichtet den Sündenfall hinzu, der sich nie ereignet hat und dessen symbolische Vertretung die Szene mit dem wirklichen Fall übernimmt.

Nun befindet er sich in einer neuen homosexuellen Gefahr. Er ist täglich mit mir beisammen und produziert allerlei Kunststücke, um sich von mir untersuchen zu lassen und mir seinen Penis zu zeigen. Er glaube, er habe wieder eine Gonorrhöe, er müsse an Phthiriasis leiden, ich solle ihn doch untersuchen, es sei doch blöd, daß er zu einem anderen Arzt gehen solle. Ich löse alle diese Symptomhandlungen auf und er bestätigt mir, daß auch direkte Phantasien, in denen ich eine Rolle spiele, aufgetreten sind. Er rächt sich aber dadurch, daß er mir jetzt stundenlang nur von seiner Braut und ihren Zärtlichkeiten erzählt. Er hat kein anderes Thema! Er müßte sie fortwährend um sich haben, dann wäre er ruhig. Nicht eine Sekunde sollte sie ihn allein lassen. Tag und Nacht müßte er ihre Hand halten, . dann wäre er gegen die Homosexualität sicher. Schließlich muß ich ihn aufmerksam machen, daß ich die Behandlung unterbreche, wenn er kein anderes Thema habe. Und siehe da! Nun geht es wieder um ein Stück weiter. Er weiß jetzt, daß er sich durch die Verlobung vor der Homosexualität und seinen Schmutzonanieakten retten will. Er sieht aber auch, daß er in seiner Braut einen Ersatz seiner Mutter gefunden hat. Er umgibt sie mit allen Zärtlichkeiten, wie ein Mensch, der wirklich liebt, und allmählich verwandelt sich der Rausch in eine wahre und tiefe Zuneigung. Noch gibt es furchtbare Stürme zwischen ihm und der Braut. Noch wütet er gegen seinen Vater und gegen alle Autorität. Er ist ein Anarchist, der gegen jede Autorität kämpft und sich zur ganzen Welt mit Trotz eingestellt hat. Aber der Vater, von mir gelenkt, bleibt milde und entwaffnet seinen Trotz. Die ganze Verlobung erfüllt nicht mehr den Zweck, die Eltern zu kränken. Die Eltern gehen auf alles ein, verlangen nur Arbeitsfähigkeit. Diese fange ich an zu bezweifeln und bringe ihn so in Trotzeinstellung zu mir. Er will mir zeigen, daß er arbeiten kann. Ich bemitleide bei jeder Gelegenheit seine Braut, ein stilles, braves Mädchen. Er werde sie ja sicher verlassen. Er habe kein Talent zur Treue. Justament nicht! — fühlt er. Er will mir nun zeigen, daß er treu sein kann.

Nach einigen Wochen schon findet er eine Stelle und bewährt sich durch Fleiß und Geschicklichkeit, so daß sein Gehalt rasch gebessert wird. Nun heiratet er bald und wird in jedem Sinne des Wortes ein anderer Mensch.

Allerdings gab es viel Arbeit. Seine hypertrophischen Größenwahnideen, seine Vorstellung, ihm wäre alles erlaubt, was den anderen verboten ist, seinen Trotz gegen die Gesellschaft und gegen jede Autorität galt es durch soziale Strömungen zu ersetzen. Es gelang allmählich. Er wurde bescheiden und liebenswürdig

Die Möglichkeit seiner Genesung hing davon ab, daß er sich dauernd von seinen Eltern trennte. Denn ein kurzer Aufenthalt zu Hause belehrte ihn, daß die Affekte ihn zu Hause überwältigten, und er reiste schleunigst ab, um mit den Eltern in Frieden auszukommen.

Die erste Zeit richtete sich der ganze Trieb auf die Braut und er wartete gar nicht bis zur Hochzeit. Er steigerte seine Leistungen ins Unglaubliche. Das dauerte aber nicht lange und allmählich beruhigten sich die Wogen. Er wurde in jeder Hinsicht ruhiger und verkehrte in gemessenen Zwischenräumen mit seiner Frau. Eine Gravidität und die Geburt eines Kindes nötigten ihn zu langen Pausen, die er sehr leicht vertragen konnte, ohne seiner Frau untreu zu werden. Ich weiß nicht, wie lange diese Besserung anhalten wird. Jetzt ist er schon drei Jahre in Amt und Würden und ein braver, bescheidener Mensch, der mit Grauen an die Vergangenheit zurückdenkt. Seine Eltern haben sich in die Ehe gefügt und die Geburt zweier Enkel hat sie vollends mit den Tatsachen ausgesöhnt.

Auf das Wesen der Satyriasis fällt von diesem Fall ein helles Licht. Wir erfahren aber auch, warum ihm die Luft in Berlin nicht behagt hat. Er war im Begriffe, dort homosexuell zu werden. In Berlin gab es in seinem Büro auch einen Homosexuellen, der ihn in die Berliner Kreise einführen wollte. Er faßte plötzlich eine heftige Zuneigung zu seinem Chef, der ihm täglich mehr imponierte und ihm täglich besser gefiel. Er wurde eifersüchtig auf die anderen Kollegen und wußte schließlich kein anderes Mittel, als die Rettung in den Streit und in die Grobheit. Er suchte Händel mit dem Chef, um sich von ihm zu trennen und sich vor Zärtlichkeiten zu sichern.

Interessant ist, daß er in den Szenen mit dem Knaben sich mit seinem Vater identifizierte. Er spielte die Verführungsszene, die er vergebens von seinem Vater erwartet hatte. Die Identifizierung mit dem Vater ging so weit, daß er sich alt, müde und abgelebt fühlte und der Ansicht war, er müsse bald sterben. In seinen koprophilen Szenen aber war er Säugling. Nun ist es bedeutsam, auch zu konstatieren, welche Rolle er spielte, als er sich in seine Frau verliebte. Darüber möchte ich noch einige Worte sagen.

In der ersten Zeit der jungen Liebe identifizierte sich der Patient mit seiner Mutter, während das Mädchen für ihn immer ein Junge, meistens er selbst, war. Er spielte eine Liebesszene von Mutter und Sohn und wunderte sich, daß er solcher mütterlichen Gefühle fähig war. Er betonte seine starke Weiblichkeit. Er hätte ein weibliches Becken, wäre bartlos, hätte Gynäkomastie. Organisch zeigt sich jenes Entgegenkommen zum bisexuellen Typus, der mir bei genauer Untersuchung noch in keiner Neurose gefehlt hat. Er wurde auch aufmerksam, galant, entgegenkommend, zierlich, manieriert. Manchmal aber wurde die Braut zur Mutter und er spielte das Kind. Er legte sich auf ihren Schoß und sagte: „Jetzt möchte ich in dich ganz hineinkriechen und wie ein Kind im Mutterschoße liegen. Da würde ich mich sicher fühlen." Beim Koitus war er sehr gern Succubus und einmal hatte er einen kleinen Anfall. In diesem Anfall wurde ihm die Phantasie bewußt, er verkehre mit seiner Mutter. Das war keine von mir beeinflußte Phantasie. Ich ließ mir alles vom Kranken berichten, ohne ihn in eine gewisse Richtung zu drängen.

Mit der fortschreitenden Besserung hörte diese Identifizierung mit der Mutter auf. Er versöhnte sich mit den Eltern, wechselte mit dem Vater freundschaftliche Briefe, fühlte sich als erwerbender Mann. Er wurde zum erstenmal im Leben er selbst.

Er kam zum Bewußtsein seiner eigenen Persönlichkeit. Er liebte jetzt die Frau als ihr Mann und fühlte sich eigener Vater, der eine eigene Mutter hat.

Das mag vielen wie eine Selbstverständlichkeit und banal klingen. Und doch liegt aller Fortschritt, den ich erzielen konnte, in der Zerstörung der Identifizierungen mit seinen Eltern, in der Zerstörung seiner Projektion auf das Elternhaus. Vorher war immer die determinierende Kraft: Was werden meine Eltern dazu sagen? Der Gedanke, daß der Vater sich kränken würde, erfüllte ihn mit Lust. Er wollte den Mann, den er als die Ursache seiner Leiden betrachtete, für seine Lieblosigkeit strafen, ihn immer in Erregung halten. Er vertrug alles eher, als den Vater gleichgültig zu wissen. Er löste sich nun vom Infantilismus los. Er war kein Kind mehr, er war ein Mann. Durch alle Verwandlungen und Masken kam er zu sich zurück.

Seine Homosexualität bestand nach wie vor. Aber sie lag vor ihm klar da, er erkannte sie in dem Verhältnis zu seinen neuen Vorgesetzten, zu seinen Freunden und zu seinen Ärzten. Er konnte sie überwinden und unschädlich machen. Vielleicht konnte er auch einen

Teil auf seinen Sohn übertragen. Eines ist sicher: Er ist mit ihr fertig geworden und so weit fertig, daß sie ihn nicht stört. Er ist lebensfähig und arbeitsfähig. Solche Resultate wären ohne die Kunst der Analyse und ohne die erzieherische Kunst des Arztes nicht möglich gewesen. Das Los dieses Mannes ohne Behandlung wäre wahrscheinlich Selbstmord gewesen.

Es wäre noch hervorzuheben, daß sich aus der Verzweiflungsliebe eine echte Neigung entwickelte. Er sah seine Frau, sprach sie an und liebte sie schon. Und die Ehe wird immer besser. Kleine Stürme kommen vor — wo fehlen sie? — aber sie gehen vorüber und in seinem Heim genießt er ein stilles, bescheidenes Glück. Der Traum von seiner großen historischen Mission ist ausgeträumt. Er wollte ein Napoleon werden oder Herostratos, ein Satan und Don Juan, ein Bombenwerfer und sitzt nun als guter und bescheidener Buchhalter in einem Büro und rechnet Ziffernkolonnen zusammen, bringt seiner Frau und den Kindern kleine Überraschungen und freut sich, wenn er vom Hause eine Unterstützung erhält, die er nicht benötigt und für sein Töchterchen zurücklegt.

Der Fall zeigt uns aber auch die Beziehungen der Homosexualität zur Familie und zum Inzestproblem. Doch davon später

Bei *Krafft-Ebing* finde ich einen Fall, der meine Beobachtungen in jeder Hinsicht bestätigt.

Fall Nr. 30. „Herr X., 35 Jahre, ledig, Beamter, war immer gesund, kräftig, von lebhaftem sinnlichen Temperament, hatte abnorm früh und mächtig sich regenden Sexualtrieb, masturbierte schon als kleiner Knabe, koitierte zum erstenmal schon mit 14 Jahren, angeblich mit Genuß und voller Potenz. 15 Jahre alt, versuchte ihn ein Mann zu verführen, manustuprierte ihn. X. empfand Abscheu, befreite sich aus dieser „ekelhaften" Situation. Er exzedierte herangewachsen in unbändiger Libido mit Koitus, wurde 1880 neurasthenisch, litt an Erektionsschwäche und Ejaculatio praecox, wurde damit immer weniger potent und empfand auch keinen Genuß mehr beim sexuellen Akt. Zu jener Zeit der sexuellen Dekadenz hatte er noch eine Zeitlang eine ihm früher fremde und ihm noch jetzt unbegreifliche Neigung zum sexuellen Verkehr cum puellis non pubibus XII ad XIII annorum. Seine Libido steigerte sich mit abnehmender Potenz. Allmählich bekam er Neigung zu Knaben von 13—14 Jahren. Es trieb ihn, an solche sich anzudrängen. Quodsi ei occasio data est, ut tangere posset pueros, qui ei placuere, penis vehementer se erexit tum maxime quum crura puerorum tangere potuisset. Abhinc feminas non cupivit. Nonnunquam feminas ad coitum coegit sed erectio debilis, eiaculatio praematura erat sine ulla voluptate. Es interessierten ihn nur noch junge Burschen. Er träumte von ihnen, bekam dabei Pollution. Von 1882 ab hatte er ab und zu Gelegenheit, concumbere cum juvenibus. Er war dann sexuell mächtig erregt, half sich mit Masturbation. Nur ausnahmsweise wagte er es, socios concumbentes tangere et masturbationen mutuam adsequi. Päderastie verabscheute er. Meist war er genötigt, seinem sexuellen Bedürfnisse durch solitäre Masturbation zu genügen. Er stellte sich dabei das Erinnerungsbild sympathischer Knaben vor. Nach sexuellem Verkehr mit solchen fühlte er sich jeweils gekräftigt, erfrischt, aber moralisch gedrückt in dem Bewußtsein, eine perverse, unsittliche, strafbare Handlung begangen zu haben. Er empfand es höchst peinlich, daß sein abscheulicher Trieb mächtiger sei als sein Wille. X. vermutet, daß seine Liebe zum eigenen Geschlecht durch maßlose Exzesse im natürlichen Geschlechtsgenusse entstanden sei, beklagt tief seine Lage, fragt anläßlich einer Konsultation im Dezember 1888, ob es kein Mittel gebe, um ihn zu normaler Sexualität zurückzubringen, da er ja eigentlich keinen Horror feminae habe und gerne heiraten würde. — Außer Erscheinungen sexueller und spinaler Neurasthenie mäßigen Grades bietet der intelligente, von Degenerationszeichen freie Patient keine Krankheitssymptome.“

Wir haben es hier mit einem Schulfall zu tun, wie man ihn deutlicher und plastischer kaum finden kann. Im Beginne des sexuellen Lebens steht ein Trauma, das für ihn von allergrößter Bedeutung scheint. Denn er spielt immer wieder diese Szene mit verkehrten Rollen. Er wurde von einem Manne manustupriert, als er noch ein Knabe war. Nun sucht er, der Mann, diesen Knaben. Zuerst versuchte er durch Exzesse im Koitieren diesen homosexuellen Trieb zurückzudrängen. Es gelang ihm nicht. Er wurde bei Frauen impotent oder schwach potent. Er führt diese Erscheinung irrtümlicherweise auf die Exzesse zurück, während nur die mangelnde heterosexuelle Libido die Ursache war. Denn er klagt über vehemente Erektionen bei Berührung von Knaben. Auch das Schwinden des Orgasmus bei heterosexuellen Akten ist sehr charakteristisch für diese Fälle. Wir werden dies Symptom bei der Besprechung der Impotenz des Mannes noch eingehend würdigen.

Ähnliche Fälle haben die alten Beobachter auf die Vermutung gebracht, durch Ausschweifungen stumpfe sich der heterosexuelle Trieb ab, so daß die Männer, um sich zu reizen, homosexuelle Akte begehen. Die Anschauung lebt noch in den Köpfen vieler Ärzte. Sie halten die Homosexualität für die Folgen der Ausschweifung, der Homosexuelle ist ihnen ein ekelhafter Wüstling. Ich brauche nicht erst zu betonen, wie verkehrt und lächerlich dieser Standpunkt ist. Man trifft unter den Homosexuellen die keuschesten Menschen, auffallend viel Idealisten und Künstler. Man braucht nur einen Blick auf die Liste homosexueller Künstler zu werfen. Es finden sich darunter die größten führenden Geister der Menschheit.

Die Nymphomanie zeigt die gleiche homosexuelle Ursache wie die Satyriasis. Wir werden bei Besprechung der sexuellen Anästhesie der Frau einige Typen von Frauen kennen lernen, welche deutlich den nymphomanischen Charakter zeigen, zumindesten Messalinen sind.[1]) Sie sind meistens anästhetisch, was schon an und für sich sehr interessant ist und sich auch bei den gewöhnlichen Prostituierten findet. Sie haben den gleichen unstillbaren Hunger nach dem Manne, wie sie der Don Juan nach dem Weibe hat. Das Charakteristische ist, daß sie eben keine Befriedigung finden. Alle diese ewig suchenden Menschen, Ahasver, der fliegende Holländer, Faust und Don Juan, die verdammt sind, zu wandern und zu suchen und nie zur Ruhe kommen, schildern eigentlich eine Libido, die ihr Sexualziel nicht finden kann.[2]) So gibt es unter den Frauen auch ewige Sucherinnen, die immer nach dem Manne verlangen, der sie ganz befriedigt und dauernd fesselt. Die Verhältnisse beim Weibe sind noch viel komplizierter als die beim Manne. Ich will jetzt nur einen Fall flüchtig skizzieren, so weit wir es für das Verständnis unseres Themas brauchen. Wir werden bei der Besprechung der Dyspareunie (III. Band) auf dieses Thema noch zurückkommen.

Fall Nr. 31. Eine junge, auffallend schöne Frau — nennen wir sie Adele — kommt zu mir mit einer selten gehörten Klage. Sie habe einen braven Mann aus Liebe geheiratet und liebe ihn noch immer. Sie habe aber gar kein Talent zur Treue. Sie besitze gar keine Widerstandskraft. Sie sei das leichte Opfer jedes Mannes, der sich ihr nähere. Sie sei die berüchtigte Frau, die kein „Nein" sagen könne. Ihr Mann habe keine Ahnung von ihrem Treiben und vergöttere sie. Sie habe manchmal schwere Gewissensbisse, so auch heute, und möchte ein Mittel haben, das sie beruhigt, so daß sie nicht von früh bis abends an erotische Dinge denken müsse. Was ich ihr aber nicht glauben werde, sei der Umstand, daß sie in den Umarmungen der Männer kalt bleibe und immer durch Onanie nachhelfen müsse. Nur beim Kunnilingus komme sie zu einem großen Orgasmus. Sie glaube, wenn ihr Mann sie auf diese Weise befriedigen würde, so könnte sie ihm treu sein. Sie traue sich nicht, es von ihm zu verlangen, da er sie dann verachten würde.

Aus ihrer Lebensgeschichte entnehme ich folgende Tatsachen. Adele hatte schon als Kind Erfahrungen auf dem Gebiete der Liebe gesammelt. Sie war ungefähr acht Jahre alt, als ihr Bruder anfing, mit ihr den Koitus auszuführen. Sie war damals sehr sinnlich und behauptet, es hätte ihr einen großen Genuß bereitet. Der Bruder war zwei Jahre älter. Alle Kinder des Hauses, wo sie wohnten, waren schon so früh verdorben. Oft kam es zu

---

[1]) Vgl. Band III, Analyse einer Messalina.

[2]) Faust findet es vorübergehend im Gretchen. Aber es ist nur eine Episode und er sucht rastlos weiter, bis er das schönste Weib „Helena" findet. Der fliegende Holländer wird von einem Weibe erlöst, das ihn bis zum Tode treu liebt. Das ist eine Projektion der eigenen Treulosigkeit auf das Weib. Er möchte ein Weib so lieben, daß sie ihn erlösen könnte. Im Ahasver ist das Problem durch das Religiöse verdeckt, das sich auch im Don Juan als die Vergeltung des höchsten Vaters durchsetzt. Alle vier müssen treulos sein und können nicht bei e i n e m Weibe bleiben.

förmlichen Orgien. Sie wurde von dem Bruder dann seinen Freunden abgetreten, wenn die Freunde ihm ·die Schwestern abtreten konnten. Sie erinnere sich, einmal von vier Buben hintereinander benützt worden zu sein.[1]) Diese Szenen dauerten mehr als ein Jahr. Dann entdeckte die Mutter eines anderen Mädchens den Unfug und es wäre fast ein öffentlicher Prozeß daraus geworden. Es gab Szenen und Untersuchungen, aber sie logen sich alle heraus. Seit dieser Zeit onanierte sie und konnte das „Laster" bis heute nicht aufgeben. Sie hatte aber schon als Backfisch kein anderes Ziel, als den Männern zu gefallen. Sie war sehr kokett und leichtfertig, besserte sich für eine Zeitlang und war sehr fromm und zurückhaltend, wollte sogar in ein Kloster gehen und das Gelübde der Keuschheit ablegen.

Diese fromme Periode hielt nicht lange an. Sie wurde wieder kokett und verschaffte sich alle möglichen erotischen Bücher, welche sie sehr aufregten, so daß sie oft mehrere Male in einer Nacht onanieren mußte. Mit siebzehn Jahren wurde sie das Opfer eines Schülers ihres Vaters, der Klavierprofessor an der musikalischen Hochschule war. Sie war mit dem jungen Manne einige Minuten allein. Er küßte sie, was sie sich ohne Widerstreben gefallen ließ. Dann setzte er sie auf sich — es gab in diesem Lehrzimmer keinen Diwan — und sie verlor ihre Unschuld. Sie wußte nicht, wie das gekommen war. Das Ganze spielte sich in einigen Minuten ab. Sie floh nun diesen Schüler, der ihr überall nachstellte, und lebte nun einige Wochen in einer fürchterlichen Angst, daß sie in die Hoffnung kommen werde. Es ging aber glücklich vorüber. Sie merkte bald, daß alle Männer in sie versessen waren. Junge Burschen und alte Männer liefen ihr nach. Die Mutter, der sie weinend das Erlebnis mit dem Schüler erzählt hatte und die es dem Vater verschwieg (weil er sonst den Burschen umbringen würde!), bewachte sie nun sorgsam, ließ sie nie mehr allein und sagte immer: „Kind, du mußt bald heiraten. Du hast zu heißes Blut. Mit neunzehn Jahren fand sie ihren Mann, in den sie sich mit einer Glut verliebte, daß sie der Spott der ganzen Stadt wurde. Sie hatte keinen anderen Gedanken als ihren Bräutigam. Schon in den ersten Wochen der Brautzeit fiel sie ihrem Manne in die Arme und leistete ihm keinen Widerstand, als er sie ganz besitzen wollte. Er war so aufgeregt, daß er nicht merkte, daß sie keine Virgo war. Sie hatte nur einen „kleinen Genuß" dabei, jedenfalls regte sie alles furchtbar auf.

Sogar in der Brautzeit war sie ihrem Bräutigam nicht treu. Es fing mit einem seiner Freunde an, den sie sogar in seiner Wohnung besuchte. Sie war unglücklich und wollte sich töten. Aber es kam immer wieder über sie und der Leichtsinn siegte über alle Vorsätze.

Nach der Hochzeit — es waren drei Tage vergangen — fiel ihr ein, daß man davon sprach, Dr. X., ein schöner, junger, lediger Mann, wäre ein großer Don Juan. Sie beschloß, ihn sofort aufzusuchen und ihn zu verführen. Sie klagte ihm, sie hätte einen roten Fleck in der Scheide entdeckt, der sie beunruhige. Ob das nicht eine Krankheit wäre? Kurz, sie kam zu ihrem Ziele, wurde eine Zeitlang seine Geliebte und lernte hier das erste Mal den Kunni-

---

[1]) Derartige Vorkommnisse bestätigen meine Ausführungen auf S. 5. Ich höre sie so oft, daß sie mir schon als etwas Gewöhnliches vorkommen. Andere werden über diese Sittenverderbnis die Hände zusammenschlagen. So sieht es aber hinter den Kulissen mancher Kinderstube aus und wer sich die Kinder als asexuelle weiße Lämmer vorstellt, wird nie die Menschen gründlich kennen lernen.

lingus kennen. Sie meint, es wäre die hohe Schule der Liebeskunst gewesen. Ein anderer Mann verlangte von ihr die anale Form der Kopulation. Das alles machte ihr Spaß, obwohl sie nie den Orgasmus hatte wie beim Onanieren.

Bald erwachten in ihr quälende Reuegefühle. Sie hatte den besten aller Männer. Sie machte sich die heftigsten Vorwürfe und nahm sich täglich vor: „Das war das letzte Mal. Es wird nicht mehr vorkommen." Aber schon am nächsten Tage trieb es sie, auf die Gasse zu gehen oder einen der Herren anzutelephonieren, deren sie eine ganze Reihe zur Verfügung hatte. Interessant ist, daß sich in ihrer Liste Ärzte, Advokaten, Offiziere, Beamte, Adelige und Bürgerliche befanden. Sie ließ sich nie bezahlen und kein Geschenk geben. Dann würde sie sich wie eine Dirne vorkommen. Sie ließ sich auch schon mit Kutschern und Chauffeuren ein, hatte aber nachher einen solchen Ekel, daß sie es nicht mehr tat, obwohl die Versuchung immer wieder da war.

Eine Gonorrhöe, die sie akquirierte, zwang sie, vor dem Manne ein Frauenleiden zu spielen und eine lange Zeit zu abstinieren. Allerdings beherrschte sie wegen des Mannes, der sie krank gemacht hatte, ein solcher Zorn, daß sie sich vornahm, sich an den Männern zu rächen und alle Männer ihrer Bekanntschaft krank zu machen. Es kam nicht zur Ausführung dieses Planes, da ihr der Frauenarzt jeden Verkehr verboten hatte. Aber zweimal konnte sie nicht Widerstand leisten und infizierte zwei andere Männer

Sie bat mich, sie zu hypnotisieren. Es sei kein anderer Gedanke in ihrem Kopfe als Männer und wieder Männer. Sie denke nur an die sexuellen Szenen und habe sich schon vorgestellt, sie würde einmal wie Agrippina in ein Lupanar gehen, um sich von so vielen Männern besitzen zu lassen, bis sie endlich vollkommen befriedigt sei. Vielleicht werde sie dann einmal Ruhe haben. Wenn sie heute einen fremden Mann kennen lerne, so träume sie schon in der Nacht, daß sie mit ihm einen Verkehr habe.

Ich frage sie, ob sie sich diese Träume gemerkt habe und ob diese Träume eine besondere Form der Sexualität betonten oder ob es sich immer um das Normale handeln würde.

Sie antwortete zögernd: „Immer das Normale. Nur bin ich meistens oben .. Wie kommt das? Ich habe schon oft darüber nachgedacht."

„Haben Sie heute auch einen solchen Traum gehabt?"

„Lassen Sie mich nachdenken. Freilich. Ein dummer Traum

„Bitte, erzählen Sie ihn."

„Ich bin mit meinem Schwager in einem Bette. Ein Mensch, der mir nicht einmal im Traume einfällt!"

„Er ist Ihnen doch im Traume eingefallen!"

„Ich weiß aber nicht, wie ich dazu komme. Ich habe nie von ihm geträumt."

„Auch nichts mit ihm erlebt?"

„Nein . mit ihm nie. Obwohl er mir nachstellt und ich weiß, daß ich ihm sehr gefalle. Ich liebe meine Schwester zu sehr, als daß ich ihr das antun würde, obwohl meine Schwester auch nicht treu ist und es auch nicht sehr genau nimmt. Das liegt in der Familie. Doch ich will mit dem Schwager nichts zu tun haben. Der Traum war ein Unsinn, ich habe das meiste vergessen. Er war viel länger!"

Ich merke, daß sie sich um den Traum drücken will, und ersuche um genaue Mitteilung des ganzen Traumes. „Nun also" — meint sie — „der Traum war folgender":

Ich liege mit meinem Schwager im Bette. Es ist, als ob ich der Mann wäre und er eine Frau. Er hat keinen Schnurrbart und liegt unter mir. Plötzlich verwandelt er sich in meine Schwester und ich küsse sie leidenschaftlich. Siehst du! sagt sie: das hättest du längst tun sollen, dann wärest du gesund."

Wir erkundigen uns nach ihrem Verhältnis zur Schwester und hören, daß sie schon einige Monate nicht mit ihr verkehrt und daß sie seit dieser Zeit sehr nervös ist und noch männersüchtiger als vorher. „Wenn ich mich mit meiner Schwester unterhalte, so kann ich alle Männer vergessen. Sie ist eine geistreiche Person und so bezaubernd. Wenn Sie sie kennen lernen, Sie werden sich sofort in sie verlieben."

Hört man solche Aussprüche, und man hört sie nicht selten, so kann man die Diagnose stellen: Dieser Mensch liebt selbst den gerade gerühmten Menschen und deshalb findet er es selbstverständlich, daß man sich in ihn verliebt.[1]

Weitere Auskünfte ergeben, daß sie nur einen Gedanken hat: ihre Schwester. Sie findet die Schwester am schönsten gekleidet, sie findet die Schwester immer geistreich, immer entzückend.

Warum sie mit ihr den Verkehr abgebrochen habe?

Weil die Schwester egoistisch sei und sich um sie nicht kümmere. Sie wäre einige Wochen krank gelegen und die Schwester habe sie wie einen Hund liegen lassen und sich um sie nicht gekümmert; sie brauche die Schwester zu Einkäufen, sie könne nun einmal nie allein kaufen und sei die Wurzen für alle Kaufleute, die Schwester sei aber für sie nicht zu haben. Dafür laufe sie mit einer Freundin herum, die eine ekelhafte und liederliche Person sei. Sie würde sich schämen, mit einer so verrufenen Frau sich öffentlich zu zeigen; wenn sie ihr Mann wäre, würde sie ihr das verbieten . . Übrigens wäre es gar keine Sünde, wenn sie sich mit dem Schwager einlassen würde; die

---

[1] Ich behandelte einmal einen Mann, der sich von seiner Frau geschieden hatte, eine andere Dame aus Liebe heiraten wollte und mit seiner Frau prozessieren mußte. Im Laufe der Verhandlungen, die notwendig waren, wiederholte der Patient immer: „Mit meiner ersten Frau mache ich Sie nicht bekannt. Sie würden sich sofort in sie verlieben. Der kann kein Mann widerstehen." Ich wußte bald, daß seine neurotischen Störungen auf diese unterdrückte Liebe zur ersten Frau zurückgingen. Er hörte immer Töne, die er nicht fassen konnte. Melodien, die auf keinen Inhalt zurückgingen. Aber einmal konnte ich eine solche Melodie fassen. Es war ein Lied, dessen Text er nicht kannte. Allmählich kam ihm die Erinnerung und der Text hatte eine deutliche Beziehung · zu seiner ersten Frau. Diese unfaßbaren Melodien gestatten ihm, an sie zu denken und sein Bewußtsein darüber hinwegzutäuschen, daß er sie noch immer nicht vergessen habe. Einige charakteristische Strophen aus dem Liede von Eichendorff: „Ich kam vom Walde hernieder — Da stand noch das alte Haus — Mein Liebchen schaute wieder — Wie einst zum Fenster hinaus. — — Sie hat einen andern genommen — Ich war draußen in Schlacht und Sieg — Nun ist alles anders gekommen — Ich wollt, es wär wieder Krieg — —". Diese Verse enthalten die Darstellung seines schweren Konfliktes.

Schwester sei ihm auch nicht treu und habe ein Verhältnis mit einem Ober-
leutnant und der dumme Mensch merke das nicht und es sei sein bester
Freund . .

So plätschert es unaufhörlich wie ein Springbrunnen. Sie erwacht und
denkt den ganzen Tag an die Schwester und träumt jede Nacht von der
Schwester. Ich habe durch Wochen ihre Träume beobachtet. Es gibt keinen
Traum, in dem die Schwester nicht vorkommt, und keinen, in dem sich nicht
Anspielungen auf die erotischen Beziehungen zu ihr finden.

Schließlich enthüllt sich in der Analyse ihre Kindheit und sie erinnert
sich, daß sie mit der Schwester lange Zeit in einem Bette schlief und sie sich
gegenseitig den Kunnilingus machten. Es sei schon so lange her, daß sie es
vergessen habe. Der Vorfall erklärt auch ihr Wesen. Sie ist ewig auf der
Suche nach einem Weibe. Eigentlich nach e i n e m Weibe, nach ihrer
Schwester. Diese will sie vergessen, diese Szene will sie durch neue Eindrücke
aus ihrem Gedächtnisse löschen.

Wir sehen, wie die latente Homosexualität sie allen Männern in
die Arme trieb. Wir sehen aber auch die Beziehungen der Homosexualität
zur Familie, Beziehungen, die wir eingehender studieren und auf ihre
Bedeutung prüfen müssen.

Die Homosexualität.

IV.

Der rudimentäre Don Juan — die moderne Messalina.

„Ich wüßte kaum noch etwas anderes
geltend zu machen, das dermaßen zerstöre-
risch der Gesundheit und Rassenkräftig-
keit, namentlich der Europäer zugesetzt hat
als das asketische Ideal; man darf es ohne
Übertreibung das eigentliche Verhängnis in der Gesundheitsgeschichte des euro-
päischen Menschen nennen." *Nietzsche.*

Wir haben bisher vom Don Juan und von der Messalina gesprochen,
die sich aktiv betätigen, und es gelang uns, als treibendes Moment die
latente Homosexualität nachzuweisen. Zu diesen extremen Typen gibt
es unzählige fließende Übergänge. Die Natur verblüfft uns nirgends
so durch den Reichtum der Variationen und Kombinationen wie in
den Ausdrucksformen menschlicher Sexualität.

Sehr interessante Typen bilden der steckengebliebene Don Juan
und die steckengebliebene Messalina. Sie benehmen sich ganz wie der
wahre ausgebildete Typus. Sie zeigen den gleichen unbändigen und
ruhelosen Trieb. Aber die heterosexuelle Handlung bleibt in ihrer
Entwicklung irgendwo stecken. Ich rede nicht von dem Don Juan der
Phantasie, nicht von der Messalina, welcher der Mut fehlt, ihre Triebe
auszuleben. Deren gibt es unzählige und ein Stück von diesem Typus
lebt ja in jedem Menschen und wird von uns als polygame Veranlagung
betrachtet.

Der Typus, den ich jetzt beschreiben will, liegt auf dem Wege
zum Asketen. Es ist ja klar, daß die Askese nie zustande kommen
kann, wenn nicht ein starker homosexueller Trieb das heterosexuelle
Ideal entwertet hat. Denn jede Handlung ist ein Produkt aus Trieb
und Hemmung. Ein überstarker Trieb wird auch die stärksten
Hemmungen überwinden. Wenn aber der eine Teil der sexuellen Energie
durch homosexuelle Einstellungen gebunden ist, so wird die Aggression

immer nur mit einem geringen Teil der Kraft ausgeführt werden können. Sie bleibt ganz aus, und dann haben wir den Asketen vor uns, oder sie bleibt in der Mitte stecken, sie führt nicht zum erwünschten Ziel, und dann haben wir eben den „steckengebliebenen Don Juan".

Es gibt eine Unzahl Männer, die sich den ganzen Tag immer nur mit den Möglichkeiten von Eroberungen beschäftigen, sie einleiten, sie sehr geschickt fortsetzen und sie dann plötzlich abbrechen, weil sie Pech haben. Sie beneiden die Menschen, welche so glücklich sind, erobern zu können, und jammern über ihr Mißgeschick, das sie um die schönsten Früchte bringt, die ihnen eben in den Schoß zu fallen schienen und nun für sie ewig verloren sind. Besser als alle allgemeinen Betrachtungen wird uns ein einziger Fall belehren können:

Fall Nr. 32. Herr Xaver Z. möchte gern ein Lebemann sein, wie die meisten seiner Kollegen. Er behauptet, seine Schüchternheit bringe ihn um alle seine Erfolge. Er ist schon 29 Jahre alt und hat es noch nicht zu einem richtigen Verhältnis gebracht. Wacht er am Morgen auf, so denkt er gleich: Wird es dir heute gelingen, ein Mädchen anzusprechen und zu erobern? Den ganzen Tag über beschäftigt er sich mit diesem Gedanken, so daß er immer zerstreut ist und keine Arbeit flott machen kann. Auch mit seinen Leistungen im Geschäft ist er unzufrieden. Andere arbeiten so leicht und bringen alles so rasch zustande, er ist langsam und nicht genug energisch. Er glaubt, es fehle ihm an Initiative. Er ist immer müde und deprimiert, hat auch schon einige Male Sanatorien aufgesucht und vergeblich eine Besserung erstrebt. Er kann kaum den Abend erwarten, damit er auf der Straße sein Glück versuchen kann. Er spricht verschiedene Mädchen an und es wird nie etwas daraus. Er hat es auch mit einer Annonce versucht und steht mit mehreren Mädchen in Korrespondenz. Es bleibt immer bei den platonischen Verhältnissen. Er bringt entweder nicht den Mut auf, das Mädchen aufzufordern, sich mit ihm intimer einzulassen, oder sein Ansinnen wird mit Empörung abgewiesen. Er fühlt, daß er anders als die anderen Menschen ist, und das drückt ihn nieder. Er ist immer einsam und die Sonntage sind ihm eine Qual. Er sucht sich Bekannte aus, die arm sind, denen er ein Nachtmahl zahlen kann, damit er nicht „so allein" ist.

Er ist auch Reisender. Er fühlt, daß er seine Sache schlecht macht. Er hat keine suggestive Gewalt auf seine Kunden, er kann ihnen nicht zureden wie andere Reisende. Er ist gleichgültig und läßt sofort ab, wie er merkt, daß der Kunde nicht willig ist, zu kaufen. Er ist bei seinem älteren Bruder angestellt. Das sei noch sein Glück. Ein anderer Chef hätte ihn schon längst entlassen. Sein Bruder aber mache ihm zwar keine Vorwürfe, er aber lese sie aus seinen Augen.

Über sein Sexualleben weiß er zu berichten, daß er sehr früh begonnen habe, sich für das Sexuelle zu interessieren. Er erinnert sich nicht an den Anfang. So viel sei ihm bewußt, daß er schon mit 10 Jahren onaniert habe und dies „Laster" bis zum 20. Jahre fortgesetzt habe. Dann sei er aufgeklärt worden und habe sich langsam die Onanie abgewöhnt. Immerhin sei es noch bis in die letzte Zeit vorgekommen, daß er hie und da in Zwischenräumen von zwei Monaten onaniert habe, wenn er sehr verzweifelt gewesen sei.

Im 20. Lebensjahre begann er zu Dirnen zu gehen. Seit damals verkehrt er mit sehr guter Potenz mit Dirnen ungefähr alle zwei Wochen einmal oder hie und da mit Mädchen, die er auf den Straßen findet und die sich auch bezahlen lassen. Bei den Dirnen hatte er eigentlich kein Vergnügen. Er tat es mehr aus Verpflichtung, weil seine Kollegen alle mit Frauen verkehrten und er es auch tun wollte. Er mache das mehr aus Gesundheitsrücksichten als aus einem inneren Drange heraus. Allerdings müsse er sich denken, daß das in einem richtigen Verhältnis, in dem das Mädchen sich aus Liebe hingebe, ganz anders sein dürfte. Deshalb sei er ja so unglücklich, daß er noch keine Geliebte gefunden habe. Denn die Mädchen, die er auf der Straße auflesen mußte und die mit ihm ins Hotel gingen, wären alle eigentlich auch nur feile Dirnen, weil sie schließlich doch Geld oder ein Geschenk verlangten.

Er sei ein ausgesprochener Pechvogel. Andere junge Leute hätten immer Glück, ihm gehe aber alles schief aus. Es müsse in seinem Wesen etwas liegen, das die Menschen abstoße, wenn sie ihn näher kennen lernten.

Würde man diese Klagen alle als Tatsachen hinnehmen, so könnte man an sein besonderes Pech glauben. Es zeigt sich aber, daß er sich sein Pech konstruiert, daß er sich seine Niederlagen arrangiert. Er ist ein Don Juan, dessen einleitende Gefechte tadellos von statten gehen. In der Ausführung tritt dann das sogenannte Pech ein und aus der Eroberung wird eine Blamage.[1]) Es stellt sich nämlich heraus, daß er eine Unmenge von Eroberungen vollzogen und sich immer aus rasch herbeigezogenen Motiven im letzten Moment zurückgezogen hat. Alle diese Erlebnisse gleichen einander, nur daß der Grund des Abbruches immer ein anderer ist. Ich glaube am besten zu tun, wenn ich von seinen Abenteuern das letzte berichte, weil es besonders charakteristisch ist.

Es war an einem Sonntag. Xaver fühlte sich wieder ganz allein und verlassen und hielt Ausschau nach einem Mädchen. Sein älterer Freund, den er im Café hätte treffen sollen, hatte ihn im Stiche gelassen. Heute mußte es gelingen. Er ist des Alleinseins und der Einsamkeit müde. Heute wird er ein Mädchen ansprechen. Er macht mehrere Versuche, aber es handelt sich immer um Mädchen, welche Geld verlangen und ihm nicht gut gefallen. Endlich sieht er eine feine, schlanke, biegsame Gestalt, die rasch an ihm vorübergeht. Er eilt ihr nach, — es ist ein elegantes, sehr schönes Mädchen. Er spricht sie an und betont gleich, sie möge das nicht schlecht auffassen, er habe „nur ehrbare Absichten". Er fühle sich so verlassen und möchte den Abend in angenehmer Gesellschaft verbringen. Das Mädchen ist nicht ungehalten, läßt sich begleiten und gesteht schließlich, daß sie auch allein sei und sich fürchterlich „mopse". Er ärgert sich, daß er ihr „nur eine ehrbare" Bekanntschaft versprochen, und überlegt immer wieder während des Spazierganges, ob er ihr nicht einen anderen Antrag machen soll. Es beginnt zu regnen; sie gehen in ein Café, wo man auch Musik hören kann; dann gehen sie in ein Gasthaus zum Nachtmahl. Er zeigt sich sehr galant, trägt alle Kosten und begleitet sie nach Hause. Das Mädchen erzählt, sie hätte ein Telephon, da sie ein kleines Geschäft habe, er könne sie anrufen. Sie beschließen, den nächsten Sonntag zusammen zu verbringen. Die ganze Woche macht er einen Kriegsplan und nimmt sich vor, er werde die Schüchternheit ablegen und ihr einen Antrag machen. Er ruft sie an und sie besprechen zusammen, in die Oper zu gehen

---

[1]) Vgl. das Kapitel „Der Pechvogel" in „Das liebe Ich" 2. Auflage. Verlag von Otto Salle, Berlin 1920.

und dann gemeinsam zu nachtmahlen. Sonntags kauft er vormittags die Karten und will sie ihr schicken. Plötzlich kommt ihm die Idee, er solle lieber das Verhältnis lassen. Er schickt die Karte an einen Freund und telephoniert dem Mädchen, es wären Verwandte gekommen, er könne nicht ins Theater gehen. Er sei darüber unglücklich usw.

Der Freund war aber verhindert, er blieb allein, die Karte verfiel. Er ärgerte sich unbändig und kam ganz traurig nach Hause. Wie ich ihn aber am nächsten Tag aufmerksam mache, daß er einfach vor dem Mädchen geflohen sei, will er das nicht einsehen und meint, Schuld wäre seine Schwester.

„Ich habe ihr alles erzählt und sie gefragt, was ich machen soll. Die Schwester sagte mir: Sie wird dich zum Narren halten, es wird dich Geld kosten und du wirst nichts davon haben."

„Erzählen Sie denn der Schwester alles?"

„Freilich. Wir reden ganz ungeniert über alle sexuellen Themen. Die Schwester hat es so eingeführt und ich finde es natürlich. Warum soll ich mich nicht mit meiner Schwester beraten?"

Ich kläre ihn auf, daß er von der Schwester den abweisenden Rat hören wollte, daß er sich vor dem Verhältnis und seinen etwaigen Folgen gefürchtet habe. Ich beweise ihm, daß ihm der Freund wichtiger war als die Freundin und daß das Senden der Karte an den Freund den Sinn hatte: Mir ist ein Freund wichtiger als eine Freundin.

Es gelingt mir immer wieder zu beweisen, daß er sich sein Pech in sehr geschickter und manchmal auch ungeschickter Weise arrangierte, um die Verpflichtung zum Lebemann zu erfüllen, ohne aber seine innere Einstellung zu gefährden. Daß ihm aber die Einleitung der Eroberung genügt und daß er dann freiwillig auf das Ende verzichtet hätte.

Das bestreitet er energisch, will auch nichts von homosexuellen Einstellungen wissen. Er behauptet, er wäre sofort gesund, wenn er nur ein richtiges Verhältnis hätte. Die Jagd nach dem Verhältnis wird fortgesetzt. Es war eigentlich unglaublich, wie viele Eroberungen er in der Woche machen konnte. Er war ein schöner interessanter Mensch und die Herzen flogen ihm zu. Er wußte es aber immer so einzurichten, daß er brechen konnte. Er fand im letzten Moment immer Bedenken oder Fehler, die ihn hinderten, intim zu werden.

Sehr schön trat das am Silvester zutage. Eine Dame aus der Ferne, mit der er korrespondierte — sie hatten auch die Photographien gewechselt — sagt sich für den Silvesterabend an. Er sollte sie am Abend auf der Bahn erwarten und dann wollten sie das neue Jahr gemeinsam feiern. Er ging zum Zug und verpaßte ihn, weil er auf einem anderen Steige wartete. Am nächsten Tage gelang es ihm, sie aufzufinden. Sie war natürlich schon erzürnt. Diesmal wollte er es besser machen und forderte das Mädchen sofort auf, mit ihm in ein Hotel zu gehen. Natürlich war sie beleidigt und ließ ihn sofort abblitzen. Er hatte diese Zurückweisung durch den brüsken Antrag direkt provoziert. Er manövrierte so geschickt, daß aus jedem Sieg eine Niederlage wurde.

Er versäumte die Rendezvous oder wurde im letzten Moment, wenn es schon sehr kritisch war, geizig, sogar schmutzig, machte irgend eine ungeschickte Bemerkung. So sagte er einem Mädchen, das schon bereit war, mit ihm ins Hotel zu gehen: „Ach, alle Damen sind gleich, sie fliegen alle auf die Männer und sind glücklich, wenn sie einen erwischen." Sie sah ihn groß an.

„So denken Sie von den Mädchen, die mit Ihnen gehen? Dann will ich mit Ihnen nichts zu tun haben" . . Drehte sich um und ließ ihn stehen. Das hinderte ihn nicht, wieder den Mädchen nachzujagen, sogar Frauen anzusprechen und immer wieder über sein Pech zu jammern. Dabei war sein sexuelles Bedürfnis kein großes. Er wurde nicht von der körperlichen Begierde gejagt. Es war eine geistige Peitsche, die ihn immer wieder zu den Frauen trieb. Zugleich suchte er Freunde und fand auch sie nicht, wie er sie haben wollte. Nur der letzte Freund war nach seinem Geschmack, „weil er ihn verstand". Mit ihm ging er gemeinsam in ein Lupanar. Es war das erstemal, daß er einen stärker betonten Orgasmus gefühlt hatte. Wir kennen ja diese Gewohnheit vieler Männer als eine bequeme Maske der Homosexualität. Über die Motive seines Handelns gibt uns ein Traum Aufschluß, der mir für das Verständnis der Homosexualität von größter Bedeutung erscheint.

Wir haben schon längst konstatiert, daß es sich um eine latente Homosexualität handelt, die nach dem Prinzip der Ablenkung verdrängt werden soll. Xaver spricht so viel von den Frauen, denkt den ganzen Tag an die Frauen, um nicht an die Männer denken zu müssen. Er versucht es, sich auf die Frauen abzulenken, bringt es aber nie zu einem intimen Verhältnis, weil die Triebkraft nicht groß genug ist. Das bessere Weib ist für ihn ein „Noli me tangere", es besteht eine Hemmung, die ihn von jedem nicht bezahlten Weibe trennt. Die Dirne wird aber nicht als Weib gewertet und hat auch einen größeren Reiz, weil sie mit anderen Männern verkehrt. Sie gestattet die Benützung eines Teiles der homosexuellen Triebkraft.

Nun wollen wir uns mit seinem Traume befassen. *Näcke* [1]) hat mit Recht aufmerksam gemacht, daß der Traum das feinste Reagens auf die Homosexualität ist. Leider war er noch nicht in die Mysterien der Traumdeutung eingedrungen und hält sich an den manifesten Trauminhalt. Wie viel reicher wird die Bedeutung des Traumes, wenn man ihn lesen kann und seine geheime Symbolik entziffert!

Ich werde von Männern verfolgt und fürchte, daß sie mir etwas antun werden. Ein Mann mit einem großen Säbel läuft besonders schnell und berührt mich schon mit der Spitze des Säbels, der krumm war wie die Säbel der Türken. Ich flüchte mich auf den Friedhof zum Grabe meiner Mutter. Dort finde ich meine Kusine, die auch vor den Räubern Angst hat. Wir wollen uns erst verbergen, dann blicken wir vorsichtig herum und sehen, daß die Luft rein ist. Wir fahren dann in einem Wagen zusammen vom Friedhof auf einer endlosen dunklen Landstraße. Ich schmiege mich an sie, als ob sie mich gegen Räuber schützen könnte, und schäme mich, so wenig männlich zu sein

Nun darf man aus der deutlichen homosexuellen Bedeutung eines Traumes noch nicht den Schluß ziehen, daß der Träumer homosexuell ist. Denn jeder Traum ist, wie ich in der „Sprache des Traumes" bewiesen habe, bisexuell und in jedem Traume lassen sich diese homosexuellen Tendenzen nachweisen. Der Traum beweist uns immer wieder die Bisexualität der Menschen und auch die Träume der Homosexuellen sind alle bisexuell. Wir erkennen nur die

---

[1]) „Der Traum als feinstes Reagens für die Art des sexuellen Empfindens." Monatsschrift für Kriminalpsychologie, 1905 und viele andere Arbeiten.

Stärke der verdrängten Homosexualität und enträtseln aus dem Traume leichter die Motive, die den Menschen in eine monosexuelle Richtung gedrängt haben . .[1])

Dieser Traum beginnt mit einer typischen homosexuellen Verfolgungsszene. Es sind seine homosexuellen Ideen, die ihn verfolgen. Der große krumme Säbel ist ein bekanntes phallisches Symbol. Daß ihn der Säbel von hinten berührt, ist jetzt nicht schwer zu verstehen. Auch warum der Säbel krumm ist, wenn man erfährt, daß sein Bruder eine Hypospadie hat und in der Tat einen krummen Phallus hat, über den er schon mit einem Arzte gesprochen hat. Der Mann hat einen großen schwarzen Bart genau wie sein Bruder und die gleiche Gestalt. Wir sehen also, daß der Bruder, der sich aus dem Schwarm der verfolgenden Männer loslöst, gewissermaßen den Vertreter der homosexuellen Verfolgungen darstellt.

Er flüchtet auf den Friedhof zu dem Grabe seiner Mutter. Die Mutter soll ihn vor der Homosexualität retten. Sie, die Vertreterin der Weiblichkeit, ist es, zu der er sich rettet, wenn ihn die Männer verfolgen. Die Kusine ist die Frau eines anderen Bruders. Sie ist das typische Inzestkompromiß. Viele Neurotiker, die an ihre Familie fixiert sind, heiraten schließlich eine Kusine. Die Kusine, die er am Grab der Mutter findet, wird seine Rettung und mit ihr fährt er dann die dunkle Landstraße des Lebens, ein halber Mann .

Er erzählt, daß er diese Kusine hätte heiraten sollen, daß sie aber sein Bruder heiratete, weil er zu lange überlegte und immer zauderte. Er dachte sich aber, er könnte auch der Geliebte dieser Kusine werden.[2]) Ihn

---

[1]) Würden die Homosexuellen, wie *Näcke* es annimmt, n u r homosexuell träumen, so wäre diese Tatsache ein wichtiges Argument gegen meine Annahme, daß alle Menschen, auch die Homosexuellen, bisexuell sind. Nun trifft man bei echten Homosexuellen sehr häufig heterosexuelle Träume, wenn man danach forscht. *Hirschfeld* fand bei einer Rundfrage bei 100 Homosexuellen, daß 13% auch heterosexuelle Situationen träumten. Eine analytische Erforschung des Traumlebens würde aus diesen 13% bald 100 machen! Bei vielen sind die heterosexuellen Träume mit Angst verbunden. Sie träumen, daß sie verheiratet und impotent sind, oder daß sie in Gefahr kommen, heterosexuell zu verkehren. Es bestätigt sich immer wieder, daß der Traum uns gestattet, alle bei Tage vom Bewußtsein verpönten Regungen auszuleben.

[2]) Es kommt nach meinen Erfahrungen gar nicht selten vor, daß zwei Brüder e i n e Geliebte haben. Ich kenne sogar drei Brüder, die abwechselnd ein Stubenmädchen benützen und sich schon mehrere Jahre dabei sehr wohl fühlen. Diese Maske der Homosexualität führt zu gewaltigen Ehedramen. (Brüder, die sich in die Schwägerin verlieben, sie entführen usw.) Ein Kuriosum aber stellt ein Fall meiner Beobachtung dar. Ein Bruder g e s t a t t e t e seinem jüngeren Bruder, seine Frau zu benützen. Er nötigte ihn schließlich, zu ihm zu ziehen. Zu beider Leidwesen starb die Frau, die sich in diesem Dualitätsverhältnisse sehr wohl fühlte und in jeder Hinsicht auf ihre Kosten kam. Eine Influenza machte ihrem Leben ein rasches Ende. Der Schmerz der Brüder schien unermeßlich. Aber sie konnten ohne Weib nicht leben. Sie suchten so lange, bis sie wieder ein Wesen fanden, das bereit war, auf die Zwei-Brüder-Ehe einzugehen. Diesmal heiratete der jüngere Bruder und der ältere erhielt das Recht der Mitbenützung. — In derselben Familie gibt es noch ein Kuriosum. Der Vater der zweiten Frau hatte eine Lieblingstochter, um die sich ein braver Mann vergebens bewarb. Der Vater wollte die Einwilligung nicht geben. Schließlich ließ er sich herbei — unter der Bedingung, daß er die ganze Zeit im Bette nebenan schlafen dürfe. Auf

re.zen fast nur die Frauen seiner Brüder und seine Schwestern. Endlos
sind die Phantasien, welche sich mit komplizierten Inzestverhältnissen befassen. Auch beide Schwestern spielen eine große Rolle. Nicht grundlos fing
er mit der Schwester die Besprechung der sexuellen Themen an. Mit
lauernder Berechnung teilte er ihr alle seine Abenteuer mit. Auch das erwähnte, bei welchem die Schwester ihm, wie vorher in vielen Fällen, ab-
geraten hatte. Er hatte die heimliche Erwartung, sie werde ihm sagen:
„Wozu in die Ferne schweifen? Warum suchst du das bei anderen Frauen,
was du bei mir finden kannst?"

Jetzt verstehen wir die Hemmung, die zwischen ihm und dem „besseren"
Weibe liegt. Sie alle tragen etwas von der Schwester und der Mutter an
sich. Sie alle sind mit dem Inzestverbote belegt. Er sucht ein Verhältnis
und kann es nicht finden. Er sucht die Schwester und — — — er sucht
den Mann.

Die Frauen seiner beiden Brüder sind der Gegenstand seines Neides
und seines Begehrens. Wenn er Anliegen und Beschwerden hat, geht er nie
zu den Brüdern, sondern immer zu den Schwägerinnen. Den Brüdern gegenüber hat er ein schlechtes Gewissen. Er ist immer schüchtern und verlegen
in ihrer Gegenwart. In seinen älteren Bruder ist er verliebt, ohne es sich
eingestehen zu wollen. Er bewundert ihn, seine Tatkraft und seine Energie.
Sein Bruder pflegt hie und da zu singen. In seinen Ohren klingt die Stimme
so süß, daß er ihn für den besten Sänger der Welt erklärt. Er fühlt sich
von dem Bruder zurückgesetzt und vernachlässigt. Der Bruder merkt nicht,
wie schwer krank er ist und wie er leidet. Er ist einst ein heiterer Bursche
gewesen und ist jetzt (seit dem Aufgeben der Onanie!) traurig geworden.
Aber der Bruder merkt nichts davon und fragt ihn nie, wie es ihm gehe
und ob er sich auch wohl befinde. Wenn er nur die Kraft hätte, das Geschäft
des Bruders zu verlassen! Er drückt seinen Wert herunter, um sich noch
fester an den Bruder zu binden. Er könnte es nicht überleben, dem Bruder
ferne zu sein. Er macht auf der Reise keine Geschäfte, weil er überhaupt
nicht reisen will und weil er seinem Bruder die großen Geschäfte nicht gönnt.
Noch gespannter ist das Verhältnis zum zweiten Bruder, der in der Jugend
sein Spielgenosse war. Er besucht ihn nie und spricht mit ihm verlegen
einige Worte, wenn er nicht ausweichen kann. Er zeigt jene Verlegenheit
seinem Bruder gegenüber, welche die Menschen haben, die eine bestimmte
erotische Einstellung verbergen wollen.[1])

---

diese Bedingung ging der Bewerber ein, wobei ihn allerdings auch andere Motive lockten.
Das Mädchen war sehr reich und er hoffte, den Alten zu beerben. Ich konnte leider
nicht erfahren, wie sich der „Herr Papa" in der Brautnacht benommen hatte. Die
ganze Familie wußte aber, daß er im zweiten Bette dabei war. Die zwei Betten standen
nebeneinander. Er scheint also als Kiebitz mitgenossen zu haben. Und solche grauen-
hafte Verhältnisse entweihen die Menschen mit dem heiligen Namen: Liebe!

[1]) Ein sehr charakteristischer Traum des Patienten sei hier mitgeteilt: „Ich
bin im Geschäfte des Bruders. Er legt mir Unterröcke vor, die
ich notieren soll. Ich will das nicht machen, gehe aus dem
Geschäfte und sage: Der Bruder kann mich gern haben!" Der
Bruder verlangte, er solle heiraten. Das ist der Traumanlaß, der sich in dem Bilde
von den notierten Unterröcken äußert. Er aber sucht nur die Liebe des Bruders. Die
Schmähung „Er kann mich gern haben!" enthält ja bekanntlich die Aufforderung zu

Er ist jetzt gerade auf dem Wege, sich in einen Homosexuellen zu verwandeln. Irgendeine Gelegenheit, und die Homosexualität wird manifest. Der letzte Freund ist ihm wichtiger als alle Mädchen.

Das trat ja deutlich zutage, als er dem Freunde die Karte, welche er für die neue Freundin gekauft hatte, schickte. Damals brach ein Teil der inneren Kräfte durch. Sonst versteht er es meisterhaft, seine homosexuellen Regungen zu verbergen. Seine Freunde und Bürokollegen halten ihn für einen vom Glück begünstigten Don Juan und ahnen nicht, daß er niemals die letzten Konsequenzen zieht. Für alle Welt ist er ein Lebemann. Man sieht ihn immer mit Mädchen, immer in Gesellschaft schöner Frauen; er läuft ihnen auf der Straße nach, er zeigt sich mit ihnen in öffentlichen Lokalen; er spricht im Geschäfte von nichts anderem als von Eroberungen und Abenteuern. Allerdings nie zu seinen Brüdern. Vor dem jüngeren Bruder, der sein Spielgenosse war, spricht er nie über sexuelle Themen. Die Analyse dauerte nicht lange. Aber schon nach einigen Wochen kamen Erlebnisse mit diesem Bruder ans Tageslicht, welche uns diese Scheu erklären.

Wenn wir die merkwürdige Tatsache berücksichtigen, daß Xaver den lebhaften Wunsch hat, ein Don Juan zu werden, so werden wir die Größe seiner moralischen Hemmungen ermessen können. Er ist lange Zeit sehr fromm gewesen und hat sich allmählich in einen Freigeist verwandelt. Die Analyse zeigt, daß seine Frömmigkeit in unverminderter Stärke fortbesteht. Der Don Juan ist für ihn das unerreichbare Ideal des hemmungslosen Menschen, den kein Bedenken in seinen Unternehmungen stört. Er aber hört in den letzten entscheidenden Momenten eine innere Stimme, die ihm zuruft: „Tu es nicht! Es ist eine Sünde!"

Es ist die Stimme seiner Mutter, die es nie an moralischen Reden hat fehlen lassen, die ihn vor den Gefahren der Großstadt warnte, die er so innig liebte und verehrte. Wie oft führen seine Träume auf den Friedhof, wo seine Mutter liegt! Als wollten sie ihm das teuere Bild vor Augen führen und ihn ermahnen, das Böse zu fliehen und die rechten Wege Gottes zu wandeln!

Wir sehen an diesem Beispiele die Bedeutung der Familie für die Entstehung der Homosexualität, wie sie *Hirschfeld* als echte Homosexualität bezeichnet. Wir haben eine Fixierung an die Schwestern konstatieren können, wir lernen auch eine Fixierung an die Mutter kennen und die heiße Liebe zu den Brüdern, welche sich besonders in dem Verhältnis zu dem älteren Bruder äußert, dessen Frau er im Traume auf einem Wagen entführt. Diese Kusine ist eine Maske seines Bruders. Sie hat durch den Besitz seines Bruders für ihn einen großen Reiz erhalten. Vorher war sie ihm eigentlich ganz gleichgültig. Die homosexuellen Erlebnisse mit dem jüngeren Bruder gehen auf das 16. Lebensjahr zurück!

---

einem Liebesakte (Anilingus). Diese anale Reizung ist eine seiner stärksten Paraphilien. Er leidet immerwährend an einem „Zucken im After". Das Zucken wird so stark, daß er nicht schlafen kann. Er konsultierte auch wegen dieses Leidens einen Arzt, der keine Oxyuren konstatieren konnte und meinte, es werde nur ein „nervöses Zucken" sein.

Sein Drang nach Verhältnissen war der Drang zur Weiblichkeit auf der Flucht vor den ihn verfolgenden Männern.

Eine ganz andere Konstellation zeigt der nächste Patient. War Xaver stark genug, sich durch eigenartiges Mißgeschick von den gefährlichen Frauen zu befreien, so konnte wieder der nun folgende Patient sich diese Sicherheit durch ein Leiden verschaffen, das zwar sehr quälend war, aber sich als Schutzvorrichtung vortrefflich bewährte.

Fall Nr. 33. Herr Christoph — so wollen wir den Patienten nennen — leidet an einem chronischen Magenleiden, das nach Ansicht mehrerer Ärzte ein nervöses Übel sein soll. Er hat Anfälle von heftigen Magenschmerzen und Appetitlosigkeit, so daß er furchtbar abgemagert ist und wie ein Schwertuberkulöser aussieht. (Lunge und alle anderen Organe sind vollkommen gesund!) Er kann jetzt kein Fleisch vertragen, das macht ihm die größten Schmerzen, und er muß schon brechen, wenn er den ersten Bissen in den Mund steckt. Er bestreitet, daß er jemals onaniert hätte, und behauptet, sein Sexualleben sei ganz normal. Er habe früher regelmäßig Dirnen aufgesucht, habe aber fast gar keinen Genuß gefunden, wahrscheinlich weil er einen Ekel vor Dirnen habe und sich mit einem anständigen Mädchen aus ethischen Motiven nicht einlassen wollte. Er möchte hypnotisiert werden, um den Ekel vor dem Essen zu verlieren. Ich lehne die Hypnose ab und empfehle ihm eine genaue Analyse. Nur diese könne ihm den Weg zur Heilung zeigen. Er meint, er hätte mir nichts verschwiegen. Er habe mir alles gesagt und beharrt auf der Hypnose, die ich entschieden ablehne. Er verspricht, sich die Sache zu überlegen. Meine Fragen wären ihm so überraschend gekommen. Er war darauf nicht vorbereitet. Er gehört zu den Menschen, die alles genau überlegen müssen und nie im Affekt handeln. Es gehört zu seinen Schutzmaßregeln gegen die Tücken des Lebens: „Lasse dich nicht überfallen! Überlege alles!"

Er kommt nun einige Male und spricht stets von seinen Schmerzen. Eines Tages meint er, es hätte keinen Sinn, er wolle ausbleiben. Doch schon am nächsten Tage kommt er und bringt mir ein großes Schriftstück: „Sie haben mich öfters nach meinen Träumen gefragt. Ich habe die Träume dieser Nacht aufgeschrieben. Ich träume immer viel und lebhaft und ungefähr so wie heute Nacht. Ich habe aber auch meine aufrichtige Lebensbeichte mitgebracht und will Ihnen Gelegenheit geben, mich ganz genau kennen zu lernen. Sie erfahren aus der Lebensbeichte die Tatsachen, die mich krank gemacht haben. Ich sehe — ich komme mit dem Verschweigen nicht weiter. Nun soll die Wahrheit zutage treten!"

Und nun lassen wir die Lebensgeschichte und dann den Traum in der Fassung folgen, wie ich sie erhalten habe:

„Meine Krankengeschichte, zugleich meine Biographie.

Ich war bis zu meinem 4. Lebensjahre im Elternhause und kam dann auf ein Jahr zu den Eltern meiner Mutter in Pflege. Der Beruf meines Vaters brachte es mit sich, daß er monatelang, mitunter ein ganzes Jahr seiner Familie fernbleiben mußte. Ich wurde von den Großeltern liebevoll behandelt, und da sie fromm waren, war auch meine Erziehung danach geartet. Sie wohnten in einem schön gelegenen Dorfe, einem alten, beliebten Wallfahrtsorte. Der um den Ort führende Fluß war der Tummelplatz für uns Kinder. Wegen der damit verbundenen Ertrinkungsgefahr bildete ich die ständige Sorge meiner Großeltern, so daß sie mich nach Möglichkeit in ihrer Nähe hielten. Ich ging täglich mit ihnen in die Kirche, machte mit ihnen Besuche, in der Regel bei alten Leuten, wo man fast ausschließlich fromme Gespräche führte und mir bei jeder Gelegenheit einschärfte, ja recht fleißig zu beten und brav zu sein, unter Androhung aller erdenklichen Schreckmittel.

Einmal verkleidete sich ein altes häßliches Weib als Hexe und wollte mich betsäumigen, ungebärdigen Jungen mitnehmen. Das jagte mir derart große Angst ein, daß ich sehr lange unter diesem Eindruck stand.

Es wurden mir eine Unmenge schauriger Begebnisse und Wunderwirkungen, die sich an die dortige Mutter Gottes knüpften, erzählt und die Stellen gezeigt, wo sich das zugetragen.

Ich kam dann wieder zu der Mutter zurück. Bald darauf kam ich in die Schule. Von der Schwester lernte ich schon frühzeitig in der Fibel lesen und konnte bald in meinem Lieblingsbuche, einer alten, großen Bibel, selbst lesen, während ich früher aufs Fragen angewiesen war.

Ich habe gar oft anderen Spielen entsagt und mich lieber mit dieser Bibel in eine stille Ecke zurückgezogen. Es ist auf dem Lande üblich, alle ½ Jahre in der Kirche eine öffentliche Religionsprüfung abzuhalten. Zu dieser hatte sich meine um 2½ Jahre ältere Schwester längere Zeit vorbereitet, da sie nicht ganz leicht lernte. Ich folgte dem Studium mit großem Interesse und hatte alles auch mit auswendig gelernt.

In der Kirche wurde dann geprüft und auf eine Frage wußte niemand Bescheid. Ich Knirps hatte es mir gemerkt, weil es die Schwester gelernt hatte, gab Zeichen, der Vikar fragte mich, und zu aller Staunen wußte ich die Antwort. Es war das Gebet „Vater unser". Die Leute haben mich nachher sehr belobt und beschenkt und sagten: „Knabe, aus dir wird ein geistlicher Herr werden." Dieser Vorsatz faßte tiefe Wurzel bei mir.

In einem Alter von ca. 7½ Jahren hat mich ein 12jähriges Mädchen zu einem unzüchtigen Spiel verleitet, wir spielten gegenseitig mit den Geschlechtsorganen, ich mußte mit ihr herumbalgen usw. Dies wiederholte sich sehr häufig. Ich fand daran großen Gefallen und stand stets unter dem Eindrucke dieses Erlebnisses. Ich hatte dann großen Drang, es auch mit anderen Mädchen zu praktizieren. Als nach einem Jahr die Schwester meiner Mutter bei uns zu Besuche weilte und mich sehr liebkoste, hatte ich ganz andere Gefühle dabei und konnte mich nur schwer zurückhalten, sie aufzufordern, daß sie ähnliches Spiel mit mir treibe wie das erste Mädchen.

Beim Beginn des 3. Schuljahres bekamen wir einen neuen Lehrer. Dieser wurde bald auf mich aufmerksam, da ich gut lernte, und ich wurde sein Lieblingsschüler. Dieser Lehrer hatte die unsaubere Gewohnheit, mich zu seinem Tische zu rufen, wo er, mit mir sprechend, mich beim Glied hielt und solange damit spielte, bis es steif ward. Ich grübelte viel darüber nach, was es für eine Bedeutung haben sollte; jemanden etwas zu sagen, wagte ich jedoch nicht.

Am Ende des Schuljahres übersiedelten wir nach Wien, um hier ständig Wohnsitz zu nehmen. Ich hatte unsägliches Heimweh; die Zurücksetzung, die mir überall widerfuhr, hat mir den Wiener Aufenthalt gänzlich verleidet und ich trug mich heimlich mit dem Vorsatz, lieber Hungers zu sterben, als hier zu bleiben. Es wurde mir gedroht, wenn ich sitzen bleibe, daß ich nicht mehr nach Hause fahren dürfe und daß ich in eine Besserungsanstalt käme; mit letzterer hatten sie mich besonders erschreckt, als sie mir, allerdings falsche, Schriftstücke vorwiesen, wonach meine Aufnahme dorthin schon beschlossen wäre. Dies und die beständige Angst in der Schule, wo wir einen rabiaten Lehrer hatten, der die Kinder sehr mißhandelte (dazu konnte ich kein Wort deutsch!), alle diese Vorgänge haben mein Gemüt stark zerrüttet; es übertrug sich denn auch auf den körperlichen Zustand, ich magerte sehr ab und lebte in einer Art Taumel dahin. Im Stillen schuf ich mir oft Erleichterung durch Tränen.

Auch diese Zeit wurde überwunden. Nach zwei Jahren wurde ich auch hier einer der ersten Schüler. Ich hatte einen Schulkameraden, dessen 16jähriger Bruder krankheitshalber ein Jahr zu Hause lag und mit dem wir spielten. Von den beiden wurde ich ziemlich gründlich in die „Schweinerei" eingeweiht. Diese Brüder schliefen zusammen in einem Bette, das hinter jenen der Eltern stand, und hatten oft Gelegenheit, die Eltern beim Beischlaf zu beobachten. Sie schilderten mir das immer und zeigten mir auch das befleckte Hemd ihrer Mutter. Dies übte große Wirkung auf mich und ich begann dann auch meine Eltern zu beobachten. Ich hatte bis zu meinem 12. Lebensjahr mit der Schwester in einem Bette zusammen geschlafen. Dann schlief ich in dem Bette neben meiner Mutter, da der Vater größtenteils abwesend war.

Meine Phantasie nahm derart ungesunde Dimensionen an, daß ich den bei uns wohnenden Onkel, einen Bruder der Mutter, in Verdacht hatte, er unterhielte ein strafbares Verhältnis mit meiner Mutter. Ich beruhigte mich langsam, da ich trotz meiner scharfen Beobachtung nichts wahrnehmen konnte.

Mit ca. 13 Jahren lernte ich von anderen Schulgefährten onanieren. Ich habe es nicht sehr häufig betrieben aus Furcht vor der Sünde und stand im ständigen Konflikt. Ich hatte dann einmal ein Buch zur Hand bekommen, wo über die Onanie mit ihren schrecklichen Folgeerscheinungen geschrieben wurde. Dies war geeignet, mich jetzt ganz davon abzuwenden, und a l s s i c h e r e n S c h u t z s c h w u r i c h d a n n m i t c a. 14¹/₂ J a h r e n a n d e m G r a b e m e i n e s G r o ß v a t e r s, d a ß i c h b i s z u m e i n e m 20. L e b e n s j a h r e k e i n e n w i e i m m e r g e a r t e t e n g e s c h l e c h t - l i c h e n V e r k e h r f ü h r e n w e r d e. Ich hatte bei meinem starken Bedürfnis nach Befriedigung darunter sehr zu leiden. Den Schwur habe ich so ziemlich gehalten.

Mit 14 Jahren kam ich an eine höhere Lehranstalt. Ich hatte unter meinen Mitschülern die geringste Vorbildung und es wurde mir von einem Professor bedeutet, daß ich mich nicht lange des Daseins an der Anstalt werde freuen können. Das war eine schwere Sorge für mich. Es war mir sehr bange zumute bei dem Gedanken, daß mir die Möglichkeit eines freiwillig gewählten Berufes auf diese Art gefährdet würde.

Als bei der ersten Zensur bloß ich und ein zweiter Mitschüler durchgekommen waren, s o b e t r a c h t e t e i c h e s a l s e i n e F ü g u n g

G o t t e s, um so mehr, als meine mich sehr liebende Großmutter stets eifrig für mich betete.

Man ließ mich unter der Bedingung studieren, daß ich von der Entrichtung des nicht unbeträchtlichen Schulgeldes befreit werde. Die gänzliche Befreiung bedingt, Vorzugsschüler zu sein. Ich führte mich verhältnismäßig bald in die Lehrfächer ein, die ungenügende Vorbildung wettmachend.

Mein häuslicher Fleiß ließ viel zu wünschen übrig. Ich hatte stets großes Vertrauen auf den Beistand Gottes, und seine Hilfe — nicht zuletzt meine reichen eigenen Fähigkeiten — hatten mich das vorgesteckte Ziel, Vorzugsschüler zu werden — nach zwei Jahren erreichen lassen.

Während dieser Zeit trat jenes Mädchen, das mich als Kind zur Unzucht verleitet hatte, wieder in meine Nähe. Durch ihr verleitendes Gebaren hat sie mich vollständig aus der Ruhe gebracht.

Ich hatte mit 17½ Jahren „unschuldige" Liebschaften mit anderen Mädchen unterhalten, a b e r d i e s i c h g a r o f t b i e t e n d e n G e l e g e n h e i t e n z u m K o i t u s n i c h t b e n ü t z t. Beweggrund: Angst vor dem „unmoralischen Handeln"

Ich schlief mit meiner Schwester und einer Kusine in einem Zimmer. Ich konzentrierte meine Aufmerksamkeit auf die Kusine. Die sich bietenden verlockenden Gelegenheiten hielten mich beständig in Erregung, um so mehr, als ich wahrnehmen konnte, daß die Kusine selbst ihre Zuneigung und Wünsche nur mühsam unterdrückte. Allein ich widerstand allen Versuchungen und blieb keusch.

Gegen Ende des letzten Studienjahres lernte ich ein Mädchen näher kennen, das schon lange vorher meine Aufmerksamkeit geweckt hatte. Wir faßten große Zuneigung, konnten aber leider nur selten zusammentreffen, und das nur unter schwierigen Umständen. Wir waren gezwungen, uns schließlich zu trennen; da ich das Mädchen aufrichtig liebte, litt ich darunter sehr. Bei dem verstohlenen Zusammentreffen hatte sich meiner immer vorher eine unerklärliche Aufregung bemächtigt, die sich auf den Magen übertrug; aß ich dabei, so reizte es mich zum Erbrechen.

Nach Beendigung der Studien kam ich zu einer hiesigen Firma in Stellung. Ich knüpfte die Bekanntschaft mit einem anderen Mädchen an und w i r h a t t e n s o n d e r b a r e r w e i s e a u c h g r o ß e S c h w i e r i g k e i t e n z u ü b e r w i n d e n, um zusammentreffen zu können. Als wir nach zirka einem Jahre ungehindert verkehren konnten, erfaßte m i c h n a c h k u r z e r Z e i t e i n e g r o ß e G l e i c h g ü l t i g k e i t g e g e n d i e s e s V e r h ä l t n i s und ich hatte nur den einen Wunsch, von solchen tollen Liebschaften nichts wissen zu müssen.

Hatte mich früher vor dem Koitus mit einem anständigen Mädchen der Gedanke, es sei unwürdiges, unehrenhaftes Handeln, zurückgehalten, so trat jetzt eine sonderbare Erscheinung auf, ein vom Magen herrührendes Unbehagen, sogar Brechreiz, aber immer vor dem Zusammentreffen. War ich einmal in der Gesellschaft des Mädchens, so verschwand die Geschichte.

Also immer vor dem Stelldichein und bei den Gedanken an dieses.

Ich ließ von jedem Verhältnis ab, aber mein Zustand verschlechterte sich immer mehr und mehr. Ich mußte täglich mehrmals erbrechen, nicht einmal eine Semmel konnte ich verzehren, selbst reine Suppe konnte ich nur mit großer Schwierigkeit essen. Bei jedem Bissen reizte es mich zum Er-

brechen und trinken konnte ich auch nichts. Außerdem litt ich an Schlaflosigkeit und heftigen neurasthenischen Schmerzen.

Schließlich mußte ich ein volles Jahr ausspannen und nahm während
dieser Zeit vier Monate Landaufenthalt, ohne daß sich mein Zustand merk-
lich gebessert hätte.

Es kostete mich viel Anstrengung, meinen starken sexuellen Drang
zu unterdrücken. Der Verkehr mit einem Freudenmädchen mutete mich
schändlich an, jener mit Anständigen war teils durch meine moralischen
Ansichten, teils durch ungünstige örtliche Verhältnisse unmöglich.

Seit dem Auftreten der Krankheit war das Hindernis von selbst gegeben. Erst auf Anraten eines Arztes entschloß ich mich, mit Freudenmädchen
zu verkehren."

— — — — — — — — — — — — — — — — — — —

Dieser merkwürdige Fall ist wie ein Schulbeispiel geeignet, alle
Momente, die im Leben eines Menschen eine sexuelle Einstellung entschieden,
zu illustrieren. Es ist ein einfacher Mann, der die deutsche Sprache noch
immer nicht vollkommen beherrscht, und er hat nicht allzuviel verdrängt.
Seine Jugend und sein sexuelles Streben liegen scheinbar ganz offen vor ihm.
Er hat viele Traumen erlebt, aber er kennt sie alle. Wir sehen die wichtige
religiöse Grundlage. Er ist jetzt gar nicht mehr fromm und will nicht mehr
in die Kirche gehen. Trotzdem dürfte es nicht schwer sein, hinter seiner
Angst vor dem unmoralischen Handeln die Angst vor der Strafe des Himmels
zu erkennen, die Folgen der moralischen Erziehung. Dieser Mann ist durch
Angst erzogen worden. Es war die so verwerfliche Erziehung zur Furcht-
samkeit, welche die Angstneurose züchtet. Hexen erschienen, um ihn zu
warnen, in der Schule wurde er durch Drohungen zu den höchsten Leistungen
angespornt. Dabei dieser starke Sexualtrieb und doch die Möglichkeit, zu
widerstehen. Woher nahm er die Kraft, sich der Kusine nicht zu nähern,
obwohl er so heiß nach ihr begehrte und sie ihn sogar dazu aufforderte?
War es die Nähe der Schwester, die im gleichen Zimmer schlief? Mit der
Schwester waren auch Szenen vorgefallen, welche die sonst sehr aufrichtige
Lebensbeichte verschwiegen hatte. Er flieht den Inzest, aber er muß außer
den religiösen und moralischen Hemmungen noch eine andere Hemmung
haben, die ihn vor dem Weibe beschützt. Seine Anfälle vor einem Rendezvous
sind Ekel. Ekel und Angst sollen ihn vor der Sünde beschützen. Wir kennen
diesen Ekel vor dem Weibe, der besonders von den meisten echten Homosexuellen betont wird. Wir wissen, daß dieser Ekel einer verdrängten Begierde gleichkommt, daß diese Begierde aus irgend einem Grunde als mit
dem Bewußtsein unverträglich abgewiesen und nur in der negativen Form
als Ekel zugelassen wird. Sie dient dann der Abwehr und dem Schutze
gerade vor jenen Kräften, die so heiß begehrt werden.

Der Ekel vor dem Weibe soll das Inzestmotiv verdecken. Weil er in
jedem Weibe die Großmutter, Mutter und Schwester sieht, was ihm offen
bewußt war, kann er sich diesem Weibe nicht nähern. Quo me vertam? Er
hat noch den Weg zur Homosexualität offen, da ihm der Weg zum Weibe
versperrt ist. Die Episode mit dem Lehrer, die „Schweinereien" mit den
Mitschülern waren Vorbereitungen .   Hier setzt die Verdrängung ein. Er
weiß nichts von seiner Homosexualität. Aber der Traum ist verräterisch und
erzählt uns mehr, als dem Kranken bewußt ist. Deshalb wollen wir die
Analyse mit einer Analyse dieses Traumes anfangen.

Der Traum dieser Nacht.

„Ich stand vor dem Eingang eines Hauses in meinem Geburtsorte und betrachtete die nahe Gebirgslandschaft.

Während ich so in Betrachtung versunken war, kam gerade mein Vetter, der aushilfsweise an dem Tage die Feldarbeiten selbst besorgte, nach Hause gefahren und hielt, bevor er zum großen Tore fuhr, bei mir an. Er machte zu mir einige scherzhafte Bemerkungen; unter anderem: es wäre für dich wohl gesünder, wenn du auch ein wenig ackern würdest, anstatt zu faulenzen.

Ich wies auf die zwei einer Egge vorgespannten Pferde, die ja ganz prächtig waren, und erwiderte im Scherze: O ja, sehr gerne sogar, aber nicht mit einem so elenden Gespann. Die zwei gehören schon längst in die Würst', besonders der linke da gebärdet sich gar so stolz und ist doch nur ein alter Krampen (Mähre).

Kaum daß ich zu Ende gesprochen, bäumte sich wütend dieses Pferd, riß die Zugstränge entzwei, um sich dann auf mich zu stürzen.

Ich ergriff die Flucht, lief in den ersten Stock hinauf, sprang in die Küche und schlug die Türe zu. Ich lief in ein zweites Zimmer und verbarrikadierte die Türe mit allerlei Möbelstücken. Allein das Pferd war schon auch an dieser Türe, stampfte drauf los, bis es ihm gelang, auch in dieses Zimmer einzudringen.

Mittlerweile war ich in ein anderes Zimmer geeilt, verrammte wieder auf dieselbe Art die Türe, erkannte jedoch, daß auch dieser Widerstand nicht wirksam sein wird. Ich sah mich nun rasch im Zimmer nach einem anderen Hilfsmittel um und gewahrte zu meiner Überraschung meine Schwester hinter mir.

Das Pferd hatte die Türe schon so weit demoliert, daß es den Kopf hindurchdrängen konnte, und schnaubte wütend aus den geweiteten Nüstern.

Die Schwester schob mir einen kleinen runden Ofen zu, indem sie mir zurief, mich mit den Ofenringen zur Wehre zu setzen, mit diesen werde ich schon den Gegner bewältigen können.

Das Pferd wollte schon hereinstürzen, da schleuderte ich ihm die Ringe wuchtig entgegen und schließlich den ganzen Ofen. Im letzten kritischen Augenblicke gewahrte ich eine andere Türe, huschte hinaus, rannte zur Treppe und — erwachte.

Ich ging den ganzen Traum noch einmal in Gedanken durch, vergewisserte mich auf diese Art, ihn meinem Arzte lückenlos wiedergeben zu können. Bald verfiel ich in einen leichten Schlummer und träumte, ich wäre bei dem mich behandelnden Arzte.

Dieser bewohnte ein geräumiges Haus mit großen Treppenanlagen. Auf einer Galerie traf ich mit ihm zusammen; er hatte in einem Schranke zu schaffen. Ich nahm abseits von ihm Platz und erzählte ihm den vorgehend geschilderten Traum.

Er entfernte sich auf eine Weile, um dringendes noch zu besorgen, da er in einer halben Stunde abzureisen hatte. Er rief mich dann zu sich herunter, schnürte sich gerade die Schuhe und forderte mich auf, in meiner Erzählung fortzufahren.

Nachdem ich geendet hatte, entfernte ich mich und ging auf eine seitlich gelegene Tür zu und begegnete dort meiner Mutter. Ich wechselte einige Worte mit ihr, öffnete die Türe, die in eine mit Glas gedeckte Halle führte, und sah eine Lokomotive oberhalb eines offenen Feuers gelagert.

Der Zugsführer (Maschinist) rüttelte an verschiedenen Maschinenteilen vergebens, es wollte ihm nicht gelingen, die Maschine in Gang zu setzen. Währenddessen kam der Arzt hinzu, schaute auf die Uhr und bemerkte unruhig, daß es schon hoch an der Zeit sei. Plötzlich kam ein Dienstmädchen die Treppe heruntergelaufen und brachte drei zugeschnürte, mit Papierabfällen gefüllte Pakete.

Um die arbeitsfähige Dampfspannung zu erreichen, war es notwendig, rasch nachzuheizen. Der Arzt wollte es selbst versuchen und schleuderte ein Paket ins Feuer. Es verbrannte rasch, war jedoch wirkungslos.

Da deutete die Mutter an eine andere Stelle, dort müsse es unbedingt gehen, nahm ein zweites Paket, warf es an die Stelle, erzielte jedoch dasselbe Resultat wie der Arzt.

Mit den Worten: „Das muß anders gemacht werden, seht so!" faßte ich das dritte Paket, schwang mich auf einen vorspringenden, von Flammen bestrichenen Maschinenteil und legte das Paket an die höchste Stelle der Feuerung. Die Flammen loderten hoch, auf, das Sicherheitsventil begann zu zischen, es ertönte ein Pfeifen und die Maschine setzte sich langsam in Bewegung.

Der Arzt sprang auf, reichte mir noch flugs die Hand, ich hatte gerade noch Zeit zu fragen, wohin er fährt. Nach Brünn, bekam ich zur Antwort. Kurze Verwunderung — ich war wieder erwacht.

Nachdem ich wieder eingeschlummert war, hatte ich einen, dem ersten Fall ähnlichen Traum. Ich befand mich in einer vornehm eingerichteten Wohnung.

Es wurde die Türe geöffnet und eine junge, hübsche Dame trat ein. Sie blickte mich längere Zeit an und lächelte dann boshaft. Ich verlor meine ruhige Fassung nicht und sagte etwas zu ihr. Sie wurde immer erregter, erhob ihren Arm, in dem sie eine Waffe hielt, und machte Miene, sich auf mich zu stürzen. Ich sah sie gefaßt an, als dürfte sie mir nichts anhaben können. Darauf stürzte sie sich auf mich. Ich sprang in ein Nebenzimmer, sie lief mir nach und so ging die tolle Jagd durch mehrere Räume.

Gerade wollte ich wieder eine Tür aufklinken, da, in demselben Augenblicke, erschien sie hinter mir, in der Hand ein perolinspritzenartiges Instrument haltend. Sie spritzte daraus eine weiße, seifenwasserähnliche Flüssigkeit. Sie spritzte einigemal, ohne mich zu treffen, nur auf die Kleider waren einige Tropfen gefallen. Ich dachte, es sei eine ätzende Flüssigkeit, und wollte weiter flüchten.

Als sie wieder zu einer neuen Attacke ausholen wollte, schlug ich rasch die Türe zu, es klemmte sich dabei die Spritze zwischen Tür und Türrahmen.

Ich entwand ihr die Spritze, schleuderte sie zur Seite, faßte die Frau am Halse und wollte sie zu Boden werfen. Sie aber umschlang meinen Hals, küßte mich heiß und fiel auf ein Sofa, mich mitziehend.

Ich hielt sie mit der linken Hand umschlungen, während ich sie mit der rechten zwischen den Beinen anfaßte. Ich empfand ein wohliges Gefühl; während wir uns unverwandt in die Augen blickten, glitten wir nieder.

Sie sagte, sie wollte mir ja nichts Böses tun, lächelte herzlich, zog mich an sich, ihr Gesicht begann sich plötzlich zu verändern, es lächelte mich jetzt meine Schwester an.

Von Liebe übermannt, wollte ich sie stürmisch an mich drücken — da ging plötzlich die Türe auf und hereingestürmt kam eine ältere Frau. Ich erschrack, erwachte — Pollution."

— — — — — — — — — — — — — — — —

Das erste Traumstück beginnt in seinem Geburtsort und seinem Geburtshause. Wir kennen aus unseren früheren Analysen die Deutung, und ein Freudschüler strenger Observanz wird nicht verlegen sein, diesen Geburtsort als Symbol der Mutter anzusprechen. Wir erfahren, daß der Bruder des Vaters ihm sehr ähnlich ist, und schließen, daß er im Traume für den Vater steht. Der Redekampf zwischen dem Onkel und ihm ist die Wiederholung alter Vorwürfe. Er war ja längere Zeit ganz arbeitsunfähig und ist heute auch noch nicht imstande, seinem Vater im Geschäfte zu helfen. Er begründet das mit seiner Krankheit. Die inzestuöse Einstellung zur Mutter ist ziemlich durchsichtig. Die Hemmungen, welche bestehen, so daß er dem Vater nicht im Geschäfte helfen kann, rühren zum Teil von einer Haßeinstellung als Rivale her. Am Vortage des Traumes hatte er mit dem Vater einen kleinen Disput, weil der Vater in einer Rechnung einen Fehler gemacht hatte, den er nicht einsehen wollte. Im Traume rächt er sich für den Vorwurf des „Nichtackernwollens[1]) (ackern für koitieren) durch eine Anspielung auf das Alter des Vaters. Er sei nicht mehr recht für die Ehe tauglich. Das Elternpaar sei schon alt, es lebe viel zu lange („Die zwei gehören schon in die Würst'!"), und der Linke (der Vater) wäre ein alter Krampen. (Er ist eine Mähre — ist auch eine Anspielung auf die Heimat . . Mähren.) Dann kommt allerdings die Rache des geschmähten Vaters als Verfolgung durch das Pferd.

Der Träumer erzählt, daß er sich seiner Inzestgedanken auf Mutter und Schwester voll bewußt gewesen ist und nur geglaubt habe, es wäre das alles schon vorbei. Er träume aber noch jetzt hie und da von neuem Verkehre mit der Mutter und besonders häufig mit der Schwester. Er habe aber geglaubt, daß diese Träume nichts zu bedeuten hätten und nur der Nachklang einer überwundenen Periode wären. Er erinnere sich aber nicht, jemals den Vater in seine sexuellen Phantasien einbezogen zu haben.

Wir erkennen aber die bipolare Einstellung gegen den Vater. Sein Leiden muß auch mit einer nicht überwältigten Homosexualität zusammenhängen. Nun deutet seine Krankengeschichte eine Begebenheit der Kindheit an, die ihn tief beeindruckt hat. Gerade in diesem „Geburtsorte" gab es in der Schule einen Lehrer, der die guten Schüler auf sehr merkwürdige, einzig dastehende Art belohnte. Wenn einer sehr gut entsprach und der Lehrer

---

[1]) Er ist ja in der Tat faul, und der Acker seines Geistes trägt auch keine Früchte.

sehr zufrieden war, so sprach er: Gut mein Sohn! Du sollst belohnt werden!
— und gab ihm den erigierten Penis in die Hand, den der Knabe bis zur
Ejakulation behalten durfte. Das geschah öffentlich vor der ganzen Klasse!
Dieser Lehrer konnte den Unfug bis vor fünf Jahren ungeniert weiter treiben,
dann erst mußte er infolge einer Anzeige den Ort verlassen, ohne mit dem
Gericht in Berührung zu kommen. Christoph, der ein besonderer Liebling des
Lehrers war, wurde die Ehre oft zuteil und er war der am häufigsten Aus-
erkorene. Er soll auch der schönste unter allen Knaben gewesen sein. Von
diesem Erlebnisse an ziehen sich homosexuelle Szenen bis zum 17. Lebensjahre,
in dem sie plötzlich abbrechen. Jetzt weiß er nicht, daß diese Szenen Zeichen
von Homosexualität waren, und behauptet nur, daß er „vor allen diesen
homosexuellen Sachen" einen fürchterlichen Ekel hat. Der Knabe hat unbewußt Tendenzen, die verlangen, daß der Vater das gleiche machen soll
wie der Herr Lehrer. So ein Beispiel fordert ja zu dieser Art Belohnung
heraus.

Er wird von homosexuellen Gedanken verfolgt.
(Das linke Pferd!) Wir kommen jetzt zur funktionellen Bedeutung des
Traumes. Er stellt eine Verfolgung dar. Die Beziehung zum Arzt ist klar.
Er wird jetzt vom Arzt durch alle seine Erinnerungen (die Flucht von
Zimmern!) verfolgt. Diese Flucht von Zimmern wird von *Freud* gewöhnlich
als eine Flucht von Frauenzimmern (Lupanar) aufgefaßt. Ich habe schon
wiederholt darauf aufmerksam gemacht, daß es sich um die Kammern der
Seele handelt, daß die Verfolgung durch alle Gemächer des Kopfes geht
(Hirn gleich dem obersten Stocke . . dem Oberstübchen . . . Vergleiche die
Redensart: Der Mann ist im Oberstübchen nicht ganz richtig). Wir sehen,
wie ihn ein bestimmter Gedanke über alle seine Barrieren und Hindernisse
verfolgt, wie er sich dieses versuchenden Gedankens nicht erwehren kann.
Die Hilfe kommt ihm von der Schwester. Sie schiebt ihm einen kleinen Ofen
zu, der ihn vor dem Pferde rettet. Der Ofen und die Ringe symbolisieren
die Weiblichkeit der Schwester . . Der Traum sagt: Vor der homosexuellen
Einstellung zum Vater kann dich nur die Schwester, kann dich nur eine
Frau retten. Der Traum zeigt auch die prospektive Tendenz: Er wirft
die Schwester dem Vater hin und rettet sich durch eine andere Tür. Er
wird seine Komplexe überwinden. Die Beziehung zum Arzt ist auch klar:
Er wird meiner weiteren Verfolgung dadurch entgehen, daß er mir die Inzestwünsche auf die Schwester, nach denen ich ihn nicht gefragt habe, eingestehen
wird. Der Traum drückt den Vorsatz aus, mir seine Phantasien und Erlebnisse mit der Schwester mitzuteilen. Aber dadurch hofft er einer weiteren
Untersuchung seiner Begehrungsvorstellungen zu entgehen und mir die Einstellung zu Vater und Mutter verschweigen zu dürfen.

Nun schläft der Träumer wieder ein, wiederholt den Traum, um ihn
erzählen zu können. Wir können annehmen, daß der Traum schon bei der
ersten Wiederholung redigiert und verändert wird. Wir bekommen dann nur
einen Auszug, der das Wesentliche verschweigt . Er erzählt mir im
nächsten Traume den Traum. Solche Träume erhält man sehr selten. Wenn
eine Dame träumt, sie hätte ihren Traum dem Arzt erzählt, so hat sie das
Peinliche schon im Traume erledigt und die Erinnerung für den Traum verschwindet, ebenso wie in den Fällen, da die Kranken erzählen: „Heute habe
ich etwas Wichtiges geträumt. Ich sagte mir noch im Traume oder Halbschlaf, das mußt du dem Doktor St. erzählen. Ich weiß es nicht mehr. Aber

es war sehr wichtig." Damit wird der Arzt zum Besten gehalten, der Widerstand wird im Traum überwunden, der Wunsch, es zu erzählen, wird im Traum erfüllt, der Wunsch, es zu verschweigen, ist der stärkere; so setzen sich beim Träumer beide Strömungen durch.

Der nächste Traum: Wieder eine Darstellung der Analyse. Ich stehe in dem oberen Stockwerke vor einem Schranke, der sein Gehirn oder seine verschlossene Seele symbolisiert. Aber die Analyse wird nicht lange dauern. Die wilde Jagd nach seinen Geheimnissen und Schätzen wird bald aufhören. Der Arzt muß verreisen (sterben!). Hier tritt der Arzt das Erbe des Vaters an. Der Traum zeigt die deutliche Übertragung vom Vater auf den Arzt. Im ersten Traum erscheint die Verfolgung durch den Vater, im zweiten und dritten ist der Vater schon ganz ausgeschaltet. Sein Name ist im Traum überhaupt nicht genannt, er ist ja das Geheimnis, von dem nicht gesprochen werden darf . Der Arzt schnürt die Schuhe; das ist ebenfalls ein bekanntes Todessymbol und der deutliche Wunsch, die Behandlung los zu werden.

Nun soll eine Maschine in Gang gesetzt werden. Er ist Maschineningenieur und hat täglich mit Maschinen zu tun. Die Maschine ist ein Symbol seiner Seele, die so schlecht funktioniert, ein Symbol für ihn selbst, für alles Kräftige und Treibende in ihm. Was dem Arzt und der Mutter nicht gelingt, das gelingt ihm aus eigenen Kräften. Zuerst versuche ich, die Maschine in Gang zu bringen. Ich nehme den mysteriösen Papierballen und lege ihn v o r n e; die Mutter besorgt die Feuerung in der M i t t e. Er aber schwingt sich in die Höhe und besorgt die Feuerung o b e n.[1]) Er ist der Höchste, er triumphiert über mich und meine Unfähigkeit, ihn zu heilen. Ich fahre dann nach Brünn. Dazu fällt ihm ein S c h ü l e r ein, der immer nach Brünn nach Hause fuhr. Er erinnert sich einer Situation, in der er L e h r e r war. Ich bin also ein Schüler, ich soll bei ihm lernen, wie man eine Maschine in Gang bringt. Wenn ich auch etwas von kranken Seelen verstehe, von seinem Fache (er ist Maschineningenieur!) habe ich keine Ahnung, da ist er der Meister und ich der Ignorant. Dieser Trostgedanke dient dazu, um sein Selbstbewußtsein zu stärken und kein Gefühl der Minderwertigkeit mir gegenüber aufkommen zu lassen. Dabei finden sich eine Menge Schmähungen auf den impotenten Vater und den ebenso unfähigen Arzt. Er ist täglich eine halbe Stunde bei mir. Er merkte schon, daß ich auf die Uhr blicke, ob seine Zeit vorüber ist. Im Traume kommt die halbe Stunde vor und das Blicken auf die Uhr. Er zeigte einen Tag vorher seinem Vater, wie eine Aufgabe technischer Natur gelöst werden müsse. In diesem Traume zeigt er auch mir, daß die Sache anders gemacht werden müsse.

Wir sehen, wie die Beziehungen zum Arzt, als dem Repräsentanten des Vaters, den ganzen Traum durchsetzen. Damit wäre aber die Bedeutung des Traumes nicht erschöpft. Denn er ist ein Pollutionstraum. Es ist interessant zu beobachten, wie der onanistische Akt, der dann als Pollution (Lust ohne Schuld!) aufgefaßt wird, in den drei Traumstücken vorbereitet wird. Im ersten Traumstück flieht er vor der Homosexualität, wobei deutlich die Beziehungen der Homosexualität zum Mutterkomplex zutage treten. Im zweiten Traumstück heißt es, die Maschine der Sexualität in Gang bringen. Es gelingt dies weder dem Vater (dem Maschinenführer, der an der Maschine herummanipuliert), noch der Mutter, noch dem Arzt. E r a l l e i n ist das

---

[1]) Nachträgliche Ergänzung.

imstande. Hier verrät sich der geheime Stolz des Onanisten, die Genugtuung des Autoerotikers. (Der von Flammen bestrichene Vorsprung ein phallisches Symbol.¹) Die Onanie erweist sich als Sicherung gegen alle sexuellen Gefahren. Das Sicherheitsventil zischt und entlädt sich — — — — ein Vorbild der bald nachfolgenden Pollution.

Doch die Angst vor der Onanie, die großen Affekte, die Angst vor Homosexualität und dem Inzest wecken ihn aus dem Schlafe. Das Bewußtsein (der Maschinführer) versucht immer wieder sich der Gedanken zu bemächtigen und die Gespenster der Nacht zu bannen. Die Gedanken an einen Mann und an die Schwester werden unterbrochen und er schläft wieder ein. Dreimal muß er verschiedene Situationen träumen, bis die Angst sich in Verlangen gewandelt hat. Erst floh er vor dem Pferd und der Schwester, dann verließ er den Arzt und die Mutter und endlich kommt die Erlösung. Er konnte der Homosexualität standhalten, er konnte die heterosexuellen Inzestwünsche abwehren. Jetzt aber spielt der Trieb seinen höchsten und stärksten Trumpf aus, um die letzten Hemmungen zu überwinden: die Bisexualität. Das Mädchen mit dem Phallus, seine Schwester erscheint   . und verfolgt ihn. Es verfolgen ihn offenbar die Gedanken: gib nach und onaniere. Er wehrt sich, er flieht vor diesen Gedanken. Er ist es ja, den er im Traum sieht. Er sieht das Weibliche in sich, das Weib mit dem Phallus, und dieser Gedanke läßt ihm keine Ruhe durch die Flucht der nächtlichen Stunden. Er stürzt sich auf die weibliche Person und will sie würgen: So kämpft er mit seinem Triebe, so wehrt er sich gegen den Autoerotismus. Der Trieb aber merkt die Schwäche seines Widerstandes und gibt ihm zu bedenken, daß er nur sein Gutes wolle. Er greift mit der Rechten an seine Genitalien und mit der Linken markiert er eine Umarmung. Da kommt der Orgasmus (die Schwester lächelt ihn an!) und währt nicht lange. Denn eine alte Frau erscheint. Die Tür geht auf, d. h. die Tore des Bewußtseins öffnen sich²) und die Reue bemächtigt sich seiner Seele. Er wacht auf und ärgert sich über die Pollution. Die alte Frau kann auch das Symbol der Mutter sein.³) Dafür habe ich ja keine Anhaltspunkte, weil der Patient sie ganz anders beschreibt.

Wie verhält sich dieser Traum in bezug auf seinen Inhalt? Ist er eine Wunscherfüllung, ist er eine Warnung, ist er eine Prophezeiung? Sicher werden in diesem Traume sehr viele Wünsche erfüllt. Er ist standhaft gegen so viele Versuchungen, er umarmt seine Schwester, er triumphiert über den Vater und den Arzt. Doch das Wichtigste ist, daß dieser Traum die Pollution als Sicherung gegen alle Gefahren der Sexualität einleitet und gegen alle inneren Hindernisse durchführt.

Eine andere Bedeutung des Traumes muß noch hervorgehoben werden. Seine Neurose muß doch in dem Traum in irgend einer Person oder einem Gegenstande symbolisiert sein. Der Patient sagte auf die Frage, was ihm zu der Maschine einfalle: meine Krankheit. Die mit Glas gedeckte Halle: das Durchsichtige seiner Krankheit; die Maschine: seine Neurose. Nun vergleicht der Kranke immer seinen Körper mit einer Dampfmaschine und

---

¹) Nachträgliche Ergänzung.
²) Die Schwellensymbolik *Silberers*.
³) Eine weitere Bedeutung des alten Weibes wird später erörtert.

besonders seinen Magen. Er hat ja allerlei Hungerprozeduren hinter sich. Er konnte nicht essen und magerte fürchterlich ab, sieht wie ein Skelett aus, weil er seinen Sexualtrieb aushungern und sich für seine sündigen Regungen bestrafen wollte. Dieser Mann hat sich mit seiner Neurose ein wunderbares Sicherheitsventil eingerichtet. Will er zu einem Mädchen gehen, so erkrankt er an so heftigen Magenschmerzen, daß ein Rendezvous unmöglich ist. Diese Magenschmerzen produziert er aber dadurch, daß er schon vorher vor Aufregung und Brechreiz nicht essen kann. Wir merken, wie schlau diese Inszenierung seiner Magenstörung ist. Erst werden der Ekel und der Brechreiz produziert, um die Nahrungsaufnahme zu verhindern. Dann aber bohrt der Hunger, und dieser Hunger wird als Magenkrampf aufgefaßt und wird so stark, daß der Hunger die Liebe ertötet. Die Begierde nach Nahrung ist dann stärker als die Begierde nach dem Weibe. Nach solchen Attacken überfällt ihn ein Heißhunger.

Es fällt ihm ein, daß er schon nach dem ersten Traume mit fürchterlichem Hunger erwachte. Dieser Hunger steigerte sich im zweiten Erwachen, um nach der Pollution vollkommen zu verschwinden.

Was ich in den „Nervösen Angstzuständen" behauptet habe, nämlich daß der Hunger die sexuelle Libido vertreten kann, wird hier klar ausgeführt und illustriert. Jetzt verstehen wir auch die Heizung der Maschine mit Papier. Der Kalorienwert des Papieres ist ebenso gering wie der Kalorienwert der Nahrung, welche er in sexuellen Gefahren zu sich nimmt. Er hat also in seinem Magen ein ganz wunderbares Sicherheitsventil gefunden. Er hungert sich aus und die Befriedigung des Essens ersetzt ihm die sexuelle Befriedigung. Er erzählt eine Unmenge von Erlebnissen, die alle beweisen, wie geschickt er seine Neurose verwendet. Ihn reizt jedes Mädchen und er bringt es so weit, daß sie ihm ein Rendezvous gibt, in seine Wohnung kommt oder ins Hotel mit ihm geht, aber nie ist es zu einem Verkehr gekommen.

Für die Analyse ergeben sich schlechte Aussichten. Er will auf sein Sicherheitsventil, die Neurose, nicht verzichten, er will die Art seiner Heizung fortsetzen und wünscht den Arzt über alle Berge. Ja, er will sich lieber zur Onanie bekehren, will die Reue und die eigenen Vorwürfe erdulden, doch auf seine Sicherung nicht verzichten.

Wir sehen einen nach innen gerichteten Willen zur Macht und eine entschieden weibliche Einstellung; der Orgasmus tritt auf, wie er sich als Weib fühlt. Und die höchste Lust ist immer an die stärksten Strömungen des Innern gebunden. Er flieht die Weiber nicht, weil er eine Niederlage fürchtet, denn er hat seine Potenz bei Dirnen so kräftig erwiesen und ist ihrer so sicher, daß er sie überall verwenden kann, wo keine moralischen Hemmungen vorliegen. Bei anständigen Mädchen erscheint die Assoziation zur Schwester, bei Frauen die zur Mutter. Die Homosexualität ist durch die Beziehungen zum Vater verbarrikadiert. Und hinter allen Hemmungen steckt eine übergroße Religiosität, die bei ihm jahrelang manifest dauerte und nun scheinbar überwunden ist. Er wollte Geistlicher werden und gab diesen Plan erst mit 14 Jahren auf. Es ist sehr wahrscheinlich, daß alle seine

Störungen in einer Ehe verschwinden werden, wenn es gelingt, ihn von seinem Elternhause zu lösen.

Ich glaube, auch dem der Traumdeutung Unkundigen wird die Perolinspritze, aus der eine weiße, seifenartige Flüssigkeit herausspritzt, als phallisches Symbol erkennbar sein. Es wird aber verständlich, daß er sich im 16. Jahre in einen Kollegen verliebte, weil er seiner Schwester ähnlich sah. Die nie verdrängten Inzestgedanken an die Schwester nötigten zur Abwehr. Die anständigen Mädchen wurden alle Schwestern und wurden wie Schwestern behandelt. Die Dirnen differenzierte er von seiner Schwester und durfte bei ihnen potent sein. Aber auch der Weg zur Homosexualität war ihm durch die Schwester versperrt. Er sah in allen Jungen die Schwester mit dem Phallus.

Bedeutsam aber ist, daß die weitere Analyse eine sexuelle Fixierung an den Vater zeigte, wie ich sie in dieser Stärke kaum beobachtet habe. Hinter der scheinbaren Verachtung des Vaters, hinter seiner Manier, über ihn zu lächeln, steckte eine Liebe, die unersättlich und nie zu befriedigen war. Das böse Beispiel des Lehrers verlangte die Liebe in Formen, welche nur im Bereiche der Phantasie möglich waren. (Spätere Träume brachten mich in ähnliche Situationen!) So schwebte er zwischen Homosexualität und dem Don Juanismus.

Wie kommt es aber, daß diese Menschen stecken bleiben und sich nicht zum richtigen Don Juan entwickeln? Das hängt mit einer außerordentlich starken inneren Frömmigkeit zusammen. Diese rudimentären Typen sind zuviel mit Moral belastet. Sie spielen wohl gerne den Unmoralischen, sorgen aber dafür, daß die Moral schließlich als Siegerin hervorgeht.

Ich möchte noch einige Worte über die religiöse Bedeutung des Traumes sagen. Es ist merkwürdig, wie von allen Traumdeutern die naheliegende religiöse Bedeutung der Träume übersehen wird, obgleich sie doch die Bedeutung der Religion für das Seelenleben kennen und bedenken sollten, daß eine solche gewaltige Kraft sich auch im Traum ausdrücken muß. Der Träumer ist lange Jahre sehr fromm gewesen. Hexen und Teufel spielten in seiner Phantasie die Rolle der Verführer. Auch in dem Traum ist hier die Beziehung zum Teufel ausgesprochen, der den schwachen Menschen verführt: zum Trinken, zum Huren, kurz zur Sünde. Die homosexuelle Regung wird häufig als Teufelswerk betrachtet.

Unser Patient, der so lange fromm war, ist jetzt ein Atheist und Freigeist. Er mußte seiner Mutter schwören, jeden Sonntag in die Kirche zu gehen, was er mit 20 Jahren aufgab. Die Mutter protestierte erst dagegen und war sehr unglücklich und fügte sich erst, als ihr Sohn sie von seinem vollkommenen Unglauben überzeugte. Sie sagte ihm aber wiederholt: Ich glaube bestimmt, daß Gott dich erleuchten wird und du eines Tages wieder fromm sein wirst. Darüber lacht er nur und ist überzeugt, daß diese Zeit nie kommen wird. Noch frömmer war seine Großmutter, bei der er jeden Sommer zu Gast war. Ein Traum, der zwei Wochen nach dem eben analysierten geträumt wurde, lautet:

„Ich bin bei meiner Großmutter. Sie geht früh morgens in die Kirche und fordert mich auf, mitzugehen. Ich weigere mich. Am nächsten Morgen wiederholt sie die Aufforderung. Ich bekomme heftige Magenschmerzen und sage: Ich werde ein Sonnenbad nehmen. Das ist dasselbe ."

Wir sehen, wie die Imperative der Kindheit in der Mahnung der Großmutter im Traume lebendig werden. Wir konstatieren einen Zusammenhang zwischen der Weigerung, in die Kirche zu gehen, und den Magenschmerzen und lernen, daß die Sonnenbäder des Patienten eine Ersatzreligion sind, wie ich das wiederholt betont habe. Wir forschen nach und hören, daß der Kranke jeden Abend mit der Versuchung kämpft, ein „Vater unser" zu sagen; daß er das abwehrt und sich gesteht: „Das ist doch ein Unsinn! Du glaubst ja diese Sachen nicht mehr." Trotzdem passiert es ihm im Halbschlafe, daß er einige Sätze aus dem „Vater unser" betet, weil er sich wieder als Kind fühlt. Er trägt zwei kleine Marienmünzen immer bei sich, die er in einem Wallfahrtsort erhalten hatte. „Es ist so mehr ein Aberglauben. Ich trage sie immer in meiner Börse, weil ich glaube, daß sie mir Glück bringen." Er hat sein Gebetbuch der jüngeren Schwester geschenkt, wo er es dann immer wieder sehen und in die Hand nehmen kann. Er besucht Kirchen, weil er sich für Kirchenmusik interessiert. — — —

Wie zeigt sich das im Traume? Der Teufel erscheint ihm in der Gestalt des Pferdes[1]) und will ihn durch seine Teufelskünste verführen. Deshalb kommt das Pferd durch alle Türen und über alle Hindernisse. Er glaubte eine Zeitlang fest an den Teufel. Er ging in eine Kirche, wo der Pfarrer sehr viel vom Teufel sprach, auch behauptete, es gäbe lebende Zeugen, die einen Teufel gesehen hätten. Sein Großvater war ganz empört, daß der Pfarrer den Gläubigen so dumme Geschichten erzähle und weigerte sich, ferner in die Kirche zu gehen. Er wurde aber immer mit der Angst vor dem Teufel erzogen. War er schlimm, so hieß es, der Teufel werde ihn holen. Wollte er nicht beten, so ließ man im Nebenzimmer klappern und der Teufel wurde angesagt. Demselben Erziehungszwecke diente die Hexe. Eine alte, häßliche Frau kam einmal als Hexe in sein Zimmer und schreckte ihn und die anderen Kinder so furchtbar, daß sie noch viele Jahre an diese entsetzliche, schreckliche Erscheinung denken mußten. Im Traume wird er vom Teufel verfolgt, vor dem er sich rettet. Im zweiten Traumstück ist er selbst der Teufel und kann zaubern. Dies war die stärkste Sehnsucht seiner Jugend und er hätte sich gern dem Teufel verschrieben, um zaubern zu können. Nur durch Teufelskünste bringt er die höllische Maschine in Bewegung. I n seiner Kindheit war es auch sein heißer Wunsch, sich eine Lokomotive durch Zauber zu erbauen und mit ihr zu fahren, wohin er wollte.

Die Magd, die ihm drei Papierknäuel bringt (Anspielung auf die heilige Dreieinigkeit?), (seine Liebesbriefe?), ist wie in vielen Träumen ein Symbol der Himmelsmagd, wofür ich viele Beweise erbringen könnte. Er war ein schwärmerischer Marienverehrer. Er muß erst diesen Kult aufgeben, um zaubern zu können. Doch der Traum ist ein Kompromiß aus beiden Regungen und drückt auch eine polare Strömung aus: Er heizt mit himmlischem Feuer, mit dem Glauben, der ihn schützt und sein Leben auf die richtige Bahn bringt. Er wünscht mich zum Teufel, um seine geheime Religion weiter führen zu können. Doch der alte Kinderwunsch, Zauberer zu sein, geht am deutlichsten hervor. (Der Traum stellt eben nicht e i n e n Wunsch dar, sondern ein Konglomerat von Wünschen, die im wirren Durcheinander durch die Seele ziehen.) Im Traum, der sich anschließt, ist der

---

[1]) Der Pferdefuß ist ja das charakteristische Zeichen des Teufels!

Zauber ebenso durchsichtig. Die religiöse Bedeutung des Anspritzens (mit Weihwasser   Perolin reinigt und desinfiziert die Luft!) ist leicht zu erkennen, ebenso wie die Vermengung von religiösen und sexuellen Motiven, die in der Neurose und Psychose eine so überragende Rolle spielen.[1]) Er erliegt der Versuchung, er wird von einer Teufeline verführt. Das alte Weib am Schluß ist die Hexe seiner Kindheit, die erscheint, um den Sünder zu bestrafen. (Er gibt auch eine starke Gerontophilie zu und hat sich einmal in eine 60jährige Dame verliebt.)

Die Bibel, die Evangelien, seine Gebetbücher, seine Beichtzettel, sie befinden sich alle in den Papierknäueln, die er verbrennen muß, um sich von allen religiösen Hemmungen zu befreien.

Der Traum zeigt also eine prospektive Tendenz, die Hemmungen der Religion, die Angst vor Hölle und Teufel, die Angst vor Hexen zu überwinden und sich den Trieben hinzugeben. Er wird sein Leben in die Hand nehmen, wird seine Maschine selbst heizen, wird sich Frauen hingeben, die alle das Bild seiner Schwester tragen werden. Deutlich drückt auch der Traum aus, daß die Homosexualität auf diese Weise fixiert wird, daß alle Frauen Affektwerte der Mutter und Schwester erhalten. Er befindet sich auf einer sexuellen Leitlinie, die vom Weibe weg zum Manne führt. Diese will er verlassen und, alle Hemmungen überwindend, ein normaler Mensch werden. Er benötigt nicht mehr die Sicherungen seiner Neurose, er ist sein eigener Herr, empört sich gegen die religiösen Imperative, wird selbst zum Zauberer und Gott. Er macht hemmungslos, wozu es ihn treibt.

Wir erhalten durch diesen Patienten einen tiefen Einblick in den Mechanismus, der zur ausschließlichen Homosexualität treibt. Dieser Patient hätte ein Homosexueller werden können und hätte uns dann die bekannte homosexuelle Lebensgeschichte erzählt. Er war lange Zeit sanft wie ein Mädchen, spielte bei der Großmutter mit Puppen, kochte sehr gerne und zog die Gesellschaft von kleinen Mädchen vor. Diese Erlebnisse haben viele Heterosexuelle, aber sie vergessen sie. Später, wenn sie sich für die alleinige unumschränkte Homosexualität entschieden haben, werden diese Erinnerungen als Beweis der angeborenen Homosexualität hervorgesucht und durch Wiederholung vergrößert und fixiert.

Doch gab es in seinem Leben eine Episode, die ihn in die Bahn der Homosexualität hätte drängen können: Die Szene mit dem Lehrer, die noch dazu öffentlich war. Doch was dem einen ein Anstoß sein kann, sich ganz diesen Reizen zu ergeben, wirkt auf den andern wie eine Warnung und hält ihn von dieser sexuellen Leitlinie ab. Jede Wirkung kann sich positiv und negativ äußern. Traumen der Kindheit, die durch ältere Personen ausgeübt wurden, können eine Gerontophilie erzeugen, aber auch eine Neigung zu Kindern, je nachdem das In-

[1]) Vgl. *Hans Freimark:* „Das sexuelle Moment in der religiösen Ekstase" (Zeitschrift f. Religionsphilosophie, Bd. II, H. 17); ferner: „Das Hexenproblem" (Die neue Generation, 8. Bd.) und „Sexuelle Besessenheit", 9. Bd.

dividuum den Alten oder den Jungen spielen will. Die Verführung durch die Mutter kann aber den Menschen ganz der Homosexualität zutreiben, wie ich es in einem Falle erfahren habe. Homosexuelle haben sehr oft pathologische Mütter, die an Melancholie leiden und deren Handlungsweise unberechenbar ist. Meine Erfahrungen haben mir leider bewiesen, daß die Traumen nicht nur von Dienstboten, sondern auch von den Eltern ausgehen können, und daß derlei Vorkommnisse nicht zu den Ausnahmen gehören.

Hier wirkt das Erlebnis mit dem Lehrer, dessen abstoßende Öffentlichkeit, als ein Hindernis für die Entwicklung der Homosexualität. Der Gedanke: „D u k a n n s t s o w e r d e n w i e d i e s e r L e h r e r!" hinderte die Entstehung einer sogenannten echten Homosexualität, für die alle Vorbedingungen gegeben waren. Es fehlt selbst nicht der charakteristische Ekel vor dem Weibe! Es fehlt nicht die inzestuöse Verankerung an die weiblichen Mitglieder der Familie.

Und obwohl dem Patienten so vieles aus dem Sexualleben bewußt war, was anderen nur im Dämmerlichte abgetönter Tagesphantasien oder in wirren Traumgestalten erscheint, war ihm eines vollkommen unklar: sein Verhältnis und seine Einstellung zum Vater. Er ist gegen den Vater immer in gereizter Stimmung und vermeidet es, mit ihm allein zu sein, da es leicht zu Streit und Auseinandersetzung kommt. Diese Empfindlichkeit dem Vater gegenüber beweist, daß sich Affekte verbergen, deren er nicht Herr werden kann. Was er vom Vater erwartet und verlangt, das habe ich schon angedeutet. Er wünscht, von ihm wie von dem Lehrer behandelt zu werden. Er hatte in der Behandlung auch einen Traum, in dem mir diese Funktion zugewiesen wurde. Er ist homosexuell an seinen Vater fixiert, heterosexuell an die weiblichen Mitglieder seiner Familie.

Interessant ist es, zu beobachten, wie der homosexuelle Trieb trotz aller Erlebnisse der Kindheit verdrängt und mit Ekel belegt wurde. Wir können uns jetzt das Entstehen der Magenschmerzen so erklären. Er denkt immer nur an Frauen und ist ein schöner Fall eines steckengebliebenen rudimentären Don Juans. Er knüpft unzählige Verhältnisse an und kämpft immer mit Schwierigkeiten. Das heißt, er sucht sich schon Objekte, wo diese Schwierigkeiten vorhanden sind, weil sie dann nicht gefährlich sind. Werden die Schwierigkeiten (Symbole des Unerreichbaren, also der Inzestobjekte!) überwunden, so schwindet die Liebe oder es funktioniert seine Schutzvorrichtung: der Magenschmerz. Er kommt sogar bis ins Hotel mit dem Mädchen, kann aber dann vor Schmerzen nicht verkehren. Der starke Brechreiz ist Ekel. Er entsteht nicht allein durch die Abwehr der Heterosexualität, sondern durch das Vordrängen der homosexuellen Triebkraft. In der

entscheidenden Nacht vor dem Rendezvous gärt es in ihm und eine
Stimme sagt ihm innerlich: „Eigentlich begehrst du ja gar nicht dieses
Mädchen, du sehnst dich nach einem Manne, wie nach dem Lehrer
oder nach dem Freunde." — Gegen diese homosexuellen Gedanken
wird die Schutzvorrichtung des Ekels konstruiert und diese funktioniert
dann auch gegen das Weib. Denn das Weib als solches ekelt ihn nicht,
er konnte mit Prostituierten ohne Ekel verkehren. Er empfindet aber
Ekel vor allen homosexuellen Akten. So steht er zwischen Homosexualität und Heterosexualität. Beide Wege sind ihm durch seine
religiösen Hemmungen verschlossen und das Resultat ist dann — — --
die Askese.

Der Asket verbirgt sich hier hinter dem rudimentären Don Juan,
den nur eine Krankheit verhindert, seine Triebe auszuleben. Gehen wir
einen Schritt weiter, und die Anknüpfungen mit den Frauen unter-
bleiben, wir haben den Don Juan der Gedanken und den Asketen der
Realität. Eine weitere Stufe bildet dann die Verdrängung aller
sexuellen Triebrichtungen. D e r   A s k e t   w ä r e   a l s o   z u   d e f i -
n i e r e n   a l s   d a s   I n d i v i d u u m ,   d a s   i m   n a r z i s s t i s c h e n
S t a d i u m   s t e c k e n   g e b l i e b e n   i s t ,   w e i l   i h m   b e i d e
W e g e   d e s   A l l - E r o t i s m u s   (H o m o- u n d H e t e r o s e x u a -
l i t ä t)   v e r s c h l o s s e n   s i n d .   J e d e s   m o n o s e x u e l l e   O b -
j e k t   a l l e i n   b r i n g t   d i e   T r i e b k r a f t   f ü r   e i n e n   s e -
x u e l l e n A k t n i c h t a u f, d a d i e r e l i g i ö s e n H e m m u n g e n
u n ü b e r w i n d l i c h   s i n d .   S e i n   e w i g   u n e r r e i c h t e s
I d e a l   i s t   e i n   b i s e x u e l l e s   W e s e n ,   i s t   e i n e   L e i d e n -
s c h a f t   v o n   s o l c h e r   S t ä r k e ,   d a ß   s i e   a l l e   H i n d e r -
n i s s e   ü b e r w i n d e n   k a n n .   D i e   A s k e s e   i s t   k e i n e   f r e i -
w i l l i g e ,   s o n d e r n   e i n e   d u r c h   d i e   s e x u e l l e   K o n s t e l -
l a t i o n   e r z w u n g e n e .

Unser Patient hat sein sexuelles Ideal im Traume gefunden. Es
ist die Schwester, die einen Phallus hat. Da erliegt er, der starke
Kämpfer, gegen seine Triebe und onaniert. Dem Bewußtsein wird dieser
onanistische Akt dann als Pollution seiner Bedeutung beraubt und
als ein Zufall dargestellt, für den man nichts kann.

Freud betont mit Recht, daß den Psychologen besonders jene
Fälle interessieren, die eine späte Entwicklung der Homosexualität
zeigen, den Zustand, den *Krafft-Ebing* als tardive Homosexualität beschrieben hat. Nach einer heterosexuellen oder bisexuellen Periode
tritt dann die Entwicklung zur Homosexualität ein. Wir werden später
einige Fälle von tardiver Homosexualität besprechen und versuchen,
die Motive dieser Änderung aufzuweisen. Der nächste Fall bildet
einen Übergang und zeigt uns einen Menschen, der sich noch im Kampfe

mit beiden Tendenzen befindet. Es handelt sich um eine rudimentäre Messalina, ein interessantes weibliches Gegenstück zu dem eben beschriebenen Patienten.

Fall Nr. 34. Frl. Wanda K. beklagt sich über einen unseligen Zwiespalt ihres Wesens, der ihr den vollen Genuß des Lebens unmöglich macht. Sie leidet an heftigem unstillbaren Erbrechen, das sich aber nur einstellt, wenn sie ein Rendezvous haben soll. Sie hat die freiesten Ansichten, „die ein modernes Mädchen haben kann und soll". Sie lernt Männer kennen, die sie interessieren und auch sexuell aufregen. Sie weiß, sie wird nie heiraten. Sie ist 29 Jahre alt und noch immer sehr schön und begehrenswert. Wie lange wird das noch dauern? Sie will ihr Leben genießen, sie will nicht sterben, ehe sie die Liebe, die alles gibt und nimmt, kennen gelernt hat. Aber sie hat einen nervösen Magen, der sie immer im letzten Moment hindert. Sie erzählt ein Beispiel: „Letzten Sonntag sollte ich mit einem Herrn, den ich auf der Straße kennen gelernt habe, einen Ausflug machen. Ich bin gar nicht prüde und lasse mich gerne ansprechen. Ich denke schon auf der Gasse: Wer wird mich heute ansprechen?, kokettiere wohl ein bißchen und kränke mich, wenn ich nicht beachtet werde. Vor einigen Wochen spricht mich ein sehr eleganter älterer Herr an. Er ist sehr intelligent, was für mich die Hauptsache ist. Ich kann nur mit Intellektuellen verkehren. Ungebildete Menschen sind mir ein Greuel. Wir unterhalten uns ausgezeichnet und er wartet jetzt jeden Tag auf mich; wenn das Geschäft, wo ich angestellt bin, sperrt, sehe ich ihn schon an der Straßenecke. Dann gehen wir spazieren und reden über allerlei. Er hat es noch nie gewagt, über erotische Dinge zu sprechen. Ich habe also gar keinen Anlaß, mich zu fürchten. Trotzdem erwarte und ersehne ich den Moment, wo er anfängt und ich ihm zeigen kann, daß ich ein modernes Mädchen bin, die vor nichts zurückschreckt, wenn ihr ein Mann gefällt und sympathisch ist. Mehr verlange ich ja nicht. Man kann doch nicht gleich verliebt sein. Nun, wir besprechen für den Sonntag einen Ausflug in die Umgebung Wiens. Ich bin schon Samstag sehr aufgeregt, male mir aus, wie er allmählich auf das sexuelle Thema kommen wird, wie er mich im Walde küssen wird, stelle mir vor, was ich antworten werde, wie ich mich ein wenig, ein klein wenig, sträuben werde und wie ich schließlich nachgebe. Ich bitte Sie! Es ist doch Zeit, daß ich aufhöre, eine alte Jungfer zu sein! Ist das nicht eine Schande mit meinen 29 Jahren? In meinem Büro haben schon die jungen Mädchen alle einen Geliebten und manche sogar mehrere auf einmal. So geht es fortwährend durch meinen Kopf. Ich bin sehr gut aufgelegt und pfeife sogar ein Liedchen. Aber am Abend kann ich bereits nichts mehr essen. Mein Magen ist wie abgesperrt. Es geht nichts hinein. Ich hoffe auf den Morgen. Stehe früh auf, richte mir das Touristenkostüm her und will mich ans Frühstück setzen. Ich kämpfe mit Brechreiz, zwinge mich doch zu einem Frühstück, das ich jedoch sofort erbrechen muß. Und dann setzt ein Brechreiz ein, der nicht aufhören will, so daß ich zu Hause bleiben muß und der Herr vergeblich beim Rendezvousplatz auf mich wartet. Natürlich läßt er mich laufen, wenn das zweimal passiert und   es passiert mir leider immer."

Sie weiß eine unerschöpfliche Fülle ähnlicher Erlebnisse zu berichten, die immer mit dem Erbrechen ihren Abschluß fanden. Sie hat eine ganze

Auswahl von Verehrern, junge, alte, reiche,, arme, gebildete und minder-
gebildete, welche alle glauben, sie könnten sie erobern, da sie sehr offen und
kokett ist und auch ungeniert über alle sexuellen Themen spricht. Sie ist
Mitglied von Frauenvereinigungen, wie Mutterschutz, welche das unehelich
geborene Kind beschützen, kämpft für die sexuelle Freiheit des Mädchens,
ist eine Shannistin. Jeder Mann aber, der die Probe auf die Praxis macht,
lernt erstaunt, welcher Unterschied zwischen ihren theoretischen Anschauungen und ihrem Benehmen besteht. Sie weicht allen Gelegenheiten aus,
die ihr gefährlich werden können. Ein Bürokollege ersucht sie, ihn in seiner
Wohnung zu besuchen. Er sammelt Bilder, sie interessiert sich für Bilder
und er möchte ihr gerne seine Gemälde zeigen. Sie erfindet alle möglichen
Vorwände, um diesen Besuch aufzuschieben, und erscheint schließlich in seiner
Wohnung mit einer Freundin   . Sie hatte schon so viele Vergewaltigungs-
szenen vorphantasiert, daß sie schließlich alle Unbefangenheit verloren hatte.

Interessant ist es, daß dieser Seelenzustand sich erst nach einer Verlobung ausgebildet hat. Sie war bis zu ihrem 23. Jahre ein ganz normales
Mädchen, nicht anders als alle andern. Da lernte sie einen Mann kennen,
der sich in guten Verhältnissen befand und ihr auch sehr sympathisch war.
Er verlobte sich mit ihr und sie war überglücklich und so verliebt, wie ein
junges Mädchen sein kann, das der Meinung ist, sein Ideal gefunden zu haben.

Der Bräutigam hatte nur einen Fehler: Er war furchtbar eifersüchtig.
Er quälte sie mit Fragen über ihre Vergangenheit und sie mußte alles
beichten, was einem Mädchen passieren kann. Nun, sie erzählte ihm, daß sie
in den Katecheten, den Klavierprofessor und in eine Lehrerin verliebt gewesen, daß aber sonst nichts von Bedeutung in ihrem Leben vorgefallen
wäre. Er aber hörte nicht auf zu quälen und zu fragen, sie solle lieber
alles vor der Hochzeit sagen, er werde ihr alles verzeihen, er wolle nur
nicht der Betrogene sein, er verlange vollkommene Klarheit und Wahrheit
zwischen ihnen.

Eines Nachts wachte sie aus einem Traume auf, in dem sie mit ihrem
Bruder verkehrt hatte. Da fiel ihr ein Erlebnis ein, an das sie ganz vergessen hatte. Sie war bei dem verheirateten Bruder auf dem Lande zu Besuch.
Seine Frau war zu Verwandten gefahren und er forderte sie auf, im Bette
seiner Frau zu schlafen. Sie tat es und hatte dabei keinen erotischen Gedanken, denn es handelte sich um den Bruder, vor dem sie sich nie geniert
hatte, wie vor den anderen Brüdern, deren sie noch vier hatte. In der
Nacht fühlte sie, wie die Hand des Bruders sie betastete. Er kam zu ihr
ins Bett und küßte sie, sie war ganz schlaftrunken und glaubte zu träumen.
Sie küßte ihn wieder und sie umarmten sich heiß. Sie weiß auch, daß sie
sein Glied in die Hand nahm. Sie glaubt, daß der Bruder sich ungeheuer
beherrschen mußte und wieder in sein Bett ging. Es ist ihr alles dunkel
erinnerlich aus jener Nacht. Nur so viel weiß sie, daß es zu keinem Koitus
gekommen ist.

Diese Erinnerung erschreckte sie und sie wußte nun, daß sie ihren
Bräutigam belogen hatte. Es handelte sich nur um eine Nacht, denn am
nächsten Tage reiste sie ab und ihr Bruder riet ihr selbst dazu. Sie besuchte eine Freundin in der Nähe und kam erst, bis die Schwägerin wieder
da war. Aber sie fühlte, sie mußte ihrem Bräutigam, der ihr alles anvertraut hatte, auch die volle Wahrheit sagen. Sie erzählte ihm diese Szene,
die sich fast im Traum abgespielt hatte. Er begann zu forschen und zu

fragen, daß ihr angst und bange wurde und sie schon selbst zu zweifeln begann. Sie konnte aber nur wiederholen, was sie wußte: Daß es zwischen ihr und dem Bruder wohl zu Küssen und Streicheln, aber nicht zu einem Koitus gekommen war.

Ihr Bräutigam blieb nun einige Tage aus. Dann erhielt sie ein Schreiben, daß er nach ihren Mitteilungen nicht in der Lage sei, sie zum Altar zu führen und sich als freier Mann betrachte. Er sandte ihr den Verlobungsring zurück und ersuchte um Retournierung aller seiner Geschenke und Briefe.

Sie war wie vor den Kopf geschlagen. Das also war der Dank für ihre Aufrichtigkeit! So hatte der Mann, den sie über alles geliebt hatte, sein Versprechen gehalten! Mußte sie nicht zur Ansicht kommen, daß er nur einen Vorwand vor sich selbst und vor ihr gesucht hatte, um wieder frei zu werden?!

D a   k a m   e i n e   P e r i o d e,   i n   d e r   s i e   a l l e   M ä n n e r   h a ß t e. S i e   m a c h t e   k e i n e   A u s n a h m e   u n d   b e g a n n   a u c h   d e n   B r u d e r z u   h a s s e n,   d e r   a n   d e m   U n g l ü c k   s c h u l d   w a r.

D a n n   k a m   d e r   z w e i t e   V o r s a t z: E s   i s t   n i c h t   w e r t, d a ß   m a n   a n s t ä n d i g   i s t.   D u.   w i r s t   l e i c h t s i n n i g   w e r d e n w i e   a l l e   d e i n e   F r e u n d i n n e n!

K u r z e   Z e i t   n a c h h e r   h ö r t e   d e r   H a ß   g e g e n   d i e M ä n n e r   s c h e i n b a r   a u f   u n d   e s   t r a t   d a s   u n a u f h ö r l i c h e S u c h e n   a u f,   d a s   s i e   d e n   g a n z e n   T a g   b e s c h ä f t i g t e.   Z u g l e i c h   d a m i t   d a s   E r b r e c h e n!

Es war, als wenn ein ungeheures Liebesbedürfnis mit einem ebenso starken Ekel kämpfen müßte. Ihr Trost in diesen schweren Tagen waren eine Freundin und die Schwester, an die sie sich sehr innig anschloß.

Ihre Träume aber zeigen, daß hinter der Jagd nach den Männern etwas ganz anderes steckte: Der homosexuelle Trieb, der jetzt machtvoll vordrängte und mit Gewalt durch Liebschaften mit Männern zurückgedrängt werden mußte. Sie zeigte eine Reihe von untrüglichen Zeichen. Sie begann sich einfach und mehr männlich zu kleiden; sie ließ sich die Haare schneiden und begann Zigaretten zu rauchen; ihr Wesen, ihr Gang wurden energisch und männlicher; sie verlor ihre Milde und Sanftmut und wurde hart und stark. In ihrem ganzen Wesen drückte sich e i n Wunsch aus: Ich möchte ein Mann sein, der hat es viel besser. Und merkwürdig! Jetzt fing sie an zu gefallen und die Männer stellten ihr zu Dutzenden nach. Aber sie spielte mit sich und mit den Bewerbern, von denen einzelne es vielleicht ernst gemeint hätten, wenn sie sie näher hätte herankommen lassen.

Aber ihr Verlangen ging nicht mehr nach den Männern. Sie war auf dem Wege, homosexuell zu werden, und machte die letzten Kämpfe mit. Der Ekel galt nur der Abwehr und Sicherung der homosexuellen Regungen. Ihre Träume waren erfüllt von homosexuellen Szenen. Sie war selbst erstaunt, als sie begann, ihre Träume zu beobachten. Gleich der erste Traum, den sie mir mitteilte, handelte von der Schwester und der Freundin:

> Ich bin mit der Freundin am Gänsehäufel[1]) und wir sind beide ganz nackt. Ich sage: Bist du aber schön gewachsen. Du bist viel schöner als ein Mann. Sie umarmte mich und küßte mich auf den Busen,

---

[1]) Ein Strandbad an der Donau in Wien.

auf die Stelle, wo ich so empfindlich bin. Ich erwache mit Angst, Herzklopfen und Brechreiz.

Weitere Träume variieren diese Themen in endloser Reihenfolge.
Männer spielen selten eine Rolle. Hie und da wird sie von ihnen verfolgt
und flüchtet sich zu der Schwester oder Freundin. So stellt sich ihr Konflikt
auch in den Träumen als eine Flucht vor dem Mann in die Homosexualität dar.[1])

Auch dieses Mädchen spielte den Freigeist und war innerlich
fromm. Sie besuchte Sonntags die Kirche, um Kirchenmusik zu hören,
sie glaubte nichts, aber sie betete hie und da aus alter Gewohnheit, sie
las gerne in der Bibel, sie wehrte sich gegen leise Stimmen, welche sie
drängten, wieder zu beichten. Eines Tages sagte sie: „Wissen Sie,
ich dachte mir gestern, wenn ich wieder fromm sein und beichten könnte,
dann wäre alles wieder gut ."

Wir sehen hier ein Mädchen, das auf dem besten Wege war, eine
normale, heterosexuell empfindende Frau zu sein. Sie erlebt ein
schweres Trauma und beginnt, alle Männer zu hassen und zu verachten.
Sie kehrt sich von den Männern ab. Erleichtert wird diese Abkehr dadurch, daß die Männer alle Ersatz für die Liebe des Bruders werden,
welche verdrängt und vergessen durch ihre traurigen Erlebnisse wieder
neu aufflammen mußte. Deshalb konnte sie sich noch am besten mit
älteren Männern unterhalten und auch mit ihnen Ausflüge usw. machen,
ohne allzusehr vom Brechreiz belästigt zu werden. Die Gefahr war
geringer und es stand hinter ihnen nicht das Bild des Bruders
Sie wendet sich von den Männern ab und beginnt die Sexualität in
ein anderes Strombett zu leiten. Es handelt sich also um eine Regression im Sinne *Freuds* auf die scheinbar überwundene Kindheits-
periode. Sie wird auch im Hause fügsamer und folgt den Anordnungen
ihrer Mutter, denen sie die letzten Jahre meist keine Beachtung geschenkt hatte. Sie fixiert sich wieder an ihre Familie, sie wird wieder
fromm wie als Kind. Die Periode des Brechens ist der letzte Kampf
gegen die Überwältigung durch die Homosexualität.

---

[1]) Ich sehe sie nach 4 Jahren wieder. Sie kommt triumphierend in meine
Ordination. „Ihre Prophezeiung, ich werde nie heiraten und als alte Jungfer sterben,
hat sich nicht erfüllt!" Sie erzählt, daß sie mit einem verheirateten Manne Bekanntschaft
angeknüpft hat Er führte sie in ein Restaurant und sie mußte Champagner trinken.
Auf dem Heimweg deflorierte er sie im halbtrunkenen Zustande auf einer Bank im
Rathauspark Wozu hätte sie bisher Zurückhaltung geübt? Es wäre alles für die
Katz!   Sie gibt an, keinen Orgasmus gehabt zu haben. Sie wisse auch nicht, ob
sie den Mann wieder sehen werde. — Nach einigen Monaten schreibt sie mir: „Ich
habe Wien für immer verlassen. Ich glaube, Sie haben doch recht. Ich werde niemals
mehr etwas erleben. Es steht wirklich nicht dafür!"

Überblicken wir die drei eben analysierten Fälle, so imponiert uns in erster Linie der gewaltige Einfluß einer inneren, nicht offen eingestandenen Religiosität. Beide Männer waren auf der sexuellen Leitlinie, die von der Homosexualität zur Polygamie abzweigt. Sie waren aber nicht imstande, die religiösen Hemmungen zu überwinden. Zu schwach, sich offen zur Askese zu bekennen, suchten sie die komplizierten neurotischen Umwege, um sich gegen alle Gefahren zu sichern. Der eine spielte mit großem Geschick den Pechvogel, der gern ein Libertin sein möchte und vom Schicksal daran gehindert wurde, der andere ließ sich durch einen Magenschmerz zur Tugend zwingen. Sein Gegenstück ist das „moderne Mädchen", das für freie Liebe und Mutterrecht schwärmt und ihre Tugend mit Hilfe eines neurotischen Brechreizes vor allen Überraschungen schützt. Wieder können wir den Neurotiker als Schauspieler bewundern, der es so meisterhaft versteht, vor der Welt und sich selbst eine Rolle zu spielen und dabei sein wahres Wesen zu verbergen. Alle Menschen, denen die i n n e r e F r e i h e i t fehlt, benehmen sich so, als ob sie frei wären. Sie fügen sich scheinbar einem fortschrittlichen sozialen Imperativ der Gegenwart, während sie heimlich die Religion ihrer Väter ausüben.

Man versteht aber, daß auch die homosexuelle Betätigung als die größere Sünde und Naturwidrigkeit unmöglich wurde. Die Religion bleibt als Schutz und Ausweg zugleich. Wir begreifen auch, daß diesen Menschen bei einer anderen Erziehung zwei Wege offen waren, welche sie infolge ihrer Hemmungen nicht betreten konnten.

Das Mädchen kann noch homosexuell werden und manche Erlebnisse der letzten Zeit sprechen dafür, daß die Hemmung dem homosexuellen Ansturm nicht werde standhalten können. In diesem Falle lag aber das traumatische Erlebnis, das sie allen Männern feind machte, nicht in der frühen Jugend. Es ist ein großer Irrtum, wenn man glaubt, daß Traumen in einem gewissen Alter ihre pathogene Kraft verlieren.[1])

Es gibt Perioden in unserem Leben, in denen wir unverletzlich sind. Dann aber kommen Zeiten, die uns allen stärkeren Einflüssen zugänglich und überempfindlich zeigen. Jedes Jahrzehnt hat seine Krisen und schmerzhaften Perioden, in denen wir eine besondere Disposition zeigen.

---

[1]) Vgl. das Kapitel „Das sexuelle Trauma der Erwachsenen", Bd. III

Die Homosexualität.

V.

Homosexualität und Alkohol.

Die Kranken sind die größte Gefahr
für die Gesunden; nicht von den Stärksten
kommt das Unheil für die Starken, sondern von den Schwächsten. *Nietzsche.*

Die Erfahrungen der Analyse haben uns gezeigt, wie lückenhaft und unvollständig die Anamnesen sind, welche uns die Patienten erzählen.
Erst im Laufe von Wochen melden sich die „verdrängten" Erinnerungen und alle die Einstellungen, welche die Patienten nicht
sehen wollten. Dann merken die Analysierten mit Erstaunen, daß sie
sich gar nicht gekannt haben. Die Lösung des Problems wäre also
so anzustreben, daß man eine große Anzahl von Homosexuellen analysieren sollte. Nun ergeben sich merkwürdige Tatsachen, welche alle
Analytiker bestätigen werden, und welche von den Anhängern der angeborenen Homosexualität als Zeichen eines natürlichen Zustandes
gedeutet werden: Die überwiegende Mehrzahl der
Homosexuellen ist anscheinend mit ihrem Zustande sehr zufrieden und will gar nicht davon
befreit werden. Sie kommen zum Analytiker, wenn sie mit dem
Strafgesetze in Konflikt geraten sind oder wenn sie fürchten, in
Konflikt zu geraten. Sie wollen nicht heterosexuell empfinden, sie sind
stolz auf ihren Zustand und betonen es immer wieder, daß nur die
soziale Ächtung sie unglücklich mache. Sie gehören zu den merkwürdigen Menschen, die ihr Unglück nicht sehen wollen. Deshalb immer
die Auskunft: Seit ich homosexuell verkehre, bin ich glücklich. Ich
begehre nichts Anderes! Nur eine bescheidene Minderzahl wünscht
sich „Weib und Kind" und normalen Zustand, fürchtet ihn aber ebenso wie der „Männerheld", der auf seine Homosexualität stolz ist.

Wir dürfen nicht vergessen, daß die ausschließliche Homosexualität das Endprodukt eines langen, schwierigen, seelischen Prozesses
darstellt, eine Art Selbstheilung aus einem schier unlöslichen Kon-

flikte. Der gefährliche heterosexuelle Weg ist scheinbar ganz verödet, weil er durch Hemmungen ungangbar gemacht wurde. Diese Hemmungen aufheben, heißt den Konflikt wieder akut machen, heißt, einen abgeschlossenen Kampf wieder aufs neue eröffnen. Dem Homosexuellen bedeutet sein Zustand Ruhe und Frieden. Es ist freilich ein fauler Frieden und die heterosexuellen Kräfte sind noch immer stark genug, um neurotische Symptome zu bilden. Aber es ist doch ein Ausweg, den zu verlassen die Angst verbietet. Ebenso, wie die an Platzangst erkrankte Frau, die schließlich ihr Haus nicht verläßt, um diesen Preis angstfrei geworden ist und erst wieder an Angst erkrankt, wenn sie ihre Barrieren, die den Bezirk des Friedens, ihre Zone des Schweigens der inneren Stimmen, überschreiten will, ebenso werden beim Homosexuellen alle Kräfte der Abwehr wieder lebendig, wenn er sich heterosexuell betätigen will. Vor dem Weibe hat er Ekel oder Abscheu, es ist ihm nur scheinbar gleichgültig, aber nie wird er eingestehen wollen, daß er — A n g s t v o r d e m W e i b e hat. Er trägt lieber die Maske des Indifferenten, er nähert sich dem Weibe nur als Intellektueller, schätzt sie als Freundin, aber er flieht sie als Geliebte.

Darin gleicht der Homosexuelle dem Fetischisten: Er hat sein Kompromiß gefunden, er hat sich in die Beschränkung eingelebt und möchte seine Entsagung gerne als etwas Organisches, Fertiges, Übernommenes ausgeben. Deshalb werden wir in den meisten Fällen die bekannte Geschichte hören, daß der Homosexuelle schon als Kind homosexuell empfunden hat, daß er anders war als die anderen, daß er eine Ausnahmsstellung eingenommen hat.

D e r S t o l z a u f s e i n e K r a n k h e i t, d i e i m m e r w i e d e r h o l t e u n d b e t o n t e A u s n a h m e, d i e O p p o s i - t i o n s s t e l l u n g g e g e n d a s N o r m a l e e r s c h w e r e n e i n e n a c h t r ä g l i c h e K o r r e k t u r d e s Z u s t a n d e s.[1])

---

[1]) Ausgezeichnete Menschenkenntnis verraten die Worte von *Hans Freimark* über „Züchtbarkeit der Homosexualität": „Nur ein wenig Psychologie gehört dazu, um zu begreifen, daß manchen Naturen das Besondere, das in den Augen der Allgemeinheit den Homosexuellen anhaftet, interessant und auszeichnend erscheint. Widerstände gegen homosexuelle Akte sind zunächst ja nicht zu überwinden. Das aber, was man als homosexuelles Wesen bezeichnet, wirkt a p a r t, wenn auch vielfach apart im üblen Sinne. Aber das genügt, junge Leute, die sich durch nichts anderes auszuzeichnen wissen, zu veranlassen, dieses „aparte Gebaren" nachzuahmen und sich schließlich in ihm zu verstricken E i n m a l s o l c h e P o s e a n g e n o m m e n, w i r d s i e s c h l i e ß l i c h z u r W a h r h e i t, wozu der Verkehr in den betreffenden Kreisen nicht wenig beiträgt. Eine solche Beeinflussung ist natürlich nur bei jugendlichen Personen möglich. Die aber kommen einzig in Frage. Man hat eingewendet, daß bei der Konstanz des Triebes eine solche Metamorphose nicht wahrscheinlich sei. Da aber

Wie sollte man auch einen Homosexuellen heilen können? Macht man ihn heterosexuell, so verdrängt er seine Homosexualität und wird aus diesem Grunde neurotisch, wollte man ihn aber bisexuell machen, so hätte man sich den Bann der ganzen Gesellschaft zugezogen. Der einzige Weg zur Heilung wäre dann, daß man die Hemmungen, die zwischen ihm und dem Weibe liegen, beseitigt, ihn de facto wieder bisexuell und p r a k t i s c h heterosexuell macht. Das ist freilich möglich und kann durch die Analyse erzielt werden, wenn die Patienten die Geduld und den Willen haben, auszuhalten. Wo dieser W i l l e fehlt, kann kein Therapeut etwas erzielen. Und er fehlt leider in den meisten Fällen.

Die Analyse hat uns gelehrt, wie trügerisch die ersten Berichte der Kranken sind, wie parteiisch sie sich die Vergangenheit merken. Wir machen alle eine einseitige Auswahl der Erinnerungen und fixieren bloß solche, welche uns in unsere jeweilige Einstellung hineinpassen. Es war für mich eine große Überraschung, als ich den ersten Homosexuellen analysieren durfte, leider mit sehr geringen Erfahrungen und einer noch unentwickelten Kenntnis der Technik und des Widerstandes. (Damals glaubte ich noch an den Willen des Kranken zur Gesundheit; heute habe ich mich überzeugt, daß der Wille zur Krankheit die stärkste Macht ist, gegen die wir kämpfen müssen.) Ich hörte nun von diesem Homosexuellen die mir bekannte Lebensgeschichte, das Bestehen und das alleinige Bestehen homosexueller Empfindungen seit der Kindheit. Mein Erstaunen war sehr groß, als nach drei Wochen eine ganze Menge heterosexueller Erlebnisse aus der Kindheit berichtet wurden. Ich lernte mit einem Male, daß die Homosexualität etwas E n t s t a n - d e n e s und nicht etwas A n g e b o r e n e s ist. Etwas E r w o r b e n e s, nicht etwas Ü b e r n o m m e n e s. Ich war so befangen von *Hirschfelds* Z w i s c h e n s t u f e n t h e o r i e, daß ich diesem Funde nicht traute und weitere Bestätigungen abwartete. Da berichtete auf dem ersten psychanalytischen Kongresse *Sadger* über ähnliche Erfahrungen auf Grund der Psychanalyse. Freilich, die Psychogenese der Homosexualität stellte sich *Sadger* sehr einfach vor, und ich gestehe, daß auch ich eine Zeitlang in der Abkehr von der Mutterimago, die jedes Weib bieten sollte, die alleinige Ursache der Homosexualität erblickte.[1]

von allen Forschern das Bestehen einer gewissen indifferenten Periode zugegeben wird, man auch weiter zugesteht, daß in dieser Periode das Individuum sich einer seiner späteren Art entgegengesetzten Erotik hingeben kann, so kann man die M ö g l i c h - k e i t nicht ausschließen, daß schwache Charaktere vom ursprünglichen Ziel ihrer Entwicklung abgelenkt werden können."

[1] „Aus der Abwehr der Inzestphantasie erfolgt die Flucht in die Homosexualität." Nervöse Angstzustände. 1. Aufl., 1908, S. 311.

Allein meine seit vielen Jahren emsig fortgesetzten Forschungen haben
mir gezeigt, daß dieses Problem sehr kompliziert ist und daß es offenbar mehrere Entstehungsarten gibt, daß mehrere Momente zusammenwirken müssen und können, um die Verödung des heterosexuellen und
die Verbreiterung des homosexuellen Strombettes zu bewirken.

Zuerst fiel mir auf, daß auch beim Homosexuellen in vielen Fällen
die Hemmungen wegfallen und er wieder heterosexuell wird. Jeder
Kenner der Homosexualität wird mir bestätigen, daß es hie und da
vorkommt, daß ein echter Homosexueller sich ändert und unvermutet
sich in ein weibliches Wesen verliebt oder heiratet und sich nach dieser
Veränderung ganz wohl befindet. So erzählt z. B. *Tarnowsky*[1]) in
seinem Werke „Die krankhaften Erscheinungen des Geschlechtssinnes":
„Ich kannte einen Päderasten, der fast ausschließlich mit Jünglingen
Beziehungen unterhielt; in verhältnismäßig hohen Jahren verliebte er
sich l e i d e n s c h a f t l i c h in ein junges Mädchen, mit dem er sich
verheiratete und Kinder erzeugte. Er war nur deshalb imstande, mit
seiner Frau den Geschlechtsakt auszuüben, weil ihr Gesicht einem
jungen Manne ähnelte, den er einst liebte." Diese Rationalisierung,
diese plötzliche Änderung kann man hie und da hören. Es ist sehr
wahrscheinlich, daß der junge Mann, den der Patient *Tarnowsky*s einst
liebte, seiner Schwester oder irgend einer anderen weiblichen Person
ähnelte und daß der Mann auf diesem Umwege wieder zu seinem ersten
heterosexuellen Ideal zurückgekommen ist. Erst vor einigen Tagen
stellte sich mir ein „überzeugter" Homosexueller vor, der sich plötzlich
in eine Kabarettsängerin verliebt hatte und sie heiraten wollte. Sie
war ein „Spiegelbild" einer längst verstorbenen Schwester! Vorher
wollte er von einem Verkehr mit Frauen nichts wissen! Solche Fälle
— wohlgemerkt ohne jede Behandlung — werden in homosexuellen
Zirkeln lebhaft besprochen und als große Neuigkeit verbreitet. Es
wird über den „Abtrünnigen" wie über den Verräter an einer heiligen
Sache losgezogen, er wird aus dem Zirkel verbannt, ausgestoßen.
Anathema sit! Die Fälle sind nicht selten. Sie werden aber den Ärzten
gegenüber gerne verschwiegen und die homosexuellen Ärzte konstatieren sofort, daß es sich nur um eine „P s e u d o homosexualität" gehandelt habe. Ein „e c h t e r" Homosexueller wäre so etwas nicht
imstande. Leider tragen die homosexuellen Ärzte am meisten zur Verwirrung der Frage bei. Sie sind Partei und Richter zugleich, wollen
objektiv sein, haben sich strenge geprüft usw. O — diese Kenner
der eigenen Seelen! Was habe ich nicht alles erlebt mit diesen Kennern,
die sich einbilden, ihr eigenes Innere erforscht zu haben! Wer einmal

---

[1]) Berlin 1886, Verlag August Hirschwald.

Gelegenheit gehabt hat, einen Psychanalytiker zu analysieren, der wird immer wieder erstaunt sein über diese Blindheit den eigenen Einstellungen gegenüber. Die Psychanalyse, an anderen geübt, hindert nicht, daß man s i c h gründlich verkennt. Ich habe Dutzende von Analytikern analysiert und fand das bezeichnende Wort vom „analytischen Skotom". Jeder ist für die Komplexe bei sich und bei anderen blind, die er noch nicht bewältigt hat. Der homosexuelle Arzt ist für seinen Zustand auch blind und darf nie und nimmer Zeuge sein, ob die Homosexualität erworben oder angeboren ist.

Es gibt Zustände, in denen der Vorhang, der die inneren Einstellungen, die Verdrängungen und Verschiebungen, die Metamorphosen und Verkehrungen verhüllt, von stärkeren Gewalten bei Seite geschoben wird und wir auch die Kräfte sehen, die hinter den Kulissen des Bewußtseins walten. Solche Zustände sind Zeiträume, in denen die Hemmungen aufgehoben werden. D e r   W a h n s i n n   l ä ß t   u n s m i t u n t e r   W a h r h e i t e n   s e h e n ,   w e l c h e   d i e   V e r n u n f t s c h e u   v e r b i r g t .   A u c h   d e r   A l k o h o l   k a n n   d i e   S c h l e i e r z e r r e i ß e n ,   w e l c h e   d e n   i n n e r e n   M e n s c h e n   v e r b e r g e n . Es ist schon vielen Ärzten aufgefallen, daß Menschen, die ganz heterosexuell eingestellt sind, nie an Homosexualität dachten, im Rausche homosexuelle Delikte begingen, die ihnen im wachen Zustande ganz unbegreiflich waren. Ich hatte einen Lehrer zu begutachten, der sich in einem Rauschzustande — das erste Mal in seinem Leben — an einem Knaben vergriffen und ihn zur Unzucht verleitet hatte. Er war so unglücklich, als er erwachte, hatte eine so tiefe Reue, daß er sich das Leben nehmen wollte und mit Mühe abgehalten werden konnte, sich selbst dem Gerichte zu stellen. Er fiel aber einer Denunziation zum Opfer. Es gelang mir zu erwirken, daß die Untersuchung mangels sicherer Beweise niedergeschlagen wurde. Ausschlag gaben sein tadelloses Vorleben und die Bestätigung, daß er ein großer Damenfreund war und sich nie für Männer und Knaben interessiert hatte. Ich habe ja schon darauf hingewiesen, daß sich unter den Alkoholabstinenten und Temperenzlern eine ganze Menge finden, welche den Alkohol fürchten, da er die Hemmungen aufhebt und verdrängte Gelüste aggressionsfähig macht.

J. E. Colla hat in der „Vierteljahrschrift für gerichtliche Medizin und öffentliches Sanitätswesen" (Dritte Folge, Bd. 31, 1906) „Drei Fälle homosexueller Handlungen in Rauschzuständen" publiziert.

Im ersten Falle handelt es sich um einen 29jährigen Alkoholiker, der schon Unsummen für Dirnen und Bachanalien ausgegeben hatte; nach einer längeren Abstinenzperiode in einem Sanatorium betrinkt er sich, wird von einem Homosexuellen verführt und versucht bald darauf in angetrunkenem Zustande, einen Knecht zu attackieren. Immer wieder Rezidiven, wenn er berauscht ist. Im nüchternen Zustande heterosexuelle Ausschweifungen. Ein deutlicher Beweis für die Richtigkeit meiner Ausführungen über die Zusammenhänge von latenter Homosexualität und Satyriasis. Im zweiten Fall wird eine beherrschte Homosexualität im Rausche übermächtig. Auch der dritte Fall das gleiche Bild: Ein 37jähriger protestantischer Geistlicher, Alkoholiker, verliert im Rausche die Selbstbeherrschung und erregt in einem Pissoir durch unzüchtige Handlungen öffentliches Ärgernis.

Numa Praetorius, der ausgezeichnete Kenner der Homosexualität, berichtet: „In vielen Fällen kommen unter dem Einfluß des Alkohols homosexuelle Handlungen vor. So z. B. kenne ich einen homosexuellen früheren Polizeikommissär, der im Rauschzustand auf heterosexuelle Kameraden, die ihn reizen, homosexuelle Angriffe macht, obgleich er die homosexuelle Welt und viele Homosexuelle kennt und auch im nüchternen Zustande mit Leuten, vor denen er sicher ist, verkehrt. Er hat infolge dieser Berührungen heterosexuelle Kameraden im Rausch nicht nur seine Stellung als Polizeikommissär, sondern auch später infolge ähnlicher Vorkommnisse eine gute Stelle in einer Fabrik verloren. Ein anderer dreißigjähriger homosexueller Kaufmann erleidet im Rauschzustande eine ganz erhebliche Steigerung seines Triebes, auch er hat sich schon an irrige Adressen in diesem Zustande gewendet. Nicht mit Unrecht hat man behauptet, daß im Rausch das wahre Wesen eines Menschen sich offenbart, jedenfalls entpuppt sich in der Trunkenheit die wahre Geschlechtsnatur, nachdem die gewohnten Hemmungen wegfallen. Gerade hier gilt: in vino veritas." (Jahrbuch f. sex. Zwischenstufen, Bd. 8.)

Diese Fälle zeigen mit Ausnahme des ersten nur eine Verstärkung des sonst beherrschten homosexuellen Triebes. Aber es kommt sehr häufig vor, daß Heterosexuelle im Rausche ihre erste homosexuelle Aggression ausführen.

So bemerkt *Praetorius* an anderer Stelle:

„Wie aus verschiedenen veröffentlichten Biographien und auch aus mehreren mir mündlich mitgeteilten Fällen hervorgeht, zeigen sich manche junge Leute, die sonst anscheinend ganz normal fühlen und jedenfalls verkehren, im Rausche mit Vergnügen und anscheinend mit mehr als pseudo-homosexuellem Fühlen zu gleichgeschlechtlichem Verkehr geneigt. Ihre eigentliche heterosexuelle Natur wird aber durch diesen gelegentlichen gleichgeschlechtlichen Verkehr, ja durch dieses gelegentliche Fühlen nicht geändert."

Hugo Deutsch[1]) hat einen sehr instruktiven Fall publiziert, der keineswegs ein Unikum darstellt, wie der Autor meint, auf den wir aber an dieser Stelle hinweisen wollen.

Fall Nr. 35. „Ein 39 Jahre alter, intelligenter Arbeiter wendet sich an die Fürsorgestelle für Trinker um Rat und Auskunft. Er habe als Kind

---

[1]) Alkohol und Homosexualität. Wiener klin. Wochenschr., 1913, Nr. 3.

schwere Rachitis durchgemacht, begann erst im Alter von vier Jahren zu
gehen; habe in späteren Knaben- und Jünglingsjahren stark onaniert, später
gelegentlich mit Mädchen verkehrt; seit zwei Jahren sei er verheiratet,
habe zwei Kinder. Bis auf kleine Unfälle habe er keine Erkrankungen durchgemacht. Im Alkoholgenusse sei er sehr mäßig, pflege hie und da anläßlich
einer Vereinssitzung oder Versammlung einen halben bis einen Liter Bier
zu trinken. Er werde dadurch immer stark sexuell erregt, u n d z w a r
fühle 'er d a b e i i m m e r d a s G e l ü s t e, s i c h a n j u g e n d l i c h e
m ä n n l i c h e P e r s o n e n a n z u d r ü c k e n¹) und d e r e n G e n i t a l e
z u b e t a s t e n. Er habe diesem Verlangen immer widerstehen können, bis
er auf dem Heimweg von einer Vereinssitzung, bei der er wieder zwei Glas
Bier getrunken, einem jungen Burschen begegnete, den er einlud, mit ihm
in ein Gasthaus zu gehen, wo er ihm ein Glas Bier zahlte und unter dem
Tische dessen Genitale betastete. Ein Gast bemerkte dies, machte einen
Wachmann aufmerksam, der ihn verhaftete. Er war darüber in großer Verzweiflung, bloß der Gedanke an die Frau und die Kinder habe ihn abgehalten, einen Selbstmord zu begehen. Er lebe seither vollkommen abstinent,
da er die Gefahr auch mäßigen Alkoholgenusses für sich erkannte. Im
nüchternen Zustande ist seine Libido nur auf das Weib gerichtet, er habe
sogar „A b s c h e u" und „W i d e r w i l l e n" gegen h o m o s e x u e l l e
G e s c h l e c h t s b e t ä t i g u n g. Wann zum ersten Male nach Biergenuß
diese „Gelüste" aufgetreten sind, kann er sich nicht erinnern. Die Familien-
anamnese ist in dieser Hinsicht belanglos, sein Aussehen nicht weibisch."

   Deutsch glaubt, daß es sich um einen Fall von Bisexualität handelt,
die zum Vorschein kommt, wenn durch den Genuß mäßiger Alkoholdosen
die vorhandenen Hemmungen aufgehoben werden.

   Auch *Hirschfeld* hat einige einschlägige Beobachtungen gemacht
(l. c. S. 209). Er erwähnt den Fall eines Regierungsassessors, der nach
einer „schweren Sitzung" an Kaisers Geburtstag einen Bäckerjungen
attackierte; ferner den Fall eines anscheinend ganz heterosexuellen
Oberlehrers, der sich nach einer großen Kneiperei an einem Kellner
vergriffen hatte. Er teilt auch ein Gutachten mit, das er über einen
Offizier ausstellte, der nach einem Kneipgelage von seinem Burschen
verlangte, er solle ihm ein Klistier verabreichen, und der ihn zu einem
homosexuellen Verkehr aufforderte. In seinem Gutachten findet *Hirschfeld* diese Aufforderung, wenn sie wirklich stattgefunden habe, als im
Widerspruche stehend zu der ganzen Persönlichkeit und plädiert für
Freispruch, da sich der Beschuldigte zur Zeit der geschilderten Vorgänge im Zustande einer krankhaften Veränderung seines Geistes befunden habe. Wir werden aber in diesen Tatsachen Beweise der Bisexualität aller Menschen sehen, auch für den Durchbruch einer
latenten Homosexualität nach Wegfall der Hemmungen plädieren.

---

¹) Auch *Krafft-Ebing* erwähnt einen jungen Mann, der seine erste homosexuelle
Aggression im Rausche ausführte. Ein Mann, der bisher immer im Lupanar reüssiert
hatte, greift im angeheiterten Zustande seinem Freunde an die Genitalien, sie masturbieren einander   und er ist seither ein Homosexueller.

Eine erschöpfende, meisterhafte Darstellung dieser Frage hat uns *Otto Juliusburger* in seinem Aufsatze „Zur Psychologie des Alkoholismus"[1]) gegeben. Dieser Autor berichtet, d a ß e r i n F ä l l e n v o n D i p s o m a n i e d e u t l i c h d e n D u r c h b r u c h u n - b e w u ß t e r H o m o s e x u a l i t ä t b e o b a c h t e n k o n n t e, und führt in geistreicher Weise die Beziehungen des Alkohols zur Homosexualität aus.

Juliusburger beschreibt den Fall eines Dipsomanen, bei dem die homosexuelle Liebe zum Onkel in den Perioden des Trinkens in äußerst durchsichtiger Weise auftrat. In diesen Perioden hatte der Kranke das Bedürfnis, Herren, und zwar nur Herren freizuhalten und ihnen alles zu bestellen, was sie wünschten, — „offenbar ein Symbol, um seine Liebe zu bezeugen". „Eine Quelle der Angst und Unruhe". sagt *Juliusburger*, „welche den sogenannten dipsomanischen Anfall einleiten oder ganz an seine Stelle treten, erblicke ich in dem Kampfe und den intrapsychischen Spannungen der psychosexuellen Komponenten des Individuums." Über die Ansichten *Juliusburgers* bezüglich des Zusammenhanges von Eifersuchtswahn der Alkoholiker und Sadismus werde ich noch einmal in dem Kapitel „Homosexualität und Eifersucht" zurückkommen.

Viel interessanter für unsere Untersuchungen ist der Umstand, daß die Homosexuellen im Rausche leicht zu heterosexuellen Akten zu bringen sind. Natürlich nicht alle, aber die Tatsache als solche ist nicht zu leugnen. Es lassen sich ja auch nicht alle Heterosexuellen im Rausche zu homosexuellen Handlungen hinreißen. Oft sind die Hemmungen viel stärker als die Macht des Alkohols.

Ich habe zirka hundert Homosexuelle über die Gelegenheiten ausgefragt, wann sie mit einem Weibe verkehrt haben. Viele zögerten erst mit der Antwort, doch konnte ich immerhin einen sehr großen Prozentsatz konstatieren. Einige gaben mir die Antwort: „Das ist mir nur möglich, wenn ich mir einen Rausch antrinke." Oder: „Ich bin einmal im Rausche von einem Mädchen verführt worden." Man darf überhaupt nicht glauben, daß die Homosexuellen den Frauen gegenüber impotent sind. Es gibt mehr Bisexuelle unter ihnen, als sie eingestehen wollen, weil sie ja gerne vor dem Forum und zu ihrer Entschuldigung anführen, es wäre der Verkehr mit einer Frau absolut unmöglich. Ich habe einen kleinen Fragebogen in Wiener homosexuellen Kreisen zirkulieren lassen und auch diese Frage gestellt. Viele bekennen Abscheu vor dem Weibe, viele nur ein platonisches Verhältnis, aber es kommen auch Antworten vor, wie: „Ich habe in meinem

---

[1]) Zentralblatt für Psychoanalyse und Psychotherapie, III. Bd., S. 1.

34. Lebensjahre mit einer Frau verkehrt, hatte dabei Lustempfindung,
bin aber nach vier Monaten wieder ausschließlich homosexuell." Oder:
„Ich verkehre hie und da mit Frauen." Ferner: „Ich kann nach langer
persönlicher Zuneigung auch mit einem Weibe verkehren." Ein anderer:
„Ich habe einmal mit einem Weibe verkehrt und ganz angenehme Empfindungen erlebt, habe aber seither keine Reprise folgen lassen." --
„Seinerzeit verkehrt, jetzt nicht mehr." — Kein Versuch. Vermutlich
beim Weibe impotent." — „Verkehr früher angenehm. Allmählich
schwand der Reiz, daher Verkehr jetzt absolut unmöglich." — „Bisexuell" — betont ein Anderer lakonisch. Mindestens ein Viertel
meiner bewußt Homosexuellen sind eigentlich Bisexuelle mit nach-
träglicher Korrektur der Bisexualität aus Ursachen, die wir bald besprechen werden.[1])

Doch betrachten wir den nächsten Fall. Er zeigt uns ganz deutlich, wie unter dem Einfluß des Alkohols heterosexuelle Tendenzen
bei einem Homosexuellen auftreten und wie andrerseits unter dem
Drucke der Gefahr die heterosexuelle Betätigung durch Übung immer
mehr Libido in das heterosexuelle Strombett leitet:

Fall Nr. 36. Herr D. S., ein 35jähriger Beamter, ist schon seit 15 Jahren
ausschließlich homosexuell. Der Vater starb, als er 7 Jahre alt war. Er
erinnert sich nur dunkel an ihn. Die Mutter war immer sehr streng und
sehr energisch, außerordentlich nervös, mußte öfters in Sanatorien gehen.
Er gibt an, seit der Kindheit nur homosexuell empfunden zu haben. Er
interessierte sich nur für Knaben, wurde von seiner Mutter immer weiblich
erzogen. Er begann sehr früh zu onanieren und trieb schon mit 12 Jahren
mit Kameraden mutuelle Päderastie. Mit 17 Jahren versuchte er es mit
Dirnen. Er war nicht gleich potent, sie mußten ihn erst lange reizen, dann
hatte er einen Genuß, der nicht stark war, wohl weil er sich immer wieder
an die Geschlechtskrankheiten erinnern mußte, die er in einem Panoptikum
in Wachs gesehen hatte. Auch dachte er i m m e r a n d i e M u t t e r
u n d w a s s i e s a g e n w ü r d e, wenn sie das wüßte. Zu dieser
Zeit bis zu dem 21. Jahre verkehrte er in monatlichen Perioden mit Dirnen.
Dann verliebte er sich in seinen Chef, der ein außerordentlich schöner Mann
war. (Er liefert eine schwärmerische Schilderung seines ersten Ideals. Dieser

---

[1]) Interessant ist auch der Fall eines Gymnasialprofessors, der im Depressions-
zustande homosexuell und im Exaltationszustande eines Morphiumrausches heterosexuell
fühlte (*Hirschfeld*). Es gibt Menschen, welche zwei Leben führen, die mit einander
alternieren: ein homosexuelles und ein heterosexuelles. Es ist, als ob sie ewig auf der
Suche nach dem bisexuellen Ideal wären. Auch *Krafft-Ebing* (Jahrbuch für sexuelle
Zwischenstufen, Bd. III) beschreibt eine Hysterische, welche sich jedesmal, wenn ihre
Neurose in einem Sanatorium gebessert wurde, zu Männern hingezogen fühlte, während
sie im Stadium der Krankheit homosexuell fühlte. Was heißt das anderes, als daß im
Stadium der Neurose die heterosexuellen Triebkräfte verdrängt wurden? Denn trotz
reichlicher gleichgeschlechtlicher Befriedigung erlitt sie die schwersten Anfälle von
Hysterie, während nach Besserungen die Liebe zu Männern erwachte.

Schilderung ist nicht zu trauen. Denn die Photographie seines letzten Ideals, von ihm als Adonis gepriesen, zeigt das trottelhafte, stumpfe, eher häßliche Gesicht eines Kanoniers.) Dieser Chef war ein Homosexueller, der ihn leicht verführte und auch in die homosexuellen Kreise einführte. Nun wurde er sich erst seines Zustandes bewußt und verkehrte nur mit reifen, wohlausgebildeten Männern. Er habe einen feinen Geschmack und nicht jeder Mann könnte ihm gefallen. (Dabei zeigt er mir stolz die oben erwähnte Photographie des Soldaten.) Leider sei ihm das Unglück passiert, daß er in einem Park überrascht wurde, als er das Glied eines Kutschers in die Hand nahm. Er sei jetzt in strafgerichtlicher Untersuchung. Er wäre glücklich, wenn er wieder zur alten Befriedigung zurückkehren könnte. Auf die Frage, ob er in der ganzen Zeit von 22—35 Jahren nicht mit Frauen verkehrt habe, wird er verlegen und gesteht, daß es einige Male vorgekommen sei, d a ß e r a b e r i m m e r b e r a u s c h t g e w e s e n w ä r e. Im nüchternen Zustande sei es ihm nie passiert. Und nach jedem Verkehr mit einem Frauenzimmer habe er einen solchen Katzenjammer, daß i h m s e i n e e i g e n e M u t t e r, d e r e r i m m e r a l l e s a n v e r t r a u t h a b e, g e r a t e n h a b e, m i t M ä n n e r n z u v e r k e h r e n, d a s i e d i e B e o b - a c h t u n g g e m a c h t h a t t e, d a ß e r s i c h n a c h h e r g a n z e r - f r i s c h t f ü h l e, w ä h r e n d e r n a c h s e i n e n B e s u c h e n i m B o r d e l l e i n i g e T a g e m e l a n c h o l i s c h w a r. Ich brauche erfahrenen Analytikern nicht zu betonen, daß die Mutter ihre Eifersucht anderen Frauen gegenüber auf diese Weise mißbraucht hat, um den Sohn auf homosexuelle Bahnen zu leiten. Sie war auf Männer niemals eifersüchtig: Das war ja etwas anderes. (Dies Vorkommnis ist nicht so selten. Mir sagte die Mutter eines Homosexuellen: Ich bin nie eifersüchtig, wenn O. einen neuen Freund hat, obwohl er sie alle schwärmerisch liebt. Den Gedanken, daß er sich einer Frau hingibt, könnte ich nicht ertragen.) D. S. aber gehorchte den Ratschlägen seiner Mutter. Er sagt: „Ich habe dann aufgehört zu trinken und wurde ein fanatischer Homosexueller."

Da der Kranke, ein hoher Staatsbeamter, leicht seine Stelle verlieren konnte, empfahl ich ihm, nur mit Frauen zu verkehren und konnte ihn mit Hinsicht auf die Tendenz, sich behandeln zu lassen, aus den Fangarmen der Justiz befreien. Er versuchte es mit Frauen, immer nach einer kleinen Dosis Alkohol, und es ging immer besser, so daß er schließlich heiratete und zwar eine Frau, die um 20 Jahre älter war als er. Diese Frau war ein Ersatz seiner Mutter! Nähere Erklärungen über die Psychologie ähnlicher Fälle folgen später. Ich wollte nur auf die Wirkung des Alkohols aufmerksam machen. Der Alkohol ermöglichte ihm das Ausleben in heterosexuellen Bahnen.

In dem letzten Falle wurde der heterosexuelle Akt erst durch Aufhebung von Hemmungen möglich. Solche Kräfte wirken auch bei der bekannten Morgenerektion der psychisch Impotenten mit. Homosexuelle haben des Morgens auch heterosexuelle Träume, an die sie sich meist nicht erinnern können oder — wollen. Ich möchte hier nur erwähnen, daß die Traumarbeit in jeder Nacht eine Aufhebung der Hemmungen besorgt und daß diese Hemmungen erst am Morgen ganz überwunden sind. Die Träume der ersten Schlafstunden sind immer

reicher an Hemmungen, die als „Warnungen" auftreten, die gegen den
Morgen zu, werden immer hemmungsärmer. (Der Traum des Onanisten,
den ich hier ausführlich mitgeteilt habe, ist ein schönes Beispiel von
Überwindung der Hemmungen im 'Laufe der Nacht. Vgl. Fall Nr. 33,
S. 237.) Deshalb hört man oft von „echten Homosexuellen", sie hätten
erst g e g e n Morgen die Möglichkeit, mit einem Weibe zu verkehren.
Da sind eben alle H e m m u n g e n, welche zwischen ihnen und dem
Weibe liegen, mehr oder weniger aufgehoben. *Hirschfeld* faßt aber
diese unleugbare Tatsache ganz anders auf:

> „Auch die Gliedschwellungen, mit welchen viele Männer in den
> Morgenstunden erwachen, haben nichts mit dem Geschlechts t r i e b zu
> tun, sondern sind durch die Druckreize der gefüllten Harnblase bedingt.
> Vor einiger Zeit suchte mich einmal ein verheirateter Homosexueller
> auf, der sechs Kinder hatte, das siebente stand zu erwarten. Ich fragte
> ihn, wie dies möglich gewesen wäre. „Das ist doch so einfach," bemerkte
> er, nicht ohne ein gewisses Selbstbewußtsein, „ich benütze stets meine
> Früherektionen." Diese Kinder verdanken also nicht dem Geschlechts-
> triebe, sondern der gefüllten Harnblase des Vaters ihr Leben. Auch die
> „Aphrodisiaka" sind höchstwahrscheinlich nur „Diuretika"; das will
> sagen, daß das Renommee, welches einige Nahrungs- und Arzneimittel in
> bezug auf die Förderung der geschlechtlichen Potenz genießen, ihrem
> blasenreizenden Einfluß zuzuschreiben ist, dessen indirekte Nebenwirkung
> der Genitalreflex ist."
>
> „Ähnlich wirken auch die alkoholischen Getränke, welche, in nicht
> zu großen Mengen genossen, den Geschlechtstrieb aufstacheln. Die
> Exzesse in Baccho und Venere werden ja seit altersher als zusammen-
> gehörig betrachtet. Es kommt hier allerdings hinzu, daß der Alkohol
> die Kraft der Gegenvorstellungen herabsetzt, während er die Sinnes-
> schärfe zu vermindern scheint. So erklärt es sich, daß Heterosexuelle
> gelegentlich angeben, sie hätten unter Alkoholeinfluß mit dem Manne
> verkehrt, Homosexuelle, sie könnten a n g e t r u n k e n mit dem Weibe
> verkehren." (*Hirschfeld* l. c. S. 189.)

Mir ist aber diese Tatsache, daß die Homosexuellen im trunkenen
Zustande sich auch heterosexuell betätigen können, ein Beweis ihrer
Bisexualität, ein Beweis, daß sie die heterosexuelle Komponente ihres
Geschlechtstriebes verdrängt haben.

Über die unsinnige Hypothese der Morgenerektionen auf Grund
der gefüllten Blase werde ich im Buche über Impotenz etwas ausführlicher sprechen. Ich glaube nicht an die Blasensteife.[1] T a t s a c h e
i s t a b e r, d a ß d e r T r a u m s o l a n g e a r b e i t e t, b i s d i e
v o r h a n d e n e n p s y c h i s c h e n H e m m u n g e n a u f g e h o b e n
s i n d. Der Patient *Hirschfelds* kann nur des Morgens koitieren,

---

[1] Vergleiche meine Arbeit „Die psychische Impotenz des Mannes". Zeitschrift
für Sexualwissenschaft, 1916, und die Ausführungen in Band IV.

weil er bei Tag und des Abends unter der Herrschaft von Hemmungen steht, die ihn dem Weibe gegenüber impotent machen. Daß diese Impotenz nicht immer Schwäche darstellt, beweist der nächste Fall.

Fall Nr. 37. Herr G. H., ein homosexueller Arzt, teilt mir mit, daß er aus Angst vor kriminellen Delikten, Alkoholabstinenz einhalte. Er sei schon seit der Kindheit homosexuell, habe nie zu einem Weibe eine Hinneigung empfunden. Onanie seit dem 9. Lebensjahre. Sie entstand, als ihn einmal ein Onkel auf die Schultern hob. Er hatte dabei ein starkes Lustgefühl und begann bald an seinen Genitalien zu reiben, während er sich vorstellte, daß er vom Onkel oder einem anderen Manne getragen werde. Nie habe er den Wunsch gehabt, sich von einem Weibe tragen zu lassen. Das würde ihm erniedrigend und gemein vorkommen. Seine Versuche im Bordell, die er in der Zeit von 19 bis 24 vorgenommen, scheiterten alle an seinem Ekel vor den käuflichen Weibern. Vielleicht hätte er mit einem besseren Mädchen einen Koitus zusammenbringen können, eine gewisse Scheu habe ihn verhindert, sich den Mädchen zu nähern. Gebildete emanzipierte Mädchen seien ihm ein Greuel! Er hatte mit einem Kollegen längere Zeit ein Verhältnis. Koitus inter femora. Im 28. Jahre nach einem Zechgelage sei er einem Mädchen begegnet, mit dem er ins Hotel gegangen sei. Dort sofort heftige Erektion und Koitus. Mit Eintreten des Orgasmus hatte er das Verlangen, das Mädchen zu erdrosseln. Ein furchtbarer Haß gegen das unschuldige Wesen stieg in ihm auf. Er eilte so rasch als möglich davon. Er glaubt, er wollte sich rächen, daß sie ihn durch den Koitus erniedrigt habe.

Wir merken eine sadistische Einstellung zur Frau, die sich hinter der Scheu vor Frauen verbirgt. Er fürchtet sich selbst, fürchtet seine kriminellen Instinkte. Bei diesem Falle spielen Probleme aus dem Kampf der Geschlechter (aus dem instinktiven Geschlechtshaß des Mannes gegen das Weib) eine Rolle. Wir wollen die Bedeutung dieser Einstellung später ausführlich besprechen. Wir sehen in diesem Fall den Durchbruch einer heterosexuellen-sadistischen Triebkraft unter dem Einflusse von Alkohol hervortreten. Es ist, als hätte der Alkohol die Sicherungen gelöst, welche das Bewußtsein gegen die sadistischen Triebe errichtet hatte.

Wie interessant ist erst der Fall, den uns *Moll* in seinem Werke „Die konträre Sexualempfindung" (3. Auflage) mitteilt! Ich lasse ihn hier im Auszuge folgen, weil er für unser Thema bedeutsame Momente enthält.

Fall Nr. 38. Fräulein X. ist 26 Jahre alt. Ihren Vater schildert die Patientin als einen gesunden, aber sehr jähzornigen Mann. Bereits im Alter von 5 Jahren hat die X. mit einem kleinen Knaben sexuelle Handlungen vorgenommen. Sie gibt geradezu an, sie hätte ein Verhältnis mit dem damals 4 Jahre alten Jungen gehabt. Die Handlungen bestanden in mutuellem Kunnilingus. Im Alter von 6 Jahren wurde die

X. in die Schule geschickt und kam hier bald mit kleinen Mädchen in sehr
intimen Verkehr. Mit mehreren derselben hat sie in gleicher Weise wie mit
dem Knaben durch gegenseitigen K u n n i l i n g u s sexuell verkehrt. Von
dem Augenblick an, wo sie mit den Mädchen zusammen war, war die heterosexuelle Neigung bei der X. geschwunden; sie hat mit einem Knaben niemals
mehr in der geschilderten Weise verkehrt. Wir werden sehen, daß sie sich
später gelegentlich von erwachsenen Männern gebrauchen ließ; aber es wird
sich dabei ergeben, daß nur ein heterosexueller Akt stattfand, ohne daß
geschlechtliche Zuneigung bestand. Im 12. Lebensjahre trat bei der X. die
Periode ein. In der damaligen Zeit verkehrte sie viel mit den Kindern einer
befreundeten Familie, die eine Erzieherin hatten, mit der sie, die X., sehr
bald ein intimes Verhältnis anknüpfte. Die X. wurde von der Erzieherin
veranlaßt, mit ihr sexuelle Handlungen, besonders den K u n n i l i n g u s,
vorzunehmen, so daß bald die eine, bald die andere den aktiven Teil bildete.
Bei diesem Verkehr wurde die X., soweit sie sich erinnert, zum erstenmal
geschlechtlich befriedigt. Das Verhältnis zwischen beiden dauerte längere
Zeit. — Nun unterscheidet sich Fräulein X. von gewöhnlichen Tribaden dadurch, daß sie auch andere Arten der Befriedigung liebt. Sie kam sehr bald
dazu, nicht nur an den Genitalien, sondern auch an dem A n u s f e m i n a r u m
a m a t a r u m l a m b e r e. Widerlich wäre ihr der Gedanke, bei einem Mann
einen solchen Akt auszuführen. Ebenso wie wir ferner wissen, daß es einzelne perverse Männer gibt, die sich u r i n a m f e m i n a e d i l e c t a e i n
o s p r o p r i u m i m m i t t e r e lassen, ebenso finden wir, daß Fräulein X.
bei sich von einem anderen Mädchen dasselbe gern tun läßt. Schon vor einer
Reihe von Jahren ist die X. dazu gekommen, f a e c e s a m i c a e i n o s
p r o p r i u m i n i i c e r e zu lassen; hierbei wird sie sexuell bis zu Wollustgefühl und Erguß befriedigt. Die Ausführung solcher Handlungen hat
sie zuerst während des mehrjährigen Verhältnisses ausgeübt, das sie mit
dem oben erwähnten Mädchen Y. hatte. Einen großen Reiz übt es auch auf
die X. aus, wenn sie s a n g u i n e m m e n s t r u a t i o n i s a m i c a e
l a m b i t e t d e v o r a t; doch fügt sie hinzu, daß sie diese ekelhaften
Handlungen nur dann ausüben k ö n n t e, wenn das gegenseitige Vertrauen
vollständig ist und das Verhältnis schon längere Zeit gewährt hat. Die
Patientin erzählt ferner, daß sie auch, wenn sie mit der Rute geschlagen
wird, sexuell erregt wird. Auf die Frage, wie sie darauf gekommen ist,
erwiderte sie, s i e k a n n t e e i n e n H e r r n, d e r s i c h v o n s e i n e m
f r ü h e r e n V e r h ä l t n i s m i t d e r R u t e s c h l a g e n l i e ß. Die
Schläge, die ihr zugefügt werden, müssen aber unbedingt von einem Weibe
herrühren, wenn sie sich sexuell erregen soll. Sie hat sich sehr oft von
ihrer Freundin, mit der sie auch die oben erwähnten ekelhaften Handlungen
ausführte, flagellieren lassen. Es sei noch kurz erwähnt, daß bei dem gegenseitigen Küssen Fräulein X. es sehr liebt, sich von ihrer Freundin beißen zu
lassen, und zwar am liebsten ins Ohrläppchen. Es kann hierbei soweit kommen,
daß Schmerzempfindung eintritt und das Ohrläppchen stark anschwillt.
     Es ist notwendig, genauer das Verhältnis von Fräulein X. zum m ä n n-
l i c h e n Geschlecht zu erörtern. S i e e r i n n e r t s i c h n i c h t, d a ß
s i e j e m a l s e i n e w a h r e N e i g u n g z u e i n e m M a n n e g e h a b t
h a t. W o h l a b e r w u r d e s i e a u f e i n e r G e s e l l s c h a f t n a c h
e i n e m l ä n g e r e n W e i n g e l a g e v o n e i n e m M a n n e v e r l e i t e t,
b e i i h m z u s c h l a f e n. Sie hatte sich schon immer gewundert, daß sie

keine Neigung zum männlichen Geschlecht empfand, und der Wunsch, hier-
über Klarheit zu erhalten und gleichzeitig ihr vom Trinken herbeigeführter
Rauschzustand führte sie dazu, jene Nacht mit dem Manne zu verbringen.
Indessen hatte sie bei dem Koitus keinerlei Vergnügen. Einige Zeit darauf
näherte sich ihr ein anderer Herr, der sich in sie verliebte, ohne daß sie
auch nur im geringsten die Neigung erwiderte. T r o t z d e m w o l l t e s i e
n o c h e i n m a l v e r s u c h e n, o b s i e n i c h t N e i g u n g f ü r e i n e n
M a n n e r w e r b e n k ö n n t e. Sie ließ sich daher von jenem Mann verleiten, mit ihm einige Male geschlechtlich zu verkehren; indessen weiß sie
noch genau, daß der Koitus auch nicht die Spur einer Aufregung bei ihr
herbeiführte. Die X. veranlaßte nun diesen Mann, den K u n n i l i n g u s mit
ihr auszuführen. Hierbei wurde sie sexuell erregt und befriedigt; doch ohne
nähere Frage gibt sie an, es sei unbedingt bei ihr notwendig gewesen, sich
in der Phantasie vorzustellen, daß der den K u n n i l i n g u s machende
Mann ein Weib sei; denn sonst hätte sie auch bei dem K u n n i l i n g u s
eine Befriedigung n i c h t gehabt. Die oben geschilderten e k e l h a f t e n
H a n d l u n g e n m i t e i n e m M a n n e v o r z u n e h m e n, wären der X.
im h ö c h s t e n G r a d e w i d e r w ä r t i g. (*Moll,* l. c. S. 565.)

Dieser Fall erscheint mir höchst bemerkenswert. Er unterstützt
meine Ausführungen über die Wirkung des Alkohols bei den Homosexuellen. Fräulein X. verschleiert die Tatsache und meint, es wäre
der Wunsch gewesen, sich Klarheit zu verschaffen, ob sie keine Neigung
zum männlichen Geschlechte habe. Das Fehlen des Orgasmus im Verkehr mit dem ersten Manne beweist uns höchstens, daß die Hemmungen
auch durch den Alkohol nicht aufgehoben wurden. Schließlich läßt sie
sich noch ein zweites Mal verleiten und empfindet auch beim Kunnilingus des Mannes. Interessant ist ferner der Umstand, daß ihr erstes
Erlebnis mit einem Knaben spielte. Es entspricht das vollkommen
meinen Erfahrungen. Auch sonst spielt der Mann bei ihr eine größere
Rolle, als sie sich eingestehen will. Auf die Flagellation kommt sie,
weil sie einen Herrn kannte, der sich von seinem früheren Verhältnis
schlagen ließ. Die Beziehung dieser Paraphilie zum strengen, jähzornigen Vater ist ziemlich durchsichtig. Ihre mysophilen Akte an
Frauenzimmern zeigen, d a ß s i e s i c h d e m M a n n e n i c h t
u n t e r w e r f e n w i l l, d a ß s i e a b e r d i e U n t e r w e r f u n g
u n t e r e i n e F r a u a l s e i n e H u l d i g u n g a n i h r e i g e n e s
G e s c h l e c h t a u f f a ß t. Näheres über diese merkwürdige Einstellung wird in meinem Werke über Masochismus abgehandelt werden.
Die anderen Handlungen zeigen einen sexuellen Infantilismus, wie er
in so „polymorph-perverser" Form wohl selten beobachtet werden kann.

Auch *Fleischmann*[1]) führt einige Fälle an, in denen die homosexuelle Verführung im Rausche stattfand. Er schildert aber auch den

---

[1]) Beiträge zur Lehre von der konträren Sexualempfindung. Zeitschr. f. Psych
u. Neurol., Bd. VII, 1911.

Fall eines Homosexuellen, der im Rausche mit Frauen verkehren kann. „Mit 28 Jahren," erzählt der Autor, „betrat ich zum ersten Male ein Bordell und konnte, durch feurige Weine angeregt, ein Mädchen einmal koitieren; im nüchternen Zustande hätten mich keine 20 Pferde in das Lusthaus gebracht!" meint der Urning. Aber immer wieder gelingt ihm nach Alkoholgenuß ein Koitus.

Wir sehen, daß der Zwang, sich zu berauschen, offenbar die Folge eines unbefriedigten Triebes ist. Immer wieder bestätigen die Erfahrungen der Analyse, daß fast jede Sucht, sich zu betäuben und zu berauschen, eine unbefriedigte Sexualität verrät. Unter den Alkoholisten, Morphinisten, Kokainisten finden sich immer die stark Paraphilen und Bisexuellen, welche eine Komponente ihres Geschlechtstriebes unterdrückt haben. Ebenso wird jeder unbefangene Beobachter die gleichen Erfahrungen bei den Homosexuellen machen, die ja meiner Ansicht nach auch Bisexuelle mit unterdrückter heterosexueller Komponente sind. Ich kann *Näcke*[1]) nicht zustimmen, wenn er behauptet, daß der Urning an sich nur wenig trinkt und selten Säufer werde. Auch nicht, daß in homosexuellen Kreisen eine durchschnittliche Mäßigkeit herrscht. Gewiß, ich kenne auch viele mäßige Homosexuelle, aber das Material, das ich beobachtet habe und das mir aus den Berichten objektiver Ärzte vorliegt, spricht eine andere Sprache.

Wie vieles von dem, was sich im Rausche vollzieht, kommt nie zur allgemeinen Kenntnis! Vielleicht haben die infantilen Erlebnisse mit trunkenen Eltern eine größere Bedeutung in der Psychogenese der Homosexualität, als wir zur Zeit ahnen können!

Hie und da kommt es vor, daß sich alkoholisierte oder pathologische Eltern an ihren Kindern vergreifen. Daß noch merkwürdige Sitten in der Erziehung der Kinder existieren, habe ich in der Kinderstube beobachten können. Mir berichtete ein Patient, daß seine Mutter bis zu seinem sechsten Lebensjahre die Gewohnheit hatte, mit seinem Penis zu spielen. Auch seine Frau pflege auf diese bequeme Weise das unruhige Kind zur Ruhe zu bringen. Es sei ein unfehlbares harmloses Mittel.

Fall Nr. 39. Herr T. Z., ein homosexueller Chemiker, der sich für Psychanalyse theoretisch interessiert, schreibt mir: „Vielleicht ist der Beitrag, den ich Ihnen liefern kann, für Sie von irgend einem Nutzen. Ich habe oft darüber nachgedacht, ob Traumen auf die Entwicklung meiner Sexualität einen Einfluß gehabt haben könnten. Mir fiel aber kein Erlebnis ein, das ich zu meinem Zustande in Verbindung bringen konnte. Ich habe mich schon sehr früh für das männliche Glied interessiert und dies Interesse ist mir bis heute geblieben. Schon der Anblick eines erigierten Penis genügt mir,

---

[1]) Alkohol und Homosexualität. Allg. Zeitschr. f. Psych. u. gerichtl. Med., Bd. 68.

um die höchste Lust hervorzurufen. Auf der Straße blicke ich immer auf die bewußte Stelle und schätze die Größe des Gliedes, beschäftige mich damit in der Phantasie. Ich habe immer vor dem Spiegel onaniert und dabei meinen Penis beobachtet. Es hat aber sehr lange gedauert, ehe ich meine Scheu überwinden konnte und Gesinnungsgenossen suchte. Vor einigen Tagen hatte ich einen Traum, in dem mir mein vor zehn Jahren verstorbener Vater erschien. Er war der beste Mann der Welt, leider ein Quartalsäufer. In solchen Zuständen behandelte er die Mutter sehr roh. Nun träumte ich eine Szene, die mich so erschreckte, daß ich erwachte. Ich sah, wie mir mein Vater Membrum erectum in die Hand gab! Und wie ein Blitz fiel es mir ein, daß er es in betrunkenem Zustande wiederholt getan hat. Ich hänge aber mit allen Fasern an meiner Mutter, die für mich das Ideal eines Weibes ist, das ich im Leben nie mehr finden kann. Sonst gilt meine Liebe nur dem Manne, und zwar dem Manne aus dem Volke. Lösen Sie mein Rätsel! Ich fühle mich zu ordinären Kutschern, zu Menschen, wie man sie in den S c h n a p s b u d e n (!) findet, hingezogen. Nur ein einziges Mal konnte ich mit einer Dirne verkehren. Damals war ich so berauscht, daß ich etwas tat, was ich bei Verstande nie hätte ausführen können .“

Ich betone noch einmal: Der Durchbruch heterosexueller Regungen nach Alkoholgenuß beweist uns eben das Vorhandensein dieser Tendenzen und zeigt uns, daß diese heterosexuellen Tendenzen unter gewöhnlichen Verhältnissen einer Sperrung unterliegen. Sie sind in einem seelischen Safe aufbewahrt, der jedoch unter gewissen Umständen zu öffnen ist. Der Alkohol ist mitunter ein alles öffnender Schlüssel.

Interessant ist auch die Sublimierung, welche die heterosexuelle Liebe bei den Homosexuellen erfährt. Sie bemühen sich, das andere Geschlecht zu asexualisieren, sind aber doch zum großen Teil auf heterosexuelle Freundschaft angewiesen. Ich kenne eine ganze Reihe solcher Homosexueller, welche mütterliche und schwesterliche, ja auch großmütterliche Freundinnen haben, welche ihnen geradezu unentbehrlich sind. Wir Analytiker kennen die Quelle dieser asexuellen Empfindungen. Sie entstammen einem Verbot und sind auch die Folge einer Hemmung, welche allein die Sexualität betrifft und die s u b- l i m i e r t e Erotik passieren läßt. Man findet auch unter den Homosexuellen viele Weiberhasser.

Sie hassen oft alle Frauen mit einer einzigen Ausnahme: ihre Mutter. Mitunter ist eine Schwester, eine Tante, eine mütterliche Freundin von diesem Hasse ausgenommen. Sie betonen dann immer wieder: Es ist eine Ausnahme. Allein das Gesetz der Bipolarität sagt uns, daß neben diesem gewaltigen Hasse eine ebenso gewaltige Liebe vorhanden sein muß. Mitunter verbirgt sich der Haß und die Homosexuellen posieren Gleichgültigkeit. Die nähere Analyse zeigt die falsche Einstellung, die gespielte Indifferenz als eine Angst, die echte zu verraten. Hinter der Gleichgültigkeit verbirgt sich eine Angst vor dem Weibe, hinter der Angst kann sich wieder die sadistische Einstellung zum Weibe verbergen. So schachtelt der Homosexuelle seine Gefühle in einander, verkehrt sie, verdreht sie, überträgt sie und dämpft und unterstreicht sie, bis die eigentliche Einstellung unkenntlich wird. Oberflächliche Beobachter notieren: Herr X. haßt die Frauen!

Was hinter diesem Weiberhaß steckt, hat mit aller Schärfe *Bloch* (l. c.) ausgesprochen. Er zitiert den berühmten Frauenhasser Euripides und macht dazu eine treffende Erklärung. Wir lassen dem Autor das Wort:

„Im „Jon", „Hippolytos", „Hekabe", „Kyklops" des E u r i p i d e s finden sich die schärfsten Ausfälle gegen das weibliche Geschlecht. Am berühmtesten ist die Stelle aus dem „Hippolytos" (Vers 602—637, 650—655):

„Was hast du doch der Menschen gleißend Ungemach, — Die Frau'n, o Zeus, an dieses Sonnenlicht gebracht? — Tragst du Verlangen, ein Geschlecht von Sterblichen — Zu schaffen, sollten diese nicht vom Weibe sein; — Nein, Männer mußten, wenn sie dir des Eisens Wucht, — Gold oder Erz in deinem Tempel dargebracht, — Nachwuchs von Kindern aus des Gottes Hand dafür — Als Gegengabe nehmen, nach dem echten Wert — Des Dargebotenen Jeder, und im freien Haus — Als Freie wohnen o h n e das Geschlecht der Frau'n."

„Da haben wir schon die ganze Quintessenz der modernen Misogynie. Aber E u r i p i d e s verrät uns auch ihren letzten Beweggrund. „Das U n b e z w i n g l i c h s t e von allen ist ein Weib," sagt er in einem Fragment. Hinc illae lacrimae! Nur die Männer, die dem Weibe nicht g e w a c h s e n sind, die es nicht als freie Persönlichkeit auf sich wirken ließen, die so w e n i g i h r e r s e l b s t s i c h e r s i n d, daß sie vom weiblichen Wesen eine Einbuße, Beeinträchtigung oder gar Vernichtung der eigenen Individualität befürchten, nur diese sind die echten Weiberhasser." (*Bloch*, l. c. S. 533.)

Wie nahe kommt *Bloch* hier der Lösung des Problems und wie deutlich·hat er schon vor *Alfred Adler*[1]), der die Homosexualität auf die Angst vor dem geschlechtlichen Partner zurückführt, diesen Standpunkt eingenommen! Leider zieht er nicht die weiteren Schlüsse aus dieser richtigen Beobachtung.[2])

---

[1]) Das Problem der Homosexualität. München 1917.

[2]) Auch *Jakob Kläsi* hat in einer Arbeit aus der Bleuler-Klinik (Beitrag zur Differentialdiagnose zwischen angeborener und hysteriform erworbener Homosexualität. Zeitschr. f. d. ges. Neur. u. Psych., 1919, Bd. LII, H. 1/3) in einer Reihe von Fällen als Ursache der Homosexualität den Impotenzkomplex, also Angst vor dem Weibe, entdeckt. Leider unterscheidet er noch angeborene und hysteriforme Fälle. Das Verfahren, das er zur Erforschung anwendet, stellt eine Kombination von vertiefter Anamnese mit Assoziationsexperimenten dar und kann die durchdringende Kraft einer wirklichen Analyse nicht ersetzen.

Haß, Angst, Ekel und Scham sind die Hemmungen, welche den Homosexuellen von dem geschlechtlichen Partner abhalten.
Betrachten wir zuerst den Ekel. Wie kommt er zustande? Ich habe in den „Angstzuständen" darüber ausführlich berichtet. Allein es gibt auch einen Ekel, der als solcher positiv wirkt. Ekel muß nicht immer verdrängte Begierde sein! Wenn ich heute ein Frauenzimmer sehe, das über und über mit Furunkeln bedeckt ist, so werde ich mich ekeln, wenn ich erfahre, daß das eine alte Tante ist, der ich einen Begrüßungskuß geben soll. In diesem Falle kann nur der Wahn eines Überanalytikers die unterdrückte Komponente der Libido entdecken.

Wir wissen aber, daß hie und da die Homosexualität durch Eindrücke entstehen kann, welche die Abwehrreaktion (Haß, Angst, Ekel und Scham) mobilisieren. Diese negativen Kräfte schützen dann das Individuum gegen ihre eigenen positiven Tendenzen. Der Ekel verbirgt die Begierde, der Haß die Liebe, die Angst das Verlangen; und die Scham — die Schamlosigkeit.

Aber der Alkohol kann alle Abwehrreaktionen aus negativen Werten zu positiven machen. Aus dem Ekel wird Begierde, aus dem Haß Liebe, aus der Angst das Verlangen und aus der Scham die Schamlosigkeit. Tritt zu dieser Umwertung in das Positive noch der furchtbare, verdrängte Sadismus hinzu, der sich nicht zur dauernden Liebe sublimieren konnte, so verwandelt sich der gesittete Kulturmensch in den Verbrecher, der uns ja nur eine Stufe der Entwicklung der Menschheit repräsentiert.

Die Homosexualität.

VI.

Tardive Homosexualität. — Bedeutung der sexuellen Infektionen. — Einfluß der Traumen.

Wären nicht die Details unseres geschlechtlichen Lebens so unendlich mannigfaltig und läge es nicht bei den meisten Menschen fast
in allen wichtigen Erscheinungen und Fragen unterhalb des Bewußtseins,
und wäre es nicht eine Wesenheit der Liebe, immer wieder die Schleier
des Mysteriums über unsere sexuellen Empfindungen zu werfen, so daß
allen stark empfindenden unverdorbenen Menschen, namentlich in der
wichtigen Periode der Geschlechtsreife, Zynismen und Offenheiten über
das geschlechtliche Leben sogar als unwahr erschienen (Frauen und
keusche Jünglinge sind schon beleidigt, wenn man über die Liebe
auch nur wissenschaftlich, anders als schwärmerisch, allgemein oder
poetisch metaphorisch redet) und hätten wir nicht endlich mit der
großen Heuchelei und Verlogenheit der Gesellschaft in erotischen Dingen
zu rechnen, so daß sogar die Anormalen und Perversen von ihr angesteckt werden, die es gar nicht mehr nötig haben, zu lügen und
unwissend zu bleiben; kurz, könnten wir unsere Erotik in seelischer
und körperlicher Hinsicht bis zu den letzten Zusammenhängen analysieren, dann würden wir vielleicht mit Schauder erfahren,
einen wie kleinen Bruchteil unseres Lebens wir unserem
eigentlichen Geschlecht angehören.   *Leo Berg.*

Die spät entstandene Homosexualität ist vielleicht am
besten geeignet, unsere Betrachtungen über die Psychogenese der
Homosexualität einzuleiten und uns zu den schwierigen komplizierten
Fällen zu führen.

Es gibt in der Tat eine Reihe von Fällen, in denen die Homosexualität durch Ekel vor dem anderen Geschlechte zu entstehen
scheint. In diesem Sinne fassen viele Autoren die Entstehung der
Homosexualität bei den Prostituierten auf. So bemerkt *Bloch* über
dieses Thema:

„Die von Natur heterosexuellen Prostituierten werden nun aus zwei
Gründen. homosexuell. Erstens durch den Verkehr und den Einfluß ihrer
echt lesbischen Gefährtinnen, den das innige Solidaritätsgefühl aller
Prostituierten noch besonders verstärkt. Zweitens durch den mit der Zeit
sich immer tiefer einwurzelnden, aus den Lebenserfahrungen
geschöpften Widerwillen gegen den Verkehr mit Männern,

den sie nur in seiner brutalen Geschlechtsroheit kennen lernen. Der ständige Zwang, die tierische Sinnlichkeit blasierter Lebemänner durch die ekelhaftesten Prozeduren befriedigen zu müssen, flößt ihnen schließlich einen unüberwindlichen Widerwillen gegen das männliche Geschlecht ein, so daß sie alle zärtlicheren Gefühle, die sie hegen, dem eigenen Geschlechte zuwenden. Die homosexuelle Verbindung erscheint ihnen, wie *Eulenburg* mit Recht bemerkt (Sexuale Neuropathie, S. 143—144), als etwas „Höheres, Reineres und Unschuldigeres", in einem idealeren Licht als der Geschlechtsverkehr mit Männern." (*Bloch*, 1. c. S. 603.)

Auch *Krafft-Ebing* (Neue Studien 1. c.) ist der gleichen Ansicht und meint, daß sich „viele Prostituierte von großer Sinnlichkeit, angewidert von dem Umgang mit perversen oder impotenten Männern, von denen sie zu abscheulichen geschlechtlichen Handlungen mißbraucht werden, zu sympathischen Personen des eigenen Geschlechtes flüchten".

Ich habe schon bei der Besprechung der Messalina darauf hingewiesen, daß es die latente Homosexualität ist, welche die Frauen zu Dirnen macht. Sie flüchten vor der Frau in die Orgie mit Männern, in eine Reihe von Männern. Sie hoffen, durch die Quantität zu ersetzen, was die Qualität nicht leisten kann. Wir haben viel mehr Grund, anzunehmen, daß jene Frauen Dirnen werden, die stärker nach der homosexuellen Seite tendieren. Das mag auch nur für die Mehrzahl, nicht für alle Fälle gelten. Denn es gibt Dirnen, welche sich mit allen Fasern ihrer Seele an den Geliebten (den Zuhälter) schließen und nur bei ihm Orgasmus empfinden, während sie in den Armen aller anderen Männer kalt bleiben. Hie und da mag auch der Mechanismus ins Gewicht fallen, den *Bloch* und *Krafft-Ebing* annehmen. Bei schon vorhandener ausgesprochener Neigung zur Homosexualität wird der durch verschiedene Umstände hervorgerufene Ekel leichter als Hemmung für die Heterosexualität wirken können.

Das sehen wir aus den Krankengeschichten der Homosexuellen. Häufig stoßen wir auf die Angabe, daß die Männer oder auch Frauen nach einer Infektion, besonders nach einer Gonorrhöe, homosexuell werden. Die Angst vor der Infektion spielt auch in der Psychogenese der Homosexualität eine große Rolle.[1])

Krafft-Ebing erwähnt (Über tardive Homosexualität usw.) den Fall eines 27jährigen Mannes, der mit 19 Jahren nach 7jähriger ex-

---

[1]) Es ist nicht richtig, daß die Homosexuellen keiner Infektionsmöglichkeit ausgesetzt sind. Ich untersuchte einen homosexuellen Apotheker, der sich in Venedig eine schwere Gonorrhöe des Anus geholt hatte. Er gestand mir, daß er auch andere Männer infiziert hatte, weil er sich geärgert hatte, daß er so hereingefallen war. Im großen und ganzen sind aber Infektionen viel seltener als beim heterosexuellen Verkehr, was auch mit der Art der Befriedigung, bei der ja eine anale Copulatio eigentlich selten vorkommt, zusammenhängt.

zessiver Onanie zu Weibern ging und mit Genuß koitierte. N a c h
e i n e r   G o n o r r h ö e   s t e l l t e   s i c h   e i n   s o l c h e r   E k e l
v o r   d e m   W e i b   e i n ,   d a ß   e r   i m   L u p a n a r   impotent war.
Alte homosexuell-masochistische Phantasien erwachten wieder, und er
erlag bald der Verführung.[1]) Ich verweise besonders auf den Umstand,
daß dieser Mann im Verkehr mit Frauen Orgasmus erzielen konnte.
Trotzdem war dann das Erlebnis von solcher Bedeutung, daß es die
Abwehrreaktionen der heterosexuellen Triebe durch einen intensiven Ekel
verstärken konnte. (In anderen Fällen tritt dann ein Ekel vor den
Dirnen auf, und der Mann sehnt sich nach einem gesunden Weibe.)
Die Infektion wird oft die Wurzel eines fanatischen Frauenhasses,
ohne daß es zur Entwicklung einer manifesten Homosexualität kommt.[2])
Der nächste Fall eigener Beobachtung gehört in diese Gruppe:

Fall Nr. 40. Herr I. P., ein 39jähriger Ingenieur, stellt sich mir als
ein typischer Angstneurotiker vor. Er kann sein Zimmer nicht verlassen,
muß sich überallhin von einem Wärter begleiten lassen. Lebt seit 10 Jahren
abstinent, nachdem er das Unglück hatte, eine sehr schwere Lues bei einer
sogenannten „anständigen Frau" zu akquirieren. Seit diesem Erlebnis beherrscht ihn ein fanatischer Frauenhaß. Er liest mit Vorliebe Strindberg,
schwärmt für Weininger und hat die Broschüre von Möbius: „Der physiologische Schwachsinn des Weibes" in eine fremde Sprache übersetzt. Vor
der homosexuellen Betätigung hat er keinen Ekel, aber er behauptet, sie
hätte für ihn keinen Reiz. Die Analyse zeigt, daß die Angstzustände als
Sicherung gegen einen homosexuellen Akt auftreten. Nach der Lues war
er im Begriffe, homosexuell zu werden. Gegen diese Triebrichtung schützt
er sich nun durch allerlei Abwehrmaßregeln. Der Weg zum Weibe ist durch
Ekel und Haß vollkommen versperrt. Die Heilung der Angstzustände war
nicht allzu schwer. Nach einigen Jahren traf ich ihn als verheirateten Mann.
Er hatte eine Frau geheiratet, die um 10 Jahre älter war als er und sich
durch einen absoluten Mangel jeder Weiblichkeit auszeichnete. Er ist in
der Ehe vollkommen potent, behauptet Orgasmus zu haben und glaubt, er
hätte noch einen größeren Orgasmus, wenn er nicht ein Kondom benützen

---

[1]) Ich möchte auch betonen, daß die erste homosexuelle Betätigung oft nach den
Zwanzigern eintritt, wenn wir von den Akten der mutuellen Befriedigung zwischen
Knaben und Mädchen absehen, die bei keinem Menschen — mit geringen Ausnahmen —
in der Kindheit fehlen. Zwischen kleinen Kindern (4—8 Jahren) ist homosexuelle Betätigung sehr häufig, dann scheint bei manchen eine kurze Latenzzeit zu kommen. In
der Zeit von 10—15 Jahren machen fast alle Knaben und alle Mädchen ihre homosexuelle Liebe (entweder nur platonisch oder grob sexuell) durch. Nach der Pubertät
gibt es Schwankungen; Individuen, die später homosexuell werden, betätigen sich noch
heterosexuell, machen allerlei Versuche und ziehen sich dann wegen Impotenz oder
einem unangenehmen heterosexuellen Erlebnis (Infektion, Paternitätsklage usw.) auf die
Homosexualität zurück.

[2]) *Bloch* hat bekanntlich darauf aufmerksam gemacht, daß der Antifeminismus
und der Pessimismus von *Schopenhauer* auf eine in der Jugend überstandene Syphilis
zurückzuführen sind.

würde. Er will als Luetiker keine kranken Kinder in die Welt setzen.
Er zieht den Coitus a posteriori und den Situs inversus vor und begründet
das in theoretischer Weise wegen des Baues der weiblichen Genitalien

Über den Zusammenhang zwischen sexueller Infektion und Homosexualität gibt uns auch eine Beobachtung von *Fleischmann*[1]) deutliche Aufklärungen. Es handelt sich um eine Urlinde.

Fall Nr. 41. Uneheliches Kind. Vater starker Trinker. Wurde schlecht
erzogen, vernachlässigt und geschlagen. War schon in der Jugend arbeits-
scheu und diebisch. Gefängnis. Arbeitshaus. „Mit 16 Jahren mußte ich
mein Brot selbst verdienen. Meine erste Stellung war im Restaurant als
Biermädchen. Dort lernte ich Herrn X. kennen, der mir meine Unschuld raubte
und mich g e s c h l e c h t s k r a n k machte. Im Krankenhaus sah und hörte
ich alles mögliche. Von der Stunde an arbeitete ich nichts mehr. Die Jahre
vergingen abwechselnd, gekämpft mit Not und Elend; Gefängnis. Arbeitshaus, Dunkelarrest. Im Arbeitshaus legten sich fast alle Mädchen nachts
zusammen und von der Zeit an konnte mich kein Mann mehr interessieren.
Ich verkehre nur mit Mädchen, die hübsch sind. Seit einem Jahr bin ich
Prostituierte — meistens betrunken, um zu vergessen, was aus mir geworden und welcher krankhaften Zuneigung ich verfallen bin."

Das erste sexuelle Erlebnis des armen Mädchens eine Infektion!
Dann erfolgte die homosexuelle Verführung und das heterosexuelle
Strombett verödet. (Die schon einmal betonte Homosexualität der
Prostituierten.) Auch der Alkoholismus, offenbar um ihre Sehnsucht
nach wahrer Liebe zu betäuben. Daß der Haß gegen den Vater eine
Rolle spielen muß, daß dieser gegen den Trinker und den Mann, der
sie als Bastard in die Welt setzte, leicht auf a l l e Männer überspringt,
ist ja einleuchtend.

Auch die beiden Fälle aus der Beobachtung von *Ziemke*[2])
sprechen eine deutliche Sprache.

Fall Nr. 42. Künstler. Wurde im Alter von 16 bis 17 Jahren von
einem Verwandten zur Onanie verführt, die er ein Jahr lang regelmäßig
wöchentlich einmal ausübte. Mit 18 Jahren zum erstenmal Verkehr mit dem
anderen Geschlecht, wobei er sich eine G o n o r r h ö e holte, später noch
einmal Koitus mit einer Prostituierten: niemals Interesse für das weibliche
Geschlecht, dagegen hatte er schon als 9jähriger Junge Gefallen am Anblick
der Genitalien von Männern, bekam dabei Erektion. Die ersten sexuellen
Träume waren, wie er sicher angibt, homosexuellen Inhaltes und blieben
auch später so. Hat später wiederholt sexuellen Verkehr mit anderen Männern
gehabt, fühlte sich immer frisch und lebendig danach, dagegen hatte er
einen E k e l vor dem normalen Geschlechtsakt. Sein Sexualobjekt waren
Männer mittleren Alters. Kennt die Literatur über Homosexualität.

---

[1]) Beiträge zur Lehre der konträren Geschlechtsempfindung. Zeitschr. f. d. ges.
Neurol. u. Path., 1911.
[2]) Zur Entstehung sexueller Perversitäten und ihrer Beurteilung vor Gericht.
Archiv f. Psychiatrie, Bd. 51, 1913.

Fall Nr. 43. Früherer Offizier, 38 Jahre alt, die Mutter soll nervös gewesen sein. Als Kind auffallend schüchtern, zurückhaltend gegen Alterspersonen und Fremde. Auf dem Gymnasium zweimal sitzen geblieben, ging mit dem Primanerzeugnis ab, besuchte die Fähnrichspresse und bestand das Offiziersexamen. Wurde wegen Mißbrauchs der Dienstgewalt nach einigen Jahren aus dem Heere entlassen, ging nach Südwest-Afrika, wurde Farmer und Frachtenfahrer und beteiligte sich als Freiwilliger an verschiedenen kleinen Aufständen.

Die ersten sexuellen Erregungen traten im 12. Jahre ein, bis dahin will er überhaupt von geschlechtlichen Dingen noch nichts gewußt haben. Damals hatte er ein Erlebnis, das seine Aufmerksamkeit zum ersten Male auf das Geschlechtsleben lenkte; er spielte mit seiner jüngeren Schwester und einem 10jährigen Vetter Menagerie und saß dabei auf dem Rücken des Vetters. Als er anfing, in unbändiger Weise auf dessen Rücken Reitbewegungen zu machen, merkte er, daß ihm das Glied steif und er vorn naß wurde, wobei er angenehmes Gefühl hatte. Von der Bedeutung des Vorganges hatte er keine Ahnung, schämte sich aber, anderen etwas davon zu erzählen. Sehr bald versuchte er, ähnliche Situationen absichtlich herbeizuführen; wenn ihm dies gelang, suchte er auch die Ejakulation zu erreichen. Er versicherte, daß er damals weder zu seinem Vetter, an dem allein er seinen Trieb befriedigte, noch zu anderen Männern oder Knaben eine besondere Zuneigung empfunden habe, es sei ihm lediglich darauf angekommen, die Ejakulation hervorzurufen. Erst später, während seiner Gymnasialzeit, wo er Gelegenheit fand, sich in gleicher Weise zu befriedigen, habe er an einem Altersgenossen, einem kräftigen und hübschen Jungen, Gefallen gefunden und von nun an mehr und mehr den geschlechtlichen Vorgang mit der Person des passiven Teils in Beziehung gebracht. Schon als er den Knaben kennen lernte, habe sich ihm die Vorstellung aufgedrängt, daß er an ihm gern seinen Geschlechtstrieb in der ihm eigentümlichen Weise befriedigen möchte. Unter irgend einem Vorwand habe er sich beim Spielen auf den Rücken des Freundes gesetzt und Reitbewegungen gemacht, bis Ejakulation erfolgte. In der Folge fand er sehr häufig Gelegenheit, mit Altersgenossen in der von ihm gewünschten Weise zu verkehren. Nach A l k o h o l g e n u ß war es ihm besonders schwer, seinen Trieb zu zügeln; so kam es, daß er sich häufiger mit Soldaten einließ und eines Tages angezeigt wurde, was zu seiner Dienstentlassung führte. Um sich von seiner unnatürlichen Neigung zu heilen, knüpfte er ein Verhältnis mit einem Mädchen an, verkehrte auch einige Male ohne Genuß in normaler Weise mit ihr, indem er sich die ihm gewohnte Situation bei Männern vorstellte, und holte sich dabei eine G o n o r r h ö e. Er ging dann nach Südwestafrika, konnte aber auch dort nicht Herr seines Triebes werden, verging sich wiederholt an jungen Hottentotten und wurde schließlich zu Gefängnis verurteilt und aus dem Lande gewiesen.

In diesem Falle scheint die Gonorrhöe der heterosexuellen Periode ein Ende gemacht zu haben.

Aus meinen Sprechstunden erinnere ich mich noch einiger Fälle, in denen die Homosexualität nach einer Gonorrhöe aufgetreten war. Ich besitze darüber keine ausführlichen Aufzeichnungen. Es gab nämlich eine lange Zeit, in der ich an die angeborene Homosexualität im Sinne

Hirschfelds glaubte und alle derartigen Patienten zurückwies und mich mit ihnen nicht analytisch beschäftigte. Damals stand ich in homosexuellen Kreisen als ihr Vertrauensmann in großem Ansehen. Seit ich gelernt habe, daß die Homosexuellen bisexuelle Neurotiker mit verdrängter Heterosexualität sind, ist der Zulauf solcher Menschen viel spärlicher und sie kommen meistens nur, wenn sie mit dem Gesetz in Konflikt kommen. Die Solidarität der Homosexuellen und ihr Wille zur Homosexualität gehen Hand in Hand. Ihre geheime Organisation ist vorzüglich, und selbst wo feste Organisationen fehlen, kennen sie sich und empfehlen einander Freunde und Genossen.

Fall Nr. 44. Dr. S. K., ein 32jähriger Arzt, ledig, erzählt mir, daß er eine ausgesprochene heterosexuelle Vergangenheit hatte. Allerdings sei das Verlangen damals rein physisch gewesen, und die seelische Beteiligung hätte damals vollkommen gefehlt. Er infizierte sich als Schiffsarzt in einer Hafenstadt mit schwerer Gonorrhöe, die ihn durch sechs lange Monate quälte. Er hatte alle möglichen Komplikationen: Epididymitis, eine Posterior, Prostatitis und zuletzt einen gonorrhoischen Gelenksrheumatismus. Seit dieser Infektion hatte er einen unüberwindlichen Ekel vor jedem Weibe. Es war in Alexandrien, da kam er zufällig in die Kabine und beobachtete, wie ein Schiffsleutnant einen eingeborenen Knaben pädizierte. Er wußte es, daß die Knaben immer in den Hafenorten an Bord kamen und sich den homosexuellen Männern offerierten. Er bekam beim Anblick der Szene einen furchtbaren Brechreiz und wollte den Verkehr mit dem Kollegen abbrechen. Allein dieser offenbarte sich ihm und erzählte ihm, er wäre durch Verführung homosexuell geworden und seit jener Zeit bei Frauen absolut impotent. Er bat ihn, das Geheimnis zu wahren und ihn nicht zu verraten. Es war der einzige Intellektuelle, mit dem er an Bord gern verkehrte. Nach einigen Wochen hatten sie ein Verhältnis miteinander. „Ich lernte erst jetzt kennen, was Liebe ist, und war nie so glücklich wie damals. Ich konnte nun meine heterosexuelle Vergangenheit nicht begreifen. Doch las ich in den Tagebüchern von *Platen,* daß er als Jüngling auch ein Mädchen namens Euphrasia liebte und erst später erkannte, wohin sein Geschlechtstrieb tendierte. Bei mir war es ähnlich. Ich war schon homosexuell geboren und erst meine Erlebnisse haben mir die Augen geöffnet."

Hier leiten die Gonorrhöe und die leichte Gelegenheit der Tropenreise die Entstehung der Homosexualität ein. Aber täuscht sich der Kollege nicht über die Stärke seiner homosexuellen Einstellung? Interessant ist, wie sofort die homosexuelle Neigung durch psychische Faktoren verschönert und idealisiert wird. Zeigen doch die Homosexuellen mitunter einen stärkeren Liebeswahnsinn als die Heterosexuellen. Solche Grade von Liebesraserei wie unter Homosexuellen kann man unter den Heterosexuellen kaum beobachten. Es ist eine Flucht in die Homosexualität, ein Versenken in die eine Richtung, welche als Versuch der Psyche aufzufassen ist, alle anderen Einstellungen in den Wogen der großen Leidenschaft untergehen zu lassen. Sehr häufig werden wir bei Homosexuellen der Behauptung begegnen,

ihre heterosexuelle Neigung sei nur physisch gewesen.[1]) Seelisch
könnten sie nur homosexuell lieben. In der Tat sieht man, daß viele
Männer ihr Bedürfnis nach seelischer Liebe vollkommen zu Freundschaft sublimieren, während die Frau ihnen das Instrument der Sünde
(instrumentum diaboli) bleibt.

So erzählt ein homosexueller Patient von *Bloch*, der schon deshalb interessant ist, weil er sich an seine heterosexuelle Periode
erinnert:

„In welchem Alter die geschlechtlichen Neigungen auftraten, vermag ich nicht anzugeben. Der Geschlechtstrieb ist auf den Mann gerichtet.
Er war vor und während der Pubertätszeit vollkommen unbestimmt,
ich glaube sogar, ich hegte in dieser Zeit den Wunsch, einmal den Akt
mit einem Mädchen ausüben zu dürfen. Liebe war das aber nicht, sondern
ein rein physisches Verlangen, die seelische Seite des Triebes fehlte in
der Zeit noch vollkommen. Der Trieb erstreckt sich nur auf den Jüngling.
Ich habe bisher weder weiblichen noch männlichen Geschlechtsverkehr
gehabt, glaube aber, daß ich zum normalen Akt fähig wäre; aber ein
Genuß wäre es mir nicht, sondern nichts weiter als Onanie. Es besteht
vollkommene Gleichgültigkeit gegenüber dem weiblichen Geschlecht, aber
kein Haß oder Ekel. Die Liebesträume bezogen sich stets auf Personen
desselben Geschlechtes. (*Bloch* l.c. S. 566.)

Auch bei Frauen tritt oft die Homosexualität nach einer Infektion auf:

Fall Nr. 45. Fräulein Erna, 42 Jahre alt, Schriftstellerin, zeigt auffallend
männliche Züge, benimmt sich burschikos wie ein Mann, raucht, trinkt, ist
Vorkämpferin für Frauenbewegung, Stimmrechtlerin. Behauptet, angeboren
homosexuell zu sein, spielte schon als Kind nur männliche Spiele, war wilder
als alle Brüder. Galt immer als verdorbener Bub. Hatte keine Ahnung von
ihrer Homosexualität. War schon sehr früh Onanistin und hatte schon mit
15 Jahren ein Verhältnis mit einem Offizier, der sie deflorierte. Behauptet
aber, es wäre alles rein sinnlich gewesen. Hat auch bei Männern Orgasmus
gehabt. Wurde mit 19 Jahren von einem Offizier **infiziert. Seit damals ein heftiger Ekel gegen jeden Mann.** Mit 22 Jahren
faßte sie eine schwärmerische Liebe zu einer Freundin. Sie hatten ein Verhältnis, bei dem sie den Mann spielte. Sie schnallte sich einen künstlichen Phallus
um, trug im Hause Männerkleider. Es war eine regelrechte Ehe. „Seit jener
Zeit weiß ich erst, was Liebe heißt. Die Männer habe ich nur begehrt. Es
war eine rein physische Angelegenheit. Nun liebe ich schon seit zwanzig
Jahren nur Frauen." Hatte sehr viele Verhältnisse nach der ersten „homosexuellen Ehe", die nur drei Jahre dauerte, da ihre Freundin ihr untreu
wurde und bald darauf heiratete.

---

[1]) Wie wir später sehen werden, kommt diese Einstellung daher, daß sie ihre
ganze heterosexuelle seelische Erotik an die Familie fixiert haben. Heterosexuelle Männer
beschränken sich in dieser Lage oft nur auf die physische Befriedigung bei Dirnen,
während sie bei anderen Frauen impotent sind.

Wie beweisend sind erst die Fälle, in denen die homosexuelle
Einstellung nach einem schweren Trauma entsteht! Nicht immer ist
es die Gonorrhöe. Oft sind es ganz andere Erlebnisse, wie ich aus
einigen Beobachtungen beweisen kann. Doch lassen wir zuerst einen
Fall *Krafft-Ebing*s für diese Tatsachen sprechen:

Fall Nr. 46. Fräulein X., 22 Jahre alt, gilt als Beauté, wird umschwärmt von der Herrenwelt, ist eine entschieden sinnliche Natur, wäre wie
geschaffen zu einer Aspasia, lehnte aber alle ihr gemachten Anträge ab. Nur
für einen ihrer Verehrer, einen jungen Gelehrten, zeigte sie Entgegenkommen,
wurde intim mit ihm, gestattete ihm Küsse, a b e r n i c h t w i e e i n
l i e b e n d e s W e i b, und als Herr T. einmal dem Ziele seiner Wünsche sich
nahe glaubte, bat sie unter Tränen, ihr so etwas nicht anzutun, da sie dazu
nicht etwa aus moralischen Gründen, sondern aus t i e f e r e n s e e l i s c h e n
absolut unfähig sei. Auf das erfolglose Rendezvous folgten briefliche Konfidenzen, aus welchen sich der sichere Schluß auf konträre Sexualempfindung
ergab. Fräulein X. stammt von einem dem Potus ergebenen Vater und von
hysteropathischer Mutter. Sie ist von neuropathischer Konstitution, hat vollen
Busen, ist die äußere Erscheinung eines selten schönen Weibes, wirkt aber
auffällig durch burschikoses Wesen, hat entschieden männliche Neigungen,
turnt, reitet, raucht, hat strammes Auftreten und entschieden männlichen
Gang. Neuerlich ist sie auffällig geworden durch schwärmerische Freund-
schaftsverhältnisse für junge Damen. Sie hat eine solche bei sich, teilt mit
ihr das Lager. Bis zur Pubertät will Fräulein X. sexuell ganz indifferent gewesen sein. Mit 17 Jahren machte sie in einem Badeort die Bekanntschaft
eines jungen Ausländers, der durch seine „k ö n i g l i c h e" Gestalt einen
faszinierenden Eindruck auf sie machte. S i e w a r g l ü c k l i c h, mit ihm
einen Abend hindurch tanzen zu dürfen. A m f o l g e n d e n A b e n d i n
d e r D ä m m e r u n g w u r d e s i e Z e u g i n e i n e r e m p ö r e n d e n
S z e n e — sie sah nämlich jenen entzückenden Mann
v o n i h r e m F e n s t e r a u s i m G e b ü s c h futare m o r e
b e s t i a r u m mulierem q u a n d a m i n t e r m e n s t r u a t i o n e m.

A d s p e c t u s a n g u i n i s c u r r e n t i s e t l i b i d i n i s q u a s i
b e s t i a l i s v i r i f ü h l t e sich F r ä u l e i n X. ganz e n t s e t z t,
w i e v e r n i c h t e t, h a t t e M ü h e, i h r s e e l i s c h e s G l e i c h-
g e w i c h t wieder zu e r r i n g e n, war e i n e Z e i t l a n g s c h l a f-
u n d a p p e t i t l o s und s a h i n d e m M a n n e v o n nun a n d e n
I n b e g r i f f d e r G e m e i n h e i t.

Zwei Jahre später näherte sich ihr in einem öffentlichen Garten eine
junge Dame, lächelte sie an und warf einen ganz eigentümlichen Blick
auf sie, der ihr tief in die Seele drang. Am folgenden Tage trieb es die X.
förmlich, diesen Park wieder aufzusuchen. Die Dame war schon da, schien
auf sie zu warten. Man begrüßte sich wie alte liebe Bekannte, plauderte,
scherzte, gab sich täglich neue Rendezvous, die sich, als die Jahreszeit un-
günstig wurde, im Boudoir der jungen Dame fortsetzten. „Eines Tages,"
berichtet Fräulein X. in ihren Konfidenzen, „führte sie mich zu ihrem Diwan,
und während sie sich setzte, ließ sie mich zu ihren Füßen gleiten. Sie
heftete ihre scheuen Augen auf mich, strich mir die Haare aus der Stirn
und sagte: „Ach, wenn ich dich nur einmal so ordentlich lieb haben dürfte.

Darf ich?" Ich bejahte, und während wir nun so nebeneinander saßen und uns in die Augen schauten, glitten wir hinüber in jene Strömung, wo es kein Zurück mehr gibt. — Sie war bestrickend schön. Für mich war dies alles neu und berauschend, man gab sich hin, voll und ganz ungehemmt im glühendsten Rausch weiblichen Sinnentaumels. Ich glaube nicht, daß je ein Mann das zauberhaft Berauschende, Zarte und Pikante trifft — der Mann ist doch zu wenig feinfühlend, zu wenig sensitiv. — — Unser wildes Spiel hatte so lange gedauert, bis ich ermattet zurücksank, kraftlos, entnervt. Ich lag, durch diese Erschlaffung eingeschlafen, auf ihrem Bette, als mich plötzlich ein unsagbares, nie gekanntes Gefühl jäh emporfahren ließ — ein Schauer durchrieselte meinen ganzen Körper, ich sah J. auf mir — cunnilingum perficiens — es war für sie der höchste Genuß, tandem mihi non licebat altrum quam osculos dare ad mammas — wobei sie jedesmal in konvulsivische Zuckungen geriet."

Fräulein X. bekannte noch, daß sie in diesem homosexuellen Verkehr sich immer als **Mann** dem **Weibe** gegenüber fühlte und daß sie, **faute de mieux**, einmal einen ihrer **Anbeter** zum Kunnilingus zuließ. (*Krafft-Ebing*, 1. c. Beobachtung 165.)

Man versetze sich in die Lage einer exaltierten Natur, wie dieses Mädchen es war. Sie macht den ersten holden Wahn der Liebe durch, sie ist im Begriffe, ein Weib zu werden, sie findet „ihn" königlich, ihn „den Herrlichsten von allen", und plötzlich muß sie erleben, daß sich dieser Gott als ein Tier erweist. Eifersucht und Empörung mußten sich bei ihr zu einem so gewaltigen Affekt vereinen, daß sie von einem namenlosen Haß gegen alle Männer befallen wurde.

Wie viele Frauen mögen auf diese Weise zu Urlinden geworden sein! Man ziehe auch in Betracht, daß die homosexuelle Liebe bei vielen Frauen sich nur in Küssen und Umarmungen äußert und ihnen ästhetisch schöner erscheint als der Erguß der heterosexuellen. Die Angst vor dem Phallus ist ein Phänomen, das sehr leicht durch irgend einen zufälligen infantilen Eindruck entstehen kann. Die X. wird allerdings auch in der homosexuellen Liebe nicht bloß Ästhetin, aber man horche auf ihre Worte: „Der Mann ist zu wenig feinfühlend!"

Dieser hochinteressante Fall zeigt uns die Entstehung der Homosexualität durch ein Trauma, das allerdings auf das sensitive, schwärmerische Wesen ganz außerordentlich erschütternd wirken mußte und die vorhandene Anlage zur Homosexualität verstärkte. Aber noch immer ist sie eigentlich bisexuell, und es erscheint mir nicht ausgeschlossen, daß sie den Horror vor dem Manne überwindet. Zu bedenken ist, daß der Vater ein Potator war und daß sie möglicherweise auch im Hause Szenen erlebt hat, welche der geschilderten ähnlich waren. Wie schade, daß dieser Fall nicht analysiert wurde! **Traumatische Szenen im vorgeschrittenen Alter wirken besonders stark, wenn sie sich aus ähnlichen Er-**

l e b n i s s e n   d e r   K i n d h e i t   i h r e   i n f a n t i l e   R e s o n a n z
h o l e n. Und ausgeschlossen ist es nicht, daß diese Patientin die
ganze Szene n i c h t   e r l e b t, sondern nur h a l l u z i n i e r t   h a t,
daß sie eine einmal in der Kindheit erlebte Szene nun in der Phantasie
noch einmal erlebte.

Eine bemerkenswerte Parallele zu diesem Falle bietet die nächste
eigene Beobachtung.

Fall Nr. 47. Frl. K. S. kommt mit 32 Jahren wegen verschiedener
Zwangsvorstellungen in meine Behandlung. Sie gesteht, daß sie eine Urlinde
sei und sich nie zu Männern hingezogen gefühlt habe. Ihr Vater, schon
drei Jahre tot, war ein schwerer Potator, die Mutter lieb, bescheiden, in
keiner Hinsicht neurotisch. Unsere Patientin hatte schon einige Male Gelegenheit gehabt, sich zu verheiraten, aber sie zieht sich immer vor den
Männern scheu zurück, wenn sie ihr näher treten wollen. Eine gewisse
Neigung hat sie für ältere verheiratete Männer und sie versteht es, wie man
seine Freundin mit ihrem Manne betrügen könne. „Ich habe Pech gehabt"
— sagt sie — „wenn mir schon ein Mann gefallen hat, so war er an eine
Freundin vergeben." Wirklich verliebt war sie nur in Mädchen und in Frauen.
Ihre erste Schwärmerei war eine Lehrerin, welche sie auch in der Wohnung
besuchte. Diese Lehrerin wollte, daß das reiche Mädchen ihren Bruder heiraten
sollte, und brachte die beiden immer zusammen. Der Bruder gefiel ihr, weil
er der Geliebten ähnlich sah. War die Schwester nicht im Zimmer, so lang-
weilte sie sich mit dem Verehrer und wurde einsilbig, so daß die Unterhaltung stockte. Der Lehrerin sandte sie Blumen und machte ihr gern
kostbare Geschenke. Es war ihre Sehnsucht, mit der Lehrerin einmal in
einem Bette zu schlafen und sie träumte oft davon. Sie machte ihr sogar
den Vorschlag, mit ihr zusammen eine Reise zu machen. Die Lehrerin konnte
nicht fahren und zog sich sogar zurück, weil ihr die Huldigungen ihrer
Schülerin doch zu stürmisch schienen. Sie litt auch unter der Eifersucht
ihrer Verehrerin, die ganz krank wurde, wenn auch andere Mädchen zu ihr
kamen. Allerdings gab es in der Klasse einen ganzen Bund, der die Lehrerin
verehrte.

Später liebte sie eine Freundin, und sie küßten sich unzählige Male,
wobei sie ein herrliches, heißes Gefühl durchströmte. Der Kuß eines Vetters
hingegen ließ sie ganz kalt. Sie habe nun mal für Männer nichts übrig.
Sie wußte lange nicht, daß sie homosexuell sei, aber daß sie anders sei als
die anderen Mädchen, das war ihr schon in der Kindheit klar. Sie war
immer wild wie ein Bub und die Mutter sagte ihr oft: In dir stecken zehn
schlechte Knaben. Sie kletterte auf alle Bäume, war wild und ausgelassen
und spielte am liebsten mit den Knaben, wollte nicht mit Puppen spielen,
bat um ein Reitpferd und ein Schießgewehr, so daß der Vater ganz verzweifelt war und manchmal ausrief: Die ist wirklich ein verdorbener Bub!

In der Analyse treten aber zahlreiche homosexuelle und heterosexuelle
Erlebnisse aus der Kindheit hervor. Sie hatte noch mit 12 Jahren ein Erlebnis mit einem Vetter, der des Nachts zu ihr ins Bett kam und mit ihr
spielte. Sie könne sich nicht erinnern, ob es zu einem Koitus gekommen
wäre. Auch mit Gespielinnen hatte sie verschiedene Abenteuer. Sie gesteht
auch, daß sie schon seit dem 12. Jahre, von einem Fräulein verführt, onanierte

und daß sie sich früher immer vorgestellt habe, daß ein Mann mit ihr den Koitus ausführe. Ja, noch mit 16 Jahren war sie in einen Freund ihres Vaters bis über die Ohren verliebt. Er war viel jünger als der Vater und war aus der gleichen Burschenschaft.

Während sie erst über den Vater nur sehr anerkennende Äußerungen macht (das Trinken wäre nicht so arg gewesen) und die Erinnerungen von seiner Liebenswürdigkeit, Milde und seinem Ansehen sprechen, beginnt sich allmählich ein immer stärker anschwellender Haß zu melden. Der Vater habe sie eigentlich in schlechten Verhältnissen zurückgelassen. Jeder habe sie für Millionäre gehalten, weil der Vater ein so großes Haus geführt habe. Nach seinem Tode zeigte es sich, daß er das Kapital angegriffen hatte, und daß nur ihre Mitgift intakt war, die groß genug war, daß sie und die Mutter bescheiden leben konnten. Die Mutter sei immer eine Märtyrerin gewesen. Der Vater hielt es die letzten zehn Jahre mit der Köchin im Hause. Es war dies eine dicke, unförmige, ordinäre Person. Die Mutter und sie waren eigentlich geduldet. Einmal hatte die Mutter versucht, die Köchin hinauszuwerfen, da wurde der Vater roh und fast gewalttätig und wies der Mutter die Türe: Sie könne mit ihrer Tochter gehen, wohin sie wolle. Die Köchin war dann so frech und unausstehlich, daß die arme Mama tagelang vor sich hinweinte und sich schließlich in das Los ergab. Erst als der Vater schwer krank wurde, konnte man die Köchin aus dem Hause weisen. Die kecke Person machte noch einen Prozeß, weil der Vater ihr angeblich eine Rente und lebenslängliche Versorgung versprochen habe. Sie verlor den Prozeß, weil der Vater, auf dem Krankenbette einvernommen, diese Angaben als völlig erlogen bezeichnete. Noch mehr erzählt die Patientin, erinnert sich aber nicht, daß sie je etwas von Intimitäten zwischen dem Vater und der Köchin gesehen habe.

Ihre Träume jedoch weisen darauf hin. So träumte sie unter anderem:

Ich gehe vorsichtig in die Küche und finde die Köchin dorten nicht. Dann steige ich leise über die Hintertreppe in die Mansarde und sehe durch das Schlüsselloch, wie die Köchin mit dem Kutscher in einem Bette zusammen liegen.

Sie erinnert sich, daß der Kutscher noch da war, als die Köchin jünger war, und daß der Vater ihn entließ. Er lauerte einmal Papa auf, als er aus dem Wirtshause kam, und wollte den Papa überfallen. Papa war aber stärker als der Knecht und warf ihn so zu Boden, daß er ein Bein brach. Doch glaubt sie, daß man in der Gegend nicht den Grund des Streites erfuhr, sondern annahm, daß der Knecht sich nur für seine Entlassung rächen wollte.

Schließlich gesteht sie mir, daß sie mir ein Erlebnis zu berichten habe, an das sie lange nicht gedacht habe. Sie wollte es mir eigentlich schon längst erzählen, wurde aber durch eine unerklärliche Scheu davon abgehalten. Sie war sechzehn Jahre alt, als sie hörte, wie der Vater aus seinem Studierzimmer die Mansarde hinaufstieg. Das Stubenmädchen hatte an diesem Tage Ausgang und die Mutter lag unwohl zu Bette. Sie legte die Schuhe ab und kroch leise die Stiege hinauf. Die Türe in das Dienstbotenzimmer stand offen. Der Vater war leicht berauscht und auch die Köchin, die heimlich immer etwas Schnaps trank, schien nicht nüchtern zu sein. Im Zimmer brannte eine Kerze und die Stiege war dunkel. Sie konnte alles genau sehen. Sie sah nun, daß pater membrum suum in os ancillae immisit. Der Anblick seines roten, leidenschaftlich verzerrten Gesichtes war ihr so widerwärtig und so aufregend, daß sie es im Leben nicht vergessen kann. Wenn sie heute daran denkt, so müsse sie brechen. (Sie kämpft während der Erzählung mit heftigem Brechreiz.) Nach diesem Erlebnis erkrankte sie an einem nervösen Magenleiden, das sich hauptsächlich in nervösem Erbrechen äußerte. Noch im letzten Jahre kam es zu Perioden, in denen sie kaum einen Bissen Fleisch herunterwürgen konnte und Attacken von unstillbarem Erbrechen hatte.

Nach diesem Erlebnis trat die Liebe zur Lehrerin auf. Diese Erinnerung determinierte ihre sexuelle Leitlinie und trieb sie zur Homosexualität, weil sie alle Männer nach dem Typus Vater beurteilte. Ihre Neigung zu verheirateten und älteren Männern (immer platonisch!) geht auch auf die Vaterimago zurück. Sie suchte einen besseren und edleren Vater.

Wenn sich ihr ein Mann näherte, so kam ihr die Szene in Erinnerung, die alles Elend ihres Hauses, ihre ganze Schmach und die Erniedrigung ihrer Mutter, die Leidenschaft ihres Vaters in einem Bilde vereinigte. Sie hatte diesen Vater, der glänzende Eigenschaften hatte und in der Gesellschaft sehr beliebt war, verehrt und geliebt wie ihre edle Mutter. Dann mußte sie diesen Zusammenbruch des Hauses erleben. Mußte das nicht wie eine Warnung vor den Männern wirken, wie eine Drohung? Mußte es ihr nicht Angst vor dem Mann und seiner Leidenschaft einjagen? Sie zog sich dann zurück, weil ihr dies Bild vor Augen stand und ihr sagte: Lasse dich nicht von einem Manne betören, denn es könnte dir so ergehen wie deiner Mutter!

Was wäre aus diesem braven Mädchen geworden, wenn der Vater andere Bahnen gewandelt wäre, wenn die Ehe ihrer Eltern glücklich gewesen wäre, wenn sie diese furchtbare Szene, die doppelt peinlich wirkte, weil sie von den Brutalitäten der Sexualität keine Ahnung hatte, nicht erlebt hätte? Ich wage es ruhig zu behaupten, daß sie eine biedere deutsche Hausfrau geworden wäre, und sich ihre Homosexualität in sanften Bahnen ausgelebt hätte. So ging sie Verhältnisse mit Mädchen ein und zog sich immer mehr von den Männern zurück. Sie erlaubte sich auch, Männer zu lieben. Aber sie mußten stets verheiratet und unerreichbar sein. Dann bestand keine Gefahr für sie. Als ihr ein Mann einer Freundin, den sie auch seelisch verehrte, erklärte, er könnte sich ihretwegen von seiner Frau scheiden lassen, floh sie ihn und suchte sich rasch ein anderes unerreichbares Ideal. Alle diese Ideale waren praktisch asexualisiert und ihre ganze Sexualität lebte sich bei Frauen aus. Die Liebe zwischen Frauen erschien ihr rein und erhaben, während die Liebe der Männer ihr brutal vorkam. Selbst der Koitus kam ihr wie eine abscheuliche Brutalität vor.

Dieses Trauma trat nach der Pubertät auf und hatte eine solche nachhaltige Wirkung. Es wirft sich die Frage auf, ob die Traumen der Kindheit auch die individuelle Form des Geschlechtslebens beeinflussen können. Diese Frage ist längst zugunsten der Ansichten von *Binet* entschieden worden, und die Psychanalyse hat manches neue Material zur Wirkung der Traumen geliefert. Die engere Freudschule hat dann die Wirkung der Traumen zuerst überschätzt und auch mancherlei

Vorgänge als Traumen bezeichnet, welche diesen Namen gar nicht verdienen. Ich möchte aber nochmals davor warnen, die Bedeutung der
Traumen zu unterschätzen. Gewisse geringe fetischistische Neigungen
finden auf diese Weise eine leichte und oft bestätigte Erklärung, wenngleich gerade die schweren Fälle von Fetischismus, wie wir sehen
werden, sich durch die Traumen allein nicht erklären lassen. Hier versagte die Assoziationshypothese von *Binet* vollkommen. Es ist eben
auch zu bedenken, daß der Neurotiker viele Traumen phantasiert, die
gar nicht existiert haben, und aus vielen harmlosen Erlebnissen Traumen
macht, wenn sie ihm in sein System hineinpassen. Er fälscht die Erinnerung, wie es alle Homosexuellen machen, wenn sie sich eine rein
homosexuelle Lebensgeschichte konstruieren.

Ob aber nicht mancher erste Eindruck für die Zukunft determi-
nierend wirkt? Sagt doch Jean Paul treffend: „Alles Erste lebt ewig
im Kinde!" Ich möchte zwei Beobachtungen von *Bloch* anschließen,
die uns die Bedeutung des ersten sexuellen Eindruckes trefflich illustrieren.

Fall Nr. 48. „Ich war etwa 5 Jahre alt, als ich auf einem Spaziergange
mit dem Kindermädchen in der Anlage sah, wie ein Mann onanierte; ohne
zu wissen, was dies war, beschäftigte dieses Bild meine Phantasie noch viele
Jahre. In meinen Träumen bis zu 14 Jahren spielte das Zusammenleben mit
einem Altersgenossen eine Hauptrolle. Mit 13 Jahren verliebte ich mich in
einen Schulkameraden, der mir jedoch wenig gewogen war; was mich an
ihm besonders interessierte, war der Umstand, daß er geschlechtliche Aufklärung in die Klasse brachte. Durch Wegzug in eine andere Stadt verlor
ich ihn aus dem Gesicht. Obwohl ich von dem eigentlichen Geschlechtsleben
damals noch nichts wußte, suchte ich doch Objekte, welche meine Sinnlichkeit erregten.

Ein unbekannter Mann von zirka 35 Jahren verführte mich und trieb,
sobald er mich traf, mit mir Päderastie. Ich fühlte wohl das Verwerfliche
in diesem Umgange, war aber zu schwach, als daß ich mich hätte diesem
Einfluß entziehen können. Nach etwa drei Monaten war er verschwunden.
Jetzt wußte ich auch, was Onanie ist, zumal in der Schule sehr viele Ausschweifungen vorkamen.

Mit 18 Jahren verließ ich die Schule, und wie sich nun bei den anderen
Kameraden der Trieb zum Weibe zeigte, so fühlte ich immer mehr, wie
mich alles zum Manne hinzog. Öfter versuchte ich, dem Drängen meiner
Freunde nachgebend, mit Damen der Halbwelt in Berührung zu kommen,
doch hat mich dieses jedesmal mit dem größten Abscheu und Widerwillen
erfüllt. Es ist für mich ein furchtbares Gefühl, wenn ich merke, daß sich
eine Dame für mich interessiert. Um so mehr interessierte mich daher das
männliche Geschlecht. Wenn ich einen Mann liebe, so denke ich dabei nicht
(nur) an die geschlechtliche Vereinigung, sondern ich suche in ihm das zu
lesen, was ich selbst zu geben bereit bin: alleiniges Interesse, Treue, selbst-
lose Hingabe; wenn ich einen Mann liebe, kenne ich sonst nichts mehr."
(*Bloch*, l. c. S. 565.)

Hat es nicht den Anschein, als ob dieses Bild, das der Knabe auf einem Spaziergange sah, der „onanierende Mann", ihn dann in die homosexuelle Bahn gedrängt hätte? Im vorigen Falle wirkte das Trauma wie eine Warnung. In diesem aber wirkt es wie ein ewiger Antrieb, weil ja ein Kind noch nicht die moralischen Abwehraffekte aufbringt, und die erste Erregung (der Anblick des erigierten Gliedes) eine außerordentlich starke gewesen sein muß. Das Bild beschäftigte seine Phantasie noch viele Jahre, es fixierte sich, es bohrte sich in das Gedächtnis dieses Menschen ein. Im Fall Nr. 47 der K. S. assoziierte sich das Trauma mit Ekel; es wurde zur Abwehr der Heterosexualität verwendet.[1]) In diesem Fall assoziierte sich die Erinnerung des Vorfalles mit Begierde. Es wurde in positiver Form als Antrieb zur Homosexualität verwendet. Wir sehen, wie sich das Problem kompliziert. Ich gestehe auch, daß ich lange Zeit keine Klarheit gewinnen konnte, so lange ich einseitig urteilte und e i n e Entstehungsmöglichkeit ins Auge faßte. Nun weiß ich, daß die Wege zur Homosexualität sehr verschieden sind, daß sie eine eingehendere Besprechung erfordern. Wir wollen untersuchen, ob psychische Kräfte zur Entstehung jeder Homosexualität beitragen, ob es also nur eine seelisch bedingte oder auch eine organische Homosexualität gibt. Man könnte ja alle diese Fälle als Pseudohomosexualität bezeichnen.

Ich finde als Beitrag zu dieser Frage bei *Bloch* noch einen Fall, der uns wieder ein Trauma und auch die determinierende Kraft dieses Traumas vor Augen führt. Es handelt sich um einen männlichen Homosexuellen.

Fall Nr. 49. „Seit meiner frühen Kindheit lag etwas Mädchenhaftes in meinem ganzen Wesen, sowohl äußerlich, wie (besonders) innerlich. Geschlechtliche Regungen stellten sich bei mir ungewöhnlich früh ein. U n g e f ä h r sechs J a h r e w a r i c h a l t , a l s e i n m a l e i n H a u s - l e h r e r s i c h a u f d e n R a n d d e s B e t t e s n i e d e r s e t z t e , i n d e m i c h i m F i e b e r l a g , m i c h l i e b k o s t e u n d m i t s e i n e r H a n d m e m b r u m m e u m t e t i g i t : d i e d a b e i e n t s t a n d e n e W o l l u s t w a r s o i n t e n s i v , d a ß s i e b i s j e t z t a u s m e i n e r E r i n n e r u n g n i c h t v e r s c h w u n d e n i s t . In der Schule, wo ich mich stets durch meine Aufführung und Erfolge auszeichnete, habe ich mir

---

[1]) Das erklärt uns folgenden Passus bei *Hirschfeld* (l. c. S. 315): „So schrieb mir — unus e multis — ein urnischer Schriftsteller: „Die gleichgeschlechtliche Neigung trat ein, t r o t z d e m der erste sexuelle Anstoß weiblicher Art war — eine Kindsmagd verführte mich —, t r o t z d e m mir das weibliche Geschlecht durch Erziehung von Jugend an sozusagen auf dem Präsentierteller gereicht wurde und meine Lektüre nur die Weiberliebe verherrlichte." Ich setze hinzu: Sie trat ein, w e i l sich für ihn der erste sexuelle Anstoß mit Ekel assoziierte und w e i l ihn die Weiberherrschaft zum Weiberhaß führte.

zuweilen eine gegenseitige „Betastung" mit verschiedenen Schülern gefallen
lassen. Von welcher Seite ich die ungewöhnliche Intensität des geschlechtlichen ˙Triebes geerbt haben mag, weiß ich nicht, ich erinnere mich aber,
daß ich gegen mein 12. Jahr schon sehr viel darunter zu leiden hatte und daß
ich es wie eine Erlösung empfand, als mir ein Kamerad einen einmaligen
Unterricht in der Onanie gab. Dieser „paradiesische" Zustand dauerte indessen nicht sehr lange, und seitdem ich das Unnatürliche und Gefährliche
meines Verfahrens eingesehen habe, führe ich einen furchtbaren und erfolglosen Kampf gegen mich selbst.

Ich erinnere mich, daß meine Augen von jeher sich unwillkürlich voll
Sehnsucht auf e t w a s   ä l t e r e,   v i g o r ö s e   M ä n n e r   r i c h t e t e n,
ohne daß ich dieser Tatsache genügende Beachtung schenkte. Ich glaubte,
daß ich nur deswegen der Onanie (deren Wirkung ich in meiner Phantasie
gewiß zum Teil übertreibe) anheimfalle, weil ich nicht die Möglichkeit habe,
mit Frauen geschlechtlich zu verkehren (sonst pflegte ich zuweilen einen
freundschaftlichen Umgang mit jungen Mädchen, die sich zu mir äußerst hingezogen fühlten; i c h   h a b e   a b e r   i m m e r   d a f ü r   g e s o r g t,   d a ß
s o l c h e   L i e b e s e r r e g u n g e n   i m   K e i m e   e r s t i c k t   wurden,
weil ich fühlte, d a ß   e s   m i r   u n m ö g l i c h   i s t, ihnen entgegen zu
kommen). Ich entschloß mich endlich, bei den Prostituierten, die meinem
ästhetischen und sittlichen Gefühl zuwider waren, Rettung zu suchen, fand sie
aber freilich nicht: entweder konnte ich den normalen geschlechtlichen Akt
überhaupt nicht vollziehen oder es geschah ohne besondere Lust, wobei bald
darauf die A n g s t   v o r   d e r   A n s t e c k u n g eintrat. Zwar hatte ich oft
Gelegenheit, ein „Liebesverhältnis" mit einem Weibe anzuknüpfen, ich tat es
aber nicht und warf mir innerlich meine lächerliche Schüchternheit und mein
zu empfindliches Gewissen vor. Wenn beides auch wahr ist, so habe ich doch
·bei dieser Tatsache den Hauptgrund außer acht gelassen, den nämlich, daß
ich hauptsächlich homosexuell veranlagt bin und daß ich mich vom anderen
Geschlecht physisch fast gar nicht angezogen fühlte.

Fast glaubte ich mich für das geschlechtliche Leben überhaupt nicht
mehr tauglich, als ich eines Tages bemerkte, daß der Anblick eines Membrum
virile mein ganzes Blut in Aufwallung brachte. Ich erinnerte mich nun, daß
dies auch früher zuweilen der Fall war, wenn auch in weniger auffallender
Weise. Ich mußte also im Stillen anerkennen, daß ich doch nicht „wie alle"
bin. Diese Tatsache, die ich früher ahnte und von der ich mich immer fester
überzeugte, versetzte mich in Verzweiflung. Da geschah es, daß ein einfaches
Mädchen sich in mich stark verliebte, und ich ging darauf ein, mit ihm ein
Verhältnis anzuknüpfen. Während dieser Periode, die mehrere Monate
dauerte, habe ich mir meine fortdauernde Zuneigung zu Männern vorgeworfen,
sie ganz zu unterdrücken war jedoch unmöglich. Das Verhältnis mit dem
Mädchen dauerte noch fort, als ich einmal in einer Bedürfnisanstalt einen
ä l t e r e n   H e r r n bemerkte, der mir sehr auffiel: er ʼsah mich prüfend
an, er neigte sich behutsam, um membrum meum videre, er näherte sich mir
allmählich, bewegte seine leicht zitternde Hand und . . membrum meum
tetigit. Ich war so betroffen und erschrocken, daß ich bald darauf davonlief
und mich dann einige Zeit hütete, an derselben Stelle vorüberzugehen. Um
so stärker war nachher der Drang, diesen seltsamen Mann wieder zu finden;
dies war auch gar nicht schwer. In dem sinn- und erfolglosen Kampfe gegen

einen Trieb, der mir mindestens zu einem großen Teil angeboren ist, habe ich meine besten Kräfte verloren, trotzdem ich schon seit lange eingesehen habe, daß dieser Trieb an und für sich weder krankhaft, noch sündhaft ist." (*Bloch*, 1. c. S. 545.)

Spricht dieser Fall nicht für die Stärke des ersten Eindruckes und für die Wichtigkeit der bisexuellen Grundlage der Homosexualität? Der Mann wird von einem älteren Manne verführt und er legt es offenbar immer wieder darauf an, von einem älteren Manne verführt zu werden, der immer die Szene aufführt, die ihm unvergeßlich ist. Obwohl er sich heterosexuell betätigen kann, bleibt dieser Trieb wie eine Zwangsvorstellung bestehen und jagt ihn immer wieder älteren Männern in die Arme und immer wieder zu der Form der Befriedigung. welche die erste in seinem Leben war. Heterosexuelle Regungen werden unterdrückt. Er gesteht es ja selbst, daß er dafür sorgte, d a ß s o l c h e L i e b e s e r r e g u n g e n i m K e i m e e r s t i c k t w u r d e n. Das heißt, er bekämpfte systematisch alle heterosexuellen Regungen und begünstigte die homosexuellen. Dann kommt er zu der Erkenntnis, daß er nicht so ist wie alle   Er ist eben bisexuell und hat die Gabe, sich bisexuell zu betätigen. Eine genaue Analyse hätte noch manche interessante Details erklären können. Wir wollten nur zeigen, wie dieser Mann immer wieder seinen Lehrer (Vater?) sucht, und wie viel neurotisches Gehaben hinter diesem Triebe steckt.

Sehr merkwürdig ist auch die nächste Beobachtung von *Krafft-Ebing*.

Fall Nr. 50. Ein 34jähriger Kaufmann, von neuropathischer Mutter stammend, wird mit 9 Jahren von einem Schulkameraden zur Onanie verführt. Auch ein homosexuelles Verhältnis mit seinem Bruder. Fellatio. Urolagnie. Mit 14 Jahren die erste Liebe zu einem Mitschüler.

I m 1 7. J a h r e t r i t t e i n e g r o ß e W a n d l u n g i n s e i n e m I d e a l e i n. E r l i e b t n i c h t m e h r j u n g e, s c h ö n e B u r s c h e n, s o n d e r n n u r d e k r e p i d e G r e i s e.

T. f ü h r t d a s d a r a u f z u r ü c k, d a ß e r e i n m a l n a c h t s i m N e b e n z i m m e r d e n d a m a l s s c h o n b e t a g t e n V a t e r w o l l ü s t i g s t ö h n e n h ö r t e, s i c h d a b e i s i n n l i c h e n o r m e r r e g t e, w e i l e r s i c h d e n V a t e r k o i t i e r e n d d a c h t e.

Seither spielen homosexuelle Akte ausübende Greise in seinen Traumpollutionen und beim Masturbieren eine hervorragende Rolle. Aber auch untertags erregte ihn der Anblick eines Greises, ganz besonders wenn dieser recht dekrepid und salopp war, so mächtig, daß es zuweilen zur Ejakulation kam. Versuche im Lupanar mit Weibern mißlangen vollkommen, auch Männer und Jünglinge reizten ihn nicht.

Vom 22. Jahre ab innige, nur platonische Liebe zu einem Greise, den er täglich auf seinen Spaziergängen begleitete. Während dieser Spaziergänge kam es bei T. zur Ejakulation. Um sich von dieser Sklaverei zu befreien, nahm er sich nach einigen mißglückten Versuchen im Lupanar e i n e n

dekrepiden Greis mit, der vor ihm koitieren mußte.
Dieser Anblick reizte ihn so, daß er potent wurde.
Später wurde der Alte entbehrlich, und er konnte
allein koitieren. Die Freude dauerte nicht lange, er
wurde bald impotent.

Dieser Fall ist in jeder Hinsicht interessant und für unsere Untersuchungen von größter Wichtigkeit. Er beweist uns die große determinierende Kraft eines kindlichen Erlebnisses und ein Festhalten an einer Szene, die immer wieder gespielt wird. Die ganze Libido dieses Menschen ist bei dieser Szene verankert. Er spielt sie auch im Lupanar, wenn er sich einen dekrepiden Greis mietet, der vor ihm koitiert. Dieser Greis wird dann in seiner Phantasie zum Vater, die Dirne wird die Mutter, und er ist das zuschauende Kind. Dieses Zuschauen bringt ihn so in Erregung, daß er mit dieser Hilfe bei der Dirne potent ist. Aber nur so lange, als die reizende Kraft dieser Szene aushält. Dann sinkt er in seine frühere Impotenz zurück und sucht immer wieder   seinen Vater. Es ist ja ganz klar — und nur Blinde können es nicht sehen, daß T. den Vater sucht. Sein Wunsch war es offenbar, daß der Vater auch mit ihm etwas Sexuelles beginnen sollte. Es ist möglich, daß er sich mit der Mutter identifiziert. Doch dafür haben wir keinen Anhaltspunkt. Es ist dies deshalb wichtig, weil *Sadger* und der engere Kreis um *Freud* die Rolle der Mutter bei der Entstehung der „echten Homosexualität" betonen, und die Bedeutung des Vaters arg vernachlässigt wird. Dieser Fall zeigt uns einen „Japhet, der seinen Vater sucht". Die Spaziergänge mit dem ehrwürdigen Greise sind Neuauflagen der Spaziergänge mit dem Vater.

Die heterosexuellen Erlebnisse der Jugend kennt dieser Kranke nicht, da sie ja wahrscheinlich verdrängt wurden. In anderen Fällen von *Krafft-Ebing* wird aber die heterosexuelle Periode deutlich hervorgehoben. Ich verweise auf die Beobachtung 144. Ich bringe nur den Anfang dieser Krankengeschichte:

Fall Nr. 51. „Ich bin gegenwärtig 31 Jahre alt, schlank, jedoch ziemlich kräftig entwickelt, der mannmännlichen Liebe ergeben, daher unverheiratet. Meine Verwandten waren alle gesund, geistig normal, mütterlicherseits kamen zwei Selbstmorde vor. Der sexuelle Trieb erwachte in mir im 7. Lebensjahre, besonders beim Anblick eines nackten Bauches. Ich befriedigte den Trieb, indem ich mein Sputum auf meinen Bauch herabfließen ließ. In meinem 8. Lebensjahre hatten wir eine kleine Magd von 13 Jahren. Es bereitete mir großen Genuß, meine Genitalien mit den ihren in Berührung zu bringen, doch konnte meinerseits noch kein Koitus zustande kommen. Im 9. Lebensjahr kam ich zu fremden Leuten und bezog das Gymnasium. Ein Mitschüler zeigte mir seine Genitalien, wobei ich nur Ekel empfand. Doch befand sich in der Familie, wohin mich meine Eltern gegeben hatten, ein bildhübsches Mädchen, das mich — ich war etwas über 9 Jahre alt — zum Beischlaf verführte. Derselbe bereitete mir große Wollust. Mein Penis wurde, obzwar noch klein, steif, und ich vollzog den Beischlaf fast täglich. Dies dauerte einige Monate hindurch. Nun brachten mich meine Eltern an ein anderes Gymnasium; ich entbehrte das Mädchen sehr und begann in meinem 10. Lebensjahre zu onanieren. Indessen erfüllte mich die Onanie stets mit Abscheu, ich betrieb sie nur mäßig, empfand jedesmal tiefe Reue, obwohl ich keine nachteiligen Folgen verspürte."

Dieser Mann empfindet sogar Ekel vor den Genitalien seines Freundes und Libido beim weiblichen Geschlechte. Er ist auf dem besten Wege, ein Heterosexueller zu werden. Im 14. Lebensjahr macht er die Liebe zu einem Mitschüler mit, die keinem Menschen um diese Zeit fehlt, dem „Normalen" ebensowenig wie dem Homosexuellen. Nach der Matura verkehrt er mit Dirnen mit großem Genusse, aber schon mit Benützung homosexueller Triebkräfte. Soldaten müssen vor ihm koitieren und der Gedanke, eine Vagina zu besitzen, die ein anderer Penis vorher berührt hat, erregt ihn. „Indessen Frauen kann ich niemals ohne Ekel küssen; auch m e i n e A n g e h ö r i g e n k ü s s e i c h b l o ß a u f d i e W a n g e"   Hinc illae lacrimae! Er sichert sich gegen die sexuellen Erregungen, die von seiner Familie kommen. Seine Homosexualität hängt irgendwie mit seiner Familie zusammen. Die sonderbare Aktion eines Knaben, sich auf den Bauch zu spucken und sich vorzustellen, der Speichel wäre Sperma, müßte sich analytisch durch ein traumatisches Erlebnis der ersten Lebensjahre erklären lassen. Aber deutlich ist die heterosexuelle Einstellung, die allmählich unter gewissen Einflüssen und Hemmungen in die bisexuelle und homosexuelle übergeht.

Ob die tardive Homosexualität jedesmal durch bestimmte traumatische Erlebnisse zum Vorschein kommt, das konnte ich nicht eruieren, weil ich nicht in der Lage war, einen solchen Fall eingehend zu analysieren. Die nächste Beobachtung scheint mir dafür zu sprechen, daß Erlebnisse von großem Affektwert die latente Homosexualität manifest machen können:

Fall Nr. 52. Ein 46jähriger Offizier konsultiert mich wegen vollkommener Impotenz bei Frauen. Die Impotenz dauere schon seit 4 Jahren. Er habe jetzt eine ihm sehr sympathische Dame kennen gelernt, die sich in glänzenden materiellen Verhältnissen befinde. Er könnte jetzt ein Glück machen, wenn er ein ganzer Mann wäre. Auf die Frage nach den Morgenerektionen errötet er. Es liege nicht an den Erektionen, die ihm bei anderen Gelegenheiten immer zur Verfügung stünden. Er sei nur bei Frauen impotent. Schließlich gibt er zu, daß er seit dem 38. Jahre homosexuellen Verkehr pflege. Seit dieser Zeit habe das Interesse für Frauen nachgelassen und er sei impotent geworden. Seine Anamnese ergibt einige wichtige Anhaltspunkte. Er erinnert sich nicht an homosexuelle Akte und Regungen in der Kindheit und vor der Pubertät. Er war früh reif und onanierte schon in der Volksschule und interessierte

sich nur für Mädchen. Mit 17 Jahren erster Koitus in einem Lupanar. Seit
damals großes Bedürfnis nach Frauen, aber keine Spur eines homosexuellen
Verlangens. Er hätte dann eine große Aufregung durchgemacht und wäre
lange deprimiert gewesen. Das wäre knapp vor dem ersten homosexuellen Akt
gewesen.

„Können Sie mir mitteilen, welcher Art diese Aufregung gewesen ist?
„Es ist mir peinlich, davon zu sprechen."
„Sie verlangen doch Hilfe in einer schwierigen Situation. Wie soll ich
diese Situation beurteilen können, wenn Sie mir nicht dazu das notwendige
Material liefern?"
„Sie haben ja recht. Aber es gibt Dinge, über die man kaum reden
kann. Es betrifft nämlich meine Mutter. Doch ich kann mir ja nicht anders
helfen. Ich will ihnen alles erzählen. Ich habe meine Mutter immer verehrt
und hochgehalten. Ich war 38 Jahre alt, als ich telegraphisch an ihr Krankenlager gerufen wurde. Sie starb bald nach meiner Ankunft. Ich hatte als
einziger Sohn die Pflicht, ihren Nachlaß zu ordnen. Ich blätterte in alten
Briefen und fand in einer Lade einen Stoß von Liebesbriefen. Ich wollte sie
erst nicht lesen. Dann übermannte mich die Neugierde. Ich dachte: Jedermann liebt einmal in der Ehe einen anderen, weshalb soll es meiner Mutter
nicht gestattet sein, da mein Vater schon starb, als sie noch sehr jung war!
Hätte ich das nicht getan! Ich fand nicht einen, ich fand Hunderte von Briefen
und . von vielen verschiedenen Männern. Die Briefe waren so häßlich, so
erniedrigend, so zynisch, so empörend, daß ich mir entehrt und vernichtet
vorkam. Ich hatte damals das Heiligste verloren. Vorher wünschte ich mir
immer, eine Frau zu finden wie die Mutter und bei jedem Ideale schwebte mir
die Mutter vor. Nun fand ich, daß sie käuflich und für alle gemeinen
Handlungen zu haben war. Der Ton, den sich ihre Liebhaber anmaßten, war
so empörend, daß ich mir das Schlimmste denken konnte. Seit damals habe ich
einen Zorn gegen alle Frauen gehabt. Bald darauf erlag ich dem Werben
eines homosexuellen Freundes. Glauben Sie, daß meine Impotenz mit diesem
Erlebnis in Zusammenhang steht? Ich habe schon oft daran gedacht. Mir
fällt immer die Lade ein, die ich bei der Mutter gefunden habe, wenn ich zu
einer Frau gehe. Kann man nach so einem Erlebnis heiraten?"

— —

Also eine tardive Homosexualität, welche durch ein Erlebnis von
größter Tragik eingeleitet wurde. Natürlich war der Mann immer latent
homosexuell. Aber erst das Erlebnis machte es ihm möglich, ein
manifest Homosexueller zu werden. Ich kann leider nicht mitteilen, ob
er die Frau geheiratet und wieder heterosexuell potent geworden ist,
weil ich ihn nie wiedergesehen habe.

Den Lesern wird es aufgefallen sein, daß ich in diesem Kapitel
so viele Beobachtungen anderer Ärzte zitiere. Ich verbinde damit einen
doppelten Zweck. Erstens will ich an fremdem Materiale zeigen, daß es
eine Psychogenese der Homosexualität gibt; zweitens wehre ich mich
gegen die leider sehr verbreitete und in einigen Kritiken geäußerte
Auffassung, daß meine Krankengeschichten dem „genius loci" ent-
sprächen. Als ob der Wiener sich in sexueller Hinsicht von dem Nord-

deutschen oder Engländer unterscheiden würde! Mein Material stammt aus der ganzen Welt. **Ich habe bisher zwischen zwei Nationen in sexueller Hinsicht noch keinen anderen Unterschied gefunden, als daß sich die eine besser verstellen kann als die andere.**

Ich lasse jetzt zum Schlusse dieser Reihe, welche uns von der Wirkung der psychischen Traumen auf die Sexualität berichtet, noch eine Beobachtung von Pfarrer *Pfister*[1]) folgen.

Fall Nr. 53. „Eine 28jährige, moralisch hochstehende Institutsvorsteherin leidet an heftigem Lebensüberdruß, da sie ihre **homosexuelle Not** nicht länger glaubt tragen zu können. Traf sie unterwegs ein junges Mädchen, so wurde sie von heißer Begierde, es zu küssen, erfaßt. Wochenlang sah sie die Unbekannte, die vielleicht durchaus nicht besonders anmutig war, beständig vor sich und konnte nicht mehr schlafen aus Schmerz darüber, daß sie ihre Kußwut nicht, wie an einigen früheren Freundinnen, stillen kann. Besonderen Schmerz verursacht ihr die Befürchtung, ein ihr anvertrautes 14jähriges Mädchen durch ihre sinnliche Zärtlichkeit zu homosexueller Gegenliebe verführt zu haben, obwohl es nie zu unanständigen Handlungen kam. Die Kleine zittert vor Erregung, wenn sie umarmt wird, und weint vor Liebesgram, wenn sie die Geliebte nicht oft genug sieht.

Unsere Homosexuelle hatte einen körperlich schönen, aber unbedeutenden, ängstlichen Vater, der die Zügel des Geschäftes und der Erziehung ganz seiner energischen und intelligenten Frau überließ. Das Töchterchen bewunderte die Mutter und beurteilte schon früh den Vater geringschätzig. Als kleines Mädchen war sie normal. Sie spielte gleich gern mit Knaben und Mädchen. Mit beiden begegneten ihr ungebührliche Dinge: Mädchen ließen sich bei dem gefährlichen Doktorspiel unerlaubte Berührungen zuschulden kommen, doch auch ein kleiner kränklicher Knabe, dem das Kind mit 7—9 Jahren Gesellschaft leisten mußte, gestattete sich ähnliche Delikte. Mit etwa acht Jahren verliebte sie sich in einen erwachsenen Vetter, der sie oft in die Luft warf, wobei sie einen „eigentümlichen Eindruck" empfand. **Als Zehn- oder Elfjährige wurde sie von einer 40jährigen Haushälterin wiederholt mißbraucht.** Entschiedene Homosexualität brach hervor, als das Mädchen 13 Jahre alt war. Damals verkehrte sie viel mit einer Lehrerin, die in manchem der Mutter glich, sie aber an Bildung übertraf. Die leidenschaftliche Person, die ausgesprochen homosexuell gerichtet war, überhäufte zwei Jahre lang das Mädchen mit stürmischer Zärtlichkeit. Damals entwickelte sich in der Kleinen eine wahre Kußwut, während die von der sexuellen Haushälterin geweckten Begierden zurücktraten. Einige kleine Liebschaften mit Knaben führten auch zu Küssen, doch fehlte dabei die Leidenschaft. Jene Verhältnisse wurden mehr der Mode und Eitelkeit zuliebe angenommen.

In der Pension wurde die einseitige erotische Richtung in glühenden Freundschaften weiter ausgebildet. Mit 19 Jahren unternahm sie zwei heterosexuelle erotische Versuche, die aber mißlangen. Der erste betrifft einen blutjungen Künstler von weiblichem Aussehen. Die Liebe war sehr innig, das

---

[1]) l. c. S. 169.

junge Mädchen schwelgte in idealen Gesprächen und tauschte gern Küsse mit
dem Jüngling aus. Nach seiner Abreise kam es zu einer heimweherfüllten
Korrespondenz, Versprechungen wurden nicht gegeben.

Fünf bis sechs Wochen nach der Trennung vom geliebten Freund verlobte sie sich aus Verzweiflung mit einem wackeren Naturburschen, da sie sich
zu Hause mit einer Verwandten schlecht vertrug und den Plan einer höheren
Ausbildung begraben mußte. Sie glaubte auch Liebe für den Bräutigam auf-
zutreiben, allein gleich nach der öffentlichen Ankündigung ihrer Verlobung
kam die Angst, etwas Unmögliches unternommen zu haben, über sie. Der
schwerfällige, scheue Mensch gleicht offenbar dem Vater. Sieben Monate lang
heuchelte sie Liebe, brach jeden Morgen Galle und sehnte sich nach dem Tode.
Zuletzt löste sie ihr Verhältnis auf und konzentrierte ihre Gefühle ganz auf
Angehörige ihres Geschlechtes. Sie behielt dabei weibliches Feingefühl und
macht den Eindruck eines echt mädchenhaften Wesens.

Solange sie homosexuell befriedigt war, kümmerte sie sich um Beruf,
Natur, Kunst und Religion wenig; sobald ihre Neigung Hemmungen erlitt,
traten die idealen Interessen stark hervor. Sie selbst verglich diese Schwankungen mit denen einer Wage.

Wenn sie heiß liebte, war sie von sexuellen Erregungen frei. V o m   u n -
g e l i e b t e n   V e r l o b t e n   d a g e g e n   w u r d e   s i e   e i n i g e   M a l e
s e x u e l l   i r r i t i e r t, als er in durchaus dezenter Weise mit ihr koste."

— — — — — — — — — — — — — — —

Pfister teilte nun mit, daß die Dame die Analyse vorschnell abbrach, da
der Heilerfolg zu rasch eintrat. Doch er bringt sehr viel interessantes
Material, unter anderem ihren ersten Traum, der ja immer das Geheimnis der
ganzen Neurose enthält.

Dieser erste Traum lautet:

Eine Katze biß mich vorn am linken Zeigefinger und ließ mich
lange nicht los. Dann schwoll der Finger an und sprang bis zum Knochen
auf. Die Sehne war zerrissen, viel Wasser floß heraus. Dann hieß es,
ich bekomme einen steifen Finger. Ich dachte: „Wie schade, jetzt kann
ich nicht mehr Klavier spielen!" Ich erwachte und fand meinen Finger
so fest eingeschlafen, daß ich ihn nicht bewegen konnte."

„Dem Schlaf ging ein verzweifeltes Gebet voraus, das vorübergehende
Ruhe brachte. Vor der Analyse war das Mädchen äußerst unruhig und sehnte
sich nach der Geliebten, sagte sich aber, daß sie dann nur neues Unglück
über jene brächte."

Die Analyse dieses Traumes, die *Pfister* leider nicht vollkommen gelungen ist, zeigt uns, daß ihr gesamtes Gefühlsleben unter der Gewalt des
infantilen Erlebnisses mit der Haushälterin steht. Die ersten Einfälle dieser
Träumerin, die sie zu dem Traume in freien Assoziationen vorbringt, beziehen
sich auf die Haushälterin, die sich hinter der Figur der Katze verbirgt.

Ich habe einmal in einem größeren Aufsatz „Die Darstellung der Neurose im Traume"[1]) besprochen. In diesem Traume wird das Leiden durch
einen   s t e i f e n   F i n g e r   symbolisiert. „K l a v i e r   s p i e l e n" ist
wieder ein Symbol für den Geschlechtsverkehr und Onanie. Wahrscheinlich

---

[1]) Zentralblatt für Psychoanalyse, III. Bd., S. 26.

hat das Symbol hier die affektative Färbung von der Onanie bekommen. Aber die heterosexuelle Bedeutung ist gleichfalls durchsichtig (Klavier spielen = koitieren). Übersetzen wir den Traum, so heißt er:

Die Haushälterin, diese falsche Katze, welche vor den Eltern die anhängliche Person spielte, machte mich krank durch ihre lang fortgesetzten Zärtlichkeiten. ("Eine Katze biß mich vorn am linken Zeigefinger und ließ mich lange nicht mehr los.") Das Übel wurde dann immer ärger, in mir riß etwas Wertvolles (die Fähigkeit, einen Mann zu lieben!) und die Form der homosexuellen Liebe setzte sich für immer fest (Versteifung!). Nun bin ich für die Liebe zu einem Manne untauglich, ich kann keine Mutter werden und keine Familie gründen, was mich schon viele Tränen gekostet hat. (Das viele Wasser!)

Nun könnte man vielleicht an dieser Deutung zweifeln und sie als willkürlich und gesucht bezeichnen. Die Patientin erinnert sich aber an weitere Details des Traumes, die sie alle mitteilt. Derartige Nachträge sind außerordentlich wichtig, weil sie das am meisten zensurierte, verdrängte Material enthalten. Sie erinnert sich, daß das Kätzchen sie zuerst in den Fuß beißen wollte (was ja wegen der Nähe des Genitales von Bedeutung ist). Ferner erzählt sie die Fortsetzung des Traumes:

Das Wasser lief die Treppe hinunter. Ich lief mit meiner Wunde zu einer befreundeten Ärztin. Diese kam mir plötzlich in der Nähe eines Karussels entgegen. Da sagte die Schwester der Verunglückten: „Die kann dir gleich den Finger in Ordnung bringen." Allein die Ärztin entgegnete: „Es tut mir leid, ich operiere nicht." Sie schickte die Kranke zu einem Arzte.

Die Auflösung ist nicht schwer. Der Jammer ist groß. Die Tränen überschwemmen ihr die ganze Seele. (Das Haus als Symbol der Seele!) Sie suchte erst eine Ärztin ihrer Leiden. Ein Weib soll sie heilen. Das Leben ist ein Ringelspiel (Karussel), alles dreht sich, sie kann ja noch glücklich werden. Aber die Ärztin gibt ihr die richtige Antwort. Du brauchst einen Arzt! N u r e i n M a n n k a n n d i c h h e i l e n! Ich operiere nicht. Ich kann das Weib in dir nicht erwecken (dich nicht deflorieren?).

Ein weiterer Nachtrag besagt, daß der Finger ein Magazin wie ein Repetiergewehr bekam. Die Deutung von *Pfister*, daß es sich um ein phallisches Symbol handelt und daß die Kranke die Phantasie hat, sie wäre ein Mann mit einem Phallus, mag ja richtig sein. Eine jede Homosexuelle wird den Wunsch haben, ihre psychische Homosexualität in eine physische zu verwandeln. Viel wichtiger scheint mir aber eine andere Bedeutung des Repetierens zu sein. Dies Trauma hatte die Folge, daß sich viele andere homosexuelle Traumen anschlossen. D a s E r l e b n i s v e r l a n g t e n a c h W i e d e r h o l u n g.

Ich übergehe die weiteren Bedeutungen (Überdeterminationen) des Traumes, die *Pfister* mit großem Scharfsinn hervorgehoben hat. Mir handelte es sich darum, die determinierende Kraft eines Erlebnisses nachzuweisen. Freilich stecken hinter dem Erlebnis noch andere Kräfte und es wäre noch nachzuweisen, warum dies Erlebnis so auf sie wirken mußte, die bestimmte Konstellation der Familie wäre in Rechnung zu stellen usw. Allein der Traum weist mit so sicherer Hand auf die Ursache der seelischen Verletzung hin.

daß wir uns aus dem einen Profil ihres Leidens das ganze Bild konstruieren können.

Noch in anderer Hinsicht ist der Fall beweisend. Die Kranke brach die Analyse bei *Pfister* rasch ab, weil sie sich geheilt fühlte. Wir kennen diese Scheinheilungen, welche dazu dienen, die Gefahr der Psychanalyse abzuwenden. Diese Kranke will nicht erkennen, daß sie auch heterosexuell fühlt, ja daß ihr ganzes Sehnen nach der Erfüllung der Mutterschaft geht. Der Traum sagt ja: Ich will ein Weib sein wie alle anderen Weiber, ich will Kinder gebären. Rettet mich vor der Gefahr der Homosexualität. — Aber ihr Bewußtsein will diese Einstellungen nicht sehen. Sie stürzt sich mit Leidenschaft in die heterosexuelle Richtung. *Pfister* glaubt, daß sie sich mit dem Vater identifiziert. Dann hieße die Szene, in der sie ein Mädchen küßt: Ich lasse mich vom Vater (der ein schöner stattlicher Mann war) küssen. Aber auch die Mutter pflegte sie gerne leidenschaftlich zu küssen. So scheinen die verschiedensten Kräfte tätig zu sein, um bei ihr die Fixierung (Versteifung) der Einstellung herbeizuführen.

In der Tat! Die Homosexualität gleicht einer Ankylose. Die freie Beweglichkeit der Sexualität erscheint vollkommen verhindert, eine einzige Stellung ist fixiert und jede Bewegung ist nur im Rahmen dieser Fixierung möglich.

Hat die Analyse die Macht, solche psychische Ankylosen aufzuheben und die gebundenen Kräfte frei zu machen? Kann sie in diesem Falle die Angst vor dem Manne beheben, das Bangen vor den Aufgaben der Weiblichkeit, denen sich die Kranke nicht gewachsen fühlt? Wie weit reichen die Möglichkeiten der seelischen Orthopädie bei den Homosexuellen? Ich muß meine Leser bitten, mir geduldig durch die komplizierten Untersuchungen zu folgen, ehe wir zur Beantwortung dieser Fragen schreiten.

Die Homosexualität.

VII.

Das Verhältnis der Homosexuellen zum anderen Geschlechte. — Angst, Ekel, Haß und Wut. — Homosexualität und Epilepsie. — Die Forschungen Sadgers.

> Jedermann trägt ein Bild des Weibes
> von der Mutter her in sich: davon wird er
> bestimmt, die Weiber überhaupt zu ver-
> ehren oder sie geringzuschätzen oder gegen
> sie im allgemeinen gleichgültig zu sein.
>
> *Nietzsche.*

Ich habe bei den bisherigen Untersuchungen über Homosexualität immer wieder nachweisen können, daß die heterosexuelle Richtung beim Homosexuellen nur gehemmt ist, daß es aber unrichtig ist, zu behaupten, sie wäre gar nicht vorhanden. Ich habe nachgewiesen, daß es dem modernen Kulturmenschen unmöglich ist, seine Bisexualität zu ertragen und daß er entweder seine Hetero- oder seine Homosexualität unterdrücken muß. Wir mußten uns auch überzeugen, daß die organische Bisexualität mit der psychischen Bisexualität nichts zu tun hat. *Hirschfeld* betont es ausdrücklich, daß er die Homosexualität bei sehr virilen Männern und sehr weiblichen Frauen konstatieren konnte. Das ergibt, wie *Bloch* richtig bemerkt, ein Rätsel, das er das Rätsel der Homosexualität nennt. Die organische Theorie der Homosexualität hat Schiffbruch gelitten. Man sollte nun glauben, daß sich die Forscher zu der psychologischen gewendet hätten. Nein! Die psychischen Kräfte werden unterschätzt, und die heterosexuelle Periode der Homosexuellen wird nicht in Rechnung gezogen. Wenn *Hirschfeld* schon betont, es wäre ein Verdienst der Psychanalyse, daß sie bei jedem Homosexuellen die heterosexuelle Richtung nachgewiesen habe, warum zieht er aus dieser von ihm anerkannten Tatsache keine Konsequenzen? Er kommt zu folgenden Schlüssen:

I. Die echte Homosexualität ist ·s t e t s· ein angeborener Zustand.

II. Dieser angeborene Zustand besteht in einer spezifischen homosexuellen Konstitution des Gehirns.

III. Diese spezifische Gehirnkonstitution ist durch ein besonderes
M i s c h u n g s v e r h ä l t n i s der männlichen und weiblichen Erb-
substanz gekennzeichnet.

IV. Dieses mannweibliche Mischungsverhältnis ist häufig vergesellschaftet mit stärkerer L a b i l i t ä t des Nervensystems.

V. Zwischen der spezifischen und nervösen Konstitution des
Zentralorgans besteht ein k a u s a l e r Zusammenhang.

VI. Alle äußeren Ursachen sind n u r w i r k s a m beim Vorhandensein der inneren homosexuellen Konstitution.

VII. Die äußeren Ursachen — Anlässe — sind so allgemeine Erscheinungen, daß in 99% der Fälle die angeborene homosexuelle Konstitution früher oder später erwacht und klar in das Bewußtsein tritt.

VIII. Die Homosexualität ist weder Krankheit noch Entartung,
noch Laster oder Verbrechen, sondern stellt ein S t ü c k d e r
N a t u r o r d n u n g dar, eine s e x u e l l e V a r i a n t e, wie zahlreiche
analoge Sexualmodifikationen im Tier- und Pflanzenreich. (*Hirschfeld*,
l. c. S. 394.)

Unser Material hat uns diese Erkenntnisse nicht bestätigen
können. Wie darf *Hirschfeld* von einem angeborenen Zustand der
Homosexualität sprechen, wenn er an einer anderen Stelle des Werkes
das regelmäßige Vorhandensein des heterosexuellen Triebes zugestehen
muß? Wie behaupten, d a ß d e r u r n i s c h e M e n s c h a l s
G a n z e s a u s d e r T i e f e d e r I n d i v i d u a l i t ä t e m p o r-
s t e i g t, wenn jede genaue Untersuchung das Gegenteil beweist?

Man merke doch den Gegensatz in den Ausführungen:

„Man wendet auch hier ein, daß alle diese Abweichungen vom
Sexualtypus in der Kinder- und Reifezeit noch keinen sicheren Schluß
auf Homosexualität zulassen, daß diese Lebensperiode ohnehin in geschlechtlicher Hinsicht indifferenziert ist, daß sicherlich oft Knaben
und Mädchen, Jünglinge und Jungfrauen vorkommen, die trotz starker
Androgynie und sexueller Inkongruenzen später völlig heterosexuell
werden. Namentlich dürften die der Homosexualität verwandten Übergangsformen in der Kindheit oft ähnliche V o r s t a d i e n wie die
Homosexualität aufweisen; s o z e i g e n a u c h d e r T r a n s v e s t i t
u n d d i e T r a n s v e s t i t i n o f t s c h o n i n f r ü h e r J u g e n d
i h r e m G e s c h l e c h t n i c h t e n t s p r e c h e n d e Z ü g e, und
sicherlich werden auch manche Passivisten, Succubisten, Masochisten
schon als Knaben nicht sehr männlich, weibliche Aktivisten, Inkubisten,
Sadisten in ihrer Mädchenzeit nicht sehr weiblich gewesen sein, wiewohl
sie nachher das andere Geschlecht lieben, also heterosexuell geartet sind.
In solchen Fällen pflegt dann aber das Verhalten zu den beiden Geschlechtern anders zu sein als beim urnischen Kinde.

Eins kann jedenfalls als sicher gelten. Ist ein Kind urnisch, so
entwickelt sich aus ihm ein homosexueller Mensch, und zwar mit derselben unabänderlichen Notwendigkeit, mit der sich aus dem „Normal-
kinde" ein heterosexueller Mensch entwickelt. S o s t e i g t d i e

urnische Persönlichkeit als ein Ganzes elementar
aus der Tiefe der Individualität empor." (*Hirschfeld*,
l. c. S. 121.)

Natürlich, *Hirschfeld* hat ein sicheres Mittel, jene Fälle, deren
Anamnese die Heterosexualität konstatiert, auszuschalten. Er bezeichnet sie als „Pseudohomosexualität" und streicht sie aus der Liste
der echten urnischen Persönlichkeiten. *Bloch* aber nennt diese heterosexuelle Richtung der typischen Homosexuellen eine Art von „Pseudo-
heterosexualität".[1]) Auf diese Weise ist eine Beweisführung nicht möglich. *Bloch* verlangt ja von einer richtigen Theorie der Homosexualität,
daß sie uns a l l e Fälle erklären könne. Dies kann aber die *Hirschfeld-*
Theorie vom dritten Geschlechte nicht. Sie läßt sich weder organisch
noch psychologisch begründen und beweisen.

Auch die Forschungen und Ergebnisse von *Steinach*, die von den
Hirschfeldianern als unumstößlicher Beweis einer organischen Anlage
ausgenützt werden, beweisen nur die von mir immer behauptete bisexuelle organische Anlage des Menschen. *Steinach* hat bis heute noch
keine monosexuellen Lebewesen gefunden.

Wie kommt es aber, daß der Homosexuelle sich so völlig vom
geschlechtlichen Partner abgewendet hat? *A. Adler* hat für alle diese
Fälle die Hypothese der „Angst vor dem geschlechtlichen Partner"
Diese Beobachtung stimmt für eine Anzahl von Homosexuellen sicher,
aber nicht für alle. So einfach arbeitet die Natur nicht, und e i n
Schlüssel a l l e i n löst das Rätsel der Homosexualität nicht auf.

Wir können nach den bisherigen Resultaten unserer Untersuchungen sagen: Dem Homosexuellen ist der Weg zum anderen Geschlechte versperrt, und zwar durch psychische Kräfte. Angst, Ekel
und Haß hemmen die Kraft der heterosexuellen Triebe. Damit sind
noch nicht alle Hemmungen erschöpft, und wir werden noch weitere
kennen lernen. Wir müssen uns aber mit der Psychogenese dieser
Hemmungen eingehend und ausführlich beschäftigen.

Kann die Angst vor dem geschlechtlichen Partner das Individuum
in die Homosexualität jagen? Diese Frage müssen wir bejahen und
wir können diese Angst aus einer Reihe von Fällen belegen.

---

[1]) „Übrigens kommt bei Homosexuellen, wo die gleichgeschlechtliche Empfindung
erst nach der Pubertät in bestimmter Weise sich geltend macht, auch eine ganz analoge
Neigung zum anderen Geschlecht vor und während der Pubertät vor. So erzählte mir
ein 23jähriger typischer Homosexueller, der jetzt horror feminae hat, daß er mit
16 oder 17 Jahren für Mädchen stark geschwärmt habe und ihnen nachgelaufen sei,
übrigens ohne geschlechtliche Begierden. Diese vorübergehende unklare Schwärmerei
Homosexueller für das andere Geschlecht ist eine Art von „Pseudo-Heterosexualität".
(*Bloch*, l. c. S. 597.)

Betrachten wir zuerst den Fall von *Krafft-Ebing* (Beobachtung 159), weil er einfach und durchsichtig ist.

Fall Nr. 54. Frau X., 26 Jahre, 7 Jahre verheiratet, gesteht, daß sie
von jeher mehr zu Personen des eigenen Geschlechtes neige, ihren Mann
zwar achte und gern habe, jedoch vom ehelichen Verkehr mit ihm angewidert
sei. Sie habe es dahin gebracht, daß er seit der Geburt des jüngsten Kindes
ihr ehelich nicht mehr beiwohne. Schon im Pensionat habe sie sich in einer
Weise für andere junge Damen interessiert, die sie nur als Liebe bezeichnen
könne. E p i s o d i s c h h a b e s i e s i c h a b e r a u c h z u e i n z e l n e n
H e r r e n h i n g e z o g e n g e f ü h l t, u n d i n l e t z t e r Z e i t s e i
i h r e r T u g e n d e i n K u r m a c h e r g e r a d e z u g e f ä h r l i c h g e-
w o r d e n. S i e l e b t e o f t i n A n g s t, d a ß s i e s i c h m i t i h m
v e r g e s s e n k ö n n t e, u n d v e r m e i d e d e s h a l b, m i t i h m a l l e i n
z u s e i n. Das seien aber nur flüchtige Episoden gegenüber ihrer leidenschaftlichen Neigung · zu Personen des eigenen Geschlechtes. Küsse, Umarmungen solcher, intimer Verkehr mit ihnen sei ihre wahre Sehnsucht. Die
Nichtbefriedigung dieser Dränge martere sie und habe großen Anteil an ihrer
Nervosität. In einer bestimmten sexuellen Rolle fühlt sich Patientin nicht
gegenüber Personen des eigenen Geschlechtes, auch wüßte sie mit solchen
nichts anzufangen, als sie zu küssen, zu umarmen, mit ihnen zu kosen.
Patientin hält sich selbst für eine sinnliche Natur. Es ist wahrscheinlich,
daß sie masturbiert. Ihre sexuelle Perversion erscheint ihr „unnatürlich
krankhaft". Nichts im Benehmen und Äußeren dieser Dame deutet auf eine
solche Anomalie. Über ihre Kindheit weiß Patientin nichts von Belang zu
berichten. Sie lernte leicht, war dichterisch und ästhetisch begabt, galt als
ein bißchen überspannt, das Romanlesen und Sentimentale liebend, von neuropathischer Konstitution, äußerst empfindlich gegen Temperaturschwankungen.
Bemerkenswert ist noch, daß Patientin eines Tages, 10 Jahre alt, da sie
meinte, die Mutter liebe sie nicht, Zündhölzer im Kaffee einweichte und
d i e s e n t r a n k, u m r e c h t k r a n k z u w e r d e n u n d d a m i t d i e
L i e b e d e r M u t t e r a u f s i c h z u l e n k e n.

Hier sehen wir die Neigung zu einem heterosexuellen Verkehr,
der aber aus Angst nicht gepflegt wird. Diese Frau mit starker homosexueller Veranlagung, wie schon die Liebe zu ihrer Mutter zeigt,
heiratete einen Mann, bei dem sie frigide ist, fürchtet aber, mit einem
Manne, der ihr gefällt, allein zu sein, weil er ihr zu gefährlich ist.
Man sieht, wie die ausgesprochene Bisexualität sie dahin führt, sich
in einen Mann zu verlieben, in der Phantasie seine Geliebte zu werden,
daß sie aber fürchtet, die Phantasie in Realität umzuwandeln, daß sie
sich scheut, den heterosexuellen Weg aus „Angst vor der Sünde" zu
beschreiten. Sie nennt dann diese heterosexuellen Neigungen flüchtige
Episoden und gibt sich ihren homosexuellen Phantasien hin. Sie befindet sich auf der Flucht vor dem Manne. Sie fürchtet den Mann, den
sie liebt, weil eine starke Liebe eine Unterwerfung unter den Mann
bedeuten würde. Sie flieht den Mann, nicht weil er ihr nichts geben
kann, sondern weil sie ihn f ü r c h t e t. Aber wir müßten wissen, wie

diese Flucht vor dem Manne, die sich auch in der Dyspareunie äußert, zustande gekommen ist. Wie wenig sagen uns solche Krankengeschichten, wenn die psychologische Analyse fehlt! Ich habe bei der Besprechung der Dyspareunie[1]) ähnliche Fälle beschrieben und dabei zeigen können, wie sich diese Flucht vor dem Mann entwickelt.

Wir haben von *Freud* gehört, daß diese Angst eine verdrängte Libido sei wie der Ekel. Meine Forschungen haben uns gezeigt, daß jede Angst in erster Linie die Angst vor sich selbst ist.

Warum aber sollte der Homosexuelle sich vor sich fürchten, wenn er mit einem Weibe zusammenkommt? Er fürchtet das Übermaß seiner Sexualität, wenn sie sich mit kriminellen Impulsen verbündet.

Man kann es gar nicht ermessen, wie häufig hinter mancher Impotenz und hinter der Homosexualität die Angst vor der eigenen kriminellen Aggression steckt. *Krafft-Ebing* beschreibt einen typischen Bisexuellen, der ein einziges Mal bei einem Weibe Orgasmus empfand. Das war aber, als er sich ein Stuprum zuschulden kommen ließ. (Beobachtung 142, S. 273.) „Merkwürdigerweise hatte er dieses einzige Mal beim (erzwungenen) Akt ein Wollustgefühl. Gleich nach der Tat empfand er Ekel. Als er eine Stunde nach dem Stuprum mit demselben Weib und mit dessen Zustimmung koitierte, hatte er kein Wollustgefühl mehr." Das beweist uns, daß sich dieser Orgasmus an die Bedingung einer Vergewaltigung knüpfte. Die Angst ist die Angst vor der Gewalttat, der Ekel der Ekel vor sich selbst, beide bestimmt, den Menschen vor Handlungen zu bewahren, gegen die sich sein Ethos sträubt.

Ich kenne eine ganze Menge von Homosexuellen, die es mir gestanden haben, daß sie ein Weib nur koitieren könnten, wenn sie in großer Wut wären. Dann aber hätten sie Angst vor sich selbst, so gefährlich wären sie. Einer berichtete mir, er habe das Weib fast erdrosselt. Andere Homosexuelle fühlen nach einem Koitus eine unaussprechliche Wut. In diesen Fällen ist die heterosexuelle Betätigung an die Bedingung eines kriminellen Aktes assoziiert. Es bestehen unbewußte Phantasien, die Frauen zu stechen, sie zu erdrosseln, zu erschlagen. Diese Menschen sind starke Frauenhasser und der Haß ist immer tödlich.

Ich möchte nur eine einzige einschlägige Beobachtung mitteilen.

Fall Nr. 55. Herr H. K. ist ein bekannter Homosexueller, der besonders die einfachen Männer bevorzugt. Je kräftiger der Mann ist, desto größer ist sein Orgasmus. Er wählt mit Vorliebe Packknechte, Lastträger, Möbelpacker und andere muskelstarke Menschen. Den größten Orgasmus hatte er

---

[1]) Im III. Bande der Störungen des Trieb- und Affektlebens.

bei einem Mitglied eines Athletenklubs, der aber einen auffallend kleinen
Penis hatte. Vor Frauen hat er eine so heillose Angst, daß er mit keiner
Frau allein im Zimmer bleibt. Er erinnert sich nicht, jemals für eine Frau
Sinnlichkeit empfunden zu haben. Er versuchte einige Male zu Dirnen zu
gehen, lief aber sofort aus dem Zimmer, als er mit ihnen allein war. Kalter
Schweiß trat ihm auf die Stirn und er eilte davon, als wenn er von tausend
Dämonen gehetzt würde. Die kurze Analyse von einigen Tagen ergibt, daß
es sich um einen typischen Kriminellen handelt, der lange Zeit mit der
Phantasie onanierte, daß er eine Frau erwürgt. („Man sollte alle Frauen
umbringen" ist eine beliebte Redewendung dieses Mannes.) Aber auch
Männer hat er in seinen Phantasien vergewaltigt und die Idee, einem Manne
den Anus aufzuschneiden, sei ihm schon einige Male gekommen.

Die Angst vor den Frauen ist die Angst, er könnte sich vergessen
und eine der Frauen erdrosseln. Aber er hat auch Angst vor den Männern,
das heißt, er fürchtet, er könnte auch einem Mann etwas antun. Deshalb
sichert er sich durch die Wahl von starken Männern. Sie müssen stärker
sein als er. Dann ist er sicher, daß er sie nicht vergewaltigen kann. In
der letzten Zeit suchte er nach einem Mannweibe, das stärker sein sollte als
er. Offenbar will er auch da geschützt sein   gegen sich selbst. Die
Homosexualität erwies sich als Flucht vor seinen kriminellen heterosexuellen
Trieben.

Andere Homosexuelle schützen sich vor dem Weibe mit Ekel. Wie
nahe hier Haß, Angst und Ekel als Schutzmaßregeln zusammenwirken,
mögen die nachfolgenden Beobachtungen von *Hirschfeld* erweisen:

„Ein Homosexueller teilte mir mit, daß er zwar mit einem Weibe
ganz gut verkehren könne, nach dem Akt aber eine solche W u t gegen
die Frau habe, daß er einmal hinterher vor einer ausgespien hätte; um
das nicht wieder zu tun, laufe er jetzt immer unmittelbar nach der
Ejakulation so rasch wie möglich aus dem Zimmer."

„Bis zu welcher Höhe sich solche Aversion steigern kann, zeigt
der Fall des homosexuellen Herzogs v o n P r a s l i n - C h o i s e u l, der
1864 in Paris seine junge Gattin, die Tochter des Generals S e b a s t i a n i,
post coitum e r d r o s s e l t e. Es mag hier hinzugefügt werden, daß
die Mehrzahl der sadistischen Frauen, die masochistischen Männern auf
deren Wunsch die schwersten körperlichen und geistigen Mißhandlungen
verabreichen, in Wirklichkeit homosexuelle Frauen sind, die eine sexuelle
Abneigung gegen Männer haben. Professor *Albert Eulenburg* sagte mir,
daß die angeblichen Sadistinnen, die er kennen gelernt hat, sich sämt-
lich als homosexuell herausgestellt hätten. Auch ich kenne unter zwölf
Sadistinnen nur drei, die Homosexualität in Abrede stellen." (*Hirschfeld*, l. c. S. 96.)

Erst hören wir von einem Homosexuellen, der aus Angst vor sich
selbst rechtzeitig davonläuft. Das Anspeien mag der symbolische Ersatz einer anderen Handlung sein. Bedürfte es noch eines Beweises für
die Richtigkeit meiner Ausführungen, der Fall des Herzogs von Praslin-
Choiseul wäre der klarste, den ich mir wünschen könnte. Natürlich
verwechselt hier *Hirschfeld* wie so häufig Ursache und Wirkung. D e r

Herzog erdrosselte die Frau nicht, weil er homosexuell war, sondern er flüchtete in die Homosexualität, weil er ein Lustmörder war und sich
gegen seine wilden Triebe schützen wollte.

Besonders interessant vom kriminell-psychologischen Standpunkte
sind die Epileptiker, die in den Anfällen ihre gewöhnliche sexuelle
Richtung ändern. Der Epileptiker ist ein Krimineller, der im epileptischen Anfall ein Verbrechen begeht. Meist in der Phantasie, hie
und da kommt es aber auch zu Taten, wie man sie oft gräßlicher nicht
ausdenken kann. Im epileptischen Anfalle lebt der Epileptiker seine
Kriminalität aus. Der Anfall ist ein Äquivalent des Verbrechens. Ich
muß alle Leser, die sich für diese bedeutsame Frage interessieren, auf
meine Originalarbeit verweisen.[1]) Ich habe mich sehr gewundert, daß
sie von den Neurologen und Kriminalisten so wenig gewürdigt wurde.
Es ist dies schon das Los der Psychanalytiker. Die hohe Wissenschaft
hat uns ja mit dem großen Bann belegt und so werden unsere Arbeiten
nicht einmal referiert und finden keinen Eingang in die Literatur, auch
wenn sie von grundlegender Bedeutung sind, wie mein Aufsatz über
Epilepsie.

Die Epilepsie, mit Ausnahme der Jackson-Epilepsie, ist eine be-
sondere Form der Hysterie. Auch im hysterischen Anfalle setzen sich
unbewußte Kräfte durch, und das Individuum erledigt verschiedene
Triebregungen mit Ausschaltung des Bewußtseins. Der epileptische
Anfall ist mehr krimineller, der hysterische rein sexueller Natur.
Natürlich kann der epileptische Anfall auch ein sexuelles Verbrechen
(Lustmord) ersetzen, und dies ist sehr häufig auch der Inhalt der An-
fälle. Man wird es dann verstehen, daß Homosexuelle, die vor dem
Lustmorde fliehen, an Anfällen erkranken, in denen sie sich ausleben.
Wir werden ein solches Beispiel bei der Besprechung des Sadismus[2])
ausführlich analysieren. Ich möchte hier nur auf die
interessante Tatsache aufmerksam machen, daß
Heterosexuelle im epileptischen Anfalle homo-
sexuelle Akte begehen und umgekehrt.

Fall Nr. 56. Herr W. A., ein 39jähriger, kräftiger junger Mann aus
der Umgebung Wiens, kommt in meine Behandlung und wird mir jedesmal
von einem Begleiter vorgeführt. Er leidet seit dem 16. Lebensjahre an
Anfällen, fiel schon mehrere Male auf der Straße um. Deshalb will er
nicht allein gehen und spaziert immer in Gesellschaft seines Begleiters,

[1]) Nervöse Angstzustände. 3. Auflage, S. 523.
[2]) Band VII der Störungen des Trieb- und Affektlebens.

eines einfachen Menschen, an den er sich sehr attachiert hat. Er ist jetzt
vollkommen arbeitsunfähig, da es sich herausgestellt hat, daß die Anfälle
viel häufiger kommen, wenn er arbeitet. Mit Hilfe seiner Anfälle hat er
durchgesetzt, daß er von seinem wohlhabenden Vater auf dem Lande gehalten
wird und nichts anderes zu tun hat, als spazieren zu gehen. Er ist sanft
und gefügig, so lange man ihm zu willen ist. Er gerät aber in große Wut,
wenn man ihm widerspricht. Diese Wut zeigt er nicht, sondern beherrscht
sich und hat bald darauf einen Anfall, vor dem er alles rot sieht. Er macht
sich heftige Vorwürfe, daß er nichts geworden ist und seine Eltern so kränken
muß. Seine ethische Anschauung ist eine sehr hohe, was differential-
diagnostisch gegenüber der echten Epilepsie von großer Bedeutung ist. Er
jammert über sein verlorenes Leben und möchte gerne geheilt sein. Wenn
es nur einen Weg gäbe, um ihn von dem Leiden zu befreien! Von seinem
Sexualleben erzählt er, daß er ausgesprochen homosexuell sei, und ihn besonders Knaben und sehr junge schöne Männer reizen. Der Begleiter ist
offenbar eine Sicherung gegen seine homosexuellen Regungen. Wenn er Knaben
sieht, die ihm gefallen, klammert er sich an seinen Wärter und simuliert,
daß er Angst habe, es werde zu einem Anfalle kommen. Jetzt auf dem Lande
habe er die Anfälle nur des Nachts in seinem Bette. Er erinnert sich nicht
an eine Aura, außer daß er alles rot sieht, und kann sich auch an keinen
Traum erinnern, der den Anfall einleitet und begleitet. Er onaniert zeitweilig; immer mit der Phantasie, daß er mit kleinen schönen Jungen
spielt. Ich mache den Eltern den Vorschlag, ihn analytisch behandeln zu
lassen. Bei der Aussichtslosigkeit der bisherigen Therapie hätte er wenigstens
eine Chance, gesund zu werden. Der Vater war damit auch einverstanden.
Doch da der Kranke ziemlich weit von Wien wohnte, riet ich dem Vater, den
Sohn für die Dauer der Behandlung nach Wien zu nehmen. Der Vater war
auch damit einverstanden. Am nächsten Tage aber kam die Mutter und bat
mich, zu bewirken, daß der Sohn nicht in Wien bleibe. Er komme dann in
die Wohnung und sie habe vor ihm fürchterliche Angst. Ihr Mann wisse
das nicht, sie habe es ihm verschwiegen. In den Anfällen komme es vor,
daß der Sohn sich auf sie stürze und sie vergewaltigen wolle. Sie habe es
einmal nur mit dem Aufgebot der letzten Kräfte verhindern können. Dabei
rolle er die Augen und drohe ihr, daß sie sterben müsse, sie sei an allem
schuld. Ich ließ den Kranken daraufhin nur zweimal in der Woche zu mir
kommen. Allein schon beim dritten Mal blieb er aus, weil ich als erste Bedingung für die Behandlung verlangte, daß er sich beschäftigen möge. Schon
am nächsten Tage reagierte er mit einigen Anfällen. Der Vater fand, daß
seinen Sohn „die Behandlung zu sehr aufrege", und ich willigte gern in den
Abbruch der Analyse, weil der Vater sich ganz auf die Seite des Sohnes
stellte und gegen jede Beschäftigung lebhaft protestierte.

Der Fall zeigt den Durchbruch der Heterosexualität im Anfalle
und affektive Beziehungen zur Mutter, wie sie so viele Homosexuelle
aufweisen, wovon wir später noch sprechen wollen.

Umgekehrt kommt es auch vor, daß Heterosexuelle im Anfalle
homosexuelle Akte begehen. Immer wird sich im Anfalle die verdrängte
Komponente der Sexualität durchsetzen.

Tarnowsky spricht auch von „e p i l e p t i s c h e r P ä d e r -
a s t i e".[1]) Meistens seien „die epileptischen Päderasten" aktiv. Er
führt als Beispiel einen kriminellen Fall seiner Beobachtung an. Ein
junger, reicher, anscheinend völlig heterosexueller Mann ging nach
einer üppigen Mahlzeit, bei der er viel Wein getrunken hatte, in die
Wohnung seiner Geliebten. Als er die Herrin nicht zu Hause traf,
ging er in ein Zimmer, in dem ein 14jähriger Bursche schlief, not-
züchtigte diesen und, als auf sein Geschrei die Zofe herbeieilte, diese.
Darauf schlief er 12 Stunden. Nach dem Erwachen war die Episode
mit dem Jungen seinem Gedächtnis völlig entschwunden. Es wurde
festgestellt, daß er besonders nach Alkoholgenuß epileptische Anfälle
hatte. Nachdem auch *Tarnowsky* solche Anfälle wiederholt an ihm
beobachtet hatte, wurde das Verfahren eingestellt. *Hirschfeld* bemerkt
dazu: „Im allgemeinen beeinflußt die epileptische Neurose — die ich
im übrigen bei Homosexuellen nur selten beobachtet habe — die
Homosexualität nur in der Weise, daß sie die Hemmungen in Fortfall
bringt und die Impulsivität des Trieblebens steigert. Einen besonders
schweren, hierhergehörigen Fall habe ich zurzeit in Begutachtung,
einen an Epilepsie leidenden Diener, der in einem Zorn- und Wutanfall
einen Jungen zu Tode würgte und dann zerstückelte. Hier, wie in
anderen Fällen, handelt es sich aber von vornherein um eine Vergesell-
schaftung von Homosexualität und Epilepsie. Zuzugeben ist allerdings,
daß sich in den epileptischen Verwirrtheitszuständen ein so völliger
Umschwung aller psychischen Faktoren vollzieht, daß auch Äußerungen,
die dem Bewußtsein jedenfalls völlig fremd sind und auch dem Unterbewußtsein, soweit sich dieses ermitteln läßt, fernliegen, vorkommen
können. So beobachtete auch *Burchard* bei einem völlig normalsexuellen
Epileptiker in Verwirrtheitszuständen homosexuelle Attacken auf Mit-
patienten." (*Hirschfeld*, l. c. S. 214.)

Vom epileptischen Anfall gilt dasselbe, was ich vom Alkohol gesagt habe. Er hebt die Hemmungen auf und die bisexuelle und kriminelle
Natur des Menschen kommt unverfälscht zum Ausdruck. Es ist auch
bemerkenswert, daß der Patient von *Tarnowsky* vor dem Anfall Alkohol genossen hatte.

Daß die Anfälle auch simuliert sein können, beweist folgende
Beobachtung.

Fall Nr. 57. Herr Z. T., ein an Angstzuständen leidender Bisexueller,
erzählt, daß er einmal sehr darunter gelitten hatte, daß die Mutter den
Bruder in einer Krankheit sehr verhätschelte. Er war — damals 22 Jahre

[1]) *B. Tarnowsky*, Die krankhaften Erscheinungen des Geschlechtssinnes. Eine
forensisch-psychiatrische Studie. Berlin 1886, S. 51 ff.

alt — noch immer maßlos eifersüchtig. Einmal war er mit der Mutter allein
im Zimmer. Er wußte nicht, was er tat, er stürzte sich auf die Mutter und
wollte sich an ihr vergreifen. Die Mutter schrie, und es kamen die Schwester
und die Dienstboten herbei. Er aber simulierte einen epileptischen Anfall,
stürzte zu Boden und blieb so eine Stunde scheinbar bewußtlos liegen Es
wurden Ärzte geholt, welche den Zustand als eine Epilepsie auffaßten. Er
machte, als wenn er nichts hören würde, und stellte sich noch zwei Tage
vollkommen verwirrt. Er schämte sich unendlich wegen seiner Tat. Es
wurde ihm kein Vorwurf gemacht, und er kam noch für zwei Monate in ein
schönes Sanatorium.

Wie nahe liegen Spiel und Krankheit bei jedem Neurotiker! Dieser
Mann litt auch unter der Angst und dem Ekel vor dem Weibe, welche aber
einer analytischen Behandlung vollkommen wichen, ebenso wie seine schweren
Angstzustände. Es war einer meiner schönsten therapeutischen Erfolge.

Wir kommen nun zur Besprechung des Ekels, den die Homosexuellen vor dem anderen Geschlechte empfinden. Ich habe schon
wiederholt betont, daß dieser Ekel eine verdrängte Begierde darstellt,
daß er eine Abwehr unerträglicher Vorstellungen besorgen muß. Den
gleichen Ekel zeigen die Heterosexuellen, welche ihre Homosexualität
unterdrückt haben, vor dem eigenen Geschlechte. Diese Erfahrung
macht schon der Anfänger in der Analyse, und es gehört heute schon
zum psychologischen Abc, dies konstatieren zu können. Nichtsdestoweniger werden uns immer wieder als Beweise der Homosexualität Ekel
und Abscheu vor dem Weibe vorgeführt. Ekel ist kein Beweis eines
Fehlens der Libido! Die Homosexuellen müßten eine vollkommene Indifferenz gegen das andere Geschlecht zeigen. Sie spielen diese Indifferenz manchmal, aber ihre Stellung zum Weibe ist immer affektativ
und negativistisch. *Hirschfeld* widerspricht sich wiederholt in dieser
Frage.

Einmal betont er, daß der echte Homosexuelle sich zum Weibe
indifferent verhält, daß er keinen Ekel zeigt:

> „Ich befinde mich auch hier in Übereinstimmung mit *Numa Prae-
> torius*, der in einer Kritik[1]) einmal bemerkt, daß bei den meisten
> Menschen „zwar nur ein Trieb zu e i n e m bestimmten Geschlechte,
> aber daneben n i c h t   h o r r o r,   s o n d e r n   I n d i f f e r e n z zu dem
> andern besteht". | Er meint, daß auch der Ekel der Heterosexuellen vor
> gleichgeschlechtlichen Handlungen mehr intellektuell, mehr durch die
> allgemeine Anschauung und Beurteilung begründet, als instinktiv, ge-
> fühlsmäßig vorhanden sei. Läge ein wirklicher horror vor, so würden
> schwerlich so oft und leicht Heterosexuelle den Homosexuellen zu Ge-
> fallen sein, und Homosexuelle, wenn auch nur durch mechanische Reizung,
> „onanieartige Akte" mit dem anderen Geschlecht vornehmen können."
> (*Hirschfeld*, l. c. S. 218.)

---

[1]) Jahrb. f. sex. Zw., Bd. IX, 1908, S. 504.

An anderen Stellen des Buches hören wir aber das Gegenteil:

„Ein 26jähriger Arbeiter berichtet: „Als ich, 17 Jahre alt, einmal von einem älteren Freunde verleitet wurde, mit einem Weibe geschlechtlichen Umgang zu pflegen — ich wußte damals noch nichts von meiner urnischen Natur —, empfand ich eine d e r a r t i g e Ü b e l k e i t, daß i c h E r b r e c h e n bekam. Seitdem hatte ich eine heilige Scheu. vor der Berührung mit dem Weibe, bis ich vor wenigen Wochen, zur Verzweiflung getrieben, mit meiner Natur zu brechen suchte. Es war vergebens, weder eine richtige Erektion noch Ejakulation trat ein, dagegen habe ich mir infolge der vergeblichen Anstrengung eine Gliedentzündung zugezogen."

„Ein Kaufmann aus Bayern: „Die Folgen des wiederholten Verkehrs mit dem Weib waren schwere Nervenstörungen, s t a r k e s U n w o h l s e i n m i t E r b r e c h e n und tagelange Migräne. Der Geruch, welchen das Weib ausströmt, verursacht mir das g r ö ß t e U n b e h a g e n, ich bin jetzt unfähig, ein Weib zu befriedigen, wogegen die Umarmung eines Soldaten mir ein unaussprechliches Wonnegefühl verschafft und mich kräftigt und stärkt." (*Hirschfeld*, l. c. S. 96.)

„Übrigens hört man oft von Homosexuellen, daß es ihnen eher möglich sei, ein Weib zu koitieren, als es zu küssen, auch daß ihnen die manuelle Berührung der Genitalien eine größere Überwindung koste als der eigentliche Akt." (*Hirschfeld*, l. c. S. 95.)

Eine noch deutlichere Sprache tönt aus den nächsten Zeilen heraus:

„Bei hochgestellten Damen, Chefinnen usw. ist es sehr auffallend, wie viel unfreundlicher sie die männlichen Angestellten, Diener usw. behandeln als das weibliche Personal. Es gibt homosexuelle· Männer, die jede weibliche Bedienung perhorreszieren, „prinzipiell" deshalb nicht in Restaurants, in denen Kellnerinnen servieren, gehen. Umgekehrt gibt es homosexuelle Frauen, die aus ähnlichen Empfindungen heraus Geschäfte mit männlichem Personal möglichst meiden. Ohne zu wissen weshalb, empfinden es homosexuelle Mädchen schon früh als überflüssig und lästig, sich von Herren „nach Hause begleiten" zu lassen. Vielen Urningen und Urlinden verursacht es schon ein p h y s i s c h e s U n b e h a g e n, sich von einer Person des anderen Geschlechtes auch nur den Paletot anhelfen zu lassen. Es sind mir einige homosexuelle Ärzte von übergroßer Sensitivität bekannt, b e i d e n e n d i e A b n e i g u n g g e g e n d i e w e i b l i c h e n S e x u a l c h a r a k t e r e e i n e s o h o c h g r a d i g e i s t, d a ß k ö r p e r l i c h e U n t e r s u c h u n g e n v o n F r a u e n, s p e z i e l l v o n d e r e n G e s c h l e c h t s t e i l e n u n d B r ü s t e n, f ü r s i e m i t l e b h a f t e n U n l u s t e m p f i n d u n g e n v e r b u n d e n s i n d, d i e s i c h b i s z u d e r U n m ö g l i c h k e i t, d i e U n t e r s u c h u n g v o r z u n e h m e n, s t e i g e r n k ö n n e n."

„In Charlottenburg kannte ich einen Homosexuellen, der sich rühmte, daß niemals ein weibliches Wesen seine Wohnung, die er seit mehr als 20 Jahren innehatte, betreten habe. Zimmerreinigung, Küche, alles Wirtschaftliche besorgte er sich selbst. Dieser Fall ist nicht vereinzelt. Andrerseits muß schon hier betont werden, daß nicht etwa jeder Weiberfeind und jede Männerfeindin homosexuell sind. Das trifft ebensowenig zu wie etwa die Voraussetzung, daß alle homosexuellen Männer ausgesprochene Misogynen oder alle homosexuellen Frauen Androphoben sind." (*Hirschfeld*, l. c. S. 98.)

Alle diese Mitteilungen beweisen mir, daß es bei den Homosexuellen keine indifferente Einstellung zum anderen Geschlechte gibt. Wo sie angegeben wird, ist sie in Zweifel zu ziehen und hält den Erfahrungen der Analyse nicht stand. Haß, Wut, Ekel, physisches Unbehagen sind Sicherungen gegen das andere Geschlecht. Das gilt für die männlichen und weiblichen Homosexuellen.

Ich werde jetzt meine weiteren Untersuchungen für eine kurze Zeit fast nur auf den männlichen Homosexuellen beschränken. Ich will es versuchen, klarzustellen, wie ich zu meiner heutigen Anschauung gekommen bin. Gerade der Ekel der Homosexuellen vor dem Weibe, ihre affektative Ablehnung des anderen Geschlechtes hat mich zu neuen Anschauungen geführt. Ich hatte Gelegenheit, einen Homosexuellen zu analysieren. Schon in den ersten Stunden kam jene heterosexuelle Periode zum Vorschein, welche keinem Homosexuellen fehlt. Vorher hatte ich die Analysen der Homosexuellen abgelehnt, da ich ja auf dem Boden von *Hirschfeld* stand und den Uranismus für eine angeborene Erscheinung hielt. Dieser Kranke hatte allerlei Angstzustände und wollte nicht von der Homosexualität, sondern von der Angst befreit werden. Vor allem litt er an Angst vor dem Weibe und konnte mit keiner Frau allein bleiben. Unter seinen Bekannten befand sich auch ein älteres, sehr sympathisches Fräulein. Sie konnten stundenlange Spaziergänge machen, aber er verlor die Angst nicht und blieb mit ihr nie in einem Zimmer allein. Sie plauderten entweder in einem Garten oder einem Café. Ich durchblickte natürlich diese Angst und begann den Homosexuellen, der seit Jahren ein Verhältnis mit einem älteren Herrn hatte, auf seine Heterosexualität zu untersuchen. Ich war erstaunt, als aus der Kindheit eine Fülle von heterosexuellen Erlebnissen zutage trat. In den ersten Tagen hörte ich noch die bekannte Anamnese der Uranier: die Mädchenspiele, das weibliche Wesen, er wäre immer ein Mädchen gewesen usw. Aber bald änderte sich das Bild, es trat die heterosexuelle Einstellung immer deutlicher hervor. Auffallend war seine Liebe zur Mutter. Einseitig, wie ich damals war, schloß ich etwas voreilig auf die Wurzeln der Homosexualität und schrieb in der ersten Auflage der Angstzustände (1908), nachdem ich noch einige ähnliche Erfahrungen gemacht hatte: „Wie meine neuesten Forschungen 'beweisen, handelt es sich in diesen Fällen häufig um

Neurosen. Manche Homosexualität bessert sich oder verschwindet nach einer psychanalytischen Behandlung. Die Homosexualität ist nur die gelungene Abwehr des infantilen Inzestgedankens. Homosexuelle Männer haben bei fremden Frauen nie eine erotische Empfindung; sie geben an, sie könnten bei diesen Frauen nur wie für eine Schwester oder eine Mutter fühlen. Das verrät uns die Wurzel der Homosexualität. Der Begriff „Weib" ist mit den Begriffen „Mutter" und „Schwester" unlöslich assoziiert. Aus der Abwehr der Inzestphantasie erfolgt die Flucht in die Homosexualität. Diese Transponierung wird natürlich durch ein entsprechendes somatisches Entgegenkommen ermöglicht. Auch der Homosexuelle leidet an den Reminiszenzen der Kindheit. Die Homosexualität wäre also nur eine besondere Form neurotischer Abwehr." Etwas voreilig hatte ich im jugendlichen Ungestüm damals meine Forschungsergebnisse formuliert und besonders die therapeutischen Aussichten zu optimistisch aufgefaßt. Ich habe mich später vom Gegenteil überzeugt. Viele Patienten, die sich als geheilt betrachteten, waren nur gebessert und blieben bei ihrem Uranismus. Auch darüber werden wir ausführlich sprechen müssen. Ich muß nun das Thema „Mutter und Homosexueller" eingehender behandeln. Ich habe dies Verhältnis nach dem ersten *Freud*schen Schema aufgefaßt. Ich sah damals noch nicht, daß noch andere Kräfte mitspielen können, wie ich sie bereits bisher geschildert habe. So handelte der erste Traum meines ersten Homosexuellen von einem Morde, der an einer Frau begangen wurde; ich verstand diesen Traum nicht. Ich wußte nicht, daß die Angst vor dem Weibe die Angst vor den kriminellen Impulsen war, daß dieser Kranke ein Sadist war, der sich in die Homosexualität rettete, um kein Verbrechen zu begehen. Diese Regungen bestanden neben seinen Inzestphantasien, die besonders stark und auch vor der Analyse vollkommen bewußt waren. Sie wurden nur als dem Bewußtsein unerträglich beiseite geschoben. Bald hatte *Sadger* seine erste Analyse eines Homosexuellen publiziert und in dieser Arbeit die These aufgestellt, die Homosexualität entstünde wie jede Zwangsneurose im vierten Lebensjahre, die Analyse müsse trachten, bis in das vierte Lebensjahr zu kommen.[1]) *Sadger* betonte: „Das stand mir von vor-

---

[1]) Fragment der Psychoanalyse eines Homosexuellen. (Jahrb. f. sex. Zwischenstufen. IX. Bd., 1908. Leipzig, Verlag Max Spohr.) Ein Musterbeispiel, wie eine Psychanalyse nicht sein soll, eine hochnotpeinliche Untersuchung, so daß der Analysierte gequält ausruft: „Aber erlauben Sie mir, was soll ich Ihnen sagen? Überhaupt die letzte Stunde der Analyse, ich weiß nichts. S i e   m a r t e r n   m i c h   e i n f a c h, w e i t e r   g a r   n i c h t s." Die wichtigsten Einstellungen werden übersehen, der Patient gefoltert, er müsse gestehen, daß er *Sadger* liebe, so daß er nach 14 Stunden die Flucht ergreift.

hinein fest, erworben konnten homosexuelle Neigungen nur sein, wenn dies in den ersten vier Lebensjahren des Uraniers geschehen, genau so wie bei der Hysterie und Zwangsneurose, und dies mußte eine Psychanalyse aufdecken können. Was auch diese nicht zu lösen vermochte, war dann angeboren, entsprach der sexuellen Konstitution."

Diese Arbeit, die voller Einseitigkeiten und Widersprüche ist, zeigt noch deutlich das Bestreben, die Homosexualität auf die Liebe zum Vater zurückzuführen. Die Mutter spielt eine bescheidene Rolle; flüchtig wird erwähnt, der Analysierte hätte keinen Menschen mit solcher Glut geliebt wie die Mutter; eine Tante besaß vor dem Tode der Mutter die ganze Liebe des Knaben.

Aber welche Schlußfolgerungen zieht *Sadger* aus diesem Falle? Gar keine! Er freut sich, daß er ein bedeutsames Material zutage gefördert hat, und weiß doch mit diesem Material nichts anzufangen. Zwischen all den Fragen und Antworten findet sich eine sehr wichtige Stelle, welche uns einen bedeutsamen Schluß gestattet. Der Kranke erzählt von der Liebe zu seiner Mutter: „U n d d i e L i e b e e n t s p r a n g a u c h m e i s t d e m M i t g e f ü h l, w e i l d e r V a t e r s p ä t e r v i e l t r a n k u n d s i c h m i t a n d e r e n F r a u e n a b g a b u n d d i e M u t t e r o f t w e i n t e, u n d d a s t a t m i r s e h r l e i d."

Das ist eine Beobachtung, die ich oft machen konnte. K i n d e r v o n P o t a t o r e n u n d F r a u e n j ä g e r n w e r d e n l e i c h t h o m o s e x u e l l, w e n n s i e s i c h v o m V a t e r d i f f e r e n z i e r e n w o l l e n. Sie hassen dann das Weib und hassen alles, was der Vater liebte. Sie werden Abstinenzler und trachten sich in jeder Hinsicht vom Vater zu unterscheiden.

Der Patient *Sadgers* weist auch direkt auf diese Differenzierung hin. Er sagt: „Der Vater hatte bestimmt keine homosexuellen Neigungen, weil er ein großer Frauenliebhaber war. Schon seit der Zeit, da er anfing, mir von der Schule zu erzählen — er liebte besonders die Franzosen —, sagte er mir auch, ich solle nur eine Französin heiraten, und zeigte mir Bilder aus Frankreich und Photographien von Französinnen. Mir wurde das so eingeimpft, daß ich eine Französin heiraten sollte." Und welches Resultat erzielte der Vater mit dieser Einimpfung? War es Eifersucht oder war es Mitleid und Liebe zur Mutter? Der Vater erzielte das Gegenteil von dem, was er anstrebte. Statt Gehorsam nur Trotz. Der Analysierte erzählt: „Später, als mir homosexuelle Neigungen zum Bewußtsein kamen, wurde m i r a l l e s F r a n z ö s i s c h e f ö r m l i c h v e r h a ß t, b e s o n d e r s d i e F r a n z ö s i n n e n, i c h e m p f a n d k e i n e L i e b e m e h r f ü r d i e f r a n z ö s i s c h e S p r a c h e o d e r f ü r s o n s t e t w a s ."

Der Kranke hat eine ausgesprochene Angst vor der Ehe, von der er zu Hause ein so trauriges Beispiel sehen konnte. Er träumt, daß er verheiratet wird, daß er von einem Geistlichen getraut werden soll, und fühlt sich so unglücklich, daß er sich nach dem Erwachen vor Glück nicht fassen kann. Er hat Angst vor jeder großen Liebe. „Ich habe Angst vor einer wirklichen großen Liebe, weil die mich immer unglücklich machte." Auch sonst zeigt die Analyse Beziehungen zum Vater, die von größter Wichtigkeit sind.

Diese Einstellungen entstehen in der Tat schon in der frühesten Kindheit. Wir kennen eben das Kind noch immer nicht und wissen nicht, daß sich die „Leitlinien" des Lebens in der Kindheit in aller Deutlichkeit zeigen! Bei diesem Knaben mußte sich der Gedanke ausbilden: Werde nicht wie der Vater, und so mußte er die Frauen fliehen, w e i l der Vater ein Frauenliebhaber war. Ob bei dieser Differenzierung auch die direkte Liebe zum Vater in Frage kommt, möchte ich bei diesem Falle nicht entscheiden. Sie scheint mitzuspielen, und viel verschmähte Liebe mag auch dazu beitragen, daß sich das Kind ganz der Mutter zuwendet. A b e r g e n ü g t n i c h t d e r A n b l i c k e i n e s l i e d e r l i c h e n T r u n k e n b o l d e s , d e m d a s B i l d e i n e r s t i l l e n , d u l d e n d e n M u t t e r g e g e n ü b e r s t e h t , u m d i e D i f f e r e n z i e r u n g e i n z u l e i t e n u n d a l s d e - t e r m i n i e r e n d e K r a f t f o r t b e s t e h e n z u l a s s e n ? Hinter der Homosexualität des ersten analysierten Homosexuellen von *Sadger* steckt die Angst, er könnte wie der Vater werden. In der Analyse auftauchende blutige Szenen beweisen, daß er auch andere Gründe hat, sich vor dem Weibe zu fürchten. Er ist so geartet, daß er k e i n B l u t s e h e n k a n n. Auch dieser Zustand ist schon die Konvertierung eines Blutdurstes und deutet auf einen verdrängten S a d i s m u s.

In Rußland sah er einmal einen Mann, der seiner Frau den Kopf mit einem Stein entzweischlug   Dieser Vorfall prägte sich ihm so ein, daß er ihn nicht vergessen kann, ebenso spricht er auffallend von Schlachten und anderen Blutszenen.[1])

Kein Zweifel, der Mann ist ein Sadist und ist es den Frauen gegenüber. Er hat allen Grund, sich vor den Frauen zu fürchten. Seine Angst ist die Angst vor sich selbst. Er muß zum Manne flüchten, dem gegenüber er nicht den instinktiven Geschlechtshaß empfindet, der ihm alle heterosexuellen Regungen versperrt. Wenn er mit einer Frau verkehrt, fühlt er nachher einen so abscheulichen Ekel und Widerwillen, alles kommt ihm unnatürlich vor. Er gibt alle diese Versuche auf.

---

[1]) Vgl. die wichtige Stelle S. 418.

Er sucht offenbar ewig einen gütigen hochstehenden Vater, denn
er verliebt sich in einen älteren Philosophen, wie er sich rationalisiert,
aus Verehrung für die Philosophie, von der er Rettung vor seinen
Leidenschaften erwartet. Die Differenzierung ist ein Befreiungsversuch,
eine Tendenz, den Vater zu überwinden! Die Liebe zum Philosophen
ein Vaterersatz!

Wir sehen, wie wichtig die Jugendgeschichte eines jeden Lebens
für das Verständnis der Homosexualität ist. Aus der kindlichen Konstellation läßt sich das Horoskop der Zukunft stellen. Vielleicht
steckt in dieser unumstößlichen Wahrheit die Wurzel der Stern-
deutungskunst, „das Gesetz des Planeten, nach dem man das Leben
angetreten hat" Der Vater die Sonne, die Mutter der milde Mond
und die Kinder die Sterne. Je nach der Stellung dieser Gestirne ge-
staltet sich unser Schicksal. Blinder Zufall und angeborene Kräfte
wirken zusammen und schaffen den Menschen zu dem, was er ist.

Doch verfolgen wir weiter die Ergebnisse der Forschungen *Sadgers*,
dem das Verdienst nicht genommen werden soll, fleißig an der Lösung
des Rätsels der Homosexualität gearbeitet zu haben.

Die nächste Publikation[1]) erfolgte gleichfalls 1908. Sie zeigt uns
deutlich jene infantile h e t e r o s e x u e l l e E i n s t e l l u n g, welche
alle Homosexuellen so gern vergessen, und die der echten Homosexualität vorangeht.

„Der damals 21jährige Student wurde mir gesandt, weil ihn seine
homosexuellen Neigungen quälten, die besonders auf junge Leute von
14—20 Jahren gerichtet waren, nebstdem noch allerlei masochistische
Gelüste. Beim Weibe (einer Prostituierten, der er bis dahin dreimal
beigewohnt, die zwei ersten Male spontan, um zu sehen, ob er überhaupt
potent sei, das drittemal auf ärztliches, sowie auf Vaters Drängen)
fühlte er sich vollkommen i m p o t e n t. Auf Befragen, ob er schon
irgend einmal eine Neigung zum anderen Geschlechte verspürte, erinnert
er sich bloß, im 2. oder 3. Lebensjahre einem gleichaltrigen Mädchen in
besonders galanter Weise das Gartentor geöffnet zu haben. Von
familiärer Belastung weiß er anzugeben, daß ein Bruder der Mutter
geisteskrank sei. Die Mutter selber habe immer etwas Burschikoses und
Männliches an sich gehabt, der Vater wieder zeigte stets sehr geringe
Sinnlichkeit, daneben auch deutlich invertierte Züge, die frühverstorbene
S c h w e s t e r   h a t t e   e i n e n   k n a b e n h a f t e n   G e s i c h t s-
a u s d r u c k. Sie bevorzugte Bubenspiele und wünschte sich zu Weihnachten mit 4—5 Jahren ein Schaukelpferd für Knaben. Je eine Kusine
väterlicher- wie mütterlicherseits waren unverkennbar amphigen in-
vertiert. Der Kranke selber hatte ein unverhältnismäßig breites Becken
und äußerst spärliche Bartentwicklung. Als Kind soll er nur mit Puppen,

---

[1]) *J. Sadger:* Ist die konträre Sexualempfindung heilbar? In der Zeitschr. f.
Sexualwiss., 1908, S. 712 ff.

nie mit Soldaten gespielt haben, er beteiligte sich nie an Knabenspielen und lernte auch sticken. Demnach ein reiner Fall von Inversion mit masochistischen Zügen. Was ergab nun die Analyse des obendrein sehr intelligenten Kranken? Zunächst etwas Merkwürdiges: Seine früheste Neigung gehörte den Frauen, und zwar nicht einer, sondern gleich einer Anzahl. Die Erstgeliebte war die Mutter, von der er sich freilich später abkehrte. Mit zwei Jahren fühlte er sich mächtig zu einer alten Kinderfrau hingezogen, der er direkt einen Heiratsantrag machte und welche er später in wiederholten Träumen der Pubertät zu Koitusphantasien benutzte. Etwas später folgte seine besondere Galanterie gegen das gleichaltrige Mädchen, die so auffallend war, daß ihn seine Mutter darüber aufzog, und er sich darob sehr genierte und ärgerte.

Auch eine Dienstmagd machte in den allerersten Jahren einen tieferen Eindruck auf sein Herz und kehrt in verschiedenen Männertypen wieder. Von homosexuellen Neigungen der ersten Jahre führe ich als stärkste und allerwichtigste die Liebe zu zwei Vettern an, mit denen er vom ersten Jahre ab spielte, dann im zweiten Jahre die zu einem 9jährigen Baron, im vierten zu einem Knaben, der ihn masturbieren lehrte, im sechsten und siebenten zu einem Hauslehrer. Im vierten Jahre schlief er aus Anlaß der Entbindung seiner Mutter eine Zeitlang mit dem Vater in einem Bette, woran sich eine Reihe homosexueller Wünsche und Phantasien auf diesen knüpfte. Als dann sein Schwesterchen zur Welt kam, verliebte er sich alsbald auch in dieses. Noch auffälliger sind im siebenten und achten Jahre des Patienten ein paar normalgeschlechtliche Verliebtheiten in drei bis vier gleichaltrige Schulmädel. Wie sich dann herausstellte, gab jede von diesen etwas für einen späteren Typus her, und zwar für Jünglinge sowohl als Mädchen, die später sein Wohlgefallen erregten.

All diese Dinge, die dem Kranken vollständig unbewußt gewesen und erst durch monatelange Analyse sehr mühsam ausgegraben werden mußten, geben ein völlig neues Bild. Sie lehren uns vorerst, wie wenig auch der Intelligenteste sich kennt, wie vorsichtig also selbst die ehrlichsten Angaben aufzunehmen sind. Zweitens, daß auch scheinbar reine Fälle von Inversion der normalgeschlechtlichen Züge nicht entbehren, ja daß die letzteren in großer Zahl vorhanden sein können, ohne doch dem Kranken bewußt zu sein. Zum dritten endlich, daß die Inversion in frühester Kindheit bis zum vierten Lebensjahre inklusive festgelegt wird, wenn sie auch meist erst in der Pubertät zum Bewußtsein gelangt."

Schon hier muß ich den ersten Widerspruch erheben. Es ist nicht wahr, daß die Inversion schon bis zum vierten Lebensjahre festgelegt wird. Ich habe ja eine ganze Reihe von Fällen analysiert, bei denen diese Inversion nach der Pubertät und viel später aufgetreten ist. Die Anfänge homosexueller Einstellung gehen bei allen Menschen bis auf die Kindheit zurück. Bei einem kann diese Abkehr vom anderen

Geschlecht früher, bei dem anderen später auftreten. W a h r i s t
a b e r, d a ß s i c h i n j e d e r A n a l y s e d i e h e t e r o s e x u e l l e
E i n s t e l l u n g z e i g t, w e l c h e v o n d e m H o m o s e x u e l l e n
v e r g e s s e n o d e r s a g e n w i r r i c h t i g e r v e r d r ä n g t
w u r d e, w e i l s i e i h m i n s e i n S y s t e m n i c h t z u p a s s e n
s c h e i n t. Analytisch scheint mir dieser Fall *Sadgers* eine Fixierung
an die Schwester zu bedeuten. Die Knaben, die er immer wieder sucht,
ersetzen ihm die Schwester. Wir werden einige solcher Fälle kennen
lernen. Nur wer die Kunst der Neurotiker kennt, ihre Ideale zu meta-
morphosieren, wer diese Verwandlungsfähigkeit aus ihren Träumen
kennen gelernt hat, der wird das verstehen, daß man in einem Knaben
ein Mädchen lieben kann. Von *Platen* wird erzählt, daß er eine unglaubliche Phantasie besessen. Ein Kollege wurde ihm lange Zeit eine
Eule, der er scheu aus dem Wege ging. In Neapel ließ er sich eine
Katze auf den Schoß setzen und gab sie mehrere Tage lang für eine
verwunschene Prinzessin aus. Der echte Fetischismus zeigt uns, welche
unglaubliche Metamorphosen sich das sexuelle Ideal gefallen lassen
muß. Einen Knaben lieben, der ein Symbol der eigenen Person oder
der Schwester wird, ist bei den Homosexuellen eine alltägliche Sache.
Sie besitzen wie alle Neurotiker nicht die Gabe, die Welt der Phantasie von der der Realität zu trennen. Ich habe die Neurose auch
als die T y r a n n e i d e r S y m b o l i s m e n definiert. Dies stimmt
besonders für den Neurotiker, der homosexuell wird. Alle Werte werden
umgewertet und das Objekt wird zum Subjekt und umgekehrt. In
diesem Verwandeln aller Tatsachen bleibt ein Festes und Sicheres:
Das infantile Ideal, an dem mit der Hartnäckigkeit festgehalten wird,
welche aus der ewigen, ungestillten Sehnsucht stammt.

Sadger teilt in der nächsten Arbeit die Resultate einer sechsmonat-
lichen Analyse eines Invertierten mit. (Zur Ätiologie der konträren Sexualempfindung. Med. Klinik, 1909, Nr. 2.) Er führt die spezielle Vorliebe seines
Kranken für passive Päderastie auf häufige Klistiere in der Kindheit zurück.
(In der Tat scheinen mir die vielen überflüssigen Klistiere in der ersten
Kindheit eine Fixierung des Anus als erogene Zone bewirken zu können.)
Auch an diesem Falle weist er die verdrängte Heterosexualität nach. „Es
verhält sich mit dem Schwanken der Libido zwischen Mann und Weib wie
etwa mit der Gesichtsinnervation, die ja bekanntlich auf dem Gleichgewichte
fußt der von beiden Fazialis innervierten Muskeln. Die Lähmung eines einzelnen Fazialis aber führt nicht nur zur Schwäche der betreffenden Gesichts-
hälfte, sondern obendrein auch zum Krampfe der anderen. Dieser Krampf
ist dasjenige, was wir dem Zwang der Sexualobjektwahl gleichsetzen können."
Der beschriebene Patient liebte eigentlich nur seinen Vater, der, selber etwas
homosexuell, sein Herz in der Kindheit durch übergroße Zärtlichkeit gewann,
im Gegensatz zur ü b e r s t r e n g e n Mutter. Im vierten Jahre schlief er
während einer Gravidität der Mutter im Bette des Vaters, welchem Ereignis

Sadger große Bedeutung beimißt. Die homosexuellen Jünglingsobjekte trugen Züge der geliebten Schwester. Von der Mutter hätte er sich mit 15 Jahren abgewendet, als er sie mit einem bedeutenden Ascites, der wiederholt punktiert werden mußte, wiederfand. Dieser Anblick hätte ihn mit Ekel vor allen Frauen erfüllt. Als Überdetermination dieser Abkehr führt er folgende Erinnerungsspur an: Die Mutter bekam nach dem erwähnten Puerperium einen Fluor albus, der das für Gerüche schon damals empfindliche Kind (4 Jahre!) zurückstieß, wenn er der Mutter mit Liebkosungen nahte. Auch sei es dem Kranken vergessen, daß die Mutter die Aggressionen des Knaben zwischen 3 und 6 Jahren strenge zurückgewiesen habe. („Er versuchte damals ihr immer an die Brust zu greifen, wollte in ihr Bett und in das Badezimmer, sobald sie badete.")

So unwahrscheinlich Ärzten, welche die infantile Sexualität nicht kennen, solche Aggressionen erscheinen mögen, sie finden doch statt und manche Mutter hat sie mir bestätigt. Dagegen ist es sehr unwahrscheinlich, daß sich ein Kind von vier Jahren an dem Geruch der Mutter stoßen sollte! Zu dieser Zeit bildet der Geruch eher ein Stimulans und erscheint fast niemals mit Ekel belegt.

Ich wende mich nun zu den letzten und weitgehendsten Folgerungen von *Sadger*, die er in seiner Arbeit: „Ein Fall von multipler Perversion mit hysterischen Absenzen"[1]) publiziert.

In dieser Arbeit findet sich ein Kapitel „Neue Beiträge zur Theorie der Homosexualität". *Sadger* läßt sein erwähntes viertes Lebensjahr ganz fallen und erklärt: „Die d a u e r n d e Neigung zum eigenen Geschlechte tritt in der Regel und jedenfalls am stärksten in der Pubertät zutage, frühestens in der Vorpubertät, für unsere Breiten also mit 10 oder 11 Jahren. Ein mitunter vermeldeter früherer Beginn steht jedenfalls vereinzelt da und hat seine ganz besonderen Gründe." Ausgelöst werde die ständige Homosexualität durch ein bedeutsames Ereignis, das die Mutter von ihrer Stelle als Helferin und Lehrerin verdrängt. Solche Zufälle seien Tod, Vermögenskrach mit folgender schwerer Neurose, die zum Aufenthalt in einem Sanatorium zwinge, eine unzweckmäßige Verfolgung des Sohnes wegen Onanie und dergleichen Dinge. Dann wende sich die Liebe von der Mutter ab und wende sich zum Vater, oder zu älteren oder gleichaltrigen Kameraden, die die Mutter ersetzen und den Knaben in die Liebe einführen sollen ...

Der Weg zur Homosexualität führe über die Liebe zum eigenen Ich, über den Narzissmus. „Die Verliebtheit in die eigene Person, hinter welche sich die Verliebtheit in die eigenen Genitalien verbirgt (sic!), ist ein nie fehlendes Entwicklungsstadium." Jeder Mann habe zwei ursprüngliche Sexualobjekte, an denen er sein Leben lang hafte: Die Mutter und die eigene Person. Nur kurze Zeit ersetze der Vater

---

[1]) Jahrb. f. psychoanalytische und psychologische Forschungen, II. Bd., 1910. Franz Deuticke, Wien und Leipzig.

die eigene Person, weil dieser als primärer Rivale bei der Mutter bald
in die feindliche Stellung einrücke. Die Frauen hasse der Urning aus
einem durchsichtigen Grund: „Wenn schon die beste der Frauen so
wenig taugt, meine eigene Mutter, wie sollte eine andere bestehen
können?"

Nun folgt ein überzeugender Beweis, daß der Urning sich mit
seiner Mutter identifiziere. Der Urning trachte immer, seinen Geliebten
zu belehren, und das habe die Mutter getan. (Ob nicht viel mehr der
Vater?) So habe sein Patient einem Kellner Geologie und Kunst-
geschichte vorgetragen, Gegenstände, die diesen nicht interessierten
Das habe aber die Mutter auch getan

Die meisten Urninge wären e i n z i g e Kinder. (Diese Angabe ist
unrichtig. *Hirschfeld* fand unter 500 Homosexuellen nur 67 einzige
Kinder und darunter nur 54 einzige Söhne. Meine Ziffern sind noch
geringer. Dieser Prozentsatz stimmt mit den Zahlen, welche meine
Neurotiker überhaupt betreffen.)

Sadger faßt seine Resultate in fünf Leitsätzen zusammen:

„1. Der Urning leidet an der Abkehr von der Mutter (bzw. ersten
Pflegerin), in deren Liebe er sich schwer getäuscht fühlt. Er verdrängt
die Mutter, indem er sich mit ihr identifiziert. 2. Der Weg zur Homosexualität führt über den Narzissmus, d. h. die Liebe zu sich selbst,
wie man tatsächlich war, oder, idealisiert, gern gewesen wäre. 3. Im
Sexualideal des Invertierten finden sich nicht nur Züge früherer weiblicher und männlicher Sexualobjekte, sondern noch vielmehr des eigenen
geliebten Ichs. 4. Aufwachsen in ausschließlicher weiblicher Umgebung
— der Vater kommt hier nicht in Betracht — befördert die Homosexualität beim Manne wie beim Weibe aus Gründen, die noch nicht
genügend bekannt sind. Zudem sind Urninge m e i s t   e i n z i g e
K i n d e r. 5. Unterstützt wird endlich die Inversion durch den „nachträglichen Gehorsam" gegen die Worte der Mutter. Ich fand nicht selten,
daß die Mutter frühzeitig ihren Kindern einen selbst ganz harmlosen,
doch freundschaftlichen Verkehr mit dem anderen Geschlechte als etwas
Unrechtes und Anstößiges hinstellte, was in leider nur zu buchstäb-
lichem späteren Gehorsam die Neigung zum eigenen Geschlecht verstärkt."

Von diesen Leitsätzen ist der erste falsch. Der Homosexuelle
leidet nicht an der Abkehr von der Mutter, sondern vielmehr an der
Fixierung. Doch davon später. Ferner zeigen meine Erfahrungen, daß
Homosexualität auch nach Aufwachsen in rein männlicher Gesellschaft
entstehen kann.

Man verdrängt keinen Menschen, wenn man sich mit ihm identi-
fiziert. I d e n t i f i z i e r u n g   i s t   d i r e k t e   L i e b e,   D i f f e-
r e n z i e r u n g   i s t   V e r d r ä n g u n g. Nun identifizieren sich
viele Homosexuelle mit ihrer Mutter, daran ist gar kein Zweifel. Aber

diese Identifizierung setzt schon die Verdrängung des Vaterideals
voraus. D a s R ä t s e l d e r H o m o s e x u a l i t ä t i s t n i e -
m a l s e i n s e i t i g z u e r k l ä r e n u n d e i n i g e F ä l l e, i n
d e n e n d i e M u t t e r g a r k e i n e R o l l e s p i e l t, s t e h e n
m i r a u c h z u r V e r f ü g u n g.

Die einzige psychologische Hypothese, die besteht — ich meine
die von *Sadger* — fällt durch ihre ,Einseitigkeit in sich zusammen.
Sie gilt für einzelne Fälle. Sie vernachlässigt aber die wichtige Bedeutung des Sadismus vollkommen, übersieht, daß die Liebe zum Vater
viel wichtiger und verdrängter als die zur Mutter ist, übersieht die
Identifizierung mit dem Vater und die Differenzierung von dem Vater
vollkommen und gibt keine Erklärung für die Spätformen der Homosexualität, die uns am meisten interessieren. (Tardive Homosexualität.)
Denn was das Erwachen der Homosexualität anbelangt, so schwanken
nach allen Beobachtern die Zahlen zwischen dem fünften und dem
zwanzigsten Lebensjahre und noch darüber hinaus. Ich nenne hier die
Zahlen von 20 Fällen, die ich als die ersten meinen Protokollen entnehme. Die Homosexualität wurde bewußt mit 12, 10, 12, 15, 16, 22,
13, 11, 14, 8, 14, 12, 17, 17, 17, 13, 21, 15, 17, 24 (Durchschnitt = 15).

Es sind durchwegs hohe Ziffern, es findet sich bloß ein Mann,
dessen bewußte homosexuelle Einstellung im a c h t e n Lebensjahre
begonnen hatte. Nun ist das sicher nicht richtig. Denn wir wissen,
daß die homosexuelle Regung schon in dem ersten Lebensjahre auftritt und sicherlich, die Kinder in den ersten Lebensjahren schon deutlich bisexuell empfinden. Die Zahlen sind deshalb von Bedeutung, weil
sie uns zeigen, daß der „echten Homosexualität" eine lange Latenzzeit vorausgeht.

Die Homosexualität.

VIII.

Die Familie des Homosexuellen. — Sein Verhalten zur Mutter.

Die Knabenliebe ist so alt wie die
Menschheit und man konnte daher sagen,
sie liege in der Natur, ob sie gleich gegen
die Natur sei.   *Goethe.*

Alle Forscher, die sich mit dem Problem der Homosexualität befassen, betonen, daß die Homosexualität familiär auftritt, und finden
darin eine Stütze für die Annahme, sie wäre angeboren. Homosexuelle
haben häufig einen homosexuellen Bruder, eine homosexuelle Schwester,
die Mutter ist eine Urlinde oder der Vater ein Urning, der trotz seiner
Anlage geheiratet hat. Bedenkt man, daß ich die Neurose und die
Homosexualität (als eine bestimmte Form der Neurose) als eine Rückschlagserscheinung auffasse, erwägt man, daß alle Neurotiker sich
durch eine starke Betonung aller Sexualtriebe auszeichnen, so versteht
man diese Tatsachen. Nicht die Homosexualität wird vererbt, sondern
die prägnante bisexuelle Anlage, welche ja die Disposition zur Erkrankung abgibt. Ferner ist zu bedenken, daß die Einflüsse des
Familienmilieus auf alle Kinder gleich wirken müssen. Das eine ist
glücklicher und entgeht der dauernden Schädigung, das andere wird
schwerer betroffen.

Bevor wir den Einfluß der Familie auf die Entstehung der Homosexualität genauer studieren, müssen wir noch zwei wichtige Momente
hervorheben. Das eine ist die Spaltung der Liebe in eine geistige und
körperliche, das andere die doppelte Einstellung des Homosexuellen als
Weib oder als Mann. Von dieser Spaltung der Liebe in die beiden
Komponenten wird noch an anderer Stelle viel zu reden sein. Hier
möchte ich nur betonen, daß die Menschen es sehr gerne so arrangieren,
daß sie einen der beiden Haupttriebe geistig, den anderen körperlich
besetzen. Nennen wir die geistige Liebe „Erotik", die körperliche
„Sexualität". Der Durchschnitt der Heterosexuellen verwendet seine
Erotik für die Männerfreundschaft, seine Sexualität für die hetero-

sexuelle Liebe, wobei sich der Fortschritt der Kultur darin äußert, daß auch in der heterosexuellen Liebe immer mehr sublimiert wird, d. h. ein immer wachsender Anteil an Erotik auftritt. Der Homosexuelle kann z. B. seine Erotik den Frauen zuwenden, seine Sexualität den Männern.[1]) Er kann auch unter Umständen seine ganze Erotik homosexuell besetzen und die ganze Sexualität verdrängen. Oder er bemüht sich, bei seinem sexuellen Ideal auch geistige Vorzüge zu finden, er trachtet auch, einen Teil der Erotik in homosexuelle Bahnen zu lenken. So entstehen die wunderlichsten Variationen. Nehmen wir zum Beispiel den Homosexuellen, der nur Kutscher, Hausknechte, Soldaten, Dienstmänner, Bauern sucht. Sein sexuelles Ideal sind nur Männer aus niederen Ständen. Dieser Mann hat die ganze Erotik auf edle Frauen übertragen. Er pflegt Freundschaften mit älteren Damen, manchmal auch mit feinen Männern, aber er kann sich nur bei einfachen Leuten sexuell betätigen. In diesem Vorgehen liegt schon ein Werturteil der Sexualität. Sie stellt sich ihm endopsychisch als ein Herabsinken auf eine niedere Stufe dar, als eine Rückkehr zu den ersten Quellen der Natur. Dieses Verhältnis wird dadurch kompliziert, daß es von Wichtigkeit ist, ob er sich beim homosexuellen Akte als Mann oder als Weib fühlt. Ist er aktiver Homosexueller, so behält er seine Individualität, er spielt das Ich oder identifiziert sich mit einem männlichen Ideale, dem Vater, dem Bruder, dem Lehrer usw. Oder er spielt eine passive Rolle, dann identifiziert er sich mit einem Weibe, der Mutter oder ihrem polaren Gegenstücke, der Dirne. Hie und da kommt es vor, daß beide Rollen gespielt werden, daß sich die Beziehungen zwischen Erotik und Sexualität verschieben und verkehren. Das macht das Verwirrende des Problems aus. Der Urning beginnt alle Erotik auf Männer zu übertragen und empfindet beim Weibe nur Sexualität, die aber in Ekel konvertiert ist. Oder eine Urlinde liebt seelisch nur Frauen und findet alle Männer ekelhaft, unausstehlich, widerwärtig. Die Einstellung hängt von der spezifischen Szene ab, die aufgeführt werden soll.

Für die Beurteilung und das psychologische Verständnis eines jeden Falles ist es von größter Bedeutung, die Frage zu beantworten: Was spielt der Homosexuelle in seiner Szene? Was stellt ihm der homosexuelle Akt in der Phantasie dar? Dabei ist von der Realität in den meisten Fällen abzusehen.

So manche dunkle unverständliche Paraphilie verliert ihre Absonderlichkeit, wenn man die Szene erfährt, die immer wieder vor-

---

[1]) Wir haben gesehen, daß auch die Besetzung der Homosexualität durch geistige und körperliche Liebe vor sich gehen kann. Homosexuelle betonen zu auffallend und emphatisch die Unmöglichkeit einer erotischen Einstellung zum anderen Geschlechte. Sie verraten damit ihre Angst vor dieser Einstellung.

gespielt wird. Denn für den Neurotiker gilt das Gesetz *Nietzsches* von der Wiederkehr des Gleichen.

Die Szenen, die er spielt, sind entweder Erlebtes oder nur Gewünschtes, Ersehntes und Nie-Erlebtes. Der menschlichen Natur entspricht es, daß das Nie-Erlebte eine größere motorische Kraft entfalten kann wie das Erlebte. Das Erlebte wirkt als retrospektive Tendenz, das Erwünschte als prospektive. (So konnte ich sagen: Die schwersten Traumen sind, die sich nie ereignet haben.) Der unerfüllte Wunsch ist die treibende Kraft der meisten Neurosen. Das „Ewig-Ersehnte" — „Ewig-Verlorene" — „Nie-Erreichte" bildet den Weltschmerz aller Lebensmüden, die vergebens das Unmögliche möglich machen wollten. An der Realität zerschellen alle Wahngebilde des Neurotikers. Deshalb flieht er alle realen Werte und baut sich seine „zweite Welt", in der er Herrscher ist und seine Wünsche als Träume erleben kann. Das Nie-Erlebte wird zum Stets-Erträumten!

Die Charakterbildung des Menschen beginnt in den ersten Lebensjahren. An seiner Umgebung prüft er seine Kräfte, an den ihn umgebenden Beispielen formt er sich das Bild des Lebens. Übergroße Väter müssen dann Kinder haben, die an sich zweifeln, weil sie das Bild des genialen Vaters niederdrückt und ein Gefühl der Minderwertigkeit erzeugt, das ihrem Leben den Stempel aufdrückt. Jedes Kind hat einen Wunsch: den Vater zu übertreffen. Dieser Wunsch mag sich zuerst darin äußern, den Vater zu erreichen, so groß und stark zu sein wie der Vater. Schließlich mündet der Wunsch in einen stillen Wettbewerb, der sich zwischen Vätern und Söhnen und zwischen Mutter und Tochter abspielt, so lange die Welt existiert. Nach einem starken Vater formt sich der starke Sohn. Wie aber, wenn der Vater schwach ist und die Mutter im Hause regiert? Was für ein sonderbares Weltbild muß so ein Kind in sich aufnehmen? Muß es nicht glauben, die Frauen regierten die Welt, muß es sich nicht zu dieser Frage so stellen, daß es sich entweder wünscht, ein Weib zu sein und zu herrschen, oder als Mann dem Weibe zu entfliehen, wenn es seinen „Willen zur Macht" durchsetzen will?

In diesen Konflikt mischt sich die Sexualität, mischt sich die Erotik und verwirrt die kindliche Seele, schiebt die Entscheidung hinaus, erfüllt das kindliche Herz mit Angst und Zweifel.

Alfred Adler, der diesen Zusammenhängen mit großem Scharfsinn nachgespürt hat, hat einen wichtigen Faktor in der Dynamik der Neurosen in dem „männlichen Proteste" erblickt. Aus dem Wunsche

„Ich will ein ganzer Mann sein!" wären alle Reaktionen und Schutzbauten des Neurotikers zu erklären. Die Homosexualität zeigt uns
diesen Protest in einer sonderbaren Verzerrung. Der Homosexuelle
schreit: Ich will ein Weib sein! Er kann sogar bis zum Transvestismus
gehen und sich als Weib kleiden. *Adler* hilft sich durch einen unerlaubten Kunstgriff und meint: Es wäre ein männlicher Protest mit
weiblichen Mitteln. Auf diesem Wege hoffe der Homosexuelle sein
Persönlichkeitsgefühl zu erhöhen; er fliehe das Weib, weil er eine
Niederlage fürchte, er weiche den Entscheidungen aus. Das stimmt nur
für einzelne Züge, aber nie für das Gesamtbild. Beim Problem der
Homosexualität scheitert die Hypothese von *Adler* vollkommen.

Das Maßgebende ist, daß sich in der Seele des Kindes ein Wunsch
festsetzt, der sich meist nach dem Kräfteparallelogramm der Familie
richtet. Ist die Mutter die Starke, die Herrin, so muß der Wunsch
entstehen: Ich möchte so sein wie die Mutter! Ich möchte wie sie
herrschen und erobern! Die Liebe zur Mutter kann diesen Identifizie-
rungsprozeß steigern und vollends zur zielsetzenden Kraft gestalten.
Das Kind wird schon in frühen Jahren die Mutter nachahmen, wird
sich weiblich gebärden, wird mit Puppen spielen, wird kochen, wird
gerne Mädchenkleider anlegen. Es kann diese Einstellung überwinden
oder es bleibt in ihr stecken, es greift auf sie zurück und wird erst
später ein Homosexueller. (Tardive Homosexualität.) Ich spreche jetzt
der Einfachheit halber von Knaben. Der gleiche Effekt kann aber
erzielt werden, wenn ein brutaler Vater die Mutter unterdrückt, das Kind
die Mutter leiden sieht, der Vater ihm als ein abschreckendes Beispiel
erscheint. D a n n k a n n d e r „W i l l e z u r M a c h t" i m K i n d e
s i c h d e m „W i l l e n z u m E t h o s" b e u g e n. Das Kind
wünscht: Ich will lieber nicht herrschen, wenn ich so werde wie der
Vater und will lieber so sein wie die Mutter. Liebt dieses Kind den
tyrannischen Vater, so kann das Kind homosexuell und passiv werden:
Ein Weib und einem starken Mann ergeben.

Das sind einige willkürlich herausgegriffene Beispiele aus dem
Leben. Ich habe sie hervorgehoben, weil man so oft von Homosexuellen
hört, sie hätten eine energische starke Mutter gehabt, der Vater wäre
in der Ehe eigentlich der weibliche Teil gewesen. Natürlich kommt
auch das Gegenteil vor. Ebenso häufig ist die Angabe, daß die Mutter
schwer neurotisch gewesen   Es gibt keine allgemeine Regel in der
Psychogenese der Homosexualität. Jeder Fall erfordert eine individuelle Lösung. Deshalb sind die Leitsätze von *Sadger* als unumstößliche Axiome absolut nicht zu verwenden. Jeder dritte Fall
wirft sie über den Haufen.

Es führen viele Wege zur Homosexualität.
Wir können unmöglich alle beschreiben. Wir
können nur einzelne Typen hervorheben.

Wir wenden uns nun zu der Besprechung des wichtigen Themas:
Wie verhält sich der Neurotiker zu seiner Mutter? Wir haben gesehen,
daß Analytiker die Homosexualität mit der verdrängten Liebe zur
Mutter in Beziehung bringen. Halten wir uns zuerst an meine kleine
Statistik. Meine 20 Homosexuellen antworten auf die Frage: „Haben
Sie eine besondere Vorliebe für die Mutter oder den Vater? Oder für
eines Ihrer Geschwister?"

„Nur für die Mutter — Mutter — keine besondere Vorliebe —
beide gleich — für die Mutter — für den Vater — keine besondere
Vorliebe — eher für die Mutter — liebe die ganze Familie außerordentlich — für den Vater — Mutter — für meinen Vater — Mutter —
Mutter — Mutter — Mutter — Ich liebe besonders einen Bruder (alle
anderen gleich) — den Vater — die Mutter."

Ungefähr die Hälfte betonen eine stärkere Liebe für die Mutter.
Nun habe ich diese Fälle herausgewählt, weil ich gerade an einem Falle
sehr prägnant nachweisen kann, daß sich hinter der Liebe zur Mutter
eine leidenschaftliche Ablehnung des Vaters verbirgt; ein anderer hat
die Liebe zur Schwester, die in der Psychogenese seiner Homosexualität
eine große Rolle spielt, ganz verschwiegen. Eine solche Statistik bedarf der Überprüfung durch die Analyse. Aber auch nach dieser Prüfung
bleibt noch immer ein gewisser Prozentsatz, bei dem die übertriebene
Liebe zur Mutter besonders deutlich ist. Auch unter den Fällen, in
denen die stärkere Liebe zum Vater betont wird.

Hirschfeld betont das Attachement des männlichen Urnings an
seine Mutter als ein konstantes Vorkommen. Er behauptet:

„Zu einem Weibe allerdings fühlt sich der Homosexuelle in
einer ganz besonderen Liebe hingezogen: zu seiner Mutter und auch hier
fehlt nicht die Analogie, die uns oft ein besonders inniges Verhältnis
zwischen der urnischen Tochter und ihrem Vater zeigt.[1]) Das
Attachement des Homosexuellen an seine Mutter ist so typisch, daß die
Freudsche Schule in diesem „Mutterkomplex" eine Ursache der Homosexualität hat erblicken wollen. Ich halte diese Folgerung
für einen Trugschluß. Der Homosexuelle entwickelt sich nicht
zum Urning, weil er sich schon als Kind zu der Mutter so stark hingezogen
fühlt, sondern früher ahnend als wissend lehnt er sich in dem unbestimmten Gefühl seiner Schwäche und Sonderart an die Mutter an, die
ihrerseits, ebenfalls instinktiv, ihn oft zu ihrem Lieblingskinde
macht. — —"

---

[1]) Auch das Gegenteil kommt vor.

Diese Folgerung von *Hirschfeld* möchte ich nicht unterschreiben. Der Urning ist häufig das Lieblingskind der Mutter, oft schon ehe er geboren wurde. Seine Bevorzugung erwidert das Kind durch eine leidenschaftliche Liebe zur Mutter, mit welcher es sich dann vollkommen identifiziert. Oft hatte sich die Mutter ein Mädchen gewünscht und erzieht den Knaben dann wie ein Mädchen. So kannte ich einen Urning, dem seine Mutter lange Zeit keine Höschen geben wollte, den sie immer um sich hatte, dem sie in den ersten Kinderjahren die Genitalien in einer Hautfalte versteckte und ihm sagte: Du bist ein Mädel. Er wurde noch als größerer Knabe öfters in Mädchenkleider gesteckt und hatte noch im späteren Alter eine ausgesprochene Neigung zum Transvestismus.

Es gibt zweifellos viele Fälle, in denen die direkte Liebe zur Mutter alles Lieben zum weiblichen Geschlechte absorbiert hat.

So sagt ein Urning aus der Beobachtung von *Hirschfeld:*

„Meine Mutter war mein Alles, sie war mein bester Freund, sie war das Alpha und Omega meines Lebens. Für sie hatte ich viel schöne Pläne geschmiedet, um ihr Alter zu verschönern . . Da ereignete sich die Katastrophe, die fast die Vernichtung meines Lebens bedeutete, der Tod entriß mir meine so innigstgeliebte Mutter. Die Nachricht ihrer Erkrankung, die mich das Schlimmste befürchten ließ, traf mich im Norden von Irland und die Qualen, die ich in den zwei Tagen und zwei Nächten auf der Reise nach Deutschland ausstand, können keine Worte beschreiben. Leute verließen mein Kupee in der Bahn, weil sie fürchteten, ich könne wahnsinnig werden . Ich pflegte meine Mutter Tag und Nacht drei Wochen lang, da entriß sie mir Gott, und ich blieb als einsamer Wanderer, an Leib und Seele gebrochen, zurück. Dies war ein Schlag, von dem ich mich nie erholen konnte. Ich kehrte des Vergessens wegen in meine alte Tätigkeit nach England zurück, aber alles war umsonst. Vergessenheit gab es für mich nicht, der Schmerz nagte Tag und Nacht an meiner Seele und meinem Körper. Ich hatte alle Widerstandskraft verloren. So ging ich wieder nach meiner Heimat in das alte Familienhaus, wo meine Familie schon 100 Jahre gelebt hatte. Oft war ich dem Wahnsinne nahe und fühlte mich nur etwas ruhiger auf dem Friedhof an den Gräbern meiner Eltern. Da ich keine Ruhe fand, reiste ich. In allen Kirchen und Kathedralen der Städte und allen Kapellen der Dörfer habe ich Gott für die Seele meiner geliebten Mutter angefleht. Der ewig quälende Schmerz über den Tod meiner geliebten Mutter hatte meine Nerven sehr angegriffen . Durch diese heftigen Gemütsbewegungen fühlte ich mich wie gelähmt, mein Denkvermögen war paralysiert, ich verfiel in Trübsinn und Melancholie, obgleich ich mich oft anstrengte, mich aufzuraffen. Ich gab allen Briefwechsel auf, da niemand mich zu trösten vermochte. Als diese Welt, die zwischen meiner Mutter und mir herrschte, erlosch, hatte das Leben kein Interesse mehr für mich."

Das Verhältnis der Urlinde zum Vater und des Urnings zur Mutter betont auch das Grundschema von *Hirschfeld:*

Urnischer Knabe:	Urnisches Mädchen:
Er bevorzugt Mädchenspiele, meidet ausgesprochene Knabenspiele, hat viel Mädchenhaftes im Charakter und Benehmen, häufig auch im Aussehen. (Bemerkungen der Umgebung: „Er ist das reine Mädchen.")	Sie bevorzugt Knabenspiele, hat Abneigung gegen weibliche Handarbeiten; Näschereien usw., viel „Knabenhaftes" in Wesen, Bewegungen, oft auch im Aussehen. (Bemerkungen: „Sie ist wie ein Junge.")

II. Verhalten gegenüber dem anderen Geschlecht:

Er befindet sich lieber in Gesellschaft von Mädchen. Seelische Fixierung an die Mutter.	Sie tummelt sich lieber mit Knaben. Innigeres Verhältnis zum Vater.

III. Verhalten gegenüber dem eigenen Geschlecht (unbewußt erotisch gefärbt):

Instinktive Zurückhaltung und Schamhaftigkeit gegenüber Knaben. Oft schwärmerische Verehrung eines Lehrers oder Mitschülers.	Die Schamhaftigkeit ist gegenüber Mädchen größer. Häufig Schwärmerei für eine Lehrerin, Mitschülerin oder eine andere weibliche Person.

Wie mächtig aber der Einfluß der Mutter durch die Erziehung wirken kann, beweist eine Stelle aus einem Krankenbericht:

„Ein junger Leutnant erzählt: Sobald ich dem Schulzimmer entflohen war, eilte ich zu meinen Freundinnen. Meine Mutter liebte es, mich zu ihren Geschäftsgängen mitzunehmen und fragte mich dann bei Einkäufen, wie mir dieses oder jenes gefiele. Bei jedem neuen Hut, den sich meine Mutter kaufte, wurde ich als Modell verwandt, das heißt, mir wurden die verschiedenen Damenhüte auf den Kopf gesetzt und der mich am besten kleidete, den erkor meine Mutter für sich. „Du siehst wie ein kleines Mädchen aus," sagte mir meine Mutter häufig bei der Hutprobe, „s c h a d e, d a ß d u k e i n M ä d e l g e w o r d e n b i s t." (*Hirschfeld*, l. c. S. 113.)

Dies „s c h a d e, d a ß d u k e i n M ä d c h e n g e w o r d e n b i s t", zeigt uns, wie die Mutter die Seele des jungen Kindes, die ja so plastisch ist, beeinflußt. *Hirschfeld* aber meint, die Verhältnisse lägen umgekehrt. Die Eltern ahnten die homosexuelle Anlage ihres Kindes und behandelten es danach:

„Oft unterstützen die Angehörigen die Veranlagung urnischer Kinder und beschäftigen sie dementsprechend. Die Väter fühlen sich zu urnischen Töchtern besonders hingezogen — die Mütter verwenden hingegen ihre urnischen Söhne gern zu allerlei häuslichen Beschäftigungen. Man glaube jedoch nicht, daß erst durch die Erziehung diese femininen oder virilen Eigenschaften hervorgerufen werden, bei einem nicht urnischen Knaben würde die Mutter überhaupt nicht solche Verwendung suchen. Wenn *Krafft-Ebing* in seiner Epikrise des Falles der Gräfin S a r o l t a V a y schreibt: „eine Marotte des Vaters war es unter anderem, daß er S. ganz als Knaben erzog, sie reiten, kutschieren, jagen ließ, ihre Energie als Mann bewunderte, sie Sandor nannte. Dagegen ließ dieser närrische Vater seinen zweiten Sohn in Weiberkleidung gehen und als Mädchen erziehen", so darf man zugunsten des Vaters annehmen, daß er vermutlich nur der ausgesprochenen Neigung und dem starken Drängen der Kinder allzu willfährig entgegenkam." (*Hirschfeld*, l. c. S. 112.)

Freilich, wenn man alles so willkürlich auslegt und zu Ehren des Vaters annimmt, er habe einen großen psychologischen Scharfsinn erwiesen, so kann man alles beweisen.

Wer offene Augen hat, wird aus diesen Beobachtungen und aus einem anderen Falle von *Hirschfeld*, der in der Tat eine bedeutsame Veröffentlichung darstellt, weil er den ganzen Jammer der Homosexuellen offenbart, seine Schlüsse ziehen können. Ein Urning erzählt von seiner Mutter:

„Inmitten seines Kummers fühlte er sich plötzlich umarmt, geküßt, die Mutter hielt ihn fest umschlungen; sie zog sein kleines Gesicht an das ihrige und ihre Tränen flossen zusammen, bis sie ihn getröstet hatte und seine Augen wieder lachten. Das waren unvergeßliche Momente im Leben des homosexuellen Kindes. Er spürte, daß sein treuester Freund die Mutter war, und sein dankbares Herz malte sich aus, wie er sie beschenken sollte neben anderen Müttern. Sein ganzes Wünschen und Hoffen drehte sich um sie. Ihretwegen machte er seine Schulaufgaben, ihretwegen hütete er sich, den Vater zu erzürnen; sie sollte nicht seinetwegen gescholten werden. S i e zufrieden zu sehen, war sein Lebensziel. Daß sie es nicht war, fühlte er, ebenso wie daß auch er daran mitschuldig sei, und mit verdoppelter Zärtlichkeit hing er an ihr, der stillen Dulderin. Inzwischen ward er 16 Jahre, es reifte in ihm das Geschlecht, und eine verwirrende Unruhe erfaßte ihn. Die Kameraden erzählten ihm galante Abenteuer. Nichts von allem, was sie glücklich machte, verspürte er. Er fühlte sich vielmehr tief unglücklich, als sein bester Freund ihn mit einem Mädchen „verriet". Er fing an, sich über sich selbst klarer zu werden, und die erschreckende Erkenntnis, daß er sich seiner verirrten Gefühle zu schämen hatte, machte ihn erbeben. Er wollte alles daran setzen, in die rechte Bahn zu kommen. Aber zu Hause konnte er mit seinem Geheimnis nicht leben; seiner Mutter, die er über alles liebte, wollte er das Herz nicht erschweren; er mußte fort; so verließ er das Elternhaus, ging in die Fremde, um sein Geschlechtsleben zu reparieren. In der Ferne erhielt er die zärtlichen Briefe seiner Mutter, an die er wie an eine Geliebte schrieb. Nach zweijähriger Abwesenheit kehrte er in die Heimat zurück. Sein Leben entwickelte sich fortab u n t e r d e n A u g e n d e r M u t t e r , i n d e r e r d e n I n b e g r i f f a l l e r

W e i b l i c h k e i t s a h. Seine Liaisons mit Frauen waren keusch. Er
verehrte sie und hatte das Verlangen, ihnen zu dienen. Früh ward er ihr
Vertrauter, denn seine weibliche Seele machte ihn zu ihrem natürlichen Genossen. Dennoch war er tief unglücklich, da seine Gefühle für sie sich
nie in Sinnlichkeit umsetzten — d i e   g e s c h l e c h t l i c h e   A n -
z i e h u n g   b l i e b   a u s.„ (Hirschfeld, l. c. S. 105.)

Dieser Urning gesteht es ja mit seinen eigenen Worten, daß er
in der Mutter den Inbegriff aller Weiblichkeit sah. Der Schluß ist
dann leicht zu ziehen. Jedes Weib hat ein Stück von der Mutter an
sich! Solche Fälle waren es, die ich zuerst beobachten konnte und
die mich zu dem voreiligen Schluß verleiteten, j e d e r Homosexuelle
sei an seine Mutter fixiert und fliehe die Frauen, weil als unüberwindliche Hemmung zwischen ihm und dem Weibe das Bild der Mutter
stehe.[1])

Eine andere Bemerkung von *Hirschfeld* scheint mir von größter
Bedeutung zu sein.

„Was das von *Sadger* und anderen Freudschülern hervorgehobene
starke Attachement der Homosexuellen an ihre Mutter betrifft, so liegt
dieses in der Tat vor, und zwar erstreckt es sich bei fast allen Homosexuellen über die eigene Kindheit hinaus auf die ganze Lebenszeit der
Mütter. Wir sahen, daß viele, die ihre Mutter im vorgerückten Alter
verloren, sich lange Zeit nicht von diesem Schlag erholen konnten. Es
erscheint aber viel naheliegender, anzunehmen, daß diese starke Liebe
zur Mutter nicht als Ursache der Homosexualität anzusehen ist, sondern
als Folge. Abgesehen von seiner feminineren Natur, verweist auch der
Mangel eigener Häuslichkeit den Homosexuellen inniger und länger an
seine Mutter, besonders wenn diese, was gerade bei homosexuellen
Kindern nicht selten, eine s t ä r k e r e Persönlichkeit ist. Bei Urningen,
die eine Ehe eingehen, ist diese Hingabe an die Mutter nicht so ausgesprochen, vielfach überträgt sich dann dieser nicht erotische, wenn auch
äußerlich erotische Liebe leicht vortäuschende Gefühlskomplex auf die
Gattin." (*Hirschfeld*, l. c. S. 244.)

Mit diesen Worten und der Möglichkeit der Übertragung der
Mutterliebe auf ein anderes weibliches Wesen gibt ja *Hirschfeld* die
Heilungsmöglichkeit zu, welche die Analytiker anstreben. Nur möchte
ich davor warnen, die ganze Frage der Homosexualität durch die Betonung der e i n e n Tatsache erledigen zu wollen.

---

[1]) In einem Roman, der eine Selbstbiographie und ein Bekenntnis ist, erzählt
der Held, daß er bei seinem ersten Besuch im Lupanar immer an seine Mutter denken
mußte. (Erlebnisse des Zöglings Taxil. Wiener Verlag.) Dieses Buch ist auch interessant,
weil es die homosexuellen Begebenheiten einer Kadettenschule ausführlich schildert.
Diese Tatsache, daß junge Menschen bei den ersten Besuchen im Bordell an ihre Mutter
denken müssen, ist häufig die Ursache einer vollkommenen Impotenz. Vgl. *Weininger:*
(„G e s c h l e c h t   u n d   C h a r a k t e r") das Kapitel: Mutter und Dirne.

In erster Linie möchte ich hervorheben, daß es zwei Muttertypen in der Geschichte der Urnings gibt: die starke Mutter und die schwache Mutter. Beide kommen vor und beide können das Schicksal ihres Kindes determinieren. *Hirschfeld* **betont, daß der Urning sich leicht an die starke Mutter attachiert.** Dies stimmt auch mit meinen Beobachtungen und zeigt uns einen ganz bestimmten Typus von Homosexualität, den ich bald beschreiben werde. Die starke Mutter beherrscht ein schwaches Kind ihr ganzes Leben lang, sie läßt es nicht mehr los und bestimmt sein Verhalten zum weiblichen Geschlechte.

Es wird auch von Interesse sein, diesbezüglich die Ansicht eines Mannes zu hören, der in einer Millionenstadt der geistige Führer der Homosexuellen ist, sie organisiert und große Erfahrungen hat. Dieser Herr schreibt mir:

Sehr geehrter Herr Doktor!

Ihrem geschätzten Wunsch entsprechend gestatte ich mir, Ihnen nachstehend einige Lebensbeschreibungen zu übermitteln.

Vorher möchte ich Ihnen noch das Resultat einer Rundfrage mitteilen: Ich habe sie an 800 Personen gestellt. Es ist sehr bemerkenswert, daß keiner der Befragten wußte, daß seine Antwort für mich von besonderem Interesse sei, da dieselbe in ganz alltäglichen Gesprächen eingeflochten war. Es dürfte demnach auch der Einwand, der in medizinischen Kreisen sonst sehr oft erhoben wird, nicht stichhältig sein, nämlich, daß den Aussagen von Patienten kein oder sehr wenig Wert beizumessen sei, da dieselben unwahre oder zumindestens unwillkürlich zu ihren Gunsten beeinflußte Darstellungen geben.

Unter 800 Befragten erklärten 65%, **daß ihre Mutter äußerst energisch und selbständig sei,** während der Vater sanft und gutmütig, sowie unselbständig und sehr leicht zu beeinflussen wäre. Meines Erachtens sind diese 65% durch Vererbung übertragene Fälle, in den restlichen 35% dürften sich ja gewiß auch noch eine Anzahl derselben verbergen, doch konnte ich dies selbstverständlich nicht feststellen, interessant aber müßte hier eine ärztliche Untersuchung sein.

Ebenso sprechen für eine weitaus überwiegende angeborene Veranlagung die so häufigen Erscheinungen, daß in Familien, in welchen eines der Kinder homosexuell ist, alle oder doch zumindestens die meisten seiner Geschwister ebenfalls gleichgeschlechtliche Veranlagung aufweisen.

Einige Beispiele.

1. U. Sch., 26 Jahre, Kaufmann. **Die Mutter äußerst selbständig, in allen Fragen tonangebend.** Der Vater gutmütig, leicht zu beeinflussen. U. Sch. war vor einigen Jahren in Behandlung von Prof. *Pilz*. Er verkehrte dann auch geschlechtlich mit Mädchen, hatte aber nach dem Akt stets Abscheu und das Bedürfnis, mit Männern zu verkehren. Anfangs setzte er diesem Verlangen Widerstand entgegen, nach zirka zwei Monaten aber — er war inzwischen körperlich stark herabgekommen — gab er allmählich wieder nach und verkehrt heute ausschließlich mit Männern.

Sein um fünf Jahre jüngerer Bruder ist Schauspieler und ebenfalls homosexuell. Sein älterer Bruder, auch Kaufmann, ist in seinem Sexualleben vollkommen normal, jedoch sehr unselbständig und launenhaft. Seine Schwester ist ebenfalls heterosexuell, hat aber äußerst männliche Züge und Körperformen, leichten Bartanflug und eine Baßstimme, welche selbst bei einem Manne als äußerst tief bezeichnet werden müßte.

2. Graf X., 25 Jahre, M u t t e r   s e h r   e n e r g i s c h. Derselbe ist auch in seinen Bewegungen äußerst feminin, ziemlich unvorsichtig und war schon in einige unangenehme Affären verwickelt, in welchen wir auch mit Erfolg intervenierten. Von seinen drei Brüdern sind zwei ebenfalls homosexuell, von der Familie im weiteren Sinne gesprochen, auch zwei seiner Vettern.

3. Karl W., 28 Jahre, Bankbeamter. Hat schon seit sechs Jahren mit seinen älteren Kollegen verkehrt. Derselbe ist sehr stark feminin und hat das Bedürfnis, stets in Angst zu leben. Stets fürchtet er, daß jemand seiner Angehörigen von seiner Veranlagung erfahren könnte, obwohl er Ausländer ist und gar niemanden Bekannten hier ansässig hat. Bietet sich aber einmal hiefür kein Grund, so hat er bald einen anderen ausfindig gemacht. So beispielsweise fürchtet er sich auch auf dem Gehwege, auch ganz an dessen Innenseite, von einem Automobil überführt zu werden, etc. Da derselbe aber sonst geistig vollkommen normal ist, schließe ich auf' eine stark masochistische Veranlagung, welcher die eigene Angst Befriedigung gewährt. Eine direkte Art der masochistischen Betätigung liegt nicht vor. Hingegen verkehrt C. nur mit Personen der niedersten Gesellschaftschichte (Pflasterer. Kutscher etc.), wobei wahrscheinlich auch die hiedurch erhöhte Gefahr ihm den Anreiz bietet. Seine Mutter ist normal veranlagt, jedoch eine äußerst e n e r g i s c h e Frau, leitete stets die Bewirtschaftung ihrer Güter selbständig und hat auch bei einem Einbruch in ihre Wohnung die beiden Strolche niedergeschlagen und dingfest gemacht. Sie ist jetzt das zweitemal verheiratet, hat kleinen Bartanflug und trägt in ihrer Wohnung auch häufig Männerkleidung.

Wir werden uns nicht wundern, wenn der Experte die Tatsache betont, daß die Homosexualität in vielen Fällen gehäuft auftritt. Gleiche Ursachen, gleiche Wirkungen. Auch die Tatsache, daß 65% der Homosexuellen sehr energische Mütter haben, kann an und für sich nicht als ein Moment herangezogen werden, das für die Psychogenese der Homosexualität typisch ist. Der Experte meint wohl, daß es sich um männliche Frauen handelt, so daß sie dann auch weibliche Söhne zur Welt brachten.

Ich möchte jetzt an einem Fall eigener Beobachtung ausführen, in welcher Weise die Homosexualität durch eine energische Mutter zustande kommt, aber gleich im Anschluß daran einen Fall vorführen, in dem das Gegenteil beobachtet wurde. Auch sind jene hochinteressanten Fälle in Betracht zu ziehen, da der Homosexuelle früh von seiner Mutter entfernt wurde oder eine hatte, die früh verstarb. (Ich kenne mehrere Homosexuelle, deren Mutter bei ihrer Geburt starb.)

Unmöglich kann man sich dann wie *Sadger* mit dem Einfluß der Pflegeperson helfen. Denn alle jene Hemmungen, welche die sexuelle Einstellung zur Mutter verhindern, können bei der Pflegeperson (Amme, Kinderfrau usw.) wegfallen — und trotzdem tritt die Homosexualität auf. Der Weg zur Homosexualität steht eben jedem Menschen offen. Die Kräfte, die ihn zum gleichen Geschlechte drängen, sind heterogenster Natur.

Fall Nr. 58. Herr Ypsilon, ein Theologe im Alter von 33 Jahren, erzählt, daß er schon seit der Jugend homosexuell sei und schwer darunter leide. „Ich habe eine solche Zuneigung zu schönen Knaben, daß ich am ganzen Körper zu zittern anfange, wenn so ein Junge vorbeigeht. Ich fürchte, daß ich mir einmal in der Schule werde etwas zu schulden kommen lassen. Ich möchte mich von dem krankhaften Trieb befreien lassen, wenn es irgendwie angeht. Ich kenne aber alle Schriften von *Hirschfeld* und weiß, daß es für mich keine Hilfe gibt, da der Zustand angeboren ist. Ich stamme aus einer wohlhabenden Familie, die sehr kinderreich ist. Alle unsere Verwandten haben mindestens ein halbes Dutzend Kinder. Ich wurde auch als das siebente der Kinder geboren, der einzige Knabe unter lauter Mädchen. Nach mir kam noch eine kleine Schwester und dann starb mein Vater. Ich war sechs Jahre alt, als mir sein Tod berichtet wurde. Ich erinnere mich noch, daß ich ziemlich gleichgültig war und weiter mit meinen Puppen spielte, so daß meine Tante mir vorwarf, ich wäre ein garstiger Junge und hätte gar kein Herz. Ich wußte noch nicht, was ich verloren hatte. Vielleicht wäre alles mit mir anders gekommen, wenn ich vom Vater erzogen worden wäre. Doch auch daran zweifle ich. Mein Vater war ein guter, schwächlicher Mann, der meiner Mutter nicht gewachsen war. Die Mutter war der Herr im Hause und der Vater soll sie immer sehr respektiert und alles getan haben, was sie von ihm verlangte. Ich erinnere mich noch an Spaziergänge mit dem Vater, in denen er sehr langsam ging, weil er herzleidend war. Er stützte sich manchmal auf seinen dicken Stock und mußte immer tief Atem holen. Vielleicht stammt daher meine Gewohnheit, während der Spaziergänge stehen zu bleiben und tief aufzuatmen. Die Mutter war sehr nervös, leicht erregbar, litt viel an Migräne, während der das ganze Haus mäuschenstille sein mußte. Sie war sehr energisch und sehr strenge. Ich wurde auch wiederholt von ihr geschlagen und nicht immer war die Strafe am Platze. Ich war ein sanftes, leicht lenkbares Kind, das sich keine Gedanken darüber machte und leicht vergessen konnte. Ich war nachdenklich und träumerisch und oft so in meine Spiele versunken, daß ich die ganze Welt um mich vergaß. Ich beneidete die Schwestern, die so viele Puppen hatten, und zog die Puppen meinen Soldaten vor. Ich kränkte mich, wenn man mir Säbel und Soldaten brachte, und wünschte mir eine schöne, große Puppe zu Weihnachten. Es war immer mein Schmerz, daß ich sie nie erhielt. Wenn mir aber die Schwestern ihre Puppen borgten, war ich überglücklich. Ich hatte leider keine Knaben als Gespielen, nur meine Schwestern und ihre Freundinnen, und wurde als einziger Bub oft von ihnen gehänselt und hinausgeschickt, wenn sie wisperten und sich „Geheimnisse" mitteilten. Es hieß dann immer: „Das geht dich nichts an! Das ist nur für Mädels!" Ich war schüchtern und feige und lief davon, wenn fremde Knaben mit mir raufen wollten.

Ich war trotzdem sehr stolz, daß ich der einzige Junge in der Familie war, weil ich wieder von den Verwandten sehr gehätschelt wurde. Nur kränkte ich mich, daß man immer von mir mehr verlangte, w e i l ich ein Junge war. Ich mußte viel mehr lernen und beneidete oft die Schwestern, daß es ihnen besser ging. Ich hatte auch oft Streit mit ihnen und erinnere mich, daß ich trotz meiner Sanftmut sehr wild werden konnte. Ich ging einmal mit einem Messerchen auf eine Schwester los, die mich in Wut gebracht hatte, so daß sie zitternd zur Mama lief. Damals wurde ich gehörig verhauen. Ich weiß aber seit jenem Erlebnis, daß in mir auch eine große Wildheit steckt, die mich zu den gefährlichsten Taten treiben könnte. Ich erleide deshalb lieber Unrecht und stecke manches ein, weil ich fürchte, es könnte sonst meine Wut wieder zum Vorschein kommen.

Ich war sehr talentiert und lernte ursprünglich sehr leicht. Später wurde ich zerstreut und mußte alle Kraft zusammennehmen, um in der Schule aufpassen zu können. Ich war sehr naiv und unschuldig und glaubte noch lange an das Storchmärchen. In der Schule verliebte ich mich in einen Jungen. Ich glaube, ich war damals ungefähr 11 Jahre alt. Ich bewunderte ihn und wollte ihm gern in allen Stücken gleichen. Da er der beste Schüler war, so bemühte ich mich auch, vorwärts zu kommen, und war bald sein Rivale. Ich war sehr eifersüchtig, wenn er mit anderen Knaben verkehrte und durfte ihn nicht näher kennen lernen, weil er armer Leute Kind war, und seine Familie meiner Mutter, die immer einen ausgesprochenen Patrizierstolz hatte, nicht paßte. Ich aber war glücklich, wenn ich nur ein paar Worte mit ihm reden durfte. Um die Mädchen kümmerte ich mich gar nicht und wunderte mich, daß die anderen Schüler so oft von Mädchen sprachen und ihnen nachliefen. Ohne verführt zu werden, fing ich mit 13 Jahren zu onanieren an und war sehr glücklich darüber, eine so schöne Kunst erfunden zu haben. Ich wußte damals noch nicht, daß dies die Quelle meines schweren Leidens werden sollte. Allmählich wurde ich von meinen Mitschülern aufgeklärt; die rohe Wirklichkeit widerte mich an, ich hörte alle diese Gespräche, und sie blieben an mir nicht haften.

Um diese Zeit entstand in mir der Wunsch, Geistlicher zu werden. Ich war immer sehr fromm und meine Mutter nahm mich schon als sehr kleines Kind jeden Sonntag in die Kirche mit. Ich dachte, auf der Kanzel stehen und predigen sei das Höchste, was ein Mensch erreichen konnte. Besonders machte es auf mich einen tiefen Eindruck, als einmal ein Superintendent zu uns ins Haus kam und meine fromme Mutter ihm die Hand küßte. An diese Szene habe ich oft denken müssen und seit ich die modernen psychologischen Schriften und besonders Ihre Bücher kenne, bin ich der Ansicht, daß dieser Eindruck es war, der mich zum geistlichen Berufe drängte.

Ich will Ihnen nicht verschweigen, daß ich um die Zeit der Matura eine heftige Periode des Zweifels mitmachte, und mein Glauben unter dem Eindruck der Schriften von Haeckel, die mir ein Kollege borgte, sehr zu wanken anfing. In meiner Not ging ich zu dem Superintendenten, der mich vollends von der Haltlosigkeit dieser Werke überzeugte und meinen Glauben neu bestärkte. Ich hatte noch mit meiner Mutter zu kämpfen, die trotz ihrer Frömmigkeit mit meiner Berufswahl nicht zufrieden war. Ich sollte die Güter meines Vaters übernehmen und mich dafür ausbilden lassen. Es widerstrebte mir, und es gelang mir mit Hilfe des Superintendenten, meine Mutter zu bestimmen, einzuwilligen.

Noch hatte ich nicht das Bewußtsein meiner Abnormität. Ich war schon 19 Jahre alt und war der festen Überzeugung, ich könnte mit einer Frau verkehren, wenn ich nur wollte. In dem ersten Jahre meiner Hochschulstudien ließ ich mich nach einer wüsten Trinkerei von Kollegen verleiten, mit ihnen ins Bordell zu gehen. Im Rausche verkehrte ich einmal — ich glaube ohne jeden Genuß — und mußte dies Erlebnis teuer bezahlen. Denn das Erwachen am nächsten Tage war fürchterlich. Ich kam mir entwürdigt und entmenscht vor und schämte mich vor meinen Freunden und vor mir selbst. Am liebsten hätte ich mir das Leben genommen, so verzweifelt war ich damals. Ich fürchtete auch, ich hätte mich infiziert. Ich hatte schon viel über Geschlechtskrankheiten gehört und glaubte nun fest, daß ich krank sein müßte. Ich schämte mich aber, zu einem Arzt zu gehen   Erst das eingehende Studium einiger populärwissenschaftlicher Bücher gab mir die Beruhigung, daß das böse Erlebnis keine Folgen nach sich gezogen hatte.

Da kam ein Prozeß, der das Thema Homosexualität ins Haus brachte. Ich kam plötzlich zur Erkenntnis, daß ich abnormal war. Bisher war ich geneigt, die Schwärmerei für schöne Knaben als eine Art griechischen Schönheitskultus zu betrachten. Ich wollte mir keine Rechenschaft geben. Nun stand es in aller Klarheit vor mir, und ich mußte mir gestehen, daß ich so war wie der Angeklagte des Prozesses. Es handelte sich um einen Lehrer, der einige seiner Schüler verführt hatte.

Ich nahm mir vor, die Leidenschaft für Knaben auszurotten und den Verkehr mit Frauen aufzunehmen. Leider konnte ich mich nie als Mann erweisen, weil ich einen Ekel vor den Frauen empfand, wenigstens vor denen, die ich kennen lernte. Sie — es handelte sich natürlich immer nur um Dirnen — hatten alle einen fürchterlichen Geruch, der mich zur Verzweiflung brachte und jede sexuelle Erregung unmöglich machte. Immer mußte ich konstatieren, daß die Dirne einen eigenartigen Gestank ausströmte, wenn sie sich auszog. Ich konnte diesen Gestank auch konstatieren, wenn das Mädchen stark parfümiert war, was bei diesen Frauen so oft der Fall ist.

Ich hoffte, daß ich durch eine rasche Heirat auf die Bahn des Normalen gelangen könnte. Ich war ja reich und unabhängig. Nach meinem Examen erhielt ich eine Stelle als Religionsprofessor an einem Gymnasium. In dieser Stadt lernte ich ein älteres, sehr sympathisches Mädchen kennen. Ich pflegte mit ihr anregenden Umgang und überzeugte mich, daß sie in jeder Hinsicht ein vortreffliches Wesen war. Wir standen schon fast vor der Verlobung. Ich war glücklich, daß ich niemals an ihr jenen unangenehmen Geruch der extremen Weiblichkeit beobachten konnte, der mich aus dem Bordell vertrieben hatte. Da merkte ich eines Tages, daß sie ihre jüngere Schwester sehr energisch anfuhr, so daß es zu einem kleinen Streit kam. Die Schwester warf ihr nun vor, daß sie „herrschsüchtig" wäre. Dies Wort fiel wie ein Feuerbrand in meine Seele. Ich hasse alle herrschsüchtigen Frauen und finde Männer, die unter dem Pantoffel stehen, lächerlich. Ich hatte nun keine Ruhe und überlegte immer hin und her. Ich mußte mir sagen, daß ich der schwächere Teil bin, und daß sie mich vollständig beherrschen werde. Ich glaube aber, es war nur ein Vorwand, um nicht heiraten zu müssen. Denn immer mehr verfolgten mich die Gedanken an die Knaben, und ich verliebte mich in einen meiner Schüler, so daß ich fast wahnsinnig wurde, weil ich den sündigen Gedanken aus meinem Kopfe jagen wollte. Schließlich habe ich diese Leidenschaft überwunden. Aber nur dadurch, daß ich täglich dem anderen Laster, der Onanie, fröhnte. Da war ich zu schwach, um zu widerstehen, und obwohl ich weiß, daß ich mich für mein ganzes Leben schädige, bin ich doch nicht imstande, ohne die Onanie zu leben. Denn nach der Onanie bin ich viel ruhiger und kann wenigstens schlafen."

— — — — — — — — — — — — — — — — — —

Dieser Bericht ist eine der gewöhnlichen Beichten, wie wir sie von Homosexuellen hören. Ich schlage dem Kranken eine längere Behandlung vor, auf die er gern eingeht. Solche Fälle sind schon aus dem Grunde dankbarer, weil der entschiedene Wille zur Heterosexualität vorhanden ist. Andere Homosexuelle, die nur aus Not (z. B. wegen gerichtlicher Verfolgung) sich analysieren lassen, haben nur einen Wunsch: Die Analyse möglichst rasch hinter sich zu haben und ihre Paraphilie zu behalten.

Die Analyse ging ziemlich flott vor sich. Zuerst trat zutage, daß er noch eine Reihe heterosexueller Episoden erlebt hatte, die er in dem ersten Bericht unterschlagen hatte. Er hatte sich so in den Gedanken der angeborenen Homosexualität eingelebt, daß er alle anderen Erlebnisse aus seinem Gedächtnisse verloren hatte. Nicht wirklich verloren, auch nicht im Sinne *Freuds* so verdrängt, daß sie ihm vollkommen unbewußt waren. Eigentlich wußte er alles. Er wollte nicht daran denken. Wenn ich fragte: Weshalb haben Sie mir diesen oder jenen Vorfall verschwiegen, so sagte er: „Ich habe nicht daran gedacht. Mit Absicht habe ich nichts verschwiegen. Das andere kam mir in den Sinn, und an diese Szene habe ich nicht gedacht."

Zuerst erwähnt er, daß er schon vor der ersten Neigung, die ganz blaß und nur angedeutet war, eine Bekanntschaft mit einem Mädchen hatte. Es war im zweiten Jahre der Hochschule. Die Tochter seiner Zimmerfrau zeigte ihm deutlich ihre Neigung. Sie gefiel ihm sehr gut, weil sie knabenhaft aussah und jenem Knabentypus ähnelte, der ihm so gefiel. Zart, blond, mit scharfen, feinen Gesichtszügen. Sie küßten sich, und sie kam oft zu ihm ins Zimmer, wenn die Mutter nicht zu Hause war. Ja, sie kam sogar einige Male in sein Bett, wobei er sehr leidenschaftlich erregt wurde. Es war eigentlich die einzige Mädchen, bei dem er nichts von dem unangenehmen Geruch verspürte. Aber er rührte sie nicht an und berührte auch nicht ihre Genitalien. Davor hatte er eine unüberwindliche Abneigung.[1]) Sie lagen still nebeneinander und hielten sich umschlungen. Als das Mädchen ihm sagte, er könne alles mit ihr machen, was er wolle, sie liebe ihn so sehr, daß sie vor gar nichts zurückschrecke, wurde er ängstlich und sperrte die Tür ab, so daß sie nicht zu ihm kommen konnte. Er sagte ihr dann, er wolle sie nicht unglücklich machen, er habe Angst, er werde die Beherrschung verlieren. Bald darauf verließ er unter irgend einem Vorwand die Stadt und suchte eine andere Hochschule auf. Sie korrespondierten noch eine Weile, dann aber ließ er ihre Briefe uneröffnet liegen. Er wußte nicht, warum. Er denke oft mit Sehnsucht an sie und glaube, sie wäre die einzige gewesen, die ihn hätte retten können. Nun habe er sich um sein Glück gebracht. Denn er habe vernommen, daß das Mädchen schon verheiratet sei.

Auf diese Weise benimmt sich der Homosexuelle sehr häufig, wenn er Gefahr läuft, heterosexuell zu werden

Dann erinnert er sich, daß er noch einen zweiten Versuch bei einem Dienstmädchen gemacht habe. Er weiß nicht mehr, ob ihn der Geruch gestört

---

[1]) Auch *Hirschfeld* betont — wie schon erwähnt —, daß die Homosexuellen Frauen hie und da küssen, aber vor ihren Genitalien einen großen Horror zeigen.

hat, aber er führte den Beischlaf aus, ohne zu einem Orgasmus zu kommen. Er wurde schließlich sehr müde und wich jeder weiteren Gelegenheit aus, mit ihr zusammenzukommen.

Viel bedeutsamer ist aber, was er allmählich aus seiner Jugend erzählte. Der Vater war ein großer Damenfreund, wie ihm seine Tante später gestanden hatte. Er hatte einmal eine schwere Syphilis überstanden und war wahrscheinlich an den Folgen dieses Leidens gestorben. Er erinnert sich an fürchterliche Szenen, die sich im Hause zugetragen hatten. Die Mutter hätte den Vater angeschrien und ihn zornig aus dem Zimmer gewiesen. Ein anderes Mal sperrte die Mutter die Türe innen mit einem Riegel ab, so daß der Vater nicht in die Wohnung gelangen konnte und ins Hotel schlafen gehen mußte.

Nach dem Tode des Vaters hörte er im Nebenzimmer, wie die Tante mit einer anderen Dame über die Mutter sprach. Sie hätte den Vater ins Grab getrieben. Er sei etwas später aus dem Gasthause gekommen, und da habe ihm die Mutter eine solche Szene gemacht. Der Vater habe sich so aufgeregt, daß er einen Herzkrampf bekommen hätte und bald darauf gestorben wäre. Dann hörte er etwas von Vergiften und er ahnte schon damals, daß der Vater nicht eines natürlichen Todes gestorben sei. Erst später habe er erfahren, daß der Vater sich in jener Nacht mit Morphium vergiftet habe. Er wollte mir das zuerst nicht sagen, weil er das Andenken seines Vaters nicht entehren wollte. Mit seiner Mutter sprach er niemals über die Todesursache seines Vaters. Aber eine andere Tante teilte ihm den ganzen Sachverhalt mit. Es scheint, daß der Vater sich etwas hatte zuschulden kommen lassen und in gerichtliche Untersuchung hätte kommen sollen. Die Mutter wußte an jenem Abend davon und drohte dem Vater mit Scheidung. Ob nun die Drohung daran schuld war oder der Vorfall (er soll sich an einem minderjährigen Mädchen vergriffen haben), das wisse sie nicht. Die Mutter verweigerte jede Auskunft. Wiederholt aber hörte er die Mutter sagen: „Er hat dieselben Fehler wie sein Vater. Wenn ich nur nicht mit dem Buben Kummer erlebe!" Oder: „Ein Junge macht einem zehnmal mehr Sorge wie ein Mädchen   "

Eine andere Szene von größter Bedeutung spielte sich mit seiner Schwester ab. Es war kurz nach dem Tode des Vaters und er spielte mit seiner jüngeren Schwester. Sie zeigten sich ihre Genitalien, und er legte sich auf sie. Sie fühlte Schmerzen und schrie etwas. Da kam die Mutter und überraschte sie. Er bekam fürchterliche Schläge und wurde in ein finsteres Zimmer gesperrt. Die Mutter setzte ihm auseinander, er wäre ein Bösewicht und werde sicher einmal im Zuchthause enden. Auch damals hörte er sie sagen, er hätte das wilde Blut seines Vater geerbt.

Es gab noch eine Reihe kleinerer heterosexueller Episoden. Er beobachtete die Dienstmädchen beim Ausziehen und verliebte sich in eine kleine Kusine, so daß er damit geneckt wurde.

Schreiten wir nun zur psychologischen Analyse seiner Homosexualität. Der Tod seines Vaters und das von ihm belauschte, halb verstandene und halb nur geahnte Gespräch über seinen Vater, die Aussprüche der Mutter, waren für ihn ein drohender Fingerzeig für die Zukunft. Mußte er sich nicht vornehmen: Ich will nicht so werden wie der Vater, sonst werde ich früh sterben? Mußten die Szenen, in denen der geliebte Vater eine so klägliche Rolle spielte, in ihm nicht d i e A n g s t v o r d e m W e i b e entwickeln? Seine Mutter war die strenge Herrscherin des Hauses. Vor ihr zitterten alle Kinder, denn sie strafte alle Vergehen mit unerbittlicher Strenge. In seinem kindlichen Hirn

mußte sich die Vorstellung festsetzen: Die Frauen haben es besser, sie
herrschen und regieren. Seine Schwester aber bewunderte er und weil er um
zwei Jahre älter war, so beherrschte er sie und betrachtete sie als sein Spielzeug. Die schreckliche Szene aber, welche ihm seine Mutter nach dem sexuellen
Spiel mit der Schwester gemacht hatte, ihre drohenden, rollenden Augen, die
empfindliche Züchtigung, das Einsperren in das finstere Zimmer schafften feste
Assoziationen zwischen dem Begriffe „Lust beim Weibe" und „empfindliche
Strafe". Auf jedes Verlangen mußte zuerst in Erinnerung an diese Szene
eine Angstreaktion erfolgen. Nimmt man noch dazu, daß die Bilder vom Tode
des Vaters als ewige Warnung vor frühem Tod und Krankheit durch seine
Seele zogen, addiert man zu diesen Einflüssen das Bild der herrschenden
Frau, so wird einem klar, daß dieser Mann vor dem Weibe zittern und
zum Manne flüchten mußte. Unterstützt wurde diese Flucht durch seine weibliche Anlage, die sich besonders in seinem Wesen äußerte. Aber er konnte
sich auch im Momente der Gefahr als ein ganzer Mann beweisen. Er hatte
eigentlich nur eine Angst: das Weib.

In seinen Nächten schreckte ihn hie und da ein grauenhaftes Bild: E r
s a h e i n e r i e s e n h a f t e F i g u r , w i e e i n G ö t z e n b i l d , w e i b -
l i c h u n d g a n z n a c k t . S i e r o l l t e f u r c h t b a r m i t g l ä s e r -
n e n A u g e n , s o d a ß e r v o r S c h r e c k e n v o r i h r e n T h r o n
h i n f i e l u n d n i c h t a u f z u s c h a u e n w a g t e . Er erwachte dann
mit Herzklopfen und konnte lange keinen Schlaf finden.

Was er gesehen, war der Götze „Weib", vor dem er sich so fürchtete,
es war das Bild seiner Mutter und der anderen furchtbaren Frauen, zu deren
Füßen sich die Männer werfen müssen, um sie wie eine Gottheit zu verehren.
Die Angst um seine Selbständigkeit und das Gefühl, daß er verloren sei, wenn
er eine Frau lieben würde, legten sich zwischen ihn und das Weib. Lieben
heißt sich unterwerfen und er wollte sich keiner Frau auf der Welt unterwerfen. Er wollte auch keinem Manne untertan sein und spielte immer den
Aktiven in seiner Phantasie.

Wir sehen, dieser Homosexuelle steht unter der Herrschaft einer Angst-
vorstellung, welche sich als aus der Kindheit stammend erweist. Man könnte
ebenso von einer Zwangshandlung sprechen. Ich habe anläßlich der psychologischen Analyse der Zwangshandlungen darauf aufmerksam gemacht, daß
sich bei Zwangshandlungen immer zwei Punkte finden.

1. Sie enthalten eine Todesklausel. (Wenn du das machst oder nicht
machst, so wirst du oder eine andere Person sterben.)

2. Sie erfüllen irgend einen Imperativ aus der Kindheit.

Hier sehen wir eine klassische Bestätigung meiner Thesen, die in veränderter Form (natürlich ohne die Quelle der neuen Erkenntnis zu nennen)
von anderen Psychoanalytikern benützt wurden. Der Patient Ypsilon fürchtet
den Tod, wenn er sich mit dem Weibe einläßt. (Sein Vater starb an Syphilis.
Er leidet an Angst vor Infektionen. Man erinnere sich an die Angstperiode
nach dem ersten Koitus im Rausche.) Die Worte der starken Mutter, die Drohungen nach der Szene mit der Schwester wirken als ein infantiler Imperativ:
Du sollst kein Weib berühren, denn darauf stehen der Tod und die Hölle.
Dieses furchtbare Weib, das ihm im Traume erscheint, trägt manchmal eine
große, lange Schlange. Die Analyse konnte nachweisen, daß sich ein früher
Eindruck in diesem Traumbilde wiederholte: das bekannte Bild von Stuck

„D i e S ü n d e". Das Weib ist das Symbol der Sünde und des Bösen. Schon die erste Lektüre der Bibel führte ihm das Weib als Sünde vor und seine ganze innere Religion baute sich auf diesem Grunde auf.

Dazu kam die Differenzierung von dem Vater, den er so liebte, und der ein so furchtbares Schicksal genommen. Er wollte nicht so werden wie der Vater war. Gerade weil es seine Mutter gedroht hatte und es ihm als sein sicheres Schicksal vorzeichnete. Nun gerade nicht. Er differenzierte sich vom Vater. Er wurde ein Frauenfeind, er floh die Frauen und er wollte nicht wie der Vater unter die Herrschaft eines Unterrockes kommen.

Und doch sehnte er sich nach dem Weibe. Er suchte es im Spiegelbilde des Knaben, der immer weibliche Züge aufweisen mußte. Es waren die Züge seiner Schwester. In jeder Liebe steckt eine Ichliebe. Der Inzest zeigt innige Beziehungen zum Narzissmus. In der Schwester fand er das Stück von seinem weiblichen Ich, dem er alle seine Huldigungen darbringen wollte. Zugleich aber spielte er die Szene seiner Kindheit, welche für ihn eine solche Bedeutung hatte. Er spielte mit seiner Schwester. Die Hemmungen, die sich daran knüpften, mußten sich auch auf die Knabenliebe übertragen. Er konnte nicht zur Tat schreiten. Alle seine Sexualität mußte sich in der Onanie ausleben. In seinen Phantasien, die sehr mühsam zu entdecken waren, liebte er nicht nur Knaben, sondern es kam hie und da zu sonderbaren Metamorphosen. Die Knaben zerflossen und wandelten sich in knabenhafte Mädchen, welche die Züge seiner Schwester trugen. Nie phantasierte er, daß er ein Weib sei. Denn das Bild des Vaters war zu schwach, um sich in seinen Phantasien festzusetzen. Er blieb in allen seinen Träumen der .Knabe, der mit der Schwester spielt.

Doch noch eine zweite Richtung seines Sexuallebens trat in der Analyse zutage, die er in der ersten Erzählung angedeutet hatte. Er hatte eine auffallende Neigung zu alten Frauen. Wir hören diese Tatsache oft von den Homosexuellen bestätigen.[1]) Sie finden in den älteren mütterlichen Frauen oft ein Bild der eigenen Mutter, zu der sich manchmal die ganze heterosexuelle Liebesfähigkeit flüchtet. Einmal war er nahe daran, sich in eine ältere weißhaarige Frau zu verlieben. Ein anderes Mal hatte er sehr zärtliche Gefühle für eine Greisin, die schon 75 Jahre alt war. Ja, er gestand mir, daß er mit ihr hätte verkehren können.

Wir sehen eine merkwürdige Erscheinung. Die Jugend und das Alter reizen ihn und kommen für ihn sexuell in Betracht. Was dazwischen liegt, scheint ausgelöscht zu sein. Es liege nahe, in solchen Fällen eine Fixierung an die Großmutter zu suchen. Allein das bequeme Schema von *Freud* und *Binet* versagt hier vollkommen. Er hat keine Erinnerung an die Großmutter, die fern von ihnen wohnte. Es ist nur festzustellen, daß er sich über Jung und Alt sehr viele Gedanken in seiner Kindheit machte und sich sehnsüchtig wünschte, alt zu sein. Immerhin will ich es nicht ausschließen, daß ältere Personen, von denen er nichts weiß, in seiner Kindheit eine große Rolle spielten.

---

[1]) *Platen*, der auch eine flüchtige Liebe zu einem Mädchen mit 20 Jahren hatte, liebte außer seiner Mutter auch seine Hausfrau und deren Mutter. Von *Platens* Mutterliebe sagt *Frey*, sie wäre beispiellos gewesen. Auch *Frey* betont: Dem Homosexuellen ist der Umgang mit bloß freundschaftlichen oder mütterlichen Frauen wohltuend. (Aus dem Seelenleben des Grafen Platen. Jahrb. f. sex. Zwischenst., 1899.)

Es kommt nämlich zutage, daß er doch einmal einen heterosexuellen Koitus mit großem Orgasmus absolviert hatte. Er wohnte bei einer älteren Frau, die eine Großmutter bei sich hatte, mit der er sich sehr viel beschäftigte und stundenlange Gespräche führte. Es war um diese Zeit, da er sehr nervös war. Die alte Frau pflegte ihn und saß stundenlang an seinem Bette. Einmal waren sie ganz allein und er hatte Angstgefühle und bat sie, sich zu ihm zu setzen. Plötzlich küßte er sie stürmisch und vollzog einen Koitus, ohne daß die Matrone sich sträubte. Sie meinte nur, auf ein solches Glück hatte sie sich nie mehr gefaßt gemacht.

Nach einigen Tagen verließ er die Wohnung und verdrängte den ganzen Vorfall. Er wollte an ihn nicht denken. Er schämte sich in seine Seele hinein und meinte, ich werde mit ihm nicht mehr sprechen, wenn ich dieses greuliche Erlebnis erfahren würde   .[1])

Auch Kinder weiblichen Geschlechtes spielen in seine Phantasie hinein. Wie kommt es aber, daß gerade Mädchen und Weiber ausgeschlossen waren, während das unreife Mädchen und die Greisin ihn sexuell anzogen? Das stammte aus seiner psychischen Einstellung dem Weibe gegenüber. V o r   d e m   K i n d e   u n d   d e r   G r e i s i n   f ü r c h t e t e   e r   s i c h   n i c h t. Die Greisin war schwach; er fühlte sich ihr gegenüber als starker Mann, ebenso beim unreifen Mädchen. Nur vor dem starken Weibe brauchte er zu fürchten. Hinter dieser Angst verbarg sich die Angst vor sich selbst. Denn er haßte das Weib, dem er sich unterlegen fühlte. Sein Sadismus gegen die Frauen tobte sich zuweilen in Traumbildern aus, in denen die Wut des Ohnmächtigen über das Weib triumphierte. Zwischen demütiger Liebe und hochmütigem Hasse pendelte sein heterosexuelles Fühlen. In seiner Liebe zu alten Frauen mischte sich die Liebe zu seiner Mutter, die er trotz ihrer Strenge und vielleicht auch wegen ihrer Strenge ganz außerordentlich liebte. Bei der Dirne erwachten in ihm die Gedanken an die Mutter. Es fallen ihm Szenen ein, in denen er seine Mutter verdächtigte, mit einem Onkel ein Verhältnis zu haben. Er gedenkt eines Bildes, auf dem die beiden photographiert sind, wo sie beide so sonderbar lächeln. Der Onkel ist der einzige, dem die Mutter folgt und zu Willen ist. Er aber hatte immer eine Antipathie gegen den Onkel, der mit

---

[1]) Ich finde bei *Hirschfeld* folgenden sehr interessanten Passus: „Auch homosexuelle Männer lieben vielfach das Zusammensein und die Unterhaltung mit Frauen. mit denen sie viele gemeinsame Beziehungen verbinden. N a m e n t l i c h   ä l t e r e   F r a u e n   s i n d   H o m o s e x u e l l e n   s e h r   s y m p a t h i s c h. *Meisners* Bemerkung: „Gegen ältere Damen und die häufig von der Männerwelt verspotteten alten Jungfern ist der Urning voll Artigkeit und Höflichkeit, weshalb ihn diese auch besonders gern haben", trifft völlig zu. Nur wenn in den Frauen erotische Gefühle zu dem jüngeren Homosexuellen zutage treten, was erfahrungsgemäß nicht selten ist, gerät der Urning in eine unbehagliche Lage. Ich kenne einen Fall, in dem sich eine 60jährige Gräfin in einen 25jährigen homosexuellen Schriftsteller verliebte, dem sie Hunderttausende schenkte. Trotz der ansehnlichen äußeren Vorteile, die der Homosexuelle aus diesem Verhältnis zog — beide durchreisten die Welt im elegantesten Stil —, geriet er durch die Verliebtheit der alten Dame in einen überaus nervösen Zustand; er meinte, es wäre ihm, als befände er sich in einem goldenen Käfig. Dritten Personen täuschen diese Verbindungen zwischen homosexuellen und heterosexuellen Männern und Frauen oft Liebe vor, ein Eindruck, der von den Homosexuellen selbst, um der Welt Sand in die Augen zu streuen, oft absichtlich noch sehr gefördert wird." (*Hirschfeld*, l. c. S. 102.)

ihm lieb sein wollte und dem er aus dem Weg lief. So mußte sich ihm das Weib nicht nur als furchtbar, sondern auch als treulos und als schlecht aufdrängen. Lasse dich nicht mit den Frauen ein! Sie werden dich beherrschen, betrügen, in das Grab bringen! Meide sie, wenn du lange leben und gesund bleiben willst!

In der Analyse gelang es, die Angst vor dem Weibe zu lindern und das Zwanghafte der Knabenliebe einer sanften Sympathie weichen zu lassen.

— — — — — — — — — · — — — — — — —

Wie weit die Heilung eines Homosexuellen möglich ist, das ist eine Frage, die sich nur nach bestimmten Prinzipien beantworten läßt.

In diesem Falle trat die Möglichkeit ein, mit Frauen zu verkehren. Doch daß die Analyse die homosexuelle Triebkraft beseitigt, ist nach meinen vorherigen Ausführungen ja ganz ausgeschlossen. Sie würde ja den Menschen durch Verdrängung der Homosexualität wieder neurotisch machen. Wir können nur die Verdrängung aufheben, welche die heterosexuelle Komponente betroffen hat und den Menschen dann wieder bisexuell machen. Von verschiedenen Faktoren hängt es dann ab, ob er imstande ist, mit der heterosexuellen Betätigung allein auszukommen, ob er sich mit Hilfe eines Kompromisses helfen kann. In diesem Falle war die Analyse erfolgreich. Zuerst kamen die Wurzeln jener merkwürdigen Erscheinung zutage, daß ihm die meisten Frauen wegen ihres Gestankes ekelhaft waren.

Es war von vorneherein anzunehmen, daß die Analyse eine zurückgedrängte Mysophilie zum Vorschein bringen werde. Zuerst fand sich die Tatsache, daß die Sünde stinkt. Das Weib war die Sünde wie der Teufel. Der Teufel stinkt doch immer, und dieser Gestank wird als ein Merkmal charakteristischer Art für den Bösen angesehen. Das Weib, die Vertreterin der Sünde, mußte also stinken. Er fürchtete sich vor der Sünde, ein Ekel war Ekel vor der Sünde. Dann aber zeigte es sich, daß er in seiner Kindheit eine ausgesprochene Liebe für den Gestank des Kotes hatte, die sich in Rudimenten noch heute erhalten hat. Er findet den Geruch des Abortes gar nicht unangenehm, er kann sehr lange im Aborte sitzen bleiben und liest dort mit Vorliebe die Zeitung. Für die eigenen Caprylgerüche (Schweiß zwischen den Zehen, Achselschweiß) hat er eine unleugbare Vorliebe. Als Kind jedoch spielte er mit Kot und pflegte es so einzurichten, daß an seinen Hosen immer ein Stück Kot klebte. Seine Mutter pflegte ihn immer zu untersuchen und züchtigte ihn sogar, weil er so ein „Schweindl" war. Er pflegte auch den Stuhl im Zimmer zu machen, die Wände anzuschmieren, die Papiere vom Aborte zu sammeln. Hinter dem Ofen hatte er eine immer große Sammlung solcher Papiere, zu denen er sehr gerne roch.

Seine Mutter hatte einen eigentümlichen starken Geruch, der sich zur Zeit der Menses sehr verstärkte und ihm zuerst sehr angenehm war und von ihm gesucht wurde. Ihr Hemd roch sehr intensiv nach Urin, da sie beim Husten und Lachen immer etwas Urin verlor, wie er später von ihrem Hausarzte hörte. Er pflegte sich sehr gerne diese alten Hemden aus der Schmutzwäsche zu holen und daran zu riechen. Eine andere merkwürdige Erscheinung, die ich noch in einem ähnlichen Falle beobachtet habe, war, daß er beim Niesen immer diesen scharfen Geruch der Mutter verspürte. Später gab er alle diese Dinge auf. Doch kam er einmal in ein Hotel, in dessen Bett er ein altes Frauenhemd fand, das einen ähnlichen Geruch hatte. Er wollte das Hemd wegwerfen und konstatierte zu seinem Erstaunen eine heftige Erregung und eine Erektion von seltener Intensität. Er behielt das Hemd im Bette und onanierte einige Male in dieser Nacht. Er weiß jetzt, daß er beim Onanieren immer diesen Geruch als Aura verspürt.

Sein Ekel vor den Prostituierten ist die verdrängte Begierde nach den Uringerüchen. Es ist ein Symptom der Abwehr. Doch was er abwehren will, das sind seine Inzestgedanken, vor denen er zu den Männern flüchtet.

·Ich möchte noch über seine weiteren Lebensschicksale berichten. Er heiratete eine· ältere Dame, eine Witwe, die Mutter von zwei sehr lieben Knaben war. Die Dame ist sanfter Gemütsart und sehr nachgiebig. Er behauptet sehr glücklich zu sein und beim Koitus vollen Orgasmus zu empfinden. Die Liebe zu den Knaben überträgt er in sublimierter Form auf seine beiden Söhne, die er außerordentlich verwöhnt und mit väterlicher Liebe betreut.

Homosexuelle Phantasien sollen noch hie und da auftreten, aber leicht überwunden werden können

Eine ganz andere Einstellung zeigt der nächste Homosexuelle. dessen Mutter als gutmütig, sanft, leicht melancholisch geschildert wird.

Fall Nr. 59. Herr I. R., ein Mann von 40 Jahren, sucht mich auf, weil er wegen einer Erpressung Angst vor einer Gerichtsverhandlung hat. Er hatte ein Verhältnis mit einem Diener, das drei Jahre dauerte. Der Diener wurde wohl stets für seine Liebesdienste entlohnt, wäre aber so fein und nett gewesen, daß er ihm nie eine gemeine Erpressung zugemutet hätte. I. R. war immer in bescheidenen Verhältnissen, hatte aber unvermutet eine große Erbschaft gemacht. Nun schrieb ihm der Diener einen Brief, in dem er eine größere Summe forderte, weil er in Not sei. „Ich werde vielleicht wegen Erpressung ins Kriminal kommen, Sie werden aber auch vor der ganzen Öffentlichkeit blamiert sein. Ich bin ein armer Teufel, dem nichts geschehen kann. Sie sind aber dann in Wien unmöglich. Ich habe Briefe von Ihnen in Händen, welche einen untrüglichen Beweis unserer unerlaubten Beziehungen bilden. Überdies habe ich Zeugen, welche unsere intimen Beziehungen bestätigen werden müssen, wenn sie vor Gericht unter Eid ausgefragt werden." Ich will nur zuerst konstatieren, daß die Polizei in diesem Falle dem Erpresser schnell das Handwerk legte, ohne daß daß der arme I. R., der dem Selbstmorde nahe war, inkommodiert wurde. Ich aber hatte Gelegenheit, das Seelenleben eines Homosexuellen kennen zu lernen, der nicht geändert werden wollte und fest daran hielt, daß seine Veranlagung vom Hause aus eine homosexuelle war.

I. R. schwärmte nur für ordinäre Männer. Er hatte viele feine Freunde, die ihm gerne zu willen wären. Diese kann er aber nur mit schwärmerischer Freundschaft regalieren. Niemals ist es zu einer Erektion gekommen und der Versuch eines sexuellen Aktes mißlingt vollkommen. Anders wenn es sich um einen Kutscher oder Diener handelt, der recht einfach gekleidet ist und schmutzige Hände hat. Diese sind für ihn geradezu ein sexuelles Stimulans. Der Akt geht in solcher Weise vor sich, daß der Penis den anderen Penis mit der Spitze berührt und solange drückt, bis die Ejakulation erfolgt. Im Momente der fremden Ejakulation kommt der eigene Orgasmus, der sehr stark ist, wenn er das fremde Sperma auf seinem Sperma fühlt. Die Vermischung der beiden Flüssigkeiten versetzt ihn in eine mystische Ekstase.

Er behauptet von der Kindheit an anders gewesen zu sein als seine vier Brüder. Den ersten homosexuellen Akt führte er mit 23 Jahren aus.

Vorher hatte er einige Male mit Dirnen verkehrt, weil er sich dazu verpflichtet fühlte. Der Genuß wäre sehr gering gewesen. Eigentlich war ihm die Sache gleichgültig.

Schon bei seiner ersten Konsultation sagte er mir: „Wenn meine Mutter von dieser Geschichte etwas erfährt, so muß ich mir das Leben nehmen." Die Mutter glaubt, daß er ein weibliches „Verhältnis" hat. Wenn er seine Rendezvous mit Männern hat, die er immer bezahlt, ist die Mutter der Ansicht, er gehe zu seinem Mädchen oder in ein öffentliches Haus. Sie hindert ihn nicht, schickt ihn sogar öfters weg: „Du bist wieder nervös. Du sollst wieder zu deinem Mädchen gehen." Als er sich einmal für eine Sängerin interessierte, die allerdings etwas Männliches an sich hatte und einen tiefen Alt von wunderbarem Timbre aufwies, für den er immer eine Schwärmerei hatte, war seine Mutter eifersüchtig und suchte allerlei Gründe, um ihm zu beweisen, daß die Sängerin eine „ganz falsche" Person wäre. Er gab dann die Beziehungen bald auf, weil er die ewigen Szenen im Hause nicht vertragen konnte. Vorher begleitete er überallhin die Mutter, nun wollte er auch einmal mit der Sängerin ins Konzert gehen. Seine Mutter machte ihm eine so fürchterliche Szene, daß er viele Jahre daran dachte. Denn sie fiel in Ohnmacht und der herbeigeholte Hausarzt gab ihm zu verstehen, daß die Mutter viele solcher Szenen nicht überleben würde.

Man sah ihn dann nie ohne Mutter. Sie gingen zusammen spazieren, sie gingen zusammen in die Theater, Konzerte, sie machten gemeinsam alle Ausflüge, kurz er ersetzte der Mutter vollkommen den Vater. Der Vater lebte von der Mutter getrennt. Sie hatte sich von ihm geschieden, wie sie erfahren hatte, daß er mit ordinären Männern Verhältnisse hatte. Dies hatte sie dem Sohn erzählt, der vorher nicht wußte, weshalb seine Eltern nicht zusammen lebten. Sie sagte ihm das einmal, als er schon 22 Jahre alt war und sie darum befragte. Diese Erzählung erregte ihn so, daß er einige Nächte nicht schlafen konnte. Er kam dann bald dazu, die Szene, die ihm die Mutter erzählte, selbst zu erleben und blieb nun in Banden dieser Leidenschaft. Vor seiner Mutter hütete er ängstlich sein Geheimnis. Sie hatte in verächtlichem Tone von diesen Schweinereien gesprochen und sich oft glücklich gepriesen, daß er ganz anders geartet wäre. Sie würde sicherlich sterben, wenn sie das von ihm erfahren würde, und das könnte er nicht überleben.

Den Vater sehe er fast gar nicht. Er lebe nicht in Wien und käme nur selten hierher. Die ersten Jahre besuchte er den Knaben, durfte ihn aber nie allein sehen, das war ausgemacht. Die peinlichen Szenen — seine Mutter war immer anwesend — sind ihm noch immer in Erinnerung. Der Vater verzichtete dann vollkommen auf jedes Wiedersehen. Er gab sein Geschäft auf, in dem er reich geworden. Er war nämlich ein berühmter Damenschneider und durch seinen exquisiten Geschmack berühmt.

Die Ursache, weshalb er den Verkehr durch den Kontakt der Phalli ausführt, weiß er nicht anzugeben. Er meint, die schmutzige Hand des Arbeiters würde er nicht ertragen. Auf die geschilderte Weise käme eine innige Berührung zustande, und es werde doch eine gewisse Distanz eingehalten. Diese Erklärung kann richtig sein, scheint mir dazu zu dienen, eine Zwangshandlung mit dem Verstande zu erklären (zu „rationalisieren", wie *Jones* treffend diesen Mechanismus bezeichnet). Es ließ sich aber bei längerer Analyse eine andere Begründung finden.

Es wurde klar, daß er in dem fremden, ordinären, schmutzigen Manne seinen Vater suchte. Die Mutter sprach vom Vater nie anders, als dieser „ordinäre, schmutzige Mensch, dem ich nie die Hand reichen könnte. Mich ekelt, wenn ich an eine Berührung denke. Und ich kann es nicht ausdenken, daß ich seine Frau gewesen bin".

Oft hatte es seine Phantasie beschäftigt, wie die Eltern verkehrt haben mögen. In der Kindheit hatte er solche Szenen belauscht, denn seine Eltern waren sehr unvorsichtig. Er hatte sich gewünscht, an Stelle der Mutter zu sein, denn er liebte damals den Vater ganz außerordentlich. Die bewußte Szene hat also folgende Phantasie zur Grundlage: Er spielt die Mutter, mit der er sich vollkommen identifiziert. Der ordinäre Kerl ist der Vater. Die Berührung der Glieder symbolisiert den Koitus, die Vermischung der Samenflüssigkeiten die Befruchtung.[1]) In der Sängerin liebte er aber eine Imago seiner Mutter. Die Mutter hatte eine wunderbar schöne, tiefe Altstimme. Die Sängerin hatte das gleiche Timbre . Hier versuchte er eine Art Selbstheilung, eine Übertragung aller Erotik und Sexualität von der Mutter auf ein Ersatzobjekt. Seine Liebe pendelte zwischen Vater und Mutter. In der Mutter verkörperte sich ihm der Begriff Weib, der aber aller Sexualität entkleidet wurde. Auch der Mann durfte nicht in allen seinen Vertretern sexuell sein. Den Freunden wurde die Erotik reserviert, aber die sexuelle Betätigung bei ihnen blieb unmöglich. Nur der ordinäre Typus Mann war ihm sexuell zugänglich. Er hatte sein ganzes Leben gegen die Sexualität als das Tierische und Ordinäre angekämpft, als das Erniedrigende. Er mußte fallen, wenn er sexuell empfinden sollte. Er mußte diesen Fall als Erniedrigung empfinden und sich nach den reinen Höhen der Freundschaft sehnen. Diese Wertung wurde ihm von seiner schwärmerischen exaltierten Mutter eingeimpft, welche ihren Sohn anders haben wollte als die anderen Männer. Er sollte das Tierische ganz überwinden ... Seine Mutter hatte ihm gestanden, daß sie beim Verkehr mit ihrem Manne nie etwas empfunden hatte. Sie wüßte nicht, weshalb die Menschheit auf solche gemeine Dinge einen solchen Wert lege. Diese Wertung der Mutter wurde seine Weltanschauung. Ihre Ausführungen über die Frauen, vor denen sie ihn bei jeder Gelegenheit warnte, deren Tücke sie immer wieder hervorhob, deren Falschheit sie ihm mit tausend Beispielen belegte, mußte seine sexuelle Leitlinie vom Weibe abbiegen, um so mehr, als die sexuelle Bindung an die Mutter immer fester wurde, als er mit seiner Mutter eine Ehe führte, eine Ehe nach ihrem Geschmacke, in dem nichts fehlte als der sexuelle Verkehr. Er betonte, daß seine Mutter eine sanfte, leicht melancholische Frau war. Sie gab sich ganz in Kunst und Kunstbegeisterung aus. Aber sie war doch stark und energisch in dem beharrlichen Erziehen und Modeln ihres Kindes. Sie hörte nicht auf, ihn von den anderen Frauen abzuziehen.

Daß er seinem Vater nachgeriet, mögen andere als hereditäre Belastung auffassen. Er suchte erst die Männer auf, nachdem ihm die Mutter den wahren Grund ihrer Scheidung mitgeteilt hatte. Das zeigt uns deutlich, daß die alte Liebe zum Vater lebendig wurde, und er sich der Mutter gegenüber als der

---

[1]) Ich verstand erst später, daß es sich um eine „Mutterleibsphantasie" handelte. Er stellte sich eine Situation im Mutterleibe vor, bei der er im Leibe der Mutter die Wonnen des Beischlafes mitgenießen konnte.

Vater fühlte. Er mußte dann so handeln wie der Vater, er mußte die kalte Mutter mit einem Manne betrügen.

Leider konnte ich eine weitere Analyse nicht durchsetzen. Herr I. R. verließ nach der Regelung seiner Affäre dankbar seinen Helfer und ließ nichts weiter von sich hören.

Deutlich ist zu ersehen, daß die Mutter allein das Schicksal ihres Sohnes nicht determiniert. Das Beispiel und das Schicksal des Vaters, sein Wesen wirken auch bestimmend mit. Freilich, der große Einfluß der Mutter, die schon in der frühen Kindheit das weiche Herz des Kindes zu beeinflussen beginnt, leuchtet aus diesen Beispielen hervor. Wie groß der Egoismus der Mütter sein kann, wie bestimmend die Angst, ihren Lieblingsknaben einmal zu verlieren und einem anderen Weibe zu überlassen, das kann nur der ermessen, der Gelegenheit gehabt hat, solche Mütter zu analysieren und alle Abgründe zu ermessen, welche der Begriff Mutterliebe in sich faßt.

Wenn eine Mutter einem zehnjährigen Knaben auf dem Sterbebette zum letzten Segen die Worte zurufen kann: „Hüte dich vor den Frauen!" dann ist noch viel mehr möglich.[1]) Dann ist auch die heimliche Minierarbeit, welche in dem Kinde diese Angst vor den Frauen großzieht, zu begreifen. Man muß aber verstehen, daß verschiedene Kräfte von verschiedenen Seiten das gleiche Ziel erreichen können. Wir werden im nächsten Kapitel auch von den Einflüssen des Vaters sprechen können und immer wieder gestehen müssen, daß viele, viele Wege in das Reich der „echten Homosexualität" führen, aus dem es angeblich kein Entrinnen mehr gibt

Wenden wir uns zu zwei interessanten Beobachtungen von Féré. welche seinem hochinteressanten Werke „L'Instinct Sexuel" entnommen sind.

Fall Nr. 60. M. P., 41 Jahre alt, ist der einzige Sohn eines im Alter von 74 Jahren an Gehirnschlag verstorbenen Vaters. Er wurde von einem Onkel, welcher fünfzehn Monate jünger war als sein Vater und welcher beinahe im selben Alter wie dieser und an derselben Krankheit starb, erzogen. Dieser Onkel war Junggeselle. Er hat persönlich keinen Anverwandten gekannt. Man weiß nichts aus seiner frühesten Jugend, außer daß er nächtlichen Angstzuständen und Bettnässen bis zu seinem zwölften Lebensjahr gelitten hatte. Seine Mutter weckte ihn zu bestimmten Stunden, um den Urinabgang zu vermeiden; der Erfolg war nur ein teilweiser. Manchmal konnte er dann nicht wieder einschlafen, dann nahm sie ihn zu sich ins Bett, um ihn wieder zu beruhigen. Eines Nachts, während er sich bewegte, streifte er seine Mutter an einem behaarten Körperteil; dieser Kontakt rief plötzlich den Gedanken an ein Tier wach. Er sprang schreiend

[1]) Ich habe inzwischen Mütter kennen gelernt, die mir gestanden haben, mit ihrem Söhnchen „gespielt" zu haben.

a u s   d e m   B e t t   u n d   w o l l t e   s i c h   n u r   m e h r   i n   s e i n   e i g e n e s
l e g e n. Es brauchte lange Zeit, bis er sich beruhigte. Wenn man dieses
Ereignis als Ausgangspunkt seiner Krankheit annimmt, so steht es fest, daß er
noch nicht 3 Jahre alt war. Von diesem Augenblick an machte er, wenn seine
Mutter oder später seine Amme, die in ihren Diensten verblieben war, ihn in ihr
Bett nahmen, alle möglichen Anstrengungen, um nicht wieder in seines zurückgelegt zu werden. E r   w u r d e   v o n   d e m   G e d a n k e n   v e r f o l g t,
s i c h   ü b e r   d i e   E m p f i n d u n g,   d i e   i h m   s o   g r o ß e n
S c h r e c k e n   e i n g e j a g t   h a t t e   u n d   w e l c h e   i h m   n i e   g e -
n ü g e n d   e r k l ä r t   w o r d e n   w a r,   A u f k l ä r u n g   z u   v e r -
s c h a f f e,n. Er stellte sich schlafend, um seine Amme während sie sich anzog
beobachten zu können. Es dauerte einige Monate, bevor er „das Tier" entdeckte. Aber die Kenntnis seines Sitzes klärten ihn nicht über sein Wesen
auf; seine ewigen Fragen hatten nur eine strengere Beaufsichtigung zur
Folge; schließlich gab er es auf, von seiner Umgebung Aufklärungen zu
erlangen, aber seine Unruhe legte sich nicht. Er war nicht ganz 8 Jahre alt,
als ihn ein Buch über Anatomie in ziemlich verworrener Weise aufklärte.
Und er begriff, daß alle Frauen mit demselben Tiere versehen seien, daß
sie ihn aber nicht auf dieselbe Art wie seine Amme lieben und ihn nicht
gegen alle Gefahren schützen würden. Er begann Widerwillen gegen die
Berührung von Frauen zu zeigen und vertrug es nicht, wenn ihn eine andere als
seine Amme auf den Schoß nahm, o b w o h l   e r   a u s   e i g e n e m   A n -
t r i e b   d e n   M ä n n e r n   a u f   d i e   K n i e e   k l e t t e r t e. Junge Mädchen
bis zum 13., 14. oder 15. Jahre flößten ihm nicht denselben Widerwillen ein,
er spielte mit ihnen ohne jegliche Hemmung. Er zeigte keine anderen nervösen
Störungen als das Bettnässen, welches (immer schwächer werdend) andauerte;
aber der Gedanke, der Ursache seines Widerwillens gegen die Frauen auf den
Grund zu kommen, ließ ihm keine Ruhe. Er wagte hie und da an die Dienstmädchen und an seine Kameraden eine Frage zu stellen, deren Beantwortung
aber eher dazu beitrug, seine Neugierde zu reizen als sie zu befriedigen.

Er war beiläufig 12 Jahre alt, als ihm ein Buch über venerische Krankheiten, welches im Gebrauch der vornehmen Welt stand, in die Hände fiel;
es genügte, um ihn aufzuklären, aber nicht um ihm seinen Widerwillen zu
nehmen. Er begann, sich gegen die Amme zu wehren, deren Berührung ihm
eine peinliche Angst verursachte. Das Bettnässen hatte aufgehört. Er begann
Masturbation mit einigen Kameraden, ohne jedoch einem davon freund-
schaftlich zugetan zu sein. Erst im Alter von 15 Jahren faßte er eine heftige
Zuneigung zu einem 17jährigen Jungen, dessen Sexualmerkmale besonders
entwickelt waren. (Er hatte eine kräftige Muskulatur, beginnenden Bartwuchs
und eine sonore Stimme.) Diese Zuneigung veranlaßte ihn, sich von allen
anderen zufälligen Neigungen fernzuhalten. Aber nachdem dieser Junge,
wenigstens was ihn betraf, keinerlei ähnliche Neigungen zeigte, war das Verhältnis ein rein freundschaftliches und dauerte sogar bis zum Austritte aus
der Schule. Er glaubt, daß sein Kamerad nie seine wirklichen Gefühle ihm
gegenüber bemerkt hat.

Er masturbierte nur in großen Zwischenräumen, aber hatte oft erotische
Träume, wo nur Knaben eine Rolle spielten.

Er war 22 Jahre alt, als sein Freund durch äußere Umstände gezwungen
war, sich von ihm zu trennen. Erst von diesem Augenblick an begann er nach
Gelegenheiten zu suchen, um in den Gymnasien, Fechtböden und öffentlichen

Bädern Männer mit ausgesprochenen sexuellen Merkmalen zu treffen. Er empfand dabei eine gewisse sexuelle Erregung, aber niemals so stark, daß es ihn zu Berührungen oder sonst welchen herausfordernden Handlungen gedrängt hätte. Er hatte bei niemandem solche Neigungen bemerkt, und hatte nicht einmal die Hoffnung, ihnen bei jemandem zu begegnen. Er war sich wohl bewußt, daß er gegenüber den Frauen anders war als die anderen Männer; aber er konnte sich nicht helfen und die Sache mit dem „Tier" und die daraus folgende Furcht, die nach seiner Meinung nichts mit seinem Widerwillen zu tun hatte, kamen ihm höchst lächerlich vor. Er litt darunter, nicht wie die andern zu sein und die Hoffnung auf eine Heirat und Vaterfreuden aufgeben zu müssen. Mittlerweile hatte er sich eine gute Stellung in Industriekreisen verschafft, war aber genötigt, ziemlich weit außerhalb der Stadt zu wohnen; es fehlte ihm jede Zerstreuung; der Gedanke an eine Heirat verfolgte ihn. Er war 27 Jahre alt, als er beschloß, seine Männlichkeit auf die Probe zu stellen; bei einer Geschäftsreise versuchte er in einem Bordell das erste Mal einen Geschlechtsverkehr. Trotz seines Entschlusses nützte er das Entgegenkommen dreier Mädchen ohne Resultat aus; erst das vierte Mal hatte er einen Erfolg zu verzeichnen, weil er die Erinnerung an seinen Schulfreund zu Hilfe rief. Er empfand durchaus keine Befriedigung, und dieser Teilerfolg hinterließ eine tiefe Erschöpfung, die ganz verschieden war von der Ermüdung, welche er nach Selbstbefriedigung oder Spielereien mit anderen Burschen empfunden hatte. Während einiger Monate machte er mit Intervallen von einigen Wochen wiederum Versuche, die jedoch nur durch Zuhilfenahme des erwähnten Mittels von Erfolg begleitet waren. Jeder neue Versuch hatte ihn in einen Zustand von tieferer und länger anhaltender Erschöpfung versetzt. Seither litt er unter Erscheinungen, welche er früher niemals gekannt hatte. Von Zeit zu Zeit hatte er plötzliche Störungen des Sehvermögens; er konnte die ihn umgebenden Gegenstände unterscheiden, aber nur wie durch einen Nebel; er hörte wohl, was um ihn gesprochen wurde, wäre aber außerstande gewesen zu antworten. Diese Störungen dauerten nur einen Augenblick, ließen aber eine Empfindung zurück, die er ziemlich treffend mit „Rückstoß in die Vergangenheit" bezeichnet. Es schien ihm, als ob die jüngsten Ereignisse, besonders die des Tages, in die Ferne gerückt seien, daß die Zeit, seit jenen Ereignissen verflossen war, plötzlich eine längere sei, und daß er zu allem, was er noch zu tun habe, zu spät kommen würde. Er scheint während dieser Anfälle nicht das Bewußtsein verloren zu haben; öfters war er von ihnen in seinem Bureau heimgesucht worden und konnte er, indem er seine Augen auf die Pendeluhr heftete, bemessen, daß sie nur einige Sekunden dauerten; trotzdem schienen ihm, wenn die Sinne ihre volle Schärfe wiedergewonnen hatten, die kürzlich verflossenen Ereignisse Stunden weit zurückzuliegen; und obwohl er eine Sinnestäuschung festzustellen imstande war, hatte er das Bedürfnis, sich zu beeilen und die verlorene Zeit wiederzugewinnen. Diese Störungen traten während der folgenden Jahre beiläufig einmal monatlich auf.

Seit er auf seine Heiratspläne verzichtet hat, hat er sich zu einer kontinuierlichen Arbeit gezwungen, um so viel als möglich sexuellen Erregungen aus dem Wege zu gehen. Trotzdem blieb er erotischen Träumen, wo ausschließlich Männer eine Rolle spielten, unterworfen. Mehrere Male hat es ihn stark zu Männern hingezogen, da er aber auf keine Erwiderung seiner Gefühle hoffen konnte, sind diese Anwandlungen ohne Folgen geblieben.

Im Frühling des Jahres 1895 sind diese Schwindelanfälle infolge von
Übermüdung heftiger geworden und haben öfters zu Ohnmachtsanfällen geführt. Diese hatten eine rückwirkende, vollkommene Gedächtnisschwäche
von einer bis zu zwei Stunden zur Folge, dann setzte die Erinnerung, mit einer
Hemmung ähnlich der früheren, wieder ein.

Diese Verschlimmerung seines Zustandes nötigte ihn, ärztliche Hilfe
in Anspruch zu nehmen. Er schrieb diesen Zustand der Enthaltsamkeit zu,
die er durch die oben angeführten Tatsachen erklärt.

Ende November desselben Jahres erwachte er durch einen heftigen
Kopfschmerz, welcher durch eine rauchende Lampe verursacht war. Um 8 Uhr
morgens, als er in sein Bureau kam, verlor er plötzlich das Bewußtsein.
Erst zwei Stunden später, in seinem Bett, kam er wieder zu sich; er erinnerte
sich nicht mehr daran, daß er des Morgens aufgestanden war. Er hatte sich
in die Zunge gebissen, hatte in seine Kleider uriniert, und die Quetschungen,
die er an verschiedenen Körperteilen hatte, zeigten von heftigen Konvulsionen.
Seither hat er sich einer Bromkur unterzogen, durch die er neuerliche Krämpfe
und Schwindelanfälle vermieden hat; aber seine sexuelle Anomalie ist die alte
geblieben.

Dieser geradezu außerordentliche Fall zeigt uns in Reinkultur
die Entstehung einer Homosexualität durch ein infantiles Trauma. Die
sexuelle Neigung zur Mutter und zur Amme wird in Ekel vor dem
„Tier" und in Angst verwandelt. Er liebt nur junge Mädchen, weil sie
noch kein Tier haben. Er flüchtet in die Homosexualität, während seine
Phantasien bei der Mutter weilen. Es kommt erst zu kleinen Anfällen,
flüchtigen Absenzen, die als Regressionen („Rückstoß in die Vergangenheit") aufzufassen sind. Er möchte die Zeit zurückdrehen,
möchte wieder ein Kind sein und bei der Mutter im Bette liegen und
nach dem „Tier" greifen. Infolge des Größenunterschiedes zwischen
dem Kinde und seinen Sexualobjekten (Mutter und Amme), entsteht
angesichts seiner sexuellen Wünsche dann ein Gefühl der Minderwertigkeit, das im späteren Alter zur Entstehung einer Impotenz infolge Angst vor dem Weibe führen kann. Die epileptischen Anfälle,
in denen wahrscheinlich ein Inzest mit einem Verbrechen kombiniert
wird, zeigen, wie er es versucht, sich aus der unerträglichen Realität in
eine Traumwelt zu flüchten, in der er wahrscheinlich heterosexuell wird.

Hat in diesem Falle ein Mann durch Fixierung an die Mutter und
durch ein infantiles Trauma den Weg zum eigenen Geschlechte gesucht,
so kann andrerseits auch bei Mädchen eine starke Fixierung an die
Mutter (bei männlichen Homosexuellen an den Vater) die erste Veranlassung zur Ausbildung einer Homosexualität sein. Die nächste Beobachtung von *Féré* bietet zahlreiche interessante Ausblicke.

Fall Nr. 61. Frau G., ein Neunmonatkind, von guter Konstitution, hat
sich in den ersten Monaten in normaler Weise entwickelt. Als sie, erst im
vierzehnten Monat, entwöhnt wurde, war ihr Benehmen ein sehr merk-

würdiges. Es kostete viel Mühe, sie von der Mutterbrust zu entwöhnen, trotzdem sie schon seit langem an andere Nahrung gewöhnt war; sie beruhigte sich nur durch Berührung der Brust ihrer Mutter, welche sie mit einem merkwürdigen Ausdruck preßte. Einige Male des Tages mußte sich die Mutter ihre Zärtlichkeiten gefallen lassen, widrigenfalls sie in heftigen Zorn geriet. Sie mußte ihre beiden Brüste entblößen und das Kind küßte und drückte sie abwechselnd; nur schwer gelang es, es zu beruhigen. Nach acht Monaten sah die Mutter, die schwanger geworden war, die Notwendigkeit ein, dieser Anomalie ein Ende zu setzen; es glückte nur mit schwerer Mühe und unter Auftritten, deren Heftigkeit man es zuschreibt, daß sie nach drei Monaten einen Abortus herbeiführten. Trotzdem versuchte man, den einmal erzielten Erfolg zu behaupten. Aber diese Neigung machte sich auch weiterhin öfters bemerkbar. Eines Tages betrat das damals dreijährige Kind das Zimmer der Mutter in .dem Augenblick, als der Gatte ihr half, sich ihres Kleides zu entledigen. Es geriet in fürchterlichen Zorn und schrie: „D a s   g e h ö r t   m i r !   D a s   g e h ö r t   m i r !" Und es gelang nur schwer, es wegzubringen und zu beruhigen. Von diesem Augenblick an w e i g e r t e   e s   s i c h   w ä h r e n d   e i n i g e r   M o n a t e ,   s e i n e n   V a t e r z u   k ü s s e n und auch nur sich von ihm berühren zu lassen. Die Mutter, die neuerdings in die Hoffnung gekommen war, blieb größtenteils zu Hause, sie benützte die Gelegenheit, das Kind zu besänftigen; es gelang ihr, es in Bezug auf den Vater sanfter zu stimmen. Als die Zeit der Entbindung heranrückte, bereitete die Mutter die Kleine vor, daß sie ein Brüderchen bekommen würde: „I c h   w e r d e   i h n   l i e b e n ,   w e n n   e r   e i n e   A m m e   h a b e n w i r d ,   a b e r   w e n n   e r   m e i n e   T u t i s   a n r ü h r t ,   w e r d e   i c h   i h n t ö t e n." Die Mutter war entschlossen, ihr Kind selbst zu stillen; da sie aber überzeugt war, daß ihre Tochter, falls sie es bemerken würde, wieder von Wutausbrüchen befallen würde, ließ sie ein Stubenmädchen die Rolle einer Amme spielen und gab das kleine Mädchen für halbe Tage außer Haus. Es gelang ihr, die ganze Stillperiode zu verbergen; das Mädchen liebte ihr kleines Schwesterchen und spielte mit ihm, so lange es zu Hause war; aber von Zeit zu Zeit befielen sie Zweifel und ihre Mutter mußte ihre Liebkosungen dulden, um sie zu beruhigen. Sie war schon fast 8 Jahre alt, als sie zum letzten Male ihre merkwürdigen Forderungen stellte.

Einige Zeit vorher hatte ihr ein Dienstbote verraten, daß ihre kleine Schwester (so wie sie) von ihrer Mutter gestillt worden war; sie geriet in heftigen Zorn und wollte sich auf ihre Schwester stürzen; da das Mädchen erst seit kurzer Zeit im Hause war, konnte man sie von der Unrichtigkeit dieser Angaben überzeugen; der sicherste Beweis schien ihr aber, daß ihre Schwester ihre Zärtlichkeit für die Mutter niemals durch dieselben Liebkosungen bewies. Sie gesteht es freimütig, daß ihre Leidenschaft für die Brüste ihrer Mutter sehr lange Zeit gedauert hat, bis in das Alter der Pubertät, daß sie sie aber von ihrem achten Jahr an, aus Eigenliebe und weil sie durch die Weigerungen ihrer Mutter litt, verbarg. Bis zu diesem Zeitpunkte hatte sie auch ihrer unbestimmten Eifersucht betreffs des Vaters nicht Herr werden können; sie bemühte sich, durch Zuvorkommenheit den Widerwillen, den sie gegen seine Zärtlichkeiten empfand, wettzumachen. Dieser Widerwillen beschränkte sich nicht allein auf den Vater, er machte sich gegen alle Männer, welchen Alters immer, geltend; Ausnahmen bildeten nur ganz junge Männer und

besonders solche, welche ein eher feminines Aussehen zeigten. Einer ihrer
Vettern, welcher die Ausnahme genossen hatte, bemerkte, als er sichtbare
Zeichen von Pubertät zu zeigen anfing, daß diese Sympathie, deren Gegenstand er bislang gewesen war, sich in schlecht verhehlte Antipathie verwandelte. Die vertraulichen Mitteilungen ihrer Mitschülerinnen machten
sie bald darauf aufmerksam, daß sie „anders" empfand; sie wunderte sich
über die Ideen, die sie aussprechen hörte.

Mit 13¹/₂ Jahren menstruierte sie zum ersten Male, ohne besondere
Störungen der Gesundheit oder des Charakters zu empfinden und von da an
immer regelmäßig. Die Pubertät scheint nichts an ihrem Widerwillen gegen
die Männer geändert zu haben, aber je aufgeklärter sie über die geschlechtlichen Beziehungen wurde, desto mehr kam ihr ihre Anomalie zum Bewußtsein
und desto mehr verwundert war sie über dieselbe. Von da an empfand sie stärker
für junge Mädchen und begann sich nach ihrer Berührung zu sehnen. Als
sie mit ihren Lieblingskolleginnen zu tanzen begann, bemerkte sie, daß sie
beim Kontakt ihres Busens mit dem des jungen Mädchens eine besonders
angenehme Erregung, die mit einer Erektion der Brustwarzen verbunden war,
verspürte. Sie war sechzehn Jahre alt, als sie zum ersten Male, in einer
ähnlichen Situation, merkte, daß ihre Genitalien an dieser Erregung teil-
nahmen und naß wurden. Von diesem Momente an begann sie erotische
Träume zu haben, in welchen es sich immer um junge Mädchen handelte. Sie
glaubt, daß im Institut, welches sie erst mit siebzehn Jahren verließ, keines
der Mädchen wie sie empfand; sie hat keine gekannt, die dieselbe Sehnsucht
zu haben schien und der sie gewagt hätte, von der eigenen Leidenschaft
Mitteilung zu machen.

Als sie aus dem Institut ausgetreten war, traf sie in einer befreundeten
Familie ein junges Mädchen ihres Alters, welche sofort ihre Empfindungen
verstand, sie in ihr Zimmer zog und sie in die Reizungen der Vulva einweihte. Sie empfand Widerwillen gegen diese Berührungen und vermied die
Gelegenheiten dazu. Trotzdem nahm dieses junge Mädchen von dieser Zeit
an einen Platz in ihren erotischen Träumen ein. Nach ihrer Aussage war
dies die einzige Gelegenheit, bei der sie Berührungen der Geschlechtsteile
versucht hatte, aber oftmals nachher habe sie wollüstige Empfindungen beim
Kontakt von jungen Mädchen und mehr noch von jungen Frauen (mit starkem
Pigment und wohlriechenden Hautsekretionen) gehabt. Sie empfand keinerlei
Anziehungsgefühl für junge Männer, ausgesprochen abgestoßen wurde sie nur
von Männern mit starken sexuellen Merkmalen, mit starkem Bartwuchs und
tiefer Stimme. Sie war 19 Jahre alt, als sie zum ersten Mal einen Heiratsantrag erhielt, mehrere andere folgten, welche alle sofort abschlägig be-
schieden wurden, mit keiner anderen Begründung als die des sexuellen Widerwillens. Sie war sich der Anomalie dieses Widerwillens, den sie bei keiner ihrer
Gefährtinnen bemerken konnte, und den sie ohne Erfolg zu unterdrücken
suchte, wohl bewußt. Sie konnte sich wohl in die Rolle einer Frau und
Familienmutter hineindenken und wünschte zu heiraten; jedesmal, wenn ein
Mädchen ihrer Bekanntschaft, das jünger war als sie, heiratete, empfand sie ein
lebhaftes Gefühl des Bedauerns, aber es war ihr unmöglich, die Anträge,
welche ihr gestellt wurden, so sehr vorteilhaft sie auch waren, anzunehmen.

Sie war 22 Jahre alt, als man ihr einen jungen Mann von 28 Jahren
vorstellte, der eine gute Lebensstellung inne hatte, aber schmächtig und fast
bartlos war und dem man außerdem nachsagte, er habe eine weibische

Erziehung genossen und sich nie recht vom Gängelband seiner Mutter los-
machen können. Es schien ihr, als wenn sich nie wieder so eine Gelegenheit
bieten würde, die die Ansprüche ihrer Familie und zugleich das, was sie
Vernunft nannte, so befriedigen könne. Sie gab sofort ihre Zustimmung und
beeilte sich so sehr, die definitive Lösung herbeizuführen, daß jedermann in
Erstaunen versetzt wurde. Sie empfand keine sexuelle Anziehung, aber es schien
ihr, daß der junge Mann ihr am ehesten helfen könne, ihre Pflichten zu erfüllen.
Sie empfand Achtung für ihren Mann, deren er sich durch seine Stellung
wohl verdient gemacht hatte.

Der Geschlechtsakt ist für sie immer mit Abscheu verbunden gewesen
und konnte nie die Erregung hervorrufen, die sich ihrer immer leicht beim
Zusammensein mit jungen Frauen bemächtigte.

Sie hat sich an den Koitus aus Pflichtgefühl, aus Entgegenkommen und
Ergebenheit für ihren Mann, d e n s i e w i e e i n e n B r u d e r l i e b t e
und dem sie sowohl als Mitarbeiterin als auch als Beraterin behilflich war,
gewöhnt. Selten hatte sie in seinen Armen empfunden und das auch nur durch
die Vorstellung von weiblichen Bildern.

Beiläufig acht Monate vor ihrem ersten Besuch bei mir, hatte sie
einen Wagenunfall mitgemacht, welcher ihr mehr Schrecken als Schmerzen
verursacht hatte; die Folgeerscheinungen waren eine Serie von neurasthenischen Störungen: Kephalgie, Dyspepsie, Schlaflosigkeit und Unentschlossenheit, dann machten sich quälende Schuldgefühle geltend. V o r a l l e m
m a c h t e s i e s i c h V o r w ü r f e, d a ß s i e i n i h r e r K i n d h e i t
n i c h t a l l e s, w a s i h r m ö g l i c h g e w e s e n w a r, g e t a n h a t t e,
u m d e n W i d e r w i l l e n, d e n i h r i h r V a t e r e i n f l ö ß t e, z u
ü b e r w i n d e n: dies sei, dachte sie, die Ursache aller ihrer Schmerzen; sie
hätte früher ihre Anomalie eingestehen und sich heilen lassen sollen etc.
Von Zeit zu Zeit verfolgt sie der Gedanke, daß sie ihren Selbstmordideen
nachgeben könne. [L' I n s t i n c t S e x u e l, E v o l u t i o n e t D i s-
s o l u t i o n, P a r i s, A n c i e n n e L i b r a i r i e G e r m e r B a i l l i è r e
e t C i e., F é l i x A l c a n E d i t e u r (S. 243—247).]

Der Autor erwähnt noch, daß die Patientin keine Störung der
Menstruation zeigte, und glaubt mit einer längeren Bromkur, die neurasthenischen Zustände gebessert zu haben. Ihre sexuelle Einstellung
blieb unverändert.

Wir sehen in diesem Falle die deutliche Fixierung an die Mutter.
und zwar an eine bestimmte erogene Zone, an den Busen. Trotzdem
wäre es ganz gefehlt anzunehmen, daß der Vater dieses frühentwickelte
Kind kalt gelassen hat. Die Stärke der affektativen Einstellung gegen
den Vater, die spätere Reue über dieses Verhalten, die Abneigung gegen
alle bärtigen Männer, zeigt, daß es sich um Verdrängungserscheinungen
handelt, die durch Abwehr negativen Charakter angenommen haben.[1])

---

[1]) Zahlreiche einschlägige Beobachtungen mit psychologischer Analyse finden
sich in Band III.

Sehr bedeutsam sind die Stärke der Eifersucht und die deutliche Betonung der Todeswünsche gegen die Schwester. Sie würde sie töten, wenn sie an der Brust der Mutter trinken würde.

Ich möchte hier noch einige Beobachtungen anführen, welche zeigen, wie die Homosexualität unter dem Einflusse von Störungen der inneren Sekretion einsetzen kann.

Dann kommt es aber zu den gleichen psychischen Mechanismen, wie ich sie bereits beschrieben habe. Das Bild gleicht oft einer Paranoia, über die ich noch im Zusammenhang abhandeln werde. Oft bricht die Psychose im Anschluß an das erste sexuelle Erlebnis aus.[1])

Fall Nr. 62. Fräulein N. G., ein 25jähriges Mädchen, leidet an einer Erkrankung der Hypophyse, Akromegalie. Die Diagnose wurde röntgenologisch bestätigt. Objektive Erscheinungen: Haarwuchs am ganzen Körper, der sich erst seit dem 20. Jahre ausbildete, Ansatz eines Schnurrbartes, Flaum im Gesichte; leichte Atrophie der Mammae, Ausbleiben der Menses, auffallende Adipositas, beginnender Riesenwuchs der Hände und Füße. Psychologisch bietet ihr Zustand sehr großes Interesse. Sie verläßt das Zimmer seit einem Jahr nicht mehr, da ihr die Leute auf der Straße beleidigende Bemerkungen zurufen. Überdies leidet sie an permanenten Stimmen, die so quälend sind, daß sie sich am liebsten das Leben nehmen möchte. Sie berichtet, der Zustand hätte sich ausgebildet, seit sie bei einem jungen Mann in seiner Wohnung zu Besuch gewesen. Sie habe sich dort nackt ausgezogen, sei auch mit ihm in einem Bette gelegen, es sei aber nichts vorgefallen. Diesen Besuch hätte sie ein zweites Mal wiederholt. Man könnte diese Erzählung für eine Phantasie halten. Aber der Vater hatte den jungen Mann zur Rede gestellt und aus seinem Munde die Bestätigung dieses Abenteuers seiner Tochter erfahren. Der Jüngling war auch bereit, das Mädchen zu heiraten, aber sie wollte von einer Ehe nichts wissen. Es erweist sich der Satz, den ich so oft bestätigen kann: Das erste sexuelle Erlebnis ist bei Mädchen der Prüfstein der schwachen Gehirne. Sehr häufig bricht die Psychose im Anschluß an das Erlebnis aus.

So auch in diesem Falle. Sie fühlte, daß man sie auf der Gasse merkwürdig ansah, daß die Leute Bemerkungen machten, daß sie sich etwas zuflüsterten. Sie wollte das Haus nicht mehr verlassen und machte dem Vater die größten Szenen, weil er sie nicht sorgfältig genug erzogen hatte, weil er sie nicht sorgfältig genug bewacht hatte. Er wäre an ihrem Unglücke schuld. Gegen die Mutter stellte sie sich noch feindlicher ein und behauptete, die Mutter wäre nicht zärtlich genug, sie nehme auf ihre Krankheit keine Rücksicht, sie sei egoistisch. Sie vertrug nicht, daß die Mutter das Haus verließ, und wurde immer wütend, wenn sie es versuchte. Sie schlug alles klein, was im Zimmer war, wenn die Mutter ihr widersprach. Dem Vater gegenüber war sie sanft, selbst die Vorwürfe kleidete sie in milde Worte. Nur der Mutter gegenüber wallten die Affekte auf.

Das Mädchen erzählte mir dann von ihren Stimmen und von dem Beginn ihrer Krankheit. Sie hatte bemerkt, daß die Nachbarin, eine auffallend schöne

---

1) Vgl. Band III das Kapitel „Das sexuelle Trauma des Erwachsenen".

Frau, sie so sonderbar anlachte, als wenn sie ihr Erlebnis mit dem jungen Manne kennen würde. Diese Nachbarin hatte ein Verhältnis mit einem Freund ihres Mannes. Die Kranke stand nun stundenlang hinter der Tür und wartete, bis der Geliebte kam. Dann brach sie in Wut aus. Sie hatte sich in diese Frau homosexuell verliebt. Sie hörte damals die ersten Stimmen, die ihr zuriefen: „Du bist eine ekelhafte homosexuelle Hure!" Sie hatte schon Bücher gelesen, welche sie über alles aufgeklärt hatten. Seit jenem ersten Zuruf kamen die Stimmen immer häufiger, und immer war es der Vorwurf der Homosexualität, den sie ihr zuriefen. Schließlich hörte sie auch Stimmen, daß sie mit der Mutter ein Verhältnis habe. Unter dem Einflusse der inneren Sekretion kam die latente Homosexualität immer mehr hervor. Sie hatte nun die Idee, daß sie sich ganz zum Manne umwandeln werde, sie werde eine Metamorphose durchmachen, schon fange ihr ein Penis zu wachsen an, die Mutter werde dann zwei Männer haben usw.

In der Psychose sind solche Einstellungen sehr häufig zu beobachten, weil ja die Hemmungen fortfallen und die Kranken diese Dinge erzählen, die sie sonst scheu verschweigen. Sicherlich ist hier durch eine Überproduktion von Andrin die männliche Tendenz verstärkt worden. Ob aber nicht das Umgekehrte möglich ist? Sollten nicht psychische Kräfte die Sekretion beeinflussen können? Der Ausbruch der Krankheit nach dem erwähnten Trauma ist sehr merkwürdig. Um so merkwürdiger, als damals verschiedene Dinge vorgefallen sind, welche den Ekel vor der Geschlechtsbestimmung des Weibes sicherlich steigern konnten. Sie wurde von dem Manne gezwungen, eine Fellatio auszuführen, so daß sie fast erstickt wäre. Nachher trat ein Ekel vor dem Fleisch auf, der viele Monate dauerte

Allerdings ist sehr schwer zu beurteilen, wie weit da psychische Kräfte mitwirken. Ich habe bemerkt, daß männliche Neurotiker, die Kinder bleiben wollen, in der Tat jung aussehen und nach einer analytischen Behandlung, die den Infantilismus überwinden hilft und die Kranken seelisch zu Erwachsenen macht, sich der Bartwuchs einstellt, der bisher ganz gefehlt hat. Warum sollte die Psyche nicht auch die Drüsen, welche mit dem Geschlechtstrieb in Verbindung stehen, beeinflussen können?

In dieser Hinsicht gibt der Fall von *Alfred Gallais*[1]) sehr interessante Perspektiven.

Fall Nr. 63. Es handelt sich um einen akromegalen Riesen, der absolut nur ein Weib sein will. Er sagt: „I c h   w i l l   e i n   W e i b   s e i n,   i c h   w i l l   n u r   v o n   M ä n n e r n   g e l i e b t   w e r d e n." In einem Brief an die Eltern schreibt er: „Ich bin aus dem Krankenhaus in Creteil geflohen, weil man wollte, daß ich ein Mann sein soll. Mein Charakter verträgt das nicht. Ich will gern arbeiten, wenn ich „Mama" behilflich sein darf. Ich liebe

[1]) Nouvelle Iconographie de la Salpetrière, Bd. 25, 1912.

die Frauenarbeit, Sticken, alle Hausarbeiten. Ich möchte eine Frisur haben, wie die Frauen sie tragen. U m m i c h m e i n e r g l ü c k l i c h e n T a g e z u e r i n n e r n, will ich kein Mann sein, sondern ein Weib. Wenn ich bei der Mutter wäre, würde ich immer brav (gentille) sein, ich würde ihr helfen." Man sieht deutlich, daß er sich mit der Mutter identifiziert, weil er sie liebt. Welcher Art diese Liebe ist, das verrät der Bericht von *Gallais*, der wörtlich sagt: „Wir mußten die Besuche seiner Familie eine Zeitlang einschränken, d e n n d i e U m a r m u n g e n s e i n e r M u t t e r v e r u r-s a c h t e n i h m s c h m e r z h a f t e S e n s a t i o n e n i n d e n T e-s t i k e l n. (!) E i n i g e M a l e m a c h t e d e r S o h n m a s t u r b a-t o r i s c h e M a n i p u l a t i o n e n, w ä h r e n d d i e a r m e M u t t e r i h n u m a r m t e."

E r war schon als Kind auffallend neuropathisch. I m f ü n f t e n L e b e n s j a h r e w u r d e e r v o n e i n e m K n e c h t e v e r g e w a l-t i g t u n d m a s t u r b i e r t. Im Anschluß daran trat eine Veränderung seines Wesens ein. Er wurde traurig und litt wohl zehnmal täglich an nervösen Krisen, während der er schrie: „Ich bin besessen, ich weiß nicht, was ich fühle. Geh weg! Geh weg! Du tust mir weh! Man bohrt mir einen Nagel in den Kopf!"

Von diesem traumatischen Erlebnis an werden alle seine Phantasien passiv. Er zieht oft Frauenkleider an. Nur einmal versucht er einen Gewaltakt an seinem Vater! Er träumt und phantasiert immer, daß er „die Liebe eines starken Mannes erobern wolle, die ihn ganz beherrscht". Dieser Gedanke verursacht ihm sofort eine Erektion. Er bedauert bitter, physisch kein Weib sein zu können. In solchen Momenten wird er traurig und masturbiert, um sich zu trösten.

Der Fall zeigt uns deutlich die determinierende Wirkung eines Traumas, das in ihm die Phantasie erweckt, d e m V a t e r d i e M u t t e r z u e r-s e t z e n. Denn was er sucht, ist immer ein Ersatz des Vaters. Er will ein Weib sein, und dieser starke Wille scheint seine physische Entwicklung und vielleicht auch seine Krankheit verursacht zu haben . . . Bemerkenswert ist noch eine Neigung zu seiner Kusine. (Das oft erwähnte Inzestkompromiß.)

Die Theorie der erblichen Anlage hat gewiß eine große Bedeutung. A b e r n e b e n d e m F a t u m d e r V e r e r b u n g s t e h t d i e p l a s t i s c h e K r a f t d e s E r l e b n i s s e s. Spricht dieser Fall nicht Bände? Ein kleiner Knabe wird vergewaltigt, zum Receptaculum seminis gemacht, er empfindet dabei das erstemal die Lust eines starken Orgasmus. Vor seine Seele drängt sich dann ein Bild: So macht es der Vater mit der Mutter. Der Knecht wird ihm zum Vater, er wird zur Mutter. Jeder Koitus imponiert als eine Vergewaltigung. Er fühlt sich der passiven Rolle vermöge seiner Schwäche viel näher. Kann so ein Trauma nicht den Wunsch erwecken: Ich will ein Weib sein!? Kann so ein Wunsch nicht in einem zarten Organismus, der in Entwicklung ist, alle komplizierten Vorgänge der inneren Sekretion in Verwirrung bringen? Ich weiß, daß diese Erklärung kühn ist und allen Materialisten und Mechanisten nicht behagen wird. Der Analytiker aber sieht mit Erstaunen, daß er die Bedeutung psychischer Kräfte noch immer unterschätzt hat. Wenn durch die Macht des Gedankens Lähmungen zustande kommen, weshalb sollten nicht auch Drüsen vorübergehend ihre Sekretion einstellen können? Die eine angeregt, die anderen gehemmt werden? Hier beginnt für mich das große Rätsel der Neurose. Es gibt immer eine Linie, wo die psychischen Kräfte in physische übergehen. Wie das zustande kommt, wie das möglich ist, das wissen wir noch nicht. Aber die Möglichkeit dürfen wir nicht von der Hand weisen.

Wir können dies Kapitel nicht beschließen, ohne auf die wichtigen Arbeiten von *Steinach* hingewiesen zu haben. *Steinach* hat durch eine Reihe genialer Operationen die Bedeutung der inneren Hormone für die Ausbildung des Geschlechtscharakters nachgewiesen. Seine letzte Auffassung in der Frage der Bisexualität lautet nach *Paul Kammerer*[1]) „Vor Differenzierung der Keimdrüse zur Pubertätsdrüse befindet sich der Embryo im Stadium latenter Bisexualität; wenn die Differenzierung des Keimstockes eine durchgreifende, d. h. nach der einen oder anderen Geschlechtsrichtung überwiegend ist, entstehen ausgesprochen männliche oder weibliche Individuen. Wenn dagegen die Differenzierung des Keimstockes eine unvollständige ist — ohne entschiedenes Überwiegen der einen oder anderen Richtung —, so entstehen Zwitter, und zwar je nach Aktivität der geschlechtsverschiedenen Pubertätsdrüsen jeweils eine der unzähligen Formen des Hermaphroditismus."

Wir werden in einem späteren Kapitel noch einmal auf die Forschungen *Steinachs* zurückkommen. Es wirft sich nur die Frage auf, ob angesichts seiner sensationellen Funde eine jede Psychologie der Homosexualität nicht überflüssig wäre. Das wäre sie in der Tat, wenn es keine „psychischen Hormone" gäbe. Ich habe *Steinach* einmal die Anregung gegeben, experimentell die Bedeutung der seelischen Kräfte nachzuweisen, und entnehme einer Bemerkung *Paul Federns* in der „Zeitschrift für ärztliche Psychanalyse", daß derartige Untersuchungen im Gange sind.

Steinach hat durch seine Forschungen bewiesen, daß die Annahme der Bisexualität, welche die Psychanalyse auf Grund ihrer seelischen Forschungen postuliert hat, biologisch richtig ist. Fraglich erscheint es mir aber, ob wir jetzt der Aera einer neuen operativen Therapie der Homosexualität entgegengehen. Die Erfolge von *Lichtenstern*, der durch Hodentransplantation die männlichen Tendenzen verstärkte, sind gewiß sehr interessant und wären beweisend, wenn nicht die gleichen Erfolge auch auf psychotherapeutischem Wege erzielt werden

---

[1]) *Paul Kammerer:* Steinachs Forschungen über Entwicklung, Beherrschung und Wandlung der Pubertät. Ergebnisse der inneren Medizin und Kinderheilkunde. Bd. XVII, 1919. Diese Arbeit bietet eine ausgezeichnete, zusammenfassende Darstellung aller Arbeiten und Ergebnisse von *Steinach* und von seinen Schülern.

und *Lichtenstern*[1]) die Kraft der Suggestion ausschalten könnte. Sicherlich wird diese Therapie für gewisse Fälle, wo der organische Charakter unzweifelhaft ist, von großer Bedeutung werden. Vielleicht wird sich der therapeutische Wert der *Steinach*schen Methode bei gewissen Depressionszuständen, Psychosen und bei der Paranoia bewähren. Darauf werde ich noch im letzten Kapitel dieses Werkes zu sprechen kommen. Sicher ist es, daß die operative Therapie der Homosexualität nichts mehr als eine schöne Idee — man könnte sogar behaupten — ein wissenschaftliches Märchen ist. *Schrenk-Notzing* hat vor längerer Zeit einen Bericht über Heilung von Homosexuellen durch Hypnose veröffentlicht. Ich habe diese Erfolge lange bezweifelt und wurde aus dem Saulus ein Paulus, seit ich selbst imstande war, in drei Wochen eine komplette Homosexualität zu heilen. Über den Fall werde ich noch berichten. Er beweist uns, daß eine psychische Therapie der Homosexualität möglich und aussichtsreich ist. Diese Therapie kann in der Mehrzahl der Fälle nur die analytisch-pädagogische sein. Die Propaganda von *Hirschfeld* und von seinem Kreise hat in diese Frage viel Verwirrung gebracht und der wissenschaftlichen Erforschung keinen allzu großen Nutzen gebracht.

Ich stehe daher den Versuchen, die Homosexualität durch Einpflanzung eines fremden (kryptorchen) Hodens zu heilen, sehr skeptisch gegenüber.[2]) Selbst wenn die Methode gut wäre — sie kommt nur für organische Hermaphroditen und Verletzte (ihrer Hoden beraubte) in Betracht —, so wird sie immer für wenige Fälle reserviert bleiben. Es ist sehr schwer, einen gesunden kryptorchen Hoden zu beschaffen. Schließlich würden sich die Reichen diesen Luxus erlauben und die Maßnahme käme sozial gar nicht in Frage.

Die Homosexualität läßt sich aber nicht von der organischen Seite allein erklären. Der Mensch ist keine Ratte und kein Kaninchen. Der Mensch steht unter dem Einflusse seelischer Kräfte. Auch seine Geschlechtsdrüsen gehorchen seelischen Einflüssen.

Dieses Buch aber betont überall die psychischen Seiten. Ich weiß wohl, daß ich das Physische vernachlässige. Ich tue das mit Absicht, weil ich es als meine Aufgabe betrachte, die zum Teil bisher unbekannten seelischen Zusammenhänge aufzuspüren und darzustellen.

---

[1]) *Lichtenstern:* Mit Erfolg ausgeführte Hodentransplantation am Menschen. M. med. W., 1916, Nr. 19. — Weitere Fälle erfolgreicher Hodentransplantation. Sitzung der Gesellschaft der Ärzte in Wien. Wiener klin. W., 1918, Nr. 45.

[2]) Ebenso skeptisch beurteile ich die Versuche, Menschen durch operative Eingriffe zu verjüngen. Davon mehr in Band V.

Die Homosexualität.

IX.

Die Rolle des Vaters und der Geschwister. — Der Kinderhaß.

> Wenn wir nun alles dieses uns vergegenwärtigen und wohl erwägen, so sehen wir die Päderastie zu allen Zeiten und in allen Ländern auf eine Weise auftreten, die gar weit entfernt ist von der, welche wir zuerst, als wir sie bloß an sich selbst betrachteten, also a priori, vorausgesetzt hatten. Nämlich die gänzliche Allgemeinheit und beharrliche Unausrottbarkeit der Sache beweist, daß sie irgendwie aus der menschlichen Natur selbst hervorgeht; da sie nur aus diesem Grunde jederzeit und überall unausbleiblich auftreten kann als Beleg zu dem naturam expelles furca, tamen usque recurret.
>
> *Schopenhauer.*

Ich eröffne die Kasuistik dieses Kapitels mit der Darstellung eines Patienten, den ich einmal gesprochen habe. Ich kenne ihn aus seinen Briefen. Trotzdem scheint mir der Fall von prinzipieller Bedeutung zu sein, weil er viele Bestätigungen meiner vorgehenden Ausführungen enthält. Die Dürftigkeit psychologischer Erkenntnis, die wir aus diesen Anamnesen von Homosexuellen mit eingeschränktem Gesichtskreis schöpfen, wird uns erst vollkommen klar werden, wenn wir eine vollständige Analyse eines Homosexuellen kennen lernen werden.

Fall Nr. 64. Herr G. L. schreibt mir:

Ich werde mich bemühen, Ihnen einen redlichen und wahrheitsgetreuen Einblick in mein Geschlechts- und Seelenleben zu verschaffen. Geboren und erzogen als jüngstes von zehn Kindern, wuchs ich bis zu meinem fünften Lebensjahre, in dem ich begann, die Schule zu besuchen, auf dem Lande auf, ohne daß in meiner Erinnerung etwas anderes haften blieb, als daß ich leidenschaftlich gern mit F e u e r s p i e l t e und oft bis in dieses Alter das Bett näßte, mit dem angenehmen Empfinden dabei, dies auf dem Anstandsorte zu tun. Auch weiß ich, daß ich meine Schwestern sehr beneidete. Durch meine außerordentlich strengen und religiösen Eltern natürlich streng erzogen, lernte ich frühzeitig die Grenze zwischen Mein und Dein, Gut und Böse, Wahrheit und Lüge unterscheiden. Immer beaufsichtigt von meinen Eltern und Erziehern — was dem modernen Geiste nicht entspricht —, war ich zu sehr den Spielen der Kinder entzogen.

Spielte ich, so war es wohl zumeist mit Knaben, ohne mich erinnern zu können, dieses Spiel dem mit Mädchen vorzuziehen. In der freien Zeit viel mit ländlichen Arbeiten beschäftigt, ward ich zirka acht Jahre alt, da das e r s t e geschlechtliche Ereignis in meinem Gedächtnisse haften blieb, und zwar insofern, als ich in diesem Jahre Z e u g e w a r, w i e g l e i c h a l t r i g e Knaben mit dem Geschlechtsteil eines Hundes spielten, und ein andermal, als die gleichen Knaben mit den eigenen Geschlechtsteilen spielten und sie auch gegenseitig in den Mund nahmen, ohne meinerseits dabei die Regung empfunden zu haben, dies auch nachzuahmen. Mit Mädchen hatte ich wohl in den Kinderjahren wenig Umgang, nur einmal erinnere ich mich, dabei gewesen zu sein, wie mehrere Knaben von 11—12 Jahren einem Mädchen an den Leib rückten, doch nahm ich selbst daran nicht teil. Wohl zog ich in dieser Zeit im Spiele mehrmals F r a u e n k l e i d e r an, während ich heute vor einem M a n n m i t F r a u e n k l e i d e r n e h e r A b s c h e u empfände. Zwei Geschehnisse, meine Person betreffend, sind mir noch in Erinnerung, nämlich einmal in Gegenwart anderer Knaben mit dem eigenen Geschlechtsteil gespielt zu haben, und ein zweites Mal, daß ich einen Knaben nackten Leibes heiß umfing und „Vater und Mutter" spielte. So verflossen 13 Jahre durch nichts unterbrochen als durch einen Sturz von einem Baume, bei dem ich ·mich erheblich am Hinterhaupte verletzte. In dieser Zeit war es, daß mein Lehrer, der mich nicht nur für einen intelligenten, sondern auch für einen Musterknaben hielt, meine armen Eltern überredete, mich studieren zu lassen. Tatsächlich gelang es mir, einen Freiplatz in einem Institut zu bekommen. Kurze Zeit darauf trat an mich ein Schulkamerad heran und lehrte mich onanieren. Obwohl schon Erektion zustande kam, erfolgte wahrscheinlich infolge zu geringer Entwicklung kein Samenerguß. Er bewog mich und einen anderen Kameraden, ihn zu onanieren — doch sonst nichts. Andere Kameraden sprachen wohl in dieser Zeit auch von diesem oder jenem Mädchen, welches hübsch sein sollte. Ich jedoch stand meines Erinnerns diesem Begriffe „h ü b s c h e M ä d c h e n" w i e e i n e m R ä t s e l gegenüber. Da, es war wohl in der zweiten Gymnasialklasse, das 14. Jahr mochte überschritten. gewesen sein, als ein Professor einmal vergessen hatte, seine Hose in Ordnung zu bringen, als ich, dies bemerkend, wie gebannt dorthin blickte und so zum ersten Male zum traurigen Bewußtsein meines Geschlechtslebens kam. Von dieser Zeit an machte ich die Bemerkung, daß mich dieser P r o f e s s o r a u ß e r o r d e n t l i c h a n z o g, obwohl er mich in der Schule nicht liebte. Es begannen die ersten Kämpfe, die ersten Wünsche in der erwachten Knabenseele aufzuflattern. Unter anderen waren es zwei Knaben, die mit ihrem Liebreiz mich anzogen. Ich onanierte damals viel, ohne dabei Phantasien zu haben, mehrmals auch mit einem anderen Knaben. Doch hatte ich die Empfindung, daß es mich geschlechtlich zu ihnen zog, und auch im Traum äußerte sich der Wunsch, ihr Freund zu sein. Die Reize waren jedoch keine solchen, daß ich sie nicht hätte unterdrücken können. Noch ein älterer Mann folgte dann, zu dem es mich unwiderstehlich hinzog. Im Wachen und im Traum hatte ich in diesen Jahren keinen Gedanken an die Frau. Da kam ungefähr im 18. Jahre die erste große Woge, die mich beinahe über Bord spülte. .Ich kam in nähere Berührung mit einem entfernten Verwandten, einem schönen, geistvollen und grundgütigen a l t e n G e l e h r t e n, der übrigens glücklich verheiratet war. Ich lernte das Leid einer unglücklichen Liebe kennen, träumte, was ich nicht erreichte, und suchte dieser verderblichen Leidenschaft durch übermäßiges Onanieren zu begegnen. Der aufreibende Kampf, mein Geheimnis zu bewahren, alles andere seelische Elend brachten mich eines Tages so weit, daß ich mit einem Weinkrampf völlig zusammenbrach. Der energische und doch gütige Zuspruch meines Verwandten, dem ich mich gezwungen anvertraute, rettete mich damals vor dem Selbstmord. Nächsten Tag ward der Hausarzt gerufen, ein liebenswürdiger, junger Menschenfreund, der sich meiner annahm. Tag um Tag sprach er mit mir und suchte auf meine Seele einzuwirken, und erreichte dabei, daß mein Geschlechtsleben gänzlich in den Hintergrund trat, bis er nach etwa fünf Monaten mich für reif hielt, einen Beischlaf auszuüben. Doch dies ward für mich eine neue Niederlage. Das heimliche N i c h t w o l l e n, die F u r c h t v o r E r k r a n k u n g machten, daß ich im geeigneten Augenblick unvermögend war. Ich klärte jedoch darüber den Arzt nicht auf, s o d a ß e r m i c h k u r z n a c h h e r a l s g e h e i l t e n t l i e ß. Wieder kamen Jahre des Kampfes; in Erwartung eines geistigen Zusammenbruches spielte ich mit dem Gedanken eines erlösenden Selbstmordes. Doch dazu fehlte mir der Mut. War es Feigheit, war es das Sträuben des gesundheitstrotzenden Körpers, der sich weigerte, aus dem Leben hinauszugehen, ohne ein einziges Mal das höchste Ziel eines gesunden Leibes, die Liebe, genossen zu haben? In diesen Jahren starb auch mein Verwandter und meine Verzweiflung war grenzenlos. Denn ich war von dieser großen Liebe so absorbiert, daß ich die ganze übrige Welt vergessen hatte. Doch kaum getröstet über dieses Unglück, erwachte ich zu neuer Pein; es kreuzten Menschen meinen Weg, denen ich mich bedingungslos angeschlossen hätte, wenn ich irgend eine Annäherung bemerkt hätte. In einem mutlosen Augenblick vertraute ich mich Hofrat W. an, der mich tröstete, daß mein Übel nicht so tief sitzen könnte, weil ich zu ihm käme. Er riet mir auch, die Bekanntschaft mit Mädchen zu suchen (ich hatte auch dienstlich viel mit Mädchen zu tun und zwang mich auch selbst, tanzen zu lernen). Seinen Rat befolgend, ging ich zu öffentlichen Mädchen, und ich übte wiederholt den Beischlaf aus, ohne dabei Genuß oder Freude zu finden. Ja, ich ging so weit, daß ich einem anständigen Mädchen einen Heiratsantrag machte. Mein Schicksal wollte es, daß ich auch auf dieser Linie abgeschlagen wurde, wohl h e i m l i c h zu meiner Erleichterung. Denn ich konnte und kann mir nicht vorstellen, daß meine Liebe, die unbedingt und absolut mit meinem Ideal des Schönen aufs innigste verknüpft ist, das ich im Wesen, im Antlitz, in der Gestalt des schönen Knaben und G r e i s e s finde, vernichtet werden soll. Frühling und Herbst, Knabe und Greis gleichen wunderbarem Werden und wehem, wonnigem Sterben. Während ich nur bei Berührung mit diesen wunderbarste Wonne empfinde, ist mir die Berührung mit einem Weibe gleichgültig, wenn nicht gar e k e l h a f t. So vergingen wieder Zeiten des Kampfes, viel gestrauchelt, aber nicht gefallen, weil ich aus Furcht vor Entdeckung sehr zurückhaltend war. Nachts gequält von den Träumen des Tages, in denen ich schon unendliche Wonne bei Vorstellung an eine innige körperliche Berührung empfand, träumte mir auch und ich dachte auch an eine Berührung mit dem Munde, doch nicht an einen Liebesgenuß von rückwärts. Entsetzt vor dem Entdecktwerden — ich erröte schon, wenn in einer Gesellschaft auch nur ein unbeabsichtigter Scherz gemacht wird —, beschloß ich oft, in die Fremdenlegion zu fliehen, oder in ein

Land auszuwandern, wo die gleichgeschlechtliche Liebe kein Verbrechen und keine Schande wäre.

Oft hörte ich auch, wo sich diese Menschen treffen, doch fand ich nie den Mut, hinzugehen, aus Furcht, erkannt zu werden, der Schande anheimzufallen und subsistenzlos zu werden. Dies eine schmerzte mich am meisten, daß ich als minderwertiger Wüstling gelten soll, während Millionen und Millionen charakterloser Lumpen, denen das Gesetz noch eher beisteht, sich des Lebens freuen und noch geachtet und geschätzt sind, während ich, mit den Eigenschaften des wahren Menschen ausgestattet, in freudlosem Feuer mich verzehre. Zwei Frauen traten noch in meinen Lebensweg, mit denen ich in nähere Berührung trat, die eine zog mich für Augenblicke an, weil sie einen knabenhaft unentwickelten Leib hatte, die andere, weil ich alkoholisiert war. Doch machte ich dabei die Bemerkung, daß ich bei körperlicher Berührung und Kuß keinen Genuß fand, ja bei vielen Frauen würde ich schon Ekel haben, wenn ich etwas zum Essen aus ihrer Hand nähme. Mehrere öffentliche Mädchen versuchten mich zu reizen (lambentes glandem membri), aber ich hatte trotz Erektion kein besonderes Lustgefühl und nach der geschlechtlichen Ermattung wieder Elend — wieder das alte Lied. Manchmal führte mich meine Verzweiflung in die Kirche und in diesem Mysterium fand ich Tränen und faltete inbrünstig meine Hände zum Gebet — ohne selbst im Herzen zu glauben —. Oft zweifelte ich an meinem Verstande und hatte die Absicht, in ein Irrenhaus zu gehen, doch auch dadurch würde mein Elend bekannt und für immer wäre der Weg zu den Menschen zurück abgeschnitten. Wohl träumte ich manchmal auch von Frauen, empfand dabei nichts, während ich bei einem Traum von inniger Umschlingung oder nur Betasten oder Beschauen des Knaben oder Greises eitel Lust empfand. Ich träumte von Berührung mit dem Munde.

Noch etwas von der Familie. Infolge der Strenge des bereits vorstorbenen Vaters war ich mehr der nachsichtigeren Mutter zuneigend. Von vier Schwestern ist eine verheiratet und auch beide Brüder, wie ich glaube, glücklich und zufrieden. (Ich empfinde großes Schamgefühl gegen alle Verwandten, groß und klein.) Ein einziger Onkel zeigte exzentrisches Wesen und blieb unverheiratet. Meine sonstigen Lebensgewohnheiten sind ganz die normaler Menschen, ich habe Freunde, welche verheiratet sind und meinen Zustand nicht kennen. Nur oft und oft bin ich schrecklich gereizt infolge meiner Seelenqual. Nun zu Ende: Sie werden, geehrter Herr Doktor. mich nicht bewegen können, noch einmal Ihre Ordination aufzusuchen, weil mir schon der prüfende Blick Ihres Mädchens die Angst einflößt, erkannt und diagnostiziert zu werden. Sollte es Sie drängen, mir einen Rat zu geben, wie ich am ehesten diesem Drange widerstehen kann, oder ein Land zu nennen, wohin ich mich wenden könnte, wäre ich sehr dankbar — wenn nicht, so bin ich es gewohnt, geschlagen zu werden." — — —

Einer der üblichen Berichte, der das Wichtigste verschweigt. Das Schuldbewußtsein des Masochisten, der „gewohnt ist, geschlagen zu werden", geht aus der lächerlichen Angst vor dem prüfenden Blick meines Dienstmädchens hervor. Diese Angst würde wahrscheinlich in der Analyse seine sadistische Einstellung zum Weibe ergeben. Sonst einige bemerkenswerte Angaben. Er ist aus einer kinderreichen Familie, der Vater streng, die Mutter nachsichtig, er beneidete seine Schwestern. Aus seiner Kindheit werden eine ganze Menge homosexueller Erlebnisse erzählt und die Neigung, sich Frauenkleider anzuziehen. Diese Neigung deutet auf eine ausgesprochene Identifizierung mit der Schwester oder der Mutter. Aber aus welchem Grunde wollte er ein Weib sein? Aus welchem Grunde wollte er die Mutter spielen? Er wollte dem Vater ein Weib, auch die Mutter ersetzen. Hier war es der s t a r k e V a t e r, der den Knaben so angezogen hatte, daß er ihm alles sein wollte. Er verliebt sich dann im Leben immer wieder in ältere Herren, die ihm den Vater ersetzen können. Der Greis ist jedesmal eine Imago des Vaters. In den homosexuellen Szenen mit Greisen, die sich in seiner Phantasie oder in Wirklichkeit abspielen, bleibt er das Kind, mit dem der Vater zärtlich wird und von dem sich der Vater die Fellatio machen läßt. Er hat aber auch die Vorliebe zu Knaben. Da wird er der Vater, während der Knabe sein Jugendbild wird.

Interessant ist dieser ausgesprochene Ekel vor dem Weibe, der nach Alkohol verschwindet, so daß ein Koitus ausgeführt wird. Er war auch nahe daran, sich zu verlieben, weil ein Mädchen einen knabenhaften Typus zeigte. Dies verrät Zusammenhänge zwischen den Knaben und den Mädchen. Die Knaben werden geliebt, wenn sie die Züge einer geliebten Schwester tragen, die Greise aber, wenn sie an den Vater erinnern.

Der Weg zum Weibe jedoch ist verschlossen. Ekel und Angst vor Infektionen verstecken bedeutsamere, tiefere Motive, welche religiöser Natur sind. Jede Dirne wird zur Schwester, der jüngeren·Ausgabe der Mutter. Ohne Analyse ist die Genese dieser Paraphilie nicht zu verstehen. Er flieht mich, weil er die Wahrheit nicht sehen will. Der strenge Vater scheint in ihm die Sehnsucht nach einem gütigen wachgerufen und sein Schicksal determiniert zu haben. Eine Liebe zur Schwester schien aus der ersten Besprechung deutlich hervorzugehen.

Fall Nr. 65. Herr T. D., 26 Jahre alt, kämpft seit Jahren vergeblich gegen seine homosexuellen Neigungen. Er liebt entweder schöne Greise mit weißen Bärten, welche aber immer ein erotisches Ideal bleiben, mit denen er sich gern unterhält, Spaziergänge macht, Karten spielt, musiziert, oder sehr einfache Menschen, am liebsten Schifferknechte, Pflasterer, Soldaten, von denen die Artilleristen bevorzugt werden. Seine Betätigung beschränkt sich darauf, das Glied des fremden Mannes in die Hand zu nehmen und das eigene dem anderen in die Hand zu geben. Dann Orgasmus, der sehr rasch erfolgt. Nach der Tat Reue und fester Vorsatz, es nicht mehr zu machen. Beim letzten Versuche wurde er von einem Wachmann ertappt und samt dem Arbeiter zur gerichtlichen Verantwortung gezogen.

Die Analyse ergibt folgende Tatsachen: Er hatte wiederholt versucht, mit Frauen zu verkehren, wurde aber immer von großer Angst und von Ekel daran gehindert. Die Erektion ist sehr stark, aber vor der Immissio des Penis wird derselbe schlaff und fällt zusammen. Erzielung des Orgasmus durch die Hand der Frau ist möglich, nachher stellt sich ein heftiges Ekelgefühl ein, er muß sofort baden. Er hatte verschiedene Gelegenheiten, mit Mädchen und schönen Frauen intim zu werden, sie machten ihm sogar Anträge, er ging aber niemals darauf ein.

Seine Familiengeschichte ist folgende: Er ist der einzige Sohn eines vor vier Jahren verstorbenen, sehr gütigen Vaters. Die Mutter starb bei seiner Geburt, was bei ihm eine Assoziation zwischen Tod und Koitus bewirkte. Er müsse bei Frauen immer daran denken. Sein Vater war ganz außerordentlich zärtlich mit ihm und heiratete seinetwegen nicht mehr. Als er noch jung war, spielte der Vater immer mit ihm und beschäftigte sich in allen seinen freien Stunden mit ihm. Später wurde das Band noch inniger. Er führte eigentlich eine Art Ehe mit dem Vater.

Er begann sehr früh zu onanieren und will dabei nur Phantasien von ordinären Männern gehabt haben, welche sein Glied in die Hand nahmen. Seine Liebe zum Vater war entschieden pathologisch. Blieb der Vater einmal eine Viertelstunde länger aus, so begann er zu weinen und war kaum zu trösten. Seinem Vater Freude zu bereiten und ihm den Verlust der geliebten Mutter zu ersetzen, war das ganze Streben seines Lebens. Als der Vater krank wurde, war er so aufgeregt, daß man für seinen Verstand zitterte. Nach dem Tode seines Vaters machte er einen Selbstmordversuch, der durch den treuen Diener des Vaters vereitelt wurde. Er machte allerlei Gelübde, unter anderen, das ganze Trauerjahr nicht zu onanieren. Das konnte er nicht einhalten . An heterosexuelle Szenen in der Kindheit kann er sich erst nicht erinnern, ebenso nicht an homosexuelle Erlebnisse. Allmählich aber lüftet sich das Dunkel, das über seiner Kindheit liegt, und es treten eine Menge von Erlebnissen zutage, welche die Entwicklung der Homosexualität gefördert hatten. Sein Vater war immer ein großer Damenfreund und er merkte schon als Kind, daß der Vater sowohl mit seiner Erzieherin, als auch mit der Köchin und dem Stubenmädchen intimen Umgang hatte. Er überraschte einmal den Vater, als er mit der Köchin in seinem Zimmer allein war und sie gerade umarmte. Er erhielt von dem wütenden Vater eine Ohrfeige, weil er ohne zu klopfen eingetreten war. Es war eines der wenigen Male, daß er von seinem Vater gezüchtigt wurde. Auch hörte er des Nachts einige Male, wie der Vater zu der Erzieherin, die damals noch jung und sehr hübsch war, ins Bett stieg und dort allerlei vollführte. Später erhielt er einen Erzieher, der sich dem genius loci anpaßte und es auch mit den Dienstboten hielt. Er hatte als Kind oft den Wunsch, ein Weib zu sein und an Stelle der Köchin dem Vater zu willen zu sein. Dabei schien sein Vater zu fürchten, daß sein einziger Sohn den Frauen in die Hände fallen werde, und verabsäumte nicht, ihn durch entsprechende Lehren zu warnen. Mit 12 Jahren klärte ihn der Vater über die Gefahren der Onanie auf, was zur Folge hatte, daß er gegen die Onanie kämpfte, aber sie nicht aufgeben konnte. Einige Jahre später erzählte ihm der Vater von den schrecklichen Folgen der Geschlechtskrankheiten und warnte ihn vor Dirnen. Er solle sich in acht nehmen, er müsse oft durch die Stadt gehen, die Dirnen wollten immer solche junge, unschuldige Knaben verführen, und mancher werde fürs Leben unglücklich.

Von Bedeutung ist auch, daß er mit fünf Jahren mit einem Mädchen aus der Nachbarschaft spielte und es versuchte, den Vater nachzuahmen. Er muß das Mädchen verletzt haben, denn es schrie, die Erzieherin kam herein, es gab böse Szenen und er erhielt von der Erzieherin arge Schläge.

Einen bösen Eindruck machte auch eine furchtbare Szene zwischen der Köchin und der Erzieherin, die aufeinander wegen des Vaters eifersüchtig waren. Sie lagen einander in den Haaren und das ganze Haus war in Erregung. Die Köchin mußte sofort das Haus verlassen. Er glaubt, daß seit dieser Szene der Vater alle Beziehungen zu den Leuten des Hauses abbrach. Mit 19 Jahren verliebte er sich in die Kassiererin eines Kaffeehauses und wollte sie gern erobern. Sein Vater aber, dem er alles erzählte, warnte ihn vor diesen Kassiererinnen, weil sie meistens krank und angesteckt wären. Er erzählte ihm zur Warnung, daß er in der Jugend durch eine solche Geschichte arge Unannehmlichkeiten hatte und sogar Erpressungen ausgesetzt war.

Er erfüllte sein Herz mit Schrecken vor dem Weibe. Überdies gab er ihm ein Buch, das ihn über die Folgen der Geschlechtskrankheiten belehrte, so daß er sich nicht mehr traute, sich von einer Dirne berühren zu lassen, wenn er kein Kondom anhatte. Nach dem Verkehre, der ja nur in manuellen Manipulationen bestand, mußte er sich sofort baden und endlose Male mit Seife die Genitalien waschen. Nach einem homosexuellen Akte unterlag er diesem Waschzwang nicht.

Nun kommen wir zur Analyse seiner Akte, die sich als veritable Zwangshandlungen erweisen. Er wird plötzlich unruhig, wehrt sich mächtig, läuft dann stundenlang herum, bis er schließlich einem von den männlichen Prostituierten, die ihre Opfer sofort erkennen, in die Hände fällt. Da er aber nie einen Namen nannte, sich in keine intimeren Beziehungen einließ, war auch er keinen Erpressungen ausgesetzt. Einmal glaubte er, daß ein Masseur sich seine Physiognomie gemerkt und ihn erkannt hatte. Er sah ihn einige Male vor seinem Hause. Sofort verließ er Wien und machte eine größere Reise, die ihn einige Monate in die Fremde führte.

In dem Akte suchte er die Liebkosungen seines Vaters. Er teilte die Liebe in ihro zwei bekannten Komponenten. Die Erotik reservierte er für die älteren Herren, die Ärzte, die guten älteren Freunde, ihre Sexualität beschränkte sich auf die ordinären Männer. So hatte er auch das Wesen des Vaters in zwei Teile geteilt, in den hochstrebenden, intellektuellen, feinsinnigen Vater und in den Frauenjäger und Liebhaber der ordinären Dienstboten. In der Szene blieb er ein Mann, aber er nahm eine Regression in die Kindheit vor und wurde wieder das Kind, das vom Vater jene Zärtlichkeiten erwartet, die an die Dienstboten verschwendet wurden. Überdies trugen die ordinären Männer die Züge der Dienstboten, es waren auch männliche Dienstboten.

Es handelte sich um eine Transkription der Dienstbotenliebe auf Männer. Für Dienstboten hatte er immer eine Vorliebe und da er fürchtete, daß er noch eine Köchin heiraten könnte, hielt er sich von ihnen fern. Nur einmal im Vorzimmer eines Freundes umarmte er plötzlich eine Köchin und küßte sie leidenschaftlich. Die hätte ich sicher koitieren können, sagte er mir. Er hörte aber sofort auf, den Freund zu besuchen

Er identifizierte sich vollkommen mit seinem Vater. Er wohnte in seiner Wohnung, trug sich wie der Vater, hatte den gleichen Schnitt der Kleider, obgleich er ganz veraltet war. Aber er wollte sich doch in einer Hinsicht

differenzieren. Er wollte nicht der Liebhaber seiner Dienstboten werden. Er
hielt sich deshalb einen Diener und speiste immer außer Haus, um keine
Köchin halten zu müssen. Dem Diener aber näherte er sich nie vertraulich. Er
wollte nicht wie der Vater im Hause unter Dienstboten einen Geliebten haben.

Die Analyse förderte eine unterdrückte sadistische Einstellung gegen die
Frauen zutage. Seine ersten Versuche bei Dirnen mißlangen und nur unter
dem Einflusse von Alkohol kam ein mißglückter Koitus zustande. Nachträglich
aber erinnerte er sich an einen einzigen Kongressus, der ihm glückte. Das
Mädchen hatte ihn durch eine Bemerkung, daß er ein Patzer wäre, in Zorn
gebracht. Er stürzte sich auf sie, wollte sie schlagen und bemerkte, daß sich
seine Libido enorm steigerte. In dieser Wut vollzog er einen Koitus. A b e r
e r   h ä t t e   s i e   a m   l i e b s t e n   e r d r o s s e l t !

Er zeigte eine Idiosynkrasie gegen verschiedene weibliche Berufe.
Krankenschwestern in der Tracht würde er mit kaltem Blute zerreißen. Ebenso hasse er alle Nonnen. Er würde es keinem Weibe raten, ihn zu reizen. In
seinem Zorne würde er schreckliche Taten verrichten. Er gesteht, daß er
eine Lieblingsphantasie habe: Ein Weib in der Luft auseinanderzureißen.

Die Ursache dieser sadistischen Einstellung? Seine infantile E i f e r-
s u c h t gegen alle die Frauen, die ihm die Liebe des Vaters geraubt hatten.
Unter ihnen befand sich auch eine Krankenschwester, die ihn während eines
längeren Leidens gepflegt hatte. Dieser Haß gegen die Frauen machte ihn impotent und trieb ihn in die
homosexuelle Richtung. Denn er fürchtete sich vor sich selbst, wenn er mit
Frauen allein blieb. Er konnte plötzlich aus dem Lupanar weglaufen, als
wäre er von tausend Dämonen gehetzt.

Es gelang mir, ihn zu überzeugen, daß diese sadistische Einstellung ein
Rudiment seiner Jugendgefühle sei, daß er eigentlich mit Gespenstern kämpfe,
die er längst überwunden hätte. Er müsse nun bewußt gegen seine kriminellen
Instinkte kämpfen und sie im wiederholten Ringen unschädlich machen.

Allmählich begann er schon während der Analyse mit Dirnen zu verkehren und wagte es auch, einen Coitus lege artis auszuführen. Er zwang
sich dazu, weil er nicht mehr mit dem Gesetze in Konflikt kommen wollte.
(Die gerichtliche Untersuchung wurde niedergeschlagen, weil es zu keinem
Akte gekommen war und diese Manipulationen in Österreich meist nicht bestraft werden, wenn sie kein öffentliches Ärgernis erregen.) Später nahm er
sich eine Geliebte, von der er sich auf Reisen begleiten ließ und die er ur-
plötzlich abfertigte. Er hatte eine Dame kennen gelernt, die ihn seelisch und
körperlich fesselte. Nach zwei Jahren erhielt ich seine Vermählungsanzeige.
In diesem Falle erzielte die Analyse einen vollen Erfolg!

Hier sehen wir eine vollkommene Fixation an den Vater, die erst
überwunden werden muß, um den Weg zum Weib, der durch allerlei
infantile Imperative versperrt war, frei zu machen. Weder die Mutter
noch die Erziehungspersonen spielen in der Psychogenese seiner Homosexualität eine Rolle, dagegen eine starke sadistische Einstellung
g e g e n die Frauen, welche durch eine ihm unerklärliche Angst v o r
den Frauen verhüllt wurde.

Wir sehen aber aus diesem Falle, wie einseitig die *Sadger*sche
Erklärung der Homosexualität ist, welche die ganze Psychogenese auf

das Verhältnis zur Mutter aufbaut und den Vater gar nicht berücksichtigt.

Auch ist zu denken, daß so viele Kinder zur Mutter flüchten, weil sie sich vom Vater vernachlässigt fühlen, weil sie den Vater hassen und zu ihm in kein rechtes Verhältnis kommen können. Gerade diese übertriebene Liebe zur Mutter und der dick aufgetragene Vaterhaß verbirgt in sehr geschickter Weise die Fixierung an den Vater.

Ich habe wiederholt beweisen können, daß die Söhne von Frauenjägern infolge von Differenzierung zur Homosexualität neigen. *Numa Praetorius*[1]), ein Forscher, der sich mit Haut und Haaren der Lehre *Hirschfelds* von der angeborenen Homosexualität verschrieben hat, übersieht beharrlich diese schon in der Jugend aufgetretene Differenzierung. Sein „wollustfreudiger" V a t e r war ein Freund derber Zoten. E r duldet keine Zoten und will keine anrüchigen Lieder hören. („Ich will nicht, daß man Schweinereien und häßliche Dinge spricht.") Der Vater sorgt früh für eine natürliche Aufklärung seines Sohnes, tollt mit ihm nackt im Bett herum, nimmt ihn ins Bad mit, so daß sich der Kleine über die großen Genitalien des Erzeugers verwundert ausspricht. Der Vierjährige läuft einer Tänzerin nach und hebt ihre Röcke in die Höhe. Man erzählt ihm von seiner zukünftigen Frau. Er zeigt, wie er es im Bette machen wird   Alle heterosexuellen Episoden der Kindheit faßt *Numa Praetorius* als Suggestionen des Milieus auf. Ludwig schäckert mit der Amme und nennt sie seine „Dirne". Er verliebt sich fünfjährig in die Amme seines Schwesterchens und küßt sie voll Inbrunst auf Auge, Mund und Nase   Ein anderes Mädchen faßt er an die Brust. Aber alle diese Episoden zählen dem unbeirrten Forscher nicht.

Ist es ein Wunder, daß sich Ludwig XIII. vor den Frauen fürchtete und seine eigene Gattin erst beschlafen konnte, nachdem man ihn durch den Anblick eines koitierenden Paares gereizt und ihn sein Günstling Herr Luynes in seinen Armen ins Schlafzimmer seiner Frau tragen mußte? *Praetorius* gibt selbst zu, daß Ludwig XIII. später viel häufiger, als es gesetzlich vorgeschrieben war (einmal in vierzehn Tagen!), seiner Frau beiwohnte. Er nimmt es auch als Zwang hin, daß der König seine Frau liebte und Kinder zeugen konnte. Auch andere, sehr ernste seelische Liebesneigungen zu Damen des Hofes werden als vorübergehende Täuschungen bezeichnet, während jede homosexuelle Episode breit dargestellt und als Folge der natürlichen Veranlagung

---

[1]) *Numa Praetorius*: Das Liebesleben Ludwig XIII. von Frankreich. Abhandlungen aus dem Gebiete der Sexualforschung, Bd. II, H. 6. Verlag Marcus & Weber, Bonn 1920.

geschildert wird. Besonders betont wird die Eifersucht des Königs, die uns das Verständnis seiner Homosexualität erleichtert. Er war in seinen Vater verliebt, dessen Spiele seine Begierde früh gereizt hatten. Er war auf alle seine Maitressen eifersüchtig. Er wollte aber auch kein Frauenjäger wie der Vater werden und fürchtete, den Frauen zu erliegen. Aus Angst vor der Macht der Frauen flüchtete er zu den Männern. (Übrigens ist keine homosexuelle Episode historisch belegt.)

Auf diese Weise kann man jeden Fall von Homosexualität als angeborene Anlage beschreiben, da ja jedermann bisexuell ist. Man denke sich aber in die Seele dieses Kindes hinein, das schon in frühesten Jahren das rohe Treiben eines liederlichen Frauenjägers beobachten mußte und schon als kleines Kind seine unehelichen Halbgeschwister nicht als Geschwister annehmen wollte. Wer das Liebesleben Ludwig XIII. unvoreingenommen betrachtet, muß zur Erkenntnis kommen, daß der liederliche Vater die sexuelle Leitlinie seines Sohnes in die Richtung zum gleichen Geschlechte umgebogen hat.

Ich werde jetzt drei solcher Beispiele aus meiner Erfahrung mitteilen und mich nur auf die wichtigsten Momente beschränken.

Fall Nr. 66. Herr S. L. ist seit drei Jahren nicht mehr Bankbeamter. Er erkrankte vor drei Jahren an verschiedenen nervösen Übeln, welche durch einen Urlaub behoben werden sollten. Dieser Urlaub sollte sein Verhängnis werden. Das Leiden wurde nicht besser, er aber wurde vollkommen arbeitsunfähig und kam nicht mehr ins Amt zurück. Sein Vater stand immer auf dem Standpunkt, daß das ganze Leiden eingebildet wäre, und wollte nichts von einer Verlängerung des Urlaubes wissen. In der Folge aber wurde das Leiden seines Sohnes immer schlimmer. Aus Trotz gegen die Einstellung des Vaters simulierte er erst die Verschlechterung, welche sich dann in der Tat so fixierte, daß er dann unglücklich darüber war und das Leiden gerne los werden wollte. Es kam bei ihm zu schweren Attacken von Atemnot, so daß er nichts sprechen konnte. Diese Atemnot ging in Paroxysmen vor sich. Als er nach einem Jahre seine Stelle bei der Bank verlor, wurde er ganz mittellos und ersuchte seinen reichen Vater, ihn zu erhalten. Der Vater verweigerte jede Unterstützung, weil sein Sohn nicht arbeitsunfähig wäre und das ganze Leiden simuliere, um ihm einen Schabernack zu spielen. S. L. klagte nun seinen Vater auf Sustentation und gewann, unterstützt durch die Zeugnisse einiger ärztlicher Autoritäten, welche eine schwere Neurasthenie konstatiert hatten, den Prozeß, so daß sein Vater ihm einen monatlichen Beitrag zahlen mußte. Die Beziehungen zwischen Vater und Sohn wurden ganz abgebrochen, so daß ein Advokat die Auszahlung des Sustentationsbeitrages übernahm. S. L. hatte aber keinen anderen Gedanken als die Rache an seinem Vater. Er war sehr erfinderisch im Ersinnen neuer Prozesse und neuer Quälereien. Schließlich kam er zur Überzeugung, er wäre nicht der Sohn seines Vaters und drohte mit einer Klage, von der ihn nur die Liebe zu seiner Mutter abhielt. Diese war empört über die Zumutung des Sohnes, stand aber so unter seinem Einfluß, daß sie nicht die Kraft hatte, mit ihm zu brechen. Sie kam heimlich mit ihm zusammen und steckte ihm immer wieder Geld zu. Die Mutter liebte er über alles und verlangte von ihr, sie solle den Vater verlassen. Er forschte auch durch Detektivs, ob er den Vater nicht einer Untreue gegen die Mutter überführen könnte. Vom Vater sprach er nicht anders, als das „alte Schwein", „der alte Verbrecher", „der Haderlump". „Ich könnte ihn heute in Schmerzen verrecken sehen, es wäre mein bester und schönster Tag". Ich habe noch nie einen so glühenden Vaterhaß beobachten können.

Er war überzeugter Homosexueller und haßte auch alle Frauen mit Ausnahme seiner Mutter, für die er eine abgöttische Verehrung hatte. Ihren angeblichen Treubruch, den sie mit einer hochgestellten Persönlichkeit begangen haben sollte (der bekannte Familienroman des Neurotikers!), fand er selbstverständlich, denn es sei ein Wunder, daß diese zartbesaitete Mutter es an der Seite dieses schrecklichen Menschen ausgehalten hätte. Der Vater hätte die Mutter nur durch brutale Gewalt zum Koitus gezwungen. Er sei das Produkt einer solchen Vergewaltigung usw.   Er liebte nur jüngere Männer, selbst Knaben, gegen die er ziemlich brutal war. Hie und da kam es zu Akten mit älteren Männern, gegen die er dann sehr gefügig und passiv war, sich ihnen auch in jeder Weise gefällig zeigte. Er ließ sich päderastieren und scheute auch vor der Fellatio nicht zurück.

Die Analyse ergab eine leidenschaftliche Liebe zum Vater, die sich infolge der vermeintlichen Abweisung in Haß verwandelt hatte. Er war der Ansicht, daß der Vater die anderen Brüder vorzöge, und flüchtete zur Mutter, der er oft über die Strenge und Lieblosigkeit des Vaters klagte. In seinen homosexuellen Akten spielte er aktiv den Vater, wurde dann strenge und fast grausam, passiv spielte er einen Akt mit dem Vater, dem er dann sehr gefügig war und so seine ganze unterdrückte Liebe ausströmen ließ, als wollte er ihm zeigen: So könnte ich mit dir sein, wenn du mir gefällig wärest. Grausame Phantasien, die sich mit der Rache an dem Vater beschäftigten, wurden unter großem Widerstande gestanden. Er war einige Male nahe daran, seinen Vater zu erschießen. Er träumte sich in Lagen, in denen der Vater von seiner Gnade und Großmut abhing. Z. B.: Der Vater hatte eine große Defraudation begangen. Er aber sei durch eine geniale Erfindung ein Millionär geworden. Nun läge der Vater flehend zu seinen Füßen und er versage ihm die Hilfe. Seine Lieblingslektüre sind Bücher, die sich mit Schilderungen von Folterungen, mit Inquisition usw. befassen. Das bekannte Werk von Octave Mirbeau „Le jardin des suplices" versetzte ihn in Ekstase.

Andere Wurzeln der Homosexualität übergehe ich hier, weil ich mich jetzt nur auf das Vaterproblem beschränke

Der nächste Fall zeigt ein ganz ähnliches Bild:

Fall Nr. 67. Herr G. Z. hat seit einigen Jahren ein Verhältnis mit einem älteren Herrn, einem Künstler, in dessen Salon lauter junge Leute verkehren. Er ist nicht wie die anderen Freunde Musiker, sondern Jurist, und lernte Herrn X., seinen „väterlichen Freund", wie er ihn bezeichnet, zufällig kennen. Vorher war er noch ganz abstinent. Erst mit 21 Jahren wurde er der Freund des Herrn X. Die Freundschaft war ganz platonisch, bis sie eine gemeinsame Reise machten. In Salzburg mußten sie in einem Zimmer schlafen, weil das ganze Hotel sonst besetzt war. Es kam zu einem intimen Verkehr (Coitus inter femora), wobei er die Frau spielte, wie auch immer später. G. Z. steht zu seinem Vater in einem sehr gespannten Verhältnisse. Sie reden fast gar kein

Wort. Er arbeitet in der Kanzlei seines Vaters, aber er verkehrt mit ihm nur
geschäftlich. Seine ganze freie Zeit widmet er der Mutter. Eines Tages überrascht er die Mutter mit der Mitteilung, er habe den Vater überwachen lassen
und konstatiert, daß er mit einigen Frauen Verhältnisse habe. Er verlangt von
der Mutter, daß sie sich von dem Vater scheiden lassen solle. Dem Vater macht
er eine kolossale Szene und stellt die Forderung, daß der Vater die Kanzlei
verlassen, sich zurückziehen und ihm die Führung aller Geschäfte übergeben
solle, worauf der Vater ihm die Türe weist. Ein Brief der Mutter teilt ihm
mit, daß er gar nicht der Sohn des Vaters wäre, worauf er sich in seinem
Zimmer einschließt und erschießt.

Die Eifersucht auf den Vater hatte ihn in den Tod getrieben. In
den Szenen mit dem väterlichen Freunde spielte er den Sohn, der seinem
Vater die Frauen ersetzt.

Fall Nr. 68. Herr T. B., 32 Jahre alt, leidet ebenfalls an Arbeitsunfähig-
keit wie Nr. 66. Er hat allerlei begonnen, konnte es aber nicht zu etwas
rechtem bringen. Sein Vater ist ein einfacher Beamter und wäre sogar auf
seine Hilfe angewiesen. Er aber sitzt zu Hause und klagt über Anfälle, die
epileptischer Natur sein sollen, aber nur während der Nacht auftreten und
sich als hysterische Angstanfälle erweisen. Sein Bruder ist fleißig und arbeit-
sam, der Liebling der Familie. Wenn man den Bruder lobt, wird er so wild,
daß er in Raserei gerät. Mit dem Bruder spricht er sehr wenig, nur die notwendigsten Worte. Vom Vater behauptet er, daß das Zusammenleben mit ihm
eine Qual bedeutet. Er sei ein fein organisierter Mensch. Aber die Art, wie
der Vater esse und rede, rege ihn auf. Er werde den Tag segnen, da er wieder
einmal arbeitsfähig sein werde und das Elternhaus werde verlassen können.
Die Mutter hält seine Partei, glaubt an seine Krankheit und seine Anfälle,
kommt des Nachts während der Anfälle an sein Bett, macht ihm Umschläge
und beruhigt ihn nach ihren Kräften. Nur die Mutter weiß, daß er homosexuell ist, und stört ihn in dieser Hinsicht gar nicht. Sie ist aber sofort eifersüchtig, wenn er sich mit Mädchen unterhält, und kommt auch jede Nacht in
die Küche, um nachzusehen, ob keiner ihrer Söhne die Dienstmädchen aufgesucht habe. Sie begleitet den kranken Sohn auf seinen Wegen, ist seine Vertraute. Mit ihrem Manne lebt sie sehr schlecht, sie haben alle ehelichen Beziehungen längst abgebrochen. So gibt es zwei Parteien in dem Hause, er und
die Mutter und der Vater mit dem anderen Sohne.

Überdies macht der kranke Sohn Schulden, so daß es täglich heftige
Szenen und Konflikte im Hause gibt. Der Vater läßt in der Zeitung eine
Annonce einrücken, daß er für seinen Sohn keine Schulden mehr zahlen werde.
Darauf verläßt die Mutter, die sich durch Klavierstunden ganz unabhängig
gemacht hat, mit ihrem Liebling das Haus. Sie mieten eine besondere Wohnung
und die Mutter erhoffte sich von der Trennung und von der ruhigen Pflege eine
vollkommene Genesung ihres kranken Kindes. In diesem Stadium wird T. B.
zu mir gebracht und in analytische Behandlung genommen. Schon nach zwei
Tagen werde ich zum Vater gerufen. T. B. sei dort unter einem Vorwande
hingekommen und habe unter den alten Büchern gesucht, dann einen schweren
Anfall bekommen, so daß er im Bette liege. Er sei so schwer krank, daß er
das Bett nicht verlassen könne. Es war die Liebe zum Vater, die ihn hinge-
trieben hatte. Er konnte ohne den Anblick seines Vaters nicht leben und er

brachte es nicht über sich, den Bruder mit dem Vater allein zu lassen. Die Mutter zieht zum Vater zurück. Ich stelle als Bedingung der Behandlung die Isolierung des Kranken, mäßige Beschäftigung, worauf die Mutter scheinbar eingeht. Am nächsten Tage schreibt mir der Kranke, daß er nicht imstande sei, mit seinen Anfällen in einer fremden Wohnung zu leben, er bricht infolgedessen die Behandlung ab. Eine Erfahrung, die ich schon mit dem Epileptiker Nr. 51 gemacht habe.

Die spezifische Phantasie in seinen Szenen, in denen er immer passiv war, stellte ihn als Mutter dar, die sich dem Vater hingab. Folgender Traum brachte einige Aufklärungen:

Ich liege im Bette in einer merkwürdigen Kleidung, mit einer Haube am Kopfe und einem grünen Schlafrock. Ich blicke in einen Spiegel und statt meines Bildes sehe ich die Mutter, über die sich der Vater beugt und ihr einen Kuß gibt. Nun verschmilzt das Spiegelbild mit dem ursprünglichen dadurch zu einem Bilde, daß sich die beiden Bilder nähern und miteinander vereinigen. Ich fühle, wie ich mich in ein Weib verwandle und alles Männliche von mir abfällt. Ich habe lange schwarze Haare, eine weiße Haut und eine helle Stimme. Meine Arme strecken sich aus, um einen Mann zu umarmen, da erwache ich mit Angst und Herzklopfen.

Eine Analyse dieses Traumes ist wohl überflüssig. Der Kranke wollte ihn nicht verstehen.

Aber auch die Fixierung an die Mutter ist häufig mit Haß markiert. Man glaube nicht, daß der Homosexuelle immer ein gutes Verhältnis zu seiner Mutter hat. Es kommt auch vor, daß sich die Liebe zur Mutter hinter einem bewußten Haß und einem unnatürlichen Ekel verbirgt, wie der nächste Fall beweist:

Fall Nr. 69. H. U., 24jähriger Bildhauer, ist, seit er sich erinnern kann, homosexuell. Seine Neigung sind immer Kellner und Schankburschen, immer Leute, die in einem Gasthausgewerbe zu tun haben. Hat vier Schwestern und noch einen älteren Bruder, der nach Amerika gehen mußte und verschollen ist. Sein Vater ist Schriftsteller, ein genialer, aber verkommener Mann, der im Journalismus endete. Er hängt mit allen Fasern seines Herzens an dem Vater, den er gegen die Angriffe der Mutter verteidigen muß, welche müde ist, die unaufhörlichen Liebesaffären ihres Mannes zu ertragen. Der Vater lebt fortwährend in irgend einer Ekstase, die nur einige Tage bis zu einer Woche dauert. Er ist nicht wählerisch und verschmäht weder Dienstmädchen noch Dirnen, hat täglich ein anderes Rendezvous und vergeudet auf diese Weise einen großen Teil seines Einkommens. Im Hause gibt es immer Szenen, so daß der Vater nicht gerne in der Familie bleibt und auch die Abende im Wirtshaus verbringt. Das Verhältnis zwischen Sohn und Mutter ist ebenso unleidlich wie zwischen den Eltern. Der Sohn läßt es seine Mutter immer fühlen, daß sie ihm unausstehlich ist. Kommt sie ihm im Zimmer näher, so weicht er ihr aus und ruft: Rühr mich nicht an, mir graust vor dir! Er läßt sich von ihr nicht streicheln, hat kein gutes, freundliches Wort für die arme gequälte Frau. Auch gegen seine Schwestern ist er immer sarkastisch, kühl, abweisend und liebt es, sie mit ihren Verehrern aufzuziehen und zynische Bemerkungen über sie zu machen. Die Sache drängt zur Katastrophe, er muß

das Haus verlassen und will keinen von der Familie sehen mit Ausnahme
des Vaters, den er täglich in der Redaktion aufsucht. Er haßt alle Frauen
fanatisch und schwört auf Strindberg und auf Weininger.

Hinter diesem Frauenhaß verbirgt sich eine große Liebe zu der Mutter,
den Schwestern und allen Frauen. Er gleicht darin vollkommen dem Vater,
dessen Schicksal er nicht teilen will. Er schützt sich gegen die Liebe zu der
Mutter, weil er dann verloren wäre und den Frauen erliegen würde. Die furchtbaren Szenen, die er in der Kindheit mitgemacht hat, zeigten ihm einen Vater,
der sich durch die Frauen ruinierte, der sein hohes Ziel nicht erreichen konnte,
weil er alle seine Kräfte in unzähligen Liebesabenteuern verzettelte. Die Homosexualität soll ihm ein Schutz gegen die Frauen sein. Die Kellnerliebe erklärt
sich aus dem Umstande, daß seine Mutter eine Kellnerin war, vom Vater geheiratet wurde, weil sie von ihm schwanger wurde und er das Kind legiti-
mieren wollte. Er unterbricht die Analyse nach zwei Wochen, weil er fühlt,
daß seine Einstellung gegen die Frauen erschüttert wird. Er fühlt sich aber
in dieser Einstellung sicher. Unter den Kellnern bevorzugt er kleine Jungen,
welche das Gesicht seiner Schwester zeigen.

Diese Fixierung an die Schwester ist gar nicht so selten, wie der
nächste Fall illustriert, den ich noch in den Anfängen meiner analytischen Tätigkeit beobachten konnte.

Fall Nr. 70. Herr P. G., ein Realschulprofessor, sucht mich auf, weil er
seit einigen Wochen von einer Leidenschaft befallen wurde, die ihm alle
Lebensfreude zu zerstören droht. Er ist 26 Jahre alt und hat noch keinen Geschlechtsverkehr gehabt. Ja, er hat noch nicht einmal eine rechte Liebe durchgemacht. Da traf er vor einigen Monaten ein Mädchen, das ihm sehr gefiel, mit
dem er sich verlobte. Sie sollen in einem halben Jahre heiraten. Es ist dies
eine Freundin einer seiner Schwestern, die er vorher nicht beachtete, aber
bei einem Ausfluge so kennen und schätzen lernte, daß er sich blitzschnell in
sie verliebte. Es war keine große, flammende Liebe, mehr ein gegenseitiges
Verstehen und ein starkes seelisches Band. Er war abstinent aus Überzeugung.
Er wollte keusch in die Ehe treten und war stolz darauf, daß er in dieser
Hinsicht anders war als seine Freunde und Kollegen. Da trat ein Ereignis in
seinem Leben auf, das ihn zu erschüttern drohte und ihn zum Selbstmord-
kandidaten machte. Ich erzähle es mit seinen Worten:

„In meiner Klasse befindet sich ein sehr schöner, gut gewachsener,
schlanker, intelligenter Junge, der mir durch seine guten Antworten und seine
feinen Manieren auffiel. Ich stellte gerne an ihn Fragen, wenn die anderen
Schüler versagten, weil ich sicher war, eine gute Antwort zu erhalten, und
hielt den anderen Jungen meinen Liebling öfter als Beispiel vor, nach dem
sie sich richten sollten. Eines Nachts aber träumte ich, daß der Junge in
meinem Bette liege und ich ihn umarmte und küßte. Ich wachte erschrocken
auf und wußte mich bald zu beruhigen. Unsinn! — sagte ich mir. Was träumt
man nicht alles zusammen! In der Schule aber merkte ich an diesem Tage eine
gewisse Befangenheit dem Jungen gegenüber, weil ich immer an den Traum
denken mußte. Ich vermied es, an ihn eine Frage zu stellen. Wie vorher
schon häufig wartete der Junge vor der Schule auf mich und fragte mich, ob
er mitgehen dürfe. Wir hatten den gleichen Weg und ich benützte gern diese
Spaziergänge, um mit ihm zu plaudern. Es zerstreute mich. Ich hörte allerlei,

wie die Schüler über die Lehrer denken, was mir sehr wichtig schien. Denn ich habe eine sehr hohe Auffassung vom Beruf des Lehrers. Lehren heißt Seelen bilden und so wollte auch ich alles Edle und Hohe in die Seele dieses Kindes pflanzen.

Ich gestattete ihm gerne auch an diesem Tage die Begleitung. Ich war auffallend zerstreut und wortkarg. Während ich ihn vorher hie und da unter den Arm genommen hatte, vermied ich diesmal alle Vertraulichkeiten, weil der Traum sich zwischen mich und den schönen Knaben gestellt und alle Vertraulichkeit und Unbefangenheit zerstört hatte. Ich kam nach Hause und ging rasch zu meiner Braut. Sie fand mich zerstreut, wollte den Grund wissen, den ich aber aus guten Gründen verschwieg. Ich wollte mit ihr zärtlich sein, stachelte mich mit Küssen und Umarmungen auf. Aber o Schrecken! Mitten in dem Kusse dachte ich an den Jungen und wie ich ihre Lippen so heiß fühlte, schien es mir, es wären die Lippen meines Schülers. Ich ließ sie erschrocken aus meinen Armen, schützte ein Unwohlsein vor und eilte nach Hause.

Ich war so erregt, daß ich lange nicht einschlafen konnte. Ich nahm mir vor, die törichte Leidenschaft zu bekämpfen. Ich hatte wohl vorher flüchtig von Knabenliebe gehört, wußte auch, daß sie in Griechenland gang und gebe gewesen, allein nie war mir ein Gedanke an einen Mann oder einen Jungen gekommen. Ich fühlte, daß ich nicht länger Lehrer bleiben durfte, wenn es mir nicht gelang, der Leidenschaft Herr zu werden und die Wirkungen des Traumbildes, zu dem wohl unbewußte Wünsche Anlaß gegeben hatten, auszulöschen. Ich schwur mir, mit mir strenge zu sein, die Bevorzugung des Knaben aufzugeben, seine Begleitungen nicht mehr herauszufordern. Denn ich hatte ihn zuerst angesprochen und aufgefordert, mit mir gemeinsam nach Hause zu gehen. Ich wollte stark sein und wieder meine ganze Liebe und mein ganzes Sehnen meiner Braut zuwenden.

Am nächsten Schultage zwang ich mich, nicht in die Richtung zu sehen, wo der Knabe saß. Aber ich mußte hinsehen und der eine flüchtige Blick trieb mir das Blut in die Wangen. Er war schön wie ein griechischer Knabe; so edel geformt seine Züge und so leuchtend sein Auge, daß ich mich am liebsten stundenlang in dieses herrliche Antlitz vertieft hätte. Ich erwachte aus meinen Phantasien, die der Klasse hoffentlich nicht auffielen. Ich wollte aber den Eindruck verlöschen, den mein Hinstarren auf den Knaben bei den Kindern hervorgerufen haben mochte und rief den Jungen auf. Ich war strenge, unbarmherzig strenge mit ihm, suchte nach Fehlern. Und wer findet keine Fehler, wenn er sie sucht? Dann tadelte ich den Knaben so strenge, daß er zu weinen anfing und sich weinend in die Bank setzte und lange nicht beruhigen konnte. Das erweckte erst recht meinen Zorn. Ich wollte die Stimme des Innern übertönen, die mir zurief: Es ist ein Unrecht, daß du den guten jungen Freund so marterst, er kann ja nichts für deine bösen Gedanken! Ich wurde noch strenger und schrie ihn an.

Auf der Gasse traute er sich nicht, mich zu begleiten, ich eilte rasch davon und lief einige Stunden wie ein Verrückter durch die Straßen. Ich machte mir Vorwürfe und weinte um den verlorenen Spaziergang, um das schöne freundschaftliche Verhältnis zwischen Lehrer und Schüler. Ich nahm mir vor, am nächsten Tage gerechter zu sein und mich um den Knaben nicht zu bekümmern. Aber eine wilde dämonische Kraft, die stärker war als meine guten Vorsätze, trieb mich dazu, dem Knaben wieder wehe zu tun und ihn vor der Klasse herabzusetzen. Es war, als ob ich mich für das Leid hätte rächen wollen, das er mir angetan hatte. Ich wußte, daß ich mich selbst damit strafte, daß ich mehr darunter litt als der Knabe, der sich veränderte, schüchtern wurde, sehr schlecht aussah und sichtbar unter der ungerechten Behandlung litt. Ich wurde mißgestimmt, mürrisch, gereizt. Ich kam vollkommen aus dem seelischen Gleichgewichte. Ich begann, die Gesellschaft meiner Braut zu meiden. Es schien mir wie eine Entweihung ihrer reinen Liebe zu sein, daß ich nun in Liebe zu einem Knaben entbrannt war. Sie wurde auch kühler und zurückhaltender, weil sie sich mein Wesen nicht erklären konnte.

Es wurde allmählich etwas besser in der Schule. Ich konnte mich beherrschen und etwas gerechter werden. Auch die Spaziergänge wurden wieder aufgenommen, der Knabe begann mich wieder zu begleiten und wir gingen manchmal sogar einige Stunden, trafen uns auch an Feiertagen. In seiner Nähe war ich glücklich und alle Wünsche schwiegen. Ich freute mich seiner Schönheit und seines regen Geistes und zählte schon die Minuten, bis wir uns sehen sollten.

Da trat ein Ereignis ein, das mir die Augen öffnete. Meine Braut schrieb mir einen Brief, in dem sie mir die Auflösung der Verlobung ankündigte. Ich war nicht einmal so verzweifelt, als ich es mir vorgestellt hatte, wenn ich vorher diese Eventualität überdacht hatte. Nun gut — dachte ich — jetzt kannst du dich ganz deinem geliebten Knaben hingeben. Zugleich überfiel mich am Tage eine sinnliche Erregung, wie sie nur einmal in meinem Traume aufgetreten war. Nun wußte ich, daß ich den Knaben meiden mußte, wenn ich nicht ein Verbrechen begehen wollte. Meine erste Aufgabe war nun: Die Braut wieder zu versöhnen, die zweite, aus der Schule fortzukommen, um den Knaben nicht mehr zu sehen. Meine Braut blieb fest und meinte, sie hätte sich überzeugt, daß ich sie nicht liebe. Ich hätte vor ihr Heimlichkeiten. Schon war ich auf dem besten Wege, ihr die ganze Wahrheit zu sagen. Ich stürzte mich weinend zu ihren Füßen. Sie sagte ruhig: „Laß das! Was gebrochen ist, kann man nicht mehr ganz machen. Es ist besser, wenn wir auseinandergehen. Mache mir nicht den Abschied schwer. Gehen wir als gute Freunde auseinander und bewahre mir ein gutes Angedenken.“ Dann eilte sie aus dem Zimmer und ließ mich allein.

Als ich am nächsten Tag in die Schule kam, fehlte der Knabe, er war krank. Ein Knabe meldete, er habe einen Scharlach. Meine Angst um ihn war grenzenlos. Ich hatte keinen anderen Gedanken als den Knaben. Täglich mußte mir ein Schüler über sein Befinden Bericht erstatten. Ich wanderte oft vor seinem Hause auf und ab und manche Nacht blickte ich zu dem erleuchteten Fenster hinauf, wo eine Schwester Krankenwache hielt. Schließlich hörte ich, daß es besser ginge, er sei außer Gefahr und würde in einigen Wochen in die Schule kommen. Ich mußte mich in der Schule zusammennehmen, um überhaupt vortragen zu können. Meine Gedanken waren immer bei meinem geliebten Schüler. Ich rechnete immer in Gedanken: Wie viele Tage mußt du noch schmachten? In drei Wochen kommt er. So jubelte es in mir

Es mußte anders werden. Ich konnte das Leben so nicht weiter ertragen. Ich vertraute mich meinem Vater an, der mich zu Ihnen schickte und meinte, Sie würden in diesem schwierigen Falle schon Rat und Hilfe wissen.“

Ich wußte vorerst noch keinen Rat und keine Hilfe. Ich ließ den Liebeskranken erst sein Leid frei ausströmen, was schon eine große Erleichterung verschaffte. Dann aber verschaffte ich mir Einblick in sein Seelenleben vor der Knabenliebe.

Es stellte sich heraus, daß er eigentlich nur einen Menschen geliebt hatte und liebte: seine Schwester. Die Liebe zur Braut war eine Ersatzliebe für seine Schwester. Auch seine Braut war homosexuell und liebte in ihm den Bruder ihrer besten Freundin. Als sich diese Freundin während der Verlobung zurückzog und eine andere Freundschaft bevorzugte (offenbar unter dem Eindrucke unbewußter Eifersucht auf den Bruder!), erkaltete ihr Gefühl für den Bräutigam und sie nahm den Anlaß gerne auf, um mit ihm zu brechen. Das trat bald zutage und wirkte außerordentlich entlastend auf den Professor, der sich die heftigsten Vorwürfe gemacht hatte.

Je mehr sich die Braut seiner Schwester entfremdete, desto gleichgültiger wurde sie ihm. Der Knabe aber hatte eine auffallende Ähnlichkeit mit seiner Schwester!

An diese Ähnlichkeit hatte er vorher nie gedacht! Sie hatte die gleichen Augen, die gleiche Haarfarbe und fast die gleiche Stimme, die bei ihm eine so große Rolle spielte. Um jene kritische Zeit interessierte sich die Schwester für einen Arzt. Er fühlte, daß ihm ihre Liebe verloren ging und er suchte einen Ersatz für sie und fand ihn in dem Knaben.

Nun konnte er sich mit der Schwester offen aussprechen. Sie hatte die nötige psychologische Vorbildung, um ihn ganz zu verstehen und ihm die Hand zur Besserung zu reichen.

Die ganze ungeheure Erregung flaute ab. Die Liebe zu dem Knaben wich einem sanften Wohlwollen, das ihn nicht mehr störte. Die Spaziergänge machte er nun mit seiner Schwester, die ihn öfters aus der Schule abholte. Ich hörte noch Monate nachher, daß er ganz ruhig wäre und keinen Grund zur Klage hätte. Es gelang ihm, die Liebe zu der Schwester in gemeinsame geistige Interessen zu sublimieren, so weit es eben möglich war. Aber offene Verhältnisse schaffen eine gesunde Atmosphäre, welche die Überwindung von Inzestwünschen leichter ermöglichen als die Schleichwege und Umwege der Verdrängung und Übertragung.

Ich habe diesen Fall so ausführlich geschildert, weil er typisch ist und die Übertragung von der Schwester auf einen Knaben häufiger vorkommt, als man nach der bisher publizierten Kasuistik der Homosexualität a priori annehmen würde. Es ist auch zu berücksichtigen, daß die Schwester ein verjüngtes Ebenbild der Mutter darstellt.[1]

---

[1] *Ibsen*, der große Psychologe, hat die Umwandlung der Schwesternliebe in eine Knabenliebe mit großer Meisterschaft geschildert. In „Klein Eyolf" verliert der Schriftsteller Almers plötzlich die Liebe zu seiner Frau und will sich nur seinem Kinde widmen. Dies Kind wurde „Klein Eyolf" genannt, wie seine Schwester, die einstens Knabenkleider anlegte und sich auch als „Klein Eyolf" bezeichnete. Die Eltern hatten einen Knaben erwartet. Almers wandelt die Schwesternliebe, welche durch das ganze Stück zieht, in die Knabenliebe um. Er hat das Gesetz der „Umwandlung" erfunden, das der von mir in diesen Kapiteln geschilderten Metamorphose entspricht. Klein Eyolf ist eigentlich das Trauerspiel der latenten, auf die Schwesternliebe zurückgehenden Homosexualität. Almers kann sich nicht teilen, er kann nicht homo- und

An dieser Stelle möchte ich noch einen wichtigen Fall aus der
Erfahrung von *Féré* mitteilen:

Fall Nr. 71. M. X., 34 Jahre alt, ist ein intelligenter und gebildeter
Mensch. Schon als Kind liebte er die Einsamkeit und die Introspektion nahm
einen großen Platz in seinem Seelenleben ein. Man findet keine anderen Spuren
von neuropathischem Temperament als Bettnässen bis zum 6. oder 7. Jahre,
und nächtliche Angstzustände. Seit seinem siebenten Jahr wird er von
Zweifeln bezüglich Rechtschaffenheit und sexueller Moral gequält. Er suchte
in seinen Kleidern und seinem Zimmer, ob er nicht etwas finde, was ihm nicht
gehöre; er fragte sich, ob er seine Schwester nicht
entjungfert habe, weil er ihr vor einigen Jahren,
ohne es zu wollen, als sie beim Baden im Meer zusammen spielten, den Bauch berührt hatte. Als er
9 Jahre alt war, wurde er von einer heftigen Liebe zu
einem kleinen Mädchen von 7 Jahren erfaßt; es war
das einzige Mal in seinem Leben, daß er für ein anders-

---

heterosexuell sein. Diese Unfähigkeit der Teilung, die Wurzel der echten Homosexualität,
geht durch das ganze Stück. Rita kann nicht teilen, Almers kann nicht teilen, er muß
sich ganz geben. Der Wegbaumeister will nicht ein halbes Weib, er kann auch nicht
teilen. Almers kann nicht zwischen Frau und Schwester teilen. Er umarmt die Frau
und denkt an die Schwester. (Die Schwester, die er seinen kleinen und seinen großen
Eyolf nannte. Die Schwester in Hosen, die ihm sein Ideal verkörperte, ein Weib in
Männerkleidern, ein bisexuelles Wesen, bei dem man nicht teilen braucht.) „Die Ge-
schwisterliebe ist das einzige Verhältnis, das dem Gesetz
der Wandlung nicht unterworfen ist." *Rank* (Das Inzestmotiv in
Dichtung und Sage. Franz Deuticke, 1912, S. 654) und *Pfister* (Anwendung der Psychanalyse in der Pädagogik und Seelsorge, S. 72) sehen wohl den Inzest, aber übersehen,
daß sich die Handlung um den Ausbruch einer Homosexualität und um die Psychogenese
der Homosexualität dreht. Es handelt sich um eine Flucht vor der Schwester zu dem
Mann, eine Homosexualität, die stecken geblieben ist und sich auf den Knaben sub-
limierte. Das Drama ist noch voll von solchen Heimlichkeiten und fordert zu einer
genauen Analyse heraus. Denn Almers, seine Frau und sein Kind werden die Vertreter
der weiblichen, männlichen und infantilen Komponente in uns, die wir zu vereinigen
trachten (Dreieinigkeit!). Die Regression auf das Infantile setzt mit der Weltflucht
ein. (Ausflug in die Einsamkeit des Hochgebirges.) Es ist der einsame *Ibsen*, der als
Wegbaumeister einen neuen einsamen Höhenweg anlegen will und der nicht merkt, daß
dieser Weg in sein Jugendland zurückgeht. Irgendwo im Meere seiner Seele schwimmt
das tote Kind und starrt mit offenen Augen in die Unendlichkeit. Ein Kind wird in
diesem Stücke getötet. Es ist der mißlungene Versuch einer Regression ins Infantile.
Die Kindheit ist endgültig ertrunken und die Erinnerung (Die Rattenmamsel!) versenkt
alle nagenden und beißenden Vorwürfe wieder in das Meer der Seele. Sie sind tot die
Erinnerungen   und das nächste Stück behandelt das Thema: Wenn die Toten erwachen. Sie sind aber schon in Klein Eyolf erwacht   die Toten, die *Ibsen* in seiner
Brust trug, die Leiche, von der Rita so oft spricht. Das Kind in ihm ist tot, und der
Mann droht nun auch zu sterben. Es ist wie das Geständnis der Impotenz, die in der
großen Szene Rita-Almers mit unglaublicher Realität geschildert wird. Der Mann
in ihm stirbt und das Weib in ihm stellt die Forderungen. Näheres über diese endo-
psychischen Vorgänge in meinem Buche über Masochismus.

geschlechtliches Wesen eine Empfindung hatte, die nicht mit Ekel verbunden war. Er behauptet übrigens, daß zu dieser Zeit seine Gefühle keinerlei physischen Hintergrund hatten, und daß er erst etwas später zu masturbieren begann, eine Gewohnheit, die er seither nicht abgelegt hat.

Er war beiläufig 19 Jahre alt, als er anfing, sich zu jungen Burschen hingezogen zu fühlen; er bekräftigt, daß er trotz seiner Wünsche immer nur ohne physische Folgerung geliebt hat; er wird durch Skrupeln, die durchaus nichts mit seiner Anschauung zu tun haben und die er als weichlich empfindet, zurückgehalten. Seine Neigungen machen sich in seinem praktischen Leben sehr unangenehm fühlbar: er wurde gezwungen, eine Erziehungsanstalt, in der er einen sehr vorteilhaften Platz hatte, wo er aber seiner Neigungen halber verspottet wurde, zu verlassen; er mußte auch den Verkehr mit einer Familie, die ihm eine sehr wertvolle Stütze war, aufgeben, weil er einem jungen Mann, dem zu Ehren er bereits die Werke eines griechischen Dichters übersetzt hatte, ein Gedicht in lateinischer Sprache widmete. Plötzlich unterbricht er seinen Bericht: „Sie werden mir zugeben, sagte er mir, daß ein schöner Jüngling, was Körperformen anbelangt, jeder Frau weit überlegen ist. *Shakespeare* liebte die Knaben; *Marlow* sagte, daß derjenige, welcher die Knaben und den Tabak nicht liebe, ein Dummkopf sei." Er betrachtet seine Inversion durchaus nicht als etwas Krankhaftes; seiner Meinung nach ist es etwas ebenso normales als das andere. Er ist übrigens imstande, normale, sexuelle Beziehungen zu unterhalten und auf Anraten seines Arztes versuchte er sie sogar als Arznei gegen die Gewohnheit des Masturbierens, aber sie ließen ihm jedesmal ein Gefühl des tiefsten Ekels und Zweifel in Bezug auf Ansteckung zurück. Er masturbiert öfters mehrmals des Tages und hat wegen der daraus resultierenden Folgeerscheinungen, wie Erschöpfung und intellektueller Unfähigkeit, einen Arzt zu Rate gezogen; es ist nicht sicher, ob er seine Angewohnheit vom ethischen Standpunkt aus als verwerflich empfindet, und gibt in dieser Beziehung nur zweideutige Antworten. Er unterliegt in Bezug auf seine sexuellen Funktionen heftigen Zweifeln; wenn er morgens oder den Abend vorher masturbiert hat, kommt ihm der Gedanke, er sei impotent, und er beginnt aufs neue; plötzlich fällt ihm ein, der Orgasmus sei nicht genug stark gewesen: neuerlicher Versuch.

Diese Exzesse werden von Depressionen und neurasthenischer Unentschlossenheit mit mehr oder minder starkem Zweifel abgelöst; er erörtert verschiedene Möglichkeiten vor dem Aufstehen, vor dem Anziehen, vor den Mahlzeiten; und in diesen Zeiträumen entstehen die fixen Ideen und die krankhaften Zweifel. Als M. mich das erste Mal zu Rate zog, litt er seit zwei Tagen an ähnlichen Anfällen, er war davon überzeugt, daß ein eitriges Wimmerl, welches er am Kinn hatte, ein Zeichen von Syphilis sei, welche er sich von einer Frau, mit der er vor vier Monaten den Beischlaf ausgeübt hatte, geholt habe. Seit dieser Zweifel sich seiner bemächtigt hatte, hatte er alle Spezialbehandlungen, deren er habhaft werden konnte, gelesen. Jede Beschreibung, die er las, bestärkte ihn in seiner Überzeugung. Er zeigte keinerlei Merkmal einer Lues. Er hatte sich vor vier Monaten nicht syphilitisch infiziert und die Verletzung, die er im Gesicht hatte, wies auch nicht auf Syphilis hin; zwei Spezialisten, die er tags zuvor zu Rate gezogen hatte, hatten ihm dies übrigens bestätigt. Aber er systematisierte seine Zweifel dahin, zu erfahren, ob die Ansteckungszeichen nicht etwa später zum Vorschein kommen könnten und seine kleine Wunde nicht dann syphilitischen Charakter annehmen könne. Man hatte ihm bereits versichert, daß eine so lange Verzögerung von Ansteckungserscheinungen von der Regel abweiche und ich wiederholte ihm diese Versicherung. Er zweifelte deshalb nicht weniger; er wollte Genaueres über die Dauer der Ansteckungsgefahr in einem wissenschaftlichen Buch lesen. Als er es gelesen hatte, ging er befriedigt weg; aber bald kam er die Treppe wieder herauf und wartete bis die Reihe an ihn käme; er wollte sich die Nummer des Bandes und die Seite des Lexikons aufschreiben, um mit Muße über die darin enthaltenen Beweisführungen nachzugrübeln. Trotzdem hielten die Zweifel wegen der Infizierung noch drei Monate an.

Ich war sehr erstaunt, als ich bei einem seiner folgenden Besuche bemerkte, daß er bei der Schilderung seiner fixen Ideen und Ängste vollständig an die Syphilis vergaß. Es fiel ihm schwer, sie wieder ins Gedächtnis zurückzurufen. Er erzählte daraufhin, es sei nicht das erste Mal, daß er sich bei solchen Vergeßlichkeiten ertappe, daß oftmals Gedanken, die ihn am meisten von allen gequält hätten, für eine Zeitlang vollständig aus seinem Gedächtnis entschwanden und wenn er sich an dieselben wieder erinnerte, es nur wie die Erinnerung an einen Traum sei; und plötzlich erzählte er mir, daß er von dem jungen Mann, den er monatelang geliebt hatte, ohne seine Gedanken auf etwas anderes konzentrieren zu können und dem er das lateinische Gedicht gewidmet hatte, sich nur ein ganz unbestimmtes Bild machen könne, während das Bild dessen Vaters und der Leute, die in seinem Haus verkehrten, äußerst klar vor seinen Augen stünde. Er besitzt Aufzeichnungen über diese „Erscheinungen", welche, wären sie nicht in seiner eigenen Handschrift, ihm wie ein Roman erscheinen würden. Einige dieser „Erscheinungen" haben sich des öfteren zu mehr oder minder fernen Zeitpunkten wiederholt.

Es treten Perioden der Besserung seines Zustandes ein, wenn er unter einem psychischen Einfluß steht, dem es gelingt, seinen Hang zur Einsamkeit und seine Nahrungsaufnahme zu regeln, aber die Umkehrung seiner sexuellen Empfindung hat sich niemals geändert. (L'Instinct Sexuel, Paris 1899, Ancienne Librairie Germer Bailliere et Cie., Félix Alcan Editeur, S. 160—164.)

Dieser Fall zeigt uns eine deutliche Einstellung zur Schwester. Denn die Angst, die Schwester defloriert zu haben, entspricht einem Wunsche. Auch die Angst vor Syphilis entschleiert sich dem Kundigen als eine Maske, d. i. als Angst vor dem Inzeste. Weil dieser Kranke in jedem Mädchen eine Schwester sah, mußte er sich gegen alle Frauen sichern. In den Traumzuständen scheint er ein Erlebnis mit der Schwester wiederzuerleben.

Derartige Traumzustände kommen bei Homosexuellen außerordentlich häufig vor. Sie versinken dann in die Jugend und erleben verschiedene Szenen, die dem Bewußtsein nicht nahen dürfen.

Ich habe auch Fälle beobachtet, in denen Melodien als Repräsentanten dieser Erinnerungen auftauchten. So wurde ein Homosexueller monatelang zwangsmäßig von einer Melodie verfolgt. Die Analyse ergab, daß es sich um ein Lied handelte, das seine Mutter oft gesungen hatte und das von der Falschheit der Frauen handelte.

Die Familiengeschichte des Homosexuellen kann uns die Rätsel seiner Einstellung lösen helfen.

Allein mit Vater, Mutter, Schwester und Bruder [1]) ist das Ideal des Homosexuellen noch nicht erschöpft. Wir kommen somit zur Einsicht, daß die Fixierung an die Familie überhaupt irgend eine Beziehung zum Problem der Homosexualität hat, daß die Homosexualität häufig eine Flucht vor dem Inzest darstellen kann. Wir haben allerdings auch Fälle kennen gelernt, wo sich diese Wurzeln nicht nachweisen lassen, besonders in den bemerkenswerten Formen von tardiver Homosexualität. Aber warum sollen andere psychische Kräfte, welche sich in Haß, Ekel, Angst und Scham ausdrücken, nicht ebenfalls zur Homosexualität führen können?

Die Liebe zur Familie ist eine Form des Narzissmus. Jedes Familienmitglied ist ein Spiegelbild von uns selbst. Ich kann in den Eltern, in den Geschwistern viel leichter mich selbst lieben, als in einem Fremden. Diese Wahrheit ist zuerst von *Leo Berg* in aller Schärfe ausgesprochen worden. In seinem geistreichen Werke „Geschlechter" (Kulturprobleme der Gegenwart, II. Serie, 2. Band, Hüpeden & Merzyn, Verlag, Berlin 1906) sagt er: „Was setzt der Homosexuelle an die Stelle der Fortpflanzung? Zunächst spielt bei ihm die Selbstsucht, die L i e b e z u m G l e i c h e n, eine viel größere Rolle als bei dem Heterosexuellen, den die Fremdartigkeit reizt, weshalb auch der Fortpflanzungstrieb bei ihm gewöhnlich äußerst schwach ist, aber ausgeschaltet ist er natürlich nicht. Ein junger Arzt, der sich mir selbst als Homosexueller bekannte, erzählte mir von einem Genossen, der eine wahnsinnige Sehnsucht nach einem Kinde hätte. Es war ein mächtiger

---

[1]) Wie früh diese Fixierung an den Bruder auftreten kann, die dann scheinbar verschwindet und als angeborene Homosexualität imponiert, das zeigt uns folgende Stelle aus einer Beobachtung von *Hirschfeld:* „Ich haßte Knaben und Knabenspiele; meine Schwester war mein alter Ego, w ä h r e n d m e i n 1 3 J a h r e ä l t e r e r B r u d e r, ein sehr schöner Mann, mein kindliches, reines, unschuldiges Herz furchtbar verwirrte. Ich habe ihn weit mehr seiner Schönheit, als seiner guten Eigenschaften wegen a n g e b e t e t. Dabei wurde ich äußerlich immer schroffer gegen ihn. I c h e r i n n e r e m i c h g e n a u, d a ß im 6. oder 7. J a h r v o r ü b e r g e h e n d m e i n e s B r u d e r s S c h ö n h e i t m i r w i e e i n g e o f f e n b a r t e s M y s t e r i u m d u r c h M a r k u n d B e i n zitterte. Mit 10 Jahren weinte ich eine ganze Nacht, als ich mich in seiner mir schaurigsüßen Gegenwart zur Ruhe habe begeben müssen. Ich empfand ein Schamgefühl, wie ich es in Mutters und Schwesters Gegenwart nicht kannte. Klar und bewußt, natürlich als tiefstes Geheimnis vor ihm, habe ich ihn vom 10. bis 15. Jahre vergöttert, am höchsten stand diese Verehrung vom 10. bis 12. Jahre, als er sich verheiratete. Ich war todunglücklich, daß er uns dadurch ferner rückte, und empfand es als etwas Entsetzliches, daß er, wie ich glaube, nun seine Jungfräulichkeit einbüßte." (*Hirschfeld*, l. c. S. 46.)

Muttertrieb in ihm, ein Zeichen seines weiblichen Geschlechtsemp-
findens bei männlichem Körper; er ist ganz Weib, ganz Hingebung,
und liebt wie ein Weib, nur mit dem Fluche, daß er dem Manne seiner
Liebe kein Kind gebären kann." *Berg* verweist schließlich darauf, daß
die Homosexuellen ihre Fortpflanzungs- und Zeugungskraft ins
Geistige übertragen.

Der von *Berg* erwähnte Fall beweist an und für sich nichts
anderes, als daß es sich um eine vollkommene Identifizierung mit der
Mutter handelt. Aber daß diese Liebe zum Gleichen Beziehungen zur
gewollten Sterilität hat, das habe ich längst gefunden. Der Homosexuelle verzichtet auf die Unsterblichkeit, die durch die Fortpflanzung
bedingt ist. (Zahlreiche homosexuelle Künstler erringen sich die Unsterblichkeit auf geistigem Gebiete.) Diese Einstellung zeigt uns eine
Rebellion gegen das Natürliche und Gesetzmäßige. Der Homosexuelle
ist wirklich der Eigene und der Einzige. Er hat niemals seinesgleichen,
was ja seinen geheimen Stolz ausmacht. Das „aparte Gebaren", worauf
Freimark [1]) aufmerksam macht, der Stolz auf die Ausnahme bringen
ihn auch in Opposition zum Fortpflanzungstrieb. Er will nicht sein
wie die anderen. Und wenn Gott uns dazu bestimmt hat, Kinder zu
zeugen, so will er Gott trotzen und gegen alle Teleologie die sinnlose
Liebe, die Liebe an und für sich, die Liebe ohne Zweck, die Liebe
wider die Natur durchsetzen. Es ist anzunehmen, daß die Frauen
diesen der Mütterlichkeit feindlichen Instinkt viel deutlicher zeigen
werden.

Wer wollte nun bezweifeln, daß die Angst vor dem Kinde, vor
der Mütterlichkeit eine bedeutsame soziale Erscheinung ist? Sollte
diese Angst vor dem Kinde nur den Frauen eigen sein und nicht auch
den Männern? Sollte sie sich nicht als Flucht vor der Geschlechtsbestimmung äußern können? Wir brauchen nur um uns zu sehen. Es
wimmelt von jungen Ehepaaren, die keine Kinder haben wollen, von
anderen, die sich mit einem oder zwei Kinder begnügen. In dieser Erscheinung steckt gewiß ein Stück Homosexualität, ein Abweichen von
den biblischen Grundsätzen der Fortpflanzung. Aber auch ein Rück-
schlag eigener Erfahrungen. In dem Verhältnis zwischen Kindern und
Eltern bereitet sich eine neue Phase vor. Der uralte Konflikt zwischen
neuer und alter Generation, zwischen Vätern und Söhnen, Müttern und
Töchtern, Kindern und Eltern verlangt nach neuen Normen. Nicht
ohne Grund ist unsere Zeit das Jahrhundert des Kindes genannt
worden, wurde das Schlagwort vom Recht des Kindes geprägt. Je
feindlicher ein Kind gegen seine Eltern (im Unbewußten) eingestellt

---

[1]) Züchtbarkeit der Homosexualität. Sexualprobleme. 6. Jahrg., 12. H., 1910.

ist, desto größer muß die Angst vor den eigenen Kindern sein, in denen man sich Feinde und Rivalen erzieht.[1]) Es ist auch so, als ob das eigene Spiegelbild uns anziehen und abstoßen würde, als ob man sich vor dem Gleichen ebenso fürchten würde wie vor dem Fremden. Ein uralter Kampf zwischen Neuem und Altem tobt immer in uns. Gierig nach Neuem kleben wir an dem Alten. Im Besitze des Neuen sehnen wir uns nach dem Alten.

Nirgends setzt sich die Bipolarität stärker durch als im Sexuellen. Es heißt, daß Gegensätze sexuelle Anziehungskraft haben. Die Erfahrung des Alltags bestätigt dies. Aber es gibt einen Punkt, wo der Gegensatz in das Gleiche übergeht. Les extrêmes se touchent! In jedem von uns lebt auch ein anderer, der den vollen Gegensatz zu uns bildet. In der gegensätzlichen Frau lieben wir unseren Gegensatz und im gleichen Manne versuchen wir vor diesem Gegensatze zu fliehen.

Mutterinstinkt und Haß vor der Mutterschaft gehen nicht getrennt durch die menschliche Seele. In der homosexuellen Frau werden wir immer diesen Haß vor der Mutterschaft finden und wo sich die Liebe zum Kinde äußert, erweist sie sich als Selbstbetrug und Phrase. Wir werden in dem Buche über die Dyspareunie der Frau, in dem einige homosexuelle Frauen geschildert werden, diese Erfahrung bestätigen können. Wir können wohl Zerrbilder der Kinderliebe finden, aber selten die Liebe, wie sie dem normalen Weib eigen ist. Auch unser in den Knaben verliebte Professor, den wir zuletzt geschildert haben, liebte die Kinder als solche nicht und wollte keine Kinder haben. In seiner Liebe zu dem Knaben rächte sich auch der unterdrückte Vaterinstinkt.

Die Lebensgeschichten homosexueller Frauen unterscheiden sich nur in dem Punkte von denen der Männer, daß hie und da die Sehnsucht nach dem Kinde auftaucht, als könnte von dem Kinde das neue Heil und die Erlösung aus den Leiden kommen. Sonst zeigt die Urlinde die gleiche Psychogenese wie der Urning. Eine starke Fixierung an die Familie, nicht immer an den Vater, wie *Hirschfeld* behauptet. Außerordentlich häufig eine Liebe zur Mutter, die sich gar nicht maskiert, eine Liebe zu einer Schwester, welche durch das ganze Leben geht und zu den sonderbarsten Maskierungen führt.

Ich will dies Kapitel noch mit einem Falle weiblicher Homosexualität schließen, der uns die erwähnten Einstellungen mit außerordentlicher Prägnanz vorführt:

---

[1]) Ganz wundervoll ist dieser Gedanke in G r i s e l d i s von G e r h a r t H a u p t - m a n n ausgedrückt. Der Vater ist auf den Sohn eifersüchtig, weil er selbst einmal ein Feind und Rivale des Vaters war

Fall Nr. 72. Fräulein Ilse — so wollen wir sie nennen — ist infolge von verschiedenen Aufregungen an einer Depression erkrankt, während der sie sehr abmagerte und trotz einer gelungenen Mastkur in einem Sanatorium nicht genesen konnte. Sie ist ein auffallend schönes Mädchen, 24 Jahre alt, üppig, durchwegs weiblich bis auf eine scharfe, etwas energische Nase und stark gezeichneten Augenbrauen. Ihre Mutter, die sie mit großer Redseligkeit einführt, meint, es wäre der Tod ihres Mannes gewesen, der das Mädchen so erschüttert hat. Ilse widerspricht einige Male gereizt und kommt mit der Mutter wegen Kleinigkeiten in Kontroversen. Auf eine Ermahnung der Mutter versinkt sie in ihre Depression und spricht kein Wort. Ich nehme sie in Behandlung und habe eine Woche lang ein schweres Kreuz mit ihr. Sie spricht fast gar nichts, benimmt sich negativistisch und meint nur ab und zu: „Geben Sie sich keine Mühe. Es wird nie mehr gut werden. Geben Sie mir lieber ein Mittel, damit ich rasch sterben kann." Sie wird nur lebhafter, wenn sie vom toten Vater spricht, meint, er hätte nicht sterben müssen. Die Mutter hätte noch einen Professor heranziehen sollen. Eigentlich sei es auch ihre Schuld, weil sie nicht energisch genug auf der Berufung einer Kapazität bestanden hätte.

Allmählich gewinnt sie Vertrauen zu mir und erscheint eines Tages wie verwandelt. Sie müsse mir doch die Wahrheit eingestehen. Sie sei nicht normal. Sie sei schon seit der Kindheit homosexuell und habe nie für Männer ein Interesse gehabt. Dies hatte schon ihre Mutter behauptet, welche mir sagte: „Ich verstehe das Mädchen nicht. Sie ist immer aus dem Zimmer gelaufen, wenn junge Leute bei Alfred (ihrem Bruder) waren. Das Mädchen ist eine Männerfeindin!" Diese Tatsache, die während der ersten Konsultation von dem Mädchen bestritten wurde, wird jetzt von ihr bestätigt. Sie habe nie Interesse für Männer gehabt. Dagegen habe sie sich schon mit 11 Jahren leidenschaftlich in eine Lehrerin verliebt. Sie war ein tolles Mädchen, trug oft die Kleider ihres Bruders und spielte mit allen Jungen. Mit vierzehn Jahren verliebte sie sich wieder in eine Freundin.

Ihre jetzige Depression rührt von einer großen Enttäuschung her. Sie hat mit einer Französin eine Liebschaft angeknüpft, in der sie unendlich glücklich war. Über die Art ihres Verhältnisses äußert sie sich nicht, gibt aber zu, daß sie sehr intim gewesen sei. Plötzlich merkte sie, daß die Französin ihr untreu sei und mit einem anderen Mädchen mehr verkehre wie mit ihr. Sie litt furchtbar unter den Qualen der Eifersucht. Nun fühle sie auch einen Ekel vor allen Frauen, wie sie ihn vorher vor den Männern hatte. Auf die Frage, warum sie sich vor den Männern ekle, antwortet sie: „Weil sie alle, alle ohne Ausnahme abscheuliche brutale Tiere sind ."

Nun beginnt Ilse auch ihre Erlebnisse zu erzählen. Sie war sieben Jahre alt, als sie beim Onkel zu Besuch war. Er zeigte ihr sein großes Glied und forderte sie auf, es in die Hand zu nehmen. Das tat sie und noch manches andere usque ad ejaculationem. „Wie sollte ich vor Männern Respekt haben, wenn sie die unschuldige Seele eines Kindes so vergiften!" Der Onkel lebt noch und ist der einzige Mann, den sie zugetan ist. Sie dachte, es müse doch eine Krankheit sein, und hat ihm verziehen. „Es war auch nur einige Male und der Onkel glaubt, ich habe es längst vergessen ."

Viel schwerer fällt noch ein anderes Trauma ins Gewicht, das eigentlich eine Reihe von Traumen war. Ihre Mutter ist eine leichtsinnige Frau gewesen

und ist es noch heute, obwohl sie schon 50 Jahre alt ist. Aber sie weiß sich
so raffiniert zu kleiden und herzurichten, daß sie noch immer Eroberungen
macht. Nun folgen eine Menge schwerer Anklagen gegen die Mutter, die wohl
alle berechtigt sind, denn ich konnte mich von der Wahrheit einiger Angaben
überzeugen. Die Mutter hatte immer einige Liebhaber, die für ihre großen
Bedürfnisse aufkamen. Sie wurde als Kind zu den Rendezvous mitgenommen
und hatte wiederholt Gelegenheit, Zärtlichkeiten zu beobachten. Verschiedene
häßliche Szenen sind ihr noch aus den ersten Kinderjahren in Erinnerung.
Sie war schon als Kind sehr sinnlich und onanierte mit der Schwester und dem
Bruder zusammen. Sie war frühreif und früh verdorben und jeder glaubte,
sie werde die zweite Mutter werden. Da ging mit ihrer Schwester eine große
Umwandlung vor sich. Sie wurde fromm und wollte ins Kloster gehen. Sie
machte sich über die fromme Schwester lustig, bewunderte aber innerlich ihre
Keuschheit. Das war, als sie 14 Jahre alt war. Sie weiß jetzt, daß sie in
den Hausarzt verliebt war und auch für Männer Interesse hatte, allerdings
sich auch in die Lehrerinnen und Freundinnen verlieben konnte. Als sie
16 Jahre alt war, ließ sich die Schwester mit einem Leutnant ein und mußte
sich in einem Sanatorium kürettieren lassen, worauf sie Fieber bekam und
einige Wochen schwer krank war.

Das Vorgehen der Schwester erschütterte sie außerordentlich. Innerlich
war sie nämlich stolz gewesen, daß in ihrer Familie doch ein so reines,
keusches Wesen vorhanden war. Nun, da die Schwester dem Beispiele der
Mutter folgte, schien es ihr, daß auch sie verloren sei und den gleichen Weg
wandeln müsse. Damals habe es in ihr eine Verdrängung gegeben und sie
habe auch einen furchtbaren Haß gegen alle kleinen Kinder bekommen. Sie
konnte kein kleines Kind sehen. Sie dachte, wenn ich Mutter wäre, ich würde
es ermorden. Dieser Gedanke war ihr so schrecklich, daß sie nicht schlafen
konnte. Es sei wohl mit der Zeit besser geworden, aber der Kinderhaß oder
noch vielmehr die Angst vor den Kindern, die Angst, sie könnte den Kindern
etwas antun, sei noch immer vorhanden.

Ich vermute, daß sich hinter diesem Haß die Lösung ihres Problems
verbirgt. Ich komme auf die Erlebnisse des sechzehnten Jahres zurück, weil
in diesem Alter die vollkommene Abkehr von den Männern erfolgte.

„Warum hassen Sie die Kinder?"

„Das weiß ich nicht   Ich glaube, ich müßte ihnen den Hals umdrehen. Ich werde wütend, wenn ich Kinder sehe."

„War dieser Haß immer vorhanden?"

„Nein . . ich war sogar früher eine Kindernärrin. Ich habe mir immer
Kinder gewünscht. Wenn ich Ihnen sagte, daß ich immer Knabenspiele spielte,
so war das nicht die Wahrheit. Jetzt entsinne ich mich, daß ich auch bei
meiner Puppe Amme war und daß wir oft Kindergebären gespielt haben. Der
Bruder war der Doktor und ich lag als Wöchnerin im Bette."

„Haben Sie denn als Kind Gelegenheit gehabt, eine Geburt zu sehen?"

„Ja, alles   . Unsere Tante hat bei uns entbunden, eine romantische
Geschichte. Ein uneheliches Kind, ihre Eltern durften nichts von der Entbindung wissen, sonst wäre sie verstoßen worden. Wir Kinder wußten aber
alles. Sie hat dann den Mann geheiratet und ist sehr glücklich geworden.
Das kleine Kind war damals eine Zeitlang bei uns. Ich hatte es sehr lieb
und trug es herum   ."

„Hatten Sie noch einige solcher Tanten in der Familie?"

„Unter uns gesagt: Die Familie meiner Mutter hatte einen schlechten Ruf. Es waren sechs Frauenzimmer und eine leichtsinniger als die andere. Keine war eine Unschuld, als sie heiratete. Immer gab es allerlei Geschichten und man hatte keine Ruhe. Deshalb hat mich die Sache mit der Schwester so erschüttert. Ich dachte mir immer, es sei meine Bestimmung, auch eine . . Dirne zu werden. Sie entschuldigen, daß ich so hart von meiner Mutter spreche. Aber es ist leider die Wahrheit   ."

„Eine Dirne ist ja käuflich   Es ist doch ein Unterschied, wenn man aus Leidenschaft leichtsinnig ist oder aus Geldgier."

„— — (Nach einer größeren Pause.) Das ist es eben, was ich damals erfuhr. Die Mutter war für Geld zu haben. Der Vater war ein kleiner Beamter, ein verdorbener Jurist, der bei einem Advokaten Schreiberdienste leisten mußte. Er konnte den großen Haushalt nicht bestreiten, auch wenn er hie und da ein Nebengeschäft machte, das ihm reichlich Geld einbrachte. Die Mutter hatte immer einen Freund, der für uns sorgte. So konnten wir sorgfältig erzogen werden, mein Bruder konnte studieren, wir machten alles mit."

„Wußten Sie das schon als Kind?"

„Ich wußte es sehr früh   ."

„Sie glauben also, daß auch die Schwester sich bezahlen ließ und sich verkaufte?"

„Nein. Die Sache verhält sich anders. Die Mutter hatte neben dem zahlenden Liebhaber noch immer einen anderen für das Herz. Das war ganz lustig. Die Herren brachten uns immer Bonbons und allerlei Geschenke. Als wir älter wurden, war die Mutter etwas vorsichtiger. Immerhin gab es genug, dessen man sich schämen mußte, wenn ich es so nachträglich überdenke. So kam auch ein sehr schöner junger Leutnant in unser Haus, den sich die Mutter — weiß Gott wo — eingefangen hatte. Dieser war der erklärte Liebling der Mutter und durfte machen, was er wollte. Das Furchtbare war aber, daß er sich auch mit der Schwester einließ und daß die Mutter nach einigen Eifersuchtsszenen dies dulden mußte, ja vielleicht unterstützte. Denn ich hörte einmal eine Szene, in der die Mutter dem „Schikki" — so hieß der Leutnant — vorwarf, daß er sich die Schwester genommen hätte. Man hätte ihr für deren Jungfrauschaft eine sehr hohe Summe geboten und das Mädchen wäre versorgt gewesen. Dann gab es erbitterte Szenen zwischen der Mutter und der Schwester."[1])

Ich breche hier das Gespräch ab. Es zeigt sich, daß auch sie, daß das ganze Haus in den Leutnant verliebt war, selbst der Vater und der Bruder.

---

[1]) Verhältnisse von Männern mit Mutter und Tochter sind nicht so selten. Ich habe in meiner Praxis schon einige dieser Fälle beobachtet. Gewöhnlich ist der Vorgang derart, daß der gegen die Reize der Mutter abgestumpfte Liebhaber sich der Tochter zuwendet. (In Bel Ami von *Maupassant* wird dieses Motiv behandelt.) Ich habe aber jüngst eine hochstehende Dame behandelt, welche um die Beziehungen ihrer Tochter zu ihrem Liebhaber wußte und sie billigte. Sie willigte sogar in die Heirat dieser Tochter mit dem Liebhaber ein, um ihn nicht zu verlieren und ganz an sich zu binden. Für manche Roués gehört die Anknüpfung solcher Verhältnisse zu den auserlesensten Genüssen.

Daß sie auch auf die Mutter eifersüchtig war. Diese Eifersucht öffnete ihr die Augen. Dazu kam, daß sie von den Nachbarn häßliche Worte über die Mutter hörte. Sie begann, die Mutter zu hassen, aber nur sehr kurze Zeit. Dann verwandelte sich der Haß in den Kinderhaß. Sie haßte sich, das Kind, das die Mutter verachtete. Sie wollte nicht mehr so sein wie die Mutter und die Schwester. Sie wußte, daß sie die gleichen Erlebnisse haben werde, daß es ihr Schicksal war. Sie sträubte sich gegen die Weiblichkeit und die mütterlichen Instinkte. Allein die Analyse zeigte, daß sie nur einen geheimen Wunsch hatte, den sie nicht sehen wollte: sie wollte Mutter sein und viele, recht viele Kinder gebären. Nur hinderte sie die neurotische Reaktion gegen einen mächtigen Mutterinstinkt. Mutter sein hieße, sich mit der verachteten Mutter identifizieren. Ihr besseres Gefühl drängte sie zu einer Differenzierung von der Mutter.

Sie wollte kein Weib sein. Sie wollte nicht so leichtsinnig sein wie die Mutter. In diesem Jahre ging auch mit ihrem älteren Bruder eine Umwandlung vor. Er wurde ernst und begann zu dichten, sich für alle idealen Bestrebungen zu interessieren. Sie schloß sich ihm an und bald hatte sie sich vollkommen von dem Hause und besonders von der Mutter differenziert. Sie suchte ernste Freundinnen auf, verkehrte viel mit den Kollegen ihres Bruders, war aber unnahbar, wenn sie auch über alles frei und offen sprach. Ihr starkes sinnliches Temperament trieb sie dann in die Arme der Französin, was sie ja einem Verhältnisse mit einem Manne vorzog, weil die Kinderangst sie furchtbar quälte. Nach dem Treubruch der Französin kam es zur Depression.

Auch in diesem Punkte gab es eine kleine Überraschung. Sie gestand mir, daß die Französin auch die Geliebte des Bruders war. Sie hatte nie davon gesprochen, aber sie wußte es schon, ehe sie sich mit der Französin einließ. Trotzdem war es ihre glücklichste Zeit.

Die Depression entstammt also der zweiten Quelle. Der Bruder hatte die Französin verlassen und sich eine neue Geliebte genommen, die er auch seelisch liebte und die er heiraten wollte. Bei der Französin war es nur ein Spiel mit der Sinnlichkeit und der Bruder gehörte ihr ganz. Sie waren immer beisammen und sie wußte alle Geheimnisse. Sie war nie eifersüchtig, wenn sie wußte, daß er ein Verhältnis mit einem Mädchen oder mit einer Frau hatte, die er seelisch nicht liebte. Damals lernte der Bruder ein reiches, schönes Mädchen kennen, in das er sich verliebte und die er bald heiraten wollte. Dieses große Glück, das der Bruder machen sollte — es zerschlug sich an dem Widerspruch der Familie der Geliebten — war ihr gleichgültig. Sie wußte nur, daß sie den Bruder verloren hatte, daß er nicht mehr ihr gehörte. Er konnte sein Mädchen nicht heiraten, weil ihre Eltern verlangten, er solle sie zuerst erhalten können. Aber sie warteten aufeinander und der Bruder habe es schon ziemlich weit gebracht und werde sie trotz des schlechten Rufes der Mutter dennoch heiraten. Er komme nicht mehr ins Haus und habe mit der Familie ganz gebrochen. Nur sie sehe er hie und da und sei ihr der alte Freund geblieben

Diese interessante Analyse zeigt uns alle jene Momente, welche wir in der Psychogenese der männlichen Homosexualität beobachten konnten. Das Mädchen war nämlich auf dem Wege, so männersüchtig zu werden wie die Mutter, ja vielleicht sich sogar sexuell zu betätigen. Das Erlebnis mit der Schwester öffnete ihr die Augen und wirkte wie eine furchtbare Drohung. Die Sehnsucht nach Reinheit, die alle Menschen beseelt und die das polare Gegenstück des Dranges nach Befleckung ist, wurde in ihr übermächtig, die Angst, so zu werden wie Schwester und Mutter, und der Haß gegen die Mutter, der sich als Kinderhaß äußerte, wirkten zusammen, um einen anderen Menschen aus ihr zu machen. Sie wäre wahrscheinlich auch den homosexuellen Liebeswerbungen der Französin nicht erlegen, wenn nicht der Umstand, daß sie die Geliebte des Bruders war, sie überwältigt hätte. Es war der Inzest über eine Dritte   Sie haßte die Mutter und mußte sich vor Kindern fürchten, in denen man sich Feinde erzog. So wurden die Kinder ihre Feinde. Der Vater spielte in ihrem Leben die geringste Rolle und hatte auf die Entwicklung ihrer Homosexualität keinen Einfluß.

Ihre weiteren Schicksale sind mir nicht gänzlich bekannt. Die Depression wurde bald besser und der Kinderhaß schwand vollkommen. Sie verließ aber Wien und begab sich ins Ausland, offenbar, um ihre ganze Jugend und ihre Familie zu vergessen. Dies war mein Rat und der Umstand, daß sie ihn befolgte, läßt uns hoffen, daß sie nun nach allem Wirrsal ihr Lebensschiff in einen friedlichen Hafen steuern wird.

Die Homosexualität.

X.

Homosexualität und Eifersucht.

In der Eifersucht liegt mehr Eigenliebe als Liebe.   *Rochefoucauld.*

Der Mensch ist das, als was er sich fühlt. *Goethe* sagt: „Knecht und Volk und Überwinder — Sie gesteh'n zu jeder Zeit: — Höchstes Glück der Erdenkinder — Ist doch die Persönlichkeit. — —"

Dieses Persönlichkeitsgefühl — man könnte es auch Ichgefühl nennen — hängt von vier Faktoren ab. Diese vier Komponenten des Ichgefühls sind:

1. Die Selbstliebe.
2. Die Selbstachtung.
3. Das Selbstvertrauen.
4. Das Selbstbewußtsein.

Kein Mensch kann dieses Persönlichkeitsgefühl aus eigenen Quellen speisen. Nur der Paralogiker, der das Weltbild zu seinen Gunsten fälscht, kann seinen geheimen Größenwahn vor sich und scheinbar vor der Welt rechtfertigen. Der noch nicht dem Wahne Verfallene benötigt die Liebe des anderen, seine Achtung, sein Vertrauen und seine Anerkennung. Diese fremden Bestätigungen unseres eigenen Urteils speisen die Lustgefühle der Persönlichkeit.

Auf alle Angriffe gegen das Ichgefühl reagiert das Individuum mit Unlust. Diese Angriffe müssen nicht aktiv sein. Sie ergeben sich aus dem Differenzgefühl zwischen dem Ich und seiner Umgebung.

Das häufigste der Unlustgefühle ist der Neid. Er entspringt der Wahrnehmung, daß ein anderer einen größeren materiellen oder geistigen Besitzstand zeigt. Die Eifersucht ist erotischer Neid. Sie ist das Unlustgefühl, das durch die

Wahrnehmung entsteht, daß ein anderer mehr geliebt wird.

Die Eifersucht ist also ein egoistisches Ichgefühl, sie repräsentiert das Gefühl der verletzten Persönlichkeit, das seine Ichliebe nicht aufrecht erhalten kann, da es von einem bestimmten Objekt nicht anerkannt wird. Sie ist ein Ur-Gefühl im Gegensatz zu den Kultur-Gefühlen, die aus ethischen und ästhetischen Quellen gespeist werden. Die Ichliebe (der Narzissmus) verlangt nach dem Spiegel der Umgebung. Jede Liebe ist im Grunde egoistisch. (Ich liebe dich, weil du mich liebst!) Diese Liebe ist stets bereit, in Haß umzuschlagen und sich in die Formel zu verwandeln: Ich hasse dich, weil du mich nicht liebst. Die Eifersucht ist das Symptom des verletzten Persönlichkeitsgefühles.

Ein Beispiel aus meiner Erfahrung zeigt, wie sich die Eifersucht maßlos steigern kann, wenn dieses Persönlichkeitsgefühl gänzlich niedergedrückt wird. Eine zirka 40jährige Frau fand in den Taschen ihres Mannes eine Ansichtskarte, aus der sie auf eine Untreue schließen konnte. Sie verfolgte ihren Mann mit Vorwürfen und quälte ihn derart, daß er keine Nacht schlafen konnte. Sie wollte um jeden Preis den Namen der Nebenbuhlerin wissen und schwor es ihm hoch und heilig, sie werde Ruhe geben, wenn er ihr die ganze Wahrheit sagen werde. Die Nebenbuhlerin war eine schöne Frau eines seiner Angestellten. Er wollte ihren Namen um keinen Preis der Welt mitteilen. Er kam auf die — wie er glaubte — geniale Idee, ihr eine andere zu nennen. Zu diesem Zwecke bestach er die Frau seines Portiers, eine dürre, schielende, häßliche Frau. Er ließ nun seine Frau ins Büro kommen und stellte ihr die angebliche Nebenbuhlerin vor. Die mit Geld reichlich entlohnte Portiersfrau ließ alle Vorwürfe der erregten Frau geduldig über sich ergehen. Nun verschlimmerte sich das Leiden. Die arme Frau konnte es nicht begreifen, daß der Mann sie mit einer so häßlichen alten Vettel betrogen hatte. („Wenn es wenigstens eine schöne Frau gewesen wäre!" — jammerte sie.) Sie wurde melancholisch, die Eifersucht steigerte sich zum Eifersuchtswahn. Immer schwebte ihr das Bild der häßlichen Frau vor. (Wie häßlich mußte sie selbst sein, wenn er ihr die andere vorgezogen hatte!) Auf meinen Rat gestand ihr der Mann, daß er sie betrogen und ihr ein anderes Weib gezeigt hatte. Das wollte sie nicht mehr glauben und verstrickte sich immer tiefer in ihre Grübeleien. Leider entzog sie sich der psychotherapeutischen Behandlung, so daß ich über die weiteren Schicksale dieser Ehetragödie, die so viele Züge einer Ehekomödie zeigte, nicht berichten kann.

Die Eifersucht ist immer eine Mischung aus Argwohn und mangelndem Selbstvertrauen. Der hypertrophischen Ichliebe des Eifersüchtigen entspricht ein ebenso starkes Minderwertigkeitsgefühl. Deshalb neigen Häßliche, Krumme, Schielende, mit einem Fehler Behaftete zur Eifersucht. Wer an sich glaubt, kann nicht eifersüchtig sein. Wer sich vertraut, vertraut der Umgebung. (Wie der Schelm ist, so denkt er.)

Die Eifersucht ist die Projektion der eigenen Unzulänglichkeiten auf die Umgebung.[1]) Sie ist ein atavistisches Aufflackern eines brutalen Ichgefühles, wie es nur dem auf seinen Besitzstand beharrenden Urmenschen eigen war. Alle Kinder sind eifersüchtig. Die Eifersucht führt uns zu den Quellen des menschlichen Trieblebens zurück.

Es liegt nicht in meiner Absicht, das ganze Thema der Eifersucht aufzurollen. Allein die pathologische Eifersucht zeigt bestimmte, fast gesetzmäßige Beziehungen zur Homosexualität, denen wir nachgehen müssen. Von der Homosexualität haben wir gelernt, daß sie sich vor dem Bewußtsein verbergen kann. Das gleiche gilt auch für die Eifersucht. Ich habe viele Neurotiker beobachtet, die schwer unter Eifersucht gelitten haben, ohne daß es ihnen bewußt war. In dem Maskenspiel der Neurose taucht die Eifersucht in den merkwürdigsten Verkleidungen auf.

Der nächste Fall zeigt uns diese Maskierung der Eifersucht, ihre Verquickung mit der Homosexualität, und bietet in psychologischer Hinsicht verschiedene Ausblicke.

Fall Nr. 73. Ein sehr intelligenter Patient, Herr H. J., schreibt mir: „Haben Sie schon darüber nachgedacht, daß wir an manchen Tagen Ähnlichkeiten entdecken und an anderen gar nicht? Sie wissen sicherlich, daß die Neurotiker und die Normalmenschen gerne Ähnlichkeiten konstruieren, wenn sie Identifizierungsprozesse vollziehen. Der Liebende findet, daß die Geliebte den Gang der Mutter, ihre Sprache zeigt, und wenn die Physis keine Vergleiche zuläßt, so findet er die gleiche Seele, die gleichen Eigenschaften, die gleichen Fehler. Aber das Phänomen, von dem ich sprechen will, ist ein ganz anderes. Ich sah an einem Vormittag einen Mann, der meinem Freunde, dem Maler X, zum Verwechseln ähnlich sah. Ich gehe auf ihn zu und sage: Servus X — noch immer in dieser Täuschung befangen. Ein fremdes Gesicht mit der gleichen Bartform starrt mir entgegen. Mit der üblichen Entschuldigung beende ich diese Szene und gehe weiter. Nach einer Weile sehe ich wieder meinen Freund X, diesmal etwas nebelhafter, nicht mit der gleichen Präzision wie vorher. Ich kann auch diese Illusion gleich korrigieren.

Nun wird mein psychologisches Interesse geweckt und es fällt mir ein, daß meine Frau mir des Morgens gesagt hatte, sie mache heute Vormittag bei Maler X einen Besuch. Ich nahm gleichgültig davon Notiz und bat, herzliche Grüße zu bestellen. Im Unbewußten spann sich ein gewisses Mißtrauen, dem Bewußtsein vollkommen fremd: Deine Frau geht zum Maler, der sie verehrt und ihr den Hof macht. Maler sind leichtsinnige Menschen, die es nicht sehr genau nehmen. Wer weiß, ob deine Frau genug Widerstandskraft aufbringen wird?

Diese geheimen Befürchtungen führten zu einer Symptomhandlung. Ich sprach einen fremden Herrn als Maler X an. Also eine Wunscherfüllung.

---

[1]) Vgl. das Kapitel „Eifersucht" in meiner Essaysammlung „Was im Grund der Seele ruht." Wien 1920, II. Aufl., Paul Knepler.

Denn wenn X auf der Straße ist, so kann er jetzt unmöglich in seinem
Atelier sein. Ich wünsche, daß er nicht zu Hause sein soll. Meine Frau soll
ins Atelier kommen und dort vernehmen: Herr X ist nicht zu Hause   .
Dieser Wunsch setzte sich dreimal durch. Denn dreimal sah ich den Herrn X
auf der Straße. Andrerseits projiziere ich den Herrn X auf fremde Gesichter.
Weil ich immer an Herrn X denke, weil mein Ich von ihm ganz erfüllt ist,
weil mich innerlich der uneingestandene Gedanke beherrscht: Was macht
jetzt X mit deiner Frau? — sehe ich überall den Herrn X. Die Ringstraße
ist überfüllt mit lauter Ähnlichkeiten, jeder Mann ist ein Herr X.

Hier verrät die Illusion eine weitere Verdächtigung. Ein anderer
Gedanke leiht dem ersten eine besondere Wertigkeit. Gestern hörte ich in
einer Gesellschaft die Ansicht aussprechen, „alle Frauen wären zu
haben und es gebe eigentlich keine anständige Frau".
Ich opponierte lebhaft gegen diese Pauschalverdächtigung und versuchte, das
Lächerliche und Ungerechte dieser Ansicht klarzulegen. Und heute ertappe
ich mich auf dem Gedanken: Diese Ähnlichkeit mit dem Herrn X, dem großen
Unbekannten, sind alle schönen und kräftigen Männer wie X? Du
denkst eben daran: Wer weiß, ob nicht dieser Herr oder der andere der Geliebte
deiner Frau ist? Warum fällt mir der Vers aus dem Faust ein: Es hat
sie schon die ganze Stadt?   . Ich muß nun zur Ehrenrettung meiner Frau
berichten, daß sie wirklich eine musterhafte Gattin ist und daß mir jeder
Verdacht ferne liegt. Aber ich suche offenbar Motive, um mich zu exkulpieren.
Ich soll an die Schuld aller Frauen und damit auch an die Schuld meiner Frau
glauben, damit ich freie Hand für neue Liebeshändel bekomme .   Ich beneide
eben den Herrn X um seine Libertinage und möchte gerne wie er im Atelier
verschiedene Damen empfangen. Ich möchte X sein. Ich bin in der Phantasie
X und ich sehe mich als X in jedem Fremden.

Eine Dame meiner Bekanntschaft sah immer ihren verstorbenen Mann
auf der Straße in Form einer auffallenden Ähnlichkeit. Diese Ähnlichkeit
meldete sich, wenn ihr „leichtlebige" Gedanken kamen. Als wollte sie die Erscheinung des Mannes mahnen und warnen! „Drei Jahre sind es erst, seit ich
gestorben bin, und du fängst mit leichtsinnigen Sachen an? Hüte dich! Ich
bewache dich im Himmel und sehe alle deine Streiche."

— — — — — — — — — — — — —

Wir geben neidlos zu, daß unser Patient ein feinsinniger Psychologe
ist, der sich ausgezeichnet beobachtet, und doch scheint mir in diesem analytischen Meisterstück ein Rechenfehler unterlaufen zu sein. Ich schreibe daher
dem Herrn H. J., ich möchte ihn gerne über diesen interessanten Fall sprechen
und lade ihn ein, mich zu besuchen. Er leistet der Einladung Folge. Aus
unserem Gespräche hebe ich nur das Wichtigste hervor:

„Ist Ihnen nicht aufgefallen, daß es lauter schöne und kräftige Männer
sind, welche Ihnen als Ähnlichkeiten imponierten?"

„Nein. Weil mein Freund, der Maler X, auch ein schöner und kräftiger
Mann ist. Andere können ihm nicht ähnlich sehen   ."

„Sind Sie auch sonst eifersüchtig?"

„Nein. Keine Spur. Nur gerade auf X und auch das wußte ich nicht
oder ich war zu stolz, um es mir zu gestehen."

„Wie stehen Sie zu X? Lieben Sie ihn auch wie . . ."

„Sie meinen wie meine Frau. Freilich. Ich liebe ihn. Er ist ein reizender Mensch."

„Ist es nicht merkwürdig, daß Sie gerade auf den einzigen Mann eifersüchtig sind, den Sie auch lieben?"

Er denkt eine Weile nach und findet keine Lösung. Ich erkläre ihm, daß es sich um eine verdrängte homosexuelle Einstellung zu seinem Freunde handelt. — Sein innerer Gedankengang lautet: „Wenn ich eine Frau wäre, ich könnte ihm nicht Widerstand leisten." Und vielleicht geht der Gedankengang noch weiter und formuliert: „Schade, daß ich keine Frau bin, dann könnte ich den schönen Mann besitzen ."

Er versteht sofort den Zusammenhang zwischen der Eifersucht und seiner inneren uneingestandenen homosexuellen Einstellung. Er erzählt, daß er nur diesen Freund mit einem Kuß begrüßt, wenn sie sich längere Zeit nicht gesehen haben, daß er ihn gerne unter den Arm nimmt und seine Hand hält. Kurz, er ist selbst in den Freund verliebt. Er sieht überall den Freund und die Ähnlichkeiten leben in seiner Seele. Sie sind alle Ausstrahlungen des einen Gedankens: Er gefällt mir und ich möchte eine Frau sein, die sich ihm hingibt!

Es wäre sehr verlockend, den Wegen der unbewußten Eifersucht nachzugehen. Wir kämen aber zu weit von unserem Thema ab. Da es sich um einen sehr komplizierten Zustand handelt, der die verschiedensten Wurzeln haben kann, will ich einige markante Beispiele aus meiner Praxis mitteilen und an Hand dieser Beispiele die verschiedenen Formen abhandeln.

Fall Nr. 74. Der stärkste Fall von Eifersucht, den ich zu begutachten hatte, war der einer Arztensgattin. Die nun schon 45jährige Dame teilt mir folgendes mit: „Vielleicht können sie mich von einem quälenden Zustand befreien, der mir das ganze Leben verbittert, und meine Ehe zu einer wahren Hölle macht. Ich bin nun schon 22 Jahre verheiratet und kann sagen, daß ich noch keinen glücklichen Tag gehabt habe, außer wenn mein Mann mit mir ganz allein war und wir gar keine Gelegenheit hatten, ein anderes weibliches Wesen zu sehen. Er ist Arzt und schon in der Brautzeit wurde ich auf alle seine Patientinnen eifersüchtig. Ich kannte diesen abscheulichen Zustand vorher nicht. Er war auch nicht so stark, sonst hätte ich meinen Mann nicht geheiratet. Erst bezog er sich nur auf meine Freundinnen und auf Bekannte, besonders auf sehr schöne Frauen. Nach der Hochzeit wurde mein Zustand immer schlimmer und schlimmer. Ich wartete bei den Ordinationen hinter der Türe und zitterte, hatte Schüttelfröste vor Erregung. Mein Mann war doch Frauenarzt und dazu noch ein sehr berühmter Frauenarzt. Ich beschwor ihn, diesen Beruf aufzugeben und sich irgend eine andere Spezialität zu erwählen. Ich gestehe aber, daß mich früher der Umstand, daß er Frauenarzt war, sehr gereizt hatte und bei der Wahl des Mannes ausschlaggebend war. Ich dachte mir: Der Mann sieht so viele schöne Frauen, sieht sie nackt und hat dich gewählt! Das schmeichelte mir außerordentlich. Das war aber nur ganz am Anfang, dann drängten sich die Eifersuchtsgedanken vor.

Ich hatte eine sehr schöne Freundin, die bei meinem Manne in Behandlung stand. Was ich bei ihren Besuchen ausgestanden habe, ich kann es nicht beschreiben. Ich stellte mir vor: Jetzt legt sie die Bluse ab und jetzt den Unterrock. Jetzt sieht er ihren Busen, jetzt steigt sie auf seinen Untersuchungsstuhl, jetzt gibt sie die Beine auseinander Ich litt Höllenqualen.

Es stand bei mir fest, daß mein Mann dieser Frau nicht widerstehen könnte
und sie küssen müsse. Ich machte ihm eine heftige Szene; ich stritt mit der
Freundin, die sich empört von mir wandte. Das wurde in der Ehe noch
schlimmer. Ich quälte meinen Mann so, daß er schließlich gestatten mußte,
daß ich durch eine unsichtbare Öffnung die ganze Ordination kontrollieren
konnte. Ich überzeugte mich nun, daß mein Mann mir physisch treu war.
Allein wenn er mir tausend Eide schwor, daß ihn die Frauen nicht reizten,
ich glaubte es nicht. Ich hatte nur einen Refrain, den ich täglich wiederholte:
Gib deinen Beruf auf! So vergingen die Jahre mit Streit und Hader. Nun
habe ich schon eine verheiratete Tochter, und ich dachte mir, der Zustand
werde sich mit zunehmendem Alter bessern. Keine Rede! Es wird ärger
und ich übertrage diese Eifersucht schon auf meinen Schwiegersohn, ich bin
für meine Tochter eifersüchtig . Glücklicherweise hat sie keine Anlagen zur
Eifersucht und lacht mich aus .

Auf meine Tochter bin ich auch eifersüchtig. Ich wollte ihre Liebe ganz
allein für mich haben und gönnte sie nicht ihrem Manne. Obgleich sie eine
glänzende Partie machte, war ich nicht zufrieden und behandelte meinen
Schwiegersohn sehr ungerecht. Das kränkte mich selber, aber ich konnte
nichts dafür. Ich habe schon die berühmtesten Ärzte konsultiert, war sechs
Wochen bei Professor X. in hypnotischer Behandlung, habe mich für drei
Monate von meinem Manne getrennt, es hat alles nichts genützt."

So die Krankengeschichte. Was hat diese Eifersucht zu bedeuten?

Die Wurzel dieser Eifersucht ist eine nichtbewußte Homosexualität.
Sie ist auf die Freundin eifersüchtig, weil die Freundin ihr selbst so gut gefällt.
Sie fühlt sich in die Rolle des Mannes, des Arztes ein und muß es sich gestehen, daß sie dann nicht widerstehen könnte. Sie fühlt sich als Mann in
die Szene ein, sie untersucht alle diese Frauen mit gierigen Augen. Das Guck-
loch im Ordinationszimmer ist einerseits dazu da, um ihre Eifersucht zu beruhigen und dem Manne einige ruhige Stunden zu verschaffen, andrerseits,
damit sie alles mitleben, damit sie ihrer Lust als Voyeuse fröhnen kann.
Diese Kontrolle ist ihr tägliches homosexuelles Reizmittel, an dem sie sich
entzündet, um dann bei ihrem Manne verbrennen zu können.

Nach der Aufklärung trat eine bedeutende Besserung auf. Die Dame erkannte auch, daß sie ihre Tochter homosexuell liebte und deshalb auf den
Schwiegersohn so eifersüchtig war.

Es ist dies gar keine so seltene Erscheinung und manche Ehe ist
deshalb zugrunde gegangen. Die böse Schwiegermutter ist immer die
Mutter, die ohne ihre Tochter nicht leben kann und die der Tochter
immer aufs neue beweisen will, wie falsch der Mann ist, wie wenig er
sie schätzt und wie sehr sie selbst die Tochter liebt . Ich habe auch
häufig beobachtet, daß die Tochter nach einem schüchternen Versuch
in der Ehe reuig zur Mutter zurückgekehrt ist. Ich sah Mütter, welche
mit der Leidenschaft eines Liebhabers um ihre Töchter kämpften und
jedem Bewerber durch maßlose Eifersucht die Bewerbung erschwerten.
Ich habe solche Eifersucht als häufige Wurzel der Melancholie konstatieren können. Ich verweise hier auf den Fall Nr. 132, den ich in
„Nervöse Angstzustände" publiziert habe (2. Aufl., S. 363).

Fall Nr. 75. Die gleiche Wurzel zeigt der nächste Fall von Eifersucht. Eine dreißigjährige, jung verheiratete Dame konsultiert mich wegen einer unmotivierten Eifersucht, die sie seit vier Wochen peinigt. Sie erzählt die Geschichte ihrer Eifersucht: Sie nahm ein neues Stubenmädchen auf, das sehr jung war, ein wenig kokett, aber ihr auf den ersten Blick sehr sympathisch schien. Schon nach einer Woche wurde sie eifersüchtig und fand, daß ihr Mann, der die Dienstmädchen sonst gar nicht regardierte, mit dem Mädchen viel zu freundlich und liebenswürdig wäre. Sie bildete sich ein, er blicke sie sogar fast herausfordernd an. Sie schwieg erst lange, weil sie sich genierte, das ihrem Manne zu sagen. Dann aber habe sie ihm Vorstellungen gemacht: er müsse der Strenge sein. Sie habe ihn aufgefordert, einen energischen Ton im Verkehre mit dem Mädchen anzuschlagen. Ihr Mann habe sie ausgelacht. Er sei wie immer mit den Mädchen und nicht anders. Alles wäre Einbildung. Das Mädchen sei sehr brav, er habe gar keinen Anlaß, es anzuschreien oder einen energischen Ton anzuschlagen. Diese Auskunft habe sie nur eine Weile beruhigt. Sie beobachtete ihren Mann noch peinlicher und glaubte, daß ihm das Mädchen sehr gut gefalle. Sie wachte auch des Nachts auf und ging mehrere Male in das Dienstbotenzimmer, um das Mädchen zu kontrollieren. Einmal habe sich ihr Mann den Magen verdorben und mußte öfters in der Nacht hinauslaufen. Sie war der Überzeugung, daß das nur ein Vorwand wäre, um zum Dienstmädchen zu gehen und lief ein paar Male auf den kalten Gang ins Vorzimmer, so daß ihr Mann fragte: Was hast du denn heute? Sie erwiderte, sie wäre besorgt, ob ihm nicht schlecht wäre. Schließlich brach die Eifersucht offen durch und sie machte ihrem Manne die heftigsten Vorwürfe. Sie wisse es ganz bestimmt, er habe mit dem Mädchen ein Verhältnis. Ihr Mann war empört und forderte sie auf, das Mädchen sofort zu entlassen, dann werde er und sie endlich Ruhe von der „verrückten Sache" haben. Da geschah das Merkwürdige, daß sie das Mädchen nicht entlassen konnte und wollte. Das Mädchen wäre so brav und ordentlich, man finde heute so selten ein braves Mädchen, sie beschwor ihren Mann, er möge doch viel strenger mit dem Mädchen sein. Er mußte ihr wieder schwören, daß er mit dem Mädchen nichts habe. **Auf das Mädchen hatte sie eine sonderbare Wut, die sie sich nicht erklären konnte. Sie hätte sich auf das Mädchen stürzen und sie schlagen können, was ihr unbegreiflich sei, denn sie habe nie ein Dienstmädchen geschlagen. Es wäre ihr aber eine wahre Wollust, diesem Mädchen, das ihr schon so viel Leid verursacht habe, einige Schläge zu geben. Sie müsse sich mit Gewalt zurückhalten, um nicht dem Zorne nachzugeben. Sie sei dem Mädchen gegenüber besonders empfindlich und vertrage nicht den geringsten Widerspruch.**

Trotzdem sei sie nicht imstande, dem Mädchen zu kündigen und habe auch eine Angst, mit dem Mädchen allein zu bleiben.

Alle diese Störungen entsprangen der homosexuellen Einstellung zu diesem Mädchen, das in der Tat eine auffallende, blonde Schönheit war. Sie selbst liebte das Mädchen, deshalb konnte sie nicht begreifen, daß ihr Mann das Mädchen nicht begehren mußte. Ihr Kalkül war: Wenn ich ein Mann wäre, ich würde sofort mit dem Mädchen ein Verhältnis anfangen. Interessant und geradezu typisch ist die Einstellung mit Wut und das Bedürfnis, zu schlagen.

Die Liebe wird in das Gegenteil konvertiert und das Verlangen, das Mädchen zu berühren (mit ihrem Körper in Kontakt zu kommen!), setzt sich als Trieb durch, das Mädchen zu schlagen. Wie viel Berührungen aus Zorn, Schläge, Püffe, Stöße usw. entspringen der Liebe, die sich als Haß äußert! Ich machte der Frau begreiflich, daß sie dem Mädchen kündigen müsse, und sie verstand bald, welchen Kräften die Eifersucht entstammte. Nach der Entlassung des Mädchens schwanden alle die beschriebenen Symptome.

Eine andere Art von Eifersucht ist die Verschiebung von einem Objekte auf ein anderes oder auf die ganze Umgebung. Die Eifersucht dient dazu, um das eigentliche Objekt der Eifersucht vor sich und der Welt zu verbergen.

Fall Nr. 76. Frau H. G. ist eine 38jährige Frau, die mit ihrem Manne in glücklicher Ehe gelebt hat. Nun ist sie unglücklich durch Eifersucht. Lassen wir ihr das Wort: „Ich suche Sie auf, damit Sie mich von einem Zustand befreien, der einfach unerträglich ist. Ich habe einen braven, guten Mann, über den ich mich gar nicht beklagen kann. Er ist in jeder Hinsicht ein feiner und tadelloser Mensch. Um so mehr betrübt es mich, daß ich jetzt so eifersüchtig geworden bin. Das kam erst, als mein Mann eine schwere Krankheit überstehen mußte, einen Typhus, nach dem ihm ein Herzleiden zurückgeblieben ist. Seit dieser Krankheit muß er sich sehr schonen und während er vorher mit mir zwei- oder dreimal die Woche verkehrte, kommt das jetzt einmal im Monate vor. Ich verstehe das, daß der Mann krank ist; der Arzt hat mich sogar darauf aufmerksam gemacht, daß er sich so wenig als möglich aufregen dürfe. Aber trotzdem werde ich den Gedanken nicht los, daß er mir untreu ist. Ich schäme mich so darüber, daß ich meinem Manne noch nie ein Wort von dieser Eifersucht gesagt habe. Er ist ja auch mit mir meist zusammen, ich kenne alle seine Wege, ich begleite ihn wiederholt. Ich kann aber nicht immer bei ihm sein. Da stehe ich mit der Uhr in der Hand und zähle die Minuten, ja sogar die Sekunden, bis er zurückkommt. Immer der eine Gedanke: Er betrügt dich jetzt! Geht er in ein anderes Büro, so macht er das, weil dort eine Beamtin ist, der er den Hof macht. Ist er im Kaffeehaus, so hat er ein Rendezvous. Kommt er einige Minuten später aus dem Büro, so war er bei einer Dirne. Kurz, immer verfolgen mich diese bösen Gedanken, ich kämpfe dagegen, jedoch ich werde sie nicht los."

„Wie lange dauert dieser Zustand schon?"

„Eigentlich hat es erst begonnen, seit er wegen seines Herzleidens in Franzensbad war. Dort lernte er ein älteres Mädchen kennen, 46 Jahre alt, die auch ganz allein war. Beide schlossen sich aneinander und leisteten sich Gesellschaft. Ich kenne das Fräulein, sie ist hochanständig und wenn meine Vernunft oben ist, so sage ich mir: Es ist gar nichts vorgefallen, die beiden haben eine vorübergehende seelische Beziehung gehabt. Aber in den bösen Stunden glaube ich das Schlimmste. Ich habe einmal einen Brief gelesen, den die Dame meinem Manne geschrieben hatte. Es war einige Wochen nach der Kur in Franzensbad, da kam eine Schachtel, in der waren Blumen und ein Brief an meinen Mann. Die Dame schrieb, sie danke ihm für seine anregende Gesellschaft während der Kur, sie habe sich sehr gefreut, einen so vornehmen, geistig hochstehenden Mann kennen gelernt zu haben und sie hoffe, daß ihre Freundschaft die Zeit der Kur überdauern werde. Da machte ich meinem

Manne Vorstellungen und quälte ihn mit Eifersucht. Er versicherte mir mit seinem Ehrenworte, daß es sich nur um rein freundschaftliche Beziehungen gehandelt habe; abgesehen von seinen Vorsätzen, sei er ein kranker Mann und sei froh, wenn er seine Ruhe habe. Ich forderte aber die völlige Unterbrechung des Briefwechsels, was mein Mann auch erfüllte. Er ist ja ein guter Kerl, der mir jeden Wunsch von den Augen abliest und ich schäme mich, daß ich immer so schlecht von ihm denken muß."

Wir sehen hier eine Quelle der Eifersucht. Die Frau hatte einen Mann, der sie vollkommen befriedigte; nun mußte sie auf einmal abstinent leben. Aus dieser Abstinenz entstand der Gedanke: Du bist noch jung und begehrenswert, dir machen so viele Männer den Hof. Nimm dir einen Liebhaber! Sie wurde ganz erfüllt von Begehrungsvorstellungen und projizierte sie auf ihren Mann. Dann wäre auch seine Untreue ein Motiv für die ihre gewesen. Sie brauchte seine Untreue, sie wünschte sie, um sich dann entschuldigen zu können. Ihre Zwangsvorstellungen sind die Verhüllung des Gedankens: O, daß mein Mann auch untreu wäre, damit ich ein Recht hätte, mir einen Liebhaber zu nehmen.

Was sie auf diesen Gedanken brachte, war der Umstand, d a ß d i e F r a u e i n e s K o l l e g e n ihres Mannes eine sehr leichtsinnige Frau war und trotzdem eine sehr schöne gesellschaftliche Stellung einnahm. Sie spricht von dieser Frau mit sehr großem Affekt.

„Nimmt es diese Frau mit der Treue nicht so genau wie Sie?"

„Diese Frau? Die hat nicht einen, sondern immer sechs Liebhaber zu gleicher Zeit und noch mehr. Die genießt das Leben. Und die Liebhaber zahlen ihr alles. Sie hat die schönsten Toiletten und Hüte, macht schöne Reisen und der Mann weiß alles."

„Ist der Mann dieser Frau nicht eifersüchtig?"

„O nein! Der weiß alles und tröstet sich auf seine Weise. Aber wissen Sie, was merkwürdig ist? Diese leichtsinnige Frau ist auf ihren Mann eifersüchtig. Sie macht ihm furchtbare Szenen, wenn sie von seinen Eskapaden hört und hat doch gar kein Recht dazu. Die beiden haben sich ja gegenseitige Freiheit gegeben ."

Auch diese Erscheinung kommt häufig vor und ist sehr interessant. Eheleute, die gesondert leben, jeder zahllose Verhältnisse und Abenteuer hat und die trotzdem aufeinander sehr eifersüchtig sind, es aber meistens nicht zeigen wollen.[1]) Es sind Menschen, die einander sehr lieben, aber in dem Kampfe der Geschlechter die Treue als Niederlage werten, als eine Unterwerfung unter den anderen, die lieber zugrunde gehen, als daß sie diese Liebe eingestehen.[2])

Die bewußte Freundin ist eine mondäne Frau mit wunderbaren Umgangsformen, die alle Vergnügungen mitmacht, die in der Gesellschaft eine

---

[1]) *Arthur Schnitzler* hat mit großer psychologischer Meisterschaft so ein Paar in seinem besten Stücke „Das weite Land" beschrieben. Der Fabrikant Hofrichter, der von Verhältnis zu Verhältnis flattert, und seine Frau, die sich mit einem jungen Kadetten tröstet, sind so ein Paar, das einander liebt und lieber zugrunde geht, ehe es sich diese Liebe offen eingesteht.

[2]) Vgl. das Kapitel „Der Kampf der Geschlechter" in meinem Buche „Das liebe Ich".

Rolle spielt, das Leben in vollen Zügen genießt. Sie ist überdies eine schöne Frau und gefällt unserer eifersüchtigen Patientin sehr gut.

Hinter ihren eifersüchtigen Gedanken stecken wieder homosexuelle Phantasien. In dem Momente, als ihr Mann seine ehelichen Beziehungen restringierte, erwachte das verdrängte gleichgeschlechtliche Begehren. Eine Untreue wollte sie nicht begehen. Der Mann war ihr verschlossen. Also mußten sich ihre Gedanken auf die Frau richten. Ihre inneren Gedanken waren: Wenn ich ein Mann wäre, ich würde jeden Moment eine Frau aufsuchen und ganz besonders die schöne, leichtsinnige Freundin, die mir so gut gefällt.

Die leichtsinnige Freundin hatte alles in ihr aufgewühlt. Nicht nur die Homosexualität, sondern auch alle Dirneninstinkte, die in jedem Weibe tief verborgen schlummern oder vor sich und vor aller Welt offenkundig hervortreten. Für den Genuß der Liebe noch bezahlt werden, jedesmal die Anerkennung der sexuellen Leistung in klingender Münze erhalten — das ist eine Phantasie, die sich in verschiedenen Symptomen bei neurotischen Frauen äußert.

Alles, was eine Frau erreichen kann, erobert sich die polygame Freundin und wird trotzdem nicht verachtet. Sie verkehrt in der feinsten Gesellschaft, man drückt einfach ein Auge zu, weil sie es so geschickt verbirgt.

Dieses Beispiel steht immer vor ihren Augen. Sie selbst ist sexuell nicht befriedigt, sie kommt kaum mit ihrem bescheidenen Gehalte aus und sieht vor sich eine Frau, die alles findet, was ihr fehlt: Liebe und Geld. Sie muß sich immer wieder die Frage vorlegen: Soll man anständig sein?

Sie gibt ähnliche Gedankengänge unumwunden zu, meint aber, das könne nicht die Ursache der Eifersucht sein. Denn sie sei auch auf das Dienstmädchen, den Diener und die Kinder eifersüchtig. Sie sei sogar auf ihre Freunde eifersüchtig. Sie habe einen guten Freund, den sie sozusagen einer Freundin abgetreten habe, weil er ihr ganz gleichgültig war. Seit er mit der Freundin verkehrt, ist sie furchtbar eifersüchtig und möchte den Freund wieder erobern und ganz allein für sich haben. Sie verträgt es nicht, wenn das Kind mit anderen Menschen freundlich ist, wird wild, wenn das Dienstmädchen einen Brief oder eine Ansichtskarte erhält. Es ist dies die Wahrung des Besitzstandes bei verringerter sexueller Befriedigung. Sie ist sozusagen auf schmale Kost gesetzt und will alles, was die Welt an Liebe bieten kann, für sich allein reservieren. Sie will das Wenige, was sie hat, für sich behalten und als ihr Eigentum strenge bewachen. Man sieht eine ähnliche Erscheinung bei Kindern, welche einen bevorzugten älteren Bruder oder eine ältere Schwester haben. Sie werden dann furchtbar eifersüchtig auf ihr kleines Eigentum und sind verzweifelt, wenn die Geschwister über ihre Spielsachen kommen. Die anderen mögen mehr haben, aber sie wollen das Wenige, das sie haben, für sich allein haben.

So erzählt die Patientin von ihrer Eifersucht auf alles und auf alle. Sie zeigt aber wenig Verständnis für psychologische Zusammenhänge, fürchtet zu mir zu kommen, weil während ihrer Abwesenheit vom Hause die Bewachung des Mannes unterbrochen wird und bleibt einige Tage aus. Es ist, als ob sie mir etwas Wichtiges mitzuteilen hätte und den Mut dazu nicht fände.

Bald kommt sie wieder zu mir und klagt über eine Verschlimmerung der Eifersucht; sie habe heute schrecklich gelitten, die ganze Nacht kein Auge geschlossen. Und allmählich gesteht sie, daß die Eifersucht eigentlich nach dem Tode der Mutter begonnen habe.

„Wissen Sie — Herr Doktor — meine Mutter war das Muster einer edlen Frau. Sie war tugendhaft, fleißig, gebildet, milde, ein wahrer Engel in Menschengestalt. Trotzdem liebte ich — ich weiß es nicht warum — meinen Vater viel mehr. Vielleicht, weil er mehr mit uns spielte und sich viel mehr um unsere Unterhaltungen und Ausflüge bekümmerte, während uns die Mutter mit ziemlicher Strenge erzog und dafür sorgte, daß wir was Ordentliches lernten. Da starb meine Mutter an einem schmerzhaften Neugebilde. Ich dachte daran: „Jetzt wirst du dem Vater die Mutter ersetzen müssen. Du mußt dich um ihn kümmern." Der Vater war schon 62 Jahre alt und wurde hie und da von gichtischen Schmerzen geplagt. Mein Erstaunen war groß, als der Vater schon nach einigen Wochen die Trauer ablegte und sich in einen eleganten Lebemann verwandelte, er, der solide Beamte, der vorher ohne die Mutter keinen Schritt gegangen ist! . Er begann verrufene Nachtlokale zu besuchen und ich hörte bald, daß er mit verschiedenen leichtsinnigen Frauen Verhältnisse hatte. Ich war so untröstlich, daß ich täglich auf den Zentralfriedhof zum Grabe der Mutter hinausfuhr. Dort warf ich mich in bitterer Herzensnot zu Boden und flehte und weinte zur Mutter. „Mutter!" — schrie ich — „du kannst es nicht zulassen, daß dein Ansehen und deine Ehre so geschändet werden! Mutter, du mußt der liederlichen Wirtschaft ein Ende machen! Du mußt den Vater so krank machen, daß er nicht mehr sündigen und dein Andenken nicht entweihen kann." So flehte und betete ich. Aber es half mir nichts. Bald merkte ich, daß der Vater mit unserem jungen Dienstmädchen ein Verhältnis habe und daß sie sich sein Geld verschreiben lassen wollte. Ich jagte sie mit der Polizei aus dem Hause, weil ich darauf gekommen war, daß sie den Vater bestohlen hatte. O, ich war wie eine Furie und unerbittlich, weil die Ehre meiner Mutter auf dem Spiele stand und ich verlernt hatte, meinen Vater, der mir das Teuerste war, zu achten. Ich hatte nun einige Wochen Ruhe, weil der Vater an einem Gichtanfall erkrankte. Ich flehte zu Gott, zur Mutter Gottes, sie mögen doch den Vater ans Bett fesseln, damit er keine neuen Sünden mehr begehen könnte. Allein der Vater wurde bald gesund und führte sein lustiges Leben in Nachtlokalen weiter. Chanteusen, Balletteusen, Dirnen und anderes Gesindel kamen in seine Wohnung und wurden dort reich bewirtet. Da hörte ich eines Tages, daß mein Vater wieder heiraten werde. Er hatte sich mit einer Witwe im Alter von 42 Jahren verlobt. Ich wußte sofort, daß diese Person nur auf das Geld meines Vaters spekulierte. I c h k a u f t e m i r e i n e n R e v o l v e r u n d i c h s a g e I h n e n e h r - l i c h: I c h h ä t t e d i e P e r s o n o d e r d e n V a t e r n i e d e r g e - s c h o s s e n, w e n n s i e z u r T r a u u n g g e g a n g e n w ä r e n. V i e l l e i c h t a l l e b e i d e, w e i l i c h e n t s c h l o s s e n w a r, d i e S c h m a c h u n d E r n i e d r i g u n g m e i n e r e d l e n M u t t e r n i c h t z u z u l a s s e n. Ich ging in die Wohnung dieser Person und stieß so fürchterliche Drohungen aus, daß die Verlobung bald aufgelöst wurde. Ich sagte dieser abgefeimten Kokotte: „Lebend werden Sie den Altar nicht erreichen! Das schwöre ich Ihnen bei dem Andenken meiner Mutter!" Ich

war auch fest entschlossen, beide niederzuschießen. Sie können daraus ersehen, wie sehr ich aufgeregt war.

Mein Vater brach darauf mit mir und meinen Schwestern den Verkehr
ab. Aber die Hochzeit kam nicht zustande, das war mein Verdienst. Ich
verkehrte nicht mehr in seinem Hause, bis er plötzlich vom Schlage gerührt
wurde und auf uns Kinder angewiesen war. Da haben wir uns vollständig
ausgesöhnt und seit damals habe ich erst wieder einen Vater. Ich besuche
ihn jetzt täglich, wir wechseln uns in der Pflege ab."

„Haben Sie kein Schuldgefühl und denken Sie nie, daß der Vater krank
wurde, weil Sie es wünschten. Wünschten Sie ihn nicht so krüppelhaft und
Ihrer Pflege ausgeliefert, daß er nichts mehr anstellen könnte?"

„Ich empfinde keine Schuld und keine Reue. Nur Genugtuung . Ich
habe es so gewünscht und es ist so gekommen. Denn jetzt habe ich wieder
einen Vater, dessen ich mich nicht schämen muß. Aber Sie dürfen nicht
glauben, daß ich für mich eifersüchtig war. Ich fühlte mich nur als die
Stellvertreterin der Mutter."

„Sind Sie auf Ihre Schwester nicht eifersüchtig?"

„Ja . wenn der Vater mit ihr sehr lieb ist, so fühle ich wieder diese
wilde Eifersucht in mir aufsteigen, aber ich beherrsche mich ."

Hier sehen wir die Eifersucht erst von einem inzestuösen Wunsch auf
den Mann abgelenkt, dann auf die ganze Umgebung. Es ist die Verschiebung
der Eifersucht auf alle, um die eine auf den Vater besser zu verbergen. Nach
dem Tode der Mutter erstand für diese Frau eine kritische Situation. Offenbar war ihr Wunsch als Kind so: „Wenn die Mutter sterben würde, so würde
ich den Vater heiraten!" Ein Wunsch, den so viele Mädchen haben und auch
offen aussprechen. Jetzt trat mit dem Tode der Mutter die Konstellation
ein. Es war ein Platz beim Vater offen, der von anderen Frauen besetzt
wurde. Daß der alte Vater noch ein Mann war, bewies er durch seine Handlungsweise. Dieser Phantasie stand aber eines entgegen: Ihr Mann. So
lange er lebte, konnte sie ja nicht zu ihrem Vater ziehen. Die Krankheit
ihres Mannes brachte sie ihrem Ziele um ein Stück näher. Denn die Ärzte
sagten, er habe ein schweres Herzleiden, er werde nicht mehr lange leben.
So konnte sie frei werden. Diese Regung erklärt ihr eine Reihe von sonderbaren Träumen. Sie träumt immer wieder, daß sie mit ihrem Manne Streit
hat und ihn schlägt. E i n i g e   M a l e   h a t   s i e   i h n   i m   T r a u m e
s c h o n   e r s c h l a g e n   u n d   s o g a r   s c h o n   e r s c h o s s e n. S i e
i s t   a b e r   a u c h   g e g e n   i h r   K i n d   u n g e r e c h t   u n d   k a n n
e s   p l ö t z l i c h   h a s s e n.

Wir merken, daß die Eifersucht gegen den Mann auch den Sinn hat,
einen Haß zu motivieren, der ganz anderen Quellen entströmt. Denn sie
gesteht, daß sie in den Stunden der Eifersucht, in denen sie denkt, ihr Mann
habe sie betrogen, ihren Mann glühend haßt und ihn umbringen könnte . .
Der Mann ist ein Hindernis und der Haß gilt diesem Hindernisse. In den
Träumen tobt sich dieser Haß aus und bei Tage braucht er die Rationalisierung der Eifersucht. Denn sie gibt zu, daß sie ihren Mann nie recht geliebt habe. Ihre ganze Liebe gilt dem Vater. Daß sie sich vormacht, für
das Andenken der edlen Mutter zu kämpfen, das gibt der ganzen Sache ein
ethisches Mäntelchen und verbirgt die eigentlichen Motive.

Interessant ist die Beziehung dieser Eifersucht zur Homosexualität.
Sie bildet eine wunderbare Bestätigung der Ausführungen über Homosexuali-

tät. Man muß erst begreifen, wie viele Momente hier zusammenkamen, um diese Regression auf das Infantile zustandezubringen: Die schwere Krankheit ihres Mannes, seine relative Impotenz und Zurückhaltung, die Krankheit der Mutter, der leichtsinnige Lebenswandel des Vaters, der ihr bewies, daß man sich noch im Alter ändern könne und daß es nie zu spät sei, um die Liebe mit vollen Zügen zu genießen. Die Homosexualität lag bei ihr immer bereit, um loszubrechen. Sie identifizierte sich mit dem Vater und sah die Frauen mit seinen Augen an. Sie hatte sich in eine leidenschaftliche Liebe zum Manne geflüchtet und kleine homosexuelle Episoden ihrer Kindheit wurden leicht überwunden. Die Einstellung auf die Heterosexualität gelang mit Hilfe des geliebten Mannes vollkommen. Die Homosexualität wurde verdrängt, um in der Zeit der beginnenden Menopause, im „kritischen Alter" der Frau wieder hervorzubrechen. Hier spielen die Involutionsvorgänge der Keimdrüsen, die Verringerung des weiblichen organischen Besitzstandes eine Rolle. Die Impotenz des Mannes und das Beispiel der schönen Freundin, in die sie selbst heimlich verliebt war, weckten wieder die homosexuellen Empfindungen, welche sich aber nur in der Form von Eifersucht zeigten. Erst das Beispiel des Vaters, der ja die tiefste Ursache ihrer Abkehr vom Manne war, brachte sie ganz aus dem Gleichgewichte. Sie hätte eine Urlinde werden können, wenn der Vater der alte, gute, bescheidene, stille Mensch geblieben wäre. Da er aber nach dem Tode ihrer Mutter die Maske ablegte und von einem Lebensrausch ergriffen wurde, weckte er in ihr alle bösen Instinkte. Nicht nur die infantilen erotischen Einstellungen, sondern auch die infantile Kriminalität. Sie tötete im Traume ihren Mann, der sie hinderte, ganz zum Vater zu ziehen und den alten infantilen Wunsch zu erfüllen, die Frau des Vaters zu sein. Sie tötete aber auch die Kinder und die Geliebte unzählige Male in ihrer Phantasie. Nicht nur das Bedürfnis nach Liebe meldete sich in dem kritischen Alter dieser Frau, sondern auch der Urgrund alles menschlichen Fühlens, der Urschlamm, aus dem sich alles Große und Schöne geboren hat: der Haß.

Haß gegen das andere Geschlecht und gegen die Rivalen, Haß gegen die Kinder, die sie ermorden könnte, wenn der Föhn des Zornes die Wogen ihrer Seele erregt

— — — — — — — — — — — — — — —

Fall Nr. 77. Es handelt sich um ein dreißigjähriges Mädchen, das von einer merkwürdigen Form der Eifersucht befallen wurde. Sie ist eifersüchtig auf die Wohnung und behütet sie, wie ein anderer Mensch seine Geliebte behütet. Sie hat eine ältere Schwester, die seit fünf Jahren verheiratet ist und außerhalb Wiens lebt. Diese Schwester war ihr mehr als die Mutter und als alle anderen Freundinnen. Sie betrachtete sie als ihre zweite Mutter, vertraute sie ihr alle Geheimnisse an, ließ sich von ihr in jeder Hinsicht leiten und lenken. Sie war vollkommen glücklich in diesem seelischen Verhältnisse und wünschte sich nichts anderes. Sie liebte nur diese eine Schwester, die anderen Geschwister waren ihr mehr oder weniger gleichgültig. Plötzlich tauchte in der Familie das Projekt auf, diese Schwester zu verheiraten und eine Tante brachte einen Bewerber ins Haus. Sie fand diesen Bewerber lächerlich, nicht passend für die Schwester und kämpfte mit ihren schwachen Kräften gegen diese Verbindung. Aber ihre Mutter setzte sich mit Feuereifer für die baldige Hochzeit ein. Da passierte es dem Mädchen, daß sie in der

Nacht aufwachte. Unvermittelt wie ein Blitz durchschoß sie ein fürchterlicher Gedanke: „Du mußt deine Mutter umbringen!" (Es war die letzte Rettung — in dem Bestreben, daß die Schwester ewig bei ihr bleiben sollte. Die Mutter war die Urheberin ihres Unglücks. Sie konnte ohne die Schwester nicht leben.) Über diesen Gedanken war sie so entsetzt, daß sie aus Reue schwer gemütsleidend wurde. Es entwickelte sich eine schwere Neurose, welche im Wesentlichen aus einem System von Strafen und Bußen bestand, welche sie sich bewußt auferlegte. Und erst allmählich entwickelte sich die Eifersucht auf die Wohnung. Die Schwester wohnte außerhalb Wiens in Ungarn und mußte zeitweise nach Wien kommen. Es war ja selbstverständlich, daß sie in der großen Wohnung von sieben Zimmern, die sie ganz allein bewohnten, ein Plätzchen finden konnte. Das Mädchen ertrug aber die Anwesenheit der Schwester in der Wohnung nicht. Sie wurde gemütskrank, fing zu weinen an, fand, daß die Möbel ruiniert und abgenützt würden, schlief ganze Nächte nicht und fragte die Schwester täglich: „Wie lange wirst du noch in Wien bleiben?" — so daß die Schwester ihren Aufenthalt nach Möglichkeit abkürzen mußte.

So verstrichen einige Jahre. Als dann die Schwester Jahr für Jahr ein Kind in die Welt setzte, duldete sie es nicht, daß die Kinder der Schwester bei ihnen wohnten. Sie wurde nach einem solchen Kinderbesuch jedesmal so schwer krank, daß die Mutter ihre verheiratete Tochter beschwor, irgendwo anders Logis zu nehmen. Die Kinder durften kaum in die Wohnung kommen, dann sich nur in einem bestimmten Zimmer aufhalten. Immer hatte sie Angst, es werde etwas in der Wohnung ruiniert. Daß es nicht die Eifersucht auf die Mutter war, beweist der Umstand, daß sie nichts dagegen hatte, wenn die Mutter ihre Schwester besuchte. Sie fuhr auch gerne mit und war dort liebenswürdig und erträglich. Sie wurde erst zu einer zürnenden Rachegöttin, wenn ihre Wohnung in Frage kam. Selbstverständlich wollte sie auch die Mutter ganz allein für sich haben. Die grenzenlose Eifersucht gegen die Schwester war anscheinend vollkommen geschwunden und hatte sich ganz auf die Wohnung verschoben, in der sie beide einmal so glücklich waren. Haßgedanken und Beseitigungsideen gegen die Kinder der Schwester stellten sich auch ein. Sie dachte an eine Vergiftung, die in ihrem Hause bei einem Mahle vor sich gehen sollte. Vielleicht stammt die Angst vor der Anwesenheit der Schwester und ihrer Kinder aus dieser Quelle und war eine Sicherung gegen ihre kriminellen Rachegedanken.

Sie hatte nur einen Menschen wahrhaft geliebt: die Schwester. Sie war ihr alles. Sie nannte sie ihre zweite Mutter, sie nannte sie ihre Freundin und sie nannte sie ihre Geliebte. Sie wachte des Morgens auf und ihr erster Gedanke war die Schwester und das Bestreben, ihr Freude zu bereiten, sie legte sich mit einem Gebete für die Schwester zu Bette. Sie war gut und edel, weil sie die Schwester liebte und weil sie glücklich war, daß die Schwester ihr die ganze Zeit widmete. Sie unterrichtete sie, ging mit ihr spazieren, sie führte sie in die Kunst ein, bildete ihr Herz. Sie war glücklich und wünschte sich nichts anderes, als immer so mit der Schwester zu leben.

Da kam die Verlobung und Heirat der Schwester. Ihr Herz schrie auf über diesen furchtbaren Verrat und verhärtete sich. Sie haßte alles, die ganze Welt. Die Mutter, welche diese Heirat unterstützt hatte, die anderen Schwestern, welche auch dafür waren, die Brüder, welche nicht opponiert hatten. Nur eine alte Kinderfrau, welche immer zu ihr gehalten hatte, ihr eiserner Besitzstand war, wurde von dem Hasse ausgenommen und blieb als eine Art bescheidenen Liebesobjektes. Die Wohnung aber war erfüllt von Erinnerungen an die liebe Schwester. Die Möbel waren die stummen und doch so beredten Zeugen ihres einstigen Liebesglückes. Sie durften nicht durch die Anwesenheit der treulosen, veränderten Schwester entweiht werden. Die Kinder haßte sie, wünschte ihnen den Tod und trotzdem fürchtete sie, sie könnte ihnen ein Leides tun. In ihr kämpften eben zwei Menschen! Die Verbrecherin und die Moralische. Der Anblick der Kinder war ihr widerlich. Sie trugen die Züge der Schwester und jenes Mannes, der sie ihr geraubt.

Ihr ganzer Besitzstand war die Erinnerung und die Möbel, die alten Zimmer, welche der Phantasie die notwendige reale Grundlage gaben. „Die Erinnerung ist das einzige Paradies, aus dem wir nicht vertrieben werden können", sagt Jean Paul. Sie konstruierte sich aus ihrer Wohnung einen Tempel der Erinnerungen, in dem jedes Stück von dem vergangenen Glücke sprach, in dem sie noch jetzt lebte. Denn der ganze Tag verging in Trödeln und Phantasieren. Sie lebte immer nur die süßen Stunden und Tage mit der Schwester durch. Kriminelle Phantasien, alle anderen zu vergiften, führten schließlich auf dem Wege der Talion zu einer Angst vor Vergiftung. Sie hörte auf, alles wahllos zu essen, wie sie es vorher getan. Sie witterte Gift in allen Speisen. Sie begann nach den Mahlzeiten zu erbrechen. Sie sonderte sich von allen Menschen ab bis auf eine Freundin, die treu zu ihr hielt und ihre Abneigung gegen die Schwester teilte. Sie lebte in ständiger Angst, sie könnte ihre Mutter ermorden, weil die Imperative („Töte sie!") immer wiederkehrten. Den Männern ging sie aus dem Wege. Alle Versuche, sie zu verheiraten und für einen Mann zu interessieren, schlugen fehl.

Die Wohnung war ihr Tempel, der nicht entweiht werden durfte. Dort verrichtete sie täglich ihre Andacht und dort verankerten sich alle ihre Liebesmöglichkeiten.

Der Fall steht hart an der Grenze der Psychose.

Nach einer halbjährigen psychanalytischen Behandlung trat eine bedeutende Besserung ein. Sie konnte die Besuche der Schwester wieder ertragen, verlor die Zwangsimpulse, die Mutter zu töten, konnte wieder alles essen und verlor vollkommen das „nervöse" Erbrechen. Einen sehr günstigen Heiratsantrag hatte sie zurückgewiesen. Den Männern ging sie nach wie vor aus dem Wege.

— — — — — — — — — — — —

Nun zu den nächsten Fällen!

Fall Nr. 78. Herr R. T., ein bekannter Dichter, erst 31 Jahre alt, leidet ebenfalls an einer pathologischen Eifersucht, die ihn schon wiederholt in schwere Konflikte gebracht hat. Er war immer an seine Familie fixiert und lebte nur für seine Eltern und Geschwister. Besonders an der Mutter hing er mit abgöttischer Liebe. Er begann, sich mit 18 Jahren in die „Mädchen" seiner Freunde zu verlieben. Sogar in eine Dirne, die sein bester Freund öfters besuchte, verliebte er sich. Schon damals trat eine starke Eifersucht ein und er forderte die Dirne auf, ihrem Lebenswandel zu entsagen. (Es ist dies das typische Erlebnis aller Jünglinge, die an die Mutter fixiert sind. Sie suchen ein bipolares Gegenstück zur Mutter und verknüpfen damit eine Rettungsphantasie. Diese Rettungsphantasie verschleiert nach meinen Forschungen nur den Wunsch, sich selbst zu retten . .) Er wurde bald mit dieser Liebe, die sehr heftig einsetzte, fertig und mußte Berlin verlassen, weil er mit seinen Eltern nicht beisammen leben konnte. Es kam immer wieder zu Streitigkeiten zwischen ihm und der Mutter, was ihn in seinem Schaffen sehr behinderte.

Er wurde mittlerweile sehr berühmt und konnte über große Einkünfte verfügen. Er hatte sich angewöhnt, mit Freunden die ganzen Nächte in Cafés oder Vergnügungslokalen zuzubringen und erst Morgens nach Hause zu kommen. In den Mittagsstunden stand er auf und da schrieb er einige Stunden bei Tage, das war seine einzige Arbeit.

In einem Kabarett lernte er ein Mädchen kennen, das die Aufsicht über die damit verbundene Bar hatte. Sie war damals 35 Jahre alt, gab sich aber für 28 aus und sah auch viel jünger aus, als sie in der Tat war. Mit diesem Mädchen knüpfte er Beziehungen an, die erst ganz leichter Natur waren. Er wußte, daß sie von einem Grafen ausgehalten wurde, was ihn nicht hinderte, sich von ihr „aus Neigung" lieben zu lassen. Es schmeichelte ihm unendlich, daß dieses Mädchen oder sagen wir lieber diese Frau ihn allen vorziehen und so selbstlos lieben konnte. Seine Neigung wurde täglich stärker, ebenso auch ihre Liebe. Sie gab den Grafen auf und gestand ihm, daß sie nur ihn liebe und sich nie mehr einem anderen hingeben werde. Er war darüber ganz selig; sie mieteten eine gemeinsame Wohnung. Bald jedoch verlangte er, daß sie die Stelle in der Bar aufgeben möge, weil sie zu viel mit Herren in Berührung kam. Das tat sie auch gerne. Bevor er jedoch mit ihr eine gemeinsame Wohnung bezogen hatte, verlangte er eine vollkommene Generalbeichte über die Vergangenheit. Sie erzählte ihm eine romantische Lebensgeschichte und nannte vier Männer, die sie vor ihm besessen hatten. (In Wahrheit waren es Dutzende!) Er wurde auf diese Männer rasend eifersüchtig. Sie mußte ihm immer wieder die Geschichte der Vergangenheit erzählen, dann wurde er wütend, erregte sich sehr sexuell, stellte sich vor, wie er sich an den Rivalen rächen könnte, wie er sie peitschen, ohrfeigen oder im Duell niederschießen, sie mit dem Säbel durchbohren würde; sein Zorn gegen das unglückliche Mädchen wuchs, er beschimpfte sie, nannte sie „Dirne", „Luder", „Mistvieh", er drohte ihr, er werde sie sofort verlassen, er schlug sie und vollzog dann unter großem Orgasmus den Koitus.

Bald begann ihn aber der Zweifel zu plagen, ob sie ihm auch wirklich die ganze Wahrheit gesagt hätte. Er durchforschte ihre Vergangenheit und suchte nach dunklen Punkten. Ein Detektiv wurde beauftragt, sie in seiner Abwesenheit zu bewachen und ihre Vergangenheit ausfindig zu machen. Bald hatte dieser Mann den gesamten Tratsch der Nachbarschaft aufgefangen und als Wahrheit vorgebracht. Neben den ihm offen zugestandenen Verhältnissen kamen allerdings noch einige andere Liaisons zutage, von denen die Frau nichts erzählt hatte. Auch mußte sie eingestehen, daß sie viel älter war, als sie ihm angegeben hatte.

Nun begannen Jahre der größten Qual und einer permanenten Folter. Er begann schon des Morgens nachzudenken, wer noch von seinen Bekannten oder Fremden diese Frau besessen haben könnte. Er fragte sie erst eindringlich, dann immer stürmischer, er ließ sie Eide schwören, dann schlug er sie und wollte das Geständnis mit Gewalt erpressen. Vergebens beschwor sie ihn und machte ihn aufmerksam, daß sie für ihre Vergangenheit nicht verantwortlich sei, sie habe ihn ja damals nicht gekannt, sie habe schon als junges Mädchen das ganze Haus und eine kranke Mutter erhalten müssen; es half nichts, er gab keine Ruhe.

Als er zufällig bei seinen Forschungen wieder auf einen Mann stieß, der in der Liste noch fehlte, warf er ein Glas nach ihrem Kopfe und verletzte sie so schwer, daß sie mehrere Wochen krank war. Er suchte Streit mit den alten Liebhabern und forderte sie aus nichtigen Anlässen, verwundete einige, da er ein guter Fechter war.

Schließlich trennten sich die beiden Liebenden. Die Frau hielt es nicht mehr aus und drohte, sich das Leben zu nehmen. Aber nach einigen Wochen wurde sie krank und rief ihn an das Krankenlager. Bei einer anderen Gelegenheit war das wieder umgekehrt. Kurz — die beiden Leute kamen nicht auseinander. Es war die letzte Liebe dieser Frau, deren Reize die erste Blüte verloren hatten. Sie wollte sich mit Hilfe dieser Liebe in die Ehe oder in eine der Ehe ähnliche Existenz retten. Er aber hatte das Verhältnis nur begonnen wie alle anderen und war plötzlich in eine unlösliche Beziehung gekommen, die ihn von der ganzen Welt isolierte. Denn er traute sich nicht, mit seiner Freundin auszugehen. Er hatte immer das unangenehme Gefühl, er werde einem der früheren Liebhaber begegnen, ja er durchforschte die Züge aller Passanten, ob sie ihn nicht auslachten.

Er hatte einen Freund, der ihm vollkommen ergeben war. Dieser Freund haßte seine Freundin, weil sie ihm ja den besten Freund geraubt hatte. Dieser Freund war sein willenloser Sklave. Er wurde der Wächter dieser armen Frau. Aber der Freund hatte eine sonderbare Leidenschaft. Er trachtete, alle Frauen zu besitzen, welche seinem Freunde gehörten. (Es ist dies eine durchsichtige Maske der Homosexualität, wie ich bereits besprochen habe.) So kam es, daß er auch dieser Frau den Hof machte, die sich dadurch rächte, daß sie scheinbar darauf einging und als sie Beweise seiner Pläne in den Händen hatte, dies ihrem Geliebten mitteilte. Es kam zu furchtbaren Szenen, zu Revolverschüssen, die glücklicherweise keinen verletzten.

Nun begann er seine Freundin mit den Beziehungen zum Freunde zu quälen. Er suchte offenbar nach einem Motiv, um mit ihr zu brechen, und schwor sich, er werde sie sofort verlassen, wenn er ihr auf das Geringste kommen werde. Sie aber zitterte so vor seinen Nachstellungen, daß sie nie mehr allein auf die Gasse ging .

Die Motive seines Handelns sind klar. Es handelt sich um eine starke Homosexualität, welche sich als Eifersucht auf die anderen Männer äußert. Daß er denken kann, dieser oder jener Mann hätte sie besessen, gerade das macht den stärksten Reiz dieses Weibes aus. Wenn dieser Mann beteuert, daß er glücklich wäre, wenn er dieses Weib als Unschuld kennen gelernt hätte, so täuscht er sich. Er wird immer wieder die Dirne, das anrüchige Weib suchen. Gerade der Umstand, daß diese Frau älter ist als er, macht ihre stärkste Anziehungskraft aus. Denn er sucht nach einer Mutterimago und fühlt sich auch am wohlsten, wenn diese Frau ihn bemuttert. Wie fast alle Homosexuellen hat er eine große Neigung zur Mutter. Er hat aber wie der Homosexuelle noch nicht die Flucht zum Manne vollzogen, sondern die Flucht zur Dirne, zu dem entwerteten Weibe

Er möchte gerne von dieser Frau loskommen. Aber er hat sich ihr durch ihre Verletzung, von der ihr eine häßliche Narbe im Gesichte zurückblieb, durch sein Schuldgefühl vollkommen ausgeliefert. Da er ihr den Tod wünscht, um frei zu werden, kettet ihn das Gewissen zehnfach unlösbar an sein Opfer. Seine kriminellen Phantasien umspielen beständig die gemarterte Frau und ihre ehemaligen Liebhaber. Mit Hilfe der Eifersucht kann er seine geheimen Mordgedanken offen ausdenken. Dazu kommt, daß er, wie viele Künstler, sehr abergläubisch und der Ansicht ist, daß ihm diese Frau Glück gebracht hat. Seit er sie besitzt, hat er unter dem Einfluß der großen Aufregungen seine besten Werke geschaffen und die größten Erfolge errungen. So scheint das Verhältnis für sein ganzes Leben gefügt zu sein und er dürfte nicht mehr von ihr loskommen

Es gibt gewiß auch eine andere Form der Eifersucht. Wo sie aber in diesen pathologischen Formen auftritt, wird es nie schwer fallen, die Homosexualität und die damit verbundene Kriminalität als treibende Kräfte nachzuweisen. Der letzte Fall ist besonders beweisend und durch die Teilnahme des Freundes sehr charakteristisch.

Unser Patient muß an die Männer denken, weil es ihn treibt, seine Homosexualität zu betätigen. Er denkt daran auf Umwegen, sozusagen über und durch das Weib. Die Eifersucht gestattet ihm, an den nackten Mann zu denken; er malt sich den Phallus seines Rivalen aus, er vergleicht ihn mit dem seinen; er schwelgt in den Wonnen, die seine Geliebte durch einen anderen Mann genossen; er fühlt sich ganz in das Weib ein, so daß er in diesen Phantasien selbst ein Weib wird. Er haßt das Weib in sich und überträgt diesen Haß auf sein zweites Ich, auf seine Geliebte. Er haßt aber auch das Weib, weil sie nicht imstande ist, ihm den Mann zu ersetzen. Vor dieser Liaison verbrachte er die Nächte in Cafés und in Weinstuben mit lauter Männern. Das macht er jetzt nicht mehr. Er läßt seine Geliebte jetzt nicht mehr allein und es fehlen die stillen Anregungen der Männerrunde. Ebenso wie seine Geliebte quält er seine Mutter, wenn er einige Tage zu Hause ist. Er liebt sie so, daß er nicht einen Tag leben kann, in dem er nicht mit ihr, die in Berlin wohnt, telephonisch aus Wien gesprochen hat. Ist er an einem Orte, wo er nicht telephonieren kann, so muß ihm die Mutter täglich telegraphieren. Sehr interessant ist, wie hinter dieser Mutterliebe sich die viel stärkere Liebe zum Vater verbirgt. Er spielt diese Liebe zur Mutter als stärksten Trumpf gegen den Vater aus. Er flieht vor der sexuellen Liebe zum Vater, während ihm Inzestphantasien zur Mutter wiederholt bewußt waren. Er konstruiert sich immer zur Mutterimago noch irgend einen Vater dazu. Am stärksten war seine Eifersucht gegen einen Advokaten, der schon graue Haare hatte und verheiratet, also ein Vatersymbol war. Diesen Mann hatte er sogar aufgesucht, um ihn zur Rechenschaft zu ziehen und sich dadurch unendlich lächerlich gemacht. Die Eifersucht war aber ganz besonders geeignet, seinen latenten Sadismus manifest zu machen. Nun konnte er in seinen blutrünstigen Phantasien schwelgen, nun konnte er sogar seine Geliebte verletzen und diese wahnsinnige Tat mit „übergroßer

Liebe" entschuldigen. Durch die Analyse gelang es, das Verhältnis bedeutend zu bessern. Er suchte wieder seinen Stammtisch im Gasthaus auf und der Friede wurde selten gestört.

Wie schwer manchmal die homosexuelle Wurzel solcher Verhältnisse zu finden ist, das beweist der nächste Fall, in dem sich wieder einmal die Eifersucht vor dem Bewußtsein maskierte.

Fall Nr. 79. Fräulein K. N. sucht mich wegen einer eigentümlichen Schlafstörung auf. Sie ist außerordentlich empfindlich gegen Geräusche. Sie wohnt bei ihrer Schwester, die eine ganz kleine Wohnung hat, in der ein Zimmerchen an einen Zimmerherrn vermietet ist. Nun besteht ihre Angst darin, daß sie schon am Abend zu spekulieren anfängt, wann der Zimmerherr nach Hause kommen wird. Ist er früh zu Hause und legt er sich bald schlafen, so findet sie auch bald Ruhe und kann die Nacht ruhig durchschlafen. Ist er aber außer Hause, so kann sie nicht einschlafen. Oder sie schläft ein und hat einen so leichten Schlaf, daß sie sofort wach wird, wie sie hört, daß der Zimmerherr nach Hause kommt. Dann wird sie von einer heftigen Angst überfallen und ihr Herz beginnt stürmisch zu klopfen. Angeblich sollen auch andere Geräusche die Nachtruhe stören. Sie wohnt in einem Hause, an dem die Stadtbahn vorbeifährt. Die stört sie aber nicht, ebensowenig die Elektrische. Dagegen stören sie Stimmen im Nebenzimmer, auf- und abgehende Schritte über ihr.

Man könnte nun annehmen, sie wünsche sich, daß der Zimmerherr zu ihr käme, und sie fürchte sich davor. Sie versichert aber, daß ihr der Zimmerherr gleichgültig wäre, sie könnte ihm keinen Kuß geben, wenn er ihr dafür Millionen geben würde. Sie sei schon ein so unglückliches Geschöpf. Sie werde unbedingt die Wohnung der Schwester verlassen müssen. Sie habe schon eine ähnliche Sache mitgemacht. Sie war der Liebling ihrer Mutter, verwöhnt und in jeder Hinsicht verhätschelt. Da erkrankte die Mutter an einem Schlaganfall und verlor das Bewußtsein. Nachdem sie wieder zu sich gekommen war, lebte sie in dem Wahne, ihr Liebling wäre ihr untreu geworden, und begann das arme Kind fürchterlich zu quälen.[1] Sie warf ihm

---

[1] Das Erwachen der Eifersucht im Senium, in marastischen Zuständen ist eine außerordentlich häufige Erscheinung, scheint einerseits mit Störungen der inneren Sekretion, andrerseits mit dem Aufflackern infantiler Einstellungen zusammenzuhängen. Wir finden auch öfters die Tatsache hervorgehoben, daß sich die krankhafte Eifersucht nach einem längeren Krankenlager einstellt. Manche Ärzte sind geneigt, diese Erscheinung auf eine Intoxikation zurückzuführen. Mir scheint es viel wahrscheinlicher, daß die Möglichkeit nachzudenken eher in die Wagschale fällt. Auch ist zu berücksichtigen, daß im Angesichte des nahen Todes alle unbefriedigten Wünsche, daher auch die homosexuellen, noch einmal ihre dringende Forderung nach Erfüllung stellen. Dieser Umstand mag auch zum Aufflammen von Paraphilien und homosexuellen Regungen im Senium führen, wobei noch in Betracht kommt, daß infolge von organischen Vorgängen in der Großhirnrinde Hemmungen entfallen. Daß die Pflege durch eine Kranken-schwester bei weiblichen, durch einen männlichen Pfleger bei männlichen Personen eine Rolle spielt, habe ich wiederholt beobachten können. Ja, ich sah direkt nach längeren Krankheiten homosexuelle Beziehungen mit Pflegepersonen entstehen, sah, daß die

Verhältnisse vor, die gar nicht bestanden, schimpfte sie kalt, egoistisch und
lieblos. Dem Mädchen blieb schließlich nichts anderes übrig, als das Elternhaus zu verlassen und sich bei fremden Leuten einzuquartieren. Erst nach
dem Tode der Mutter kam sie wieder ins Elternhaus. Auch der Vater war
inzwischen gestorben. Die beiden Schwestern standen allein und waren aufeinander angewiesen. Aber es ging heiß zwischen ihnen zu und sie gönnten
sich selten eine friedliche Stunde.
       Schließlich wurde die Schwester sogar aggressiv. Sie hatte nämlich
die Schwester „mit aufgehobenen Händen" gebeten, dem Zimmerherrn zu
kündigen. Sie wollte ihr den Zins aus Eigenem ersetzen. Aber so gehe es
nicht weiter. Sie schlafe keine Nacht und gehe seelisch und physisch zugrunde. Die Schwester jedoch wurde wild und begann sie mit den gleichen
grausamen Worten zu beschimpfen, welche die Mutter gebraucht hatte. Sie
fuhren einander in die Haare. Damals hätte sie die Schwester erstechen
können, so groß wäre ihre Wut gewesen.
       Nach dieser Szene kam sie voll Verzweiflung wieder zu mir. Ich gab
ihr den Rat, auszuziehen. Sie könne sich doch nicht alles gefallen lassen
und brauche ihre Ruhe.
       Was aber gab sie mir zur Antwort?
       „Das kann ich nicht! Das kann ich nicht!"
       „Warum nicht? Läßt Sie die Schwester nicht?"
       „Ach nein! Das ist es nicht   . Die Schwester sagte mir sogar
gestern: Zieh nur aus! Ich werde den Tag segnen, da ich Dich los werde!..."
       „Und das lassen Sie sich gefallen?"
       „Ich kann nicht ausziehen, weil   ."
       „Sie die Schwester lieben und ohne sie nicht leben können."
       „Das ist es. Ich kann ohne die Schwester nicht leben und selbst ihre
Schimpfworte und Schelte sind mir leichter zu ertragen als ein Tag, an dem
ich sie nicht sehen sollte."
       „Sie werden aber doch den Schritt tun müssen   Es sind zu un-
gesunde Verhältnisse."
       „Ja . ich habe es gestern auch der Schwester gesagt: Ich ziehe aus
und du kannst dann deinen Zimmerherrn behalten
und mit ihm machen, was dir beliebt. Ich werde
dich nicht mehr kontrollieren."
       Nun war es klar, daß sie jede Nacht wachte, ob der Zimmerherr nicht
zur Schwester ging und daß sie sich fürchtete auszuziehen, weil sie dann
wußte, daß die Schwester mit dem Zimmerherrn allein war und er dann
jede Nacht zu ihr gehen konnte. Ich machte ihr diesen Mechanismus klar,
den sie nicht recht begreifen wollte. Die homosexuelle Liebe zur Schwester
gab sie zu   .
       Sie zog in ein anderes Quartier. Es war ein stilles Zimmerchen, das
auf einen Garten ging bei einer alleinstehenden, alten Frau. Aber sie fand
auch hier keinen Schlaf. Die alte Frau schnarchte und das vertrug sie nicht.

Liebe zur Mutter oder Schwester aufs neue entflammte. Nach Infektionskrankheiten
kommt es häufig zu einer Regression in die Kindheit. Es melden sich alle infantilen
Einstellungen. Der psychosexuelle Infantilismus, über den wir in dem V. Bande der
„Störungen des Affekt- und Trieblebens" abhandeln werden, bricht besonders nach einer
Zeit des Krankseins aus, in der man sich „wieder als Kind" fühlt.

Dann gab es eine tickende Uhr, die sie immerfort störte und nicht einschlafen ließ, ja sogar durch die Stundenschläge aus dem Schlaf weckte. So suchte sie immer Gründe für die Unruhe, die in ihr war. Das Schlagen ihres Herzens (symbolischer Ersatz dafür: die Uhr) ließ sie nicht zur Ruhe kommen. Sie suchte ein anderes Quartier, suchte und suchte und fand kein ruhigeres als bei der Schwester. Jeden Abend saß sie wieder dort und ging erst spät nach Hause. Eine vorübergehende Indisposition der Schwester wurde von ihr rasch ausgenützt und sie war wieder in ihrem Zimmerchen und zitterte wieder, wenn der Zimmerherr später nach Hause kam. Selbst als sie einen Geliebten fand, der sie sexuell vollkommen befriedigte, wurde sie nur vorübergehend ruhig. Die heterosexuelle Seite ihres Triebes trieb sie immer zu dem Manne, in dessen Armen sie die Schwester vergessen wollte. Aber es gelang nur vorübergehend und ihre Gedanken kreisten bald wieder zwischen dem Zimmerherrn und der Schwester. Endlich gab die Schwester nach und der Zimmerherr mußte ausziehen. Sie erhielten ein älteres Fräulein als Aftermieterin. Da wurde sie ruhig und konnte wieder schlafen. Interessant ist, daß fast alle Schlafmittel versagten und sie nur unruhiger machten. Sie wollte nicht schlafen, um die Tugend ihrer Schwester bewachen zu können.

Wie in allen anderen vorhergehenden Fällen kam es auch hier zu Tätlichkeiten, stand die Kranke an der Grenze krimineller Affekthandlungen. Haß und Liebe zeigten innige Verbindungen. Sie litt auch an Angst vor Mördern, sperrte die Türen ab und zitterte bei jedem Geräusche. Es war die Angst vor den eigenen Mordgedanken. Mit der infantilen Liebe zur Schwester stieg auch die infantile Kriminalität empor.

Dieser Fall zeigt uns wie die vorhergehenden die innige Verbindung zwischen Eifersucht, Homosexualität und Sadismus. Denn in den Stunden der Wut hatte sie fürchterliche Rachegedanken. Sie wollte die Wohnung mit Petroleum anzünden; sie dachte daran, sich und die Schwester durch Ausströmen von Gas zu vergiften; sie suchte sich einen Revolver zu verschaffen, angeblich um sich gegen Einbrecher zu sichern. In ihren Träumen tobte sich eine Verbrecherin aus, die zu ihrem sonstigen sanften Wesen einen grellen Widerspruch bildete. Im Affekte wurde die Verbrecherin stärker als ihr Kulturmensch; sie konnte sich an der Schwester vergreifen und zückte sogar einmal ein Messer. Nach solchen Affektentladungen brach sie in sich zusammen und wurde wieder das sanfte, stille Mädchen, das wegen seiner Güte überall geschätzt war.

Die Homosexualität.

XI.

Homosexualität und Paranoia.

Die Eifersucht wird immer mit der Liebe
geboren, aber sie stirbt nicht immer mit ihr.
La Rochefoucauld.

Es ist sehr bezeichnend, daß der Affekt der Eifersucht alle
Schranken der Kultur durchbricht. Außerordentlich häufig treten Be-
schuldigungen des Inzestes [1]), der Homosexualität, der Onanie und
der Zoophilie hervor. Frauen beschuldigen ihren Mann, daß er mit
der Tochter Verkehr pflege; oder sie bezichtigen den Mann, er habe
mit dem Freunde ein homosexuelles Verhältnis. Männer behaupten
das Gleiche von ihrer Frau. Alle diese Beschuldigungen sind Projek-
tionen der eigenen Sexualtendenzen auf das Objekt der Eifersucht.
Beaussart (La jalousie. Annales psychiques, Bd. 71, 1913), der irrtümlicherweise behauptet, die pathologische Eifersucht komme bei
Männern häufiger vor als bei Frauen, hebt diese Eigenschaft der Eifersüchtigen besonders hervor und begründet sie mit dem Mangel wirklicher Gravamina. Diese Motivierung ist fadenscheinig. Unter den
von ihm mitgeteilten Fällen hebe ich den einer 75jährigen Frau hervor,
die ihren Mann mit grundloser Eifersucht zu Tode quälte und ihn eines
Tages in der Wut mit einem Rasiermesser schwer verletzte. Die Eifersucht ist eben eine Rationalisierung des Hasses, sie greift auf die
primär-egoistischen Einstellungen des Urmenschen zurück. Die hemmungslosen sexuellen Wünsche im Verein mit den kriminellen Impulsen
zeigen uns eine Regression zum Urmenschen. Die phylogenetische Ursexualität und Urkriminalität entspricht der ontogenetischen primären
Einstellung des Menschen zu seiner Umgebung.

Andere Eifersüchtige sehen ihre Kriminalität im Spiegelbilde
der Umgebung. Ein Eifersüchtiger halluziniert, daß ihn der vermeint-

---

[1]) Vgl. *Willy Schmidt*, „Inzestuöser Eifersuchtswahn". Groß' Archiv, Bd. 57
S. 257, 1914.

liche Geliebte seiner Frau mit einem Messer erstechen will. Auf diese Weise wird dann die Ermordung des Geliebten ein Akt der Selbstwehr. Das Verbrechen erweist sich dann als selbstverständliche Notwendigkeit. Während die Männer mit Säbel, Revolver, mit Reitpeitschen, mit Foltern und Fesseln vorgehen, tobt sich die weibliche Kriminalität in Eifersuchtsakten, durch anonyme Briefe, Verleumdungen, Vergiftungen, Kastration und Vitriol aus *(Beaussart)*.

In vielen Fällen ist die Grenze, wo die Eifersucht in den Wahn übergeht, wo die Neurose zur Psychose wird, kaum zu erkennen. Oft ist die Eifersucht das erste Symptom einer beginnenden Paranoia.

Die nächsten zwei Fälle haben auch ausgesprochen paranoischen Charakter. Wir verdanken *Freud* wertvolle Aufklärungen über das Wesen der Paranoia oder, wie *Freud* sich ausdrückt, der „Paraphrenie" In seiner grundlegenden Arbeit „Psychoanalytische Bemerkungen über einen autobiographisch beschriebenen Fall von Paranoia" (Sammlung kleiner Schriften zur Neurosenlehre. Dritte Folge. Franz Deuticke, Leipzig und Wien 1913) wird der Nachweis geliefert, daß die paranoische Wahnbildung auf die verdrängte homosexuelle Komponente des Geschlechtslebens zurückzuführen ist. Die Verfolgung der Paranoiker durch Männer ist die Projektion der eigenen Gedanken nach außen. Der Kranke wird von homosexuellen Phantasien verfolgt und konstruiert aus diesen Phantasien seine Verfolger. Der Kranke verwandelt die Liebe in ihr bipolares Gegenstück, in den Haß. *Freud* sagt darüber: „Ich l i e b e ihn nicht — ich h a s s e ihn ja". Dieser Widerspruch, der im Unbewußten nicht anders lauten könnte, kann beim Paranoiker nicht in dieser Form bewußt werden. Der Mechanismus der Symptombildung bei der Paranoia fordert, daß die innere Wahrnehmung, das Gefühl, durch eine Wahrnehmung von außen ersetzt werde. Somit verwandelt sich der Satz: Ich hasse ihn ja, durch P r o j e k t i o n in den anderen: Er h a ß t (verfolgt) m i c h, was mich dann berechtigen wird, ihn zu hassen. Das treibende, unbewußte Gefühl erscheint so als Folgerung aus einer äußeren Wahrnehmung.

„I c h l i e b e i h n n i c h t, i c h h a s s e i h n j a, w e i l e r m i c h v e r f o l g t."

„Die Beobachtung läßt keinen Zweifel darüber, daß der Verfolger kein anderer ist, als der einst Geliebte."

Was aber *Freud* vollkommen übersehen hat, sind die Beziehungen der Paranoia zur Kriminalität. Da er bisher beharrlich die außerordentliche Bedeutung der latenten Kriminalität in der Psychogenese der Neurose vernachlässigte und nur im Sexuellen die Ursache neurotischer und psychotischer Umwandlung erkannte, durfte er auch nicht die wichtige Rolle der Kriminalität in der Dynamik der Paranoia be-

rücksichtigen. Daher kommt es, daß sein Schema nicht für alle Fälle
der Paranoia gilt. Denn es gibt auch eine Paranoia, welche eine Flucht
vor dem Verbrechen darstellt, ja sogar die Rationalisierung eines Verbrechens ohne Homosexualität gestattet. Es sind Ausnahmsfälle, aber
sie kommen vor. Die Angst vor dem Wahnsinn, an der so viele Neurotiker leiden, enthält als polare Komponente den Wunsch nach dem
Wahnsinn. Denn der Wahnsinnige ist vor sich und dem Gesetze
schuldlos. „Er kann nichts dafür." Daher kommt es, daß so häufig
Paranoiafälle mit einem Verbrechen einsetzen. Andrerseits wird der
Paranoiker wahnsinnig, um das Verbrechen nicht zu begehen. Wir
werden erst lernen müssen, daß die Internierung ins Irrenhaus von
vielen Kranken gewünscht wird, weil sie ihnen Seelenfrieden und die
Sicherheit gibt, daß sie nichts anstellen können.

Die Eifersucht in der Paranoia ist wie jede Eifersucht eine Ausdrucksform der Wut. Sie dient aber dazu, um die Wut
zu rationalisieren und dem Verbrechen den Antrieb und die Entschuldigung einer berechtigten
Affekthandlung zu geben. Wie viele von den Verbrechen
aus Leidenschaft sind aber der Leidenschaft zum Verbrechen zuzu-
schreiben! Noch sehen wir nicht vollkommen klar durch alle die
Schleier, welche den inneren Verbrecher verhüllen. Noch halten wir uns
zu ängstlich an die oberflächlichen Motivierungen, die der Sadismus
vorbringt, um sich die Wege zur Tat zu ebnen. Die Art, wie sich der
Urmensch in uns bewußtseinsfähig machen muß, ist der beste Grad-
messer der Kultur. Deshalb müssen mit fortschreitender Kultur die
Irrenhäuser in dem Maße voller werden, als die Zuchthäuser sich
leeren.

Wieder muß ich hervorheben, daß *Juliusburger* diese Zusammenhänge als erster klar erkannt und scharf präzisiert hat. Eigentlich gebührt ihm das Verdienst, die Beziehungen der Paranoia zur Homosexualität aufgedeckt zu haben. So schrieb er schon in seiner Arbeit:
„Die Homosexualität im Vorentwurf zu einem deutschen Strafgesetz-
buch" (Allgemeine Zeitschrift für Psychiatrie, 1911):

„Ferner finden wir bei Geisteskranken das bekannte Auftreten des
Verfolgungswahns, und sein Inhalt wird oft genug aus der Homosexualität geschöpft, insofern die Kranken wähnen, daß sie wegen vermeintlicher Homosexualität, von der sie gar nichts wissen, Gegenstand der
Verfolgung seien. Oder sie glauben in ihrer krankhaften Geistesverfas-
sung, deswegen Gegenstand von Nachstellungen zu sein, damit sie in
den vermeintlichen Geheimbund der Homosexuellen eintreten, was sie
auf das entschiedenste ablehnen. In beiden Fällen handelt es sich um
eigenartige psychische Phänomene, die man unter den Begriff der Projektion subjektiver, dem Individuum unbewußter Geschehnisse in seinem

Seelenleben auf die Welt der Objekte, auf die Außenwelt, zusammenfassen muß. Wenn ein Individuum in Geisteskrankheit gerät und wähnt,
wegen vermeintlicher homosexueller Neigungen Gegenstand der Beobachtung und Bedrängung durch die Umgebung zu sein, so läßt sich
diese Tatsache nur daraus erklären, daß das Individuum tatsächlich
in seinem Unbewußten eine stark wirkende homosexuelle Komponente
birgt, die eben durch einen eigenartigen seelischen Mechanismus von dem
Individuum weg auf die Außenwelt projiziert wird. Der alte Satz: Aus
nichts wird nichts, gilt auch für das Seelenleben, und es heißt völlig
unwissenschaftlich verfahren, will man hier das Gesetz der Kausalität
oder Motivation nicht in seiner durchgängigen Wirksamkeit anerkennen.
Das eindringende Studium des Seelenlebens unserer Geisteskranken
bringt uns die wichtige Erkenntnis, daß weit häufiger, als wir meinen,
die unbewußte Homosexualität den Menschen zu schaffen macht, und
ein Weg, um diese innere Seelenspannung zu überwinden, ist eben der
Ausweg, die eigene unbewußte Homosexualität zu objektivieren, zu vergegenständlichen, auf diese Weise das durch eine falsche Auffassung der
Dinge gezüchtete Schuldbewußtsein zu tilgen und dadurch von ihm loszukommen, daß man die Schuld auf fremde Schultern abwälzt. Zahlreiche Wahnvorstellungen unserer Kranken werden erst dadurch begreiflich und sinnvoll, daß wir erkennen, wie mächtig im Unterbewußtsein
die Homosexualität wirkt."

Juliusburger erkennt aber auch die Bedeutung des Sadismus in
der Psychogenese des Eifersuchtswahns in ihrer überragenden Bedeutung. In der erwähnten Arbeit „Zur Psychologie des Alkoholismus"
(Zentralblatt für Psychoanalyse, Bd. III, 1913) macht er folgende
treffende Bemerkungen:

„Ich stimme *Freud* darin bei, daß es die homosexuelle oder homopsychische Komponente des Mannes oder der Frau ist, welche im Wirtshaus und in der Alkoholgesellschaft in sublimierter Art und Weise eine
ihrer Erledigungen findet. Ich konnte mich aber bisher noch nicht davon
überzeugen, daß die Homosexualität oder ihre psychische Vertretung
auch in der Pathogenese des Eifersuchtswahnes die gleiche Rolle spielt.
Ich behalte daher noch die Ansicht, welche ich in der Arbeit „Zur Frage
der Genese des Eifersuchtswahns" (mitgeteilt in dieser Zeitschrift, 1911)
durch meinen Kollegen *Hans Oppenheim* vertreten ließ. Nach wie vor
spreche ich als die bedeutsamste Wurzel des Eifersuchtswahns die
s a d i s t i s c h - m a s o c h i s t i s c h e n   T r i e b k r ä f t e   im Individuum an. Besonders lehrreich war mir ein Fall, wo der Sadismus des
eifersüchtigen Alkoholisten in einer Weise zur Darstellung kam, wie
ich sie sobald nicht wieder erlebte. Gleichzeitig äußerte sich der Sadismus dieses Trinkers auch in einer unglaublich rohen und nur aus seinem
Sadismus zu erklärenden Behandlung von Hunden. Schon die immer
wieder zu beobachtende Tatsache, daß der eifersüchtige Trinker sich
auch dann nicht beruhigt und von der Qual seines Opfers abläßt, wenn
dieses in der Erwartung, den Partner endlich zu beruhigen, sich bereit
findet, eine vermeintliche Schuld zu gestehen, ich sage, diese immer aufs

neue sich wiederholenden Peinigungen und Malträtierungen finden eben
nur eine endgültige Erklärung in der dem Individuum eingewurzelten
sadistischen Neigung, die immer von neuem in der Begierde nach Genuß,
im Genuß nach Begierde schmachtet. Im Sadismus wurzelt der Eifersuchtswahn, aus dem sadistischen Trieb erwächst die überwertige Vorstellung der krankhaften Eifersuchtsvorstellungen. Der Sadismus ist
die immer sprudelnde Quelle, aus der die krankhaften Bezichtigungs-
ideen des eifersüchtigen Alkoholikers stammen, und mit dem Sadismus
immanent verbunden, kommt der Masochismus auf seine Rechnung, in
dem die Qual der Eifersucht Nahrung und Genuß findet."

„Neben der sadistisch-masochistischen Komponente in der Pathogenese des Eifersuchtswahns kommt wohl noch in Frage die Transponierung eines gewissen Schuldgefühls. Bei meinen Fällen wenigstens
konnte unschwer festgestellt werden, daß der eifersüchtige Trinker, der
seine Frau eines strafbaren Umgangs bezichtigte, selbst gern Seitensprünge in dieser Beziehung machte oder seine Neigung dahin mit
großer Mühe zu unterdrücken hatte. Ein ähnliches Verhalten konnte ich
bei Frauen finden, welche an Eifersuchtswahn erkrankt waren. Durch
die mehr oder weniger bewußte Projektion des Schuldgefühls auf den
Partner sollte eine Entspannung und Befreiung des seelischen Lebens
erfolgen, und gleichzeitig konnte auch durch diesen Mechanismus wiederum
dem sadistischen Trieb gewissermaßen Nahrung zugeworfen werden. —
Endlich müssen wir zur Erklärung des Eifersuchtswahns noch einen
Faktor heranziehen, der atavistisch zu begreifen ist. Wir werden später
noch sehen, wie gewissermaßen atavistische Reminiszenzen eine große
Bedeutung in der Psychologie des Alkoholismus beanspruchen. In der
Seele des Mannes schlummert noch aus der Vorzeit die Sucht und die
Macht, das W e i b z u b e h e r r s c h e n, z u t y r a n n i s i e r e n.
Gerade in der Alkoholikerseele stoßen wir bei näherem Zusehen häufig
genug auf a t a v i s t i s c h e R e s t e, und andrerseits wird wieder
rückläufig durch die chronische Intoxikation der auf dem Urgrunde der
Seele ruhende Atavismus geweckt und ihm der Weg zur Oberfläche ge-
ebnet. Der Tyrann der überwundenen Zeit erwacht im Alkoholisten und
schwingt seine Herrschergeißel über die unterworfene Frau, und umgekehrt kommt in der an Eifersucht erkrankenden Frau das alte Ma-
triarchat in abgeänderter Weise zum Durchbruch. Wir werden immer
mehr begreifen und einsehen, wie in der Psyche des Geisteskranken
Atavismen zu neuem Dasein gelangen."

Diese Auffassung der Eifersucht „als Projektion der eigenen Un-
zulänglichkeit auf die Umgebung" war einst der Ausgangspunkt meiner
charakteriologischen Untersuchung der Eifersüchtigen. Ich kam aber
bald dahinter, daß das Problem kompliziert ist. Als ich schon wußte,
daß die Neurotiker Rückschlagserscheinungen sind, enthüllte sich mir
die Eifersucht als eines der primitiven Haßgefühle, welche dem Urmenschen eigen waren. In der Paranoia verraten sich die primären
Einstellungen, welche durch den kulturellen Überbau verdeckt werden.
Im Affekt zeigt sich der wahre Mensch. Auch die Eifersucht verrät uns

den wahren inneren Menschen mit allen seinen heißen Begierden und verborgenen Triebkräften.

Der nächste Fall zeigt uns alle charakteristischen Momente: den Verfolgungswahn, die pathologische Eifersucht und den brutalen Sadismus. Die Krankheitseinsicht fehlt vollkommen. Die Eifersucht wird als begründet angesehen. Es werden lächerliche Verdachtsmomente betont, um das Objekt der Schuld zu überführen. Bei allen geschilderten „Verfolgungen", die als große reale Gefahr gewertet werden, fehlen objektive Kriterien. Der Sadismus bricht offen durch, bedient sich aber noch immer affektativer Rationalisierungen.

Fall Nr. 80. Herr A. W., ein Fabrikant von 29 Jahren, konsultiert mich wegen Angstzuständen, die ihn schon wiederholt in unangenehme Situationen gebracht haben. Das erste Mal brach der Angstzustand in Tirol aus. Er wollte eine bestimmte Partie machen und bat seinen Wirt um Auskunft. Der Wirt führte ihn selbst auf den Weg, der gar nicht gepflegt und unordentlich gehalten war. Plötzlich begegneten ihm auf dem Wege einige unheimliche Gestalten. Er konnte sich aber noch beherrschen, obwohl er in ihnen Strolche oder zumindest Wilddiebe vermutete. Da bemerkte er, wie aus der Höhe einige Männer auf ihn zukamen. Jetzt lief er davon, was er konnte. Aus der Ferne ertönte ein Schuß, der ihm galt. . . Er kam atemlos ins Tal und meldete das dem Gendarmen. Dieser schüttelte den Kopf und wollte nicht einmal den Wirt einvernehmen. Der Wirt versicherte, er habe den Herrn nur über eine Abkürzung geführt, die auch die Jäger benützten. Diese Abkürzung leite dann auf den anderen bequemen Promenadeweg. A. blieb aber dabei, daß es nicht mit rechten Dingen zugegangen sei und daß man ihn überfallen wollte. Der Gendarm meinte, das sei in ihrer Ortschaft schon seit 30 Jahren nicht vorgefallen. Allein A. ließ sich nicht überzeugen und glaubt auch noch heute, es habe sich um einen Überfall gehandelt. Er könnte ja auch im Recht sein, wenn es sich um diesen einzigen Vorfall handeln würde. Er hat aber solcher Erlebnisse eine schwere Menge. Er war auf einer Reise in Schweden, da habe er bemerkt, daß der Wirt mit einigen Gästen in schwedischer Sprache leise gesprochen habe, und sie hätten ihn so unheimlich angeblickt. In seinem Zimmer gab es keinen Schlüssel, um das Zimmer abzusperren. Er konnte nicht schlafen und blickte zum Fenster hinaus. Da bemerkte er, daß noch einige dieser unheimlichen Gesellen in das Gasthaus kamen. Er wollte nicht länger in diesem Hause bleiben. Der Wirt bedeutete ihm, er habe das Zimmer gemietet und müsse bleiben. Sie konnten sich nicht verständigen. Da sah er einen Wachmann vorbeigehen. Er rief ihn an, er solle ihn befreien. Der Wachmann kannte einige deutsche Worte, kam hinauf und sie gingen auf die Polizeistube, wo ein Protokoll über seine sonderbaren Erlebnisse aufgenommen wurde. Ein drittes Mal verließ er ein Gasthaus aus ähnlichen Motiven. Auf seinen Ausflügen trägt er einen Revolver, der ihm eine gewisse Sicherheit gewährt.

Die Diagnose der Paranoia ist nicht schwer zu stellen. Die mangelnde Kritik nach dem Ablaufe des Affektes verrät den psychotischen Charakter dieser Affektion. Es kann wohl einem Angstneurotiker etwas Ähnliches passieren. Er wird sich aber später, vielleicht schon nach einigen Stunden sagen:

Es war ein Unsinn, und er wird sich genieren, darüber zu sprechen. Dieser Mann trägt seine Geschichte mit der Absicht vor, mich von seinen Gefahren zu überzeugen. Diese Verfolgungen sind die Produkte seiner homosexuellen Einstellungen, die er nicht bewältigen kann. Wir erkundigen uns nach seinen Gewohnheiten und hören, daß seine Mutter sehr früh gestorben ist und daß ihm der Vater die Mutter vollkommen ersetzte. Er führte bis vor einigen Monaten mit dem Vater eine seelische Ehe. Sie gingen immer zusammen aus, nie einer ohne dem anderen, sie schliefen in einem Zimmer, machten ihre Spaziergänge gemeinsam. Nur selten wurde diese Gewohnheit durch einen Abend bei Freunden unterbrochen.

Nun trat ein merkwürdiges Erlebnis ein, das wir bei diesen latent Homosexuellen immer wieder finden. Er verliebte sich in ein Mädchen, das die Geliebte eines Angestellten war. Diese Leidenschaft ging rasch vorüber. Eine zweite jedoch sollte ihn bald aus der gewohnten Bahn bringen. Im Geschäfte war ein anderes Mädchen, mager, klein, ziemlich unansehnlich, wenig entwickelt. (Ein Typus, der sich dem Manne nähert.) Dieses Mädchen hatte einen Bräutigam, der sie immer abholte. Man wußte schon im Geschäfte, daß der Bräutigam draußen wartete, wenn die Sperrstunde kam. (Sie soll auch mit den anderen Männern des Geschäftes poussiert haben.) In dieses Mädchen verliebte er sich mit jener wahnsinnigen Leidenschaft, wie sie die Homosexuellen zeigen, wenn sie sich vor dem Manne retten wollen, wenn sie sich auf der Flucht vor dem Manne befinden. Es gelang ihm bald, den anderen Konkurrenten, der ein armer Beamter war, zu verdrängen und ihre Gunst zu gewinnen. Das arme Mädchen war überglücklich und stolz, daß der reiche Fabrikantenssohn ein Auge auf sie geworfen hatte. Er zeigte dem Mädchen sofort, daß er ernste Absichten habe. Er zog sich ganz vom Vater, der dieser Verbindung heftigen Widerstand entgegensetzte, zurück. Er lebte nur in dem Mädchen und für das Mädchen. Sie mußte sein Kontor verlassen. Der Vater wünschte es, außerdem sprachen die Angestellten allerlei Dinge, die ihm unangenehm waren. Er erhielt Briefe, die ihn aufklären sollten, wie leichtsinnig das Mädchen war. Ein anderer Beamter teilte ihm mit, daß er das Mädchen geküßt habe und daß sie gar nicht spröde wäre. Diese Menschen ahnten natürlich nicht, daß diese Mitteilungen seine Leidenschaft für das Mädchen steigern mußten. Denn die Phantasie, daß ein anderer Mann geküßt habe, war es ja, die ihn am meisten erregte. Diese Erregung wandelte sich in Zorn und Wut, aber sie wirkte auf seine homosexuelle Komponente. Je mehr er gegen das Mädchen gehetzt wurde, desto inniger schloß er sich an sie. Er sah sie dreimal täglich. Er holte sie morgens ab, sie gingen mittags zusammen spazieren und der Abend und öfters auch die Nacht gehörte dem Mädchen, das durch das Zeugnis eines Arztes bescheinigen konnte, daß sie noch virgo intacta war. Seine Beziehungen zu ihr waren auch derart, daß ihre Virginität nicht angetastet wurde. Dieses Verhalten, dieses Zurückschrecken vor der Defloration unter dem Vorwande ethischer Tendenzen entspricht der Unsicherheit und Hinterhältigkeit der Neurotiker, der Angst, sich definitiv zu binden, der Angst vor den Folgen und beweist die mangelnde Libido. Die Leidenschaft steckte mehr im Seelischen, sie war etwas Vorgeschobenes, etwas Unechtes. Denn sie waren manche Nacht beisammen, in der er sich damit begnügte, daß sie im gleichen Zimmer war (sie schliefen nie in demselben Bette). Ihre Anwesenheit beruhigte ihn am meisten. Da fühlte er sich vor seinen homosexuellen Gedanken sicher. Er brauchte auch das Verhältnis, um aller Welt demonstrieren zu können, daß er nicht homosexuell sei und die Frauen liebe.

Allein es setzte schon in den ersten Tagen dieses Verhältnisses eine Eifersucht ein, die für diese Menschen typisch ist und ihnen gestattet, sich doch immer wieder in Gedanken mit Männern zu beschäftigen. Er begann erst ihre Vergangenheit zu durchforschen. Sie mußte ihm alles beichten. Dann aber setzte die nicht endende Qual der endlosen Tage ein. Schon am Morgen beobachtete er sie argwöhnisch. Hatte sie blaue Ringe um die Augen, sah sie blaß aus, so war er sofort sicher, daß sie ihm diese Nacht untreu gewesen. Obwohl er sie in später Nacht bis zum Hause begleitet und sie morgens abgeholt hatte, so war er doch der Ansicht, daß sie später aus dem Hause geschlüpft sei und irgend einen ungekannten Liebhaber aufgesucht habe. Öfters schon durchwachte er eine ganze Nacht vor ihrem Hause. Er sah seltsame Schatten in ihrem Fenster sich auf und abbewegen und wußte sogleich, daß es ein Mann sein müsse. Er litt Höllenqualen. Er beauftragte einen Detektiv, das Mädchen zu überwachen, und ertappte sie auf einer unschuldigen Lüge. Sie wurde durch seine ewigen Fragen ganz aus der Fassung gebracht und mußte manchesmal lügen, um Ruhe zu haben. Eine solche kleine Lüge war der Ausgangspunkt eines Zwistes, der viele Wochen dauerte. Sie bemerkte, daß er vor ihrem Hause auf und ab patrouillierte. Er sah jammervoll aus, da er kaum zum Schlafen kam, und vernachlässigte seine Geschäfte in der Fabrik. Sie nahm ihm das Wort ab, daß er abends nach Hause gehen werde. Er gab es und war sofort unruhig. Denn es war ihm Gewißheit, daß sie das getan, um ihn desto sicherer betrügen zu können. Dann tobten in ihm fürchterliche Rachegedanken. Den unbekannten Liebhaber wollte er niederschießen und das arme Mädchen erwürgen. Vielleicht suchte er nach einer Untreue, um sich von dem Mädchen lösen zu können und seine Untreue mit der ihren zu entschuldigen.

Selbstverständlich schützte er eine Reise vor, um unvermutet bei dem Mädchen zu erscheinen. Er glaubte den Rauch einer Zigarre zu erkennen, zerrte sie bei den Haaren und wollte ein Geständnis ihrer Untreue erpressen. Er verdächtigte sie auch eines Verhältnisses mit ihrem 70jährigen Vormund!

Für die Analyse sind diese Fälle sonst nicht günstig und ziemlich aussichtslos. Ich bin aber so glücklich wie *Bjerre*[1]), über mehrere komplette Heilungen von Paranoia berichten zu können. Meistens unterbrechen diese Patienten die Psychanalyse und verlassen unter einem Vorwande den Arzt. Es nützt gar nichts, sie auf die Übertragung aufmerksam zu machen. In dem Momente, als sie eine Neigung zum Arzte fassen, wandelt sich diese Neigung in Angst und Mißtrauen. Sie wollen ihre Homosexualität nicht einsehen. Die psychischen Störungen gehen so weit, daß eine Korrektur nicht mehr möglich ist. Sie bleiben oft schon nach einigen Besprechungen aus. Dieses plötzliche Ausbleiben steht im schroffen Gegensatz zu ihrer anfänglichen Begeisterung für die neue Behandlungsmethode. Andere lassen sich einige Wochen halten und kommen in der Analyse nicht vorwärts. Geht man auf die homosexuellen Tendenzen nicht ein, so kann man sie länger analysieren, bleibt aber immer auf der Oberfläche, da sie nicht zu bewegen sind, aufrichtig zu sein, vor

---

[1]) Zur Radikalbehandlung der chronischen Paranoia. Jahrbuch f. psychoanalytische Forsch., 1912, III. Bd.

dem Arzte immer Geheimnisse haben und alle Einfälle, welche sich auf das Verhältnis zum Arzt beziehen, verschweigen.

Er kam immer mit dem Revolver zu mir, immer bereit, den vermeintlichen Verfolger niederzuschießen. Ich versuchte ihm begreiflich zu machen, daß er von seinen eigenen homosexuellen und kriminellen Gedanken verfolgt werde. Er hörte ungläubig zu, war aber nicht so ablehnend, wie ich es bei den meisten Paranoikern gewöhnt bin.

Auch dieser Patient blieb trotz guter Krankheitseinsicht nach drei Wochen aus, weil die Behandlung ihn furchtbar aufrege. Er glaubte, i c h w ä r e m i t s e i n e m V a t e r i n V e r b i n d u n g[1]) und wolle ihn vom Mädchen trennen. Seine eigentliche Liebe war der Vater, der mir in der Psychogenese der männlichen Paranoia eine prominente Bedeutung zu haben scheint.

Ich sah ihn zwei Jahre später während des Krieges. Er war als Freiwilliger hinausgezogen, hatte sich ausgezeichnet und wurde leicht verwundet. Er fühlt sich seit dem Kriege besser. Die Verlobung hatte er bald nach der Behandlung aufgelöst. Die Verfolgungsideen sollen bedeutend zurückgetreten sein.

Der nächste Fall zeigt uns eine paranoische Eifersucht mit Wahnbildungen auf Grund von Indizienbeweisen, die mit großem Scharfsinn ausgeklügelt und behandelt werden. Diese Fälle bilden die Übergänge zu den Querulanten, die ihr „Recht" suchen, wohl weil eine innere Stimme überschrien werden soll, welche das „Unrecht" betont.

Fall Nr. 81. Herr S. D. wird von dem Hausarzte seiner Familie aus der Ferne an mich gewiesen. Ich sollte entscheiden, ob seine Eifersucht begründet oder nur die Folge einer Krankheit sei.

Es handelt sich um einen sehr energischen, strebsamen 30jährigen Kaufmann, der ein Wirtsgeschäft in Verbindung mit einem größeren Laden in einem Dorfe betreibt. Er brachte es im Laufe von acht Jahren zu großem Ansehen und Wohlstand. Er konzentrierte förmlich den ganzen Kleinhandel des Dorfes, betrieb auch ein Engrosgeschäft für die Kleinhändler der Umgebung und war auf dem besten Wege, ein sehr reicher Mann zu werden, als die Eifersuchtsszenen mit seiner Frau einsetzten. Seine Frau war eine frigide Natur, die in seinen Armen ganz kalt blieb, was ihn immer sehr kränkte. Nach der Geburt von zwei Kindern wurde sie etwas wärmer. Als sie aber das erste Mal in seinen Armen einen starken Orgasmus empfand, war ihm das sofort verdächtig und er schloß daraus, daß sie einen anderen Lehrer in der Liebe gehabt haben müsse. Wie sollte es möglich sein, daß eine kalte Frau plötzlich über Nacht in eine leidenschaftliche verwandelt wurde? Er begann die Frau zu beobachten und kam zum Ergebnis, es müsse sie ein Mann besessen haben, der einen sehr großen Phallus hatte. Im Dorfe befand sich ein nicht mehr junger, reicher Bauer, der wegen der Größe seines Phallus und seiner Potenz bekannt war. Dieser Mann war sein Stammgast in der Schenke. Was war näherliegend, als sofort zu schließen, es müsse dieser Bauer gewesen sein? (Wir erkennen, daß er sich offenbar schon lange in der Phantasie mit dem großen Penis des Bauern beschäftigt haben muß. Diese Phantasie projizierte er auf seine Frau. Seine Neugierde und das Verlangen, den großen Phallus zu sehen,

---

[1]) Eine symbolische Darstellung meiner Identifizierung mit dem Vater.

verschob er auf seine Frau. So ist unser Denken beschaffen. Dieser Autismus *(Bleuler)* macht uns kritiklos und läßt uns alle Erscheinungen der Welt durch die Brille unserer Affekte sehen. Mußte sich seine Frau nicht als Weib für den großen Phallus des Bauern interessieren, von dem man in der Schenke ungeniert sprach, wenn er, der Mann, schon dieses Interesse zeigte? So ungefähr ist die Logik dieses Denkens.) Er begann den Bauern und seine Frau zu beobachten. Er schützte eine Reise vor und sagte seiner Frau, er werde erst am nächsten Tage zurückkommen. Er kam aber am Abend zurück. Er ging leise die Stiege in sein Schlafzimmer hinauf. Er hörte einen dumpfen Krach. Natürlich, der Bauer war aus dem Fenster gesprungen. Es war — wie die Frau meinte — die Katze, welche aufgescheucht wurde; er blieb dabei, es müsse ein Mann im Zimmer gewesen sein. Seine Frau war so beleidigt, daß sie ihn gleich verlassen wollte und zu ihm kein Wort mehr sprach. Er wurde kleinmütig und bat sie flehentlich um Verzeihung, und teilte ihr den Grund seiner Eifersucht mit. Die Frau antwortete, sie habe immer empfunden, aber sich geschämt, es ihm zu zeigen. Plötzlich sei es ihr eingefallen, es sei das ein Unsinn, auch habe sie ihn viel mehr liebgewonnen als vorher. Sie könne doch nichts dafür, daß sie jetzt mehr empfinde.

Es gab nun eine Pause von einigen Monaten. Da erhielten sie Einquartierung und ein wohlgestalteter Hauptmann bezog eine Stube. Dieser Hauptmann erregte seinen Verdacht von dem ersten Tage der Einquartierung. Er fand, daß seine Frau dem Hauptmanne den besseren Kaffee gab, daß sie ihn viel zu freundlich behandelte und ihm allerlei Aufmerksamkeiten erwies. Seine Frau wies darauf hin, daß der Hauptmann ihnen alle Lieferungen für seine Kompanie übertragen und so ein großes Geschäft verschafft habe, und meinte, daß sie nur aus geschäftlichem Interesse freundlich sei, daß aber diese Freundlichkeit nie die Grenzen der Konvention überschritten habe. Er aber sammelte Beweise für die Untreue seiner Frau. Als ein solcher Beweis erschien ihm der Rest einer Zigarette, die er im Schlafzimmer seiner Frau fand. Er untersuchte sie sorgfältig und bat den Burschen des Hauptmannes, ihm einmal eine Zigarette seines Herrn zu verschaffen, sie hätten ein so wundervolles Aroma und er wolle sie einmal versuchen. Er erhielt diese Zigarette und sie hatte die gleiche Hülse wie die seine. Es war allerdings eine Zigarette, wie er sie selbst rauchte, aber der Kranke konstatierte, daß ein besonderer Streifen drinnen zu sehen war, der sich in anderen Hülsen nicht befand. (Diesen Streifen konnte ich nicht sehen.) Von der gleichen Art waren seine anderen Beweise. Diesmal kam es zu einem großen Streite mit seiner Frau, der viel heftiger war als die vorhergehenden Kämpfe. Jetzt folgte Fall auf Fall. Er verdächtigte seine Kommis und entließ sie nach ein paar Wochen. Jeder war der Geliebte seiner Frau. Schließlich überfiel er seine Frau und begann wütend auf sie loszuschlagen und sie zu würgen. Die Frau verließ ihn am nächsten Tag, zog zu ihren Schwestern und reichte die Scheidungsklage ein. Sie behauptete, ihr Mann wäre nicht normal, und er kam nun nach Wien, um sich freiwillig meiner Beobachtung zu unterziehen.

Ich ging zuerst auf seine Wahnvorstellung ein und versuchte vorsichtig, sie zu korrigieren. Er ließ sich auch in einzelnen Punkten belehren, zeigte eine gewisse Krankheitseinsicht und war gar nicht ungehalten, als ich ihm das Zeugnis der Gesundheit verweigerte. Mittlerweile hatte er sich seinen Bart rasieren lassen, um jünger auszusehen. Diese Metamorphose war nicht nötig, denn er sah jung genug aus, es war aber ein Durchbruch seiner weiblichen Tendenzen. Er hatte auch eine Reihe von Träumen, in denen er eine Frau war. Meistens lebte er die alten Eifersuchtsszenen noch einmal durch und wiederholt tötete er seine Frau im Traume.

So träumte er:

> Ich bin mit meiner Frau in einem Zimmer, und zwar habe ich mich als Frau verkleidet, damit man mich nicht erkennt. Meine Frau geht aus dem Zimmer, es war sehr finster. Da kam der Hauptmann in das Zimmer und wollte mir unter die Röcke greifen. Er wurde aber aus dem Zimmer gerufen. Ich stürzte mich auf meine Frau: So eine Hure bist du! Jetzt weiß ich alles   und stach ihr ein Messer durch den Hals.

In einem anderen Traume lag er unter dem Bette und fühlte die Bewegungen des Koitus mit. Sehr charakteristisch war, daß er nach Streit- und Prügelszenen immer das Bedürfnis hatte, mit seiner Frau zu verkehren und daß seine Libido eine viel größere war   offenbar durch die sadistische Erregung.

Diesen Patienten hatte ich fünf Jahre nach Abschluß der Behandlung wiedergesehen. Er hatte sich von seiner Frau getrennt und war anscheinend ganz ruhig. Er behauptet vollkommen gesund zu sein, nicht mehr an Eifersucht zu leiden und hie und da mit Frauen zu verkehren. Ich wage es nicht zu entscheiden, ob ich diesen Erfolg der Analyse und heilpädagogischen Behandlung zuschreiben darf.

Ein Äquivalent des permanenten Wahnes bieten die verschiedenen Rauschzustände, die wir als periodische Wahnzustände betrachten dürfen. Nun ist es in der Tat auffallend, wie viele Alkoholiker, Morphinisten, Opiumesser, Kokainisten und in neuerer Zeit Adalin-, Veronal-, Medinal-, Luminalverbraucher an Angst vor dem Wahnsinn leiden. Analysiert man einen dieser Fälle, so stößt man immer auf die so oft betonte homosexuelle Komponente und einen unterdrückten Sadismus. Die psychischen Mechanismen dieser Kranken sind die gleichen wie die bei den paranoischen Formen des Eifersuchtswahnes beschriebenen. Im Vordergrunde des Leidens steht die Angst vor dem Wahnsinn. Es handelt sich um die endopsychische Erkenntnis, daß innere Kräfte die Wahnbilder höher werten als die Realität.

Der nächste Fall bringt uns eine Reinkultur dieses Zustandes, der oft mit Selbstmord endet.

Fall Nr. 82. Herr O. L., ein Geigenkünstler von großem Talente, leidet an unerträglichen Angstzuständen, unter denen die Angst vor dem Wahnsinn am stärksten hervortritt. Er hat auch Stunden einer unerklärlichen, furchtbar quälenden Angst, ohne daß er sich sagen könnte, wovor er Angst hat. Er fühlt nur, daß er etwas furchtbares machen könnte, um der Angst zu entgehen und endlich einmal Ruhe zu haben. Er glaubt, er könnte ein Verbrechen anstellen, um eingesperrt zu werden und sicher zu sein, daß er sich nicht mehr zu fürchten brauche. In den ersten Wochen spricht er nur von der Angst vor seinem Vater. Er leidet förmlich an der fixen Idee, sein Vater

werde nach Wien kommen und ihn in ein Irrenhaus sperren lassen. Bevor er
das ertragen würde, **würde er zuerst den Vater und dann sich
erschießen.** Er kommt immer wieder auf seinen Verdacht zurück, daß
ich mit dem Vater in Verbindung stünde. (So äußert sich bei diesen Kranken
die Identifizierung des Arztes mit dem Vater. Der Arzt wieder ein Symbol
des Vaters!) Er nimmt schon durch mehrere Jahre verschiedene narkotische
Mittel. Eigentlich nicht, um zu schlafen. Denn er könnte auch ohne Veronal
oder Pantopon .schlafen. Aber er habe dann so entsetzliche Angst. Und er
fühle es, daß er dann durch die Narkotika ein viel besserer Mensch sei. Er
nimmt ganz unglaubliche Quantitäten von narkotischen Mitteln. Er hatte
schon einmal in selbstmörderischer Absicht 10 g Veronal genommen und nur
erzielt, daß er 48 Stunden lang wie erschlagen schlief und dann ohne Schädigung des Organismus erwachte. Er schläft täglich bis 11 oder 12 vormittags,
mitunter bis zum Nachmittag und ist dann noch immer etwas schlaftrunken.

Er ist jetzt strenger Alkoholabstinent. Er hatte schon einige Male im
Rausche große Dummheiten angestellt. Einmal attackierte er einen Offizier in
einem Nachtlokale, wollte ihn umarmen, küssen und machte ihm verschiedene
Anträge, die ihm einen Hinauswurf eintrugen. Auch kam es zu schweren
Raufhändeln, die ihn mit der Polizei in Konflikt brachten. Er gab seinem
Vater das Ehrenwort, nicht mehr zu trinken, weil er in eine Alkoholent-
ziehungsanstalt gebracht werden sollte. Dieses Ehrenwort brach er nur einmal,
begann aber die verschiedenen narkotischen Mittel zu nehmen. Während eines
sechsmonatlichen Aufenthaltes in einem Sanatorium erholte er sich vollkommen und gewöhnte sich die narkotischen Mittel ab. Einen Monat nach dem
Verlassen des Sanatoriums erlag er wieder dem Drange, Schlafmittel zu
nehmen.

Er ist ein auffallend schöner, sehr kräftiger Mann, der viel Glück bei
Frauen hat. Er blieb aber keiner längere Zeit treu, nur seiner letzten Freundin.
Diese habe er wirklich geliebt und liebe sie noch heute. Er würde sie heiraten,
wenn er sie erhalten könnte.

Er leidet immer unter Eifersucht, und zwar unter einer typischen Form
der Vergangenheitseifersucht, die wir bei dem Beispiele des Künstlers Nr. 78
bereits kennen gelernt haben. Er läßt sich immer wieder die Szenen erzählen,
in denen seine Freundinnen verführt wurden. Besonders die Szene der Defloration muß er auf das genaueste wiedererleben können. Er gerät dadurch in
hochgradige sexuelle Erregung. Nur unter diesen Umständen kann er bei
Frauen Orgasmus erzielen. Sonst kommt es vor, daß er eine halbe Stunde lang
koitiert, ohne daß Ejakulation eintritt.[1])

Schließlich erzwingt er die Ejakulation und den Orgasmus, wenn die
Frau die Friktion des Penis mit der Hand besorgt. Diese Art von Sexualbefriedigung läßt auf irgend ein Erlebnis aus der Jugend schließen, bei
dem diese Art gewählt wurde. Zuerst gesteht er, daß er im Alter von 17 Jahren
ein Verhältnis mit einem Jungen hatte, der ihn auf diese Weise befriedigte.
Noch frühere Szenen aus der Kindheit tauchen auf. Immer wieder handelt es
sich um Szenen mit Knaben. Jetzt will er von homosexuellen Tendenzen nichts
wissen. Er habe sich mit 17 Jahren von seinem Freunde gewaltsam losgerissen
und begonnen, leidenschaftlich Frauen und Mädchen nachzujagen.

---

[1]) Eine bei Neurotikern nicht seltene Form der Sexualstörung, welche auf ein
anderes Sexualziel schließen läßt. Vgl. Band IV „Die Störungen des Orgasmus".

In der Wahl seiner Liebesobjekte verrät sich seine latente Homosexualität. Am häufigsten verführte er die Schwestern von Freunden, die ihm
gut gefielen. Ich konnte kein Verhältnis finden, bei dem nicht ein Mann eine
Rolle spielte. Wo dieser Mann nicht vorhanden war, wurde er herbeigeholt,
um die bestimmte, zu seiner Libidinisierung notwendige Konstellation zu erzielen. Sehr bezeichnend ist eines der letzten Beispiele der jüngsten Zeit.

Er lernte in einem Sanatorium eine junge Dame kennen, die bald seine
Geliebte wurde. In diesem Sanatorium befand sich auch einer seiner intimsten
Freunde. Er bat diesen Freund, sein Glück bei der Dame zu versuchen, er
wolle ihre Treue auf die Probe stellen. Der Freund weigerte sich. Er fürchtete
Zwistigkeiten mit seinem Freunde und das war ihm die Dame nicht wert. Nun
wählte unser Patient einen anderen Weg, um seinen Freund mit der Dame
zu vereinigen. Er wettete mit ihm um eine hohe Summe, daß er dieses Mädchen nicht werde erobern können. Der Freund ging auf die Wette ein und
konnte ihm schon nach drei Tagen mitteilen, daß er die Wette gewonnen
habe. O. L. wollte nun einen sehr genauen Bericht von der Verführungsszene
haben, wurde so wütend, daß er den Freund hätte niederschießen können.
Als der Freund nach einigen Monaten wieder einmal eine andere Geliebte von
ihm besessen hatte, überfiel er ihn auf der Straße und hätte ihn erschlagen,
wenn ihn nicht andere Kameraden zurückgehalten hätten.

Er hat in Wien die sichere Gewißheit, daß dieser „verfluchte Kerl" auch
seine jetzige Geliebte, ein Mädchen, das er wirklich liebe, erobern werde.
Dann werde er aber in seine Heimat fahren und das Mädchen und den Freund
niederschießen. Diese Freundin hat einen Bruder, der in der Psychogenese
dieser Liebe eine große Bedeutung hat. Einmal erzählte ihm das Mädchen, wie
namenlos sie ihren Bruder liebe. Sie könne es verstehen, wenn sich eine
Schwester dem Bruder hingäbe. Nun verlangte er von ihr, daß sie mit dem
Bruder verkehren sollte, stellte aber eine unerläßliche Bedingung: Er müsse
Zeuge dieser Hingabe sein. Diese Phantasie wurde zur quälenden Zwangsvorstellung. Er quälte sie bei jeder Gelegenheit, sie möge ihm doch diesen
Wunsch erfüllen, er forderte den Bruder immer auf, zu kommen, wenn die
Schwester zugegen war. Einmal waren sie allein. Er brach sein Ehrenwort
und sie zechten um die Wette. Er wurde schwer berauscht, machte dem
Bruder seiner Geliebten eine feurige Liebeserklärung, forderte ihn auf, mit
ihm nach Hause zu gehen und ihm die Schwester zu ersetzen.

Seine Mutter war gestorben, als er 15 Jahre alt war. Der Vater nahm
sich eine junge Frau ins Haus, in die er sich verliebte. Zugleich haßte er
sie auch, weil er fürchtete, der Vater werde ihn zugunsten dieser Frau enterben. Er hatte schon Pläne gemacht, diese Frau mit Gift aus der Welt zu
schaffen. Vollkommen unbewußt und am tiefsten verdrängt ist seine Liebe zum
Vater, den er quält und dem er sehr schwere Sorgen macht. Er stand im
Beginne einer großen Entwicklung, alle Lehrer prophezeiten, er werde einer
der größten Geigenkünstler der Welt. Sein erstes Konzert war ein beispiel-
loser Erfolg. Da brach die Neurose aus und er war mit seiner Kunst fertig.
Fertig wie mit seinem Leben.

Hinter der Neurose, deren Tendenz dahin geht, den armen Vater immer
wieder in Sorge zu versetzen, ihn zu kränken und ihn zu zwingen, sich mit
dem mißratenen Sohne zu beschäftigen, verbirgt sich eine leidenschaftliche
Liebe zum Vater, den er offen beschimpft, dem er 20 Seiten lange Briefe
schreibt, den er erschießen will, wenn er sein Erbe schmälern würde. Eine

Erinnerungsspur führt zu Kindheitsphantasien, die der geschilderten mit dem Jungen entsprechen. Schließlich produziert er eine Erinnerung, die den Vater schwer belastet. Auch der Vater war Trinker.

Es hat den Anschein, als ob er diese Szene vergessen wollte. Seine Mordphantasien gehen gegen den Vater. Das tritt immer mehr zutage. Er wird zum Kranken und Veronalisten, um kein Verbrechen zu begehen. Er fühlt sich vom Vater verletzt und bei Seite geschoben. Seine wahnsinnige Verschwendungssucht bringt ihn mit ihm in permanente Konflikte. Der Vater droht, er werde ihm keine Schulden mehr bezahlen. Er müsse einmal das teure Leben aufgeben. Da bricht der Krieg aus. Er meldet sich unter den ersten Freiwilligen, zeichnet sich mehrfach aus und findet schließlich in einem Gefechte den Tod.

Ich habe im Kapitel „Homosexualität und Alkohol" auf die latente Homosexualität der Trinker aufmerksam gemacht. Der bekannte Eifersuchtswahn der Alkoholiker findet nach diesen Darstellungen eine neue Beleuchtung. Der Rausch ist dann gewissermaßen eine periodische artifizielle Paranoia, bei der die Verfolgungsvorstellung in den Vordergrund treten kann. In vielen Fällen ist sie sehr deutlich zu beobachten. In dieser Hinsicht unterscheidet sich der schwere Alkoholiker kaum vom Paranoiker. Beide glauben an die Wahrhaftigkeit ihrer Wahngebilde.

Zwei Fälle von Eifersuchtswahn bei Alkoholikern mögen diese lange Reihe von Krankheitsgeschichten beschließen:

Fall Nr. 83. Herr N. V., Hauptmann, hat mit 34 Jahren geheiratet und ist jetzt zwei Jahre verheiratet. Seine Ehe ist von dem ersten Tage an unglücklich. Er hatte vorher nur mit Dirnen verkehrt und war bei diesen immer sehr potent. Bei seiner Frau ist er impotent. Er ist darüber unglücklich und tröstet sich bei Dirnen. Er begann zu trinken und im Rausche seine Frau zu schlagen. Er beschimpfte sie dann, schalt sie Dirne und behauptete, sie hätte mit allen Offizieren Verhältnisse. Während er vorher auch schon trank, aber mit Maß, wird er jetzt ein ausgesprochener Potator, treibt sich in Schenken herum und wird im Rausche mit Kellnern und Untergebenen sehr freundlich, küßt sie und trinkt mit ihnen Bruderschaft. Er ist fest davon überzeugt, daß seine Frau ihn betrügt, und verdächtigte sogar seinen Burschen, den er im Rausche jämmerlich verprügelte.

Die Frau verließ den Mann und flüchtete zu ihren Eltern.

Das wirkte auf den Mann so deprimierend, daß er gänzlich geändert und reuig nach einem dreimonatlichen Aufenthalte in einem Sanatorium zurückkehrte und sie bewog, wieder mit ihm zu leben. Aber schon nach einigen Wochen setzte die Eifersucht wieder ein. Diesmal bezichtigte er sie der unnatürlichsten Verbrechen. Er warf ihr vor, daß sie sich von dem Hunde lecken ließe und schoß das Tier nieder. Er bewachte sie eifersüchtig und verbot ihr jeden Umgang. Schließlich entdeckte er, daß sie mit ihrem 15jährigen Bruder Umgang pflege. Er schnitt aus dem Leintuch einen Fleck aus, der ihm als Beweisstück ihrer Untreue galt. Er überfiel sie bei Nacht, würgte sie und erpreßte ihr das Geständnis des Umganges mit dem Bruder. Sie flüchtete wieder zu den Eltern, weigerte sich aber, ihren Mann dem Psychiater auszuliefern. Sie wolle nicht die Ursache seiner Internierung sein!

Mittlerweile machte der Wahn beim Kranken rapide Fortschritte. Er betrank sich ganz exzessiv und provozierte einen Skandal vor dem Hause ihrer Eltern. Er machte bei der Polizei die Anzeige, daß ihn seine Frau und sein junger Schwager, mit dem sie in sträflichen Beziehungen stehe, durch verdächtige Subjekte verfolgen ließen. Er machte aber aufmerksam, er werde den Kerlen einen Denkzettel geben und den ersten, der ihm zu nahen wage, niederschießen. Internierung. Delirium tremens. Exitus infolge interkurrenter Erkrankung.

Hervorzuheben ist, daß der beschuldigte Schwager ein besonderer Liebling von ihm war, den er sehr gerne mit auf die Jagd nahm, der er leidenschaftlich fröhnte. In der Volltrunkenheit wollte er ihn immer umarmen und liebkosen.

Eine Verbindung von Paranoia und Alkoholismus zeigt auch die letzte der hier vorgeführten Beobachtungen:

Fall Nr. 84. Es handelt sich um eine nicht mehr junge Frau. Es ist eine Großmutter von vielen Enkeln, die jetzt schon 54 Jahre alt ist und bis vor einigen Jahren nicht eifersüchtig war. Wie ihr Mann mit ihr zu verkehren aufhörte, faßte sie sofort die Idee, er müßte mit einem schönen Mädchen ein Verhältnis haben, das vorher bei ihnen bedienstet war und das Haus verlassen hatte. Sie hatte das Mädchen öfters in der Nähe des Hauses gesehen und sich gewundert, daß es so schön aussah und so nett gekleidet gewesen war. Das Mädchen war ihr überhaupt sehr lieb gewesen. Sie hatte sogar geweint, als das brave Mädchen den Dienst kündigte. Nun quälte sie ihren Mann, er müsse ein Verhältnis mit diesem Mädchen haben, sie wisse es ganz bestimmt. Der Mann stellte das Verhältnis in Abrede, mußte aber — von ihr gequält — zugeben, daß er sie einige Male auf der Gasse gesehen und mit ihr gesprochen habe. Das war nun der Anlaß zu so argen Eifersuchtsszenen, daß der Mann das Haus verließ und wochenlange verreiste. Er wollte seine Ruhe haben und war energisch genug, dies durchzusetzen. Ja, er drohte sogar mit Scheidung.

Die Frau begann zu trinken, und zwar am liebsten Liköre und auch gewöhnlichen Schnaps. Betrunken, pflegte sie sehr ordinär zu werden und über das Mädchen zu schimpfen. Sie sei eine Hure, man solle ihr die Kleider vom Leibe reißen. Sie bedrohte den Schwiegersohn der jüngsten Tochter und trug sich mit dem Gedanken, ihn mit Vitriol zu übergießen. Sie hatte auch im Rausche den Drang, ihre jüngste Tochter aufzusuchen (offenbar um den Schwiegersohn zu treffen!) und lief oft zum Bahnhof, stieg in verkehrte Züge und machte allerlei Unsinn, so daß sie interniert werden mußte. Im Sanatorium entwöhnte man sie leicht, sie zeigte keine Abstinenzerscheinungen, aber sie rechnete sich täglich vor, was ihr Mann mit dem Mädchen mache. Sie behauptete — wie fast alle Paranoiker —, sie habe telepathische Eigenschaften und fühle es auf die Distanz, daß ihr Mann jetzt mit dem Mädchen zusammen sei. Das sei unumstößlich und davon werde sie kein Arzt abbringen.

Diese Behauptung hatte auch eine innere Wahrheit: Der Mann in ihr war mit dem Mädchen beisammen, d. h. der Mann in ihr beschäftigte sich fortwährend mit dem Mädchen. Sie hatte ja auch keinen anderen Gedanken als das Mädchen. Es war so, als ob sie sich sagen wollte: Wenn ich ein Mann wäre, ich würde mich in dieses Mädchen verlieben und würde sie keinen Moment allein lassen. Sie müßte mir ganz zu eigen sein.

Nach der Hochzeit ihrer jüngsten Tochter war sie an einer Depression erkrankt, in der schon die ersten Anfänge des Alkoholismus auftraten. Sie hatte offenbar zwei homosexuelle Liebesobjekte, die sie identifizierte: das Dienstmädchen und die jüngste Tochter. In der Tat kam sie bald auf den Gedanken, daß ihr Mann mit der bewußten Tochter sträflichen Umgang pflege. Sie machte sogar eine diesbezügliche Eingabe an das Gericht und erbot sich, Beweise für diese Behauptung zu erbringen. Ihr Mann wolle sie jetzt vergiften. Man habe ihr einen Kaffee gebracht, der nach Arsenik gerochen habe.

So verschiebt sie die eigenen kriminellen Ideen auf die Umgebung. Wir erkennen, daß sie trinken mußte, um das wilde Tier in sich zu betäuben, das seine Grausamkeit und seine atavistischen Regungen ausleben wollte. Die endgültige Internierung in einer Anstalt änderte nichts an ihren Einstellungen. Sie schimpfte über den Mann, der sie im Bunde mit dem verhaßten Schwiegersohn hatte einsperren lassen, um sie zu verhindern, daß sie ihre bösen Streiche der ganzen Welt bekanntgeben könne.

Wie nahe liegen in allen diesen Fällen die verbotenen Regungen neben einander! Fast einförmig das gleiche Bild: Kriminalität, Homosexualität und Inzest. Nach dem jahrelangen Zwange einer offiziellen Monosexualität rächt sich die Unterdrückung durch das Manifestwerden der Pansexualität und der Kriminalität in pathologischer Form. Denn alle diese Krankengeschichten enthüllen den „Anderen" das zweite Ich, den verdrängten Menschen.

Wir haben eine Menge Menschen kennen gelernt, die sich als Opfer unserer monosexuellen Kultur manifestiert haben. Die Menschheit zahlt ihre Entwicklung zum Monosexualismus mit neurotischer Homosexualität, mit allen Neurosen, mit Alkoholismus und Paranoia.

Doch wäre es verfehlt, die Kultur dafür anzuklagen und von einer Änderung der Gesetzgebung und offiziellen Moral grundlegende Besserungen zu erwarten. Sicherlich müssen alle Menschenfreunde kämpfen, daß die moralische Ächtung und die legale Verfolgung der Homosexuellen abgeschafft und einer freieren Anschauung in der Frage aller Paraphilien vorgearbeitet wird. Allein wir dürfen nicht verkennen, daß es sich um gewaltige soziale Kräfte, um Entwicklungstendenzen handelt, welche über alle menschlichen Kräfte hinaus einem unbekannten höheren Ziele zustreben. Die Entwicklung der Menschheit geht eben vom Bisexualismus zum Monosexualismus. Auch die „echte" Homosexualität ist in der Form, wie wir sie heute überall finden, ein Beweis für diese Anschauung.

Denn wäre die Homosexualität ein angeborener Zustand, wie es
Hirschfeld und *Blüher* annehmen, dann müßten sie den Typus der
Gesundheit darstellen, und es gäbe bei ihnen keine verdrängte Heterosexualität, es gäbe keine Morphinisten, Alkoholisten und Dipsomanen[1])
unter ihnen. Die Zahl mag allerdings nicht groß sein, das rührt aber
daher, daß die Homosexualität der Uranier schon ein Kompromiß darstellt, einen Heilungsversuch der Natur und der Psyche, sich aus dem
unlöslichen bisexuellen Konflikt zu retten. Gerade der Umstand, daß
alle Neurotiker Rückschlagserscheinungen sind, spricht ·für die Theorie
von der Entwicklung der Menschheit zur Monosexualität. Der Neurotiker könnte als Bisexueller ein früheres Entwicklungsstadium repräsentieren, wenn es die Kulturmoral nicht verhindern würde. Wo er es versucht (wie z. B. der Dichter Oskar Wilde), geht er an der allgemeinen
Ächtung zugrunde, er stirbt den bürgerlichen Tod. Die Homosexualität
geht deshalb selten in eine Paranoia über, in der die Heterosexualität
zutage tritt, wie es umgekehrt beim Heterosexuellen mit der verdrängten Homosexualität der Fall ist. Das beweist, daß die Homosexualität
schon die Neurose, schon eine Vorstufe der Psychose der Paranoia ist.
Denn bricht beim Homosexuellen die Paranoia aus, dann lebt er in

---

[1]) Freilich führt *Hirschfeld* diese krankhafte Neigung auf die soziale Ächtung
der Homosexuellen zurück. Das ist meiner Ansicht nach eine willkürliche Annahme.
Auch die Neigung der Homosexuellen zu Affektstörungen, ihre gesteigerte Sensibilität,
ihre schmerzbare Reizbarkeit, ihre endogene Verstimmung ist nur ein Beweis, daß alle
Homosexuellen schwere Neurotiker sind. *Hirschfeld* mag die akuten Ausbrüche von
Affektpsychosen bei Homosexuellen auf die Wirkung der Konflikte zurückführen. Aber
unmöglich ist es, diese gesteigerte Affektivität auf den femininen Einschlag der Urninge
zu beziehen. Wie wären dann die ebenso unangenehmen Störungen der Urlinden, die
sich durch einen stark maskulinen Einschlag auszeichnen, zu erklären? *Hirschfeld*
verweist auf die Angstzustände der Homosexuellen (S. 916) und sagt wörtlich: „Gerade
dieser Zustand findet sich vielfach auch bei Homosexuellen, die vom Haus aus
psychisch völlig intakt sind." Nein — sie sind eben vom Haus aus nicht psychisch
intakt, sondern alle durch die Verdrängung der Heterosexualität schwer neurotisch.
Die Oberfläche kann täuschen und mancher Mann, der äußerlich das Bild der Gesundheit bietet, eine ausgeglichene Natur scheint, kämpft innerlich mit einer schweren
Neurose. Übrigens hebt *Hirschfeld* auch die Disposition der Homosexuellen zu Verfolgungswahn und Beziehungsvorstellungen hervor. Von den homosexuellen Frauen erzählt *Hirschfeld:* „Namentlich homosexuelle Frauen werden mit der Zeit durch die
ihnen wider ihren Willen auferlegte Erfüllung ehelicher Pflichten sehr nervös und
leiden, abgesehen von Angstzuständen, an schweren Depressionen." Woher weiß nun
Hirschfeld, daß diese Depressionen von der Erfüllung der ehelichen Pflichten stammen?
Ich kenne homosexuelle Frauen, welche geschieden sind und noch schwerer leiden, ich
kenne homosexuelle Jungfrauen, welche ebenso neurotisch sind wie die Frauen und von
schweren Depressionen geplagt werden. Alle diese Momente beweisen, daß der Homosexuelle seine Monosexualität ebenso teuer bezahlt wie der neurotische monosexuell
Heterosexuelle.

dem Wahne, dem entgegengesetzten Geschlechte anzugehören, und kann auch so weit kommen, daß er seine Genitalien nicht mehr sieht und es fühlt, daß er sich verwandelt hat. Die Paranoia ergänzt dann noch physisch, was sich seelisch schon in ihm vollzogen hat. Der Wunsch des männlichen Homosexuellen: Ich will ein Weib sein! geht in der Paranoia in Erfüllung. Er hat dann tausend Beweise, daß er ein Weib ist. Solche Fälle sind zahlreich beschrieben worden, besonders von *Krafft-Ebing*, der sie als „Metamorphosis sexualis paranoica" bezeichnet. Solche Menschen bilden sich ein, daß sie eine Periode haben, weil sie alle vier Wochen aus der Nase bluten (kommt auch bei nicht paranoischen Urningen vor!), es gehen ihnen unten Molimina durch fünf Tage zur Vollmondzeit ab. So erzählt der Patient von *Krafft-Ebing* (Beobachtung 134, S. 245): „Alle 4 Wochen, zur Vollmondzeit, habe ich 5 Tage lang alle Molimina wie eine Frau, körperlich und geistig, nur daß ich nicht blute (!), während ich ein Gefühl von Abgang der Flüssigkeit, ein Gefühl von Geschwollensein der Genitalien und des Unterleibes (innen) habe; eine sehr angenehme Zeit, besonders wenn nachher und später in ein paar Tagen das physiologische Gefühl der Begattungsbedürftigkeit kommt mit seiner ganzen, das Weib durchdringenden Kraft." Ein anderer Paranoiker behauptet, er sei von jeher ein Weib, ein französischer Quäkerkünstler habe ihn in der Jugend durch Zauberei mit männlichen Genitalien versehen und durch Salben das Entstehen des Busens verhindert. Ein Mädchen meiner Beobachtung fühlte den Penis, wies auf die Barthaare im Gesichte hin und meinte, sie sei nur ein verhexter Mann. Sie fühle aber, wie ihr der Penis im Innern wachse und allmählich herauskomme.

Daß aber auch die Verdrängung der Heterosexualität für den Homosexuellen schwere Folgen haben kann, ihn zum Alkoholismus drängt, einen Verfolgungswahn erzeugt, beweisen die nachfolgenden Zeilen:

„Ich habe bei Homosexuellen Zustände von Präkordialangst mit starken vasomotorischen Störungen gesehen, wie sie furchtbarer schwerlich gedacht werden können. Neben der Angstneurose scheint mir als Abstinenzleiden besonders gelegentlich eine A r t V e r f o l g u n g s w a h n v o r z u k o m m e n, bei dem es oft schwer zu unterscheiden ist, ob er noch in das Gebiet nervöser Zwangsvorstellungen oder schon in das der Paranoia fällt. Solche Personen bilden sich ein, daß jedermann ihnen ihre Homosexualität anmerke, die Leute beobachteten ihre Hände und lächelten spöttisch, daß sie keinen Verlobungs- und Trauring trügen, im Restaurant zischelte man an den Nachbartischen „verständnisinnig" über den „eingefleischten Junggesellen", in den Hotels merkten Portiers und Kellner gleich, „was los sei", und behandelten sie

verächtlicher oder vertraulicher als die übrigen Gäste, auf der Straße
fielen Bemerkungen über ihren trippelnden Gang, kurz überall fühlen
sie sich beobachtet, geniert; manche erröten fortwährend, andere werden
krankhaft mißtrauisch und menschenscheu, wieder andere — und das
ist das Schlimmste — flüchten sich zum Alkohol. Überzeugt von der
Richtigkeit ihrer Wahrnehmungen und auch dem Arzte gegenüber
refraktär, entschließen sich Patienten dieser Art meist schwer und
spät, zum Arzt zu gehen, dem sie sich dann häufig erst unter falschem
Namen vorstellen. Haben diese Verfolgungsideen bereits sehr lange
gedauert, so sind solche Zustände kaum noch zu beseitigen, jedenfalls
erfordern sie die größte Mühe und Geduld des Arztes, sowie das Aufgebot eines ganzen Heilapparates, vor allem des psycho- und hydro-
therapeutischen, wogegen man mit Medikamenten, für deren Verordnung
eine ziemliche Verlockung besteht, recht vorsichtig sein soll." (*Hirschfeld* l. c. S. 455.)

Aus dieser Beobachtung von *Hirschfeld* erhellt das tiefe Schuldbewußtsein der Homosexuellen, das aber nicht auf ihre Homosexualität,
sondern auf ihre Kriminalität zurückzuführen ist. Vielleicht ist diese
Verlötung von Homosexualität und Kriminalität, von pathologischer
Eigenliebe und unterdrücktem Hasse, diese Unfähigkeit zu einer wirklichen Liebe, die Ursache, daß die Menschen sich gegen die Monosexualität sträuben und daß unzählige Opfer fallen, unzählige Menschen
durch raffinierte seelische Martern zugrunde gehen. So wie wir nicht
mehr die Götter der Urzeit haben — Männer mit weiblichen Busen und
Frauen mit einem gewaltigen Phallus — so wie wir eine Teilung der
Gottheit in drei Komponenten (Mann, Weib, Kind) vorgenommen
haben, die vereint eine Kraft darstellen, so müssen wir uns auch nur für
ein Liebes-Ideal entscheiden. D a s   i s t   d e r   M o n o t h e i s m u s
d e r   S e x u a l i t ä t,   d e r   n o c h   v i e l   s t a r r e r   u n d
s t r e n g e r   i s t   a l s   d e r   r e l i g i ö s e.   „L i e b e n   h e i ß t
s e i n e n   G o t t   f i n d e n"   h a b e   i c h   d e f i n i e r t.   E s   s o l-
l e n   a b e r   k e i n e   a n d e r e n   G ö t t e r   s e i n   n e b e n   d i e s e m
G o t t e.   D i e s e r   K a m p f   u m   d e n   e i n z i g e n   G o t t   d e r
L i e b e   s c h l i e ß t   a l l e   e r o t i s c h e n   T r a g ö d i e n   u n s e r e r
K u l t u r   i n   s i c h   e i n: d e n   K a m p f   u m   d i e   T r e u e   u n d
u m   d i e   M o n o g a m i e,   d i e   s i c h   v o r l ä u f i g   a l s
ä u ß e r s t e s   Z i e l   d e r   k u l t u r e l l e n   s e x u e l l e n   L e i t-
l i n i e   z e i g e n.   Z w i s c h e n   d e m   P a n s e x u a l i s m u s   d e s
U r m e n s c h e n   u n d   d e r   s t r e n g e n   M o n o g a m i e   u n d
d e r   M o n o s e x u a l i t ä t   d e s   K u l t u r m e n s c h e n   l i e g e n
a l l e   E n t w i c k l u n g s m ö g l i c h k e i t e n   u n d   H e m m u n g e n,

welche sich als Parapathien, Paraphilien, Trunksucht, Paralogien usw. äußern. Die Analyse der Eifersucht hat uns deutlich gezeigt, daß mit der verdrängten Homosexualität auch die Kriminalität zum Vorschein kommt. Die Kranken, von denen wir erzählt haben, schlagen, sie tragen Revolver bei sich, sie drohen mit Totschlag. Mancher Mord aus Eifersucht geht auf die Triebkraft der Kriminalität zurück. Es ist ja zu bedenken, daß die Verdrängung die Homosexualität ebenso wie die anderen paraphilen Triebe und die Kriminalität unterdrückt. Bricht nun die verdrängte Homosexualität aus der Versenkung des Unbewußten hervor, so reißt sie auch alle verdrängten Regungen des Hasses mit sich. Mit dem verdrängten Homosexuellen meldet sich auch der verdrängte Verbrecher. Diese Erscheinung macht uns die furchtbaren Verbrechen verständlich, welche die Paranoiker begehen, wenn sie sich verfolgt und bedroht fühlen. Sie projizieren nicht nur die Verfolgung durch homosexuelle Ideen auf die Umgebung, sondern auch ihre eigenen kriminellen Impulse. Man will sie morden . das heißt eben: Ich will morden und deshalb nehme ich an, daß der andere mich ermorden will.

Sieht man aber in der Homosexualität ein archaisches Symptom, eine Rückschlagserscheinung, so wird man auch verstehen, daß der Inzest in allen Formen bei dem Homosexuellen eine größere Rolle spielen muß als bei dem Normalen. Der Urning steht zeitlich dem antiken Ödipus und die Urlinde der antiken Elektra näher als die Normalmenschen. Auch die Herrschsucht muß sich in kräftigeren Zügen nachweisen lassen. Zeigt doch die Unterdrückung der heterosexuellen Komponente schon das Bestreben, Herr über sich zu werden und beweist doch diese einseitige Vergewaltigung den eigensinnigen Willen zur Macht über sich selbst! In der Eifersucht bricht der Wille zur Macht in heftigen Affekthandlungen hervor und zeigt die innigen Beziehungen der Homosexualität zum Sadismus, die wir in den nächsten Kapiteln ausführlich besprechen werden.

Die Homosexualität.

XII.

Homosexualität und Sadismus.

> Man mißversteht das Raubtier und den Raubmen-
> schen (z. B. Cesare Borgia) gründlich, man mißversteht die
> „Natur", so lange man noch nach einer „Krankhaftigkeit"
> im Grunde dieser gesündesten aller tropischen Untiere
> und Gewächse sucht, oder gar nach einer ihnen einge-
> borenen „Hölle": wie es bisher fast alle Moralisten ge-
> tan haben.   *Nietzsche.*

Unsere Untersuchungen über das seelische Phänomen der Eifersucht haben uns immer wieder auf die Zusammenhänge zwischen
Homosexualität und Sadismus geführt, die wir schon bei Besprechung
der Abwehrreaktionen des Homosexuellen flüchtig erwähnt haben. Der
Nachweis der sadistischen Einstellung des Homosexuellen ist uns in
den meisten Fällen gelungen, bei denen wir danach geforscht haben.
Dies Verhalten ist so typisch, daß ich mich wundern muß, daß es nicht
früheren Beobachtern in seiner Gesetzmäßigkeit aufgefallen ist. Die
Häufigkeit abnormer sexueller Gelüste bei Homosexuellen wurde zwar
von vielen Ärzten hervorgehoben und zugunsten einer degenerativen
Anlage verwertet. Da sie aber nur auf die Mitteilungen angewiesen
waren, die·ihnen die Homosexuellen machten, und ihnen die Tiefenfor-
schung der psychologischen Analyse nicht zugänglich war, mußte ihnen
diese Gesetzmäßigkeit entgehen. Wir werden in dem nächsten Kapitel
aus einem ausführlich mitgeteilten Falle erst mit voller Deutlichkeit
ersehen, wie lückenhaft diese ersten Mitteilungen der Patienten sind.
Ich habe schon hervorgehoben, daß die Wahrheitsliebe der Homosexuellen von vielen Forschern ernstlich bestritten wird. Dazu kommt noch
der Umstand, daß die sadistischen Triebkräfte von den Neurotikern
bewußtseinsunfähig gemacht werden. Sie sind verdrängt und gehören
zu dem beharrlich übersehenen und beiseite gestellten Inventarium der
homosexuellen Psyche.

Nur in vereinzelten Fällen drängt sich der Sadismus übermächtig
in den Vordergrund des Bewußtseins und gibt dem paraphilen Krank-

heitsbilde die spezifische Färbung. Dann allerdings beschränkt sich der
Sadismus nicht allein auf das entgegengesetzte Geschlecht. Sexuelle
Lust und Grausamkeit sind unlösbar miteinander verlötet; die kultur-
feindlichen Triebe sind keiner sozialen Sublimierung fähig [1]); das
kranke Individuum bildet eine Gefahr für die Gesellschaft, gerät mit
den Gesetzen in Konflikt und endet im Zuchthause oder im Irrenhause.
Denn diese Fälle zeigen uns den Homosexuellen des Durchschnittes in
pathologischer Vergrößerung und Verzerrung.

In dieser Hinsicht bildet die nachstehende Beobachtung von
Fleischmann [2]) ein Paradigma.

Fall Nr. 85: Körperlich zeigt Pat. beginnende *Basedow*sche Er-
krankung. Seine Stimmung ist sehr labil, er verfällt von einem Extrem in
das andere. Er ist argwöhnisch, sehr lügenhaft, sehr reizbar, schlug z. B. in
Wut seinen Vater. Sein religiöses Gefühl ist nicht besonders ausgeprägt.
In seinem ganzen Handeln macht sich eine große Willensschwäche und
Energielosigkeit bemerkbar. Seit dem 17. Jahre frönte Pat. zeitweise exzessiv dem Alkoholgenuß. Über sein sexuelles Leben ist folgendes zu erfahren:
Als Kind von 10 Jahren habe er in einem Buche eine Illustration, eine Prügelszene darstellend, gesehen und dabei ein eigenartiges Wollustgefühl verspürt.
Nun suchte er sich immer wieder diese Szene in Erinnerung zurückzurufen,
wobei er sich in die Rolle des Geprügelten hineindachte. Schon das Wort
„Peitschen" hatte für ihn etwas Aufregendes, Reizvolles. Pat. ahnte schon
damals, daß in diesem Treiben etwas Anormales liege, und empfand dabei ein
drückendes Schuldgefühl. In dieser Zeit fuhr er einmal mit seiner Mutter
aufs Land. Sie fuhren an einem Teich vorbei, an dessen Ufer ein nackter
Mann stand, der badete. Mit dieser Szene beschäftigte er sich gleichfalls
in seinen Gedanken monatelang. Mit 11 Jahren bat Pat. einmal seinen Vater,
er solle ihn züchtigen, er habe ein unreines Gewissen, erreichte jedoch seinen
Zweck hierbei nicht. Seine Phantasie bildete sich immer mehr aus. Er lebte
sich mit Vorliebe in die Situation des Kapitän Dreyfus ein, wünschte dessen
Demütigung und Leiden selbst zu erleben. Diese Phantasie beherrschte Pat.
derart, daß seine Schulleistungen nachließen; er wurde zerstreut, hatte viel
Kopfschmerzen. Mit 15 Jahren ging er zur Realisation seiner Phantasie-
szenen über: er entkleidete sich in seinem Zimmer, fesselte sich die Hände
und hängte sich an den Fesseln auf. Dabei beschwerte er seine frei herunter-
hängenden Beine mit Gewichten. Pat. hatte hierbei Orgasmus und Ejakulation. Einer Folterillustration, die er in einer illustrierten Weltgeschichte
entdeckte, entnahm er neue Methoden. Mit Vorliebe realisierte er Kreuzi-
gungsszenen. Bei allen diesen Prozeduren stellte sich Pat. lebhaft vor, daß
er von Henkersknechten gemartert werde. In irgendeine Beziehung zum
eigenen oder zum anderen Geschlecht brachte er diese Selbstquälerei nie. Er
hatte geschlechtliche Befriedigung, ohne an ein Geschlecht zu denken. Der
Genuß kam im Orgasmus und in der Ejakulation zum Ausdrucke. Allmählich

---

[1]) Vgl. *Stekel*: Berufswahl und Neurose. *Groß'* Archiv, Bd. 19.
[2]) Beiträge zur Lehre von der konträren Sexualempfindung. Zeitschr. f. Psych.
u. Neur., Bd. VII, 1911.

·ließ der Reiz dieser Selbstquälerei nach, seine Phantasie erlahmte, und Pat. begann in der Masturbation sexuelle Befriedigung zu suchen. Er pflegte hierbei den Penis zwischen den Beinen nach hinten zu ziehen und mit den Oberschenkeln hin und her zu wetzen. Bei diesen Manipulationen tauchten homosexuelle Regungen bei ihm auf. Er pflegte sich bei der Onanie, die er anfänglich alle vier Wochen einmal, später täglich, in letzter Zeit auch 5—10mal[1]) hintereinander vornahm, die Oberschenkel eines jungen Knaben vorzustellen. Anfänglich genügte diese Vorstellung ohne alle Nebengedanken. Später ging er zur Vorstellung des Coitus intra femora über. Aber auch sonst beherrschten ihn konträre Sexualempfindungen. So faßte er zu einem jüngeren Kameraden eine so tiefe Neigung, daß er sich entschloß, die Klasse freiwillig zu wiederholen, nur um mit dem betreffenden Jungen in einer Klasse sitzen zu können. Der Vater brachte ihn wegen Lügenhaftigkeit in eine Erziehungsanstalt, wo er von seinen Kollegen sexuell aufgeklärt und zur mutuellen Onanie verführt wurde. Er sei sich aber nicht bewußt gewesen, daß er Unwahrheiten gesprochen habe, da er nicht mehr imstande, gewesen sei, Phantasieprodukte von Realitäten zu unterscheiden. Mit 17 Jahren näherte sich Pat. einer Bauerntochter, erreichte auch, daß er bei ihr schlafen durfte; zum Koitus ließ sie ihn aber nicht zu; Pat. glaubt, daß ihm der Koitus damals einigen Genuß verschafft hätte. [2]) In dieser Zeit mißbrauchte .er einen seiner besten Freunde in der Phantasie täglich. Er stellte sich ihn entblößt vor, wobei er mit den Körperteilen abwechselte. Er tastete ihn in seinen Gedanken ab und kam schließlich so weit, daß er sich in einen kompletten homosexuellen Akt mit ihm, eine einerseits aktive Immissio penis in anum, vorstellte; dabei masturbierte er nach der obenerwähnten Methode. Nach einem Jahre konnte er sich nicht mehr beherrschen; er überredete ·seinen Freund, sich vor ihm auszuziehen und sich bauchwärts auf ein Sofa ·zu legen. Pat. selbst legte sich auf ihn und versuchte die Immissio; diese gelang ihm eines plötzlich aufgetretenen E k e l g e f ü h l s wegen nicht. Er nahm Abstand davon, ejakulierte aber trotzdem ante portas; nachher empfand er Scham. In der Folgezeit trennte sich Pat. nach einem Streit von diesem Freunde. Es wurden jetzt die sadistischen Regungen wieder wach. Er stellte sich Marterszenen vor, übernahm dabei die Rolle, die Qualen, die dabei zur Anwendung kamen, zu bestimmen; die Ausführung derselben überließ er den zu diesem Zwecke erdachten Personen. Mit Vorliebe wählte er unter seinen jüngeren Kollegen seine Opfer. Pat. hatte sich 36 verschiedene Folterqualen zurecht gedacht, für deren jede er ein schriftliches Zeichen setzte. Durch einen Würfelwurf bestimmte er aus den geworfenen Augen die zu quälende Person sowie die zur Anwendung kommenden Qualen, die Marterinstrumente. So würfelte Pat. stundenlang.

Hiermit operierte er zwei Jahre. Allmählich verlor das ganze System den Reiz; seine Phantasie erlahmte; er gab es schließlich ganz auf. Mit

---

[1]) Ich hatte einen Soldaten in Beobachtung, der durch 3 Wochen angeblich täglich 15mal (!) onanierte. Schwerer Hypochonder. Das Motiv scheint die Erzeugung eines Leidens gewesen zu sein, um auf diese Weise militärfrei zu werden.

[2]) In der von *Ziemcke* mitgeteilten Krankengeschichte desselben Patienten lautet die Episode: „Mit 17 Jahren der erste Koitus mit einem Bauernmädchen mit Genuß und ohne Störung." Ein Beweis, wie die heterosexuellen Episoden allmählich in der Erinnerung korrigiert und zugunsten einer homosexuellen Anlage verändert werden

18 Jahren versuchte Pat. zum zweiten Male einen normalen Koitus. Es kam wohl zur Erektion, aber zur vorzeitigen Ejakulation ante portas. Ein dritter Koitus mißlang wegen Trunkenheit. Er nahm wieder seine Zuflucht zur Onanie und stellte sich dabei die Unterschenkel junger Knaben vor; dieselben bedeuteten für ihn einen Fetisch. Masochistische Regungen traten nicht mehr auf; er schwelgte in homosexuellen Phantasien. Später stellte Pat. sich den Coitus intra femora von Knaben vor. Er schloß Freundschaft mit einem 14jährigen Jungen, diesen küßte er ab und ließ sich von ihm an die Genitalien greifen. Als er aber bemerkte, daß jener b e h a a r t e U n t e r-s c h e n k e l hatte, kühlte sich seine Leidenschaft sofort ab. Pat. trug sich in dieser Zeit (20 Jahre) mit Selbstmordgedanken, weil sein Leben ein verfehltes sei. Eine angestellte Psychanalyse regte ihn nur noch mehr auf, anstatt ihn zu beruhigen. Wiederum schloß Pat. eine Freundschaft mit einem 14jährigen Knaben; da derselbe aber alle körperlichen Liebesbezeugungen schroff abwies, blieb die Zuneigung rein platonisch. Ab und zu half sich Pat. mit Onanie, wobei er sich den Coitus intra femora seines Freundes vorstellte. Es traten wieder sadistische Neigungen auf. Pat. wurde immer erregter, bestellte einen Knaben unter einem nichtigen Vorwande zu sich, mißhandelte ihn in raffiniertester Weise, hängte ihn z. B. mit auf den Rücken zusammengebogenen Händen auf, schlug ihn mit einem Rohrstock auf das Gesäß und die Oberschenkel; für jeden Schlag erhielt der Knabe Geld. Infolge dieser Affäre kam Pat. in die Klinik.[1])

In der psychologischen Analyse dieses Falles bemerkt *Fleischmann*, der besonders die Bedeutung des Traumas hervorhebt und der Onanie eine verhängnisvolle Rolle in der Psychogenese dieser Paraphilie zuschreibt: „Aus diesem Falle geht mit Klarheit hervor, daß alle

---

[1]) *Ziemcke* schildert diese Begebenheit: „Gegen Ende seiner Studienzeit in Kiel nahm er sich eines Nachmittags einen 12jährigen Jungen von der Straße in seine Wohnung, dem er den Auftrag gab, Bücher für ihn fortzubringen. Als der Junge zurückkam, fragte er ihn, ob er einige Versuche mit ihm machen dürfe, klopfte ihm zunächst auf die Kniescheiben, ließ ihn dann die Strümpfe ausziehen und mit entblößten Knien auf der Kante der untersten Kommodenschublade knien; sodann mußte sich der Junge mit entblößtem Oberkörper und ausgestreckten Armen hinstellen, während er ihn mit einer Schreibfeder in die Achselhöhlen und unter die Fingernägel stach. Weiter fesselte er ihm die Hände auf den Rücken und hing ihn an einen Türhaken in Mannshöhe auf, der aber riß. Nunmehr zog er den Jungen, der sich aufs Sofa legen mußte, die Hosen herunter, so daß Gesäß und Oberschenkel frei waren und fragte ihn, ob er 25 Schläge mit dem Rohrstock aushalten könne, er solle für jeden Schlag 5 Pfennig erhalten. Als der Junge nach dem 43. Schlag die Schmerzen nicht mehr ertragen konnte, wurde die Belohnung auf 10 Pfennig erhöht, worauf dieser noch 5 Schläge aushielt. Wie festgestellt war, hatte der Täter die Nacht vorher bis zum frühen Morgen stark gekneipt und nach eigener Angabe am nächsten Tage starke Unruhe und Herzklopfen gehabt. Er gab noch an, er habe unter einem absoluten Zwange gehandelt, er erinnere sich zwar noch ganz deutlich an die Einzelheiten des Vorganges, aber alles sei wie im Taumel geschehen. Nach der Tat habe er das Gefühl der Erleichterung gehabt, die Erregung und Unruhe habe sich bald gelegt. D i e U n t e r s u c h u n g e r g a b a u f k ö r p e r l i c h e m G e b i e t k e i n e A b w e i c h u n g e n u n d e b e n s o w e n i g g r ö b e r e D e f e k t e a u f i n t e l l e k t u e l l e m G e b i e t.“

sexuellen Anomalien nur in ihren Sexualobjekten und Sexualzielen
verschieden sind, in den Bedingungen ihrer Entstehung aber als vollkommen gleichwertig zu betrachten sind."

Was aber diesem Falle eine besondere Bedeutung gibt, ist die nie
fehlende Verbindung von Sadismus mit Masochismus, die noch so
wenigen Sexualforschern als bipolarer Ausdruck einer und derselben
Kraft aufgefallen ist; ferner das tiefe Schuldgefühl, das keinem Masochisten fehlt; ferner die Abwehrreaktionen gegen die homosexuellen
Regungen: Der Ekel vor der Immissio penis in anum und die unangenehmen Empfindungen, als er die Behaarung des Knaben erblickte.

Ferner zeigt uns dieser interessante Kranke die überragende Be-
deutung des Vaters in der Psychogenese der Homosexualität und die
Wiederholung der „spezifischen Szene" Mit 11 Jahren bat er seinen
Vater, ihn zu züchtigen, weil er sich schuldig fühlte. Mit 25 Jahren
führt er diese Züchtigung an einem 12jährigen Jungen in raffinierter
Weise aus. Man muß schon seelenblind sein, um nicht zu erkennen,
daß er den Vater spielt, der seinen Sohn martert. Die Entstehung dieser
Einstellung könnte man sich ungefähr folgendermaßen rekonstruieren.
Seine primäre Phantasie war wohl durch den Wunsch bedingt, der
Vater möge mit ihm zärtlich sein. Er wollte dem Vater die Mutter ersetzen. (Coitus inter femora!) Wahrscheinlich Eifersuchtsgedanken
gegen die Mutter, Rachegedanken gegen den Vater aus verschmähter
Liebe; aus diesen Gedankensünden entsprang sein Schuldbewußtsein,
das sich im Masochismus äußerte. Denn wie ich in den späteren
Bänden [1]) dieses Werkes ausführen werde, ist der Sadismus immer die
primäre Einstellung, die sich infolge von Schuldbewußtsein in Masochismus konvertiert oder sich mit ihm kombiniert.

Ich möchte noch auf die Bemerkung von *Fleischmann* zurückkommen, daß den Patienten die Psychanalyse nur verwirrte und nicht
heilte. Es geht unbedingt nicht an, daß alle Mißerfolge der Psychanalyse der Methode angekreidet werden. Die Psychanalyse ist eine sehr
schwere Kunst und wird immer nur wenigen Auserwählten zugänglich
sein. Nicht alles, was den Namen Psychanalyse führt, ist es in Wirklichkeit. Oft lassen sich die Patienten einige Tage behandeln, verlassen dann
den Arzt und behaupten, die Psychanalyse (die einige Monate hätte
dauern sollen!) hätte keinen Erfolg gehabt.[2]) Eine Analyse des vorher-

---

[1]) Band VII der Störungen des Trieb- und Affektlebens: „Sadismus und Masochismus".

[2]) Im Verein der Ärzte in Odessa wurde einmal ein Kollega vorgestellt, den ich
angeblich erfolglos behandelt hätte. Er litt an Zwangsvorstellungen schwerster Art und
stand eine Woche in meiner Behandlung. Ich hatte drei Monate vorgeschlagen. Nichtsdestoweniger wurde er als Beweis von der Wertlosigkeit der Psychanalyse vorgeführt.

gehenden Falles hätte gewiß zu einer Vertiefung der psychologischen Analyse und zu neuen Erkenntnissen geführt.

Sicherlich können während einer psychanalytischen Behandlung verschiedene sexuelle verdrängte Einstellungen manifest werden. Sie müssen es sogar, können aber mit Hilfe des Arztes erledigt und überwunden werden.

Zum Thema „Homosexualität und Sadismus" gehört der nachfolgende Bericht über einen lesbischen Lustmord, den ich dem trefflichen Werke von *Kratter* „Gerichtsärztliche Praxis" (Verlag Ferd. Enke, 1919, Bd. II, S. 38) entnehme.

Lesbischer Lustmord. Abgebissene Nase.

„In der Nacht vom 16. zum 17. Mai 1897 spielte sich in einem Bordell in Graz ein aufsehenerregendes Ereignis ab. Die daselbst als Küchen- und Stubenmädchen bedienstete M. O. wurde von ihrer Dienstgeberin, der Bordellinhaberin, durch zahlreiche Messerstiche mit einem langen Küchenmesser in Brust und Bauch ermordet. Die absolut tödlichen Verwundungen der Lunge, des Herzens und der Leber sollen hier nicht weiter erörtert werden. Nur das Motiv der Tat erscheint mir in diesem Falle einzigartig.

Die Täterin stand, wie die Erhebungen feststellten, in sehr innigen geschlechtlichen Beziehungen zu ihrer Bediensteten, der Ermordeten. Oft schloß sie sich stundenlang mit ihr ein, oft schlief das Dienstmädchen die ganze Nacht bei ihrer Herrin. Dieses Verhältnis war allen Prostituierten des Hauses wohlbekannt. Die M. O. war als Dienstbote des Hauses nicht auch Freimädchen, im Gegenteil, männlicher Verkehr war ihr strengstens untersagt; sie war ausschließlich die Geliebte ihrer Herrin.

An dem Tage der Ermordung war die M. O. von einem achttägigen Urlaub, den sie zum Besuche ihrer Angehörigen erhalten hatte, zurückgekehrt. Die Frau empfing sie schon in sehr erregter Stimmung. Schon während der Abwesenheit der M. O. war sie sehr aufgeregt gewesen und hatte Eifersuchtsgedanken geäußert. Sie war von der Besorgnis gequält, die M. O. würde ihr Fernsein vom Hause zu geschlechtlichem Verkehr mit Männern benützen. Bald nach der Ankunft der M. O. schloß sich die Dienstgeberin mit ihr im Schlafzimmer ein. Es waren etwa 1½ Stunden vergangen, da hörten die im Hause verteilten Freimädchen plötzlich einen gellenden Schrei, der aus dem Schlafzimmer der Hausfrau drang, darauf Lärm und Hilferufe. Sie liefen erschreckt zusammen und versuchten die versperrte Türe zu öffnen, was nicht gelang. Plötzlich wurde sie von innen aufgerissen und die blutüberströmte und nur mit einem Hemde bekleidete M. O. stürzte heraus, gefolgt von der sich wie toll gebärdenden Hausfrau, die ein langes geschliffenes Küchenmesser schwang und auf die Fliehende zustach. Diese floh nach dem Hofe, wo sie von der Angreiferin erreicht noch mehrere Stiche erhielt, bis sie leblos zusammenbrach. Dies spielte sich so rasch ab, daß die selbst zu Tode erschrockenen Mädchen gar nicht Zeit fanden, etwa der Wütenden in den Arm zu fallen.

Eine Verletzung ist nun bemerkenswert und gibt der grauenvollen Tat die besondere Signatur: die Nase war abgebissen. Dies geschah zweifellos, als die beiden noch im Bette lagen oder als sich die M. O. zum Weggehen anschickte, jedenfalls als erster Angriff, der den gellenden Aufschrei der M. O. verursacht hatte. Die abgebissene Nasenspitze wurde von der bald erschienenen Gerichtskommission in einer Ecke des Zimmers vorgefunden, wohin sie gespuckt worden war.

An sich schon ist die ungemein seltene Verletzung interessant. Die Wundränder sind leicht gequetscht, sonst ist die Abtrennung so scharf, daß man fast an einen Schnitt denken könnte. Die Knorpel der Nasenflügel sind ausgerissen (nicht abgebissen). Wem aber die psychologischen Zusammenhänge gegenwärtig sind, die zwischen Wollust und Grausamkeit bestehen, dem bedeutet der Fall mehr als eine seltene Bißverletzung der Nase. Es liegt zur Grausamkeit gesteigerte potenzierte Wollust vor. Der leidenschaftliche Kuß wird zum wahnsinnig wilden Biß, die unstillbare Geschlechtsgier zur Mordlust. Höchstgradig gesteigerte Wollust des Weibes ist Nymphomanie. Die heterosexuelle Nymphomane ist naturnotwendig Masochistin, sie wirft sich jedem Manne schamlos hin; die homosexuelle ebenso zwingende Sadistin, die Grausamkeitsakte am Weibe ausführt, wie sonst nur der sadistische Mann. Ihr Angriffsziel kann nur das Weib sein, wenn ihre Homosexualität echt ist. Unser Fall ist die Probe aufs Exempel. Es ist der ins Weibliche übersetzte Lustmord, der psychologisch nur auf solcher Basis denkbar und möglich ist.

Übrigens ist unsere Lustmörderin als geisteskrank erkannt und der Irrenanstalt übergeben worden, wo sie nach nicht allzu langer Zeit an Paralyse zugrunde ging. Es hatte sich demnach wohl um eine der bekannten manischen Explosionen im Verlaufe der Paralyse gehandelt.

Es ist mir fraglich, ob *Kratter* recht hat, wenn er der Urlinde immer eine sadistische Einstellung zum gleichgeschlechtlichen Partner vindiziert. Denn es gibt auch passive Urlinden, die den Frauen gegenüber immer die Unterliegende spielen und sich ihr ganz ergeben, während sie dem Manne gegenüber sadistisch eingestellt sind. Ja, ich habe bei Urlinden fast immer eine sadistische Einstellung gegen den Mann konstatieren können. In einem von mir nicht gänzlich zu Ende analysierten Falle bestand ein deutlicher Kastrationskomplex. (Das Abbeißen der Nase in dem Falle von *Kratter* könnte der symbolische Ausdruck der Kastration sein.)

Dem gleichen Trugschluß wie *Kratter* erliegt auch *Otto Groß*, der in seinem Aufsatze „Über Konflikt und Beziehung"[1]) zum Schlusse kommt, daß sich für beide Geschlechter verschiedene, typische Kräftepaare ausbilden: „Beim Mann heterosexueller Sadismus und passive Homosexualität, bei der Frau heterosexueller Masochismus und aktive Homosexualität." Ich bedauere, daß *Groß* mich schlecht verstanden hat. Denn es ist ganz gleichgültig, ob der Urning oder die Urlinde sich als Homosexuelle aktiv oder passiv einstellen. Der Homosexuelle kann dem Weibe gegenüber sadistisch und trotzdem als Homosexueller immer aktiv auftreten, ja auch dem Manne gegenüber sadistisch sein, wie wir bald sehen werden. Die Schlußfolgerungen des genialen *Otto Groß* sind leider nicht durch analytische Erfahrung gewonnen worden. Sie sind Spekulationen, intuitiv erfaßt und geistreich durchdacht, sie bleiben aber immer Spekulationen.

Wenden wir uns wieder der Analyse von homosexuellen Sadisten zu.

Der nächste Fall zeigt uns das Manifestwerden einer latenten Homosexualität nach einigen analytischen Behandlungen.

Fall Nr. 86. Herr Delta, Student der Medizin, 24 Jahre, erblich nicht belastet, körperlich vollkommen gesund, leidet an Depressionen und Unfähigkeit zur Arbeit. Er teilt das Wichtigste seiner Anamnese und seine letzten Erlebnisse in einem Briefe mit:

„Ich bin seit meiner frühesten Kindheit von außerordentlicher Sinnlichkeit gewesen. Bei uns war es Sitte oder vielmehr Unsitte, daß wir Kinder in der Früh zu den Eltern ins Bett kamen. Ich natürlich immer bei der Mutter, während sich meine Schwestern mit Vorliebe beim Vater aufhielten. Auch wir Geschwister untereinander besuchten uns, ich habe bei dieser Gelegenheit immer versucht, speziell bei meiner Schwester N., die schon damals verheiratet war, mit dem Gesichte unter die Bettdecke zu gelangen in der offenbaren Absicht, einen Kunnilingus auszuführen. Warum ich dies damals nur bei N. tat, ist mir nicht genug klar, ich glaube deshalb, weil sie mir entgegenkam und solche Praktiken doch nur gelingen können, wenn die Partnerin wenigstens im Unbewußten darauf eingeht. Dies geschah im Alter von 5 Jahren. Übrigens habe ich im Alter von 13 Jahren bei meiner Schwester B., während sie schlief, einen Kunnilingus ausgeführt. Überhaupt spielten diese Phantasien bei mir eine große Rolle in meinem späteren Leben, indem sich auf Grund derselben eine starke Schweißsekretion an den Handflächen bildete, die aber im Momente, wo ich mir diese Phantasien bewußt machte, zum Teile verschwand. Außerordentlich erregend wirkten auf mich die Hühnerschlachtungen durch die Köchin. Wenn die Köchin das Huhn zwischen die Beine in die Genitalgegend nahm und es so schlachtete, konnte sie in mir einen wahren Orgasmus hervorrufen. Ich habe dies nachzuahmen

---

[1]) Drei Aufsätze über den inneren Konflikt. Abhandlungen aus dem Gebiete der Sexualforschung, Bd. II, H. 3, Bonn, Marcus & Weber, 1920.

versucht, indem ich Fliegen fing, sie durch Anpressen an die Schamgegend
oder den Penis tötete oder im Urin ertränkte. Mein Verhältnis zu Freunden,
Mitschülern usw. war auch äußerst merkwürdig. Den intimsten Verkehr
pflog ich mit Proletarierkindern, während ich mit Kindern meiner Gesell-
schaftsklasse wohl Freundschaften schloß, mich aber niemals mit ihnen innig
befreunden konnte; die Proletarierkinder gaben sich mir eben oft zu homosexuellen Akten her, was ich von den andern nicht zu fordern wagte. Ein
Greislersohn ist mir in Erinnerung, mit dem ich Versuche eines Coitus in os
machte. Ein Traum ist mir aus meiner Kinderzeit in Erinnerung geblieben.
Im Hofe unseres Hauses geht eine fürchterliche Metzelei vor sich, an der sich
meine Schwester W. mit einem Mann beteiligt. Ich werde von den beiden
verfolgt, zu Boden geworfen und durch einen Schlag gegen die Stirne getötet.
Ich will nur noch bemerken, daß ich mir das Töten in der Weise bildlich
vorstellte, daß der Tötende sich dem zu Tötenden rittlings auf den Mund
setzte. So haben wenigstens wir Kameraden uns gegenseitig „getötet".
Gleichaltrige Mädchen waren mir ein Greuel, während reifere Mädchen und
Frauen Gegenstand meiner größten, leider nur platonischen Verehrung
waren. In der Volksschule verliebte ich mich in jede s t r e n g e Lehrerin,
einmal gleich in zwei. Ich wünschte von diesen beiden gestraft zu werden.
und zwar auf eine ganz eigene Art. Ich sollte von den beiden ins Bett genommen und zu „Tode" gedrückt werden[1]), selbstverständlich mit den
Genitalien. Auch die Immictio in os durch ein Weib war in meiner Phantasie
eine bei mir sehr beliebte Tortur.

Nun kommt die Pubertät. Ich nehme zum Ausgangspunkt meiner
späteren Neurose (Menschenscheu) die Tatsache, daß ich nur mit solchen
Menschen verkehren konnte, die mir sexuell etwas bieten konnten, und zwar
schon als Kind! Diese Verkehrtheit machte sich in der Pubertät noch viel
schärfer bemerkbar. Von der platonischen Verehrung von reiferen Frauen kam
ich vorläufig nicht ab. Junge Mädels waren mir weiterhin entsetzlich, bis ich
mich in eines sterblich verliebte. Ich folgte der Kleinen durch J a h r e wie ein
Schatten, war aber trotz ihrer Ermunterung nicht dazu zu bringen, sie anzusprechen. Als ich es endlich doch tat, da war mir auf einmal der Grund
meines sonderbaren Benehmens klar, ich brachte nicht ein Wort heraus, der
ganze Zauber war mit einem Schlage verflogen, sie erschien mir gewöhnlich
und minderwertig, wiewohl ich bei objektiver Beurteilung gerade das Gegenteil einräumen mußte. Genug, die Neigung kam erst in ihrer ganzen Intensität
zurück, nachdem ich mich von ihrer persönlichen Bekanntschaft ein wenig
erholt hatte. In jener Zeit schloß ich Freundschaft mit einem Kollegen
Josef Z. Das Bindeglied unserer Freundschaft war eben jene schwarze Hexe.
Er liebte sie nämlich ebenso (man sollte meinen, daß dies unsere Freundschaft zerreißen sollte). Wir wurden nicht müde, uns gegenseitig von ihr
vorzuschwärmen und die Freundschaft war erst zu Ende, als ich merkte,
daß er unserm Idol untreu wurde. Dabei erschien mir damals nichts häßlicher
als der Anblick eines Pärchens. I c h   h a t t e   d i e   E m p f i n d u n g, d a ß
d e r   M a n n   e t w a s   v o n   s e i n e r   W ü r d e   u n d   M a n n e s k r a f t
d u r c h   d i e   G e s e l l s c h a f t   e i n e s   W e i b e s   v e r l i e r t. Mein

---

[1]) Es handelt sich um eine „infantile Sexualtheorie", die den Koitus sadistisch
als ein Zerdrücken auffaßt.

nächster Freund war Herbert. Mit dem hatte ich wenig sexuelle Berührungspunkte, es sei denn, daß wir gemeinsam die ersten Bordellbesuche machten und erfolglos den diversen Stubenfeen den Hof machten. Herbert war aber von einer derartigen Lustigkeit, daß ich ihn allmählich liebgewann, besonders aber, weil er mir sklavisch zugetan war. Aber schon damals machte meine Neurose reißende Fortschritte, ich wurde immer menschenscheuer und immer lächerlicher und als sich schließlich sein Witz gegen mich kehrte, war es auch mit dieser Freundschaft zu Ende. Nun kam Friedrich. Er hing mit schwärmerischer Liebe an mir, das ging so drei Jahre, bis er heiratete, und nun war ich allein in der Welt. Meine gute Mutter, an der ich als Kind mit schwärmerischer Liebe hing, konnte mich bloß zu trösten versuchen, aber nicht trösten. Als Kind war ich von ihr nicht fortzubringen, das bekannte Winterlied von Mendelssohn brachte mich vor Jahren unfehlbar zum Weinen, weil mir der Gedanke schrecklich war, daß eine Mutter ihr Kind verlieren sollte. Trotzdem ich also Mutterliebe in reicherem Ausmaße hatte, als sie gewöhnlich sonst jemand hat, blieb ein ungestilltes Sehnen zurück. Da machte ich mit der Psychanalyse Bekanntschaft, welche mir meine Jugendperversitäten in Erinnerung brachte. Ich beschloß, allen meinen mir bewußten Trieben nachzugehen und kam zu folgendem Resultat:

Mein Verhältnis zum Weibe wird sich eigentlich nie befriedigend gestalten, ich kann entweder über oder unter ihr sein, Hammer oder Amboß, ein unbefangener Verkehr ist unmöglich, weil ich schon beim Anblick eines schönen Weibes ganz von Sinnen bin, am liebsten möchte ich ihr zu Füßen liegen, ihren Befehlen blind gehorchen. Das wollen aber die Weiber nicht, sie wollen unterworfen werden, sie wollen den Mann fühlen. Ein Verkehr auf dem Niveau der Gleichheit langweilt mich, so bleibt nur der Sadismus meinerseits, der mir offen gestanden schon manche nette Stunde verschafft hat. Wahre Freundschaft auf dem Niveau der gegenseitigen Liebe und Achtung kann ich aber nur wie in der Kindheit mit dem Manne schließen."

Das wäre die Krankengeschichte eines typischen Bisexuellen, der auf dem besten Wege ist, ein echter Homosexueller zu werden. Registrieren wir erst die Tatsache seiner psychanalytischen Behandlungen, ehe wir zu einer Analyse seiner sexuellen Einstellung gehen. Er kam vollständig arbeitsunfähig zu einem Analytiker, der ihm von *Freud* empfohlen wurde. Damals war er noch impotent beim Weibe und auf Onanie angewiesen. In der ersten Analyse wurde er darüber belehrt, daß er in seine Mutter verliebt sei. Diese Belehrung wirkte nach seiner Angabe auf ihn „befreiend". (Er teilte sie sogar seiner Mutter mit!) Kurze Zeit nach dieser Erkenntnis gelang ihm der erste Koitus mit einer Dirne. Aber die Neurose änderte sich nicht und er kam kurze Zeit zu mir in Behandlung. Ich konstatierte einen enormen Widerstand gegen die Aufdeckung der wahren Einstellung. Er wendete alle möglichen Kunstgriffe an, um die Stunden auszufüllen und nur das zu verraten, was er sagen wollte. Schilderungen seines

starken Sadismus und seiner masochistischen Phantasien waren bald
erledigt. Dagegen konnte er sich nicht zur Klarheit über sein Verhältnis zum Vater durcharbeiten. Er wurde arbeitsfähig, besuchte
wieder die Vorlesungen und begann sehr fleißig zu studieren. Ich merkte
die Aussichtslosigkeit meiner Bemühungen, brach unter irgend einem
Vorwande die Analyse ab. Sind doch Patienten, wie ich den Typus als
„psychanalytischen Ahasver"[1]) geschildert habe, die undankbarsten
Objekte für die ärztliche Kunst. Sie eilen von einem Analytiker zum
andern, er solle noch die übrig gebliebenen Reste aufarbeiten, und
bleiben fast immer so krank als sie waren. Sie fassen auch die Analyse
als ein Machtproblem auf, sie wollen über ihren Arzt triumphieren,
sie wollen stärker sein als er und — was das Wichtigste ist — sie
wollen die grundlegenden Einstellungen nicht einsehen. Sie sehen beharrlich an den Grundlagen ihrer Neurose vorbei, wobei ihnen das
psychanalytische Scheinwissen und die partielle Selbsterkenntnis
das „Nichtsehenwollen" erleichtern. Sie laufen dann von Arzt zu
Arzt, kritisieren den ersten beim zweiten, den zweiten bei dem dritten,
den dritten bei dem vierten. Es hängt dies auch mit ihrer Vaterein-
stellung zusammen, auf die wir in diesem Falle noch zurückkommen
wollen.

Wie ich vorausgesehen habe, so kam es. Er ging wieder zu *Freud*,
der ihm einen dritten Analytiker empfahl, nachdem er den ersten unter
keiner Bedingung wieder aufsuchen wollte. Nach mehrmonatlicher Behandlung brach er die Behandlung ab und betrachtete sich als gesund.
Nach einem halben Jahre kam er wieder zu mir, teilte mir mit, er sei
seit seiner ausschließlich homosexuellen Betätigung vollkommen
gesund, arbeitsfähig, frisch wie ein Fisch im Wasser. Aber es scheine
ihm doch noch etwas zu fehlen. Über meinen Wunsch schreibt er mir
den eingangs mitgeteilten Krankheitsbericht und versichert, daß er
nichts gegen dessen Publikation einzuwenden habe. Er gibt noch einige
mündliche Ergänzungen, auf die ich später zurückkommen will.

Das Charakteristische seiner Einstellung zum Weibe betont er
in seiner Mitteilung. Er kann nur quälen oder gequält werden, er kann
nur maßlos hassen oder maßlos lieben. Vor dieser maßlosen Liebe
fürchtet er sich. Es drängt ihn, sich dem Weibe zu unterwerfen, ihr als
Sklave zu dienen, was seinen symbolischen Ausdruck in dem Verlangen
nach Kunnilingus und im Erleiden der Mictio in os findet. Er will dem
Weib nur ein Mittel ihrer Lust, nur ein Gefäß ihrer Ausscheidungen,
nur ein williger Sklave ihrer Launen sein. Die Unterwerfung geht so
weit, daß er sich vom Weibe töten lassen will. In der sadistischen Um-

---

[1]) Zentralblatt f. Psychoanalyse, IV. Bd.

kehrung heißt diese Einstellung: Erst durch das Töten des geschlechtlichen Partners zeigt man sich als sein Herr, besitzt man ihn ganz.
Sein Gefühlsleben schwankt beim Weibe nur zwischen zwei Extremen: Haß bis zur Vernichtung und Liebe bis zum Vernichtetwerden.
Daß er sich schützen muß, um nicht dem Hasse anheimzufallen und
nicht zum Verbrecher zu werden, ist ja klar. Die Erkenntnis, daß ihm
der Lebensinstinkt und der Wille zur Macht hindern, sich dem Weibe
bis zur Vernichtung seines Ich zu unterwerfen, erfordert schon eine
tiefere Einsicht in das Kräfteparallelogramm solcher Seelen. Seine
Einstellung zum Weib ist zu affektativ, als daß er sie auf das richtige
Mittelmaß korrigieren könnte. Wie deutlich spricht das Erlebnis aus
seiner Jugend, die große Liebe zu dem jungen Mädel, dem er wie ein
Schatten folgte! Aber er wagte es nicht, diese Liebe zu realisieren.
Er fürchtete sich vor sich selbst und vor der Unterwerfung. Das
Mädchen gab ihm zu verstehen, daß er keine Niederlage erleben würde.
Trotzdem wendete er aus Angst den Kunstgriff vieler Neurotiker an.
Er entwertete sie sofort, sie verlor allen Reiz, als er sie kennen lernte;
sie gewann ihn erst wieder, als keine Gefahr bestand, bei ihr die Probe
seiner Persönlichkeit zu bestehen. Er hielt sich für häßlich und glaubte
nicht daran, daß er gefallen könnte. Er haßte die Frauen um ihrer
Schönheit willen, weil er selbst gerne eine schöne Frau gewesen wäre.
Auch diesen Wunsch wußte er sich zu verschleiern, indem er den
Wert des Männlichen zu überschätzen anfing. „Ich hatte die Empfindung" — gesteht er —, „daß ein Mann etwas von seiner Würde und
Manneskraft durch die Gesellschaft eines Weibes verliert." Man bedenke,
daß dieser Mann seine Mutter sehr hoch stellt und sie als Menschen und
als Weib überschätzt. Der Normale formt das Bild des Weibes nach
seiner Mutter. Er aber macht seine Mutter zur Ausnahme, wie so viele
Homosexuelle, er nimmt sie allein von der Verachtung aus, mit der
er das ganze weibliche Geschlecht bedenkt. Jetzt kann er dem Weibe
nur als Sadist entgegentreten. Denn der Haß überwindet das Weib
leichter als die Liebe!
Auf die Frage, was er bei den Männern sucht und weshalb er die
Männer den Frauen vorzieht, antwortet er: „Ich suche beim Manne
den Penis. Ich denke hauptsächlich nur an seinen Penis. Ich finde bei
den Männern einen Widerstand. Ich finde das Weib häßlich und den
Mann schön. Ich suche meistens weibliche Männer, die mir das Mädchen
mit dem Penis repräsentieren. Nur ein einziges Mal gefiel
mir ein älterer Mann mit einem sehr energischen
Gesicht. Und was mich beim Manne am meisten anzieht: das
Problem des Unterwerfens kommt nicht in Frage. Der Mann unterwirft sich nicht, nur das Weib!"

Er aber sucht nicht das sich unterwerfende Weib. Er verlangt nach einem starken Weibe, das ihn beherrscht. Er gesteht, daß der Verkehr mit einer Sadistin ihn befriedigen würde. Aber wie er es in seiner Mitteilung gesteht: Die Weiber wollen nicht überwinden, sie wollen unterworfen werden.

Wir merken, daß die polare Geschlechtsspannung zwischen Mann und Weib bei ihm aufs äußerste verstärkt ist. Er wäre imstande, das Weib zu töten, das ihn unterwirft, wie Judith den Holofernes tötete, weil er sie sexuell überwunden hatte. [1]

Die Art seiner Onanie (Das Zerdrücken einer Fliege am Penis!) verrät uns seine spezifische Onaniephantasie. Er zerdrückt ein Weib, er erdrosselt sie, während er es koitiert. Er hatte kurze Zeit nach der ersten Analyse ein Verhältnis mit einem Stubenmädchen. Er schildert sie mir: Sie ist riesig groß und so stark, daß sie mich mit einer Hand überwältigen könnte. Bei diesem Mädchen war er vor sich selbst sicher. Nie aber würde er es wagen, ein Verhältnis mit schwächlichen Personen einzugehen, obgleich sie ihn sexuell mehr reizen. Er hat allen Grund, das Weib zu fliehen, weil er die Umkehrung seiner übergroßen Liebe in einen tödlichen aggressiven Haß fürchtet. Er behauptet, er könnte jetzt nur mit einer in jeder Hinsicht perversen Frau ein Verhältnis eingehen. Nur eine solche könnte ihn reizen und ihm etwas bieten. Die Probe auf diesen Wunsch hat er noch nicht gemacht. Es ist so, als ob er die seelische Beteiligung des Herzens fürchten würde und das Weib nur als Werkzeug seiner Lust gebrauchen könnte. Die Perversität der Frau soll ihn seine stärkste Paraphilie vergessen lassen: Das Verlangen, ein Weib zu töten!

Nun versuchen wir aus seiner Familiengeschichte die Entstehung dieser Einstellungen zu begründen.

Er stammt aus einer Ehe, in der beide Eltern ausgesprochene Individualitäten waren. Der Vater war ein „Selfmademan", der sich aus eigener Kraft zum mehrfachen Millionär emporgearbeitet hatte. Er war ein strenger, energischer Mensch, der immer an sein Geschäft dachte, nie viel Zeit für seine Familie übrig hatte. Mit den Kindern war er zärtlich, so lange sie klein und ein niedliches Spielzeug waren. Dann änderte er sein Wesen dem Patienten gegenüber und verlangte von ihm strenge Pflichterfüllung in der Schule. Mit den Mädchen blieb er auch später

---

[1] Vgl. meine Ausführungen „Der Kampf der Geschlechter" in meinem Buche „Das liebe Ich" (Verlag Otto Salle, Berlin 1913). Ich behandle jetzt eine schwerkranke Frau, die an dem gleichen Problem gescheitert ist. Sie blieb bei allen Männern anästhetisch. Den einzigen Mann, der sie ein einziges Mal, als er mit ihr verkehrte, empfinden ließ, den haßt sie und könnte ihn umbringen.

zärtlich, so daß der Knabe unwillkürlich die Schwestern beneiden mußte. Dieses Umbiegen von Zärtlichkeit in Strenge kommt bei vielen Eltern vor und ist die Ursache hartnäckiger Trotzeinstellung besonders gegen den Vater. Das Kind sehnt sich dann ewig nach der Jugend, in der der Vater so lieb und zärtlich war. Vielleicht mag mit diesem Sehnen nach der Jugend die Erscheinung zusammenhängen, daß so viele Homosexuelle einen ausgesprochenen infantilen Typus zeigen. [1]) Vielleicht ist der milde Greis, den so viele Homosexuelle suchen, nur der gütige Vater der Jugend, der noch nicht die strengen Strafen kannte.

Die Mutter unseres Patienten war eine auffallend kluge und sehr schöne Frau, die ihr ganzes Leben mit ihrem Manne um die Herrschaft im Hause kämpfte. Ich hatte Gelegenheit, einen tiefen Blick in diese Ehe zu werfen. Ich kenne keine zweite, in der Kampf um die Persönlichkeit so auf die Spitze getrieben war. Es gab immer Szenen im Hause, die sich fast bis zu Tätlichkeiten steigerten. Beide Teile hüteten sich, dem Partner die Liebe zu zeigen. Das hieße ja seine Überlegenheit anerkennen. Sie taten sich an, was sie nur konnten. Sie schienen kalt und gleichgültig gegeneinander und hatten doch immerwährend Streit. Merkte der Mann, daß ein anderer der schönen Frau den Hof machte, so lächelte er überlegen und räumte dem Nebenbuhler das Feld, als wollte er der Frau zeigen, daß er nicht eifersüchtig wäre und ihr jede Freiheit gestatten würde. Auch die Frau schien die Seitensprünge ihres Gatten nicht sehen zu wollen. Trotzdem gingen sie bei jeder Gelegenheit auf einander los. Einmal kam es so weit, daß die Frau den Mann mit dem Revolver bedrohte und ein „schreckliches Ende" machen wollte.

Zwischen diesen kämpfenden Eltern standen die Kinder und nahmen verschieden Partei. Der Sohn stellte sich ganz auf die Seite der Mutter. Er war unglücklich, daß sie sich so viel gefallen ließ, und stachelte ihren Zorn immer wieder auf, verlangte, sie solle den Kampf siegreich zu Ende kämpfen, ja sich sogar von dem Manne für immer

---

[1]) *Havelock Ellis* und *Moll* (Handbuch der Sexualwissenschaften, Leipzig, F. C. W. Vogel, 1912) betonen diesen Umstand: „Bei beiden Geschlechtern wird oft eine bemerkenswerte Jugendlichkeit der Erscheinung bis in das Alter des Erwachsenen bewahrt. Die Liebe zu Grün, das normalerweise eine hauptsächlich von Kindern und speziell von Mädchen bevorzugte Lieblingsfarbe ist, wird oft·beachtet. Ein gewisser Grad von schauspielerischem Talent ist nicht ungewöhnlich, ebenso wie die Neigung zu Eitelkeit, gelegentlich auch eine weibliche Liebe zu Schmuck und Juwelen. Von vielen dieser psychischen und physischen Charakteristika kann man sagen, daß sie einen gewissen Grad des Infantilismus anzeigen, und dies stimmt mit der Annahme überein, die die Homosexualität auf die ursprüngliche Bisexualität zurückführt; denn je weiter wir in der Lebensgeschichte des Individuums zurückgehen, um so mehr nähern wir uns dem bisexuellen Stadium."

trennen. Vom Vater wußte er außer seiner geschäftlichen Tüchtigkeit nichts Gutes zu sagen. Er sei ein gefühlloser Mensch, der kein Herz habe, er sei nur eine Rechenmaschine usw.   Bei oberflächlicher Betrachtung hatte es den Anschein, als ob er die Mutter liebte und den Vater haßte. Allein hinter diesem Haß verbarg sich die sorgfältig gehütete Liebe aus den Kinderjahren. Diese Liebe aber wollte er nicht einsehen. Das war immer der kritische Punkt seiner Analysen. Er ergriff stets die Flucht, wenn die Rede auf seine Neigung zum Vater kam, oder wenn seine ursprüngliche Einstellung zu ihm aus verschiedenen Zeichen klar wurde. Diese Erfahrung kann man in allen Analysen machen. Nichts ist so schwierig, als bei männlichen Homosexuellen die Auflösung des Vaterhasses und seine Rückführung in die infantile Liebe.[1])

In seinen homosexuellen Szenen spielt er den Vater, der mit seinem Kinde zärtlich ist. Wir verstehen auch, warum ihn der ältere Mann mit dem energischen Gesichte so plötzlich anziehen konnte. Er war eben ein Bild eines strengen Vaters.

Da er in seiner Jugend Zeuge eines heftigen Kampfes zwischen Mann und Frau war, dieser Kampf auch bis in sein reifes Alter hineinspielte, mußte er das Liebesproblem als Machtproblem auffassen. Er hatte immer nur die eine Frage: Wer ist der Stärkere? Dieser Fall zeigt uns mit seltener Klarheit die Mechanismen, auf die *Alfred Adler* so großes Gewicht legt. Aber er zeigt uns auch eine Inzestliebe zu seiner Schwester, die ihm vollkommen bewußt ist. Er sucht in den jungen Männern Ebenbilder seiner Schwester. Er zeigt uns auch eine Verankerung an die Mutter, mit der er in seltener Übereinstimmung lebt. Trotzdem hat er die Liebkosungen seines Vaters nicht vergessen. In dem Wunsche, zu Tode gedrückt zu werden, in allen seinen masochistischen Phantasien ist das Bild des strengen Vaters in einer versteckten Form wie bei einem Vexierbilde angebracht. Herrschen und Dienen — um diese beiden Begriffe dreht sich sein Denken. Er verkehrt nur mit Menschen, denen er sich überlegen fühlte. Er wählte schon als Knabe Proletarierkinder, denen er imponieren konnte. Er verließ einen Freund, weil er über ihn Witze machte. Er war ein häßliches Kind. Das führte ihn auf die Bahn des Hassenden und Beneidenden. Er haßte alle Frauen, weil sie ihm Rivalinnen bei seinem Vater waren. Er hatte die Vorstellung, er würde mehr geliebt werden, wenn er schöner wäre.

Er war ein Sklave seiner Familie, von der er nie mehr loskommen sollte. Er zog in eine fremde Stadt, um sich von der Familie zu befreien. Dort erkrankte er aus Sehnsucht. Seine Mutter mußte zu ihm kommen.

---

[1]) In ähnlicher Trotzeinstellung stehen viele — nicht alle — Urlinden zu ihrer Mutter.

Er war stolz, wenn er mit ihr spazieren ging und man sie für ein Liebes-
paar hielt. Aber er sehnte sich heimlich eigentlich nach dem Vater und
konnte es ihm nie verzeihen, daß er damals seine Badereise nicht unterbrochen und ihn aufgesucht hatte.

Er kämpft eigentlich den Kampf seiner Eltern weiter. In seinem
Innern befehden sich Mann und Weib. Vielleicht auch das Kind, das
mehr den Zuschauer bildet und auf die Frage „Wen hast Du lieber?" die
stereotype Antwort „Beide" geben würde. Jetzt scheint das Weib in
ihm gesiegt zu haben. Er glaubt den Mann in sich unterworfen zu
haben. Ich halte seine Homosexualität für eine Übergangserscheinung.
Erst die Befreiung von seiner Familie wird ihm die Gesundheit bringen.

Man sieht es so häufig, daß die Neurotiker erst nach dem Tode
eines ihrer Eltern oder beider genesen. Aber in manchen Fällen bleiben
die Eltern nach dem Tode noch immer die Herrscher der kindlichen Seele
und ihr Imperium endet erst mit dem Tode ihres Kindes, das sich an
dieser Liebe zu Tode liebt

Die Homosexualität.

XIII.

Analyse eines Homosexuellen.

Was ist das Siegel der erreichten
Freiheit? — Sich nicht mehr vor sich
selber schämen.   *Nietzsche.*

Eine vollständige Analyse eines Homosexuellen gäbe ein ganzes
Buch für sich. Ich will diese Arbeit nicht schließen, ohne ein Bruchstück
einer solchen Analyse vorzuführen. Die Behandlung dauerte sechs
Wochen, dann wurde sie durch den Krieg unterbrochen. Auch diese
Analyse drang eigentlich nur bis zum Vaterkomplex vor. Aber sie bietet
uns reiche Erkenntnisse und eine Zusammenfassung aller Beziehungen,
die wir schon an kleineren Beispielen besprochen haben.

Fall Nr. 87. Herr Sigma, ein Student aus Dänemark, im Alter von
28 Jahren, konsultiert mich wegen verschiedener seelischer Störungen. Er
ist seit einigen Monaten sehr deprimiert, immer müde, meist schlaflos und
unfähig zu einer konzentrierten Arbeit. Er sollte jetzt seine letzte Prüfung
machen und ist nicht imstande, zu studieren. Er klagt über Mangel jeder
Lebensfreude. Er müsse auch gestehen, daß ihm hie und da Selbstmordideen
kommen, die er aber seiner Mutter zuliebe bekämpfe. Er habe eine fürchterliche Angst, er könnte einem solchen Impulse erliegen.

Sigma ist bewußter Homosexueller. Er betont: E r h a b e n i e e i n
I n t e r e s s e f ü r d a s w e i b l i c h e G e s c h l e c h t g e z e i g t u n d
s i c h s c h o n a l s K n a b e n u r i n K n a b e n v e r l i e b t. Er ist
der einzige Sohn einer ganz fleißigen, braven, wohlhabenden Mutter, die nur
für ihn lebt. Sein Vater starb vor einigen Jahren. Er lebt vollkommen
zurückgezogen, hat keine Freunde, da ihn die Mutter daran hindert. Einmal
hatte er — er war 17 Jahre — einen guten Freund, den er sehr liebte, da
mengte sich die Mutter ein und verbot ihm den Umgang. Nun ist er vollkommen isoliert. Die freie Zeit widmet er der Mutter, wenn er nicht im
Theater oder in einem Konzerte ist. Er verkehrt auch in keiner Familie,
da ihn die Eifersucht der Mutter daran hindert.

Er beginnt (spontan) die Schilderung seines Lebens mit seiner ersten
Erinnerung:

Ich war 2 Jahre alt, da spielten wir mehrere Kinder im Freien. Da kam eine Dame auf uns zu und warf einen schönen Ball ins Gras. Sie sagte: Wer den Ball erhascht, dem soll er gehören. Ich war der nächste daran und traute mich nicht, in den feinen Rasen zu treten. So kam es, daß ein anderer den Ball erhaschte...

Diese Erinnerung scheint für Sigma charakteristisch zu sein. Sie enthält wie alle „ersten Erscheinungen" die Determinante des ganzen Lebens.[1]) Sie zeigt uns einen Menschen, der sich nicht traut, dessen Aktivität aus Rücksicht auf andere gehemmt ist. Er erklärt, daß er aus Rücksicht für die Mutter auf alle Freuden des Lebens verzichtet habe. Immer ist er kleinmütig, hat das Gefühl seiner Minderwertigkeit und traut sich keine größere Leistung zu.[2])

Seine Sexualität erwachte sehr früh. Er spielte immer gerne mit Mädchen und fühlte sich immer als Mädchen. Er zog gerne Hüte und Kleider seiner Mutter an. Seine Mutter war die Herrin im Hause, die Erhalterin und Ernährerin. Der Vater spielte immer eine untergeordnete Rolle. Wir sehen wieder einmal die Beobachtung bestätigt, daß sich das Kind mit dem Stärkeren von seinen Eltern identifiziert. So mußte auch bei Sigma die Identifizierung mit der Mutter früh einsetzen.

Schon in der Volksschule, mit sieben Jahren, verliebte er sich in seinen Lehrer. So kam es, daß er einer der besten Schüler wurde. Sein Stolz war es, daß er immer von diesem Lehrer gelobt wurde. Auch Mitschüler liebte er, war aber zu scheu, es ihnen zu gestehen. Mit 12 Jahren begann er zu onanieren, wobei er sich immer einen nackten Mann vorstellte. Er war bisher sehr fromm gewesen und zeichnete sich bei der Beichte durch die längsten Sündenregister und seine tiefe Zerknirschung aus. Mit zwölf Jahren wurde er frei und entwickelte sich langsam zu einem Atheisten. Der Kampf gegen die Onanie setzte mit 14 Jahren ein, als er hörte, die Onanie wäre sehr schädlich. Er onanierte dann seltener. Nach Pollutionen am nächsten Tage großes Müdigkeitsgefühl. Er faßt sein jetziges Leiden als Folge der Onanie auf.

Im Gymnasium war er schon zerstreut und machte mit Ach und Krach seine Matura. Er war immer scheu, mied die Kollegen, welche zynische Gespräche über Frauen führten, so daß er „Fräulein Sigma" genannt wurde. Für einige Jahre kam er aus dem Hause. Sie lebten früher am Lande und er

---

[1]) Dr. *Paul Schrecker*, Die individualpsychologische Bedeutung der Kindheitserinnerungen. Zentralbl. f. Psychoanalyse, Bd. IV.

[2]) Der Ball ist ein Symbol der Liebe. Wunderschön drückt dieses Symbol das Gedicht von *Börres-Münchhausen* „Der goldene Ball" aus: „Was auch an Liebe mir vom Vater ward, — Ich habs ihm nicht vergolten, denn ich habe — Als Kind noch nicht gekannt den Wert der Gabe — Und ward als Mann dem Manne gleich und hart. — — Nun wächst ein Sohn mir auf, so heiß geliebt — Wie keiner, dran ein Vaterherz gehangen, — Und ich vergelte, was ich einst empfangen, — An dem, der mirs nicht gab noch wiedergibt. — — Denn wenn er Mann ist und wie Männer denkt, — Wird er wie ich die eignen Wege gehen, — Sehnsüchtig werde ich, doch neidlos sehen, — Wenn er, was mir gebührt, dem Enkel schenkt. — — Weithin im Saal der Zeiten sieht mein Blick — Dem Spiel des Lebens zu, gelassen und heiter, — Den goldnen Ball wirft jeder lächelnd weiter, — Und keiner gab den goldnen Ball zurück!"

mußte nach Kopenhagen. Er lebte damals bei einigen älteren Schwestern, mit
denen er sich sehr gut verstand. Er musizierte mit ihnen, machte mit ihnen
gemeinsame Spaziergänge, hatte viel Anregung ... alles jenseits der Erotik.
Sein ganzes erotisches Fühlen galt nur Männern und
Jünglingen. In seinen endlosen Phantasien dachte er in seinem ganzen
Leben an keine Frau! Er träumt nur von Männern und denkt nur an Männer.
Damit schließt die erste Sitzung.

Sigma betont wieder eine einseitige Einstellung zu Männern. Trotzdem
müsse er zu seinen gestrigen Angaben eine kleine Korrektur machen. Ich
wiederhole, daß dies ein typisches Erlebnis in der Anamnese von Homosexuellen
ist. Sie haben alle heterosexuellen Erlebnisse gänzlich aus ihrem Gedächtnisse
getilgt. Heute aber trägt Sigma nach, daß hie und da erotische Träume mit
Frauen vorgekommen seien. Vier- oder fünfmal. Öfter nicht. Sie führten zu
Pollutionen und seien sehr unbestimmten Inhaltes gewesen. Auch war Sigma
vorübergehend mit 16 Jahren in seine Kusine verliebt. Sofort schwächt er seine
Aussage ab: Das sei nur ein Sport gewesen, eine Pose, weil ein Vetter in
die betreffende Kusine verliebt war. Er hielt es für seine Pflicht, sich auch in
diese Kusine zu verlieben. Das sei aber sehr schnell vorüber gewesen. Er
müsse jedoch beichten, daß er doch Phantasien mit Frauen gehabt habe.
Das kam auch vor. Aber immer nur in Verbindung mit Männern.

Er ist fast nur in Frauengesellschaft aufgewachsen. War die Mutter
aus dem Hause, so gab es immer eine Tante, die ihn beaufsichtigte. Er wurde
noch als großer Junge in die Schule geführt und aus der Schule geholt. (Die
typische Erziehung zur Unselbständigkeit!) Die Mutter wollte ihm Freunde aufdrängen. Sie fand immer irgendwelche Knaben, von denen sie wünschte, sie
mögen seine guten Freunde werden. Er aber fand meistens an diesen Knaben
keinen Gefallen. Hatte er aber einen wahren Freund gefunden, so legte die
Mutter ihr Veto ein, wenn die Freundschaft zu leidenschaftlich wurde. Und
er war immer im Begriffe, sich in seine Freunde zu verlieben. Er machte
schon früh Gedichte und himmelte seine Freunde an. Auch heute sind fast
alle seine Verse dem Eros Uranos geweiht.

Dann denkt er eine Weile nach. „Ich identifizierte mich immer mit den
Frauengestalten, die meist sehr starke, sehr energische Frauen waren. Für
solche große energische Frauen mit männlichem Einschlag habe ich mich er-
wärmen können. Wenn mich je eine Frau oder ein Mädchen interessiert und
in meinen Phantasien eine Rolle gespielt hat, so waren sie von diesem Typus."
Dann fällt ihm noch eine heterosexuelle Episode ein. Er schwärmte ein wenig
für die Tochter seiner Zimmerfrau, ging mit ihr sehr gerne spazieren, musizierte gerne mit ihr und war ein wenig unglücklich, als sie dann heiratete .

Zur Erkenntnis seiner Homosexualität kam er durch den Eulenburg-
prozeß. Da wurde er sehr unglücklich, denn er merkte erst, daß er anders
war als die anderen. Er galt in der Mittelschule immer als ein Sonderling
und separierte sich von den Mitschülern. Seit dem Prozesse aber war es ihm
klar, daß sein Ende Wahnsinn oder Zuchthaus sein müsse. Er hatte furchtbare
Tage. Er war in einen guten Freund verliebt und als dieser ihn um den
Grund seiner Melancholie fragte, da weinte er im namenlosen Schmerze und
schüttete sein Herz in vagen Umschreibungen aus. Er fühle sich anders als
die anderen, vereinsamt und abgeschlossen, verkannt und unfähig. Der Freund

meinte, er sollte sich mehr künstlerisch betätigen. Er faßte sein Leiden als unbefriedigten Ehrgeiz auf.

Seine typischen Träume handeln von Verfolgung durch Männer und von Einbruch. Ein Traum machte auf ihn einen großen Eindruck: Er wurde im Bette von einer großen Schar von Wanzen verfolgt und wurde schließlich selbst eine Wanze.[1]) Eine Zeitlang hatte er wie alle Homosexuellen eine Angst vor Infektionen und besonders vor der Tuberkulose. Er war fest überzeugt, er werde jung an Tuberkulose sterben.

Wir kennen schon die Tuberkulose (gerade wie die Syphilis) als Repräsentanten des Bösen, des Schmutzigen, des Inzestes und der Homosexualität. Doch davon hören wir vorläufig gar nichts. Wir wollen Sigma nicht beeinflussen und den Ablauf seiner Assoziationen nicht stören. Sigma zeigt wenig Lust zur Analyse. Er ist mißtrauisch und zurückhaltend. Er hat wenig Zeit und scheint glücklich zu sein, wenn die Sitzung vorüber ist.

Die nächste Sitzung wird folgendermaßen eröffnet: Ich bin Sie bitten gekommen, mir für morgen eine Stunde zu bestimmen. Ich möchte heute aussetzen. Ich muß mich ein wenig ausruhen und meine Kräfte sammeln. Die gestrige Stunde hat mich so aufgeregt . .

Nun habe ich die ersten zwei Stunden fast gar kein Wort gesprochen und Sigma ruhig reden lassen. Aber der Fluchtreflex, der alle Homosexuellen beherrscht, weil sie sich vor der Wahrheit fürchten, äußert schon seine Wirkung.

„Was hat Sie denn gestern so aufgeregt?"

„Daß Herr Doktor so ruhig waren. Es war eine unheimliche Ruhe . ."

„Wäre es Ihnen lieber gewesen, wenn ich aufgeregt gewesen wäre?"

„Nein . ich weiß ja, daß der Arzt ruhig sein muß. Aber i c h habe eben diese Ruhe nicht. Was muß ich für einen jämmerlichen Eindruck auf Sie gemacht haben!"

(Hinc illae lacrimae! Dem Kranken geht es um den Eindruck auf den Arzt. Er will wissen, ob der Arzt mit ihm Mitleid hat, ob er erschüttert oder gleichgültig ist. Er fürchtet lächerlich zu erscheinen. Der Arzt wird die Hauptperson, um die sich in diesen Tagen das Spiel des Lebens dreht.)

„Das ist doch Nebensache. Sie wollen ja gesund werden. Das hat mit dem Persönlichen nichts zu tun."

„Freilich . . das sage ich mir auch. Herr Doktor sind ja meine letzte Rettung. Und doch verliere ich schon die Geduld und möchte davonlaufen. Es sind keine zwei Wochen her, da ging ich mir einen Revolver kaufen und wollte mich erschießen. Es scheiterte nur an meiner Ungeschicklichkeit. Ich konnte mir keinen Revolver verschaffen. Die Verkäuferin verlangte eine Ankaufsbewilligung, die ich nicht hatte. Meine Stimme muß auch gezittert haben. Ich war so aufgeregt Hätte ich den Revolver erhalten, ich säße heute nicht bei Ihnen."

„Warum wollten Sie denn sterben?"

---

[1]) Vergleiche die Novelle von *Kafka* „Die Verwandlung", Verlag von Kurt Wolff. Sie handelt von der Verwandlung eines Menschen in eine Wanze. Die Bedeutung dieses Traumes ist wohl eine sadistische. (Die Wanzen saugen Blut.) Diese Deutung wird dem Patienten nicht mitgeteilt, um den Ablauf der Assoziation nicht zu beeinflussen

„Ein Leben voller Kummer! Keine Freude! Keine Aussichten auf Besserung. Die ewige Depression!"

„Und dachten Sie nicht an den Schmerz, den Sie der Mutter zufügen würden? Der Mutter, die ihr Leben für Sie geopfert hat!"

„Nein, das war mir ganz gleich. Das wäre nur eine gerechte Strafe für sie gewesen, weil sie mein Leben zerstört hat. Sie wäre wahrscheinlich dann auch zugrunde gegangen . Nur um meinen Freund hat es mir leid getan. Er hat so viel zu sorgen und zu denken. Es hätte ihn gestört. Er ist Schriftsteller und arbeitet jetzt an einem neuen Roman. Er wäre sicher aus der Fassung gekommen und in seinem Schaffen gestört worden."

„Was hat Ihnen denn die Mutter zu leide getan, daß Sie sie so grausam bestrafen wollen?"

Nun ergießt sich der lange zurückgehaltene Groll gegen die Mutter, die ihn von seinem liebsten Freunde Ernst getrennt hätte.

„Die Mutter hat mein Leben vernichtet" — fährt er fort — „sie trennte mich von meinem einzigen und besten Freunde. Sie ahnen gar nicht, was ich gelitten habe. Täglich kam er zu uns ins Haus. Mich begleitete er am Klavier, so daß wir unvergeßliche Abende genossen haben. Der Vater war einst ein guter Sänger. Da nie ein Begleiter da war, so vernachlässigte er die schöne Kunst. Nun wurden wieder die Lieder hervorgeholt. Jeder Abend war ein Fest. Da erkrankte ich an einem Lungenspitzenkatarrh und mußte nach Ägypten. In meiner Abwesenheit kam es zur Katastrophe. Meine Mutter fand, daß sich mein Freund zwischen die Eltern stelle und die Liebe des Sohnes raube. Sie war eifersüchtig, weil ich öfters an Ernst schrieb und er längere Briefe erhielt als die Eltern. Sie zwang meinen Vater, Ernst einen unhöflichen Brief zu schreiben und ihm zu verbieten, ins Haus zu kommen und mit mir zu korrespondieren. Ich erhielt von Ernst, dem ich dreimal der Woche ausführlich schrieb, während er nur einmal antwortete, ein ironisches Schreiben, ich möge ihm den Erlaubnisschein der Eltern beilegen, wenn ich ihm einen Brief schreibe. Dann werde er mir antworten. Ich verstand nicht, was das bedeuten sollte, bis er mir den Brief meines Vaters einschickte. Ich war aus allen Himmeln gestürzt. Ich kam bald wieder nach Kopenhagen, wagte aber nicht, offen gegen meine Mutter aufzutreten. Sie bekam Herzkrämpfe, als ich ihr bittere Vorwürfe machte, und ich wurde von der ganzen Verwandtschaft als ihr Mörder bezeichnet. Heimlich schlich ich mich zu Ernst und traf ihn verstohlen auf der Straße. Aber meine Mutter spionierte mir nach. Sie folgte mir heimlich auf meinen Gängen und wenn sie konstatierte, daß ich zu Ernst ging, dann gab es furchtbare Szenen, die ich gar nicht schildern kann. So wurde ich verbittert und der ganz harmlose Verkehr bekam einen krankhaften Anstrich. So werden Sie verstehen, daß ich meiner Mutter grollen muß ."

„Haben Sie nicht versucht, offen dagegen zu rebellieren?"

„Dazu war ich zu schwach. Mein Vater flehte mich an, ich solle das schöne Familienglück nicht zerstören. Es war ein furchtbarer Zwiespalt, aus dem ich mir keinen Ausweg wußte. Das war, als ich 19 Jahre alt war! Jetzt habe ich meiner Mutter mitgeteilt, daß ich Ernst hie und da treffen muß. Sie wehrt sich dagegen und will mir andere Freunde aufoktroyieren. Man bringt mich mit Mädchen zusammen, für die ich mich interessieren soll. Aber schon der Umstand, daß sie mir sozusagen unter Patronanz der Mutter zugeführt werden, macht sie mir alle unleidlich. Dabei weiß ich, daß die Mutter ebenso eifersüchtig wäre, wenn ich ein Mädchen wirklich lieben würde. Sie duldet keine andere Liebe neben sich. Ich bin zu zerbrochen, um mich zu trennen und selbständig zu machen. So bleibe ich das ewige Muttersöhnchen. Doch ich kann nicht so weiter leben. Ich bin diese Qual satt und möchte ein Ende machen . ."

„Es geht mir viel besser. Ich habe gestern den ersten schönen Abend nach langer Zeit gehabt. Jetzt beginnt mir Wien zu gefallen. Ich war draußen im Wienerwald und habe mich an den ersten Veilchen erfreut. Ich habe wieder Freude an der Natur gehabt. Es war heuer mein erster Ausflug."

„Machen Sie denn sonst keine Ausflüge?"

„Ja, jeden Sonntag. Immer in Begleitung der Mutter. Wir fahren schon des Morgens hinaus, essen dann im Freien und verbringen den ganzen Tag zusammen."

„Mit ihrem Freunde machen Sie wohl nie einen Ausflug?"

„Leider nicht. Oder doch. Ein einziges Mal. Das wollte ich Ihnen ohnedies heute erzählen. Er forderte mich auf, mit mehreren seiner Kollegen eine größere Partie auf eine ferne Insel zu machen. Ich war gleich begeistert, weil ich hoffte, daß wir bei dieser Gelegenheit intim werden könnten. Leider hatte ich mich getäuscht. Wir waren den ganzen Tag sehr lustig. Ich dachte immer nur an die Nacht. Ich hoffte, wir werden Zimmer mit zwei Betten erhalten und das andere werde sich dann von selbst ergeben. Leider waren in dem Gasthofe die Zimmer alle vergeben und wir mußten mit einem Massenquartiere vorlieb nehmen. Auch da war ich nicht vom Glück begünstigt. Mein Vetter kam neben einem anderen Kollegen zu liegen. Am nächsten Tage schützte ich Müdigkeit vor und fuhr zurück. Ich war unglücklich und hätte am liebsten den ganzen Tag geweint. Ich kam allein in das nächste Dorf. Es war an einem Feiertage. Ich wußte nicht, was ich anfangen sollte. Da ging ich in die Kirche . ."

„Um zu beten?"

„Keine Spur. Damals war ich nicht mehr fromm. Ich ging nur, um nicht allein zu sein und Leute zu sehen. Es tat mir wohl. Die vielen geputzten Menschen, die feierliche Stimmung, die Musik, der Gesang, die Orgel. Ich wurde etwas ruhiger, ging in ein Gasthaus und hatte ein dringendes Bedürfnis nach Süßigkeiten. So liegen bei mir das Erhabene und das Banale beieinander.[1]) Dann fuhr ich nach Hause, trieb mich noch in den Straßen herum und war dann glücklich, als es schon so spät war, daß ich wieder nach Hause kommen durfte . ."

Es folgen nun Schilderungen seiner Leidenschaft für den Freund Ernst. Er träumte stets davon, ihn zu besitzen, und hatte keinen anderen Gedanken. Einmal nur versuchte er eine Aggression auf ihn. In einem Pissoir griff er nach seinem Penis. Sein Freund wies ihn freundlich ab und redete nicht mehr über diese Episode. Er wußte aber, daß er ihn nie besitzen würde. Inzwischen hatte sich der Freund in eine Schauspielerin verliebt. Er war nur solange eifersüchtig, als der Freund ihn nicht zum Vertrauten gemacht hatte. Dann

---

[1]) Der Mund als erogene Zone! Er erwartete Küsse und begnügte sich dann als Ersatz mit anderen Süßigkeiten. Er ist ein arger Näscher und benötigt noch immer Zuckerl, die er stets in der Tasche bei sich trägt.

war er glücklich, daß die Schauspielerin einen anderen Mann bevorzugte und
Ernst nicht erhörte. Er konnte ihn dann wie eine Mutter trösten. Er betont,
daß er Männern gegenüber, wenn sie krank oder unglücklich sind, direkt
m ü t t e r l i c h e   G e f ü h l e   h a b e und sich als Pfleger großartig be-
währe. (Beweist seine ausgesprochene Identifizierung mit der Mutter.) Nur
seinen Vater konnte er nicht pflegen, als er an Magenkrebs erkrankte, das
Leiden war ihm zu furchtbar ekelhaft

          Er hat folgenden Traum geträumt:

          „Ich bin in der Schule aufgerufen worden. Ich sollte eine mathe-
matische Aufgabe lösen, konnte ihr nicht gerecht werden. Dann war es
eine englische Übersetzung von Shakespeare. Da konnte ich die Vokabeln
nicht. Es war mir, als ob die einzelnen Personen des Stückes durch Mitschüler in theatralischen Kostümen verkörpert wären."

          Über die Analyse dieses Traumes wäre unendlich viel zu sagen. Das
Wichtigste ist wohl der Affektwert des Traumes, der sich auf die einfachste
Formel reduzieren läßt: „Ich stehe vor Aufgaben im Leben, denen ich mich
nicht gewachsen fühle. Ich bin ein Schauspieler und trage ein theatralisches
Kostüm. Ich spiele den Homosexuellen, ich habe eine ursprüngliche Einstellung in eine andere übersetzt." Ihm fällt als englisches Stück „Der Kaufmann
von Venedig" ein. Auch der Professor, der ihn in Mathematik prüfte, heißt
„Kaufmann". In diesem Kaufmann liegt ein Stück Tragik seines Lebens. Er
studierte reale Fächer (Realschule) und interessierte sich für ideale (Gymnasium); er konnte nie rechnen, versagte immer in der Mathematik; er ist
auch bei der letzten Prüfung zum Ingenieur stecken geblieben. Er hat ein
peinliches Verhältnis zum Geld. Seine Mutter wirft ihm immer wieder vor, daß
er den Wert des Geldes nicht kenne und mit Geld nicht umgehen könne. Er
differenziert sich von seinen Eltern, die beide Kaufleute waren.

          Im „Kaufmann von Venedig" bildet die größte Tragik das Verhältnis
des Juden zu seiner einzigen Tochter. Sie flieht mit dem Geliebten und verläßt
den geizigen Vater, der ihr gegenüber nie geizig war. So möchte er es gerne
machen. Er möchte mit dem Freunde fliehen und die Mutter verlassen. Sein
Grundproblem ist doch: Wie überwinde ich die Mutter? Wie kann ich mich
von ihr lösen?

          Großen Wert legt er auf die Kästchenszene, die ihm immer außerordent-
lich gefallen hat. Auch er steht vor dem schwierigen Problem der Kästchen-
wahl. Vor ihm stehen drei Wege: Mann, Weib und Kind. Er ist Kind, möchte
Weib sein und fürchtet ein Mann zu sein. Seine inneren Konflikte sind ein-
geschlossen wie die Verse in den Kästchen. Wir werden sehen, ob die Analyse
sie lösen kann

          Dunkle Beziehungen scheinen sich zur Grausamkeit Shylocks zu er-
geben. Er betont das „Pfund Fleisch", das der Jude seinem Gegner aus dem
Leibe schneiden will. Aus den Assoziationen scheinen sich Beziehungen zu
sadistischen Einstellungen zu ergeben, die aber vollkommen unbewußt sind.
Jedenfalls ist der erste Traum in der Analyse von allergrößter Bedeutung.
Seine vollkommene Lösung und Deutung gelingt immer erst später

Er spricht lange Zeit von seinem Verhältnis zum Gelde. Der Kenner der Traumdeutung vermutet, daß der Geldkomplex seine Beziehungen zur Analerotik hat. Er bleibt bei seinem Thema. Bittet früher weggehen zu dürfen.

Kommt wieder viel später und fragt, ob er früher weggehen kann. Er habe Hunger. (Man merkt ihm den heftigsten Widerstand an. Er fürchtet. etwas sagen zu müssen.) Er hätte außerordentlich viel und wild geträumt. wisse aber nicht mehr was. Er müsse sich den Magen verdorben haben, denn am Morgen habe er gebrochen.

Dieses Erbrechen am Morgen, das bei vielen Neurotikern und auch bei neurotischen Kindern auftritt, ist eine Reaktion des moralischen und ethischen Ich gegen die Träume der Nacht. Man kommt sich ekelhaft vor, man hat einen Ekel vor sich selbst. Dann tritt das Brechen auf, das auf irgend eine harmlose Speise am Abend geschoben wird. So war es auch hier. Er aber glaubt, das Bier habe sich nicht mit dem Kompott vertragen ..

Ob er sich nicht an den Traum erinnere?

„Nein, gar keine Spur!"

„Denken Sie ein wenig nach!"

„Ich habe nur Bruchstücke behalten. Nicht der Rede wert."

„Bitte mir diese Bruchstücke mitzuteilen."

„Ich habe nur von verschiedenen Klosetts und Pissoirs geträumt. Hier war ein Pissoir und im Amte war auch ein Pissoir das Weitere war verschwommen. Ich erinnere mich nicht daran."

„Das Erbrechen am Morgen scheint mir darauf hinzuweisen, daß es sich um Vorgänge im Pissoir gehandelt hat, die Ihnen ekelhaft erscheinen."

„Kann ich mir nicht den Magen verdorben haben?"

„Sicherlich. Die Möglichkeit ist nicht auszuschließen. Aber die andere ist auch vorhanden. Brechen Sie öfters am Morgen?"

„Ja, aber immer so wie heute. Nur den Schleim. Es ist mehr ein Brechreiz als ein wirkliches Erbrechen. Darf ich schon fortgehen?"

„Sie wissen, daß ich Sie nie gewaltsam zurückhalte. Ich möchte Sie nur darauf aufmerksam machen, daß ich ganz gut merke, daß Sie mir wissentlich etwas verschweigen wollen. Wie stellen Sie sich Ihre Heilung vor, wenn Sie nicht den Mut haben, sich einem Arzte anzuvertrauen? Oder fürchten Sie, daß ich Sie weniger achten werde, wenn Sie mir etwa die Absonderlichkeiten Ihres Sexuallebens mitteilen werden? Sie wollen nur rasch davonlaufen und Ihr Geheimnis behalten. Gut. Das steht Ihnen ja frei. Dann aber verlangen Sie nicht, daß sich ein Arzt mit Ihrem Leiden beschäftige. Wer heilen will, muß erst klar sehen."

„Sie haben ganz recht Herr Doktor. Ich verschweige Ihnen das Wichtigste ... Ich habe eine bestimmte Art, sexuell erregt zu werden, die wohl die unangenehmste ist, die einen Mann treffen kann. Sie werden bald verstehen, warum ich Ihnen die Sache so lange verschwiegen habe. Ich glaubte, Ihnen schon zuviel erzählt zu haben und wollte meine krankhafte Verirrung für mich behalten. Doch Sie werden mich verachten!"

„Ich verachte keinen Kranken!"

„Ich habe schon als kleiner Knabe immer das größte Interesse für das Klosett gehabt. Mein Wunsch war immer: einem anderen Manne zusehen, wie er defäziert. In meinen Schülerphantasien stellte ich mir immer den Lehrer vor, der vor mir zwangsweise defäzieren müsse. Ich bemühte mich immer nur, die anderen Männer zu beobachten, wie sie den Stuhlgang absetzen. Konnte ich so einen Akt sehen, so kam ich in große Erregung und onanierte. **Mein ganzes Denken und Sinnen dreht sich noch heute um den Abort und um den Stuhl.** Denken Sie sich! Ich, der ästhetische Mensch, der Künstler, der Poet, der begeisterte Musiker, der für alles Schöne und Erhabene schwärmt, muß an den Felsen einer so häßlichen Perversion geschmiedet sein! Denken Sie diesen Abgrund zwischen meinem Geiste und meinem Körper! Lerne ich einen Mann kennen, der mir gefällt, so ist mein erster Gedanke: Den möchte ich im Aborte seinen Stuhl absetzen sehen!"[1])

„Haben Sie vielleicht als Kind eine solche Szene beobachtet, die ihnen einen großen Eindruck gemacht hat?"

„Ich erinnere mich nicht daran. Ich weiß nur, daß ich schon in der Volksschule meine Kollegen zu beobachten trachtete. In Dänemark ist man etwas freier in diesen Dingen als hier in Österreich. Auch die sexuelle Freiheit bei uns scheint mir größer zu sein als hier. Ich hatte später Gelegenheit genug, meinem Drange zu frönen. Schließlich brachte ich es dahin, mir durch einen kleinen Bohrer, den ich immer in der Tasche trage, die mir jetzt unentbehrlichen Beobachtungen zu verschaffen. Doch ist das Bohren meist überflüssig. Man findet schon die entsprechenden Löcher vor, wenn man sucht. Ich muß viele Kollegen haben, denn ich habe mich überzeugt, daß die meisten Klosette diese Beobachtungsstellen zeigen. Auch hier in Wien habe ich selten ein Klosett gefunden, wo es mir nicht möglich war, den Akt der Defäkation zu beobachten. Ich kämpfe mit aller Macht gegen diese unglückliche Anlage. Ich unterliege immer wieder. Ich denke schon den ganzen Vormittag daran. Wenn dann der Nachmittag kommt, werde ich schon ungeduldig. Es treibt mich, einen öffentlichen Abort aufzusuchen. Dort warte ich, bis ein Mann kommt. Sehe ich ihn defäzieren, so onaniere ich . . ."

„Haben Sie auch Frauen beobachtet?"

„Nein, Frauen sind mir ekelhaft, wenn ich sie mir in dieser Situation denke."

Wir stehen jetzt einer Form von Analerotik gegenüber, die einen ausgesprochen infantilen Charakter aufweist. Kinder zeigen ohne Ausnahme alle ein großes Interesse für den Abort und für die Vorgänge der Mictio und Defäkation. Eine ganze Gruppe infantiler Sexualtheorien beschäftigt sich mit diesen Vorgängen. Die Kinder kommen aus dem Anus, sie werden durch Urinieren erzeugt usw. Es ist sehr wahrscheinlich, daß es sich hier um Fixierung bestimmter infantiler Eindrücke handelt. Der Umstand, daß seine ersten Phantasien, an die er sich erinnern kann, den Lehrer betreffen, beweist uns, daß große Autoritäten seiner Kindheit diese ersten Eindrücke vermittelt haben. Wer sind diese Autoritäten? Darüber haben wir nur Vermutungen. Wir müssen geduldig den weiteren Verlauf der Analyse abwarten.

Er klagt, daß er häßlich aussehe, weil ihm alles herunterhänge; es komme ihm das ganze Gesicht weiblich, schwammig, gedunsen vor. Er blickt

---

[1]) Diese Vorstellung peinigt viele Neurotiker. Das ist die Art, wie sie Personen herabsetzen, die ihnen imponieren und sie ihre eigene Minderwertigkeit peinlich empfinden lassen.

•ft in den Spiegel und betrachtet sich. Wie im Bilde des „Dorian Gray" findet er die Spuren seiner Paraphilie in seinem Gesichte ausgedrückt. Er symbolysiert die seelischen Vorgänge und legt sie in sein Gesicht hinein. Er kämpft ja einen harten Kampf gegen seine skatologischen Phantasien und Triebe, er kommt sich schwach, weiblich, häßlich vor. Laster, niedrige Denkungsart, tierische Triebe, häßliche Leidenschaften — all das liest er in seinem Gesichte.

Seine erste Erinnerung an die Paraphilie ist zu notieren. Er spielt mit einem kleinen Freunde, einem Vetter, der seinen Stuhl in der Nähe der Straße absetzen will. Er bedeutet ihm, daß Leute kommen könnten, und hält ihn zurück Schon in dieser Erinnerung drücken sich beide Tendenzen aus: die koprophile Neigung und der Kampf dagegen.

Allerdings geht seine Paraphilie noch weiter, als er mir bisher eingestanden hat. Wir erfahren heute, daß Ansätze zu K o p r o p h a g i e vorhanden sind, daß es sich um eine Kombination von Homosexualität und argem Infantilismus handelt. Er möchte auch gerne den Partner über sich defäzieren lassen. Identifizierungen mit einem Klosett kommen vor. Die Stelle der erwünschten Defäkation ist der Bauch, hie und da der Mund. Auch Phantasien, aktiv und passiv Fellatio zu machen, sind häufig. Durch die Lektüre von verschiedenen medizinischen und populären Büchern wurde seine Phantasie angeregt und seine Paraphilie immer aufs neue ausgebaut.

Er berichtet über zwei Träume. In dem ersten lief er einer Elektrischen nach, die er nicht erreichen konnte. Er versuchte vergeblich einzusteigen, sie fuhr ihm vor der Nase davon. Im zweiten führte er seinen Hund spazieren, der sich mit einem anderen Hunde vereinigte, während er davonlief. Der erste Traum zeigt uns ein unerreichbares Ideal. Der zweite jedoch das Bestreben, sich von dem Animalischen (von dem Tiere in sich) zu trennen. So läuft er auch vor dem Koitus mit einem Weibe davon.

Er erzählt, daß er schon lange die Gewohnheit habe, phantastische homosexuelle Orgien aufzuschreiben und daß er diese erotischen Novellen dann viele Monate mit sich herum trägt. Die letzte Novelle habe er vor 14 Tagen geschrieben. An diesen Aufzeichnungen habe er ein besonderes Interesse, weil ihn schon das Niederschreiben und dann auch die Lektüre sehr aufregen. Den Inhalt der letzten Phantasie, die er aufgeschrieben hat, teilt er mit: Es ist eine Tafelrunde von zechenden Soldaten. Einer hält ein n a c k t e s W e i b (!) auf dem Schoß. Sie muß in ein Glas urinieren. In dieses Glas schüttet der Soldat sein Bier. Sie trinken dann alle von diesem Biere.[1])

Er gesteht dann, daß er schon einige Male mit großem Genusse urolagnistische Akte ausgeführt hat. Eigentlich hatte er vor allen diesen Trieben nur so lange Ruhe, als der Freund täglich zu ihm kam und er ihn seelisch liebte. Deshalb war er so unglücklich, daß seine Mutter ihm diesen Freund entzogen hatte.

Er macht einige Mitteilungen über seine Art, sich als Voyeur zu betätigen. Es reizten ihn ursprünglich nur Männer im reifen Mannesalter. Sie

---

[1]) Die sadistische Bedeutung dieser Phantasie werden wir erst später kennen lernen. Urin vertritt im Traume häufig das Blut

mußten sehr schöne reine Wäsche haben. Die Ejakulation erfolgte, wenn er
Gelegenheit hatte, den Mann nackt zu sehen, wobei ihn der Phallus mehr
interessierte als der Podex.

Er gibt auch zu, daß er Phantasien hatte, die seinen Vater betrafen.
Doch wären ihm diese Phantasien unerträglich und zum mindesten unangenehm gewesen, so daß er sie beiseite geschoben habe. Dagegen wisse er sich
bestimmt zu erinnern, daß seine Mutter als erotisches Objekt für ihn nie in
Betracht gekommen sei.

Er wundert sich als echter Homosexueller sehr, was in der letzten
Phantasie das „nackte Weib" zu tun habe, und könne sich das nicht erklären.
Aber er teile mir alle Tatsachen ohne jede Schminke mit

Er fürchtet, daß die Mutter sich mit mir ins Einvernehmen gesetzt
habe. Sie komme ihm doch hinter alle seine Geheimnisse   Ich verweise
auf die Tatsache, daß mir die Mütter aller Homosexuellen immer den größten
Widerstand gegen jede Analyse gezeigt haben, wenn sie merkten, daß ihre
Söhne frei wurden und sich an mich attachierten. Auch die Mutter Sigmas, die
ihn nach Wien begleitet hatte, duldet, wie wir wissen, kein intimeres
Verhältnis. So erzählt er, daß sie ihm erst gestern Vorwürfe machte, weil er
sie am Sonntag allein gelassen habe. Sie will ihm alles sein. Sie versucht
auch, mit ihm zärtlich zu sein, ihn zu streicheln, was er immer energisch abwehrt. (Er glaubt, daß diese Abwehr auf die Einstellung gegen alle Frauen
zurückzuführen ist. Sie ist eine Art von Schutz gegen alle Zärtlichkeiten der
Mutter und findet sich typisch bei allen Söhnen, die an ihre Mutter inzestuös
fixiert sind.)

Er erzählt, wie ihm seine Mutter einmal anvertraute, daß sie an dem
Vater keine Stütze habe und eigentlich allein im Leben dastehe. Damals
weinte er über das Unglück seiner Mutter und verbrachte eine schlaflose
Nacht . Seine weiteren Assoziationen gehen auf die Todeskrankheit des
Vaters, der längere Zeit an einem Krebsleiden dahinsiechte. Er konnte den
Vater nicht pflegen, ihm gar nicht behilflich sein. Es war kurze Zeit, nachdem
der Vater seinem Freunde abgeschrieben hatte. Er hatte noch zu viel mit sich
zu tun. Er folgte teilnahmslos den furchtbaren Phasen des letzten Kampfes.
Einige Tage vor dem Tode träumte er, daß er den Vater tot und friedlich
auf der Bahre liegen sah. Es war ∙ dies ein Ungeduldstraum. Er konnte den
Tod des Vaters kaum erwarten. Er erzählt, daß er damals den Vater heftig
haßte, weil er sich von der Mutter hatte den Brief an den Freund befehlen
lassen. Merkwürdigerweise zürnte er der starken Mutter nie so heftig wie dem
schwachen Vater. Bei dem Leichenbegängnis des Vaters und auch zu Hause
konnte er nicht weinen. Dieser Vorgang ist typisch für solche Menschen,
denen der Tod die Erfüllung eines alten Wunsches bedeutet. In der Tat war
der schwerkranke Vater eine arge Last im Hause. Die Mutter opferte sich auf
und der Tod war für alle Teile eine Erlösung. Auch stand er zum Vater
immer in einem ganz fremden Verhältnis. Sie hatten einander nie gefunden .

Er berichtet eine Menge kleiner Züge, welche alle beweisen, wie uner-
müdlich die Mutter bestrebt ist, ihn an sich zu binden. Er war gestern Nachmittag im Theater und dann im Prater. Abends fand er die Mutter traurig

im Zimmer. Sie sah ihn vorwurfsvoll an und sagte: Hast du während deines Vergnügens nicht bedacht, daß du die Mutter allein zu Hause läßt? Er soll immer an seine Mutter denken und immer fühlen, daß er ewig an sie gebunden ist. Immerwährend kommen Tanten und Nachbarinnen und erzählen ihm, was die Mutter leidet, wenn er sie vernachlässigt. Die Mutter müßte ihm doch näher stehen als die Fremden. Als er noch so heftig darunter litt, daß die Mutter ihm den Verkehr mit dem Freunde untersagt hatte, traf er den Freund einmal heimlich und sie besuchten ein Theater. Er traf die Mutter, die irgendwie davon erfahren hatte, nachts mit verbundenem Kopfe im Bette. Sie war krank vor Aufregung und blieb noch eine Woche im Bette liegen. Schließlich erklärte ihm eine Tante, er wäre der Mörder seiner Mutter. Sie könne sich seine Leidenschaft für den Freund nicht erklären. Ob er nicht die Schwester des Freundes liebe? Er war glücklich, diesen Ausweg gefunden zu haben und bejahte. Nun stieg die Eifersucht seiner Mutter aufs höchste. Bald aber überzeugte sie sich, daß er sie betrogen hatte und daß ihm das Mädchen ganz gleichgültig war.

Er empfand die Fessel des Hauses so bitter, daß er schon einmal den Plan gefaßt hatte, die Eltern niederzuschießen und sich dann sofort auch zu entleiben. Es kam oft zu Streitigkeiten, in denen er plötzlich unvermutet heftig werden konnte und einen fürchterlichen Haß gegen die Mutter aufsteigen fühlte. Doch gingen solche Episoden bald vorüber und er fügte sich in die Tyrannis ihrer Liebe. Vielleicht nicht so ungern, wie er es darstellt. Denn Gelegenheiten zur Befreiung gab es . und er ergriff sie nicht. Er blieb untätig zu Hause und ließ sich erhalten und die Mutter für sich sorgen.

Er träumte, daß er viele Pissoire besuchte und von einem zum anderen lief. Dieser Traum zeigt ihn als Suchenden. Es ist, als ob er einer bestimmten Szene der Kindheit nachlaufen würde. Er schildert, wie unwiderstehlich der Drang über ihn kommt, daß er von einem Klosett in das andere geht, bis er endlich den erwünschten Anblick genossen hat. Selten ist er befriedigt. Oft ein Gefühl des Überdrusses und Ekels nachher. Hie und da eine köstliche Ruhe, in der er seine Gedanken wieder sammeln kann.

„Ich habe Ihnen nicht die Wahrheit gesagt, als ich einen Verkleidungstrieb leugnete. Ich hatte oft derartige Phantasien. Besonders gern wäre ich Salome gewesen und spielte mich in diese Rolle mit großer Intensität hinein. Meine Lehrer waren dann die Propheten, deren kaltes abgeschlagenes Haupt ich küßte . ."

Diese deutlich sadistische Veranlagung wird durch andere kleine Züge bestätigt. Er ist eifersüchtig. Einmal sah er den Freund mit einer Dame längere Zeit freundlich sprechen und schöpfte Verdacht, der Freund könnte in diese Dame verliebt sein. Er sagte sich, daß er das Recht habe, den Freund umzubringen, weil er ihn mehr liebe als jemand anderer in dieser Welt. Er malte sich auch seinen Tod aus und was er mit ihm machen würde. Das Hauptmotiv gesteht er zögernd: Ich würde seine Leiche sexuell mißbrauchen. Dann spiele auch die Vorstellung einer immensen Trauer hinein.

Diese beiden Momente, die er heute erwähnte, finden sich im „Kaufmann von Venedig". Eine Verkleidungsszene, die ihn immer sehr erregt hat, Porzio als Richter und der ein Stück Fleisch ausschneidende Jude. Shylock und

Salome! Der blutige Kopf des Jochanaan ist verräterisch genug. Auch heute hat er keine Zeit und muß rasch weggehen. Er ist immer glücklich, wenn die Stunde vorüber ist. Das läßt uns auf weitere wichtige Enthüllungen schließen.

Er trägt einiges über seine Mordideen gegen den Freund nach. Die liebste Phantasie ist es ihm, wenn er sich vorstellt, daß er den Freund in die Tiefe stürzt. Sie gehen häufig am Meere spazieren. An einer Stelle sind die Felsen sehr steil und der Sturz in die Tiefe wäre der sichere Tod. Er kämpft gegen den Gedanken, den Freund hinunterzustürzen. Auch beschäftigt ihn die Idee, was er dann machen würde? Weggehen? Nein   Nachspringen und mit ihm vereint sterben

Tief in das Rätsel seiner Homosexualität bringt uns der nächste Traum. Er erzählt erst diesen Traum, den er aufgeschrieben mitbringt, und setzt dann zögernd den Teil hinzu, der als Nachtrag angemerkt ist. Dieser Nachtrag enthält in den meisten Fällen das Wichtigste.

Der Traum im Eindämmern, noch vor dem Schlaf. Schauplatz: Die Grotte gegenüber dem Schloß Schönbrunn. Ich stieg über die Felsen hinunter und bei dem letzten Abhang angelangt, fürchtete ich mich sehr vor dem Sprung ins leere Bassin. Ich überlegte, was mir zu tun bliebe, und hatte die Vorstellung, daß hinter meinem Rücken nicht mehr Felsen, sondern hohe Stufen waren, die ich nie und nimmer zu erklimmen vermochte. Plötzlich stand ich dennoch auf ebener Erde, außerhalb des Teiches. Blitzschnell und lautlos glitt ein Automobil an mir vorbei und verschwand spukhaft in den Büschen. Von einem Lenker hatte ich nichts gesehen, auch keine Insassen. Mir war sehr seltsam zu Mute, doch wußte ich wieder, daß ich zu Hause und in meinem Bette war. Ich hätte gern weitergeträumt, doch überwog der Wunsch, das Bisherige festzuhalten, alle übrigen Wünsche. Ich fürchtete, meine Phantasie zu vergessen, soweit sie bis jetzt gediehen war, und meinem Arzt nichts erzählen zu können.

Bald darauf schlief ich wirklich ein und träumte noch sehr viel. Einiges habe ich nach dem Erwachen am Morgen zu rekonstruieren versucht. Bezeichnend scheint mir, daß die meisten Träume mehr angedeutet als ausgeführt waren, daß eigentlich immer noch etwas hätte geschehen müssen und daß sich offenbar schon das nächste Traumbild vordrängte, bevor das eine ausgereift war.

Einmal befand ich mich in einem Theater in der ersten Reihe eines höheren Stockwerkes. Es sollte „Tristan" gegeben werden. An Stelle des Kapellmeisters dirigierte Arnold Rosé. Den Tristan sang im Stil des modernen Deklamationsgesanges ein hübscher Einjährig-Freiwilliger hinter mir in der zweiten Reihe. Neben mir saß meine Tante aus der Kindergartenzeit. Ich hatte die unangenehme Empfindung, als müßte ich gegen meinen Willen ins Parkett hinunterspringen, und lehnte mich deshalb fest in meinen Sitz zurück, so zwar, daß ich die Beine weit ausstreckte und mit den Fußspitzen an die Brüstung stieß (die Bettwand?). Nun wurde mir immer unheimlicher bei dem Gedanken, daß die Brüstung nachgeben und wie ein Stück Pappe abfallen könnte. Ich bat meine Tante, mich langsam wieder aufzurichten. Mir war dabei wie einem Schwerkranken. Wieder aufrecht sitzend, fühlte ich mich frisch und gesund und sah gerade, wie sich der Vorhang vor der Bühne senkte und einige Leute davor erschienen, darunter auch einige befrackte Herren. Also wieder eine Absage bevorstehend. Das Publikum brach in ironischen Applaus aus, pfiff und johlte.

Ein anderer Traum: Spät abends in einem großen Garten. Viele Leute, so wie zum Abschied nach einem mit inhaltslosem Geschwätz verbrachten Nachmittag. Meine Eltern waren auch anwesend. Mein Vater hat es eilig, in die Stadt zu kommen. Er geht. Es ist ganz dunkel. Gleich darauf eine Bahnhofsglocke, der Pfiff einer Lokomotive. Ich sage in die Nacht hinein, nicht wissend, ob noch jemand neben mir ist oder nicht: Er hat Glück gehabt. Er hat den Zug a tempo getroffen. Und denke mir, in einer Stunde nachzukommen. Ich bin sehr müde. Ich freue mich auf mein Bett daheim.

Sonniger Nachmittag in einer ärmlichen Vorstadt. Unter einem Parterrefenster stehen einige Blechgeschirre, von denen ich weiß, daß sie der Frau, die da oben wohnt, gehören. Ein altes Weib macht sich damit zu schaffen, prüft die Sachen, hält sie einmal hoch, dann wieder nah, wie zum Scherz, doch weiß ich, daß sie nur die Gelegenheit abwartet, um unbemerkt mit ihnen zu verschwinden. Im Nachbarhaus wird ein Fenster aufgerissen, eine gewöhnliche Frauensperson ruft der Unbekannten, die hinter dem Fenster wohnt, unter dem das Geschirr steht, zu, sie solle sich vor der Diebin in Acht nehmen. Hierauf stehe ich selbst im Zimmer der Besitzerin des Geschirres. Sie legt gerade ihren besten Putz an. Die warnende Nachbarin erscheint und frotzelt die Putzsüchtige, die über ihrer Eitelkeit darauf vergißt, ihre Sachen zu hüten.

Nachtrag:

Ich befand mich in dem Nebenzimmer. Die Frau hatte ein kleines Mädchen bei sich. Ich hielt meinen Penis in der Hand, jagte den beiden nach und wollte, daß sie ihn in die Hände nehmen, und verspritzte so meinen Samen . .

Vor den Händen der Frau hat mir gegraut, weil sie schmutzig waren.

Eine Analyse des ganzen Traumes wird hier kaum am Platze sein. Der erste Teil, das Springen in ein tiefes Bassin, ist ein hypnagoges Bild und schildert das Einschlafen, den Sturz in die Tiefe des Triebmenschen. Das rasch vorbeisausende Automobil die Gefahr . . Die Aufführung von Tristan deutet auf eine große Leidenschaft zu einer Königin. Schon Schönbrunn, die Sommerresidenz des Kaiser, geht auf das Elternhaus. Isolde ist auch eine Königin, die für Tristan ewig verloren ist. Ist es nicht merkwürdig, daß er von „Tristan und Isolde", dem Hohenlied der heterosexuellen Liebe, träumt? Und gilt die Absage nicht der Entsagung dieses geheimen Wunsches. Immer wieder die Gedanken von einem Sturz in die Tiefe und die morschen Hemmungen. (Hier die Brüstung.) Der befrackte Herr der Gegensatz der Liebe eines modernen Kulturmenschen zu einem Tristan. (Er ist Tristan, der Zuschauer und der mitsingende Einjährig-Freiwillige.) Endlich ein anderes Bild: Die Abreise (lies der Tod des Vaters). „Er hat Glück gehabt." Was soll das bedeuten? Er hat den Zug a tempo getroffen? Denken wir daran, daß er in einem seiner vorherigen Träume die Elektrische nicht einholen konnte, so können wir erkennen, daß der Vater sein Ziel zur rechten Zeit (a tempo) gefunden hat, während er es versäumt. Wir werden bald hören, was dieses Ziel bedeutet. Und über alle Hindernisse bricht sich ein anderes Bild Bahn: eine alte Frau, der er mit erigiertem Penis nachläuft. (Das Kind ein Symbol des Genitales.) Vergl. Die Sprache des Traumes das Kapitel „Die Kinder im Traume", S. 163.) Er wundert sich nicht wenig, daß er im Traum heterosexuelle Gefühle produziert. Er hat bisher nie auf die Träume geachtet.

Noch habe ich nicht gesagt, wen die alte Frau darstellen sollte. Er wird aufgefordert, eine Frau zu nennen, die ihm dazu einfällt, und sagt nach einigem Zögern: M e i n e M u t t e r.

Wir sind hier auf eine der Wurzeln der Homosexualität gestoßen, die wir vielleicht a priori erwartet haben. Ich habe mich bisher wohl gehütet, irgend eine Anspielung auf sein Verhältnis zur Mutter zu machen.

Was bedeutet der Teil des Traumes, in dem von den Blechgeschirren die Rede ist? Ich stelle mir das so vor: Er hat nicht viele Schätze, es ist leerer Tand, aber es gehört alles der Besitzerin da oben . . der Mutter. Die Nachbarin warnt die Mutter, daß ihr ein anderes Weib die Liebe des Sohnes stehlen könnte. Die Mutter ist sehr putzsüchtig und verwendet viel Zeit auf ihre Toilette.

Der Schluß des Traumes bringt die Pollution und den höchsten Affekt: das Grauen vor den schmutzigen Händen der Frau da oben.

Wir sehen, wie langsam sich die Pollution vorbereitet. Erst wird die heterosexuelle Liebe (Tristan) vorgeführt. Aber seine inneren Stimmen (das Publikum!) wehren sich gegen diese Liebe, sie entwerten sie (johlen und pfeifen, ironischer Applaus!). Dann tritt der Vater in Aktion. Er läßt ihn abfahren. Es treten andere Frauen auf (das alte Weib — die Nachbarin). Aber erst der „Frau da oben" — der Mutter gelingt es, den Orgasmus durchzusetzen. Vor dieser Art von Pollution, die doch nur eine unbewußte Onanie darstellt (schmutzige Hände!), graut es ihm.

Der nächste Traum bringt eine Situation, in der ein Mann von seinem Sohne spricht. Die Szene spielt in einer Bedürfnisanstalt. Wahrscheinlich handelt es sich um Reproduktion einer infantilen Szene, in der er seinen Vater bei der Notdurft beobachtet hat. Viel bedeutsamer ist der zweite Traum. Ich lasse beide jetzt folgen:

Ich befand mich in dem Abteil einer Bedürfnisanstalt und beobachtete mein „Opfer". Der Mann kehrte mir den Rücken zu und sprach mit sich selbst von seinem Sohne. Ich merkte, daß die Wärterin mich von außen beobachtete, und schickte mich, den Hut ergreifend, in dem Augenblicke zum Gehen an, als sie die Tür öffnete, um mich auf meinem Seherposten zu ertappen. Ich spielte den Unbefangenen, nahm in aller Ruhe das Taschentuch zu mir, auf dem ich gekniet war, las die Unmenge von anderen Dingen auf, die noch am Boden verstreut lagen (Handschuhe, Kragenschoner etc.) und ging mit der Genugtuung, daß ich durch meine Fassung die Frau in ihrem Verdacht schwankend gemacht und einen Skandal abgewehrt hatte .

Ich stieg die Stufen zu einem weitoffenen Laden hinan. Auf halbem Wege erblicke ich in einem Winkel die Verkäuferin. Bei ihrem Anblick befällt mich ein heilloses Bauchgrimmen. Ich kehre um und entleere mich vor dem Hause in aller Öffentlichkeit. Die Frau dort oben wird mich ja doch nicht sehen?

Ihm fällt die schon erwähnte Erinnerung zu diesem Traum ein (S. 357):

Er war zwei Jahre alt, da ging er mit einem Knaben, der sich auf die Straße setzte und seine Notdurft verrichtete. Er gesteht jetzt, daß es ihm auch die Libido steigere, wenn er sich vorstelle, daß man ihm bei der Defäkation zusehe. Das ist ein typischer Fall von sexuellem Infantilismus. Er ist nicht nur V o y e u r, er ist auch E x h i b i t i o n i s t.

Der erste Traum enthüllt die Angst, die Mutter (die Wärterin!) könnte seine skatologischen Tendenzen erfahren. Im zweiten wird die „Frau da oben" die Zuseherin einer Szene infantilen Charakters. Sie dürfte eine Reproduktion einer der zahllosen ähnlichen Szenen der Kindheit darstellen.

Er hat schon einige homosexuelle Akte in Bädern vollzogen. In Dänemark baden die Männer nackt in den Dampfbädern. So kam es, daß er sich von einigen Männern anrühren und bis zur Ejakulation reizen ließ. Er hat auch zu dem gestrigen Traum von der Defäkation einen Nachtrag zu liefern. Er hörte einmal am Meeresstrande in dem Aborte einen Mann stöhnen. Er stieg auf die Scheidewand und sah einen Mann onanieren. Sofort wurde er so erregt, daß er dann zurückstieg und auch zu onanieren anfing. Der Mann revanchierte sich und sah ihm dann zu, was seine Libido außerordentlich steigerte.

Seine heutigen Träume sind sehr charakteristisch.

Ich bin in einem Waggon und spiele mit einem Wickelkinde, das ich gerne los sein möchte. Da gab mir ein Herr den Rat, das Kind in eine Blechschachtel[1]) einzupacken, und das tat ich auch.

Deutung: Er will seinen Infantilimus los werden; er konserviert ihn in einer Blechschachtel. Kompromiß aus beiden Strömungen. Der nächste Traum erzählt von einem Geistlichen, der vor einem großen Loch in der Erde steht und bedeutet, dieses Loch beweise, daß eine Askese unmöglich sei. Man müsse wenigstens von Zeit zu Zeit onanieren. Im Loche sah man Wurzeln, die wie Haare aussahen. Dann ist er mit der Mutter in einem Wagen. Die Mutter verwandelt sich in eine heilige Madonna oder in die heilige Zara (?).

Auch die Erde steht für die Mutter. (Mutter Erde.) Das Loch deutet auf Geburt und Tod. Man kommt von der Mutter und geht zur Mutter. Die Mutter erscheint wieder als Heilige und als Zarin, wofür das rätselhafte Zara steht. Der Vater ist der Zar, wie er im Tristantraume den König Marke repräsentierte. Die Folgerungen ergeben sich von selbst.

Zu den Haaren hat er eine eigene Einstellung. Die Haare der Frauen sind ihm ekelhaft. Die Mutter hat lange blonde Haare. Der Vater war sehr stark behaart. Früher waren ihm die behaarten Männer alle ekelhaft. Sein Ideal sind flaumige, junge, weibliche Männer. Er sucht eben immer wieder das Weib im Manne

Er kommt noch einmal auf den Traum von der Erde und dem Loche in der Erde zurück. Er erinnert sich jetzt an ihn ganz deutlich:

---

[1]) Vergleiche die Kästchen („Kaufmann von Venedig") im ersten Traume.

Ich bin wieder Mittelschüler und soll mit meinen Kameraden zur Beichte geführt werden. Wir stehen in einem weiten, kreisrunden, aus der Erde gegrabenen Platz. Die natürliche Erdmauer zieht sich in der Höhe von 2 m ringsherum. Darüber baut sich eine prächtige, tempelartige Halle auf. Ein Mönch weist auf die nassen Flecke im Erdwall und vergleicht sie mit den erotischen Gedanken, die auch aus dem Leben eines der Kirche Geweihten nicht auszuschalten sind. Darauf erblicke ich ein Wurzelgestrüpp an der Wand und denke unwillkürlich an Schamhaare. Der Mönch verurteilt die Askese.

Ein Traum, der überwiegend religiöse Bedeutung hat. Schon in den früheren Träumen war „die Frau da oben" in der religiösen Überdetermination als „Mutter Maria" aufzufassen, der seine Liebe gehört, die keine irdische Frau ihr rauben dürfe. Er sieht sein Grab, das ihn wie ein „Memento mori!" auffordert, sein Leben als Vorbereitung für das Jenseits aufzufassen.

Es ist, als ob ihm das Weib der Inbegriff der Sünde wäre. Jetzt wissen wir, warum die „Frau da oben" ein Kindlein hat. Es ist das Jesukindlein. Er hat seinen reinen Glauben befleckt. Der Wall seines Glaubens (die Erdmauer!) ist gleichfalls von seinen sündigen erotischen Gedanken beschmutzt. Der große Wall um den Platz in der Höhe von zwei Metern symbolisiert alle Hemmungen. Er ist der Mönch selbst, er wollte doch vorübergehend Geistlicher werden, er ist ein heterosexueller Asket

Heute Nacht viele Träume von Wanderungen durch Pissoirs. In einem Pissoir traf er einen Mann, der statt des Phallus eine Vagina hatte.

Wüste Träume. Unter anderen ein Traum, in dem er einem fremden Manne podicem lambit. Solche Wünsche hat er auch im Wachen   . Ferner Träume, in denen er mit einem fremden Manne gemeinsam onaniert. Schließlich aber münden die kleinen Träume in einen großen, in dem er sich mit dem M ä d c h e n befindet, die er in seiner Jugend verehrt hat. Die ganze Nacht geht der Kampf gegen die heterosexuellen Tendenzen, bis er schließlich unterliegt.

Deutlicher Widerstand gegen die Aufdeckung der heterosexuellen Tendenzen.

Ein Traum verdient aus einer langen Reihe hervorgehoben zu werden:

Ich gehe mit meiner Mutter spazieren. Wir sind zärtlich miteinander und sie sagt mir liebe Worte. Ich pflücke an einem Bache wundervolle Anemonen und will daraus einen Strauß machen und ihn meiner Mutter verehren. Die Blüten fallen aber alle ab und nur der leere grüne Stengel bleibt in meiner Hand.

Wer die Symbolik des Blumenpflückens [1]) kennt, wird leicht erkennen, daß es sich um Genüsse erotischer Natur handelt. Es werden aus diesen Liebkosungen leere Stengel. Die Liebe kann keine Blüte und keine Frucht zeitigen. Er verbreitet sich über sein Verhältnis zur Mutter. Es ist eigentlich eine Ehe ohne jede erotische Beziehung. Denn Zärtlichkeiten von Seite der

---

[1]) Sprache des Traumes Seite 148.

Mutter verträgt er nicht und hat sie sich längst ausgebeten. Es herrscht jetzt zwischen ihnen eine deutliche Scheu. Das Erotische wird gar nicht berührt. Er hat sich gegen seine Inzestgedanken durch eine Schranke von scheinbarer Kälte gesichert. Aber sie leben zusammen, sie gehen zusammen aus, sie teilen alle geistigen Genüsse. Er hat an seiner Mutter eine Frau gefunden, die sein ganzes Leben in Beschlag genommen hat. Und er ist ihr eigentlich nicht böse, daß sie ihn vom Freunde getrennt hat. Er versteht sie und das heißt, er fühlt mit ihr. Der Freund bedeutete einen Versuch, sich von der Mutter vollkommen zu befreien. Die Mutter handelte instinktiv richtig, wenn sie ihn zu trennen versuchte. Er will auch ernstlich keine Befreiung aus dieser Sklaverei der Liebe. Er läßt sich gerne leiten und als Kind behandeln. Er stellt sich so, als ob ihm die Liebe und das Band unangenehm wären. Beide Strömungen — zur Mutter! und von der Mutter weg! — leben in seiner Seele. (Bipolarität!)

Die Behandlung soll ihm auch nur Besserung seiner neurotischen Beschwerden und keineswegs Befreiung von der Mutter bringen. Er träumt, daß er genesen ist und der Mutter mitteilt, er wäre nun gesund, sie würden viel glücklicher zusammen leben als bisher.

Im Anschluß an einen Traum kommt eine neue Liebesaffäre zum Vorschein, die er mit 16 Jahren durchmachte. Er machte einem Mädchen den Hof und schickte ihr einige Gedichte. Er glaubt, daß es nur ein Spiel war, um sich „einzureden", daß er auch Mädchen lieben könnte. Auf diese Weise will er die Tatsache seiner heterosexuellen Strömungen aus der Welt schaffen. Er meint aber, Liebesgedichte hätten nichts zu sagen. Er hätte auch an seine Mutter Gedichte gemacht, als er einige Zeit vom Hause weg war.

> „Du meines keuschen Herzens Allgebieterin,
> Der ich mich neige in tiefer Demut   ."

Die Gedichte sind voller Sehnsucht und Leidenschaft. „Sein Blut schreit nach ihr, sein Herz ist von ihr allein erfüllt." So dichtet nur ein sinnlos Verliebter sein Liebesobjekt an.

Wir sehen aus diesem Falle den klaren Beweis, wie die Monosexualität der Homosexuellen beschaffen ist. Er wollte aber von diesen Beziehungen nichts wissen. Alles, was er an Kräften der Sublimierung zur Verfügung hatte, wurde auf die Mutterliebe verwendet. Daher mußte ein Teil seiner Schmutzliebe (Mysophilie) erhalten bleiben. W a s e r a u f d e r e i n e n S e i t e a n R e i n h e i t ü b e r t r i e b, m u ß t e a u f d e r a n d e r e n S e i t e a l s V e r s i n k e n i n d e n S c h m u t z z u m V o r s c h e i n k o m m e n. Zu betonen ist aber, daß er seine Homosexualität nicht verlieren will. Er betrachtet sie als einen Schutz und als eine Auszeichnung vor anderen Menschen. Das beweist wieder die Trostlosigkeit therapeutischer Bemühungen in den meisten dieser Fälle.

Er ist erstaunt, seit er seine Träume kontrolliert, wie häufig heterosexuelle Regungen auftreten. Heute Nacht träumte er zuerst, daß er einer nackten, wunderbar gebauten Frau den Finger in vaginam et in anum immissit. Ferner einen zweiten sonderbaren Traum, der in der Auflösung seiner Neurose eine große Rolle spielen sollte:

Ich bin mit meiner Mutter in der Oper. Mir fällt ein langer Gang
auf, an dessen Ende man eine Aussicht auf Wien hat. Man sieht den mächtigen Stephansturm, von dessen Spitze ein feiner Nebel, wie ein Rauch
oder wie eine fein zerstäubte Wassersäule ausgeht. In der Oper ist die
Vorstellung geändert. Man gibt statt Don Juan die Donna carissima.

Zeigt schon der erste Traum eine deutliche Einstellung zur Frau, so
verrät der Programmwechsel im zweiten die Entstehung seiner Neurose. Ich
ersuche ihn um eine Schilderung der Frau aus dem ersten Traume. Er sah
ihr Gesicht gar nicht. Er sah nur den blendend weißen, herrlichen Körper.
Solche Träume (Figuren ohne Gesicht!) sind sehr häufig und dienen
dazu, das geheime Liebesobjekt zu verhüllen und nicht erkennen zu lassen.
Ich kenne Träumer, die mit solchen Halbfiguren Pollutionen träumen. Das
Gesicht ist nie zu sehen. Oft nur ein Teil des Körpers. Wir können aus dem
zweiten Traume annehmen, daß es sich um die Mutter handelt. Sonst wäre es
kaum zu erklären, warum das Gesicht der Traumzensur verfallen wäre.

Der zweite Traum gehört in die Kategorie der Mutterleibsträume. Er
ist im Mutterleibe. (Zum langen Gang fällt ihm der Lebensweg ein. Es ist in
der Tat der Weg, auf der er zum Leben gekommen ist.) Der Stephansturm ist
ein phallisches Symbol. Die Rauchsäule die Ejakulation oder die Mictio. Es
ist die Vorstellung, daß er sich im Mutterleibe befindet und von dort den
Vorgang der Begattung beobachten kann. Noch durchsichtiger wird der Traum,
wenn man weiß, daß der Vater Stephan heißt.[1]

Nun wird sein sexueller Infantilismus verständlich. Er leidet an der
„Mutterleibsphantasie". Jedes Klosett wird ihm zum Symbol des Mutterleibes.
Dort beobachtet er den urinierenden Mann, wie er den Vater im Mutterleibe
hätte beobachten können, wenn er nur damals als Embryo genug Verstand
gehabt hätte! Man würde es nicht für möglich halten, daß intelligente Menschen Opfer einer so kindischen Phantasie werden. Die Praxis bestätigt immer
wieder die eminente Bedeutung dieser Phantasie. In diesem Falle bestand Unlust und Abneigung gegen enge geschlossene Räume, ferner eine Reihe von
paraphilen Neigungen, die sich aus der Phantasie erklären ließen. Er schwelgte
in dem Gedanken, sich vom Sperma des geliebten Mannes anspritzen zu lassen;
er hatte das Verlangen membrum erectum amati viri fellare; auch seine
urolagnistischen und koprolagnistischen Gelüste standen unter der Herrschaft der einen Phantasie. Er benimmt sich, als ob er im Mutterleibe wäre.

Der Traum sagt aber deutlich, daß in dem Theaterstücke seines Lebens
ein Programmwechsel stattgefunden habe. Aus einem Don Juan ist eine Donna
geworden. (Carissima   eine, die ihm am teuersten ist.) Er hat einen Programmwechsel vollzogen und die Liebe zum Vater auf die Mutter übertragen.
Diese Donna ist seine vollkommene Identifizierung mit der Mutter. Er ist im
Mutterleibe und ist die Mutter selbst. Er ist sich am liebsten, er ist sich das
liebste Weib, er liebt das Weib in sich. Die nie fehlende Verliebtheit der
Homosexuellen in sich selbst (Narzissmus).

Verschiedene Erinnerungen werden lebendig, die alle beweisen, daß seine
ursprüngliche Einstellung heterosexuell war. So verliebte er sich mit fünf
Jahren in ein Mädchen, wollte sie heiraten und nannte sie seine Braut. Aus

---

[1] Vergleiche „Die Sprache des Traumes" das Kapitel „Mutterleibsträume" S. 281.

seinem späteren Alter kennen wir nur drei heterosexuelle Episoden. Es ist noch nicht verständlich, warum diese vollkommene Abkehr vom Weibe erfolgte. Weitere Aufklärungen bringen uns Träume, aus denen ich nur Bruchteile berichte. So träumt er:

Ich wohne einer Unterrichtsstunde bei. In meinem Lehrbuch steht von physikalischen Versuchen geschrieben, im weiteren Verlaufe wird es zur Historie. Es wird etwas von der Geschichte der alten Bayern erzählt. Die Jahreszahl 4005 spielt eine Rolle. Die Sache endigt mit einem Märchen von drei Fichten, die am Winterabend vor dem Hause stehen und drei tote Frauen bedeuten.

Später produziere ich mich mit Erfolg als Damenimitator.

Zur Zahl 4005 fällt ihm ein: 00 bezeichnet man einen Abort. 45 ist die Opuszahl einer Lieblingsoper von mir, der Salome von Richard Strauß. 4 und 5 sind die schlechten Noten in der Schule . .

Die Salome von Strauß sowie ein früherer Traum führen uns auf seine sadistischen Instinkte. Immer deutlicher wird es, daß sein ursprünglicher Sadismus außerordentlich groß war. Noch heute schwelgt er in Phantasien von Sexualverbrechen, Totenschändung usw. . Er spielte mit dem Plane, sich und die ganze Familie zu töten. Ein Widerstand im Hause löst sofort Mordgedanken aus. Seine ursprüngliche Stellung zum Weibe war auch sadistisch. (Das Hauptmotiv der Salome der abgehauene Kopf des Propheten. Auch das herauszuschneidende Pfund Fleisch des Shylock im ersten Traume bezieht sich auf diese Triebrichtung. Ferner der Traum von der Wanze!) Schon früh setzte seine Frömmigkeit ein und schützte ihn gegen das wilde Tier in sich. Mit sechs Jahren spielte er Prediger und hatte seinen eigenen Altar. Er floh vor dem Weibe, weil er seiner selbst nicht sicher war .

Er hat eine ganze Menge von Idiosynkrasien, welche sich durch einen verdrängten Sadismus erklären lassen. Er kann keine Pfirsiche essen, weil die Haut ihn an eine menschliche Haut erinnert; er verträgt nicht „Haut in der Milch", sie erregt bei ihm Ekel und Brechreiz; er hat oft Abneigung gegen Fleisch und hatte eine lange vegetarische Periode. Fleisch bezeichnet er als Tierleiche. Die Vorstellung einer menstruierenden Frau ist außerordentlich ekelbetont. Alle Zusammenhänge mit Blut sind sehr affektbetont, teils positiv, teils negativ.

Was bedeuten die drei Fichten, die Symbole toter Frauen darstellen? Sind ihm drei weibliche Ideale gestorben? Er assoziiert „Ein Fichtenbaum stand einsam im Norden auf kalter Höhe . . usw." Dieser Fichtenbaum träumt von Palmen in der Gluthitze des heißen Südens. Weitere Einfälle bleiben aus. Große Hemmung beim Thema der „toten Frauen".

Ich übergehe eine ganze Menge von Tagen, die nur eine Vorbereitung zu der kommenden Lösung bedeuten. Auch will ich nur das wichtigste Traummaterial mitteilen.

Von großer Bedeutung scheint mir der nächste Traum zu sein:

Stehe mit meinem Vater an einem Strom. Ein kleiner weißer Dampfer entfernt sich von uns und dreht sich und wendet sich wie ein Reptil. Es hätte mir viel Vergnügen gemacht, auf ihm zu fahren (ich weiß auch nicht, wie ich hineingekommen wäre, denn er ist wie im

Mikrokosmos). Nun ist das Schiff versäumt und wir müssen auf den
Schnellzug warten. Daß wir mit dem Schiff auch schneller daran gewesen
wären, diese Meinung kann ich mit meinem Vater nicht teilen.

Hierauf biege ich in eine Grotte ein, wo noch viele andere Leute
vorwärts wandern. Der Weg ist vielfach gewunden und ansteigend. Wer
von meinen Bekannten mit mir geht, weiß ich nicht. Ich habe meine ganze
Aufmerksamkeit auf Schlangen gerichtet, die ich an einer Leine führe.
Sie haben sehr freundliche Köpfe und manchmal kommt es mir vor, als
hätten sie Beißkörbe um. Zu jemandem in meiner Umgebung mutmaße
ich, daß man ihnen das Gift schon ausgedrückt hat. Als ich endlich hoch
oben in einem taghellen Haus ankomme, sind aus ihnen Hunde geworden,
die meiner Führung entgleiten und blitzschnell die tiefen Treppen hin-
untersausen. Gleich darauf sind sie wieder bei mir und lassen sich ganz
ruhig an die Leine nehmen.

Ich finde in meiner Wohnung einen Pack Taschentücher, wohl-
verwahrt in Seidenpapier.

Dieser Traum ist eine Kombination von einem Spermatozoentraum und
einer Mutterleibsphantasie. Der Strom, in dem sich das Schiffchen bewegt,
der Lebensstrom, der Strom des Sperma trägt einen bestimmten Samenfaden,
ihn selbst. Er, der Große, möchte wieder in das kleine, sich wie ein Reptil
windende Schiffchen zurück. Er möchte wieder klein sein, nicht ein Kind, nein,
der Samenfaden. Er ist mit seinem Leben unzufrieden und möchte sein Leben
noch einmal beginnen. Der Weg führt aus dem Strom in eine Grotte (den
Leib der Mutter). Zugleich symbolisiert dieser Traum sein ganzes Leben,
das ihn aufwärts führt zu lichten Höhen über Mühen und Gefahren. Seine
Gedanken sind hier als Schlangen dargestellt. Sie haben wohl freundliche
Köpfe (d. h. die Sünde lockt!), aber er hat sie alle gebändigt. Alle Sünden
sind überwunden, alle Schlangen sind gebändigt und tragen Beißkörbe. Das
lichte Haus ist die Kirche. So zeigt dieser Traum Anfang und Ende des
Lebens.

Der nächste Traum von den Taschentüchern wird verständlich, wenn
man weiß, daß er seine Onaniakte in Taschentüchern vollzieht. Die Ver-
wahrung in Seidenpapier zeigt uns, daß er die spezifische Onaniephantasie
verbirgt.

Der Traum beschäftigt sich mit dem Vater. In den letzten Tagen kamen
seine Gedanken immer wieder auf den Vater zurück. Er sagt mir darüber:

„Ich habe sehr schwere Tage gehabt und merkte erst, wie sehr ich an
den Vater fixiert war und welche überragende Rolle er in meinem Leben gespielt hat. Ich fühlte gestern den ganzen schweren Haß gegen meinen Vater,
den ich durch viele Jahre getragen habe."

„Warum haßten Sie den Vater?"

„Erstens weil er mich gezeugt hat und mir seine schwächlichen Anlagen
vererbte. Solche Männer dürfen keine Kinder haben. Ich habe alle seine
Krankheitsanlagen übernommen. Dann haßte ich ihn, als er mich durch den
von der Mutter anbefohlenen Brief von meinem Vetter trennte."

„Da müßten Sie ja die Mutter hassen! Ist es nicht merkwürdig, daß Sie
den gleichen Vorfall bei der Mutter verstehen und beim Vater nicht? Bei der
Mutter fühlen Sie sich ein, beim Vater sind Sie das nicht imstande."

„Freilich, wenn Sie das auseinandersetzen, so merke ich, daß ich dem Vater großes Unrecht getan habe. Der Brief war nur ein Vorwand, um einen Grund zum Haß zu haben. Ich erinnere mich mit Grauen an seinen Todestag. Ich hatte den Eindruck, daß der Vater vor mir Angst hatte. Er säh mich mit großen, glasigen Augen an und hielt immer die Hand der Mutter. Ich fühlte damals etwas wie E i f e r s u c h t g e g e n d i e M u t t e r , verstehe jetzt, daß ich immer eifersüchtig war. Meine Mutterleibsphantasie heißt ja, daß ich bei den Liebesakten der Eltern dabei sein will. Ich will dem Vater die Mutter ersetzen. Ich liebte ihn als kleines Kind mit großer Leidenschaft und litt dann unter seiner Kälte. Er war immer übermäßig lieb und freundlich zu mir, aber ich fühlte doch, daß mir etwas fehlte."

Er hatte vom Vater Zärtlichkeiten erwartet. Er spielt noch jetzt in seinen sexuellen Akten zwei Phantasien. Er ist der Knabe, der den Vater beim Koitus belauscht. Das ist die eine Abortphantasie, wenn er ältere Männer beobachtet. Er läßt sich von einer Respektsperson als receptaculum seminis benützen. (Starker Wunsch, Lehrern Fellatio zu machen oder sich päderastieren zu lassen!) Er ist im Mutterleibe und wird vom Vater päderastiert oder felliert. Oder er ist selbst der Vater, er identifiziert sich mit dem Vater, dann sucht er junge Knaben, welche ihn selbst repräsentieren.

Man wird aber einsehen, daß diese Phantasien so weit von der Realität abweichen, als es überhaupt möglich ist. Er ist nicht imstande, den Übergang in die Realität zu finden, weil er immer wieder der Mutterleibsphantasie erliegt, die in Form der Klosettbeobachtungen auftritt.

D i e L i e b e z u m V a t e r e r w e i s t s i c h a l s d i e s t ä r k s t e W u r z e l s e i n e r H o m o s e x u a l i t ä t . E r w o l l t e s e i n e m V a t e r d i e M u t t e r e r s e t z e n . E r i s t i n s e i n e n P h a n t a s i e n b a l d V a t e r , b a l d M u t t e r u n d h a t s e i n e e i g e n e I n d i v i d u a l i t ä t n i c h t e r r e i c h t . Er liebt sich bald mit väterlichen, bald mit mütterlichen Gefühlen.

Aus verschiedenen Träumen hebe ich nur den einen hervor. Er zeigt uns die bekannte Einstellung zur Mutter:

Fahre mit meiner Mutter aufs Land, wo wir einige Tage zur Erholung verbleiben wollen. Gegend: Waldgebirge. Teils nach der Natur, teils aus früheren Träumen bekannte Bahnfahrt, Umsteigstelle, Fußwanderung. Wundervolle Wälder mit reichblühenden Bäumen. Doch die Blüten vielfach braun gefault, wie nach zu viel Regen. Fliederbüsche, doch schon arg zerzaust vom Wetter und von plündernden Menschen. Der Weg mündet auf eine Bergwiese mit der Aussicht auf viele Villen im Tal. Ich erkenne, d a ß w i r u n s v e r g a n g e n h a b e n , wir hätten auf halbem Wege nach rechts abzweigen müssen, um an jenen Ort zu gelangen, wo wir uns dauernd niederlassen wollten.

Es ist eine Liebe, bei der die Blüten angefault sind. Sie haben sich vergangen (man achte auf den Doppelsinn) und sind vom rechten Wege abgekommen.

Sein Sinnen in die Vergangenheit erhellt aber nicht nur aus seinen Träumen. Er findet unter seinen Jugendgedichten eines, das vollkommen der Vaterleibsphantasie entspricht und das von den Zeiten spricht, als er noch „ungeformt und leise im Vaterschoße ruhte"

Auf neue Zusammenhänge bringen uns die nächsten Tage. Immer tastet er die Vergangenheit ab und träumt sich um viele Generationen zurück. Er ist vornehmer Abstammung, ist gar nicht der Sohn seines Vaters, ist ein von Zigeunern ausgetauschtes Kind, er ist nur zufällig in diese Familie hineingeraten.

Nun zeigt es sich, daß zwei Schicksale in der Familie viel besprochen wurden, welche sein Leben determiniert und ihm eine Angst vor dem Weibe erzeugt hatten. Das eine ist das Schicksal seines Vaters. Er war vor der jetzigen Ehe mit einer anderen Frau verheiratet, die er auf frischer Untreue ertappte, so daß er sich duellieren mußte. Eine Narbe auf der Stirne gab davon Kunde. Ein Onkel aber nahm sich das Leben, weil er erfuhr, daß seine Frau, die er für ein treues Weib gehalten, ihn betrogen hatte.

Diese Beispiele standen schon als Knabe vor seinen Augen. Sie waren furchtbare Drohungen: Hüte dich vor dem Weibe!

Die nächsten Tage handeln von seiner Angst vor dem Weibe. Wie eine ewige Warnung stehen das Schicksal seines Vaters und seines Onkels vor ihm. Schon in frühester Kindheit setzte sich bei ihm der Gedanke fest: Hüte dich vor den Frauen! Seine Mutter tat alles, um diesen Gedanken für ewige Zeiten zu fixieren.

Doch jede Angst ist die Angst vor sich selbst. Die Angst vor den Frauen muß noch eine tiefere Determination aufweisen. Auf neue Zusammenhänge bringt uns der nächste Traum:

Ich stehe zur Abendzeit auf der Straße. Mir gegenüber ist das Pflaster aufgerissen. Ein Wagen kommt angefahren. Er kommt aus der Dämmerung, während es die Straße hinunter schon stark dunkelt. Pferd und Kutscher werden es übersehen, daß die Straße aufgerissen ist. Da springt ein mächtiger Bär zur Warnung auf das Pferd los, der Kutscher zieht die Zügel straff an sich, das Tier macht einen Bogen um das aufgerissene Pflaster, wendet auch den Kopf ängstlich davon ab und lenkt dann wieder in die gerade Richtung ein. Bevor der Wagen in die Nacht entschwindet, springt noch einmal der starke Bär an ihm hinauf.

Ich bin heftig darüber entrüstet, daß man so wilde Tiere zur Warnung ausschickt. Es könnten kleine Kinder auf dem Wagen sein, die vor Schreck der Schlag trifft.

Jeder Satz in diesem Traume ist ein psychischer Verrat. Der Traum schildert seine Lebensfahrt. Eine Hälfte der Straße ist aufgerissen und unfahrbar. Er kann nur den homosexuellen Weg gehen. Der heterosexuelle ist so aufgerissen, daß er unfahrbar ist. Es ist dunkel und sein Lebenswagen könnte leicht auf diesem Wege verunglücken. Die Dunkelheit symbolisiert das Vergessen der ursprünglichen Einstellungen; der Kutscher ist das Bewußtsein, die Pferde sind die Triebe.

Da warnt ihn ein Bär vor dem Befahren des zerstörten Weges. Er ist empört über diese Form der Warnung. Der Hinweis auf die kleinen Kinder zeigt, daß die Warnungen bis auf die Kindheit zurückgehen, in der er mit einem Bären geschreckt wurde.

„Es könnten kleine Kinder auf dem Wagen sein, die vor Schreck der Schlag trifft", erzählt der Traum. Als Kind hörte er immer wieder die Geschichte vom Selbstmorde des Onkels, der sich wegen der Untreue der Frau das Leben genommen hatte. Mußte diese Erzählung nicht wie eine ewige Warnung vor den Frauen in seiner Seele leben? Auch das Duell des Vaters, die vorhandene Narbe beeinflußte ihn und füllt ihn mit Furcht vor den Frauen.[1]) Mußte er sich vornehmen, keiner Frau zu erliegen? Und schützte ihn nicht der Haß am sichersten gegen die gefährliche Liebe?

Wer ist der mysteriöse Bär des Traumes? Natürlich — wie jede Figur des Traumes — er selbst. In ihm lebt die Gewalt eines wilden Tieres. (Wir erinnern uns, daß ein Traum in Schönbrunn spielte, dem Wiener Tiergarten, in dem alle wilden Tiere zu sehen sind.) Wir erinnern uns an Shylock (das Pfund Fleisch) und an die verschiedenen sadistischen Motive seiner Neurose.

Nun schreiten wir zum Zentrum seiner homosexuellen Neurose vor, welche sich als mächtiger Schutzwall gegen seine Verbrechernatur erweist. Er ist zum Weibe mit furchtbarem Haß eingestellt. Er ist der Lustmörder, der wilde Bär, der sich auf die Frauen stürzen, sie ermorden und ihr Blut trinken will. Der Bär zeigt ihm sein eigenes Bild als furchtbare Warnung.

Hüte dich vor den Frauen! Da mußt du zum Mörder werden. Bleibe lieber ein Kind, freue dich an allem, was den Kindern Lust bereitet. Wehe, wenn dein Wagen die Straße fährt, wo alle wilden Leidenschaften auf dich lauern, die dich schon als Kind erfüllt haben. O — wärest du nie geboren oder könntest du dein Leben als ein neuer Mensch mit friedlichen Trieben beginnen!

Blut ist sein einziges Verlangen. Sperma, Urin, Kot, sie sind ihm symbolischer Ersatz des Blutes. [2])

Nun begreifen wir erst, daß er kein Mann sein darf und ein Weib sein will. Seine große Aggressionskraft mündet in den Begriff des Mannes. Alles Passive, Leidende, Erduldende wird als weiblich gewertet.

Einige Tage nach diesen Enthüllungen, die durch eine Fülle von Erinnerungen gestützt werden, bleibt der Patient aus. Dann aber erscheint er und teilt mir mit, er habe bei einer Puella publica einen Koitus vollzogen. Er glaube, er könne nun seine Homosexualität überwinden. Er habe aber ein Telegramm erhalten, das ihn nach Dänemark gerufen habe.

Von seinen weiteren Schicksalen habe ich nichts gehört. Ist er ein Bisexueller geworden? Hat er seinen Infantilismus überwunden? Ist der aufgerissene Teil der Lebensstraße wirklich fahrbar geworden?

Ich kann darauf noch keine Antwort geben. Wir haben einen tiefen Blick in die Psychogenese der Homosexualität getan und gesehen, wie viele Kräfte vereint wirken, um diese Vergewaltigung der ursprünglichen Anlage zustandezubringen.

Heben wir die wichtigsten Momente dieser Krankengeschichte hervor. Man kann sie in der Tat nur als ein „Bruchstück einer Analyse" betrachten. Aber sie schreitet unaufhaltsam zum Zentrum der Neurose vor und enthüllt die inneren Einstellungen des Kranken, die sich zu seinen bewußten im schroffen Gegensatz befinden.

---

[1]) Im Tristan-Traume (S. 360) kehren diese Reminiszenzen wieder. Der Vater ist der König Marke, der betrogen wurde. Die Episode der Abreise des Vaters in diesem Traume erklärt sich jetzt erst. Er starb rechtzeitig, ehe er eine zweite Enttäuschung in der Liebe erleben mußte.

[2]) Vgl. meine „symbolischen Gleichungen" in der „Sprache des Traumes": „Alle Sekrete und Exkrete sind als Symbole einander gleich."

Dieser Mensch trägt die Urinstinkte der Menschheit in sich. Nicht ohne Grund gehen seine Träume bis auf den Vaterleib zurück, bis auf die Vorgeschichte seines Werdens. Er trägt die Engramme versunkener Jahrtausende in sich, die wildesten Instinkte des Urmenschen. Der Phylogenese seines Seins entspricht die Ontogenese. Was fehlt ihm zum Urmenschen? Er zeigt in seinen Träumen und Phantasien die fürchter- liche Blutgier, die Schrankenlosigkeit der Wünsche, den brutalen Egoismus einer längstvergangenen Zeit. Es fehlt selbst die primäre Schmutzliebe der Menschheit nicht; in der Krankengeschichte stoßen wir auf urolagnistische und koprophage Tendenzen.

Man halte sich den Gegensatz seines triebhaften und kulturellen Ich vor Augen! Es handelt sich um einen feinen stillen Menschen von vornehmem Charakter, um einen echten Künstler, einen Schätzer alles Schönen, einen Menschen, der bei einer Aufführung des Tristan, vor einem Gemälde, vor den Schönheiten der Natur in Ekstase gerät, der befähigt erscheint, der Kunst einmal große Werke zu schenken!

Mit absoluter Eindeutigkeit beweist dieser Fall, daß meine An- schauung, der Homosexuelle repräsentiere eine Rückschlagserscheinung, richtig ist. Andere Ärzte werden von Degeneration sprechen. Ja, aber es findet sich bei ihm kein objektives Zeichen körperlicher De- generation, es findet sich nicht die pathologische Aszendenz, die eine solche Entartung prädisponiert. Dann wären alle Künstler Degenerierte, denn alle Künstler zeigen dieses übermächtige Triebleben, das wir bei unserem Kranken beobachten konnten. Gerade der Umstand, daß aller Fortschritt der Menschheit durch Individuen zustande kommt, die Rückschlagserscheinungen repräsentieren, sollte uns bewegen, mit dem Begriff der Entartung vorsichtiger umzugehen und für jene Fälle zu reservieren, in denen körperliche Degenerationszeichen und moralische Minderwertigkeit eine unzweideutige Sprache reden.

Wir stehen hier dem Phänomen des Urhasses gegenüber, der die Ventile der Seele zu sprengen droht und nach Entladung verlangt. Ein Teil des Hasses mag sich in Liebe verwandeln und solche Menschen die Wege der Propheten, Religionsstifter, Volksfreunde, Philantropen wandeln lassen. Ein anderer bleibt bestehen und besetzt infantile Positionen.

Wie ist Sigma bewußt eingestellt? Mit Liebe zu den Männern, mit Gleichgültigkeit zu den Frauen, mit Haß zu dem Vater und mit bi- polarer Schwankung zu seiner Mutter. (Liebe und Haß.) Im Un- bewußten aber liebt er den Vater und haßt a l l e Frauen, vielleicht weil er sie lieben muß. Die normale Einstellung verlangt die Projektion der Liebesempfindung in bipolarer Form auf das jeweilige Liebesobjekt. Man liebt und haßt einen Menschen zugleich. Er aber haßt nur die

Frauen! Wie mag es zu dieser Umformung des Urhasses gekommen sein? Warum kann er sich zu den Frauen nicht bipolar einstellen? Wir müssen weit auf seine ersten Kinderjahre zurückgehen, um zu erkennen, daß er den Vater liebte und auf die Mutter eifersüchtig war. Alle Frauen waren damals Rivalinnen in der Liebe zu seinem Vater. Er aber wollte ein Weib sein, ein Weib, das der Vater liebte. Diese Vater-imago suchte er noch heute in allen Lehrern, älteren Freunden, Vorge-setzten. Zu diesen muß er sich notgedrungen homosexuell einstellen, wenn er nicht imstande ist, die infantilen Konstellationen zu über-winden. Was er als Mutterliebe innehat, geht auf die Identifizierung mit dem Vater zurück. Von ihm hat er das stille, scheue, duldende Wesen, die Passivität, hinter der sich eine übergewaltige Aggressivität ver-birgt. Diese infantile Einstellung bedingt, daß sich alle infantilen Sexualregungen in seine vita sexualis drängen.

Wie kann die Heilung zustandekommen? Er muß erkennen, daß er nie das Verbrechen ausführen wird, zu dem es ihn bei den Frauen drängt. Er muß seine Liebe wieder in bipolarer Gestalt den Frauen und den Männern zuwenden. Seine reichen seelischen Antriebe werden es ihm ermöglichen, die bisher arg vernachlässigte seelische Komponente der Liebe den Frauen zuzuwenden. Vor der Analyse strömte alles Erotische den Freunden zu. Die Heilung führt über die Eroberung des Weibes als Freundin. Erst Freundin, dann erst — nach langem Suchen und Kämpfen — die Geliebte. Er muß Vater einem fremden Weibe gegenüber werden.

Ob die Analyse der richtige Weg ist? Wer wüßte denn jetzt einen anderen? Was wäre mit Ablenkung, mit Strafe, mit Erziehung, mit Hypnose zu leisten? Nur über die grausame Selbsterkenntnis der Ur-triebe und des Urhasses kann die Urliebe über ihn Gewalt gewinnen. Diese Urliebe hatte sich ganz auf die eigene Person konzentriert.

Wie alle Homosexuellen liebte er nur sich. Auch diese Eigen-schaft teilte er mit den Urmenschen. Kannte der Urmensch eine andere Liebe als die zu sich selbst?[1]

Ich habe schon betont, daß die Urninge sich suchen und dann eine andere Person spielen oder daß sie in dem Manne andere Spiegel-bilder der Kindheit finden wollen. Das Gleiche gilt für die Urlinden. Lieben heißt wohl immer sich in dem anderen finden. Aber warum finden die Urninge sich nicht in dem weiblichen Spiegelbilde? Nicht

---

[1] *Raffalovich*, der ein kleines Büchlein über „Die Entwicklung der Homosexua-lität" (Berlin 1895) geschrieben hat, sagt in den paar Seiten seiner Abhandlung mehr Wahrheiten als andere Autoren in dickleibigen Folianten. So findet sich bei ihm der Satz: „Es gibt keine Grenzlinie zwischen Heterosexuellen und Homosexuellen." Er betont die Eigenliebe der Homosexuellen. „Sie haben die Leidenschaft der Ähnlichkeit."

für alle Fälle läßt sich diese Frage gleichartig beantworten. Bei den letzten zwei analysierten Fällen kommt in Betracht, daß sie sich als häßlich bezeichneten. Dem Weibe gegenüber hatten sie ein Gefühl der Minderwertigkeit und des Neides. Die Selbstliebe stieß immer auf diese Häßlichkeit und fürchtete die Niederlage beim Weibe. Wie konnten sie mit ihrer Häßlichkeit sich die Eroberung eines Weibes zutrauen? Wie die Rolle eines Don Juan spielen, zu der sie die latente Homosexualität getrieben hätte? Unter Männern stand Männerschönheit nicht in Frage. Da kam es auf die Gestaltung der Genitalien an.

Wenn jede Liebe ein Messen der Genitalien sein sollte, so konnte sich der Kranke Delta (Nr. 86) mit jedem messen. Er hatte den lächerlichen Stolz auf den großen Penis, den so viele Männer zeigen. Seine ganze Sexualität konzentrierte sich auf dies Symbol der Männlichkeit. Ganz anders bei Sigma, bei dem der Penis eine nebensächliche Rolle spielte. Sieht *Sadger* in dem Narzissmus die Liebe zu den eigenen Genitalien, so könnte ihm der erste Fall recht geben, der zweite zeigt gar keine Spur dieser Penisliebe.

In seiner Broschüre „Das Problem der Homosexualität" (Ernst Reinhardt, München 1917) sucht *Adler* das Gemeinsame bei allen Paraphilien (dazu rechnet er Sadismus, Masochismus, Masturbation, Fetischismus, Homosexualität usw.) in folgenden Erscheinungen: 1. Jede Perversion ist ein Ausdruck einer vergrößerten seelischen Distanz zwischen Mann und Frau. 2. Sie deutet gleichzeitig eine Revolte gegen das Einfügen in die normale Geschlechtsrolle an und äußert sich als ein planmäßiger, aber unbewußter Kunstgriff zur Erhöhung des eigenen gesunkenen Persönlichkeitsgefühles. 3. Niemals fehlt dabei die Tendenz der Entwertung des normal zu erwartenden Partners. 4. Perversionsneigungen der Männer erweisen sich als kompensatorische Bestrebungen, die zur Behebung eines Gefühles der Minderwertigkeit gegenüber der überschätzten Macht der Frau eingeleitet und erprobt werden   5. Perversion erwächst regelmäßig aus einem Seelenleben, das durchwegs Züge verstärkter Überempfindlichkeit, überstiegenen Ehrgeizes und Trotzes aufweist   Mangel tieferer Kameradschaftlichkeit, gegenseitigen Wohlwollens." — Sehr treffend bemerkt *Paul Federn* in der Int. Zeitschr. f. Psychoanalyse, Bd. V, H. 3: „*Adler* ist noch so sehr bestrebt, seinen eigenen Fund immer wieder vor Augen zu führen, daß er darüber vergißt, daß doch derselbe überall wiederkehrende Ursachenkomplex — ohne Kombination mit anderen Ursachen — nicht imstande sein kann, alle Neurosenarten, Angstzustände, Verstimmungen und noch mehr, zu erklären. An dieser mangelnden Selbstkritik und an dieser Übertreibung ist die e i g e n e Sicherungstendenz des Autors gegen alles, was *Freud* mittelst Psychanalyse ent-

deckt hat, schuld. Er geht so sehr darauf aus, die durch die psychanalytische Methode aufgedeckte und in jedem einzelnen Falle wieder
aufzufindende infantile libidinöse Komponente n i c h t zu finden, daß
er sie selbst dort leugnet, wo sie manifest geblieben ist. Das Studium
der kindlichen Sexualität verlangt vorurteilsfreie Beobachter; solche
werden sie in jedem Falle feststellen."

Der erste Fall weist die Mechanismen von *Adler* auf, der zweite
deutet sie kaum an. Man ersieht daraus, wie leicht es möglich ist,
durch eine einseitige Auswahl der Fälle eigene Annahmen zu beweisen. [1]) Es ist klar, daß jeder ehrliche Forscher irgend einer Wahrheit nahegekommen ist. Es handelt sich immer um Querschnitte durch
die Figur der Homosexualität. Aber ein Querschnitt gibt nur das
Bild der Schnittfläche. Erst die Vereinigung aller dieser Schnitte
kann uns das Bild der Figur rekonstruieren.

In beiden Fällen wirkten infantile Eindrücke mit, um eine dauernde
Angst vor dem Weibe und vor der heterosexuellen Liebe zu formen.
Delta war als Kind Zeuge einer unglücklichen Ehe, Sigma hörte von
der Falschheit und Treulosigkeit der Frauen. Beiden gemeinsam war
auch der starke Sadismus, den wir in allen analysierten Fällen von
Homosexualität konstatieren konnten.

Wir kommen somit zu einer einheitlichen Formel der männlichen Homosexualität, die sich in verkehrter Form auch für die
Frauen anwenden läßt:

D i e   h o m o s e x u e l l e   N e u r o s e   i s t   e i n e   d u r c h   d i e
s a d i s t i s c h e   E i n s t e l l u n g   z u m   e n t g e g e n g e s e t z t e n
G e s c h l e c h t e   m o t i v i e r t e   F l u c h t   i n   d a s   e i g e n e   G e-
s c h l e c h t. [2])

---

[1]) Zu ähnlichen Resultaten ist auch *Kläsi* (l. c.) gekommen.

[2]) Eine vollständige Analyse eines Homosexuellen, die sehr deutlich die sadistische Komponente der Homosexualität aufweist, findet sich in Band IV (Die Impotenz des Mannes) im Kapitel „Impotenz und Homosexualität".

Die Homosexualität.

XIV

Ergänzungen.

Bei der Erklärung der Liebe muß ein
physikalisches Phänomen, oder ein historisches
Faktum angenommen werden. Ist es Sympathie,
wie der dumme Magnet das rohe Eisen anzieht?
Oder ist eine Vorgeschichte vorhanden,
deren dunkles Bewußtsein uns blieb
und in unerklärlicher Anziehung und
Abstoßung sich ausspricht? *Heine.*

Einen interessanten Fall von weiblicher Homosexualität veröffentlicht *Freud* in seiner Arbeit „Über die Psychogenese
eines Falles von weiblicher Homosexualität"
(Int. Z. f. P. A. B. VI. H. 1. 1920). Es handelt sich um ein 18jähriges
Mädchen, das eine leidenschaftliche Liebe zu einer bekannten Kokotte
faßte, welche auch als Urlinde bekannt war. Sie verehrte und bemitleidete diese Dame. Es war ihr größtes Vergnügen, sich mit dieser
„Dame" öffentlich zu zeigen. Sie ging mit ihr auf eine Promenade, wo sie
der Vater, der diesen Umgang streng tadelte und sie schon einmal
für eine homosexuelle Schwärmerei gezüchtigt hatte, treffen mußte.
Bei der arrangierten Begegnung warf ihr der Vater einen zornerfüllten
Blick zu, worauf sie sich über die Mauer in den Schacht einer Eisenbahn
warf und schwer verletzte. Nach ihrer Wiederherstellung wurde sie auf
Wunsch der Eltern einer Analyse unterzogen, die folgende Tatsachen
zutage förderte. Mit 13 und 14 Jahren zeigte sich eine übertrieben
starke Vorliebe für einen dreijährigen Jungen, was auf deutliche Muttergefühle schließen ließ. Dies Interesse ließ nach, als die Mutter gravid
wurde und einen dritten Bruder zur Welt brachte. Sie war damals
schon 16 Jahre alt. Da ging in ihr eine Wandlung vor sich. Sie begann
sich für jugendliche Frauen zwischen 30 und 35 Jahren zu interessieren und sie zu verehren. Es waren dies Mutter-Imagines. Die
Kokotte war wohl keine Mutter aber soll die Züge des geliebten älteren
Bruders tragen. Den Selbstmordversuch sieht *Freud* als Zeichen einer

Mordabsicht an und schließt sich meiner Formel an, die ich zuerst in meinem Beitrag zu den „Diskussionen des Wiener psychoanalytischen Vereines „Über den Selbstmord, insbesondere über den Schülerselbstmord" (I. F. Bergmann, Wiesbaden 1910) ausgesprochen habe: „Niemand tötet sich selbst, der nicht einen anderen töten wollte." Der Selbstmord ist die selbst diktierte Strafe für Todeswünsche oder Mordimpulse.

Wem sollen diese Mordimpulse gegolten haben? *Freud* glaubt wohl der Mutter, von der sich das Mädchen in Eifersucht abwandte. Ich glaube auch dem Vater, den sie mit diesen Liebschaften tödlich treffen und verletzen wollte. Es scheint mir, daß der Selbstmord in dem Momente ausgeführt wurde, als ihr klar wurde, wie sie den Vater liebte und wie weh sie ihm getan hatte. Sie verliebte sich in die verschiedenen weiblichen Objekte, um dem Vater zu zeigen, wie Frauen aussehen, die man lieben könne. Auch die Angst vor Gravidität und die rechtzeitige Einstellung gegen eine Gravidität scheint von großer Bedeutung zu sein. *Freud* sucht nach den psychischen Ursachen ihres Ausweichens in das Homosexuelle und kann sie nicht finden. Er verweist auf die Forschungen von *Steinach* und gesteht, daß die Psychanalyse allein nicht imstande ist, das Rätsel der gleichgeschlechtlichen Liebe vollkommen zu lösen. (!) Diese Erklärung mag er für sich und seinen engeren Kreis abgeben. Ich stehe auf dem Standpunkte, daß sich das Rätsel der Homosexualität nur psychisch lösen läßt, da körperliche Bisexualität und körperliche Merkmale des entgegengesetzten Geschlechtes — wie auch *Freud* zugibt — bei Heterosexuellen vorkommen, während Homosexuelle oft Vollmänner und Vollweiber in jeder Hinsicht des Wortes sind.

Befassen wir uns noch einmal mit der Patientin von *Freud*. Deutlich schimmern durch die Hüllen ihrer Leidenschaften die tieferen Motive. Ihre Mutter wurde gravid. Sie scheint der Mutter u n d dem Kinde den Tod gewünscht zu haben. Das erklärt ihre Liebe zu jungen Müttern. E i n e Mutter und e i n Kind haßte sie und als Kompensation zeigte sie, daß sie andere Mütter und andere Kinder lieben konnte.

Da der Vater sie nicht beachtete und die Mutter gravid machte, bestrebte sie sich immer wieder, ihm andere Liebesobjekte in den Kreis seiner Beobachtung zu stellen. Jede junge Frau, in die sie sich verliebte, sollte dem Vater sagen: „Siehst du nicht, wie schön a n d e r e sind?"

Sie identifizierte sich mit dem Vater und fand jede fremde Frau schöner als die Mutter. Auch die Liebe zu den Kokotten hatte den geheimen Sinn: Dirnen bekommen keine Kinder. Wieder eine Mahnung an den Vater. Kannst du nicht lieber zu Dirnen gehen, als der Mutter ein Kind machen, das mir ein lästiger Konkurrent in der Liebe meiner Eltern wird?

Freud sucht immer nach den infantilen Traumen und übersieht ein sehr schweres Trauma seiner Patientin, so daß er es nicht in Rechnung stellt. Die Kranke wurde mit 16 Jahren von ihrem (eifersüchtigen!) Vater für eine homosexuelle Schwärmerei empfindlich gezüchtigt. Man stelle sich ein ehrgeiziges, etwas männlich geartetes, stolzes, kampfbereites Wesen vor, dem im erwachsenen Alter, wo man nur nach einem Ziel tendiert: Dame zu sein — eine solche Demütigung bereitet wird! Mußte diese Patientin nicht einen tödlichen Haß gegen den Vater hegen und ihm den Tod wünschen? Mußte sich dieser Haß nicht auf alle Männer übertragen? Mußte sie nicht zum Schlusse kommen: alle Männer sind roh und gewalttätig und wollen über uns triumphieren, uns beherrschen, uns demütigen, wenn schon das Ideal aller Männer — ihr Vater — sie so schmachvoll behandeln konnte? Mußte sie nicht in die Frauenliebe flüchten? Welches Mädchen von 16 Jahren macht nicht ihre homosexuelle Schwärmerei durch? Aus Trotz gegen den Vater hielt sie an dieser Einstellung fest und übertrug diesen Trotz auf alle Männer, auch auf den Analytiker. *Freud* trat dann diese Kranke einem weiblichen Arzt ab. Das kommt mir wie eine Kapitulation vor. Sache des Analytikers wäre es gewesen, diesen Trotz zu entlarven, den Haß in Liebe zu konvertieren und den Weg zum Manne frei zu machen.

Diese Kranke hatte ein großes Geheimnis, das sie sich nicht gestehen wollte: i h r e   h e t e r o s e x u e l l e   L i e b e   z u   i h r e m   V a t e r. Die identische Einstellung verwendete sie gegen den Analytiker. Es wäre eben die schwierige Aufgabe der Analyse gewesen, ihr den Haß gegen die Mutter (vielleicht Todeswünsche bei der Geburt) und den Haß gegen den Vater und die ursprünglich sadistische Anlage gegen alle Mütter (Folge ihrer Eifersucht!) aufzulösen und sie sehend zu machen. Diese Aufgabe ist nicht gelungen.[1])

Man wird immer die Beobachtung machen können, daß Analysierte, die sich irgend eine Liebe — aus Stolz! — nicht eingestehen wollen, diese Einstellung auch gegen den Arzt beibehalten und das immer eintretende Phänomen der Übertragung nicht zugeben wollen. Sie gestehen es sowohl s i c h als auch dem Arzte nicht ein!

Sie verbergen diese Liebe vor ihrem Bewußtsein und ergreifen lieber die Flucht, ehe sie sich entlarven lassen. Besonders weibliche

---

[1]) Bedauerlich ist, daß *Freud* die Träume dieser Patientin nicht mitteilt, sondern die Bemerkung macht, daß aus einer Reihe von wohlgedeuteten Träumen die folgenden Erkenntnisse geschöpft wurden.

Homosexuelle sind stets bereit, die Übertragung zu verdrängen und mit Gleichgültigkeit, Abneigung, Sympathie usw. zu maskieren.

Auch männliche Homosexuelle, die mit ihrem Vater in Feindschaft leben, wollen oft die Übertragung nicht eingestehen, obwohl sie sonst bereit sind, sich in jeden Arzt zu verlieben. Sie finden den Arzt z. B. zu alt, zu häßlich, zu unsympathisch.

Diese Einstellung stammt gleichfalls aus infantilen Quellen und wiederholt eine infantile Attitüde. Sie wollten sich auch die homosexuelle Liebe zum Vater nicht eingestehen.

In der Psychotherapie gibt es keine alleinseligmachende Methode und der Arzt muß im Kampfe mit dem Homosexuellen alle Feinheiten und Finten anwenden, um zum Ziele zu gelangen. In dieser Hinsicht ist der Fall sehr lehrreich, den ich in der Wiener Gesellschaft der Ärzte am 25. Juni 1920 vorgestellt habe.

Ich zitiere das offizielle Protokoll. (Wiener klin. Wochenschrift 1920, S. 618):

Fall Nr. 88. Es handelt sich um einen 39jährigen Serben, der mir von einem Belgrader Kollegen zur psychotherapeutischen Behandlung überwiesen wurde. Da der Patient nur wenig Deutsch verstand, wollte ich ihn erst nicht in Behandlung nehmen. Ich entschloß mich dazu nur über sein dringendes Bitten und weil er meinte, er habe schon einmal ziemlich gut Deutsch gesprochen und werde sich bemühen, seine alten Kenntnisse rasch wieder zu erwerben. Aus dem Kriegsspital VI war mir die enorme Suggestibilität der slawischen Rasse bekannt, da ich sehr viele Zitterneurosen und Fälle von Mutismus durch Hypnose geheilt hatte, ohne mich mit den Patienten fließend verständigen zu können.

Ich legte mir für den Fall ein eigenes Verfahren zurecht: eine Kombination von analytischer Erforschung (vertiefter Anamnese) und suggestiver Beeinflussung. Der Kranke war nicht hypnotisierbar wie alle Fälle von Homosexualität, die ich zu behandeln Gelegenheit hatte. Dagegen war er der analytischen Forschung ziemlich leicht zugänglich. Er berichtete, daß seine homosexuelle Einstellung seit der Kindheit bestand. Er hatte immer onaniert mit der Phantasie, mit einem gigantischen Phallus zu spielen.

Seine Phantasien und Träume beziehen sich nur auf Männer und ihren Phallus. Er hat nie eine Empfindung bei Frauen gehabt, nie einen Pollutionstraum, der sich mit Frauen beschäftigte, bekanntlich nach *Näcke* das sicherste Kennzeichen einer „angeborenen Homosexualität". Seit dem 14. Lebensjahre habe er mit Männern verkehrt, nie Päderastie betrieben, die Akte beschränkten sich auf gegenseitiges Spielen mit den Geschlechtsteilen. Seit dieser Zeit hatte er immer Verhältnisse mit Männern, immer ein brennendes Verlangen, mit Männern zu spielen. Wenn ihm keine Freunde zur Verfügung standen, so onanierte er mit der Phantasie von einem gigantischen Phallus.

Alle Versuche, mit Frauen zu einem sexuellen Verkehr zu gelangen, mißlangen. Es kam zu keiner Erektion, er zitterte am ganzen Körper, hatte profusen Schweißausbruch. Im besten Falle kam er zu einer Ejaculatio ante vaginam ohne einen Orgasmus.

Er machte den ganzen Krieg als Soldat mit, auch den Rückzug aus Albanien. Während des ganzen Krieges (1914 bis 1919) nur Onanie, keine homosexuellen Akte, weil er keinen Freund finden konnte. Seit der Rückkehr aus dem Felde bestanden schwere Depressionen und Suizidgedanken, da neuerliche Versuche, mit Frauen zu verkehren, mißlangen.

Die analytische Erforschung dieses Falles ergab folgende Tatsachen: Er wuchs in männlicher Gesellschaft auf, da seine Mutter starb, als er noch nicht ganz zwei Jahre alt war. Den Haushalt betreute ein alter Diener. Im siebenten Lebensjahre wurde er von seinem um fünf Jahre älteren Bruder ins Bett genommen, worauf der Bruder mit seinen Genitalien spielte und ihm seinen Phallus in die Hand gab, der ihm damals enorm groß erschien. Das dauerte einige Jahre. Der Beginn der Onanie schloß sich an diese Periode. Er erinnert sich auch an eine flüchtige heterosexuelle Episode, die einzige in seinem Leben. Er spielte im zehnten Lebensjahre mit seiner Kusine Vater und Mutter und wurde bei diesem Spiele sexuell erregt.

In der Analyse trat zutage, daß er immer wieder das Erlebnis mit seinem Bruder zu reaktivieren trachtet. Dieses Erlebnis spielt auch in seinen Onaniephantasien eine große Rolle.

Zu den Frauen hatte er jene ängstliche Einstellung, welche *Kläsi* als „Impotenzkomplex" bezeichnet. (Beitrag zur Differentialdiagnose zwischen angeborener und hysteriform erworbener Homosexualität. Zschr. f. Neur. u. Psych. 1919, Bd. 52, H. 2/3.) *Kläsi* sieht in der Angst vor der Impotenz die Ursache der „hysteriformen Homosexualität" und übersieht, daß diese Angst der sadistischen Einstellung zum Weibe entspringt, wie ich sie in meinem Buche „Onanie und Homosexualität" nachgewiesen habe. Diese sadistische Einstellung, welche zur Angst vor sich selbst führt, war in diesem Falle sehr deutlich und durch die Erlebnisse des Krieges verstärkt worden.

Mit der analytisch-aufklärenden Behandlung kombinierte ich eine Suggestivbehandlung. (Hydrotherapie, Psychrophor, durch den ein faradischer Strom geleitet wurde.)

In den ersten zwei Wochen klagte Patient, daß er in Gegenwart seiner Freunde an Erektionen leide. Es wurde ihm Frauengesellschaft angeraten und verboten, sich mit Männern einzulassen, wozu er großes Verlangen fühlte. In der dritten Woche berichtete er, daß das erste Mal im Leben bei einem Spaziergang mit einer Dame, die er kennen gelernt hatte, eine Erektion aufgetreten war. Es wurde der bekannte Kunstgriff angewendet, ihm in dem Stadium der Behandlung einen Koitus zu verbieten, was sehr oft zu einer Übertretung des Verbotes und zu einem vollen Erfolg führt. So war es auch in diesem Falle. Er kam triumphierend zu mir und erzählte, daß er innerhalb kurzer Zeit den Koitus dreimal mit gutem Erfolg und mit großem Orgasmus ausgeführt hatte.

Seit diesem Erfolg besteht große Neigung zu Frauen, Selbstvertrauen, Verlangen nach einer Ehefrau; weitere Versuche gelangen alle. Die Depressionen sind geschwunden, er fährt nach Hause mit der Absicht, sich sehr bald zu verheiraten.

Der Fall ist deshalb so wichtig, weil er beweist, daß es eine Psychogenie der Homosexualität gibt, und daß wir uns hüten müssen, die Homosexualität im Sinne der Forschungen von *Steinach* und der operativen Erfolge von *Lichtenstern*, in jedem Falle operativ anzugehen.

Es empfiehlt sich, die Operation, deren suggestive Wirkung bisher nicht diskutiert wurde, erst nach Mißlingen einer sachgemäßen psychotherapeutischen Behandlung anzuempfehlen.

Dieser Fall entscheidet die Diskussion zwischen *Kräpelin* und *Magnus Hirschfeld*, der im Gegensatz zu *Kräpelin* die Homosexualität als einen endogen bedingten Zustand ansieht (das dritte Geschlecht), zugunsten *Kräpelins*. Was wäre aus dem Patienten geworden, wenn er zum Beispiel zu *Hirschfeld* oder *Blüher* gekommen wäre? Sie hätten ihn auf die Bahn der Homosexualität gedrängt, die heterosexuelle Komponente seines Wesens wäre nie zum Vorschein gekommen, die Depressionen hätten sich wahrscheinlich verstärkt. Die bisexuelle Seite des Mannes gestattet immer ein Ausweichen nach der homosexuellen Seite, eine Erscheinung, die im Kriege häufig beobachtet wurde.

Diesem Sitzungsberichte der „Wiener klin. Wochenschrift" möchte ich noch einige Worte hinzufügen. Ich stehe und falle mit der Ansicht, daß es eine Psychogenese der Homosexualität gibt, daß die Hypothese *Hirschfelds* von der angeborenen Homosexualität ein wissenschaftliches Märchen und sogar ein sehr gefährliches wissenschaftliches Märchen ist. Ich halte alle Operationen an Homosexuellen für überflüssig, grausam und wissenschaftlich nicht indiziert. Ich habe seit der ersten Auflage dieses Werkes sehr viele Homosexuelle gesehen und konnte mich immer wieder überzeugen, daß organische Grundlagen der Homosexualität nicht vorhanden sind, daß aber immer ein Ausweichen vor dem Weibe besteht, welches den parapathischen Homosexuellen zu den groteskesten Umwegen verleitet. Es gelang mir immer, die sadistische Komponente nachzuweisen, die Einstellung des Homosexuellen zum Weibe mit Haß. Dieser Haß entsprang oft einer infantilen Eifersucht, oft anderen Quellen.

Es ist aber gefährlich, immer wieder eine einzige Psychogenese der Homosexualität anzunehmen. Es führen die verschiedensten Wege zu diesem Leiden. Der eine erkrankt, nachdem er nur in Weibergesellschaft aufgewachsen ist, der andere (wie der letzte Fall), nachdem er seine ganze Jugend unter Männern verbracht hat. Den einen treibt ein Trauma zur Wiederholung und zur Homosexualität, den anderen lenkt es von diesem Wege ab.

Der Psychotherapeut muß an jeden Fall unvoreingenommen herantreten und sich auf neue Überraschungen gefaßt machen.

Ich kann aber dieses Kapitel nicht schließen, ohne die Kollegen nochmals darauf aufmerksam zu machen, wie hinterhältig sich der Homosexuelle in der Behandlung benimmt und wie er alles darauf anlegt, den Psychotherapeuten hinters Licht zu führen und um den Erfolg zu bringen.

Nur, wo wirklich der Wille zu Genesung und Änderung vorhanden ist, kann ein Erfolg erzielt werden, wie bei dem letzten geschilderten Falle. Der Mann litt unter seiner Homosexualität. Wenn aber die Männer unter dem Einflusse der Schriften von *Blüher* stehen, der in dem „Männerhelden" den höchsten Typus Mensch idealisiert und alle sozialen Bewegungen auf die Männerbünde zurückführt, oder wenn so ein Kranker unter der Herrschaft der Ideen *Hirschfelds* steht, dessen Propaganda neben ihrem wissenschaftlichen Verdienste zur Erforschung der Homosexualität vielen Leidenden die Aussichtslosigkeit einer Änderung predigt, — dann freilich tritt er an die Behandlung mit Skepsis und dem geheimen Willen zur Krankheit heran. Er ist „anders als die anderen", — er ist ein Eigener, — er ist der „Unglückliche, vom Schicksal zum Leiden Verdammte", — er ist „ewig an den Felsen seiner unglückseligen Veranlagung geschmiedet".

Daß er nur durch einen operativen Eingriff diese organische Veränderung erzielen kann, das schmeichelt seiner Eigenliebe und enthebt ihn des geheimen Schuldbewußtseins, er hätte sich selbst die Wege zum anderen Geschlechte verschlossen.

Furchtbar ist es, wenn die Lebenslüge des Homosexuellen zusammenbricht. Je älter er wird, desto trauriger wird sein Schicksal. Dann klagt er immer wieder, wie schwer er es empfindet, daß er allein von Familie und Kindersegen ausgeschlossen ist. Ich wiederhole, was ich an anderen Stellen gesagt habe: Ich habe noch nie einen gesunden und noch nie einen glücklichen Homosexuellen gesehen!

Ich denke wieder an einen schon erwähnten herrlichen Künstler, einen der ersten Meister seines Faches, mit allen Gaben des Geistes und des Körpers ausgestattet. Er vertraute mir sein großes Geheimnis, seine Homosexualität, an. Aber er wollte nichts von Genesung wissen. Sein Zimmer schmückten die Photographien seiner Lieblinge, darunter sogar gekrönte Häupter. Er litt an einer Unmenge neurotischer Beschwerden, die ihm das Leben verbitterten. Eines Tages ließ er mich rufen und teilte mir seinen Entschluß zu sterben mit. Er hatte gerade sein Ideal gefunden und das höchste Glück der homosexuellen Liebe genossen. Plötzlich begannen ihn ordinäre Melodien zu verfolgen, die ihn fast wahnsinnig machten. Immer wieder hörte er diese schrecklichen Gassenhauer, er — der große Künstler, der bisher nur den feinsten und erlesensten Harmonien lauschen konnte. Nun verfolgten ihn die Vorwürfe in der Gestalt der Melodien und riefen ihm zu: „Du bist ein ordinärer Mensch!" Er teilte mir mit, daß er sein Leben abschließen wolle und verstand es selbst nicht, daß er es in einer Zeit tat, in der er das höchste Glück der mann-männlichen Liebe genossen hatte. Dieses Glück zeigte ihm, daß sein ganzes Leben eine große Lüge gewesen. Er ging aber lieber in· den Tod, ehe er den Versuch machte, die furchtbare Wahrheit „Das Haupt der Medusa" zu sehen. Er wollte niemals auf eine analytische Behandlung eingehen. Es beruhigte ihn nur, daß er mir sein Geheimnis anvertrauen und mir seine verschiedenen Angstvorstellungen mitteilen konnte. Seine Hauptangst war die Angst vor dem Erkälten und Erhitzen, die ich bald als Angst vor der heterosexuellen Liebe durchschaute.

Andere Homosexuelle arrangieren die Behandlung schon im Beginne so, daß sie unglücklich ausfallen muß. Es wird mir ein 21jähriger Patient aus Kroatien von seinem Bruder, der Arzt ist, zugeschickt. Ich finde einen Vollmann ohne jede Spur eines weiblichen Einschlages. Auch die Anamnese ergibt eine gute Prognose. Ich verlange aber von ihm, daß er in Wien nichts erlebe und sich in keine homosexuellen Beziehungen einlassen solle. Wie soll man einen Homosexuellen heilen, wenn er während der Behandlung seine Beziehungen fortsetzt? Ich warne ihn auch vor allen aktuellen Begebenheiten, die eine empfindliche Störung der Behandlung nach sich ziehen würden. Er verspricht hoch und heilig, sich nur der Behandlung und dem Studium der Kunstsammlungen zu widmen. Schon am vierten Tage der Behandlung sucht er ein Kaffeehaus auf, in dem sich die Homosexuellen treffen. Er macht natürlich einige Bekanntschaften. Am sechsten Tage zeigt er mir den leidenschaftlichen Brief eines „vornehmen" (!) Freundes, den er dort im Kaffeehause kennen gelernt hatte. Ich muß gestehen, daß ich einen solch schönen Liebesbrief noch nie gelesen hatte. Er übertraf die Liebesbriefe der portugiesischen Nonne. Trotz meiner Warnung ließ er sich in das Verhältnis ein. Schon einige Tage später verlangte der vornehme Freund, er möge ihm Geld borgen, er sei zufällig in Verlegenheit; er ließ sich Geschenke machen usw. Mein Patient hatte bald eine ganze Tafelrunde von Parasiten, die er ausführte und für die er die ganze Zeche begleichen mußte. Obwohl er ein sehr reicher Mann war, reichten seine Mittel für dieses verschwenderische Leben nicht aus. Am 10. Tage der Behandlung gestand er mir, daß er nun abreisen müsse, weil er sonst ohne Geld bleiben würde. Er habe jetzt die Wiener Homos kennen gelernt. Es wären lauter verkommene Existenzen gewesen, die sich als seine Freunde ausgaben.[1]) Er sei um

---

[1]) Selbstverständlich ist das nicht meine Ansicht. Es gibt viele edle, stille Naturen unter den Homos.

eine Erfahrung reicher. Vergebens hatte ich ihn gewarnt und ihm klar gemacht, das Kennzeichen einer echten Liebe wäre wohl der Umstand, daß der Verliebte kein Geld verlange, auch keine Geschenke und Andenken, also die Uneigennützigkeit der Liebe. Aber er wollte nicht sehen, weil er die Behandlung unmöglich machen, sie kontrakarrieren wollte. Dann klagte und jammerte er und versprach wieder zu kommen. Ich lehnte einen zweiten Versuch ab. Ich hatte genug gesehen, um zu wissen, daß dieser Kranke nicht genesen wollte und daß er sich immer aktuelle Erlebnisse konstruieren werde.

Ein dritter, hochintelligenter Patient hatte angeblich den festen Willen zur Gesundheit. Er machte zu mir die weite Reise aus dem Norden. Ich verlangte während der Behandlung Abstinenz. Er versprach sie mir. Grundbedingung der Behandlung ist vollkommene Aufrichtigkeit des Patienten. Es darf kein Geheimnis zwischen Arzt und Patienten geben. Wer ein Geheimnis hat, das er verschweigen will, der darf sich keiner analytischen Behandlung unterziehen. Wer dem Arzte anvertraut, daß es Sachen gäbe, über die er nicht sprechen könne und wolle, der darf nicht in 'Behandlung genommen werden. Mein Patient versprach also Abstinenz und volle Aufrichtigkeit. Ein Zufall fügte es, daß er an das Krankenlager gefesselt war. Einen Tag vor der Abreise gestand er mir, daß er im Dampfbade (der Lieblingsstelle der Homos) eine Bekanntschaft gemacht und Beziehungen angeknüpft hatte. Diese Tatsache hatte er mir während der ganzen Behandlung verschwiegen!

Der Erfolg der Analyse hängt also von .der Aufrichtigkeit und vom guten Willen der Kranken ab. *Freuds* Patientin kam nicht freiwillig. Sie wurde vom Vater gebracht. Das gibt schon schlechte Chancen für die Heilung. Mein serbischer Patient kam mit dem glühenden Wunsche, gesund zu werden. Das gestattet schon eine günstige Prognose. Aber ich habe auch Fälle geheilt, die durch äußere Umstände gezwungen waren, eine Behandlung einzugehen. Es ist eben die Kunst des Arztes, diese Kranken mit dem „psychischen Lasso" einzufangen, ihre Finten zu durchschauen, sie immer wieder auf den Gegenwillen aufmerksam zu machen und sie langsam, langsam wieder bisexuell zu machen.

Man begegnet in der Analyse Homosexuellen, die angeblich eine Analyse ohne Erfolg durchgemacht haben und homosexuell geblieben sind. Erkundigt man sich nach den näheren Details der Analyse, so hört man mit Erstaunen, daß diese Kranken einige Wochen oder sogar nur einige Tage bei einem Arzte gewesen sind oder sich von einem Bekannten „analysieren" haben lassen.

Leider ist die Analyse zum Gesellschaftsspiel geworden. Jedermann analysiert und die vielen Unberufenen bringen die herrlichste aller Heilmethoden in Verruf.

Ein Patient schrieb schon seit Jahren Jammerbriefe. Er wolle in meine Behandlung kommen und sich von seiner unglückseligen Homosexualität heilen lassen. Patienten, die sehr lange herumkorrespondieren, taugen gewöhnlich nicht viel. Sie sind zu sehr durch innere Widersprüche gehemmt.

Endlich sollte der Kranke zu mir kommen. Er hatte geheiratet und lebte in der Ehe unglücklich. Wie diese Ehe aussah, erfuhr ich aus einem Briefe seiner Frau, den ich im Auszuge hier wiedergebe. Er enthält eine objektive Schilderung eines Homosexuellen in seiner Ehe. Es handelt sich um eine hochintelligente Dame, die vor dieser Ehe mit einem Psychiater verheiratet war. Dieser hatte im Kriege seinen Charakter geändert, so daß sie tiefunglücklich und ganz zerrüttet wurde. Der Anfang des Briefes enthält die Schilderung der ersten Ehe. Sie ist nach allen Aufregungen namenlos unglücklich und sehnt sich nur nach Ruhe und Frieden. Da lernt sie meinen Patienten in spe, Herrn E. kennen. — Nun lasse ich ihr das Wort:

. Wir unterhielten uns ausgezeichnet, und ich fühlte mich in seiner Gesellschaft erleichtert und befreit. E. sah mich damals in meiner schlechten Zeit, viel mit Tränen und klagend. Als ich in Basel war, schrieb mir E. und suchte mich auf; wir korrespondierten und sahen uns öfters und wir erlebten eine entzückende Zeit. Ich kannte seine Homosexualität wohl und er sprach auch offen und ehrlich mit mir darüber, aber „erlebt" und „gesehen" hatte ich noch niemals etwas davon. E. bat mich, seine Frau zu werden und ich ging darauf ein. Ich dachte, daß wir uns seelisch so nahe stünden, daß unsere Interessen so sehr die gleichen seien und daß wir uns so gut verstünden, daß alles Erotische und Sexuelle ohnedies wegfalle, da ich selbst keine Ahnung meiner eigenen Erotik hatte, die vollkommen schlief, und ich damit bestimmt rechnete, daß auch E. niemals in dieser Weise auf mich übertragen würde. Es kam aber alles anders. Ich besuchte meinen Mann auch harmlos in Zürich in seiner eigenen Wohnung, aber E. fand den erotischen Weg zu mir, übertrug sehr stark auf mich und weckte meine eigene Leidenschaft. Daneben hatte er auch seine Freunde. E. schuf nun menschlich unmögliche Situationen: Sein neuester Freund und Geliebter, ein bekannt brutaler und verbrecherischer Mensch und Homosexueller, sollte mit uns unser Verlobungsfest feiern!! Dessen Frau nahm auch teil und es gab die ekelhaftesten Situationen. Der „Freund" sang in meiner Gegenwart Liebeslieder an meinen Mann, heulte und flennte wie ein Weib und machte mir unerhörte Szenen. Mein Mann stellte sich auf meine Seite und entzweite sich mit ihm. (Nachher aber versöhnten sie sich wieder.) Ich wußte, daß es auf diese Weise über menschliche Kraft gehe, solche Sachen mitanzusehen; wenn ich diese Leute nicht sah und meinen Mann in diesem „Rausch" nicht sehen mußte, ging es. Wir heirateten — einige Tage vor unserem Hochzeitsfeste verliebte sich mein Mann

an einem Tage in einen Südamerikaner, es war nichts
mehr zu retten, und ich selbst gestattete meinem
Manne die sexuellen Beziehungen zu diesem Manne;
in unserer Hochzeitsnacht vollzogen sich auch diese.
Sehr verehrter Herr Doktor! Es ist wahr, daß ich meinem Manne die Auf-
rechterhaltung seiner homosexuellen Beziehungen gestattet habe. Allerdings
unter ganz anderen Gesichtspunkten, als er nachher zugab. Einmal hatte
sich das Bild dadurch verschoben, daß mein Mann sehr stark erotisch und
sexuell auf mich übertrug und man denken sollte, daß damit selbst das
größte Maß Sinnlichkeit auskommen müßte. Zweitens hatte ich nie damit
gerechnet, diese Leute zu sehen, zu empfangen und alle die Zeichen der
Verständigung mitansehen zu müssen, von denen man sich keine Vorstellung
machen kann, drittens hatte mein Mann mich zahllose Male versichert, daß
er da nur seine grobe Sinnlichkeit auslebe, die Seele damit nichts zu tun
habe und diese mir ganz und gar verbleibe. Ich sah aber, daß mein Mann
stets von einem solch ungeheuren Rausch erfüllt war, daß er sich auf diese
Menschen mit all seinen Kräften stürzte und daß die Seele ebenso be-
ansprucht war wie alles andere. Mein Mann hatte mir absolute Offenheit
und Wahrheit versprochen; ich habe aber gesehen, daß kein Mensch der
Welt diese Dinge vereinen kann und daß es unmöglich ist, nach menschlichen
Gesetzen offen und wahr zu sein, wenn alles lichterloh in einem brennt.

Die Ehe fing schlecht an, weil ich natürlich versagte, ich weinte —
das machte meinen Mann rasend —, er fühlte sich schuldig und warf dieses
Schuldbewußtsein auf mich, er liebte mich und haßte mich als den Stein
des Anstoßes und ich litt unsäglich; Szenen, Auftritte, bei denen E. jede
Besinnung verlor und wie ein Geisteskranker tobte, waren an der Tagesordnung. Mein Mann behandelte mich furchtbar. Er stellte mich nirgends
vor, zeigte sich nicht mit mir, ging keinen Schritt mit mir aus, verleugnete
mich gänzlich, kein Mensch wußte, daß er verheiratet sei, er schrieb in der
Nacht seitenlange Liebesbriefe an seinen Freund, versteckte alle Briefe,
schloß alles vor meinen Augen weg; ich lebte in unerträglichen Demütigungen,
Kränkungen, Unwahrheiten, Geheimnissen, ich war an Leib und Seele elend
und krank, denn ich liebte E. mit allen meinen Zärtlichkeiten und aller Hingabe, deren eine Frau fähig ist. Zahllose Male packte ich zusammen, um
weg zu gehen. E. hielt mich immer wieder zurück. Prof. H. nahm E. in Behandlung, nachdem er ihm die Bedingung gestellt hatte, die Homosexualität
aufzugeben; er war kein Arzt. E. machte eine sehr kurze Behandlung durch
und Prof. H. ließ sich meiner Meinung nach blenden durch die frappante
psychologische Erkenntnis und Selbsterkenntnis meines Mannes; er bewunderte ihn. Alle Menschen, die mit E. oberflächlich oder sogar intim mit
ihm verkehren, unterliegen vollkommen seinem ungeheuren Reiz und Zauber
und dem ganzen Scharme seiner Persönlichkeit. Eine ungeheure Aufrichtigkeit in Dingen, die andere Menschen verschweigen, verleitet den Unwissenden
zu der Annahme dieser Eigenschaft überhaupt; da, wo es aber wirklich
darauf ankommt und E. einen Nachteil psychischer oder äußerer Art hat,
versagt die Aufrichtigkeit vollkommen.

E. verkehrte auch mit Frauen in einer Art, von der ich keine Ahnung
hatte; er küßt jedes Weib, und wenn bei ihm die Sache auch durchaus
harmlos ist, so bleibt sie bei diesen Frauen es nicht. Hinter meinem Rücken

lief mir zuletzt seine Freundin ins Haus, und als ich nach Hause kam, fand
ich sie am Bette meines Mannes sitzen; er ging mit dieser Person aus,
war täglich mit ihr zusammen und blamierte und demütigte mich auf alle
Weise. Ich war nicht eifersüchtig, aber ich war beleidigt und gekränkt.
Nach 2 Monaten versöhnten wir uns und wir lebten vom Mai bis
Dezember vollkommen glücklich. Mein Mann war gut und rührend zu
mir, er ging fast keinen Augenblick von mir weg und er sagte auch zu
anderen Menschen, die es bezeugen, daß er so glücklich wie nie in seinem
Leben sei. Ich bekam ein Kindchen, alles war gut. — Nun starb der Vater
meines Mannes und E. brachte die Mutter mit. E. war nach B. gefahren zur
Beerdigung und ließ mich nachkommen, weil er ohne mich nicht sein konnte.
Schon im Hause dieser Frau befiel mich ein ungeheurer Schrecken. Es
passierten Dinge, die ganz gewiß nicht zu den in Familien üblichen gehören.
Diese Frau zeigte sich E. nackt von oben bis unten
und verrichtete alle Toilettengeheimnisse vor ihm.
E. hatte mir auch gesagt, daß sie zusammen in einem Bett geschlafen hätten,
bis ich kam. Diese merkwürdige Mutter hat eine Liebe zu ihrem Sohne,
die mit Mutterliebe und Frauenwürde nichts mehr zu tun hat. Sie ist in
den Sohn absolut verliebt. E. wird Ihnen selbst von seiner Erziehung sprechen.
Die Mutter ist die Wurzel seiner Homosexualität und Prof. H. hatte E. vor
dieser Mutter gewarnt und ihm gesagt, welche Rolle sie in seinem Leben spiele.
E. weiß das alles, trotzdem brachte er die Mutter mit in unser Haus, es war
durchaus nicht nötig.

Der Brief bringt eine Menge von Details, die mir nicht das erste
Mal begegnen. Ich kenne auch andere „Bisexuelle", die sich als „Übermenschen" bezeichnen, welche in der Brautnacht das Bedürfnis hatten,
bisexuell zu verkehren. Ich kenne Männer, welche in der Brautnacht
die Geliebte aufsuchten, usw.   Ich kenne auch diese Art der scham-
losen Mütter, wie sie der Brief der armen Frau schildert.

Aber der Leser kann sich aus diesen Schilderungen eine Vorstellung von dem modernen Sexualleben machen, das sich zufällig in
der prüden Schweiz abspielt. Es ist dort nicht anders als in allen
anderen Kulturzentren, wo sich die Snobs und Übermenschen bemüßigt
sehen, ihre Triebe auszuleben . . Ich habe das Land der Begebenheiten
genannt, weil mir einmal vorgehalten wurde, meine Krankengeschichten
zeigten in ihrer Sinnlichkeit das Wiener Milieu, den Genius loci. Nun,
dieser Genius loci bleibt sich überall gleich.

Doch kehren wir zu meinem Patienten zurück. Er schreibt und
telegraphiert, er ist ungeduldig, er kann den Tag nicht erwarten, an
dem ich von meinem Urlaube zurückkommen werde.

Doch siehe da! Ich bin zu Hause und warte einige Wochen, über
einen Monat vergebens. Eines Tages erscheint er — 6 Wochen nach
dem Briefe seiner Gattin — und teilt mir mit, er habe sein Geld leichtsinnig ausgegeben, er habe die Zeit vertrödelt, kurz, er könne nur
2 Wochen in Wien bleiben.

Selbstverständlich nahm ich die Behandlung nicht an. Ich wollte nicht, daß er wieder von einem Mißerfolg der Analyse sprechen könnte, einem Mißerfolg, den er schon im vorhinein schlau arrangiert hatte. Selbstverständlich war E. ein großer Männerheld, hochbegabt, genial, von sich sehr eingenommen, unzufrieden mit seinen Erfolgen und von seiner Unheilbarkeit im Innern fest überzeugt.

Sein Verhältnis zur Mutter zeigt uns die Wurzel seines kranken Wesens. Nach seiner Heimreise teilte er wieder das Bett seiner Mutter, so daß die Frau sich entschloß, sich von ihm scheiden zu lassen.

Nicht nur die zärtliche Mutter kann ihren Sohn in eine Parapathie bringen. Auch die strenge Mutter kann die Wurzel einer Homosexualität werden. Ebenso der strenge Vater.

Im Anschluß an die Krankengeschichte von *Freud* möchte ich eben auf dieses Moment aufmerksam machen, das bisher in der Psychogenese der Homosexualität keine Beachtung gefunden hat. E s handelt sich um die Wirkung der Schläge auf die K i n d e r. Wir haben gehört, daß in *Freud*s Fall der Vater die 16jährige Tochter geschlagen hat. Es ist anzunehmen, daß es nicht die ersten Schläge waren, welche das Mädchen erhalten hatte, und daß vielmehr die Wiederholung einer infantilen Szene stattfand. Ich habe schon erwähnt, daß viele männliche Homosexuelle eine sehr energische Mutter haben. Nun gelang es mir im letzten Jahre oft nachzuweisen — leider habe ich vorher diese Tatsache nicht beachtet —, daß diese Homosexuellen in der Kindheit von ihrer Mutter und die Urlinden von ihren Vätern empfindlich gezüchtigt wurden. Ich möchte betonen, daß wahrscheinlich auch Ausnahmen vorkommen, aber daß wir bei unseren Forschungen darauf Rücksicht nehmen sollen, ob das Kind in der Jugend empfindlich geschlagen wurde. Die Schläge an und für sich müssen gar nicht sehr schmerzhaft gewesen sein. Es kommt nur darauf an, daß sie das Kind als demütigend und als herabsetzend empfunden hat. Als Reaktion auf die Prügelstrafe treten dann Haßgefühle gegen den Elternteil auf, der die Strafe vollzogen hat. Nun fand ich wiederholt, daß mir Homosexuelle berichteten, sie wären von der Mutter oder von einer Tante sehr energisch geschlagen worden.

Ein Musterbeispiel, wie man die Homosexualität künstlich züchten kann, bietet die nächste Beobachtung. Ein 28jähriger Homosexueller erzählt, daß seine Mutter und sein Vater immer im Streite lagen. Bei diesen Streitereien erwies sich die Mutter immer als die Stärkere. Der verschüchterte Mann mußte kleinweise nachgeben. Dieses Unterliegen des Mannes scheint auf den 5jährigen Knaben einen großen Eindruck gemacht zu haben. Denn er nahm einmal für den Vater Partei. Die Mutter rief ihm zu: „Schweig, du kleiner Mistbub!",

worauf der Kleiner frech erwiderte: „Schweig du! Du Mistbub —
Mistfrau — nicht ich Mistbub!" Der Vater lachte und meinte:
„Kinder und Narren sprechen die Wahrheit!" Darauf stürzte sich das
entmenschte Weib auf den Knaben und schlug ihn so mörderisch, daß
er wahrscheinlich tot liegen geblieben wäre, wenn sich nicht Gehilfen
und Nachbarn eingemengt und das Kind den Händen der Furie ent-
rissen hätten.

Wie steht aber jetzt dieser Homosexuelle in der Familie? Er
lebt mit dem gütigen Vater in Zwist. Sie haben alle Beziehungen abgebrochen und reden fast gar kein Wort miteinander. Aber die Mutter
verehrt er leidenschaftlich, obwohl sie schwer pathologisch ist und
schon mehrere Jahre in einer Irrenanstalt interniert war.

Die ursprüngliche Haßeinstellung gegen die Mutter wurde infolge des Schuldbewußtseins in Liebe konvertiert. Er verschob aber
den Haß gegen die Mutter auf alle Frauen, vor denen er sich fürchtet.
Der unauslöschliche Eindruck der Schläge durch ein Weib scheint
diese Haßeinstellung und die Unüberwindlichkeit seiner Angst begründet zu haben.

Vielleicht ist diese Beobachtung imstande, uns die oft geschilderte Haßeinstellung des Homosexuellen gegen das Weib zu erklären.
Viele Beobachter wiesen auf die Tatsache hin, daß oft Homosexuelle
aus einer Kinderstube stammen, in der sie von lauter Frauen umgeben
waren. Wir haben in dem Falle des Serben das Gegenteil gesehen.
Aber es läßt sich nicht leugnen, daß die ewige Bemutterung, Bestrafung
und Erziehung durch Frauen das Kind in eine Trotzeinstellung zu
allen Frauen bringen kann. Für die Prophylaxe der Homosexualität
ergeben sich aus dieser Tatsache sehr wichtige Schlußfolgerungen.

XV.
Rückblick und Ausblick.

Im Haß ist Furcht, ein großer, guter
Teil Furcht. Wir Furchtlosen aber, wir geistigeren Menschen dieses Zeitalters, wir kennen
unseren Vorteil gut genug, um gerade als die
Geistigeren in Hinsicht auf diese Zeit ohne
Furcht zu leben. Man wird uns schwerlich
köpfen, einsperren, verbrennen; man wird nicht
einmal unsere Bücher verbieten und verbrennen. — Man ist Mann seines Faches um den
Preis, auch das Opfer seines Faches zu sein.
Nietzsche.

Wir haben gesehen, wie gewaltig der Haß ist, mit dem der Homosexuelle seine Mitwelt bedenkt. Mag er den Haß auf das andere Geschlecht ablenken, auf das eigene richten, oder unter Umständen gegen
sich selbst, er bleibt der starke Hasser, der die primitiven Gefühle der
Urzeit vergebens mit den ethischen Forderungen der Kultur zu verbinden trachtet. Es wirft sich die Frage auf, ob er überhaupt fähig
ist zu lieben. Man könnte dem entgegnen, daß er unter Umständen
seine Mutter, seinen Vater, einen Freund oder einen wirklich „Geliebten" liebt. Es hat aber nur den Anschein, als wenn er sie lieben
würde. In Wahrheit leidet er an der Unfähigkeit zur Liebe. Er teilt
diese Eigenschaft mit allen Künstlern, die eigentlich auch unfähig zur
Liebe sind. Ich müßte mich wiederholen und die Ausführungen, die
ich in meinem Buche „Die Träume der Dichter" niedergelegt habe,
an diese Stelle setzen.[1])

Alle meine Untersuchungen über die Psychogenese der Neurose
führen mich zu dem Phänomen des Hasses. Schon in meinem Buche
„Die Sprache des Traumes" konnte ich den Haß als das primäre Gefühl im Menschen bezeichnen, der bei ethischen Menschen zur Neurose

---

[1]) Seite 248. „Die Liebe der Neurotiker zur Familie ist eine von Reue diktierte
Korrektur einstiger Lieblosigkeit." „Bei den Dichtern bildet sich aus der Unfähigkeit
zur Liebe eine Sehnsucht nach der Liebe aus, die sie zu einer immerwährenden Jagd
nach Liebe treibt. Die Liebe ist die überwertige Idee und das unerreichbare Ideal der
Dichter geworden." „Den Dichter scheidet vom Verbrecher, daß er den Mangel an
Liebe als Fehler fühlt und sich aus Haß und Verachtung der Menschheit zur Liebe
und Nächstenliebe durchringt."

führen muß, wenn ihnen ein starkes Triebleben eigen ist. „Die Neurose
ist die endopsychische Wahrnehmung des Hasses durch die Brille des
Schuldbewußtseins."[1])

Ich glaube den Beweis geliefert zu haben, daß der Homosexuelle
ein Neurotiker ist, daß er in bezug auf sein Triebleben eine Rückschlagserscheinung darstellt und daß die Homosexualität eine Art
Heilungsprozeß einer zwischen abnormem Trieb und kultureller
Hemmung kämpfenden Psyche darstellt.

Nun darf man nicht glauben, daß der Homosexuelle wie der
Neurotiker arm an Liebe seien. Allein all ihre Liebe ist Eigenliebe.
Beruht doch jeder kulturelle Fortschritt darauf, die Eigenliebe in eine
soziale Liebe umzuwandeln. Das erklärt uns das herrliche Gebot der
Nächstenliebe: Liebe deinen Nächsten wie dich selbst!

Da der Homosexuelle eigentlich nur sich liebt, so sucht er nur
sich in dem anderen. Diese Erscheinung ist jeder Liebe eigen. Was
scheinbar die extremste Regung altruistischer Gefühle darstellt, ist
in Wahrheit eine Umformung egoistischer Regungen. Liebe ist
potenzierter Egoismus. An Narzissmus leidet jeder Neurotiker. Er
ist ein Sklave seines Ich und kommt von sich nie los. Daß der Homosexuelle sein eigenes Geschlecht liebt oder zu lieben scheint, hängt
nur bei oberflächlicher Betrachtung mit seinem Narzissmus zusammen.
Er liebt im Grunde genommen weder den Mann noch das Weib. Er
hatte aber einen Haß zu bewältigen, der stärker war als der Haß des
Normalmenschen. Dieser Haß war das Problem seiner Kindheit. Als
ein ewiges Kind ist es ihm noch nicht gelungen, diesen Haß vollkommen
zu sublimieren oder ihn an Objekte zu fixieren, die zu hassen die
Kultur gestattet.

Alle Beobachter von Homosexuellen betonen, daß bei diesen der
Geschlechtstrieb sehr früh erwacht. Vielleicht ist es neben der Fortpflanzung die größte soziale Mission des Geschlechtstriebes, daß er
dazu dient, den Haß zu überwinden. Mit Hilfe der Sexualität wird
aus dem egoistischen Kinde ein liebender Mensch. Denn die Liebe des
Kindes ist noch absolut egoistisch. Es liebt die Personen, die ihm
Gutes erweisen. Vergebens bemüht man sich, ihm beizubringen, daß
es auch Lehrer lieben müsse, die streng sind, aber es gut meinen, daß
Eltern strafen müssen, wenn sie es erziehen wollen. Diese Einsicht
erwächst erst dem Reifen und läßt ihn die kindlichen Rachegefühle
vergessen, die ihn einmal beim Erdulden von Strafen, die immer als
ungerecht empfunden werden, überkommen, wenn das Schuldgefühl noch
nicht eine Umwertung dieses Urteils vorgenommen hat. Aber die sexuelle

---

[1]) Die Sprache des Traumes, Seite 563.

Frühreife bringt schon in erster Jugend beim Neurotiker, also auch beim
Homosexuellen Begierden zum Vorschein, welche die Liebe der Umgebung erstreben und bereit sind, dafür auf den Haß zu verzichten.
Es wird dann einer geliebten Person der relative Anteil an Haß entzogen und auf die anderen verschoben. Diese infantilen Einstellungen
können im späteren Alter eine zweite Umkehrung erfahren. Ein Knabe
kann den Vater lieben und die Mutter hassen, weil sie Rivalin in der
Liebe des Vaters ist. Zugleich werden die Schwestern gehaßt, weil sie
gleichfalls einen Teil der Liebe entziehen, die der egoistische eifersüchtige Knabe für sich allein in Anspruch nimmt. Später werden
die Mutter und die Schwestern geliebt und der Vater tritt in den
Hintergrund.

Die Eifersucht ist ein infantiles Gefühl. Ihr Erwachen in späteren Jahren bedeutet stets eine Regression auf infantile Einstellungen.
Diese Verteilung des Hasses in der Form von Eifersucht wird beim
Homosexuellen von einer Person auf das ganze Geschlecht verschoben.
Nehmen wir an, er liebe den Vater, so weit er eben lieben kann. Die
Mutter wird als Rivalin gewertet. Zugleich mit dieser Einstellung
werden alle anderen Frauen gleichfalls Rivalinnen, die ihm die Liebe
des Vaters rauben können. Er haßt dann alle Frauen und der Weg
zur homosexuellen Neurose ist ihm eröffnet. Am Anfange der Homosexualität steht die Eifersucht, welche dann für das ganze Leben ihre
infantile Wertung beibehält.

Ich habe schon betont, daß es die Aufgabe der Sexualität ist, den
Haß zu überwinden. Allein diese Überwältigung gelingt nicht vollkommen. Zwischen beiden Geschlechtern bleibt eine ewige Rivalität,
welche sich in dem „Kampf der Geschlechter" äußert. Es besteht für
mich gar kein Zweifel, daß die Fähigkeit des Menschen zu lieben, im
Laufe der Jahrtausende zugenommen hat. Welche subtile Verfeinerung
hat die Erotik erfahren! Wie kompliziert sind die Seelenvorgänge
geworden, die sich zwischen dem liebenden Mann und dem liebenden
Weib abspielen! Aber in dem gleichen Maße ist der Haß gewachsen,
der beide Geschlechter trennt. Aus dieser Überwindung des Hasses,
aus diesem zeitweiligen Zurückfallen in die Haßeinstellung und aus
der stets erneuten Überwindung bezieht die moderne Liebe ihre reichste
Affektivität.

Es wirft sich eine Frage auf: Gibt es in der Tat einen Beweis
dafür, daß die polare Geschlechtsspannung zwischen Mann und Weib
zugenommen hat? Wer in dem Vordrängen der Frau auf sozialem
Gebiete, in ihrem Kampfe um die Gleichberechtigung noch keine Bestätigung dieser Annahme ersehen mag, muß sich an biologische Tatsachen halten. Diese biologischen Tatsachen be-

weisen, daß die Geschlechtsdifferenzierung zwischen Mann und Weib durch die Kultur zunimmt. Das Weib der Urzeit war früher nicht so weiblich, der Mann nicht so männlich, wie das Kulturweib und der Kulturmann. *Fehlinger*[1]) führt durch Vergleich der Naturvölker mit den Europäern den Nachweis, daß die sekundären Geschlechtsmerkmale bei den domestizierten Völkern viel ausgeprägter sind als bei den wilden. Es seien immer stärkere Reize notwendig, um den domestizierten Geschlechtstrieb aufzustacheln. Die weitergehende Geschlechtsdifferenzierung der Europäer finde auch darin Ausdruck, daß bei ihnen vom Zeitpunkte des Eintrittes der geschlechtlichen Reife bis zur Erlangung der vollen körperlichen Reife eine längere Periode verstreiche als bei den farbigen Rassen. Die Naturvölker zeigten eine viel größere Ähnlichkeit zwischen Mann und Weib, die bei den verschiedenen Pygmäenrassen am ausgeprägtesten sei. Diese zeichneten sich durch infantile Körperformen aus, die ja bekanntlich geschlechtlich sehr wenig differenziert sind.

Da der Homosexuelle als Rückschlagserscheinung eine Stufe der Menschheit repräsentiert, in der die bisexuelle Gestaltung des Organismus viel ausgeprägter war, so bringt er schon die Disposition zur Einfühlung in beide Geschlechter ab ovo mit. Er tritt in die Welt der Geschlechtsdifferenzierung wie etwas Fremdes, ihr Feindliches ein. Er entstammt einer Zeit, in der ein Mann unter Umständen eine Frau ersetzen konnte. Seine Engramme sehen im homosexuellen Fühlen etwas so Selbstverständliches, als wäre er viele hunderttausende Jahre vorher auf die Welt gekommen. Allein er bringt auch den Haß versunkener Zeiten in die Kulturwelt, in der die Liebe eine so große Rolle spielt. Dieser Haß wird zum kräftigen Antrieb in dem Kampf der Geschlechter. Er steht physisch als Vermittler zwischen Mann und Weib, ist aber dieser Vermittlerrolle nicht gewachsen, weil er die ewige Spannung zwischen Mann und Weib in sich nicht verträgt. Er zersetzt das Liebesgefühl, das aus Liebe und Haß besteht, in seine zwei Komponenten und verteilt sie auf die Geschlechter. Er haßt die Frau wie ein Urmensch und liebt den Mann als Kulturmensch. Erwachsen muß dieser tödliche Haß verdrängt werden und zwischen ihm und dem Weibe stehen. Weil er unfähig ist, ein ganzer Mann zu sein, weil er aus dem Infantilen nicht herauskommen kann, haßt er auch

---

[1]) Domestikation und die sekundären Geschlechtsmerkmale. Zeitschrift für Sexualwissenschaft, III. Bd., 6./7. Heft, 1916.

das Weibische in sich. Er überschätzt die Männlichkeit und wendet ihr mit dieser Wertschätzung seine ganze Liebe zu. Der Haß gegen alle Frauen entspringt aus dem Haß gegen das eigene Weibliche — als Reaktion gegen die persönliche Ohnmacht, das Weib in sich zu überwinden und ein ganzer Mann zu sein. Er kann schließlich in dem Bestreben zur Beendigung des inneren Kampfes zwischen Mann und Weib sich als Weib fühlen. Das heißt: er nimmt dann nur ein Weib von dem Hasse aus   sich selbst. Auf diesem Wege wird er dann zum Transvestiten. Er kann sich heterosexuell betätigen, scheinbar die Homosexualität überwinden und zur Buße für seinen Haß jenes Kleid anlegen, das ihm so verächtlich erschienen ist. N u r   ü b e r   d i e   B r ü c k e   d e s   S c h u l d b e w u ß t s e i n s   w i r d   d e r   l a - t e n t H o m o s e x u e l l e   z u m   T r a n s v e s t i t e n.

Unsere Untersuchungen haben uns bewiesen, daß es eigentlich keine einheitliche Psychogenese der Homosexualität gibt. Aber allen Fällen war die archaistische Betonung der Bisexualität gemeinsam. Wenn ich aber von Rückschlagserscheinung spreche, so möchte ich es doch vermieden sehen, diese Auffassung als Entartung oder Degeneration anzusprechen. Denn meine Untersuchungen der Künstler haben mir bewiesen, daß sie die gleichen Anlagen haben wie die Homosexuellen. Sie sind alle Neurotiker. In der Tat ist die Liste der homosexuellen Künstler, ja sogar der homosexuellen Genies, wie sie bei *Hirschfeld* zu finden ist, geradezu imponierend. Ich stehe auf dem Standpunkte, daß alles Große von diesen Rückschlagserscheinungen geschaffen wurde und wird. Als ob sich die Natur durch einen Griff in die gärende Kraft der Urzeit verjüngen und neu gebären wollte. Es wäre vielleicht eher gestattet, im Sinne von *Magnan* von „Dégénérés supérieurs" zu sprechen. Mir scheint die wirkliche Entartung, wie sie sich in physischen Degenerationszeichen offenbart und in einer mangelnden Anpassung an die ethischen Forderungen der Gesellschaft äußert, eher der Schlußpunkt einer sich erschöpfenden Reihe zu sein, die nach abwärts gerichtet ist, während der Neurotiker einen Aufstieg bedeutet. Degeneration und Rückschlagserscheinung haben gewiß viel Gemeinsames. Aber gleiche Ursachen haben oft verschiedene Wirkungen. Ich verweise nur auf die jetzt gut gekannten Gesetze der Inzucht. Verwandtenehen können durch Summierung der guten Anlagen zur Bildung eines Genies, aber auch durch Verstärkung krankhafter Dispositionen zur mehr oder minder pathologischen Entartung führen.

Steinach hat fünf Hoden von Homosexuellen untersucht[1]) und einen gewissen Degenerationstypus nachweisen können. Nach seinen

---

[1]) Histologische Beschaffenheit der Keimdrüse bei homosexuellen Männern. Arch. f. Entwicklungsmechanik der Organismen. Bd. 46. H. 1.

Feststellungen ist der Hode solcher Menschen charakterisiert durch einen gewissen Degenerations- oder atrophischen Zustand der Samenkanälchen, durch Verringerung und teilweise Degeneration der *Leydig*schen Zellen und das Vorhandensein von großen interstitiellen Zellen, die *Steinach* nach Aussehen und Bau als den Luteinzellen nahestehende Elemente bezeichnet hat. Der Autor hält die mikroskopischen Bilder — ganz besonders die der Degenerationserscheinungen — für so auffallend, „daß die Kriterien der angeborenen Homosexualität auch von dem histologisch nicht sehr geübten Arzt sofort erkannt und sowohl für die Entschließung zur operativen Behandlung wie auch zur etwaigen forensischen Begutachtung verwertet werden können."

Sehr treffend kritisiert *Kyrle* diese Behauptung in der „Wiener klin. Wochenschrift" (1920, Nr. 4):

Diesen Schlußfolgerungen *Steinach*s kann der Referent nicht beipflichten und wohl jeder, der sich mit systematischen Studien der Strukturverhältnisse des Hodens beschäftigt und die Schwierigkeiten, welche sich der Deutung all der mannigfachen pathologischen Vorkommnisse in diesem Organ entgegenstellen, kennen gelernt hat, wird zu dem gleichen ablehnenden Urteil kommen müssen. Die Dinge liegen durchaus nicht so einfach, daß man auf Grund der Untersuchung einzelner Testikel von bestimmten Krankheitsgruppen, durch Vergleich derselben mit normalen und gewissen pathologischen Zuständen ohneweiters charakteristische Merkmale der Organläsion für die betreffende Erkrankung ableiten kann. Jedem Pathologen ist bekannt, daß die verschiedensten Noxen Degenerationszustände im Hodenparenchym bedingen können, die sich prinzipiell immer wieder gleichen. Jeder Insult, mag er auch noch so verschiedener Qualität sein, der den Testikel trifft, bewirkt grundsätzlich dasselbe: Degenerationserscheinungen am Samen bildenden Apparat, deren höchstes Stadium durch die totale Atrophie des Organes ausgedrückt ist; die Zwischenzellen verhalten sich hiebei verschieden, je nach dem Grade der Läsion befinden sie sich in einem hypertrophischen oder atrophischen Zustand. Da es nun kaum eine Allgemeinerkrankung gibt, die den Hoden nicht schädigen würde, sind auch Degenerationszustände im Hodenparenchym ein ungemein häufiges Vorkommnis. Bekanntlich stoßt man bei Reihenuntersuchungen oft genug auf Testikel jugendlicher, vollkräftig entwickelter Individuen (beispielsweise Material von Selbstmördern, von Individuen, welche bei Unglücksfällen zugrunde gegangen sind), die bedeutende Parenchymläsionen im Sinne von Organdegeneration oder -atrophie erkennen lassen, ohne daß sich eine direkte Ursache hiefür aufdecken ließe. Man erwartet in solchen Fällen normale Organe und findet pathologische vor. Durch das ganze Organ gleichmäßig entwickelte normale Verhältnisse sind bekanntlich überhaupt nur relativ selten anzutreffen.

Diese, im Rahmen eines Referates nur kurz skizzierbaren Tatsachen müssen bei Beurteilung pathologischer Hodenzustände im all-

g e m e i n e n zur Vorsicht mahnen; und dieses gilt auch für das vorliegende Material. *Steinach* hat bei homosexuellen Männern Degenerationszustände im Hoden gefunden; d a ß d i e s e L ä s i o n e n d u r c h
d i e H o m o s e x u a l i t ä t b e d i n g t s i n d, i s t d a m i t n o c h
k e i n e s w e g s b e w i e s e n. Die Degenerationserscheinungen, wie sie
Steinach beschreibt und für das Wesentliche hält, unterscheiden sich
in gar nichts von solchen, wie man sie bei systematischer Untersuchung
der Keimdrüsen überhaupt häufig antrifft.

Bezüglich der Deutung der großen, im Zwischengewebe liegenden
Elemente, die *Steinach* als mit Luteinzellen übereinstimmende, bzw. weibliche Pubertätsdrüsenzellen anspricht und deren Vorkommen er mit dem
Atrophierungsprozeß des Organs in ursächlichen Zusammenhang bringt,
erscheint wohl auch noch entsprechende Reserve geboten. Die Variations-
fähigkeit der Zwischenzellen ist eine so große, die Bilder, unter denen
sich dieselben bei Degenerationszuständen des Organs präsentieren, sind
so mannigfache, daß der Versuch einer Agnoszierung in der Richtung,
wie sie hier von *Steinach* eingeschlagen wird, doch kaum anders als im
Sinne eines subjektiven Eindruckes gewertet werden kann. Unter keinen
Umständen liegen die Dinge so einfach, daß „der histologisch auch
nicht sehr geübte Arzt" aus Verhältnissen der von *Steinach* geschilderten
Art irgend welche Schlußfolgerungen bezüglich etwaig bestehender
Homosexualität bei dem betreffenden Individuum wagen dürfte.

Ich neige auch zur Ansicht, daß *Steinach* Degenerationserscheinungen beschrieben hat, wie man sie wahrscheinlich bei vielen anderen
Neurotikern und Verbrechern finden wird. *Steinach* müßte noch viel
exaktere Beweise erbringen. Und schließlich beweisen diese histologischen Befunde, was ich immer angenommen habe: daß der Homosexuelle eine Rückschlagserscheinung ist.

In dieser atavistischen Anlage sehe ich die Disposition zur
Homosexualität, die jedem Neurotiker eigen ist. Vielleicht daß noch
organische Veränderungen eine Bedeutung haben, wie ich sie bei
vielen Homosexuellen mehr oder minder ausgeprägt beobachten konnte.
Daß Menschen von ausgesprochen bisexuellem Typus nicht homosexuell werden, beweist nichts gegen diese organische Grundlage. Das
ist die Stelle, wo ich mit *Hirschfelds* Zwischenstufentheorie zusammen-
treffe. Von hier aus scheiden sich unsere Wege. Diese organischen
Zusammenhänge sind einer späteren Untersuchung vorbehalten. Stehen
wir doch auch in der Erforschung der organischen Bisexualität erst im
Beginne neuer Erkenntnisse. Besonders die Konstatierung des Halb-
seitenhermaphroditismus scheint mir für die Zukunft eine besondere
Bedeutung zu haben. Ist mir doch jetzt bei der Untersuchung eines
großen Menschenmaterials, wie es mir in der Kriegszeit zur Verfügung
stand, aufgefallen, wie oft sich eine gegengeschlechtliche Anlage speziell
auf der linken Seite nachweisen läßt. (Bei Männern einseitige Gynäkomastie, mangelnder Haarwuchs, asymmetrische Gesichtsbildung, die

links mehr weiblichen Typus aufweist.) Auch der Nachweis des infantilen Typus dürfte für die Konstatierung einer organischen Disposition zur Homosexualität von Bedeutung sein.

Doch dieser Nachweis enthebt uns nicht der Verpflichtung, eine Psychogenese der Homosexualität zu begründen. Ich glaube es deutlich bewiesen zu haben, daß es eine solche Psychogenese gibt. Aber in der verwirrenden Fülle der Möglichkeiten, die zur homosexuellen Neurose führen, gibt es keine Regeln! Jeder einzelne Fall ist eine Aufgabe für sich und gerade in diesem Falle heißt es strenge individualisieren und sich davor hüten, durch ein bestimmtes Schema die künftige Forschung zu hemmen.

Eine Frage, die kein Sexualforscher bis heute erschöpfend beantworten konnte, wirft sich auf: Wie kommt es, daß gerade die Homosexualität und besonders die männliche Homosexualität sozial so verpönt ist? Wie kommt es, daß unsere Gesetzbücher in dieser Frage meistens rückständig sind?

Wir können die Ursachen dieser Erscheinung nur verstehen, wenn wir die historische Forschung zu Hilfe nehmen. Auffallend ist der Umstand, daß die weibliche Homosexualität immer nur neben der männlichen einhergeht, aber lange nicht so verpönt, eher stillschweigend geduldet ist. Ist doch Österreich das einzige Land, das sexuellen Umgang zwischen Frauen als Unzucht bestraft. Wir sehen hier einen Zusammenhang mit dem Problem der Fortpflanzung, für die der Mann als Zeuger mehr in Betracht kommt als das Weib.[1]) (Der Samen, das kostbarste Gut, mit dem ein Mann mehrere Frauen befruchten kann, darf nicht nutzlos verschleudert werden.)

Der energische Kampf gegen die Homosexualität fängt mit dem Judentum an. Mit dem Monotheismus entwickelte sich der Monosexualismus. Die Bibel erwähnt die Homosexualität kaum. Kindersegen, Fortpflanzung, Menschenreichtum waren Notwendigkeiten, denen sich die sexuellen Triebrichtungen unterordnen mußten. Wir können daher mit einer gewissen Berechtigung annehmen, daß das Judentum die Homosexualität aus sozialen Motiven bekämpft hat. Andrerseits war die Homosexualität in Griechenland aus sozialen Motiven geduldet, ja sogar gestattet und eingeführt. Aristoteles ist der Ansicht, daß die Dorier in ihren Sitten die Tendenz hatten, durch Begünstigung der Knabenliebe und Trennung der Weiber von der Gesellschaft die Be-

---

[1]) Eine treffliche Darstellung der Geschichte der Homosexualität findet sich bei *Hirschfeld* (l. c.).

völkerungszunahme einzuschränken.[1]) Aber diese Tendenz allein würde uns die Wertschätzung der Homosexualität in Griechenland nicht erklären.

Ich verweise auf die lesenswerte Arbeit eines Philologen, Professor E. Bethe.[2])

Der Verfasser führt den Nachweis, daß die Knabenliebe im Hellas von den Doriern eingeführt wurde. Wenngleich sich Spuren der Knabenliebe auch bei den Ioniern finden, so wurde sie, wie das Rittertum in Griechenland durch die „Dorier", zur Mode. Sie war nur dem freien Manne, dem Ritter vorbehalten, dem Sklaven (oft bei Todesstrafe!) verboten. Diese Liebe war in festen Formeln geregelt und eine staatliche Institution. In Sparta, Kreta, Theben beruhte die Erziehung zur ἀρετή in der Herrenkaste auf Päderastie. „In Sparta waren die Liebhaber für die Geliebten, die vom zwölften Jahre an mit ihnen verkehrten, so sehr verantwortlich, daß für eine unschamhafte Handlung ihres Geliebten sie, nicht diese gestraft wurden." „Das Schlachtfeld von Chaironeia deckten die Liebespaare der heiligen Schar der Thebaner Mann für Mann." In Kreta ging die Liebeswahl der Knaben in der Form des Brautraubes vor sich. Der Liebhaber kündigte der Familie den Raub an. War diese mit der Wahl nicht einverstanden, so trachtete sie den Raub zu verhindern. Je höher der Liebende stand, desto größer die Ehre für die Familie und den Knaben. Der Erwählte wurde dann von seinem Gönner bei seiner Rückkehr aus dem fremden Hause mit einer Kriegsrüstung, Becher und Rind beschenkt.

Ja, in Theben, Thera und Kreta entbehrte diese Vereinigung nicht der religiösen Weihe. „Die Verlobung oder vielmehr die fleischliche Vereinigung am heiligen Orte selbst unter dem Schutze eines Gottes oder Heros steht bei Thera und für Theben sicher. In Thera reden eine nicht mißverständliche Sprache die hocharchalischen Felsinschriften doch wohl des siebenten Jahrhunderts, mit gewaltigen Buchstaben eingemeißelt auf dem Götterberg unmittelbar nahe der Stadt, in 50—70 Meter vom Tempel des Apollon Karneios und an den heiligen Stätten des Zeus. Da heißt es: „An heiliger Stätte, unter Anrufung des Zeus hat hier Krion seine Verbindung mit dem Sohne des Bathykles vollzogen und er hat sie stolz der Welt verkündet und ihr ein unverwüstliches Denkmal gesetzt. Und viele Theräer mit ihm und nach ihm haben an derselben heiligen Stelle denselben heiligen Bund mit ihren Knaben geschlossen."

In Kreta galt es für eine Schande, wenn ein Knabe aus „ritterlichem" Hause keinen Liebhaber fand. Umgekehrt galt es als Ehre, wenn sehr viele Männer sich um ihn bewarben.

Dieses Verhältnis hatte für Liebhaber und Knaben die besten Folgen. Jeder wollte das Höchste leisten, um seine Tüchtigkeit zu beweisen und als ἀγαθός ἀνήρ dazustehen. Selbst die Heldensagen mußten auf diese Liebe Rücksicht nehmen. Die Ruhmestaten eines Herakles geschahen dem männlichen Liebling Eurystheus zu Ehren. Die Abweisung eines werbenden Mannes

---

[1]) Politik. II. Zitiert nach *Havelock Ellis* und *I. A. Symonds*, Das konträre Geschlechtsgefühl. Leipzig, Georg H. Wigands Verlag, 1896.

[2]) Die dorische Knabenliebe. (Ihre Ethik und ihre Idee.) Rheinisches Museum für Philologie. Neue Folge. Band 62, 1907.

galt als Schmach, welche die Ehre befleckte. Plutarch erzählt die Geschichte, wie Aristodamus einen sich widersetzenden Knaben mit dem Schwerte niederstößt. „Man gerät unwillkürlich in die Sprache unseres ritterlichen Ehrenkomments" — sagt *Bethe*.

Durch diesen Akt übertrug der Ritter seine Ritterlichkeit (ἀρετή) auf den Knaben. Das hatte einen symbolischen Sinn. Bei den Spartanern hieß der Päderast εἰσπνήλας, der etwas einbläst (von εἰσπνεῖν). Was aber hauchte der Geliebte dem Knaben ein? — wohl nur das πνεῦμα die Seele, ein Glaube, der von den ältesten Zeiten (Bibel!) bis ins Christentum hinein lebendig war. Die Seele des Menschen waren jedoch nach primitiver Anschauung seine verschiedenen Se- und Exkrete. In Urin, Kot, Blut, Samen steckte die Lebenskraft und ein großer Zauber. Mit dem männlichen Samen also flößte der Dorier seinem Knaben die Heldenkraft ein. (Ähnlich wie die Wilden in Neuguinea den Urin des Häuptlings trinken, um seine Kraft und Tapferkeit zu erwerben. Eine Menge ähnlicher Beispiele führt *Bethe* an.) Der **S a m e n** wurde als **S e e l e** angesehen.

(*Bethe* weist darauf hin, daß die Leber, das Herz und besonders der Phallus ebenfalls als Seele aufgefaßt wurden. Näheres ist beim Autor nachzulesen!)

Die sonderbare Vorstellung, seine Seele a posteriori einzuflößen, führt der Autor auf die primitiven Anschauungen zurück. Die Tiere hatten keinen Widerwillen gegen diese Liebesopferungen, und Menschen, die dem Urin und dem Kote zauberhafte Wirkungen zuschrieben, könnten keine Ekelvorstellungen haben. Wenn der Anus als Eingangspforte für böse Dämone gegolten habe, warum sollte nicht der gute Zauber der Heldenkraft da hinein schlüpfen können?

Die Idee, aus der sich die Päderastie als staatliche Institution bei den Doriern entwickelt hatte, konnte sich auf die Dauer nicht halten. Sie mußte mit ihnen zusammenbrechen . . Aber es blieb die Knabenliebe als die allgemein geübte Lust und galt durch das ganze Altertum und im ganzen weiten hellenischen Kulturgebiet geradezu als ein notwendiges Element des dezenten, griechisch gebildeten Lebens. Erst die christliche Kirche, die von jeher gegen dieses Heidenlaster besonders geeifert, hat die Päderastie aus der christlichen Gesellschaft verbannt und da sie es nicht durch geistige Mittel vermochte, im Jahre 342 ihre kriminelle Bestrafung durchgesetzt."

So weit der Philologe, der noch betont, daß in der vordorischen Zeit (z. B. bei Homer) sich keine Anhaltspunkte für die Institution der Knabenliebe finden.

Bethe verfällt in den Fehler vieler Geschichtsforscher und Philosophen, die christliche Kirche für die Neuorientierung der sexuellen Moral verantwortlich zu machen. Auch *Nietzsche* ist der gleichen Ansicht. In erster Linie übersehen diese Autoren, daß die Neuorientierung schon mit dem Judentum einsetzt. Zweitens, daß Religionen auch nur die Resultate sozialer Notwendigkeiten sind. Die Religionen wußten sich noch immer den sozialen Forderungen ihrer Zeit anzupassen, ja sie sogar durchzusetzen. Unter den Imperativen der Religion leiden nur die über den Durchschnitt emporragenden, die Freien, die Empörer, die

Ungebändigten. Für die große Masse wird es immer eine Religion und wird es auch sexuelle Hemmungen religiöser Natur geben müssen. Die Sexualität ändert sich stetig und strebt einer Verfeinerung zu. Das kann kein Einsichtiger leugnen. Es wird immer mehr von der Triebkraft gedrosselt. Nur wenn die Drosselung zu arg wird, kommt es zu Rückschlägen, wie sie sich in den letzten Jahrzehnten in Forderungen nach freier Liebe und offener Besprechung der Sexualfragen geäußert haben. Aber wenn nicht alle Zeichen trügen, ist der Wellenberg der sexuellen Freiheit schon im Abstieg und wandelt sich zum Wellentale. Vorkämpfer freier Sexualbetätigung treten für Monogamie ein, die Frage der Fruchtbarkeit dürfte nach dem Weltkriege einer Erlösung der Homosexuellen von der sozialen und gesetzlichen Ächtung nicht günstig sein. Im Gegenteil! Wir dürfen uns bald auf schärfere Bestimmungen gegen die Homosexualität gefaßt machen, da wir ja wieder auf den alttestamentarischen Standpunkt der Fruchtbarkeit um jeden Preis zurückkommen werden.

Man sollte annehmen, daß die drückende Wohnungsnot und die noch immer zunehmende Arbeitslosigkeit zu einer Beschränkung der Kinderzahl auffordern würden. Statt dessen sehen wir überall die „nationalen Kräfte" an der Arbeit, welche eine Vermehrung der Volkszahl fordern. Die erwähnte Arbeit von *Kraepelin* war der erste Vorstoß der Wissenschaft gegen die Homosexualität und Onanie als bevölkerungseinschränkende Tendenzen. Weitere Arbeiten werden folgen, obwohl man froh sein sollte, daß die Auto-Erotiker und Homosexuellen sich freiwillig von der Fortpflanzung ausschließen.

Ich habe schon aufmerksam gemacht, daß sich die sekundären Geschlechtsmerkmale durch die Kultur mehr ausgeprägt haben. Das vorhistorische Stadium mag wahrscheinlich ein indifferenziertes Geschlechtsgefühl, wie es *Dessoir*[1]) der Vorpubertät zuschreibt, aufgewiesen haben. Die polare Spannung zwischen Mann und Weib ist gewachsen! Das erklärt uns den Unterschied zwischen der griechischen Homosexualität und der modernen. Der Grieche war bisexuell. Er konnte neben dem Knaben noch den Freund und die Frau und Sklavin lieben. Der moderne Homosexuelle, der die bisexuellen Instinkte der archaistischen Zeit in sich trägt, findet ein anderes Geschlecht vor. Er wird sozusagen vor die Wahl gestellt und sucht dann immer den Typus, dem er selbst angehört, den Mann, der ein Weib ist, oder das Weib, das ein Mann ist. Ausnahmen beweisen nichts gegen die Regel. In dem Maße aber, als die polare Geschlechtsspannung zugenommen hat, ist auch der Haß zwischen Mann und Weib stärker

---

[1]) Zur Psychologie der Vita sexualis. Allg. Zeitschr. f. Psych., 1894.

geworden. Wie wir gesehen haben — besonders die letzten Fälle waren ja außerordentlich beweisend —, nimmt der Homosexuelle, der scheinbar abseits von diesem Kampfe zu stehen scheint, in seinem Innern die feindlichste Stellung ein. Er haßt das Weib mit so grimmiger Leidenschaft, daß er aus Angst vor dieser Leidenschaft das Weib fliehen muß. Sein Haß ist der Wille zur Vernichtung! Aber diesem Hasse entspricht auch das polare Gegenstück: Die Liebe bis zur eigenen Vernichtung. Der absolute Wille zur Unterwerfung. Der Kranke Nr. 86 hat uns dieses Kräftespiel in vollkommener Klarheit gezeigt.

Die moderne monosexuelle Homosexualität ist also eine Form, in der sich der Kampf der Geschlechter ausdrückt. Die Fülle angeborenen Hasses gestattet es dem Homosexuellen nicht, diesen Haß als Resonanz der Liebe nach Belieben umzugestalten; er muß ihn dem entgegengesetzten Geschlechte zuwenden. Dadurch wird allen Homosexuellen der Stolz auf das gleiche Geschlecht eigen. Sie nennen sich die „Eigenen", sie blicken mit Verachtung auf die Frauenknechte und „weibisch" gilt manchen männlichen Homosexuellen als Schmähung, ausgenommen die Typen, die Frauenkleider tragen oder sich als männliche Weiber gebärden. Den gleichen Haß können wir bei den weiblichen Homosexuellen finden. Die Suffragettenbewegung hat uns genug der Beweise geliefert.

Es ist aber klar, daß die Zahl der Homosexuellen nicht abnehmen wird. Im Gegenteil! I c h   b i n   d e r   A n s i c h t ,   d a ß   d i e   T a t s a c h e   d e r   e x t r e m e n   p o l a r e n   S p a n n u n g   z w i s c h e n   M a n n   u n d   W e i b   u n t e r   b e s t i m m t e n   U m s t ä n d e n   i m m e r   g e w i s s e   I n d i v i d u e n   m i t   e n t s p r e c h e n d e r   b i s e x u e l l e r A n l a g e   i n   d i e   H o m o s e x u a l i t ä t   t r e i b e n   u n d   d a ß   d i e   Z a h l   d e r   H o m o s e x u e l l e n   z u n e h m e n   w i r d. Da ich die Homosexualität als eine Neurose — wenn man also will, als einen krankhaften Zustand auffasse, so muß ich mich mit aller Entschiedenheit gegen eine Bestrafung der Homosexuellen, gegen die verschiedenen berüchtigten Paragraphen aussprechen, die die Ursache von namenlosem Elend geworden sind. Es fällt auf, daß in Frankreich und Italien die Homosexualität eine geringere Rolle spielt als z. B. in Deutschland, obwohl sie in diesen Ländern nicht bestraft wird. Oft entfalten Gefahren und Verbote die größte Anziehungskraft und gerade der Neurotiker neigt dazu, sich zum Märtyrer zu machen. Homosexuelle Beziehungen und Akte, die unter gegenseitiger Zustimmung vor sich gehen, sollten außerhalb jedes Gesetzes stehen, wie es der Code Napoléon auch verfügt hat. Er kennt nur Strafen für ein öffentliches Ärgernis (outrage à la pudeur), d. h. wenn die Handlung an einem öffentlichen Orte oder vor Zeugen vor sich gegangen ist; er bestraft die Anwendung von Gewalt und schützt die Minderjährigen und Geistesschwachen.

Mit diesen Einschränkungen ist aber auch Allem Genüge getan, was die moderne Ethik erfordert. Ich begreife es nicht, daß der Staat die Homosexuellen zur Fortpflanzung zwingen will. Wenn ich auch nicht wie *Tarnowsky* auf dem Standpunkte stehe, daß ihre Nachkommenschaft degeneriert ist, weil die Erfahrung mir oft das Gegenteil bewiesen hat —, so sehe ich doch in dem Entstehen der homosexuellen Neurose eine Art sozialen Instinktes. Der Homosexuelle hat die endopsychische Erkenntnis seiner asozialen Triebe. Er fühlt sich als außerhalb der Gesellschaft. Er sträubt sich gegen die Fortpflanzung vielleicht im Dienste der Gesellschaft. Bedenken wir die Stärke seiner sadistischen Triebe, so werden wir begreifen, daß er unter Umständen der Gesellschaft durch die freiwillige Sterilisierung einen großen Dienst erweist.

Es wirft sich die Frage auf, ob wir gut daran tun, durch eine Analyse dem Homosexuellen den Weg zum Weibe zu eröffnen. Das führt uns zu der wichtigen Frage, ob es eine Therapie der Homosexualität überhaupt gibt.

Wie meine Erfahrungen beweisen, kann die Analyse hier und da zum Erfolg führen. Allerdings nur unter gewissen Bedingungen. Der Homosexuelle muß den Willen zur Gesundheit haben. Er muß eine Änderung seiner Einstellung wirklich anstreben.

Und da zeigt unsere Erfahrung, daß dieser Wille zur Gesundheit nur bei den leichteren Formen der Homosexualität vorkommt, in denen der latente Sadismus nicht das Krankheitsbild beherrscht.[1]) Daß eine solche Heilung des Homosexuellen in gewissem Sinne möglich ist, möchte ich nach meinen letzten Erfahrungen betonen. Die Heilung kann

---

[1]) Ich kann die Behauptung von *Ferenczi* („Zur Nosologie der männlichen Homosexualität" (Homoerotik), Int. Zeitschr. f. ärztl. Psychoanalyse, 2. Bd., 1914) nicht bestätigen, der zwei Arten von Homosexualität annimmt: 1. den p a s s i v e n „Subjekt-Homoerotiker", der einen angeborenen Zustand repräsentiere, eine Zwischenstufe im Sinne von *Hirschfeld* darstelle und unheilbar sei, und 2. den a k t i v e n „Objekt-Homoerotiker", den er als eine besondere Form der Zwangsneurose bezeichnet. Der passive wende sich nie an den Arzt, er sei eben ein „echter" Homosexueller; der aktive sei über seinen Zustand unglücklich, er zeige die typische Reihenbildung. Beiden sei es eigen, daß ihnen das gleiche Genitale zeitlebens Liebesbedingung bleibe.

Ich habe viele Homosexuelle gesehen, die sich abwechselnd aktiv oder passiv betätigen. Andrerseits sah ich „Aktiv-Homosexuelle", die über ihren Zustand sehr unglücklich waren, und „Passiv-Homosexuelle", die geheilt werden wollten. Nur nebenbei möchte ich erwähnen, daß *Ferenczi* Gedanken meines Aufsatzes „Masken der Homosexualität" (Zentralbl. f. Psychoanalyse, 1912) benützt, ohne die Quelle zu nennen. Seit mich *Freud* mit dem großen Banne belegt hat, betrachtet die engere *Freud*-Schule meine Erkenntnisse als Strandgut, über das man nach Belieben verfügen kann

spontan erfolgen, sie kann aber durch eine psychotherapeutische Behandlung angebahnt und ausgebaut werden.

Gerade im letzten Jahre gelang es mir, einige schwere Fälle vollkommen zu heilen.

Diese psychotherapeutische Behandlung kann niemals die H y p - n o s e sein. Was soll auch die Hypnose nützen, wenn der Homosexuelle nicht selbst klaren Geistes seine falschen Positionen erkennt, wenn er nicht lernt, all das Verdrängte offen zu sehen, was er so lange nicht sehen wollte? Im Gegensatz zu *Krafft-Ebing, Schrenck-Notzing* und *Alfred Fuchs* habe ich von einer hypnotischen Behandlung der Homosexualität nie einen dauernden Erfolg gesehen. Wir müssen auch jenen Homosexuellen gegenüber vorsichtig sein, welche uns bestätigen, daß sie durch uns geheilt worden sind. Der erste Fall im neunten Kapitel zeigt uns ja, daß manche Homosexuelle, um dem Arzte einen Gefallen zu erweisen und mit Ehren aus der Behandlung zu kommen, schließlich behaupten, sie wären gesund, ohne dabei ihre eingewurzelten Einstellungen im geringsten zu verändern. Auch der A s s o z i a t i o n s - t h e r a p i e von *Moll* kann ich nicht das Wort reden. Diese Behandlung besteht in einer methodischen Ausbildung der normalen und in der methodischen Unterdrückung der perversen Assoziationen. *Moll,* der diese Therapie vorgeschlagen und ihr den Namen gegeben hat, läßt die Homosexuellen fleißig in weiblicher Gesellschaft verkehren, damit der spezifische Reiz des Weibes ausgiebig wirken kann, er regelt die Lektüre des Kranken, er bekämpft die homosexuellen Phantasien. Der Patient muß sich selbst vor dem Einschlafen „normale Bilder" vorstellen, um auf diese Weise auch sein Traumleben zu beeinflussen.[1]) Allerdings darf man sich nicht wie *Moll* vorstellen, daß die heterosexuellen Traumbilder durch die Assoziationstherapie hervorgerufen werden. Sie werden nur bewußtseinsfähig gemacht. Sie waren immer vorhanden. Dem Kranken fehlte vorher der Mut, sich dazu zu bekennen.

Ich will den relativen Wert der Assoziationsmethode nicht bestreiten. Sicher ist es für den Homosexuellen, der genesen will, nicht von Vorteil, wenn er sich in homosexuellen Zirkeln bewegt, dort immer wieder hören muß, daß der Zustand angeboren und ein Fatum sei. Ich habe ja auf Beispiele hingewiesen, die uns zeigen, wie die latente Homosexualität durch das Beispiel und den Verkehr mit den Homosexuellen manifest wurde und der heterosexuelle Stromanteil verödete. Damit wollte ich nicht irgend welchen Zwangsmaßregeln das Wort reden und den Homosexuellen ihre Bewegungs- und Versammlungsfreiheit rauben.

---

[1]) Handbuch der Sexualwissenschaften, S. 664.

Ich habe mich schon einmal gegen alle Einschränkungen und Bestrafungen erklärt. Man tut aber gut, seinen Kranken, welche eine Änderung ihres Zustandes anstreben, zuerst jeden Verkehr mit Homosexuellen zu verbieten.

Ich möchte aber bezweifeln, ob die Assoziationstherapie allein imstande ist, einen vollen Erfolg zu erzielen. Der Kranke muß sich selbst erst erkennen und genau sehen, wo der Feind sitzt, den er zu bekämpfen hat. Denken wir an die vielen Kranken zurück, bei denen ein verdrängter Sadismus die Ursache der Angst vor dem Weibe war. Diese Menschen müssen doch erst diesen Sadismus bewußt überwinden, müssen einsehen, daß die Angst eine überflüssige Sicherung gegen Triebe ist, welche unter normalen Verhältnissen nie durchbrechen.

Zur Heilung einer Homosexualität gehört in erster Linie volle Selbsterkenntnis. Diese kann aber nur durch eine längere Analyse gewonnen werden.[1]) Der Arzt muß sich einige Monate eingehend mit dem Patienten beschäftigen, bis alle jene bei Seite geschobenen Einstellungen in das Blickfeld des Bewußtseins treten und scharf erkannt werden, welche der Kranke beharrlich übersehen hat. Diese Erziehung zum Sehen von Tatsachen, die der Kranke nicht sehen wollte, ist die heilpädagogische Aufgabe des Arztes. Der Kranke gleicht einem Menschen mit Torticollis, der konstant in eine bestimmte Richtung sieht und den Blick in die andere Richtung meidet, weil er sofort Unlustempfindungen erleidet. Dieser seelische Torticollis muß überwunden werden. Der Homosexuelle muß — will er genesen — seinen ganzen geistigen Horizont ungehindert überblicken können.

Diese Aufgabe ist keineswegs eine leichte. Sie fordert die ganze ärztliche Kunst, Scharfsinn, Energie, Diplomatie, Zartgefühl, Freundschaft und Ausdauer. Zu dieser Aufgabe sind nur wenige Ärzte berufen. Vielleicht wäre die Gegnerschaft gegen die Psychanalyse viel geringer gewesen, wenn sie nur von sehr guten Psychotherapeuten und gewiegten Menschenkennern mit künstlerischem Einschlag geübt worden wäre. Denn wenn schon die Medizin eine Kunst und kein Handwerk ist, so ist die Psychotherapie, welche mit der Analyse arbeitet, die schwerste aller Künste. Der Arzt gleicht dann dem Bildhauer, der aus sprödem Material eine bestimmte Form schaffen muß.

Leider muß ich es an dieser Stelle betonen, daß die von *Freud* inaugurierte Psychanalyse in Gefahr ist, durch leichtsinnige Anwendung in Mißkredit zu geraten. Einerseits haben die maßlosen Übertreibungen des Meisters und seiner Anhänger viele Ärzte kopfscheu gemacht, andrer-

---

[1]) Der Fall Nr. 88 ist eine Ausnahme!

seits sind viele geheilte Patienten selbst Analytiker geworden, ohne tatsächlich vollkommen gesund zu sein. Was würde man von einem Badearzte, der in seinem internen Fache sehr tüchtig ist, sagen, wenn er sich plötzlich unterfängt, eine schwierige Laparotomie zu machen? Eine Analyse ist einer komplizierten Operation zu vergleichen, in der das Messer von sicheren, gewandten und künstlerischen Händen geführt werden muß. In der Analyse kann man nicht wie in der Hypnose dilettieren. Nur an der Hand eines erfahrenen Meisters kann man die schwierige Kunst lernen und selbst zum Meister werden.

Wahrscheinlich wird die Analyse, die wir heute betreiben, in der Zukunft als rohes Anfängertum bespöttelt werden. Die verschiedenen Feinheiten und Abstufungen werden erst von einer künftigen Generation festgestellt werden können.

Noch ist der analytische Besitzstand nicht gesichert.

Wie fest war ich von allen *Freud*schen Mechanismen überzeugt, so lange die verführerische Nähe des großen Entdeckers meinen klaren Blick verwirrte! Wie viel mußte ich umlernen, korrigieren, besänftigen, unterstreichen, überwinden, vergessen, mit anderen Augen ansehen, um zu erkennen, daß wir erst im Beginne der Erkenntnis sind und daß wir unsere Wahrheiten nur als Sprungbretter benützen dürfen, um über sie hinwegzukommen! Schließlich bildet sich jeder Psychotherapeut seine Technik selbst. Die wichtigste aller Voraussetzungen für die Analyse — und für jede Forschung — ist es, keine Voraussetzungen zu haben, jeden Kranken als ein Novum zu betrachten und sich darauf gefaßt zu machen, daß er in eines unserer fertigen Schemen nicht hineinpaßt, irgend eines unserer Ergebnisse über den Haufen wirft. Denn von der Vielgestaltigkeit der Neurose wird selbst der Arzt verblüfft, der sich Jahrzehnte mit ihrer Erforschung befaßt.

Aber trotz dieser Buntheit der Bilder, dieser verwirrenden Fülle der Ursachen, die zu einer Krankheit führen, bleibt ein Sicheres und Unerschütterliches Das Nichtsehenwollen der Neurotiker, jene Erscheinung, die *Freud* die „Verdrängung" genannt hat — und der „psychische Konflikt" Verstehen wir erst, daß der Kranke an der Unlöslichkeit eines Konfliktes gescheitert ist und daß seine Neurose ein Notverband ist, bestimmt, ihm schlecht und recht über die Schwierigkeiten hinwegzuhelfen, wobei er einerseits die Wunde lindernd verbirgt, andrerseits aller Welt die Krankheit verrät, so lernen wir schon langsam die feine Fertigkeit, diesen Verband leise zu lösen und die Wunde freizulegen. Dann kommt die viel schwierigere Aufgabe. Wir sehen die Wunde, aber der Kranke will, er kann sie nicht sehen. Er kann so weit gehen, daß er behauptet, er hätte keine Wunde und wäre gesund. Er wäre schon mit dem Verband oder mit der Wunde auf die Welt gekommen.

Diese Schwierigkeiten sind bei keiner Neurose so große wie bei der Homosexualität. Wir haben ja ausgesprochen: Die homosexuelle Neurose ist die Flucht in das gleiche Geschlecht, hervorgerufen durch die sadistische Einstellung zum entgegengesetzten. Die Aufgabe der Analyse ist es, erst den Seelenkonflikt herauszufinden, der in dieser Einseitigkeit seinen Ausdruck gefunden hat   und den Kranken zur Erkenntnis dieser Grausamkeit zu bringen, die er aus der Kinderzeit der Menschheit über die eigene Kindheit in sein Leben übernommen hat. S i e h t   d e r   H o m o s e x u e l l e   s e i n e   B i s e x u a l i t ä t   u n d d i e   U r s a c h e n   s e i n e r   M o n o s e x u a l i t ä t   e i n ,   s o   h a b e n w i r   d i e   n o t w e n d i g e   E r z i e h u n g s a r b e i t   g e l e i s t e t . D e n   l e t z t e n   R e s t   d e r   A r b e i t   m u ß   d e r   K r a n k e s e l b s t   l e i s t e n .   H a t   e r   d e n   W i l l e n   z u r   G e n e s u n g . s o   w i r d   e r   d i e s e   A u f g a b e   v o l l b r i n g e n ,   o h n e   d a ß w i r   i h n   d a z u   d r ä n g e n .   F e h l t   d i e s e r   i n n e r e   A n - t r i e b ,   s o   b l e i b e n   w i r   t r o t z   d e r   A n a l y s e   m a c h t l o s .

Ich bin aus diesem Grunde gegen die praktische Therapie der Homosexualität, wie sie viele Ärzte und besonders manche Psychanalytiker betreiben. Sie treiben den Homosexuellen an, sich heterosexuell zu betätigen, und betrachten ihn als geheilt, weil ihm einmal oder mehrere Male ein Koitus gelungen ist. Leider sieht man oft nach solchen Augenblickserfolgen, wie sie auch die Überredung und die Hypnose zustandebringen, eine schlimme Reaktion eintreten. Der Homosexuelle gibt alle weiteren Versuche auf und zieht seine ursprüngliche monosexuelle Einstellung vor.

Wir dürfen erst von einer Heilung sprechen, wenn der Behandelte sich in eine Person des anderen Geschlechtes verliebt. Mit der Potentia coeundi ist nur ein kleiner Erfolg erzielt worden. Er muß die Teilung des Gefühlskomplexes Haß—Liebe auf beide Geschlechter aufgeben können und die bipolare Einstellung „Haß und Liebe" zum entgegengesetzten Geschlechte erlangen. Dieses Wunder kann nur die Liebe vollbringen. Die Erfahrung zeigt, daß der Homosexuelle vor der heterosexuellen Liebe geflohen ist. Sie ist ihm zum Machtproblem geworden, in dem er den Sieger darstellen will, selbst um den Preis der Vernichtung seines heterosexuellen Partners. Er muß die Unterwerfung unter das Weib lernen und einsehen, daß in der wahren Liebe beide Teile herrschen und beide sich unterwerfen. Er muß auch Erotik und Sexualität zu einem Ganzen zusammenfügen. Erst wenn der Homosexuelle die Möglichkeit hat, Erotik und Sexualität auf ein Individuum des entgegengesetzten Geschlechtes zu fixieren, mit einem Worte, im Sinne des Kulturmenschen zu lieben, haben wir das Recht, von Heilung zu sprechen. Dann allerdings trägt der größte Heilkünstler aller Zeiten, „die Liebe", einen leichten Sieg davon und der Geheilte wird wie alle Neurotiker seine Heilung dem Umstande zuschreiben, daß ihm der Zufall ein Ideal zugeführt hat. Zu diesem Behufe müssen die Fixierungen an die Familie, durch die der Homosexuelle seine erotische Bewegungsfreiheit verloren hat — mitunter auch die sexuelle — getrennt werden. Ich habe eingehend begründet, daß wir den Homosexuellen eigentlich bisexuell machen müßten, um ihn zu heilen. Die praktische Erfahrung spricht nicht zugunsten der Bisexualität. Wir müssen uns damit abfinden, daß wir in einer monosexuellen Zeit leben. Der Homosexuelle muß seine gesamte Sexualität transponieren und. sich bemühen, seine gleichgeschlechtlichen Kräfte zu sublimieren oder offen zu überwinden.

Diese Erziehungsarbeit erfordert eine lange Spanne Zeit. Die Behandlung der Homosexualität stellt daher an Arzt und Patienten große Ansprüche. Das endgültige Urteil über die Dauer dieser Erfolge kann erst nach vielen Jahren gefällt werden.

Ich habe mich bemüht, in den einzelnen Krankengeschichten die Technik der Analyse wiederzugeben. Aus den einzelnen Angaben kann sich der Leser ungefähr ein Bild von den Schwierigkeiten machen. Eine zusammenhängende Darstellung der Technik würde ein Buch für sich erfordern. Vielleicht werde ich nach Vollendung der „Störungen des Trieb- und Affektlebens" dieses Buch schreiben, um meine Erfahrungen allen jenen Ärzten zu übergeben, welche den gleichen schwierigen Weg beschreiten wollen.

Eine neue Generation von Ärzten, die nicht in den Vorurteilen aufgewachsen ist wie die alte, dürfte die psychologische Erforschung der Neurosen fortsetzen.

Freilich wird die Hochschule ihre Stellung zur Sexualforschung ändern müssen. Lehrkanzeln für Sexuologie und Psychotherapie sind notwendig, um dem jungen Mediziner die notwendigsten Kenntnisse über das Geschlechtsleben und seine krankhaften Verirrungen beizubringen und um ihn in der Kunst zu unterweisen, diese Leiden, denen man bisher wie einem Fatum gegenüber machtlos dagestanden ist, zu heilen. Die nächsten Bände dieses Werkes werden den Beweis erbringen, wie wenig von den Paraphilien angeboren und wieviel davon anerzogen und konstruiert ist. Was aber anerzogen ist, kann trotzdem durch Erziehung überwunden werden, auch wenn die Macht des Infantilen schier unüberwindlich scheint.

Ich habe die Paraphilien den „K a m p f   d e s   R ü c k e n m a r k e s
m i t   d e m   G e h i r n" genannt. Sie sind noch mehr: „D e r   K a m p f
d e s   K i n d e s   m i t   d e m   E r w a c h s e n e n."[1]) Denn im Grunde
genommen handelt es sich in diesen Neurosen um Infantilismen, die ihre
Existenz verteidigen. Der Erwachsene kämpft gegen das Kind, die
erwachsene, zur Monosexualität reife Menschheit gegen ihre Kindheit,
die sich in der Bisexualität und im Sadismus äußert. Der Arzt kann
dazu beitragen, daß dieser Kampf in humaner Weise vor sich geht und
mit Mitteln, die der Zivilisation würdig sind. Er kann den versteckten
Kampf in einen offenen verwandeln. Verdrängungen frei machen, heißt
nicht dem Laster die Wege ebnen. Es heißt, das Laster — oder die
Erscheinung, welche die Moralisten Laster nennen — durch die volle
Erkenntnis überwinden.

Wer noch mehr als einige Worte über die Prophylaxe der Homosexualität und Onanie erwartet, der wird kaum auf seine Rechnung
kommen. Ich glaube, wir tun am besten, wenn wir uns um beide Ausdrucksformen des Geschlechtslebens nur kümmern, wenn wir als Ärzte
in Frage kommen. Ich rate allen Eltern und Erziehern, nicht darauf zu
achten, ob ein Kind onaniert oder nicht. Es hört selbst auf, wenn der
Drang andere Wege gefunden hat. Und daß die Verhütung einer Homosexualität schier unmöglich ist, haben uns unsere Analysen zur Genüge
gezeigt. Welches Unheil in der Seele des Kindes die Teilnahme an
ehelichen Zwistigkeiten, das Auffangen von affektativen Werturteilen
über Frauen und Männer, die Art, wie Eltern ihre Konflikte auf das
Kind abreagieren, die verderbliche Unsitte, Kinder zu schlagen, sie
zu demütigen, anrichten können, das erzählen die mitgeteilten Lebensgeschichten der Homosexuellen jedem, der es sehen will, mit aller
Deutlichkeit. Noch immer ist es uns nicht ganz klar, wie vorsichtig
wir im Umgange mit Kindern sein müssen. Noch immer geschehen die
größten Fehler von Seiten der Erzieher, welche ihre Aufgabe darin
erblicken, durch Angst die kindliche Seele zum Guten zu lenken. Es
gibt aber nur zwei Erziehungsprinzipien: das eigene Beispiel und die
Liebe. Aus glücklichen Ehen kommen die gesündesten Kinder. Die
Liebe ist es, die darüber entscheidet, ob eine Ehe glücklich wird und
ob die Nachkommenschaft gesund oder krank ist. Der unbewußte Geschlechtsinstinkt, der sich in der Liebe äußert, ist der Wegweiser zur
Regeneration der Menschheit. [2]) Soziale Verhältnisse, die Ehe-

---

[1]) *Otto Groß* nennt sie den Kampf des E i g e n e n gegen das Fremde. (Drei
Aufsätze zum inneren Konflikt, 1919.)

[2]) Eine Neuorientierung der sexuellen Moral scheint sich trotz aller Gegen-
strömungen anzubahnen. Ich verweise auf die treffliche Schrift von *Eulenburg* „Moral
und Sexualität" (Verlag von Marcus & Webster, Bonn 1916).

schließungen aus Liebe in jungen Jahren begünstigen und „Elternschulen" wären meiner Ansicht nach die beiden wirksamen prophylaktischen Maßnahmen, von denen ich mir Erfolg verspreche.

In den Elternschulen müßten die Eltern die notwendige Erziehung für ihren Beruf erhalten. Wie schwer wird in der Kinderstube
gesündigt! Knaben werden lange Jahre in Mädchenkleidern gehalten,
tragen schöne Locken, so daß alle Welt ausruft: Ist das ein schönes
Mädel! — nur um der Eitelkeit der Mutter Genüge zu leisten. Solche
Knaben neigen leicht zur Homosexualität. Auch das überflüssige
Klistieren der kleinen Kinder, die von überängstlichen Müttern täglich
immer wieder vorgenommene Aftermessung der Temperatur, Maßnahmen, die einen Reizzustand der analen Zonen veranlassen — wie
er auch durch Oxyuren zustande kommt —, wären zu vermeiden. In
der Elternschule müßte der Unterricht von einem erfahrenen Sexuo-
logen und Kinderarzt erteilt werden.

Den Eltern muß es einmal klar werden, daß sie mit der Zeugung
eines Kindes eine wichtige Verantwortung übernommen haben. Leider
sind die Kinder in den meisten Fällen nur das schuldlose Objekt,
an dem die Erzieher aus rationalistischen Motiven ihren „Willen zur
Macht" üben, wobei der Vorwand der Erziehung die brutalen Instinkte
verbergen muß. Wie viel üble Laune und eigenes Unglück wird bei
den Kindern abreagiert! Die Erziehung der Menschheit zu Glück und
Seelenfrieden muß in der Schule beginnen, die eigentlich die Aufgabe
hat, Eltern und Kinder heranzubilden. In dieser Hinsicht muß sich
der Arzt als Erzieher bewähren. Er hat die Möglichkeit, die Eltern
auf Fehler aufmerksam zu machen und aus den ersten parapathischen
Erscheinungen der Kinder den Keim des kommenden Leidens zu erkennen. Zu diesem Behufe ist es notwendig, die Ärzte heranzubilden.
Die wichtigste Aufgabe der ärztlichen Schule ist der Unterricht in
der menschlichen Psychologie. Nur ein guter Menschenkenner kann
ein guter Arzt sein.

XVI.

Depression und Homosexualität.

(Depressionen, ihr Wesen und ihre Behandlung.[1])

Was ist Tugend? Ein schöner Name
für das einfachste Ding: Gesundheit.
Hebbel.

Die Depression ist eine der häufigsten Parapathien, die der
praktische Arzt zu Gesicht bekommt. Er sieht sie in den ersten Stadien,
in denen eine rationelle Therapie noch viel leisten kann. Je länger
die Depression besteht, desto schwieriger wird ihre Behandlung. Die
physikalischen und medikamentösen Mittel versagen vollkommen. Es
gibt nur e i n e Methode der Wahl: die Psychotherapie. Eine Seelenkrankheit — und das ist eine jede Depression — kann nur seelisch
behandelt werden.

Um aber ein solches Leiden behandeln zu können, muß man es
verstehen. Gerade die Depression fordert den ganzen Scharfsinn und
die überlegene Kunst des Seelenarztes heraus. Denn die Kranken gehören zu jener Art von Menschen, die nicht wissen, warum sie traurig
sind. Sie erzählen meist in den ersten Stunden, daß sie keinen Grund
für ihre Trauer wüßten.

Es gibt jedoch keine grundlose Depression! Die Aufgabe des
Psychotherapeuten ist es, den versteckten Grund der Trauer ausfindig
zu machen.

Den Übergang zu den schweren Fällen von Depressionen, als
deren Endglied schon eine Psychose, die Melancholie, gelten kann, bilden
die leichten Formen von vorübergehender Depression, die flüchtigen
Verstimmungen, welche manchen Menschen scheinbar grundlos beim
besten Wohlbefinden überfallen. Die Diagnose der Depression ist
leicht zu stellen: Der Kranke ist verstimmt und kann keinen Grund
dafür angeben. Eine motivierte Trauer ist keine Depression im neurotischen Sinne. Allerdings werden oft Motive vorgeschoben, deren
Zweck als „Ersatzvorstellung" leicht erkannt werden kann. Wenn im

---

[1] Erschienen in der „Therapie der Gegenwart", 1920.

Krieg ein mehrfacher Millionär an der Angst vor Verarmung erkrankte
und seine Depressionen auf diese Angst zurückführte, konnte auch der
Anfänger in der Seelenheilkunde feststellen, daß diese Angst und Verstimmung unberechtigt waren.

Das Charakteristische einer jeden Depression ist der Umstand,
daß der wahre Grund der Trauer dem Kranken nicht bewußt ist. Er
drückt sich um eine Wahrheit herum. Er will etwas nicht sehen und
„rationalisiert" seine Trauer, oder er will nicht wissen, warum er
traurig ist. Das gilt auch für die schwersten Fälle von Melancholie.

Den Übergang zu diesen schweren Zuständen liefern uns die grund-
losen Verstimmungen des Normalmenschen und der Neurotiker. In
solchen Fällen gelingt es der Analyse leicht, eine Assoziation nachzuweisen, durch die sich die Verstimmung motivieren läßt.

Fall Nr. 89. Ein Beamter klagt darüber, daß er an bestimmten Tagen
an einer schweren Depression erkrankt, für die er keine Motivierung finden
könne. Ich ersuche ihn an einem solchen Tage zu mir zu kommen. Der sonst
lebensfrohe Mensch bietet ein jammervolles Bild, als er sich an einem solchen
kritischen Tage bei mir meldet. Sein Gesicht, sonst glatt und strahlend, hat
einen tiefernsten Ausdruck und zeigt viele Falten. Wie lange die Depression
schon andauert? Seit dem Erwachen. Ob er gestern noch guter Laune war?
Ja! Bei bester Laune. Nun beginne ich nachzuforschen. Es ergibt sich kein
aktueller Anlaß. In solchen Fällen tut man gut, sich der Tatsache zu erinnern,
daß Neurotiker einen „geheimen Kalender" haben und ihre Trauer und Bußtage durch Depressionen feiern, ohne sich über die Motive Rechenschaft zu
geben. Ich blicke auf den Kalender. Wir zählten den 17. Mai. Ich erkundige
mich, ob der Tag für ihn eine besondere Beziehung habe. Erst verneint er, dann
schlägt er sich auf die Stirne. Natürlich! Es ist der Todestag seines Vaters,
der ihm angeblich ganz entschwunden war. Dieser Tag bedeutet für ihn eine
peinliche Erinnerung. Er war elf Jahre alt, als der Vater starb. Er erinnert
sich, daß er nicht geweint hat und laut lärmte und sogar auf dem Klavier
klimperte, so daß ihm das Fräulein bemerkte, sie habe einen so herzlosen
Knaben noch nicht gesehen.

Seine Depression erklärt sich als das oft vorkommende Phänomen der
„nachträglichen Trauer".

Es zeigte sich, daß die anderen Tage seiner „unmotivierten" Depressionen sich gleichfalls auf einen geheimen Kalender zurückführen ließen.
Er trauerte am Todestage seiner Mutter und seiner Geschwister, von denen
er sieben verloren hatte. Diese Todesfälle hatten ihn zum Erben eines großen
Vermögens gemacht. Er hatte allen Grund, seine geheime Schadenfreude und
Genugtuung über den Tod der Brüder durch Bußtage zu kompensieren, in
denen die Kraft seines bösen Gewissens zutage trat.

Ähnlich lassen sich andere temporäre Tagesdepressionen motivieren. Dr. *Ferenczi* hat in einem Artikel „Sonntagsneurosen" (Intern.
Zschr. f. Psychoanal., 1919, Nr. 1) diese Neurosen auf sexuelle Er-
innerungsbilder zurückgeführt. Ein jüdischer Patient habe jeden Sonn-

abend den Koitus seiner Eltern belauscht. Die Erinnerung daran hätten den Sonntag zu einem unangenehmen Tag gemacht. Ein anderer wäre am Sonntag von seiner Mutter verzärtelt worden. Ich habe in der Zschr. f. Sexualwissenschaft, 1919, Nr. 5, bei Besprechung der Ausführungen von *Ferenczi* die Sonntagsneurosen auf mangelnde Beschäftigung zurückgeführt.

„Nervös sein, heißt: etwas nicht sehen wollen. Nervosität ist Einschränkung des geistigen Blickfeldes! Alle Neurotiker benutzen die Arbeit als Ablenkung. Wo die Arbeit fehlt, werden neurotische Symptome zur Ablenkung benutzt, werden Aufregungen geschaffen, Konflikte herbeigeführt. (So benützten unzählige Neurotiker den Krieg als Mittel zur Ablenkung und stürzten sich auf die Kriegsberichte in fieberhafter Spannung; anderen dienen die Politik, die Kunst oder die Liebe diesem Zwecke.) Selbst Zwangsvorstellungen, Zweifel, Angstzustände verdecken das „Nichtsehenwollen", schaffen aktuelle Schwierigkeiten, heben über die leeren Stunden hinweg. Der größte Segen aber ist die Arbeit. Arbeitsfanatiker sind häufig Neurotiker, die sich fortwährend mit Aufgaben belasten, um keine freie Minute zum Nachdenken zu haben. Sie arbeiten auf der Elektrischen, sie arbeiten bis in die späte Nacht hinein, sie werden nie fertig, sie bürden sich trotzdem stets neue Lasten auf. Vom normalen Menschen unterscheidet diese Arbeitsfanatiker der Sonntag und der Urlaub. Der Gesunde wird Sonntag ausspannen, wird allein sein können, wird sich Rechenschaft geben über die Fragen der Woche, er wird auch nichts tun können, sich seiner Faulheit freuen, die er sich so schwer errungen hat. Der neurotische Arbeitsfanatiker wird die Sonntagsruhe als eine neue Form der Arbeit betreiben. Er wird Riesentouren machen, wobei er fortwährend mit dem Fahrplan oder der Karte beschäftigt ist. Er braucht immer Gesellschaft, immer Ablenkung vom Ich, wird sich immer eine solche Leistung aufbürden, daß es am Schlusse zu einer Hetzjagd kommt. Die vielen Unbefriedigten, Unglücklichen, Enttäuschten, Erbitterten, Empörten, die im Innern noch nicht auf ihre weiten Ziele und großen Pläne verzichtet haben, die Liebessucher, die noch immer nicht ihre Ergänzung gefunden oder sich falsch gebunden haben — wohlgemerkt alle ohne es sich eingestehen zu wollen! — sie alle werden an ihren Sonn- und Festtagen, an ihren Urlauben, bei jeder Pause ihrer Arbeit und des Lebens sich unglücklich, müde, abgespannt fühlen und einen heftigen Kampf gegen die „begrabenen Wünsche" führen, die sich ins Bewußtsein drängen wollen. Der Kopfschmerz ist immer eine Folge solcher Vergewaltigung des eigenen Denkens. Dazu kommt der lange Schlaf am Sonntag, der unsere Traumgedanken übermäßig lang ausspinnt, ihnen zu viel Raum zur Entfaltung bietet, so daß sie in die Wachgedanken eindringen und die Stimmung des Tages beeinflussen."

Am Sonntag quälen den Neurotiker viele Schuldgefühle, er erinnert sich an seine geheimen Sünden.

In allen Fällen von temporären Depressionen ist nach dem „geheimen Kalender" zu fahnden.

---

[1]) Vgl. meine Ausführungen über Melancholie in „Nervöse Angstzustände und ihre Behandlung". III. Auflage.

Oft sind es andere Assoziationen. Der angeblich grundlos Verstimmte hat die erste Frau gesehen, von der er sich hat scheiden lassen. Ein Büchertitel ("Briefe, die ihn nicht erreichten") erinnerte sein Unbewußtes, daß ihm vor einigen Wochen eine angebetete Frau die letzten Briefe uneröffnet zurückgeschickt hat. Oder: Eine sehr elegante Dame hatte durch eine gewisse Ähnlichkeit die Assoziation zu seinem traurigen Roman, den er vor vielen Jahren erlebt hatte, geweckt. Ein eigentümliches Parfüm kann gewisse verdrängte Bilder ins Vorbewußte heben, Gerüche wecken leicht Assoziationen[1]) (ein Student wurde in der heitersten Stimmung deprimiert, wenn Geruch von Kiefernadelöl die Erinnerung an Föhrenwälder brachte, nach denen er sich aus dem Lärm der Stadt sehnte).

Musik ist die wichtigste Quelle der Depressionen. Das ist ja vielen Menschen bewußt. Ein Lied weckt Erinnerungen und Sehnsucht nach Unerfülltem. Oft werden Melodien gehört, die Menschen geben sich keine Rechenschaft über den Text, der zur Melodie gehört, ja sie kennen diesen Text gar nicht, sie kennen nur die Melodie und werden tief verstimmt. Eine sich nach Liebe sehnende Dame hörte die Melodie des Liedes „War es auch nur ein Traum von Glück" und wurde verstimmt. Den Text wußte sie angeblich nicht. Sie konnte nur die Melodie vor sich hinsummen. Sie mußte mir aber dann gestehen, daß sie das Lied oft gehört und den Text auch mitgesungen hatte.

Immer wieder bestätigt die Analyse den Grundsatz: Es gibt keine unmotivierten Verstimmungen. Das gilt für die kleinen Depressionen des Normalmenschen bis zu der selbstmörderischen Verzweiflung des Melancholikers.

Der Wechsel von Melancholie und Manie, von Trauer und Fröhlichkeit, von Verzweiflung und Übermut, von Verstimmung und Frohsinn mußte viele Ärzte auf den Gedanken bringen, beide Bilder zu einer Einheit zu vereinen. So entstanden die Krankheitsbilder des „manisch-depressiven Irreseins" und der „Cyclothymie" als ihrer milderen Ausdrucksform. In der Praxis kann man den Satz nicht bestätigen, daß jede Melancholie das depressive Stadium eines manischdepressiven Irreseins wäre. Der Praktiker sieht oft genug reine Melancholien ohne die manische Reaktion und manische Bilder ohne das depressive Stadium.

Trotzdem läßt es sich nicht bestreiten, daß die depressiven Krankheitsbilder einen gewissen periodischen Verlauf zeigen. Es gibt Verstimmungen, die in regelmäßigen Intervallen wiederkehren. Frauen

---

[1]) Eine solche Psychogenese der Depression beschreibt Grillparzer in seinen Tagebüchern.

erkranken oft vor und nach der Menstruation an Depressionen. Schon die sogenannte Tagesdepression zeigt deutlich den periodischen Charakter. So gibt es Menschen, die nach dem Erwachen einige Stunden deprimiert sind. Ein Kranker schildert den Zustand: „Am Morgen ist es mir, als wenn man einen Sack über meinen Kopf geworfen hätte. Das dauert bis zehn Uhr, dann wird es besser, der Sack wird langsam zurückgezogen. Abends bin ich dann ganz gesund und kein Mensch würde in mir einen Depressionisten erkennen."

Diese Morgendepression erklärt sich als Nachwirkung des Traumes. Forscht man nach den Träumen, so erkennt man bald, daß sich der Kranke in seinen Traumbildern in eine Welt der Illusionen und Erfüllungen flüchtet, aus der ihn das Erwachen grausam reißt, so daß ihm das Differenzgefühl zwischen Phantasie (Traum) und Realität die Unerträglichkeit der Realität vor Augen führt. Diese Traummenschen, welche auch am Tage gern ihren Wachträumen erliegen und gern am Morgen im Bett im Halbschlaf duseln (das heißt immer: Phantasieren), zeichnen sich alle durch die Morgendepression aus. Es gibt aber Menschen, die um zehn Uhr vormittags, am Nachmittag, gegen Abend ihre tägliche Depression durchmachen. Reiche Frauen pflegen sich um diese bestimmte Stunde in ihr Zimmer einzusperren und sind nicht zu sprechen, bis die böse Zeit vorüber ist. Die Mehrzahl der Fälle zeigt folgendes Verhalten: Am Morgen ist die Verstimmung am schlimmsten. Die Stimmung bessert sich während des Tages und erst des Abends und des Nachts fühlen sich die Kranken wohler. Diese Menschen neigen dazu, bis spät in die Nacht aufzubleiben, um den bösen Vormittag zu verschlafen. Sie gehen lange nicht zu Bett, lesen und plaudern bis zwei oder drei Uhr, schlafen dann spät in den Vormittag hinein, um über die böse Zeit zu schlafen. Das ist eine Selbsttäuschung, denn die Depression bleibt gewöhnlich nicht aus, auch wenn sie um zwölf Uhr vormittags erwachen. Sie haben nur den Rhythmus der Depression verändert.

Sehr häufig hört man, daß die Depression jeden zweiten Tag einsetzt. Einem guten Tag folgt ein schlechter, wie das Amen dem Gebete. Die Kranken lassen sich diese Einstellung nicht ausreden. Haben sie heute einen guten Tag, so wissen sie bestimmt, daß morgen ein schlechter Tag folgen wird. Bei dieser Neurose spielt das Schuldgefühl eine große Rolle. Die Autosuggestion erzeugt schon den schlechten Tag dadurch, daß man ihn erwartet. Hinter dieser Erwartung verbirgt sich ein böses Gewissen. Man verdient es nicht, daß es einem gut geht. Man steht unter der Herrschaft von „Versündigungsideen", die meistens unbewußt sind, nur in seltenen Fällen offen zutage liegen.

Fall Nr. 90. Ein 31jähriger Mann konsultierte mich wegen einer Depression, die jeden zweiten Tag mit mathematischer Präzision auftrat. An dem freien Tage war er sehr erotisch und konnte seiner Paraphilie nicht widerstehen. Diese Paraphilie bestand in einer Neigung zu Mädchen zwischen zehn und dreizehn Jahren, die gut entwickelt waren und schöne Waden sehen ließen. Er suchte an solchen Tagen im Sommer einen Kinderpark auf und ließ sich mit den Kindern und ihren Bonnen in ein Gespräch ein und verteilte Näschereien (alle Kinderfreunde, die immer Zuckerln bei sich tragen und an Kinder verteilen, sind auf Pädophilie verdächtig. Man hüte die Kinder vor auffälligen Kinderfreunden, auch wenn sie alte Herren sind. Gerade im Alter meldet sich als eine Regression auf das Infantile bei vielen Menschen eine pathologische Pädophilie). An gesunden Tagen pflegte er auch mit Mädchen ein Hotel aufzusuchen. Er weidete sich an der Entkleidung, die ihm einen großen Reiz erregte, ließ es aber nie zu einem Koitus kommen. Es handelte sich immer um sogenannte „anständige Mädchen", denen er versprochen hatte, sie nicht der Virginität zu berauben. Diese moralische Zurückhaltung war nur die Rationalisierung seiner Paraphilie.

Wie er mir gestand, konnte er auch bei Dirnen trotz heftiger Erektion wegen eines inneren Widerstandes niemals einen Kongressus ausführen. Er begnügte sich mit der Entkleidung und der Reizung des äußeren Genitales. Ihm schwebte immer ein Kind vor und er benahm sich mit den Erwachsenen, die er mit infantilem Typus wählte, immer so, als ob er ein Kind vor sich haben würde. Die Depression am zweiten Tage war die Strafe für die Libertinage am vorhergehenden. Zugleich aber die Verzweiflung darüber, daß er seine krankhaften Triebe nie werde ausleben können.

Jede Depression ist die moralische Reaktion auf unmoralische Regungen und dokumentiert die Aussichtslosigkeit der geheimen sexuellen Zielbestrebungen.

Diesen Wechsel zwischen erotischer Erregung und sexueller Apathie können wir in allen Fällen von periodischer Depression, bei allen Cyclothymien nachweisen. Er spielt wahrscheinlich in der Psychogenese neben einem zweiten Faktor, den ich später erwähnen werde, eine große Rolle.

Fall Nr. 91. Ein Mädchen erkrankt alle paar Monate an einer schweren Depression. Während ihrer glücklichen Zeit ist sie erotomanisch. Sie spricht nur von Liebe, onaniert mehrere Male täglich, kokettiert mit allen Männern. In den Zeiten der Depression ist sie vollkommen anerotisch. Sie zeigt Ekel vor allen sexuellen Dingen, wird fromm und heilig, geht in die Kirche, kasteit sich, bemüht sich geduldig zu sein, was ihr nicht immer gelingt. Zeitweise kommt es zu bösen Wutanfällen, in denen sie die Umgebung, besonders die Mutter bedroht. Die Mutter ist angeblich schuldig an ihrem Unglück. Diese periodischen Depressionen schlossen sich an eine Liebesenttäuschung an, die sie angeblich sehr gut vertragen hatte. Sie war verlobt und liebte ihren Bräutigam über alles. Es kam auch zu allerlei Intimitäten. Sie ließ es zwar nicht zum Koitus kommen. Aber sie wurde in der Verlobung eine ausgebildete „Halbjungfrau". Plötzlich verlangte der Bräutigam die Verdoppelung der Mit-

gift und löste die Verlobung, als die Eltern empört diese Zumutung zurück-
wiesen. Sie war als einziges Kind Erbin eines großen Vermögens und sollte
eine stattliche Mitgift erhalten. Der Bräutigam hatte aber eine noch reichere
Braut ausfindig gemacht und zog aus dieser Tatsache seine Konsequenzen. Die
Eltern hatten ganz recht gehandelt, als sie die Verlobung auflösten, da er sich
als ein so habgieriger und egoistischer Mensch erwies, der ihr Kind nur des
Geldes wegen heimführen wollte. Sie aber grollte den Eltern. Ihre Sexualität
war furchtbar gereizt, sie war der Ansicht, daß sie keinem anderen Mann angehören könnte, sie fühlte sich nicht mehr als reines, unberührtes Wesen. Wie
benahm sie sich nach der Auflösung? Sie war angeblich überglücklich, lachte
den ganzen Tag, ging die folgenden Wochen in alle Gesellschaften, so daß alle
Welt glaubte, sie wäre von einem Alpdruck erlöst. Ihre Fröhlichkeit hatte
etwas Forciertes, Manisches an sich. Die Depression kam erst nach einem
halben Jahre, angeblich nach einer Influenza. Sie war zu stolz, um ihre große
Neigung zu dem Mann offen zu zeigen. Sie verbarg sie hinter einer gesteigerten
Fröhlichkeit und Koketterie. In der Depression rationalisierte sie ihre Trauer
mit allerlei lächerlichen Motiven. Sie wäre zu dick geworden. Sie sei plump
und häßlich. Sie werde nie heiraten. Sie wolle ins Kloster gehen und eine
Nonne werden. Das dauerte einige Wochen, dann trat wieder das manische
Stadium mit seiner gesteigerten Erotik auf. Die Hoffnungslosigkeit ihrer Liebe
zu dem Exbräutigam kam ihr in der Depression in maskierter Form ins Bewußtsein. Ihre Depression hieß: „Niemals, niemals werde ich ihn erreichen!"
Auch Erinnerungen an den Bräutigam konnten eine Depression und Wutanfälle
auslösen. Wenn sie in der Zeitung den Namen eines seiner Regiments-
kameraden las, kam sicher die Depression hervor. Auch die Heirat dieses unge-
treuen Mannes war — allerdings nach drei Monaten Schauspielerin — von einer
schweren Depression gefolgt, die viele Monate dauerte, nachdem eine Sana-
toriumbehandlung das Leiden bedeutend verschlimmert hatte. Es folgten zwei
Selbstmordversuche, worauf sie in meine Behandlung kam. Die pädagogische
Psychanalyse hatte einen vollen Erfolg. Nach viermonatlicher Behandlung
kam sie genesen nach Hause, heiratete bald und ist jetzt glückliche und gesunde Mutter von zwei Kindern. Das Puerperium wurde anstandslos ertragen.
Die Heilung ist vollkommen. Sie hat einen sehr guten und sehr potenten Mann
gefunden, der sie vergöttert. Ihre Befürchtungen, sie werde keinem Manne
die Treue halten können, sie benötige ein halbes Dutzend Männer, haben sich
als grundlos erwiesen. Diese Zwangsbefürchtungen waren nur die Reaktion
auf die furchtbare Enttäuschung und eine Flucht vor der seelischen Liebe in
den körperlichen Rausch.

Doch kehren wir zum Thema der Periodizität der Depressionen
zurück. Es gibt Depressionen von monatlichem Typus, die sich auf
bestimmte Monate beziehen. Mancher wird im Frühjahr verstimmt
andere im Herbst. Goethe litt bekanntlich am Ende des Herbstes und
im Beginne des Winters an ziemlich schweren Depressionen.

Möbius berichtet, daß Goethe bis zum kürzesten Tage einige Wochen
hindurch sehr deprimiert war. *Möbius* konnte auch eine siebenjährige Periode
im Liebesleben Goethes nachweisen, in der Depressionen sich an eine neue
Liebe und an eine neue Schaffensperiode anschlossen. Es kam zuerst ein
Liebesrausch, währenddem die Schaffenskraft stieg, so daß alle großen Werke

in diesem manischen Stadium geschrieben wurden. Dieses Schaffen zahlte er
dann mit einer mehr oder minder schweren Depression. Sein Hausarzt Doktor
Vogel berichtet: „Rühmte Goethe seine Produktivität, so machte mich das
stets besorgt, weil die vermehrte Produktivität seines Geistes gewöhnlich mit
einer krankhaften Affektion seiner produktiven Organe endete. Das war so
sehr in der Ordnung, daß mich schon im Anfange meiner Bekanntschaft mit
Goethe dessen Sohn darauf aufmerksam machte, wie, soweit seine Erinnerung
reiche, sein Vater nach längerem geistigen Produzieren noch jedesmal eine
bedeutende Krankheit davongetragen habe." Goethe selbst nannte diesen Zustand seine w i e d e r h o l t e P u b e r t ä t und erkannte die sexuelle Grundlage
dieser Zeiten. Er äußerte sich zu Eckermann: „Solche Männer und ihres-
gleichen sind geniale Naturen, mit denen es eine eigene Bewandtnis hat; sie
erleben eine wiederholte Pubertät, während andere Leute nur einmal jung
sind."

Einen sehr interessanten schweren Typus zeigt der folgende Fall
eigenen Beobachtens.

Fall Nr. 92. Ein Mädchen von 32 Jahren leidet seit drei Jahren an einer
im Frühjahr einsetzenden Depression, die mit Appetitverlust und starker Abmagerung vor sich geht. Während der ganzen Zeit der Trauer ist sie keineswegs schweigsam und negativistisch. Im Gegenteil! Es bemächtigt sich ihrer
eine leichte manische Unruhe. Ihr Schlaf wird gestört, sie muß viel herum-
laufen, kann nirgends lange bleiben, ist ruhelos, sucht bald die einen, bald die
anderen Verwandten auf, ißt den ganzen Tag fast gar nichts, hat vor Fleisch
einen Abscheu und nährt sich nur vegetarisch. Ein längerer Aufenthalt in
einem Sanatorium, Luftveränderung, Mastkur bringen keine Besserung.

Die psychologische Erforschung des Falles ergibt eine merkwürdige
Genese. Vor 3 Jahren hatte sie ihren Schwager auf dem Lande besucht und
war dort längere Zeit zu Gaste. Sie fuhren dann mit seinem achtjährigen
Kinde nach Wien. In Wien fanden sie nach langem Suchen in einem Hotel nur
ein Zimmer mit zwei nebeneinanderstehenden Betten. Sie scherzte noch über
dies Ehebett und legte sich schlafen. Das achtjährige Kind lag zwischen ihr
und dem Schwager. Sie war angeblich vollkommen unaufgeklärt und wußte
noch gar nicht, was sich zwischen Mann und Frau zutragen kann, glaubte, die
Kinder kämen durch eine äußere Berührung zustande. So ihre Aussage. Sie
war in jener kritischen Nacht schlaflos. Gegen Morgen fragte sie der Schwager
— es mochte gegen vier Uhr gewesen sein —, warum sie nicht schlafe. Er
kam zu ihr ins Bett und begann ein Gespräch über geschlechtliche Aufklärung,
dem sie anfangs gern und neugierig folgte. Er gab ihr auch den Phallus in
die Hand, was sie sehr erregte. Dann meinte er, er werde ihr den Verkehr
zeigen, ohne ihr etwas zu machen. Es kam zu einem regelrechten Koitus, bei
dem sie defloriert wurde. Am nächsten Tage war sie verzweifelt. Es bedurfte
der ganzen Überredungskunst des Schwagers, um sie abzuhalten, die ganze
Geschichte ihren Eltern mitzuteilen. Er heuchelte ihr eine Liebe vor, die
gar nicht vorhanden war, wie es sich später herausstellte (das Mädchen war
weder liebreizend noch begehrenswert, eher häßlich, mager, unfreundlich). Sie
hatte sich nun in den Kopf gesetzt, daß der Schwager sich von der Schwester
scheiden und sie heiraten werde. Sie dachte es sich aus, was geschehen würde,
wenn die Schwester sterben würde.

Es bildeten sich in der Phantasie Todeswünsche gegen die Schwester.

Die Todeswünsche spielen in der Psychogenese der Depression
eine große Rolle und erklären das tiefe Schuldbewußtsein, an dem viele
Depressionisten leiden. Sie klagen sich leidenschaftlich verschiedener
Verbrechen an, die alle nur Gedankensünden sind.

Sie erlebte ihre erste Depression im Anschluß an das traumatische Erlebnis und die Depression kehrt mathematisch mit dem Tage wieder, an dem
sie defloriert wurde. Sie zählt die Tage bis zu dem Moment, da der Schwager
vor sie hintreten und sie rehabilitieren werde. Aber sie wird mit jedem Tage
älter. Diese Tatsache annulliert sie durch eine forcierte Jugend während der
Depression. Sie trägt kurze Kleider, einen Backfischzopf, spricht kindisch
und benimmt sich kindisch.

Mit dem Eintritt des Winters überwindet sie ihre Depression und hofft
auf die Erfüllung ihrer geheimen Wünsche im nächsten Frühling. Um diese
Zeit fängt sie wieder zu onanieren an.

Wir können immer wieder sehen, wie das Aufhören der Onanie
eine Depression einleitet. Kranke, die onanieren, sind enorm selten.
Das Aufgeben der Onanie verstärkt die Depression. Abstinenz von
Onanie ist eine häufige Ursache der Depressionen. Dann wird die Depression als Folge der Onanie statt als Folge der Abstinenz aufgefaßt.

Bei unserer Kranken kommt noch die verlorene Virginität in Be-
tracht. „Du kannst keinen mehr heiraten außer deinen Schwager!" —
Dieser Imperativ läßt ihre Lage so hoffnungslos erscheinen, daß die
Depression eintreten muß.

Eine Depression bedeutet Hoffnungslosigkeit und Verzicht auf
Erfüllung der geheimen sexuellen Ziele und Wünsche.

Diese sexuelle Hoffnungslosigkeit verbündet sich mit einem ge-
kränkten Ehrgeiz, mit einer empfindlichen Herabsetzung des Persönlichkeitsgefühles. Deshalb sieht man Depressionen sehr häufig bei
Beamten auftreten, die im Amt übergangen wurden, oder bei hohen
Beamten, die plötzlich pensioniert wurden. Ein Professor, der eine
Berufung erwartet, und übergangen wird, ein Offizier, der nach einem
mißlungenen Manöver mit dem blauen Bogen heimgeschickt wird, sie
alle können an Depressionen erkranken, wobei jedoch das Motiv der
Depression verschleiert wird, weil das Persönlichkeitsgefühl sich sträubt,
die Kränkung zuzugeben. Sie stellen es schließlich so dar, daß sie
mit dem Ausgange zufrieden seien. Jetzt hätten sie die erwünschte
Ruhe, es wäre schon längst ihr Wunsch gewesen.

Sie lassen sich eine Latenzperiode bis zum Ausbruche der manifesten Depression, die dann auf andere Ursachen geschoben wird oder
als grundlose Verstimmung aufgefaßt wird.

Selten wird aber ein Mensch an einer so schweren Depression
erkranken, wenn nicht zugleich die Aussichtslosigkeit seiner sexuellen
Wünsche die Umwertung von Ehrgeiz in Liebe verhindert.

Ein gutes Beispiel bietet der nächste Fall, der uns zugleich tiefer in das Wesen der Depression einführt.

Fall Nr. 93. Ein 59jähriger Mann in hervorragender leitender Stellung leidet schon seit zwei Jahren an Depressionen. Er nimmt täglich Schlafmittel und Abführmittel, wagt es nicht auszugehen, da er ein „schwaches Herz" habe. Er leidet an Arteriosklerose. Überdies ist er sicher, daß bei ihm bald die Paralyse ausbrechen wird. Eigentlich ist er schon paralytisch. Er hat das Gedächtnis verloren, kann nicht lesen, hat kein Interesse für alle Vorgänge der Umwelt (Lues vor 15 Jahren, Wassermann stets negativ!).

Die Behandlung eines solchen Kranken ist außerordentlich schwer. Die Kranken lassen sich nicht gern in die Karten blicken und sind psychisch sehr schwer zugänglich. Sie jammern immer wieder, sprechen von ihren namenlosen Qualen. Kein Mensch ist so schwer krank wie sie. Es sei nicht möglich, das Leben zu ertragen. Wenn sie nicht so feige wären, hätten sie sich längst das Leben genommen. Das beste wäre es, wenn der Arzt ihnen eine tüchtige Dosis Gift geben möchte. Viele ersuchen direkt um Gift, sind dem Arzte böse, daß er sie nicht erlösen will.

Alle betonen das Hoffnungslose und Aussichtslose ihres Leidens. Alle haben die Hoffnung verloren! Alle lächeln überlegen, wenn der Arzt ihnen Heilung verspricht.

Sie haben den ausgesprochensten „W i l l e n z u r K r a n k - h e i t". Das heißt: Sie wollen nicht gesund werden. Sie sind ausgesprochen Zerrissene, welche aus zwei oder drei Persönlichkeiten bestehen. Der eine möchte gesund werden, hängt an dem Leben, lauert auf jedes Wort des Arztes, beobachtet ängstlich seine Miene, ob er ihm widerspricht und wie er ihm widerspricht, wenn er von der Hoffnungslosigkeit des Leidens spricht. Der andere aber will nicht gesund werden. Er leidet an einem schweren Schuldgefühl.

Das Schuldgefühl steht im Mittelpunkte der ganzen Neurose und der melancholischen Psychosen. Dieses Schuldgefühl stammt aus einem geheimen Schuldbewußtsein. Daher machen sich alle Depressionisten Vorwürfe. Diese Vorwürfe enthalten aber die Schuld nur in versteckter Form. Erst die Analyse deckt die tieferen Motive des Schuldbewußtseins auf und zeigt, an welchen Vorwürfen das Bewußtsein vorbeigeht, um andere zu erblicken und aufzugreifen, die einen gewissen Ersatz bieten können. Man kann daher in diesen Fällen von „Ersatzschuld" und „Ersatzvorwürfen" sprechen.

Kehren wir zu unserem Kranken zurück. Seine Vorwürfe gehen auf wiederholte Untreue in der Ehe zurück, die ihm eine Lues einbrachte, als deren Folge er eine Paralyse fürchtet. Seine Frau ist leidend, launisch — kurz er hat mit ihr keine seelischen Beziehungen. Die körperlichen sind wegen eines Frauenleidens längst aufgegeben. Er hat deutliche Beseitigungsideen und Todeswünsche, welche allein die Ursache einer Depression und eines Schuldbewußtseins werden können. Überdies kam ihm seine Frau auf eine Liebesaffäre mit einer Nichte, die bis knapp vor Ausbruch der Depression spielte. Den Anlaß zum Ausbruche gab eine Zurücksetzung in der Stellung und die Kränkung durch einen Vorgesetzten. Er hörte auf ins Amt zu gehen, das ihm soviel Ablenkung geboten hatte. Aber diese Ablenkung gestattete ihm die' Überdeckung und Sublimierung seiner sexuellen Triebkräfte. Nun wurde alles in ihm frei.

Was tat er aber? Er löste die Beziehungen zur Nichte und begann abstinent zu leben, weil er einen Herzschlag während der Kohabitation fürchtete. Er fürchtete die Strafe Gottes für die sündigen Beziehungen. Er wollte sich bessern und sich seiner Familie widmen.

Unter seinen Kindern war es die älteste Tochter, die ihm ans Herz gewachsen war (die Nichte war die Tochter-Imago!). Dieses Mädchen verlobte sich und begann den Vater, der alle Hoffnungen auf sie gesetzt hatte, auffallend zu vernachlässigen. Sie hatte von dem Verhältnis zur Nichte erfahren, war eifersüchtig und wendete sich nun vom Vater ab. Mit dieser Verlobung begannen die Verstimmungen und knapp vor ihrer Heirat setzte die schwere Depression ein.

Die Analyse brachte verhältnismäßig rasche Heilung. Zuerst wurden alle Medikamente ausgesetzt. Der Kranke hatte bald spontan Stuhl, konnte ohne Schlafmittel ausgezeichnet schlafen, wurde ausgiebig beschäftigt, lernte täglich mehrere Stunden Bewegung machen, faßte wieder Interesse für Lektüre und suchte sich eine zweite Beschäftigung, die ihm größere Selbständigkeit einräumte.

Todeswünsche gegen teure Angehörige kommen in der Psychogenese der Depression häufig vor, weil sie die Folge einer unglücklichen Liebe sind. Ich könnte einige Dutzend solcher Fälle aus meiner Erfahrung anführen. Ein älterer Herr verliebt sich in seinem Bureau in eine Typmamsell. Diese Liebe gesteht er sich nicht. Es bleibt eine unbewußte Liebe. Er erkrankt an Herzschmerzen.[1]) Zugleich treten Befürchtungen auf, seine Frau könnte überfahren werden, sie sei so leichtsinnig usw. Hinter dieser neurotischen Angst verbergen sich die verbrecherischen Wünsche. Er erkrankt an einer schweren Depression. Die Analyse läßt die verdrängte Liebe zum Vorschein kommen.

Auch Inzestgedanken, die vom Bewußtsein abgedrängt werden, lassen sich sehr häufig konstatieren. Oft übernimmt, wie in dem vorerwähnten Fall, ein anderes Objekt die Wertung des Inzestobjektes. Oft flieht der Kranke vor dem Inzest in eine neue Liebe. Diese Inzestwünsche brechen in schweren Psychosen offen durch. Die Kranken bezichtigen sich dann des Verkehrs mit den Angehörigen und verlangen strenge Bestrafung. Oder sie projizieren den eigenen Wunsch nach außen und behaupten, man hätte sie zu einem Inzest verleiten wollen, sie beginnen ein Familienmitglied heftig zu hassen, es dürfen bestimmte

---

[1]) Vgl. meine Broschüre „Das nervöse Herz" (Verlag Paul Knepler, Wien).

Familienmitglieder nicht in ihre Nähe kommen. Mitunter wird die ganze Familie in den Haß einbezogen.

Eine der Hauptursachen der Depression ist die Zerstörung einer geheimen inzestuösen Hoffnung. Mütter erkranken, wenn ihre Töchter oder Söhne heiraten, Vätern ergeht es ebenso. Aber auch die Töchter können vor der Ehe mit dem geliebten Manne an Depressionen erkranken, wenn sie ihren Vater oder Bruder, ihre Mutter oder Schwester verlassen sollen, an die sie fixiert sind.

Der Abbruch einer inzestuösen (unbewußten) Beziehung findet sich fast in jeder Depression. Meistens hat sich der Gegenstand der Liebe anderweitig durch eine neue Liebe gebunden. Diese Liebe wird dann als Treulosigkeit gewertet.

Oft kämpfen die Eltern gegen die Neigung ihrer Kinder und finden allerlei an den Haaren herbeigezogene Motive für die Ablehnung. Meist klagen sie dann über Vernachlässigung und finden, das Kind habe sie nicht mehr lieb. Oft sieht man nach Hochzeiten bei den Nahverwandten leichte manische Zustände auftreten, welche eine Flucht in eine gewollte Fröhlichkeit und übertriebene Tätigkeit darstellen und denen dann gewöhnlich eine Depression folgt, was fälschlich zur Diagnose einer Cyclothymie führen könnte.

In dem letzten Falle klagte der Patient, daß die Tochter für die Schwere seines Leidens kein Verständnis habe. Sie lache ihn aus und berufe sich auf die Ärzte, die gesagt hätten, an einer Depression sterbe man nicht. Er will wie alle diese Kranken ihre Liebe in Form von Mitleid erpressen! Er wird Egoist und liebt nicht mehr, er kann nicht mehr lieben.

Er liebt nicht sich selbst, wie es *Freud* behauptet, der in der Melancholie eine „narzißtische Psychose" erblickt, ein Rückströmen der Libido auf das eigene Ich. Man muß viel eher in der Melancholie und in der Depression Umkehrungsphänomene sehen. Die ganze „Liebesbereitschaft" ist in „Haßbereitschaft" verwandelt. Der Kranke kann nur hassen und haßt sich selbst. Dieser Haß gegen sich selbst steigert sich zum Taedium vitae. Er verstümmelt sich, quält sich, legt Hand an sich. Meistens wird geklagt, daß jedes Gefühl erstorben sei, daß ein Stein im Herzen liege usw. Das verbirgt nur die Tatsache, daß der Haß den Kranken vollkommen beherrscht. Er kann nicht lieben, weil er sich und die ganze Welt haßt. Deshalb quält er die Umgebung, weckt sie des Nachts, tyrannisiert sie, läßt sie nicht zur Ruhe kommen. Seine Entfernung in eine Heilanstalt betrachtet er als tiefe Kränkung, weil er die Familie nicht mehr quälen kann. Er ist von Neid gegen die ganze Welt erfüllt. Er beneidet jeden Menschen, der lachen kann, der sich guten Appetits erfreut, er beneidet jeden Glücklichen.

Die Depression ist eine Haßneurose. Die Kranken glauben oft, daß sie deprimiert sind, weil sie hassen. Sie verwechseln die Tatsachen. Sie hassen, weil sie deprimiert sind. Man sieht Mütter, die in tiefe Depression verfallen, weil sie ihre Kinder hassen; man sieht Frauen, die ihre Depression auf Haßregungen gegen den Mann zurückführen. In allen Fällen beginnt das Leiden mit einer Liebesstörung. Je weiter die Depression fortschreitet, desto deutlicher wird die Haßeinstellung gegen die Umgebung, die sich sogar in Tätlichkeiten äußern kann. Mit dem Haß meldet sich der verdrängte Sadismus, der sich sowohl nach außen als nach innen richtet. Daß dieser Haß auf andere Ursachen zurückgeht, werden uns weitere Beispiele zeigen.

Im psychischen Gefüge der Depression gibt es immer einen Kern, den ich als treibenden Wunsch oder als „unerfüllten Wunsch" bezeichnen möchte. Jeder Wunsch und jede Phantasie hat einen gewissen Anspruch auf Realität (auf Verwirklichung). Ich nenne diesen Anspruch „Realitätskoeffizienten" Wenn der Realitätskoeffizient auf den Nullpunkt heruntersinkt, so daß die Hoffnung auf Erfüllung der unerfüllten Sehnsucht auf Null gesunken ist, so ist der psychologische Moment für das Zustandekommen der Depression gekommen. Da dieser „unerfüllte Wunsch" meist unbewußt ist, so ist dann die Ursache der Depression gleichfalls dem geistigen Blickfelde des Bewußtseins entzogen. Die Depression stellt also den endgültigen Sieg der Realität über die Phantasien dar. Sie ist der vollkommene Bankerott der Phantasiewelt. Der Neurotiker arbeitet mit zwei Währungen: mit dem Lustprinzip und dem Realitätsprinzip *(Freud)*. In der Depression ist die Lustwährung ganz außer Kurs gesetzt. Aber auch die Realitätswährung leidet unter der Entwertung. Der Kranke entwertet die ganze Welt, seinen ganzen Besitz, alles verliert seinen Wert. Das heißt: Nichts kann ihm mehr Freude machen!

Mit dem Bankerott der Phantasien und der bitteren Erkenntnis von der Unerfüllbarkeit der unbewußten Zielvorstellungen kommt es zu einer Einschränkung der Interessen. Das Interesse und die Aufmerksamkeit sind ein Problem der Affektivität *(Bleuler)*. Die ganze Affektivität des Kranken ist in Haß verwandelt. Damit schränkt sich sein geistiger Horizont auf alle Haßobjekte (die nächste Umgebung) ein. Der Kranke hat schließlich nur ein Objekt, das ihn interessiert: das eigene Ich und das eigene Unglück. Die alte Erfahrung, daß jedes Unglück egoistisch macht, bestätigt sich aufs neue. *Freud* meint, die Libido ströme ganz auf das Ich zurück. Nur im gewissen Sinne wäre diese Annahme mit einer Einschränkung richtig. Es wäre nur zu beweisen, daß es sich um eine Libidostörung handelt, daß die verhinderte

Objektsbesetzung zu einer Fixierung an das Ich, also zu einer Rück-
bildung im infantilen Sinne führt.

Sicher ist nur, daß die Einschränkung des Interessenkreises das
sichere Charakteristikum bildet. Fängt der Kranke sich für die Umgebung und für die Ereignisse der Welt zu interessieren an, so ist der
erste Fortschritt gegeben. Ebenso wenn er über vollkommene Gleichgültigkeit klagt. Er muß eben nach der Periode des Hasses eine indifferente Zone der Gleichgültigkeit durchschreiten, ehe er wieder lieben
kann. Geheilt ist er, wenn er wieder liebt!

Allen Beobachtern ist die starke Neigung der Kranken zum
Jammern aufgefallen. In leichteren Stadien reden sie unaufhörlich und
beschäftigen sich mit ihren Leiden. Erst in schweren Stadien treten
die Vorwürfe offen zutage. Es gibt aber keine Depression,
in der sich der Kranke nicht Vorwürfe machen
würde. Wenn er verstummt und nicht mehr klagt, so denkt er über
seine Fehler nach. Die ganze Vergangenheit wird durchforscht, um
die Sünden zu finden, als deren Folge er die Krankheit empfindet. Die
Krankheit wird dann als gerechte Strafe des Himmels aufgefaßt. Die
Kranken werden oft fromm oder geben ihre frühere Frömmigkeit auf,
„weil es angeblich keinen Gott gibt", — sonst könnte er sie nicht so leiden
leiden lassen". Im Innern sind sie alle fromm, selbst wenn es sich um
Freigeister und Atheisten handelt. Sie gestehen, daß sie vergeblich
versuchen zu beten. Sie haben zu Gott auch die Haßeinstellung, die
sie gegen die ganze Welt beherrscht. Oft setzt das Leiden mit einer
Blasphemie oder einer Empörung gegen Gott ein. Depressionen, die
sich im Kriege an den Verlust eines teuren Wesens schlossen, zeigten
oft diese Empörung gegen die göttliche Allgewalt.

Fall Nr. 94. Eine Patientin kam in meine Behandlung, die schon drei
Jahre an schwerer Melancholie litt. Ich hörte im Laufe der psychischen Behandlung, daß sie vorher fromm war und jetzt den Glauben ganz verloren
habe. Sie besuchte seit der Melancholie keine Kirche mehr, während sie vorher
sehr fleißig in die Kirche gegangen war und jeden Monat gebeichtet hatte.
Gründe für diesen Abfall hat sie gleich bei der Hand: Weil sie so unglücklich
sei wegen ihrer Krankheit, die sie grundlos befallen hätte. Die Analyse ergab,
daß sie sich in einen Vetter verliebt und diese Liebe tapfer überwunden hatte.
Sie bat den Vetter, ihr Haus zu verlassen, sie wolle ihrem guten Manne (der
sie weder seelisch noch körperlich befriedigen konnte) nicht die Treue brechen.
Nach seiner Abreise ging sie in die Kirche. Während des Gebets passierte es
ihr, daß sich ein Flatus einstellte, den sie mit einem Fluche gegen die Gottheit
herausließ. Nun traute sie sich nie mehr in die Kirche, weil sie sich als schwere
Sünderin betrachtete. Auch fürchtete sie die Beichte. Ich empfahl sie einem
von mir unterrichteten Beichtvater, der sie absolvierte. Rasche Genesung.

Ich habe erwähnt, daß alle Kranken die Neigung zum Jammern
haben. Sie erpressen die Liebe der Umgebung in Form von Mitleid und
werden wütend, wenn man ihnen ihre Beschwerden und Qualen nicht
glaubt. Lachen sie über einen Witz oder in einem Theater, so erklären
sie gleich: es wäre kein rechtes Lachen gewesen. Sie hätten nur mechanisch gelacht. Und sofort setzt das Jammern wieder ein.

Die bisherigen Ausführungen haben uns dem Verständnis vieler
Symptome näher gebracht. Die Vorwürfe, die die Kranken sich machen,
sind berechtigt. Ihr böses Gewissen läßt ihnen keine Ruhe. Ihr Leiden
ist eine selbstdiktierte Strafe. Deshalb glauben sie nicht an ihre
Genesung. Sie wollen nicht gesund werden! Sie lächeln
daher überlegen, wenn der Arzt von ihrer Heilung spricht. Sie wissen
es besser. Sie sind unheilbar. Ihr Selbstmord ist dann die Strafe für
die Beseitigungsideen. Ich habe einmal den Satz geprägt: Niemand
tötet sich selbst, der nicht einen anderen töten
wollte! Das gilt auch für den so oft eine Depression abschließenden
Selbstmord.

Freud hat in einem interessanten Aufsatze: „Melancholie und
Trauer" die Behauptung aufgestellt, daß die Vorwürfe ursprünglich
einer geliebten Person gelten und dann erst sekundär auf das eigene
Ich verschoben werden. — Diese Behauptung ist nach meiner Erfahrung
nicht für alle Fälle richtig. Sie trifft nur für einen bestimmten Typus zu.
Ganz falsch ist es aber, in der Ablehnung der Nahrung etwas anderes
zu sehen als einen „chronischen Selbstmord". *Freud* unterstreicht die
Behauptung von *Abraham*, daß die Ablehnung der Nahrung eine Folge
der „Regression auf die kannibalistische Phase der Libidoentwicklung"
sei. Diesen Verstiegenheiten und Spitzfindigkeiten kann ich keinen
Geschmack abgewinnen. Sie verwirren das Krankheitsbild anstatt es
aufzuhellen.

Die Kranken sind liebesarm geworden. Die Angst zu verarmen
bedeutet die Angst, an Liebe zu verarmen. Geld ist in der Sprache der
Depression Liebe . Sie wollen auch kein Geld ausgeben, sich nichts
anschaffen, es sei ja alles vergeblich, es hätte keinen Wert usw. Sie
finden die Umgebung und den Arzt herzlos. Niemand leide so wie sie.
Ob der Arzt schon so einen schweren Fall geheilt habe? Ob er auch
fühlen könne, wie schwer sie leiden? Sie lauern auf jedes Wort des
Arztes und entwickeln eine Genialität, seine Worte zu verdrehen und
sie zu ihren Ungunsten zu deuten. Sie sind sehr empfindlich und bemerken mit unheimlicher Beobachtungsgabe jede Geste, jeden Tonfall
des Arztes und der Umgebung. Sie haben das Interesse für die Umwelt
verloren, aber sie sind scharfsichtiger geworden in allen Beziehungen
zu ihrem Ich.

Im ganzen Krankheitsbilde tritt eine deutliche masochistische Tendenz hervor. Der Haß richtet sich gegen das eigene Ich und aus der Selbstquälerei strömt ihnen geheime Lust.

Das merkt man besonders in jenen Fällen von Depressionen, die sich dem hypochondrischen Krankheitsbilde nähern. Die Hypochondrie befällt immer eine „erogene" Zone. Diese Zonen zeigen sich bei oberflächlicher Betrachtung als A n g s t a k k u m u l a t o r e n, während sie in Wahrheit L u s t a k k u m u l a t o r e n sind.

Ich komme nun zum wichtigsten Teil meiner Ausführungen. Männer machen in diesem Leiden einen weibischen Eindruck, so daß *Mendl*[1]) mit Recht von einem Klimakterium virile sprechen konnte. Es handelt sich wie beim weiblichen kritischen Alter der Frau um einen Bankerott aller erotischen Hoffnungen. Der Mann ist alt, fühlt sich alt und klagt darüber, daß er nun sterben soll, ohne sich ausgelebt zu haben. In jedem Menschen lebt ein heimlicher „sexueller Imperativ", der ihn drängt, seine Erfüllung zu suchen. Ohne diese Erfüllung können die Menschen nicht sterben, oder sie sterben mit dem Ausrufe, daß sie eigentlich nicht gelebt hätten.

Im Klimakterium des Mannes tritt aber seine Verweiblichung sehr deutlich hervor. Er verliert alle Energie, wird entschlußunfähig („wie ein altes Weib"), jammert und klagt direkt, er habe seine Männlichkeit verloren. [2])

E s   i s t   e i n e   s i c h e r e   T a t s a c h e,   d i e   i c h   i m m e r w i e d e r   b e o b a c h t e n   k o n n t e,   d a ß   d i e   D e p r e s s i o n e n m i t   e i n e r   V e r s t ä r k u n g   d e r   g l e i c h g e s c h l e c h t l i c h e n K o m p o n e n t e   e i n s e t z e n.   D i e   M ä n n e r   w e r d e n   w e i b - l i c h   u n d   d i e   F r a u e n   m ä n n l i c h.

Ich kann nicht entscheiden, wie weit dabei organische Störungen der inneren Sekretion eine Rolle spielen. Der Erfolg der Psychotherapie spricht gegen die rein organische Grundlage. Wahrscheinlich erfolgt wegen der heterosexuellen Enttäuschung eine Flucht in die Homosexualität.

Frauen, die an Depressionen erkranken, die bei ihnen fast immer das typische Bild der Melancholie bieten, zeigen plötzlich eine Neigung zu männlichen Beschäftigungen. Sie beginnen zu rauchen, weil die Zigarette sie wie ein Narkotikum beruhigt. Sie tragen Männerblusen mit Kragen. Manche lassen sich scheinbar unmotiviert das Haar

---

[1]) Die Wechseljahre des Mannes. (Neurol. Zbl., 1910.)

[2]) Siehe auch *Löwenfeld:* „Sexualleben oder Nervenleiden", 4. Aufl., Wiesbaden 1914. Kapitel: Klimakterium virile.

schneiden. Sie suchen die Ruhe der Natur in Ausflügen und ziehen Männerhosen an.

Mitunter läßt sich sogar eine stärkere Behaarung im Gesicht nachweisen, die während der Depression auftritt. Die Menses werden spärlicher oder bleiben ganz aus. Die Schilddrüse schwillt an, es zeigen sich Störungen der inneren Sekretion. Der Organismus beteiligt sich an der ganzen Umstimmung in das Gegengeschlechtliche.

Bei den periodischen Depressionen läßt sich dieser Wechsel zwischen heterosexueller und homosexueller Einstellung sehr deutlich nachweisen. *Eugen Steinach* hat in seiner hochinteressanten und fundamentalen Arbeit „Pubertätsdrüsen und Zwitterbildung" (Arch. f. Entwicklungsmechanik, Bd. 13, 3. Heft) beobachtet, daß bei seinen künstlichen Zwittern männliche und weibliche Perioden wechselten.

Ich bringe diese Stelle wegen ihrer Wichtigkeit wörtlich wieder:

„Bei der Entwicklung des Geschlechtstriebes macht sich zunächst männliche Art geltend. Das Tier ist mutig, stellt sich einem fremden gleichaltrigen Männchen zum Kampf und läßt dabei den gurgelnden Laut vernehmen, welcher beim Weibchen und beim männlichen Frühkastraten fehlt, der beim normalen Bock jede Aktion einleitet oder begleitet, sei es Kampf oder Werbung. Auch normalen Weibchen gegenüber gebärdet es sich als Männchen. Es findet sofort ein brünstiges Weibchen heraus, verfolgt unaufhörlich und bespringt. Würde man sich mit einigen Prüfungen in der ersten Zeit der Reife begnügen, so würde man schließen, der Zwitter sei in männlicher Richtung erotisiert.

Bei regelmäßig wiederkehrenden Ermittlungen kommt man aber zu einem Zeitpunkte, wo das Tier ganz veränderten Charakter zeigt. Das Tier ist mehr scheu und furchtsam. Bringt man ein fremdes Männchen in sein Abteil, so stellt er sich nicht mehr, sträubt nicht mehr die Haare, sondern bleibt stumm und läuft davon. Bringt man ein oder das andere Weibchen in sein Abteil, so verhält es sich nach dem ersten Beschnuppern ruhig und vollkommen gleichgültig, auch wenn das Weibchen brünstig ist. Der männliche Trieb scheint wie erloschen.

Im Gegenteil, das Tier hat weiblichen Reiz gewonnen. Dasselbe normale Männchen, welches in ihm bisher ein Kampfobjekt erblickt hat, findet in ihm ein Objekt der Werbung. Der Zwitter wird nun fort und fort verfolgt, berochen und besprungen, und wehrt sich oft vor heftigem Aufsprung durch Heben des Hinterfußes, wie ein normales Weibchen — kurz es ist beim Zwitter eine Periode weiblicher Erotisierung eingetreten. Diese Periode dauert etwa zwei bis vier Wochen. Bei den Exemplaren, bei welchen die Mammahyperplasie bis zur Milchsekretion gediehen ist, fällt sie zusammen mit der Periode der Milchsekretion und kehrt wieder, sobald neuerdings Milchdrüsenschwellung und Milchsekretion entsteht. In diesen zwei- bis dreimonatelangen Zwischenpausen benimmt sich das Tier zunächst indifferent, dann wieder ausgesprochen männlich. Die Übergänge von der weiblichen zur männlichen Erotisierung nehmen bei den einzelnen Perioden verschiedene Zeiten in Anspruch.

Die Koinzidenz von weiblicher Sexualstimmung und Milchsekretion hat mich veranlaßt, eben einen solchen Zwitter zur histologischen Untersuchung der Transplantate zu opfern. Der gesunde beträchtliche Hodenrest bietet das Bild der gewucherten männlichen Pubertätsdrüse. Mächtige Lager oder Stränge Leydigscher Zellen umgeben die atrophischen oder schon zerfallenen Samenkanälchen. Das Ovarium ist noch ganz in alter Form erhalten und zeigt eine massenhafte Obliterierung der Follikel, die von luteinzellartigen Elementen gefüllt sind und die in ihrer Zahl und Üppigkeit eine besonders reich entwickelte weibliche Pubertätsdrüse darstellen.

Durch diesen Befund wird die Periode der weiblichen Erotisierung tatsächlich aufgeklärt. Sie wird hervorgerufen durch periodisch ausgelöste Höchstleistung der weiblichen Pubertätsdrüse, welche in diesen Zeitläuften soviel weibliches Sexualhormon produziert, daß einerseits die weiblichen Geschlechtsmerkmale ihre höchste Entfaltung erfahren, was in der Mammahyperplasie und Milchsekretion zum Ausdruck kommt, und daß andererseits die zentrale Nervensubstanz so reichlich mit diesem Hormon durchspült wird, daß die psychosexuelle Stimmung und das von ihr beherrschte funktionelle Verhalten vollständig nach der weiblichen Richtung umschlägt.

Wird das ovariale Transplantat innerhalb der Periode männlicher Sexualstimmung exstirpiert, so fällt die Periode der Mammahyperplasie und der weiblichen Erotisierung ein für allemal aus, ein Kontrollversuch, welcher den Zusammenhang zwischen dem psychischen Geschlechtscharakter und der spezifischen Wirksamkeit der Sexualhormone wieder in zwingender Weise erhärtet.

Daß die Pubertätsdrüse des transplantierten Ovariums in bezug auf Ausbreitung und Tätigkeit starkem Wechsel unterliegt, war mir aus der bis in die Gegenwart fortgesetzten Beobachtungen an feministischen Männchen geläufig; bei denselben haften, wie schon eben mitgeteilt, die in frühester Jugend eingepflanzten Ovarien jahrelang, ja bis zum Lebensende, und sind imstande, durch die von Zeit zu Zeit wiederkehrende, histologisch nachweisbare Steigerung der Follikelobliteration beziehungsweise Pubertätsdrüsenwucherung, jene periodisch erfolgenden Erscheinungen der weiblichen Brunst, der Mammahyperplasie und Milchsekretion auszulösen. Neu aber und von Bedeutung ist die durch vorliegende Experimente ermittelte Tatsache, daß das zentrale Nervensystem auf die Schwankungen im Zuflusse der beiden Sexualhormone so scharf reagiert und daß es wiederholt im Laufe des individuellen Lebens je nach der Speicherung des spezifischen Hormons bald in männlicher, bald in weiblicher Richtung erotisiert werden kann."

Steinach weist auf die Forschungen von *Moll* hin, der als der erste die Periodizität im Auftreten homosexueller Neigungen konstatiert hat (Die konträre Sexualempfindung, Berlin 1891). Aber auch bei *Krafft-Ebing*, bei *Tarnowsky*, bei *Magnus Hirschfeld* und bei *Bloch* finden sich deutliche Hinweise auf diese Tatsache.

Krafft-Ebing beschreibt im Jahrb. f. sex. Zwischenstufen Bd. 3, S. 27, einen Fall von periodischer Bisexualität, der den von mir oft beobachteten Verlauf nimmt. In der Depression, derentwegen ein Sanatorium auf-

gesucht wird, homosexuelle Neigungen. Im Sanatorium regelmäßig Liebes-
regungen zu den Ärzten, die sich bis zum Verliebtsein steigern, so daß es
zu Heiratsgedanken kommt. Mit der Besserung der Neurose tritt das
heterosexuelle Fühlen wieder in den Vordergrund. *Krafft-Ebing* beobachtete einen Anfall (hysterische Psychose), in dem beide Tendenzen miteinander rangen, und behauptet, die Kranke durch eine suggestive Kur
dauernd geheilt zu haben.

Auch *Hirschfeld* erwähnt in seinem Buche „Die Homosexualität"
(Berlin 1914, Louis Marcus) einen Fall von periodischer Bisexualität, der
mit cyclothymen Symptomen einherging. Er sagt: „Er betrifft einen an
manisch-depressiven Stimmungsschwankungen leidenden Gymnasialpro-
fessor, der in einer Heilanstalt Morphinist geworden ist. Er fühlt im De-
pressionszustande homosexuell, im Exaltationszustand und im Morphium-
rausche heterosexuell. Das Merkwürdige aber ist, daß in homosexuellen
Zeiten seine Stimme eher hoch ist, oft umschlägt, auch seine Bewegungsart
recht weibisch ist, während er in heterosexuellen Zeiten viel tiefer spricht
und auch in Gang und Gesten viel viriler wirkt" (S. 212).[1])

Eine ähnliche Beobachtung habe ich in allen meinen Fällen gemacht. Mit dem Durchbruch der gleichgeschlechtlichen Regungen setzte
die Depression ein.

Einen entgegengesetzt verlaufenden, alle meine Erfahrungen über
den Haufen werfenden Fall schildert *Max Marcuse* in der Mschr. f. Psych.
(Ein Fall von periodisch-alternierender Hetero-Homosexualität, 1917,
Bd. 41, Heft 3.) Es handelt sich um einen 31jährigen, erblich belasteten
Schriftsteller, der sich nur in der Homosexuellenperiode richtig wohl
fühlt und nur in ihr schriftstellerisch und produktiv ist, dagegen zur
Zeit des normalen Empfindens dauernd unter einer gewissen Depression
leidet und nichts schaffen kann. Körperlich zeigt er keine Zeichen einer
betonten Bisexualität. Seine Perioden schilderte *Marcus* folgendermaßen:

In der homosexuellen Periode lebt er als der maskuline Teil jeweilig
mit einem jungen Freunde zusammen, ist in seinem Glücksgefühl nur durch
Angst vor einem Konflikte mit Polizei und Gericht beeinträchtigt, dies
allerdings dauernd und erheblich, und er befindet sich zurzeit offenbar in
Erpresserhänden; in diesem Zeitabschnitte schreibt und veröffentlicht er
seine dichterischen Arbeiten. Fast über Nacht, aber doch immer nach
bereits tagelanger Empfindung, daß der „Umschwung" bald eintreten
müsse, vollzieht sich dann die Änderung mit ihm: aus froher, schaffender
Stimmung wird Traurigkeit und Arbeitsunlust; nicht selten kämpft
Patient dann gegen Lebensüberdruß; und er fürchtet, diesem Kampfe
demnächst einmal zu erliegen. Er kann in solcher Zeit nicht begreifen,
wie er jemals sich homosexuell zu betätigen imstande sei, da ihm schon
der Gedanke daran Ekel bereite; er flieht seine homosexuellen Freunde
und das ganze Milieu, meist indem er auf Reisen geht, bei denen er fast
niemals ein bestimmtes Ziel hat, sondern sich vom Zufall und einem
dumpfen Drange leiten läßt. Er sehnt sich nach den Umarmungen eines
Weibes, ist leicht von den Reizen eines solchen entflammt und verliebt

---

[1]) Auch *Löwenfeld* (l. c. S. 431) schildert eine periodische homosexuelle Zwangs-
neigung mit Wechsel der Stimmlage.

sich fast in jede üppige Frau. Der Koitus als solcher reizt ihn wenig und befriedigt ihn noch weniger. Er ist in dieser Periode liederlich und völlig haltlos, verschwendet Geld, weil doch „alles unnütz" sei und lebt „ohne Sinn und Verstand".

Aus dieser Schilderung ergibt sich, daß er auch in den homosexuellen Perioden leidet. Er fühlt sich dauernd und erheblich durch den Konflikt mit Gericht und Polizei beeinträchtigt und scheint Erpressern ausgeliefert. Es ist ja möglich, daß der starke Wille zur Homosexualität, den ich in allen Fällen von Homosexualität konstatieren konnte, den Typus der Depression verändert hat. Ich habe in den früheren Kapiteln auf die wichtigen Zusammenhänge zwischen Sadismus und Homosexualität aufmerksam gemacht. Der Homosexuelle ist zum Weibe mit Haß eingestellt und flüchtet vor seinem verbrecherischen Sadismus in die gleichgeschlechtliche Liebe. Besonders instruktiv ist ein Fall, in dem sich tiefe Depressionen einstellten, derentwegen sich der Kranke keine Rechenschaft geben konnte. Aber in den Depressionen war er von Haß gegen die ganze Welt und besonders gegen seine Mutter erfüllt, so daß er sich vor sich selber fürchtete.

Viele Menschen greifen zum Morphium und zu anderen Narkoticis, um dem Sadismus zu entfliehen. Ein Opiomane, der 20 bis 30 g Opium täglich einnehmen mußte, gestand mir, er müsse das Opium täglich einnehmen, um „gut zu sein" Er karikierte die Nächstenliebe, so daß deutlich zu erkennen war, daß es sich um einen überkompensierten Sadismus handelte. Er machte nur eine Ausnahme. Er haßte die Homosexuellen, obwohl seine Weltanschauung sonst eine vollkommen anarchistische war. „Homosexuelle könnte ich ruhig insgesamt verbrennen oder aufhängen lassen", pflegte er sich zu äußern. Es war klar, daß er auch seine homosexuelle Komponente im Opium ertränken wollte. Diese Erscheinung erklärt sich durch die Tatsache, daß die periodische Dipsomanie (Quartalssäuferei) auf eine periodisch wiederkehrende homosexuelle Periode zurückzuführen ist, wie meine Analysen beweisen. Bei einem homosexuellen Quartalssäufer war offenkundig zu konstatieren, daß der Durchbruch der heterosexuellen Neigungen im Alkohol zur Inaktivität verurteilt wurde. (Andererseits sehen wir bei sogenannten Normalen im Rausche plötzlich homosexuelle Regungen auftreten.)

Es gibt aber Krankheitsfälle, welche deutlich die Kombination von Homosexualität und Sadismus klarlegen. Ich verweise auf die nächste Beobachtung.

Fall Nr. 95. Eine 34jährige Arztensgattin wird mir von Prof. *Eppinger* zur psychanalytischen Behandlung zugewiesen. Sie stammt aus gesunder Familie, zeigt aber infantilen Typus und zeichnet sich durch einen auffallend starken Bartwuchs im Gesicht aus, der ihr das Profil eines interessanten

blassen Jünglings verleiht. Menses regelmäßig. Sie leidet seit der Ehe an
regelmäßig wiederkehrenden schweren Depressionen, die zwei bis drei Monate
dauern. Sonst sanft und milde und ihrem Manne sehr ergeben, wird sie in den
Depressionszuständen wild und jähzornig. Sie läßt sich immer wieder trotz
guter Vorsätze hinreißen, ihren Mann zu schlagen. Sie ist eine frigide Frau,
die nicht zum Orgasmus kommt. In den Depressionszuständen wird sie geradezu
nymphomanisch. Sie verlangt immer wieder von ihrem Manne den Koitus,
gerät in hochgradige Aufregung, ohne zum Orgasmus zu gelangen. Sie wirft
ihm vor, er habe vor der Ehe zuviel gelebt. Sie hat sich alle seine Erlebnisse
vor der Ehe genau berichten lassen und hat jene verderbliche „Eifersucht auf
die Vergangenheit", welche jede Ehe zur Hölle macht.

Auf diese Zusammenhänge zwischen Eifersucht, Sadismus und
Homosexualität habe ich ja meine Theorie der Homosexualität begründet. Ich will mich hier nicht wiederholen und nur aufmerksam
machen, daß die homosexuelle Wurzel der Eifersucht immer nachzuweisen ist. Man ist nur (pathologisch) eifersüchtig,
wenn man das Objekt der Eifersucht begehrens-
wert findet. Dazu ist aber die homosexuelle Einfühlung unbedingt
notwendig. Die Eifersucht ist auch ein Vorwand für den Haß, der auf
diese Weise rationalisiert wird. Die Depression wird vom Haß, der die
treibende Kraft des Sadismus darstellt, beherrscht. Sie ist eine ausgesprochene Haßneurose.

Von besonderem Interesse sind die Beziehungen der Depression
und des Wahnes überhaupt zum Hermaphroditismus. Der erste Fall,
den ich beobachten konnte, war merkwürdig genug.

Fall Nr. 96. Es handelte sich um eine 42jährige Bäuerin, die auf der
urologischen Station als Mann erkannt wurde. Es wurde ihm durch eine
Operation ein sehr gelungener Penis geschaffen, durch den er tadellos urinieren konnte. Auch erhielt er Männerkleider (er war bisher als Magd auf
einem Bauernhof tätig gewesen). An die Operation schloß sich eine schwere
Depression an, die drei Monate währte.

Die Vorstellung „Du bist kein Weib mehr!" war offenbar die auslösende Ursache der Depression, welche ja nach meiner Ansicht die
Reaktion auf ein aussichtsloses sexuelles Begehren darstellt.

Wie wir in vorhergehenden Kapiteln gesehen haben, läßt sich die
Entstehung der Paranoia auf eine verdrängte Homosexualität zurückführen. Es kommt aber auch zu Wahnvorstellungen, bei denen der
Kranke sich einbildet, ein „Zwitter" zu sein. Wir müssen diese Wahnbildung als einen Heilungsversuch, als ein Kompromiß aus dem unlöslichen Konflikt: „Mann oder Weib?" ansehen.

Sehr interessant ist ein diesbezüglicher Fall, den *Kielholz* in seiner
Broschüre: „Jakob Boehme" (Ein pathologischer Beitrag zur Psychologie
der Mystik. Schriften zur angewandten Seelenkunde, 17. Heft, Leipzig und
Wien 1919, Franz Deuticke) publiziert. Es handelt sich um ein wegen
Muttermord (!) interniertes Mädchen, dessen Erkrankung einen zirkulären
Verlauf zeigte. Sie schildert ihren Zustand mit folgenden Worten:

Ich hatte verschiedene Stadien durchzumachen, nämlich ein bestimmtes, das keinen Zweifel zuließ, und ein unbestimmtes Neutrumstadium, wo die Zweifel ob der Richtigkeit dieses Seins sich einstellten. Ich erinnere mich des Moments, da die Entwicklung vor sich ging. Ich litt an der Täuschung, Mann geworden zu sein. Die körperlichen Bewegungen wurden freier, die Muskel gewannen an Spannkraft, kräftig rollte das Blut durch die Adern, die Geistes- und Körpertätigkeit mächtig fördernd. Das Allgemeinbefinden war ein leichtes, wohliges, die Denkungsart eine ungehemmtere, kühnere, die Fähigkeiten waren verschärft und die Tatkraft fühlte ich sich verdoppeln. Ein freudiges Selbstbewußtsein hob das seelische Empfinden und trat an die Stelle des Sichkleinfühlens. Ich hätte mich in allen diesen Vorteilen sehr glücklich geschätzt, wenn ich nicht unter den (vermeintlichen) Anspielungen der Wärterinnen sowie der Insassen des Männerpavillons gelitten hätte. Ich machte aus diesem Grunde einen Selbstmordversuch. Es folgte das Stadium des unbestimmten Wesens bei zunehmender Besserung des Allgemeinbefindens, das mich ob des Bestehens der physischen Veränderungen im Zweifel und beängstigender Ungewißheit ließ. Mit der langsam fortschreitenden Besserung verschwanden auch diese Ideen wie auch die Empfindung allmählich, bis sie schließlich ganz weggeblieben.

Wir sehen in diesem Falle die sadistische Komponente (Muttermord!), welche sich in eine ausgesprochen altruistische umwandelte. Sie wollte als Hermaphrodit alle Kranken heilen und fühlte die Kraft dazu in sich. „Christus ist Hermaphrodit ", was die deutlichen Ansätze zur „Christusneurose" und zur „großen historischen Mission" zeigen, die ich an anderer Stelle beschrieben habe.

Auffallend ist, wie oft die Wahnkranken über Kastrationen berichten. So berichtet *Kielfeld* von einem Fabrikarbeiter, der sich von seinen Arbeitgebern verfolgt fühlte. Sie hätten ihn veranlassen wollen, Kellnerin zu werden. Er sollte kastriert werden, ihm sollte die Gebärmutter eines Affen eingesetzt werden.

Ich habe einen Fall von manisch-depressivem Irresein beobachtet, in dessen Verlauf sich während der Depressionen immer wieder Kastrationstendenzen zeigten. Er wolle sich das Glied abschneiden, dann werde es besser werden. Vielleicht geht die Kastrationsmanie der Skopzen auf solche homosexuelle Regungen zurück, wie sie im Klimakterium und Senium des Mannes regelmäßig auftreten.

Durch diese Tatsachen erklärt sich das Rätsel der Cyclothymie und aller periodischer Psychosen. Sie hängen mit dem periodischen Wechsel von heterosexueller und homosexueller Einstellung zusammen. Die starke Bisexualität würde dann die Disposition zu diesem Leiden abgeben.

In dem erwähnten Falle der Arztensgattin zeigte sich in der Depression ein geradezu nymphomanischer Drang. Man lasse sich nicht von dieser oft beobachteten Tatsache irre machen. Wie ich nachgewiesen habe, ist die Nymphomanin ebenso wie der an Satyriasis

leidende Mann eigentlich latent-homosexuell. Weil der normale Akt
keine Befriedigung bringen kann, wird die Wiederholung verlangt.
Auch der Don Juan ist ein Latent-Homosexueller. Auch die Messalina[1])
erweist sich als eine ausgesprochene Bisexuelle, mit starker Neigung
zur offen bekannten Homosexualität. Deshalb werden wir oft im Beginne der Depressionszustände, sofern der Geschlechtstrieb nicht ganz
erlischt, eine Neigung zum Objektwechsel beobachten können. Frauen
begehen ihre Treubrüche, Männer laufen in die Bordelle. E s s i n d
k r a m p f h a f t e H e i l u n g s v e r s u c h e, a u s d e r H o m o-
s e x u a l i t ä t i n d i e H e t e r o s e x u a l i t ä t z u g e l a n g e n.
Auch das plötzliche Verlieben der Männer im hohen Alter kann
eine Flucht vor der Homosexualität bedeuten. Je pathologischer und
unwahrscheinlicher diese Liebe erscheint, desto größer ist die Wahrscheinlichkeit, daß es sich um den Versuch einer Heilung, um eine
Transponierung der Homosexualität auf ein heterosexuelles Objekt
handelt.

Fall Nr. 97. Ein 61jähriger Mann verliebte sich in ein Bureaufräulein.
Er verließ seine Familie, ließ sich scheiden, obgleich er schon mehrfacher
Großvater war. In der Ehe brach eine Depression aus. In der Analyse kam
zutage, daß er sich in den Bruder der Frau verliebt hatte und diese Neigung
auf das Mädchen übertragen hatte.

Es fragt sich, ob wir diese Funde therapeutisch verwerten können.
Ich möchte vorweg betonen: D i e B e h a n d l u n g m i t H o r m o n e n
h a t m i c h g l a t t i m S t i c h g e l a s s e n. Ob eine Operation im
Sinne *Steinachs*, welche die heterosexuellen endokrinen Triebkräfte
verstärken würde (Einpflanzung einer gleichgeschlechtlichen Pubertätsdrüse) von Erfolg sein werden, das muß erst die Zukunft lehren. Vielleicht ergibt sich eine operative Therapie der Psychosen, der Dipsomanie, des manisch-depressiven Irreseins und der Paranoia.

Die seelische Behandlung gibt gute Resultate, wobei sich die
Patientinnen stürmisch in den Arzt verlieben[2]), das heißt ihre homosexuellen Neigungen zurückdrängen und sich eine aktuelle heterosexuelle Leidenschaft arrangieren. Die Zurückweisung dieser oft unbändigen Leidenschaft ruft eine tiefe Depression hervor.

Es bedarf großer psychotherapeutischer Kunst, um einer Depression Herr zu werden. Die Kranken jammern unaufhörlich und verstecken ihre unbewußten Motive. Sie wollen nicht von den tieferen
Motiven sprechen, die zur Erkrankung geführt haben. Oft muß man
sich auf reine Persuasion und liebevolles Zusprechen beschränken.
Aber in manchen Fällen kommt man mit der Psychanalyse rasch vorwärts, man öffnet dem Kranken die Augen, man entlastet ihn von dem

---

[1]) Vgl. Bd. IV, die „Analyse einer Messalina"
[2]) Vgl. den erwähnten Fall *Krafft-Ebing*.

drückenden Schuldbewußtsein, das infolge seiner Haßgedanken und Beseitigungsideen unaufhörlich an seiner Seele nagt. In einem größeren Werke, zu dem diese Studie ein Vorläufer sein soll, will ich die Psychotherapie und Genese der Depression ausführlich besprechen.

Ich möchte aber ganz besonders auf die Gefahren der Behandlung mit Narkoticis aufmerksam machen. Man erzeugt unzählige Opiomanen, Veronal- und Adalinisten; die vielen Toximanen sind zum Teil Kunstprodukte einer falschen Therapie. Für die schwersten Fälle, welche unter ständiger Selbstmorddrohung stehen, bei denen die Angstentwicklung zu einem Raptus melancholicus führen kann, greife ich zur Opiumbehandlung, welche eine vorübergehende Beruhigung erzwingt.

Diese Fälle werden immer seltener. Ich habe gelernt, ohne narkotische Mittel auszukommen. Ich wende weder Veronal, noch Adalin, Bromural, Luminal, Brom usw. an. Die Kranken sind am nächsten Tage noch apathischer und mürrischer, ihre Abulie verstärkt sich. Ich nehme von allen diesen Mitteln Abstand.

Ich fürchte die Schlaflosigkeit der Depressionisten nicht mehr. Ich habe gelernt, daß in der Schlaflosigkeit eine Art Heilungstendenz und Schutzvorrichtung steckt. Die Kranken fürchten ihren Schlaf, weil sie nicht in ihre pathologischen Komplexe verfallen wollen.[1]) Viele zeigen die merkwürdige Schlafstörung, sofort nach einigen Minuten Schlaf mit einem Schrei oder mit Herzklopfen aufzuwachen, mit der Empfindung, daß sie in einen Abgrund hinunterstürzen. Es ist der Sturz in die Tiefe ihrer Verbrechernatur, in die Abgründe ihrer geheimen Wünsche. In der Analyse bessert sich erst die Schlafstörung. Die offene Besprechung ihrer Konflikte, deren Reichhaltigkeit ich in diesem Aufsatz eben noch andeuten konnte, führt eine seelische Entlastung herbei und verringert die Angst vor dem Schlaf und die Furcht vor den verbotenen Träumen.[2])

Eine wertvolle Unterstützung leistet die Hydrotherapie. Man hat ja die Aufgabe, den Kranken den ganzen Tag zu beschäftigen, ihn von seinen Grübeleien abzulenken. Auch will er auf die seelischen Wurzeln nicht eingehen und das Gefühl haben, daß „etwas Verderbliches zu seiner Heilung geschieht" Feuchte Einpackungen, die bis zu einer Stunde ausgedehnt werden, denen sich ein nicht allzu warmes Halbbad anschließen soll (um eine kräftige Hautreaktion zu erzeugen), werden sehr gut vertragen. Die Temperatur der Einpackung sei möglichst kalt, etwa 14—16°. Das Halbbad womöglich von 18 auf 16°.

---

[1]) Vgl. meine Broschüre „Der Wille zum Schlaf". Verlag J. F. Bergmann.

[2]) *Schilder* und *Herschmann* haben nachgewiesen, daß die Melancholischen auch auffallend häufig lustbetonte, euphorische Träume berichten. Möglicherweise hängt die Schlaflosigkeit auch mit der Trotzeinstellung der Kranken gegen die Freuden der Welt zusammen. Sie wollen nicht glücklich sein, sie wollen nicht sehen, daß es ein Glück gibt, sie wollen nicht aus der Trotzeinstellung gegen die Welt gerissen werden.

Wenn der Kranke sich in der Einpackung nicht erwärmt, ist er vorher abzureiben oder es sind Wärmeflaschen, elektrische Bettwärmer zu den Füßen zu applizieren.

Man trachte immer wieder, die Kranken zur Arbeit zu bewegen. Beamte müssen ins Amt gehen, so sehr sie sich auch sträuben und ihre Unfähigkeit zur Arbeit betonen, Kaufleute müssen in ihr Bureau oder in ihren Laden, die Hausfrauen in die Küche. Es ist falsch, ihnen die Sorgen um den Haushalt abzunehmen. Sie brauchen die Arbeit als Heilmittel. Für leichte, anregende Lektüre ist zu sorgen, der Besuch heiterer, harmloser Theaterstücke ist zu empfehlen (das Kino wirkt immer schlecht, nur die wissenschaftlichen Uraniavorstellungen werden gut vertragen). Kartenspiele mit geringem Einsatze, Spaziergänge, Müllern, Gymnastik sind in leichten Fällen zu empfehlen.

Die Kunst des Arztes zeigt sich in den ersten Stadien der Depression. Neben der psychologischen Erforschung muß auch die Beruhigung und die Anleitung zur Arbeit erfolgen. Sehr gefährlich sind Urlaube, welche die Depression fast immer verschlimmern. Der Erfolg der Sanatoriumsbehandlung hängt von der Tüchtigkeit des Arztes ab.

Ich kann diese Ausführungen nicht schließen, ohne auf die eminente Selbstmordgefahr aufmerksam gemacht zu haben, die bei diesen Kranken besteht. Im Beginne meiner psychotherapeutischen Praxis habe ich diese Gefahr sehr gefürchtet. Die Erfahrung hat mich belehrt, daß bei richtiger psychotherapeutischer Behandlung, welche dem Kranken stets die Hoffnung auf Genesung betont und sich von seiner Jammerei nicht beirren läßt, die Gefahr nicht besteht. W ä h r e n d   d e r   A n a l y s e   k o m m t   e i n   S e l b s t m o r d   n i c h t   v o r. Die Kranken drohen, wenn sie aber an dem Arzt hängen, so führen sie die Drohung nicht aus. Allerdings ist es wichtig, die Kranken zu beschäftigen und sie aus dem Nichtstun und Vorsichhindämmern herauszureißen. Man lasse die Frauen im Hause arbeiten, die Männer müssen Gartenarbeit, Zimmergymnastik betreiben, etwas lernen, womöglich ihrem Berufe nachgehen, man sorge für leichte Anregung, harmlose Theaterstücke (kein Kino!), leichte Lektüre, die anfangs verschmäht und dann in leichteren Fällen gern genommen wird. Man beginne die Kur mit einem Verbote, das sehr segensreich wirkt. Die Kranken dürfen über ihr Leiden zu keinem Menschen aus der Umgebung sprechen. Sie dürfen nur dem Arzte klagen. Damit beginnt die Schule der Selbsterziehung und Selbstbeherrschung, welche die schönsten Erfolge zeitigt.

Die Behandlung ist schwierig und sehr anstrengend, ermüdend und zeitraubend. Aber sie rettet viele Menschen und führt sie mit sanfter Hand ins Leben zurück.

Verlag von Urban & Schwarzenberg, Berlin=Wien.

Störungen
des
Trieb- und Affektlebens.
(Die parapathischen Erkrankungen.)

Von

Dr. Wilhelm Stekel,
Nervenarzt in Wien.

Das großangelegte Werk ist aus der Praxis für die Praxis geschrieben. Es wendet sich vor allem an die Praktiker und bietet ihnen einen sicheren Führer in das schwierige Gebiet der Psychotherapie. Denn *Stekels* Arbeitsweise beschränkt sich nicht auf die orthodoxe Analyse, wie sie *Freud* und seine Schüler üben. Er bietet sozusagen eine gereinigte, von allen Übertreibungen und Künsteleien freie Analyse. Er wandelt meist eigene Wege oder nimmt das Gute aus allen Schulen. Der Arzt findet alle Auffassungen und Feinheiten der modernen Psychotherapie an zahlreichen Beispielen erörtert. *Stekels* Werke sind nicht theoretische Betrachtungen, kühne Hypothesen, gewagte Schlüsse aus vereinzelten Beobachtungen. Er entrollt erst eine Fülle von Beobachtungen, läßt zahlreiche Kranke an unserem Geiste vorbeiziehen. zerfasert ihre Leiden, zeigt überall die seelischen Konflikte und wie sie sich als organische Symptome äußern, und zieht erst aus den Tatsachen seine Schlüsse. Seine Arbeitsweise ist eine deduktive, wobei der Leser den Vorteil hat, einen Blick in die Werkstatt des Seelenarztes zu werfen und seine Erkenntnisse zu kontrollieren.

Die analytische Literatur ist so angewachsen, daß es dem Anfänger nicht möglich ist, sich durch eigenes Studium die notwendigen Kenntnisse anzueignen. *Stekels* Bücher sind die beste Einführung in die Analyse. Sie erleichtern das Verständnis der Werke *Freuds*, ohne Auszüge aus *Freud* zu sein. Sie sind in erster Linie didaktisch gedacht und bilden in ihrer Gesamtheit eine Schule der modernen Psychotherapie.

Die gesammelten zehn Bände bringen auch eine neue Fundierung der Sexualwissenschaft. Während die Werke von *Krafft-Ebing* und anderen Sexualforschern rein deskriptiv waren und sich nur hie und da psychologische Ansätze zeigen, wird in diesen Büchern die Psychogenese der verschiedenen Perversionen, die *Stekel* Paraphilien nennt, klargelegt, so daß sich der Therapie ganz neue Wege ebnen.

Die Bücher bilden in ihrer Gesamtheit eine wertvolle Ergänzung zur klinischen Ausbildung. So lange es keine Lehrkanzeln für Psychotherapie und

Sexualwissenschaft gibt, sind die Ärzte darauf angewiesen, ihre Kenntnisse
aus Büchern zu schöpfen; kein zweites Werk erfüllt diese Aufgabe in so vollkommener Weise.

Aber auch die Spezialisten finden genügend Belehrung und Bereicherung
ihres Wissens.

Bisher sind erschienen:

Teil I: Nervöse Angstzustände und ihre Behandlung. *Dritte, vermehrte Auflage* (im Druck)   M 70.—. geb. M 90.—
Auslandpreis M 105.—,   M 135.—

Teil II: Onanie und Homosexualität. (Die homosexuelle Neurose.)
Zweite, vermehrte Auflage (im Druck) M 60.—, geb. M 80.—
Auslandpreis M 90.—, „ M 120.—

Teil III: Die Geschlechtskälte der Frau. (Eine Psychopathologie des
weiblichen Liebeslebens.) Zweite, vermehrte Auflage im Druck
M 42.—, geb. M 60.—
Auslandpreis . M 60.—,   M 90.—

Teil IV: Die Impotenz des Mannes. (Die psychischen Störungen der
männlichen Sexualfunktion) .   . M 50.—, geb. M 68.—
Auslandpreis M 75.—,   M 102.—

In Vorbereitung befinden sich:

Teil V u. VI: Psychosexueller Infantilismus. (Infantilismus, Exhibitio-
nismus, Fetischismus, Kleptomanie usw.)

Teil VII: Masochismus und Sadismus.

Teil VIII u. IX: Zwangsneurosen.

Teil X: Epilepsie.

Ein Ergänzungsband (Technik der Psychotherapie, Sachregister, zusammenfassende Erkenntnisse) soll folgen.

Die große Beachtung und vielfache Würdigung, die die bisher erschienenen
Teile des Werkes erfuhren, zeigen die auf den folgenden Seiten abgedruckten
Auszüge aus den in- und ausländischen

Urteilen der Fachpresse.

Teil 1: Nervöse Angstzustände und ihre Behandlung.

Der Blick in die tiefen Abgründe der menschlichen Seele ist viel zu ungewohnt,
und unser ganzes Wesen ist nach dieser Richtung hin viel zu sehr von Heuchelei durchsetzt, als daß ein Buch wie das vorliegende sofort auf freudige Zustimmung stoßen könnte.
Aber der heftigen Ablehnung, die es gelegentlich erfährt, möchte ich entgegenhalten, daß
wir dem durch keine noch so leidenschaftliche Diskussion aus der Welt zu schaffenden Tat-
sachenmaterial gegenüber die Pflicht haben, die Augen zu öffnen.
("Monatsschrift für physikal.-diätet. Heilmethoden.")

Die Krankheitsbilder, die Verfasser gibt, sind als klinisches Material inter-
essant; die angegebenen therapeutischen Maßnahmen haften durchaus nicht einseitig an der
Psychoanalyse, sondern weisen namentlich auch für die Prophylaxe der Neurosen viel
Beberzigenswertes auf. ("Zeitschrift für Psychiatrie.")

Bisher hat uns die Kasuistik der *Freud*schen Analytik sehr gefehlt. *Stekels* Buch füllt diese Lücke aus. Es ist sehr anregend und frisch geschrieben und ist darum allen praktischen Ärzten, nicht nur den Spezialisten, aufs wärmste zu empfehlen, da der offenen und verkappten Neurosen Legion ist und darum jeder Arzt mit ihnen zu rechnen hat.

(*Jung* in „Medizinische Klinik".)

Es kann nicht schaden, wenn ein großer Kreis ärztlicher Leser sich ein eigenes Urteil über die Methode bildet, wozu gerade die Lektüre dieses Buches des schriftstellerisch begabten Verfassers besonders geeignet ist. („Berliner klinische Wochenschrift.")

Fragen der Prophylaxe, insbesonders Nutzanwendungen der *Freud*schen Sexualtheorie auf die Pädagogik der frühesten Kindheit bilden den Schluß dieses reichhaltigen, einem Gebiete von höchster Wichtigkeit gewidmeten Buches. („Fortschritte der Medizin.")

Dem Buche liegt ein großes und interessantes kasuistisches Material zugrunde. Die Darstellung des Verfassers ist so gewandt und fesselnd, daß man ihm bei seinen Ausführungen gerne folgt . („Deutsche mediz. Wochenschrift.")

Nell'insieme, lo studio del dott. Stekel rivela una conoscenza perfetta della macchina „uomo"; è di una evidenza estrema; porta ad applicazioni terapeutiche e profilattiche di un valore indiscutibile; ha il merito di uno stile fluido ed elegante, il quale obbliga quasi a divorare il libro di un fiato. („Il Policlinico.")

Auch der praktische Arzt findet in dem geistvollen und gescheiten Buche eine Menge nützlicher Hinweise. Wichtig genug sind diese Zustände für den praktischen Arzt, umfassen sie doch nach *Stekel* zugleich fast alle Krankheitsbilder, die bisher Neurasthenie bezeichnet wurden. (*Rohrschach* im „Correspondenzblatt für Schweizer Ärzte".)

Ebensowenig wie die Leistungen *Freuds* sollen die Arbeiten seines ebenbürtigsten Schülers verkleinert werden. Sie alle sind mit ihren Vorzügen und Fehlern auf dem Wege zu einer fortschreitenden Erkenntnis gelegen. Wer mit kritischem Geiste und ohne Vorurteil den in sich widerspruchsvollen Arbeiten *Stekels* folgen will, wird immer Anregung, manchmal Bereicherung seines Wissens erfahren und darüber die nicht seltenen Widersprüche geringer einschätzen. Deshalb wird das vorliegende Buch dem erfahrenen Neuropsychologen willkommen sein. (*Alfred Adler* in „Sexualprobleme", Juni 1913.)

Ich halte *Stekels* Buch für eine hochwichtige Erscheinung.

(*Bleuler* in der „Münchener med. Wochenschrift".)

Cet aperçu nous permet de nous borner à signaler cet ouvrage comme un recueil intéressant d'observations de différentes modalités de l'angoisse.

(*M. Ternel* in „Revue Neurologique".)

All kinds of neurotic and hysterical symptoms are most ingeniously traced by analysis, and the results recorded testify to the value of Freud's methods. even if one is not convinced as to the accuracy of the theories and interpretations.

(„New York medical Journal.")

Ich halte *Stekels* Buch über Angstzustände für ein Standard work, einen Markstein in der psychiatrischen, speziell psychotherapeutischen Literatur.

(Geheimrat Dr. *Gerster* in „Die neue Generation".)

Teil II: Onanie und Homosexualität.

Es wäre lebhaft zu bedauern, wenn das vorliegende Werk nicht die volle Aufmerksamkeit der wissenschaftlichen Welt fände, denn mit seinem tiefen Ernst und seiner Fülle von kasuistischen Einzelheiten ist es eine Fundgrube der Erkenntnis, deren

Bedeutung wohl in erster Linie für den Arzt, aber in weitgehendem Maße auch für den Erzieher, den Lehrer, den Geistlichen und nicht zuletzt für den Kriminalogen gegeben ist. Das geistvolle, überall von dem Ernste des wissenschaftlichen Forschers durchdrungene Werk, das zugleich eine feinfühlige universelle Bildung zum Ausdruck bringt, verdient auch für das Gebiet der Kriminalogie eine weitgehende Beachtung.

(*Horch* im „Archiv für Kriminalogie".)

Ein Werk eigenartigen, größtenteils aus dem Rahmen der gewohnten Anschauung und Darstellung tretenden Inhaltes, der nicht ohne Widersprüche bleiben wird, aber nicht minder die Vorzüge genußvoller Belehrung seitens eines vielerfahrenen Nervenarztes birgt. Ein näheres Eingehen auf den speziellen Inhalt müssen wir uns bei der schier unerschöpflichen Fülle des Gebotenen versagen. (*Fürbringer* in der „Deutschen mediz. Wochenschrift".)

Auch wem diese Dinge gänzlich gleichgültig sind, der wird in diesem Buche eine Fülle von Beobachtungen finden, die ihm die Tiefen des menschlichen Seelenlebens aufdecken, so daß wir auf jeder Seite aufs neue gefesselt werden durch das Filigranwerk der Zusammenhänge, die sich vor uns auftun. (*Marcinowski* in der „Neuen Generation".)

Erfahrungen wie die *Stekels* müssen zur Kenntnis genommen werden. Jedenfalls schreiten wir fort. Dies zeigt das Buch *Stekels* im Vergleich zu klassischen Werken über Sexualpathologie. (*Raimann* in „Jahrbücher für Psychiatrie".)

Der Wert und die Bedeutung des *Stekel*schen Buches liegen aber weniger in diesen theoretischen Auseinandersetzungen, als in den zahlreichen mitgeteilten eigenen Beobachtungen mit meist sehr ausführlicher und sorgfältiger psychoanalytischer Darlegung. Diese Krankengeschichten wird wohl jeder, auch der Psychoanalyse mit Zurückhaltung gegenüberstehende Arzt mit großem Interesse lesen. (*Eulenburg* in „Mediz. Klinik".)

Teil III: Die Geschlechtskälte der Frau.

Jeder, der ein wahrer Frauenarzt ist, sollte sich in dieses Buch vertiefen. Eine gewaltige Erfahrung spricht aus *Stekels* Buch; eingehende Krankenschilderung, fesselnde Darstellung, überlegene Entwirrung verwickeltster und verfahrenster Seelenvorgänge stempeln es zu einer bedeutenden Erscheinung des Büchermarktes und ziehen auch den, der nicht allen Folgerungen des grundgescheiten, belesenen Autors folgen mag, von der ersten bis zur letzten Seite in den Bann der meisterhaften Verarbeitung. (*Krützler* in der „Med. Klinik".)

Het belangrijke van dit boek blijft dan ok het diep gaande inzicht, dat *Stekel* ons geeft in het ontstaan en wezen der dyspareunie en het feit, dat hij ongekende perspectieven opent bij de bestrijding dezer afwijking. In het bijzonder moeten deze vraagstukken den vrouwenartsen ter harte gaan. (*Van der Chijs* in „Neederlandsch Tijschr. voor Geneeskunde".)

Stekels außergewöhnliches Verdienst ist es, daß er uns zwingt, von einer erdrückenden Fülle von Tatsachen Kenntnis zu nehmen, die er uns mit leider noch immer beispiellosem wissenschaftlichen Mut zur öffentlichen Beachtung unterbreitet, Beobachtungen, die so ins Einzelne gehen, so lebenswahr sind, daß es oft eines besonderen Beweises für daraus zu ziehende Schlußfolgerungen nicht mehr bedarf. („Die neue Generation".)

Ein sehr lesenswertes und trotz mancher Längen in den Lebensberichten interessantes Buch, das sicher zu den besten Büchern über die sexuelle Seite der Frauenpsyche gehört. Die modernsten Fragen werden berührt, neue Gesichtspunkte gesucht, Übertreibungen in Methodik und Deutung der Psychoanalyse früherer Perioden vermieden. *(Kermauner* in „Wiener klinische Wochenschrift".)

Alles in allem ist das Buch *Stekels* ein Werk, dem ich weiteste Verbreitung wünsche, nicht nur in den Kreisen der Ärzte, sondern auch in den Kreisen der Juristen und Pädagogen, der Nationalökonomen und Theologen. Erst das Verständnis des Seelenlebens des Individuums kann Verständnis für die Seele der Völker erwecken. *(Liepmann* i. d. „Zeitschr. f. Sexualwissensch ".)

Von Dr. *Wilhelm Stekel* erschien im Verlage von J. F. Bergmann in Wiesbaden:

Dichtung und Neurose. Bausteine zur Psychologie des Künstlers und des Kunstwerkes.
Die Sprache des Traumes. Eine Darstellung der Symbolik und Deutung des Traumes in ihren Beziehungen zur kranken und gesunden Seele.
Die Träume der Dichter. Eine vergleichende Untersuchung der unbewußten Triebkräfte bei Dichtern, Neurotikern und Verbrechern.
Der Wille zum Schlaf. Altes und Neues über Schlaf und Schlaflosigkeit.
Äskulap als Harlekin. Humor, Satire und Phantasie aus der ärztlichen Praxis. (Unter dem Pseudonym: Dr. Serenus.)

Im Verlage von Paul Knepler in Wien:

Was im Grund der Seele ruht. II. und III. Auflage.
Nervöse Leute. (Kleine Federzeichnungen aus der Praxis.)
Masken der Sexualität. (Der innere Mensch.)
Die Broschüren: „Ursachen der Nervosität." — „Keuschheit und Gesundheit." — „Das nervöse Herz." — „Der nervöse Magen."

Im Verlage von Otto Salle, Berlin:

Das liebe Ich. Grundrisse einer neuen Diätetik der Seele. II. Auflage.
Der Wille zum Leben. (Neue und alte Wege zum Glück.)

www.ingramcontent.com/pod-product-compliance
Lightning Source LLC
Chambersburg PA
CBHW020855210326

41598CB00018B/1675